W0262477

BEWEGUNGSAPPARAT

SECHSTER TEIL

DIE ENTWICKLUNGSSTÖRUNGEN DER EXTREMITÄTEN

VON

A. WERTHEMANN

O. PROFESSOR DER PATHOLOGIE IN BASEL
DIREKTOR DES PATHOLOGISCHEN INSTITUTES DER UNIVERSITÄT

MIT 270 ABBILDUNGEN
IN 526 EINZELDARSTELLUNGEN

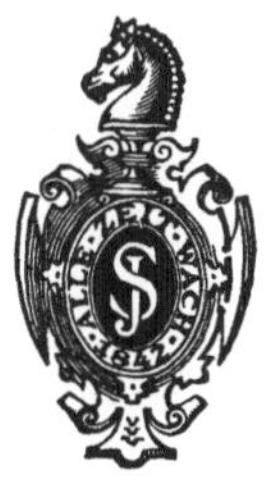

SPRINGER-VERLAG BERLIN HEIDELBERG GMBH

ISBN 978-3-642-86250-2   ISBN 978-3-642-86249-6 (eBook)
DOI 10.1007/978-3-642-86249-6

Inhaltsverzeichnis.

Einleitung.

Die mannigfaltigen Wandlungen der Auffassungen über die Entstehung von Mißbildungen im allgemeinen haben auch die Vorstellungen über die spezielle Entwicklung von Gliedmaßenfehlbildungen ständig zu beeinflussen vermocht. Lange Zeit wurde fast alles Mißbildungsgeschehen auf mechanische Weise, durch intrauterine amniale und placentare Beeinträchtigung der Frucht zu erklären versucht, um sodann in einer weiteren Phase beinahe ausschließlich auf — vererbte — den Genbestand allein modifizierende Faktoren zurückgeführt zu werden. Diese einseitigen Betrachtungsweisen werden in neuerer Zeit nun mehr und mehr durch die Kenntnisse erweitert und ergänzt, welche in hervorragender Weise durch die *Entwicklungsphysiologie* mit ihren kausalanalytischen Versuchen und die experimentelle Genetik erbracht worden sind. Die allgemeine Teratologie, einschließlich derjenigen der Extremitäten, beruht ebenso wie die Lehre von der normalen Entwicklung auf den Forschungsergebnissen der makroskopischen und mikroskopischen *Anatomie*, der Embryologie, der experimentellen *Entwicklungsphysiologie* und der *Genetik*.

Der morphologischen, anatomischen und röntgenologischen Methode war es vorbehalten, aus der kaum entwirrbaren Buntheit und Vielheit von Gliedmaßenfehlbildungen bestimmte wiederkehrende Typen ausfindig zu machen und systematisch zu gliedern. Es hat sich in der Folge als besonders fruchtbar erwiesen, morphologische, teratologische Reihen bestimmter Mißbildungen aufzustellen, bei welchen, ausgehend vom Normalzustand, schrittweise leichtere, schwerere bis schwerste Formen mit bestimmter *Tendenz* der Störung entstehen. Für die Handmißbildungen z. B. hat besonders W. MÜLLER mit Erfolg den Versuch unternommen, die einzelnen Prinzipien von Abweichungen aus zahlreichen eigenen und aus dem bisher in der Literatur niedergelegten Beobachtungsgut möglichst lückenlos darzustellen, indem er Reihen von den allerersten Anfangsstadien bis zu den schwersten Formen aneinanderfügte, aus denen der Gang der ganzen Abweichung in seiner Tendenz zu erfassen war und bei denen zu zeigen war, daß sie sich meistens als Variabilitäten, d. h. Schwankungen im Sinne einer Steigerung oder Verminderung bestimmter *Zahlenwerte* oder *Größenausdehnungen* um einen als Normalzustand erkannten Mittelwert auffassen lassen. MÜLLER spricht von Plus- oder Minusvarianten und vermag nachzuweisen, was auch schon vor ihm bekannt war, daß die gleichsinnigen Phasen *mehrerer* Formen auffallend häufig miteinander kombiniert sind: z. B. Polydaktylie und 3gliedriger Daumen, sog. *Überschußtyp* oder Brachymesophalangie und Oligodaktylie, sog. *Rückbildungstyp*.

Bei der Beurteilung schwerster Hand- oder Fußmißbildungen, besonders den Rückbildungsformen, kann unter Umständen die Identifizierung verbleibender Strahlen oder Strahlrudimente selbst nach anatomischer Präparation und Maceration des Skeletes größten Schwierigkeiten begegnen oder fast unmöglich sein. Als Hilfsmittel zur Identifizierung von Fingern, namentlich ihrer Beziehungen zur ulnaren oder radialen Handseite kann die Bestimmung des *Hautleisten*systems — das *Papillarmuster* — nützlich sein. Diese Methode verwendeten BINDSEIL und GRIMM z. B. bei der Analyse eines Falles von erblicher Spaltbildung an Händen und Füßen. HANHART verwendet die Methode ebenfalls bei der Untersuchung von

Spalthandfällen in einer Sippe mit stark unregelmäßiger Dominanz der betreffenden Anlage. Er weist in seiner Arbeit noch auf weitere Literaturangaben hin. Das zu diesem Problem Wissenswerte hat Abel im Handbuch der Erbbiologie des Menschen 1940 unter dem Titel „Erbanlagen der Papillarmuster" zusammengestellt.

Beim Studium all dieser bunten Fehlbildungsformen zeigt sich, daß die Deutung ihrer Genese in erster Linie unter Berücksichtigung der Kenntnisse der normalen Gliedmaßenentwicklung, d. h. der *Ontogenese* zu geschehen hat. Wir müssen uns daher zunächst mit der *Entwicklungsgeschichte der Extremitäten* bekannt

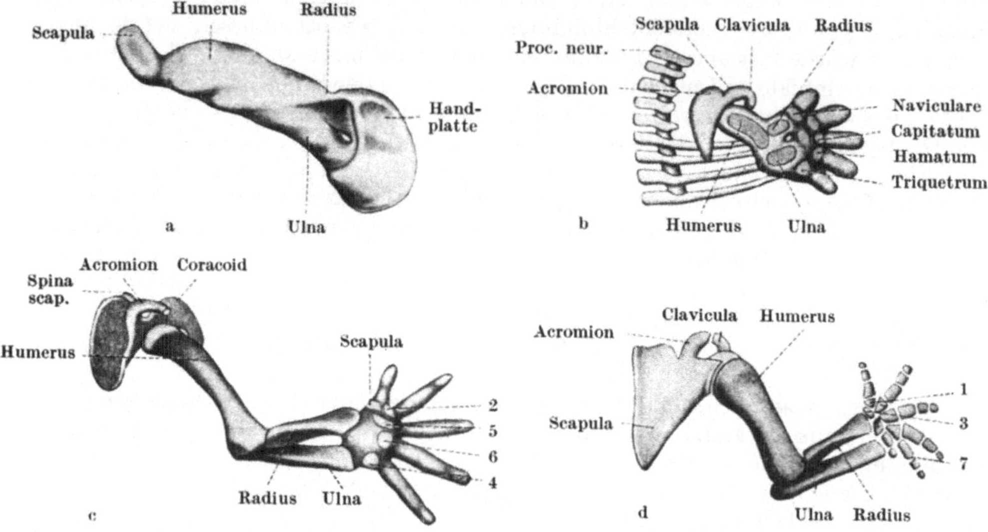

Abb. 1 a—d. Entwicklung der oberen Gliedmaßen. (Nach Lewis aus Gruber-Schwalbe.)

machen. Es kann hier nicht der Ort sein, dieses Kapitel nun in allen Einzelheiten handbuchmäßig zu schildern. Wir verweisen auf die Lehr- und Handbücher der Entwicklungsgeschichte von Corning, Hertwig, Braus, Fischel und besonders Brandt, ferner auch auf Bretscher.

Die ersten Anlagen der Gliedmaßen entstehen als *Gliedknospen* aus dem nichtsegmentären Bindegewebe des parietalen Mesoderms der Somatopleura, d. h. der parietalen Seitenplatte (Abb. 1 u. 2). Diese stummelförmigen Ausläufer bestehen aus Mesenchym (Blastemmasse) und einem einschichtigen Ektodermüberzug, der am distalen Ende der Knospe eine Verdickung, die Ektodermkappe der Gliedmaßen bildet (apikale Epidermisleiste). Diese ist bei 7 mm Embryonen bereits deutlich entwickelt. Die Knospe nimmt dann Flossengestalt an und wächst in ventrocaudaler Richtung aus.

In diesem *Stadium der stummelförmigen Gliedmaßenanlage* findet sich eine lockere Außenzone und ein dichterer axialer Abschnitt *(Skleroblastem)*, welcher bereits die Anlage des Extremitätenskeletes darstellt. Diese Sonderung findet für die Arme in der 4., für die Beine in der 5. Woche statt.

Distalwärts spaltet sich diese zentrale Zellsäule in 2 Äste, deren Enden sich beiderseits an eine noch nichtgegliederte Platte, den späteren Carpus bzw. Tarsus anlegen. In diesem *Stadium der Hand- bzw. Fußplatte* ist also das distale Ende der Skeletanlage zur Platte verbreitert, welche zunächst ungegliedert ist, hernach sich aber in 5 Strahlen sondert, aus denen Finger bzw. Zehen, Mittelhand- bzw. Mittelfußknochen hervorgehen. Äußerlich ist diese Gliederung zunächst nicht ersichtlich.

Die Differenzierung der Finger- und Zehenstrahlen aus der Skeletplatte findet zu einer Zeit statt, wo äußerlich eine Gliederung des Extremitätenendes nicht nachweisbar ist. Beim 9 mm langen Embryo ist das distale freie Ende des oberen Gliedmaßenstummels abgeflacht und eine Schnürfurche trennt die distale Gliedmaßenplatte von dem proximalen rundlichen Abschnitt. Beim 12 mm langen Embryo erscheinen an der distalen Platte kleine radiär angeordnete Furchen und Längswülstchen. Beim 25 mm langen Embryo sind die Finger ausdifferenziert; aber erst *nach* der Gliederung der Skeletanlage in einzelne Strahlen treten am freien Rand der Hand- bzw. Fußplatte Furchen auf, die sich auf der Dorsal- und Volarseite

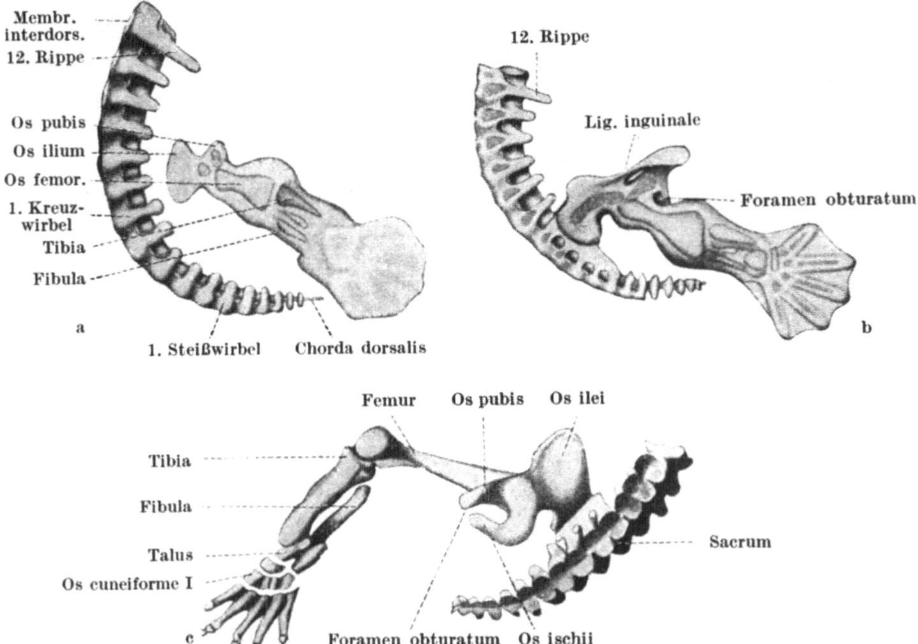

Abb. 2 a—c. Entwicklung der unteren Gliedmaßen. (Nach Lewis aus Gruber-Schwalbe.)

fortsetzen: Durch Vertiefung dieser Furchen und weiteres Vorwärtswachsen der Fingerstummel entstehen die endgültigen Fingergebilde.

Die Anlage des 1. Fingers und der 1. Zehe ist abduziert. Die Entwicklung der Hand- bzw. Fußplatte eilt der Entwicklung der Ellen- bzw. Kniebeuge voraus. Die Gliedmaßenstummel der vorderen Gliedmaße wachsen in ventrocaudaler, jene der hinteren in ventraler Richtung vor. Die Ellenbeuge ist caudal und die Kniebeuge kranial gerichtet. Die Handfläche steht zwischen Pronation und Supination und die Fingerstrahlen sind stark gespreizt. Die Fußplatte ist gebeugt und die Sohlenfläche nach innen gerichtet. Im 3. Monat entwickeln sich die Tastballen, welche an den volaren Endflächen der Finger und Zehen, sowie an den Enden der Hohlhand und der Fußsohle gelegen sind. Sie sind nur von kurzer Dauer. An die Sonderung des Handskeletes in Fingerstrahlen schließt sich sodann der Vorgang der Gelenkbildung an. Wir werden im Abschnitt der Fehlbildungen der Epiphysen- und Gelenkbildung auf die entwicklungsgeschichtlichen Besonderheiten näher einzugehen haben.

Die Bedeutung, welche nun den eben geschilderten einzelnen Stadien der Gliedmaßenentwicklung aus der Gliedknospe und deren Anlagematerial beigemessen ist, wurde durch *kausal-analytische entwicklungsphysiologische Experimente* in hervorragender Weise aufgehellt. Wir halten uns in unserer Darstellung an die Arbeiten von W. Brandt, der kürzlich den heutigen Stand der Kenntnisse zusammenfassend dargestellt und selber durch sinnreiche Experimente Wesentliches zur Entwicklungsphysiologie der Extremitäten beigetragen hat. Ferner waren für uns die Ergebnisse der Arbeiten von Bretscher am Xenopusbein besonders aufschlußreich.

Die Experimente von Brandt wurden an verschiedenen Amphibienarten in verschiedenen Entwicklungsstadien durchgeführt. Dabei ist es gelungen, zu allgemein gültigen Gesetzmäßigkeiten der Determination der Gliedmaßenanlagen zu kommen. Für das Verständnis der einzelnen Experimente und für die Deutung ihrer Ergebnisse sind verschiedene von Harrison (zit. nach Brandt) in die experimentelle Embryologie eingeführte Begriffe bedeutsam.

Werden nach dem Verfahren von Brandt für die Transplantionsversuche würfelförmige Stückchen benützt, so lassen sich die an der Gliedknospe unterscheidbaren 6 Polaritäten, nämlich die dorsale und ventrale, kraniale und caudale sowie die proximale (mediale) und distale (laterale) am leichtesten erkennen. Die Transplantationsart wird genannt:

a) orthotopisch: bei Verpflanzung einer Gliedmaßenanlage an die normale Entstehungsstelle einer Gliedmaße nach deren vorgängiger Entfernung;

b) heterotopisch: bei Verpflanzung an irgendeine Stelle eines Wirtes;

c) homopleural: bei Verpflanzung auf die gleiche Seite desselben oder eines anderen Wirtembryos;

d) heteropleural: bei Verpflanzung auf die gegenüberliegende Seite desselben oder eines anderen Wirtembryos;

e) dorsodorsal: bei Verpflanzung der Gliedmaßenanlage der einen Seite gewissermaßen um den Kopf herum auf die andere Seite in der Weise, daß dorsale und ventrale Fläche unverändert bleiben, kraniale und caudale dagegen vertauscht werden (Abb. 3);

f) dorsoventral: bei Verpflanzung der Gliedmaßenanlage der einen Seite auf die andere Seite, indem sie gewissermaßen über den Rücken des Embryos geführt wird, so daß kraniale und caudale Fläche unverändert bleiben, dorsale und ventrale dagegen vertauscht werden (Abb. 4).

Die beiden letzten Arten sind gleichzeitig heteropleural und können orthotopisch oder heterotopisch durchgeführt werden.

Wird im Schwanzknospenstadium eines Amphibiums die hinter dem Kiemenwulst vorhandene, als winziger Höcker sichtbare Gliedmaßenanlage, welche mikroskopisch nur aus Zellen besteht, herausoperiert und einem anderen Keime an einer beliebigen Stelle eingepflanzt, so entwickelt sich eine Gliedmaße mit allen Einzelheiten; die Zellkomplexe dieser Anlage sind also bereits zur Gliedmaße „*determiniert*", bevor irgend etwas von der späteren Differenzierung sichtbar ist.

Wird in einem weiteren Experiment, z. B. beim Streifenmolch im Neurulastadium die *linke* Extremitätenknospe entfernt und einem anderen Tier auf die linke Körperseite verpflanzt, dann entwickelt sich eine 2. linke Extremität. Wird dagegen eine *linke* Knospe auf die *rechte* Seite eines weiteren Versuchstieres verpflanzt, dann entwickelt sich dort nach einigen Wochen aus der ursprünglich linksseitigen Knospe eine 2. *rechte* Extremität. Diese linke Knospe wird daher unter dem Einfluß des neuen Milieus, d. h. der rechten Körperwand umgestimmt, „*induziert*".

Diese *Induktion* ist aber nun, wie die Experimente an verschiedenen Amphibienarten zeigten, nicht mehr in allen Stadien wirksam, sondern es ergibt sich, daß die Determination einer Gliedmaße *bestimmte Phasen* durchläuft, während welcher sie beeinflußbar und dann nicht mehr beeinflußbar ist. Interessanterweise ist nun die Determinationsphase für die Seitlichkeit der Gliedmaßen selbst bei verwandten Tierarten eine verschiedene, so ist sie z. B. beim Rippenmolch (Pleurodeles waltlii) im Schwanzknospenstadium noch in der beeinflußbaren — *reversiblen* — Phase, während sie beim Streifenmolch (Triton taeniatus) in diesem Stadium bereits in der unbeeinflußbaren — *irreversiblen* — Phase ist: Eine auf die rechte Seite verpflanzte linke Knospe entwickelt sich unter Erhaltung der Seitenqualität herkunftsgemäß und bildet auf der rechten Seite eine linke Extremität.

HARRISON führte folgende Versuche bei Amblystoma punctatum im Schwanzknospenstadium durch:

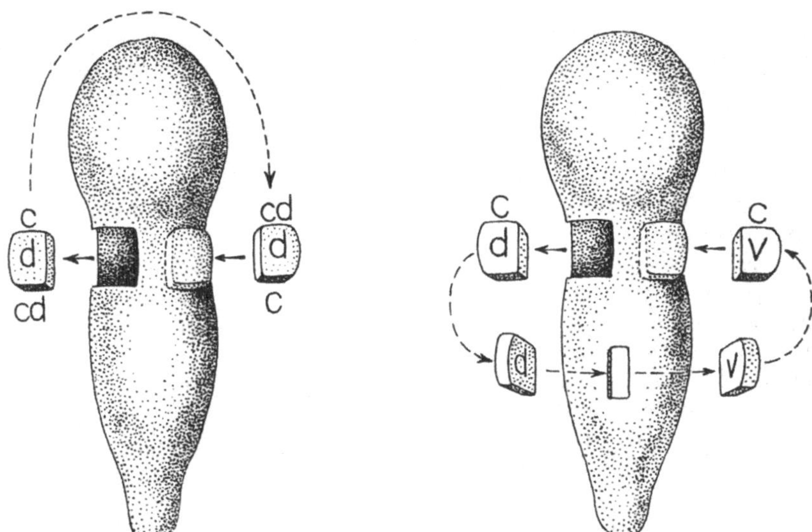

<table>
<tr><td>Abb. 3. Dorso-dorsale Transplantation.</td><td>Abb. 4. Dorso-ventrale Transplantation.</td></tr>
</table>

Abb. 3 u. 4. Demonstration der verschiedenen Extremitätentransplantationen im Schwanzknospenstadium. (Nach BRANDT.)

a) Eine Gliedmaßenanlage wird heterotopisch-heteropleural-*dorsodorsal* implantiert: nach 3 Wochen entsteht eine wirtsseitenverkehrte Gliedmaße, die aber nach vorne, statt nach hinten wächst, mit anderen Worten: die linke Gliedmaße ist eine linke geblieben, wächst aber nach vorne, anstatt nach hinten, weil die kranial-caudale Achse um 180° gedreht worden ist (s. Abb. 3).

b) Eine Gliedmaßenanlage wird heterotop-heteropleural-*dorsoventral* implantiert: nach einigen Wochen entwickelt sich eine wirtsseitenrichtige Gliedmaße, die nach hinten-oben wächst, mit anderen Worten: eine linksseitige Anlage, welche dorsoventral nach rechts verpflanzt wird, ändert die Anlage ihrer Seitlichkeit, aus der linken Gliedmaße hat sich auf der rechten Seite eine rechte entwickelt (s. Abb. 4).

BRANDT hat den Versuch HARRISONs bei Triton taeniatus wiederholt und hat interessanterweise ein anderes Resultat erhalten: Bei Triton entwickelt sich bei der *dorsoventralen* Transplantation aus dem linken Anlagematerial auf der rechten Seite eine *linke* Gliedmaße, bei der die ventrale Seite nach oben und die dorsale Seite nach unten gekehrt war, die Seitlichkeit der Gliedmaße ist jedoch gleich geblieben. Erst im Laufe der Entwicklung wendet sich durch Rotation die dorsale Seite nach dorsal und die ventrale nach ventral, dadurch entsteht auf der rechten Seite eine normale linke Gliedmaße mit nach hinten offenem Ellbogenwinkel. Das

Ergebnis dieser Versuche zeigt, daß sich die Extremitätenkeime von Amblystoma und Triton im Schwanzknospenstadium bei dorsoventralem Tausch der Polarität *verschieden* verhalten. Bei Amblystoma ist die Anlage noch reversibel determiniert und es können daher Milieueinflüsse der Seite eine ursprünglich seitenverkehrte Gliedmaße in eine seitenrichtige induzieren. Die Kraniocaudalachse ist dagegen in diesem Stadium bereits irreversibel determiniert. Die Lösung dieses Widerspruches in den Ergebnissen findet Brandt bei Wiederholung der Experimente beim Triton im Stadium der frühen Neurula. Es zeigt sich, daß in diesem Entwicklungszeitpunkt die Dorsoventralachse auch bei Triton noch reversibel ist und es kommt zur milieubedingten Umstimmung entsprechend dem Resultat des analogen Versuches bei Amblystoma im Schwanzknospenstadium.

Die Ausdeutung dieser bemerkenswerten Gesetzmäßigkeiten erlaubte es Brandt, eine „*Zeitkurve der Determination*" aufzustellen, nach welcher der *Hetero*- bzw. *Synchronismus* des Determinationsablaufes der Organanlage und Polaritäten einem generellen entwicklungsphysiologischen Vorgang entspricht. Unter den Begriffen der *Isodromie* und *Anisodromie* versteht er die Tatsache, daß bei gleich weit entwickelten Embryonalstadien verschiedener Amphibienarten die Phase der Determination einer bestimmten Anlage oder ihrer Achsen dieselbe sein kann, oder aber daß der Geschwindigkeitsablauf der Determination gleich weit entwickelter Stadien ein verschiedener sein kann. Isodromie führt daher in entwicklungsphysiologischen Experimenten zu gleichen, Anisodromie zu verschiedenen Ergebnissen, dabei hat dieser Geschwindigkeitsablauf der Determination mit den sichtbaren Differenzierungsvorgängen *nichts* zu tun. Zwischen den beeinflußbaren und nicht mehr beeinflußbaren Stadien der Determination liegt eine *kritische Phase*, welche jenen Augenblick darstellt, in welchem die Segregation der prospektiven Entwicklung besteht. Es handelt sich beim Geschwindigkeitsablauf — der Zeitkurve — der Determination der Organanlagen und ihrer Polaritäten um einen biologischen Vorgang, der weder phylogenetische noch systematische Beziehungen erkennen läßt; zeigten doch die oben angeführten Beispiele, daß sich oft nahe verwandte Arten verschieden verhalten können.

Durch verschiedene Operationsarten konnten nun bei den Versuchstieren die verschiedenartigsten *Mißbildungen*, namentlich Vervielfältigungsgrade, aber auch Rückbildungsformen erzeugt werden, die in mancher Hinsicht ihre Parallele beim Menschen finden, also deren *Phaenokopien* darstellen.

Niedere Grade von Vervielfältigungen, Mißbildungsformen und Kümmerbildungen kommen bei allen bisher dem Experiment unterworfenen Amphibienarten an den Fingern oder der Hand vor, weil die distalen Anlageabschnitte bei allen noch in der reversiblen Phase sind. Brandt faßt die entstehenden Grade folgendermaßen zusammen:

a) Spitz zulaufender Sproß, manchmal mit Andeutung von 2 ganz rudimentären Fingern am distalen Ende (Alpenmolch).

b) Verdoppelung eines einzelnen Fingers.

c) Verschmelzung zweier benachbarter Finger (Alpenmolch).

d) Atypische Fingerlänge.

e) Atypische Fingerdicke.

f) Handverdoppelung und Gruppierung der beiden Hände um die Vola (Alpenmolch).

g) Handverdoppelung und Gruppierung der beiden Hände um die radiale Seite: beim Menschen kommt diese Mißbildung häufig vor und ist mit oder ohne Daumen häufig mit verminderter Fingerzahl einer der beiden Hände beschrieben worden.

h) Atypische Kleinheit der gesamten Gliedmaße (Mikromelie).

i) Riesengliedmaße (Makromelie). Diese Bildung stellt häufig eine in sich zusammengewachsene Doppelbildung dar. Experimentell ist sie auslösbar durch Pfropfung einer Anlage unmittelbar hinter die normale Entwicklungsstelle der Gliedmaße.

k) Scheinverdoppelung: Beim Zusammenwachsen von Pfropf und Regenerat kann das Regenerat die Führung in der Wachstums- und Differenzierungsgeschwindigkeit übernehmen, so daß der Pfropf in der Entwicklung stehen bleibt und mehr und mehr resorbiert wird, er kann auch auf die kräftig auswachsende Gliedmaße des Regenerates selber hinaufgezogen werden und wirkt dann später scheinbar als deren Auswuchs.

l) Anlagensprengung: 2 Gliedmaßenrudimente können aus ein und derselben Anlage entstehen in der Weise, daß sich zwischen beiden eine trennende Gewebsschicht befindet.

Die höchsten Grade von Vervielfältigung der Gliedmaßen, welche im Experiment bei irreversibler Determinationsphase der proximalen Abschnitte entstehen, sind Unterarmverdoppelung bei einheitlich gebliebenem Oberarm (Streifenmolch). Beim Menschen ist diese Gradstufe beobachtet worden: unvollständige Unterarmverdoppelung mit Kümmerbildung des distalen Endes des sekundären Sprosses.

Bei reversibler Determinationsphase der ganzen Anlage ist eine vollkommene Dreifachbildung der Gesamtgliedmaße mit Ausbildung von 3 Händen erreicht worden (Pleurodeles) (auch beim Menschen beobachtet). Solche Verdoppelungen gruppieren sich meistens um den radialen bzw. tibialen (präaxialen) Rand und sind Spiegelbilder um den Daumen oder die Großzehe (s. speziellen Teil). Die Partner der Verdoppelung stehen in korrelativem Verhältnis. Wird dieses gestört, dann entsteht keine Spiegelbildlichkeit, sondern 2 seitengleiche Extremitäten. Bei orthotopischen Drehungen um 180° kommen Drillingsbildungen vor, die ebenfalls den Symmetriegesetzen unterworfen sind: die sekundär entstehende Gliedmaße ist spiegelbildlich zur primären, die 3. Gliedmaße hat gleiche Seitenqualität wie die 1. Selbst Sechsfachbildungen konnten im Experiment erzielt werden.

Die verschiedenen Grade von Verdoppelungen leichten und schweren Grades scheinen auf einen in proximodistaler Richtung mit bestimmter Geschwindigkeit ablaufenden Determinationsstrom zurückzuführen zu sein.

Ist der distale Abschnitt in reversibler Phase, dann entsteht Randverdoppelung. Kommt es zur Verdoppelung der ganzen Extremität, dann ist das gesamte präsumptive Material noch in der reversiblen Phase. Darnach verläuft ein Determinationsstrom in der Richtung von innen nach außen: während die proximalen Abschnitte bereits in der irreversiblen Phase sind, befinden sich die distalen noch in der reversiblen. Eine Verdoppelung entsteht experimentell nur dann, wenn der betreffende Abschnitt zur Zeit der Operation noch in der reversiblen Phase ist. Auch bei den Verdoppelungsexperimenten gelten die Gesetzmäßigkeiten des Heterochronismus der Determination der proximodistalen Achse bei den verschiedenen Amphibienarten.

1946 gelang es BRANDT auch einen Faktor ausfindig zu machen, der für verschiedene Grade einer experimentell erzeugten Atrophie der proximalen Teile einer *Phokomelie (intercalary hemimelia)* verantwortlich ist. Je näher verpflanztes Ektoderm des Spenders oder isoliertes Gewebe des Wirtes der Embryonalanlage eines Teiles der Gliedmaße zu liegen kommt, desto größer ist der Grad der Atrophie des Teiles, der sich aus dieser Embryonalanlage entwickeln sollte. Das völlige Fehlen einiger Proximalteile der Gliedmaßen bei Phokomelie kann experimentell durch verpflanztes Ektoderm oder durch isoliertes Gewebe, das an diejenige Stelle zu liegen kommt, an der sich normalerweise die betreffenden Teile entwickeln sollten, erzeugt werden.

Die Experimente Brandts lassen demnach den Schluß zu, daß im Ablauf der Determinationsphasen der Gliedmaßenanlagen insofern ein gewisses Gefälle besteht, als die proximalen Abschnitte die kritische und irreversible Phase vor den distalen Teilen erreichen.

Werden nun bei den verschiedenen Tieren in den verschiedenen Experimenten gleiche Grade oder Staffeln von Mißbildungen gefunden, so beweist dies, daß sich die typologisch gleichartigen Mißbildungen auf der Grundlage derselben Determinationsphase entwickelt haben. Brandt bezeichnet diese gleichartigen Mißbildungsstaffeln, die auch für den Menschen bedeutsam sind, „*typologische Parallelen*". Er erweitert Schwalbes Ansicht über die *teratologische Terminationsperiode* einer Mißbildung dahin, daß dieselbe nicht auf ein möglichst junges Entwicklungsstadium zurückzuführen ist, sondern auf eine bestimmte Phase der Determination der Anlage, die bei gleich weit entwickelten Embryonen sogar nahe verwandter Arten verschieden sein kann.

An dieser Stelle seien auch in Anlehnung an die Darstellung von Brandt einige Bemerkungen zur Entwicklungsphysiologie der *Bewegungen transplantierter Gliedmaßen* angefügt.

Sehr wichtig erscheint uns die Feststellung, daß bei heterotopischer-heteropleuraler Transplantation einer Gliedmaße des Schwanzknospenstadiums in größerer Entfernung von der normalen Extremitätenentwicklungsstelle sich die verpflanzten Keime wohl zu richtigen, jedoch bewegungslosen Gliedmaßen entwickeln können. Wachstum und Differenzierung einer solchen Gliedmaße vollzieht sich *ohne* Einfluß von Nerven des Plexus brachialis. Transplantate bewegen sich aktiv nur dann, wenn sie von Ästen des Plexus brachialis versorgt werden, d. h. wenn sie in der Nähe der normalen Extremitätenbildungsstätte gelegen sind. Auch die operative Verhinderung der Nervenentwicklung bewirkt keine Hemmung der Extremitätenbildung. Auch die Muskulatur entwickelt sich zunächst richtig ohne Nerven bis zum Zeitpunkt, wo sie sich normalerweise bewegen sollte, dann erst setzt Atrophie, Quellung und wachsartige Degeneration ein. Nach neueren Anschauungen sollen sich ja auch die Extremitätenmuskeln nicht aus Myotomen entwickeln, sondern sich in loco aus dem Mesenchym differenzieren, wobei möglicherweise ein Zentrum für die Flexoren- und ein solches für die Extensorengruppe bestände.

Eine transplantierte Gliedmaßenanlage übt einen trophischen Einfluß auf Nerven des Plexus brachialis aus, wenn das Implantat nur wenige Segmente von ihm entfernt und wenn derselbe noch nicht fertig ausdifferenziert ist. Motorische Nerven, die nicht dem Plexus brachialis angehören, können keine koordinierten Bewegungen der Muskeln der Gliedmaße hervorrufen. Durch geeignete Transplantationsmethoden können auch Gliedmaßen entstehen, welche aktive koordinierte Bewegungen auszuführen imstande sind (s. darüber bei Brandt).

Sehr bedeutsam sind auch die entwicklungsphysiologischen Erkenntnisse der *Gelenkbildung.* Am Beispiel der Schultergelenkbildung zeigt Brandt, daß der Wachstumsdruck des Humerus maßgebend für die Gelenkbildung ist, eine Bewegung findet ja in den frühen Stadien noch gar nicht statt. Zwischen der freien Gliedmaße und der Pfannengegend der Scapula besteht eine spezifisch dynamische Korrelation. Transplantation einer Extremitätenknospe in die Kopfregion führt nicht durch Umbildung des Schädelknochens zur Gelenkpfannenbildung, sondern der Humerus sitzt in einer Gelenkhöhle, die von einem mittransplantierten

Scapulabruchstück gebildet wird. Ein Spenderhumerus kann nur bei orthotopischer Transplantation aktiv an der Wirtsscapula eine neue Gelenkpfannenbildung hervorrufen. Bewegungen der Gliedmaßen als gelenkformender Faktor kommen erst in späteren Stadien zur Geltung. Der funktionelle Bewegungsfaktor spielt bei der Gelenkbildung eine sekundäre Rolle und dient der Modifikation und Ausschleifung.

Es ist dies der Ort, auf die beim Menschen selten vorkommenden *Notomelien* aufmerksam zu machen. Es handelt sich dabei um Mißbildungen, bei denen eine mehr oder weniger gut ausgebildete überzählige Gliedmaße am Rücken aufsitzt. Den schönsten mir bekanntgewordenen Fall hat VELLUDA (1938) veröffentlicht:

Bei einem $7^1/_2$jährigen, schwächlichen Mädchen fand sich von Geburt an in der Mittellinie eine an der Wirbelsäule fixierte rudimentäre, 9 cm lange Extremität mit 2 Fingern und zugehörigen Nägeln: Röntgenologisch enthielt der 1. Finger 3 Phalangen und 1 Metacarpale, der 2. Finger besaß lediglich 2 Knochenkerne, dahinter lag noch ein 3. Kern. Im übrigen fand sich noch ein größerer Knochenkern, dessen Zugehörigkeit nicht identifiziert werden konnte und am ehesten als Humerusrudiment aufgefaßt wurde. Die anatomische Präparation hat 2 dünne Gefäßwurzeln zutage gefördert und einen Nervenstrang, der sich in mehrere feine Äste verzweigte. Die Knochenstücke sind untereinander durch Knorpelgewebe verbunden. An der konkaven Seite findet sich eine Sehne, als Spur einer Beugesehne, Muskulatur konnte aber nicht festgestellt werden, sie scheint durch Fettgewebe ersetzt.

Auf Grund der entwicklungsphysiologischen Kenntnisse wird man an die Verlagerung einer Extremitätenknospe nach Art einer Heterotoptransplantation oder an eine irgendwie bedingte chemisch-physikalische Induktion zu denken haben, ohne freilich über die Ursache etwas aussagen zu können. Solche Notomelien dürfen natürlich nicht mit Extremitäten verwechselt werden, wie sie bei zusammenhängenden Doppelbildungen bei Tier und Mensch häufig vorkommen. GRUBER macht sodann auf Notomelien bei gleichzeitiger *Rachischisis* oder bei *Diastematomyelie* aufmerksam. Pygomelien, d. h. dem Beckengürtel angelagerte überzählige Extremitäten müssen wohl ebenfalls den Doppelbildungen zugerechnet werden und sind deshalb hier nicht zu behandeln.

Sehr wertvolle Einblicke in die blastematische Entwicklung der Wirbeltierextremitäten lieferten die planmäßigen Experimente von LEHMANN und seinem Schüler BRETSCHER.

Auf Grund der Feststellungen LÜSCHERs, daß das *Colchicin* teilungsbereite Zellen in die Mitose treibt und sie dadurch am normalen Teilungsverlauf verhindert, so daß sie absterben, wurden in systematischer Weise die Anlagen der Hinterbeine von Xenopus laevis der Wirkung von Colchicin ausgesetzt.

Das Colchicin wurde lokal angewendet, indem ein mit Colchicin 1:2000 getränktes Filtrierpapierstückchen auf die Beinknospe aufgelegt wurde. Die große Toxicität gestattet die Behandlung nur während kurzer Zeit ($^1/_2$ Std). Der Erfolg der Behandlung wurde durch mehrmalige Messung während der Aufzucht und nach vollendeter Metamorphose festgestellt.

BRETSCHER bringt zunächst in seiner Arbeit äußerst aufschlußreiche Einblicke in die *Normalentwicklung* des Xenopusbeines. In einer Normentafel von 8 Stadien werden die Vorgänge geschildert, angefangen von einer runden Knospe, deren Länge und Durchmesser 0,85 mm beträgt bis zum Stadium 8 am Metamorphosenbeginn mit Gliederung in 5 Zehenstrahlen und Ober- und Unterschenkel. Auf die interessanten Ergebnisse der normalen Beinentwicklung kann hier im einzelnen nicht eingegangen werden, die optimale Temperatur liegt zwischen 18 und 26⁰ C. Wir erwähnen lediglich die beiden Tatsachen, daß die relative Länge der Beinabschnitte sich im Laufe der Entwicklung ändert, und daß das Wachstum in den späteren Phasen nur zum geringen Teil auf Zellvermehrung, vielmehr auf Streckung beruht. Sehr aufschlußreich sind die Feststellungen bei der normalen Ontogenese: Das sog. Extremitätenfeld entsteht durch eine Ansammlung des Mesenchym am Ort der späteren Extremität. Anfänglich ist die Extremitätenknospe von einem morphologisch einheitlichen Blastem erfüllt, welches aber physiologisch schon auf sehr frühen Stadien manche Beinqualitäten festgelegt zeigt. Das Blastem besitzt auf dieser Stufe die Eigenschaften eines Gradientenfeldes und das Regulationsvermögen zu Ganzbildungen bei experimenteller Vergrößerung oder Verkleinerung. Die durch das Gradientenfeld bewirkte *Segregation* des

Blastems äußert sich in der Bildung von Zellanhäufungen, die sich aber nicht gleichzeitig in der ganzen Knospe, sondern in kraniocaudaler Richtung fortlaufend bilden. Je weiter distal ein Beinabschnitt gelegen ist, desto später „kondensiert sich seine Anlage aus dem gleichmäßigen Blastem"; dieselbe Regel gilt auch für die fortschreitende histologische Differenzierung der Vorknorpel-, Knorpel- und Knochenbildung. Etwas später als die Vorknorpelbildung beginnt die Differenzierung der Muskulatur. Nerven und Blutgefäße wachsen im Stadium II — der sog. länglichen Knospe — ein. Neben diesem kraniocaudalen Entwicklungsunterschied besteht auch ein zwar geringerer zwischen der Außen- und Innenseite des Beines, letztere bleibt etwas zurück, namentlich bezüglich der Epidermis und der Muskulatur. Der Geltungsbereich dieser Regel wird durch die Beobachtung eingeschränkt, daß die Fußwurzelanlagen länger unverknorpelt bleiben als die am meisten basal gelegenen Phalangen. Auch bei der Gelenkbildung, die im Stadium VI — Kurzzeher — beginnt, nachdem die daran beteiligten Knorpel einen gewissen Ausbildungsgrad erreicht haben, wird zuerst das Hüftgelenk gebildet. Knie- und Fersengelenk werden erst auf Stadium VIII — Metamorphosebeginn — frei, und zwar das Kniegelenk etwas später als das Fersengelenk. Für die Beurteilung der Colchicinwirkungen ist endlich das sog. „*Mitosenmuster*" von Wichtigkeit. Keiner der Beinabschnitte ist durch eine besondere Mitosenhäufigkeit ausgezeichnet, hingegen bestehen Beziehungen des Mitosenmusters zu den histologischen Elementen; so gibt es Differenzierungen, in denen viele Mitosen angetroffen werden, während sie in anderen ganz fehlen. In den eng zusammengedrängten Zellanhäufungen von Vorknorpeln, Muskeln und Sehnen fehlen die Teilungen fast völlig. Lockern sich die Verbände jedoch, dann werden sie mitotisch wieder aktiver. Besonders deutlich ist die Mitosewelle in der Vorknorpelphase in den Muskelanlagen.

Die Ergebnisse der Colchicinwirkung auf die Extremitätenanlage faßt Bretscher in seiner Arbeit wie folgt zusammen: Morphologisch äußert sich die Colchicinwirkung in einem Ausfall von Zehen und in einer Verkürzung der Beinabschnitte. Auf Grund von Längenmessungen im Zeitpunkt der vollendeten Metamorphose werden mit Bezug auf das ganze Bein 3 Stufen zunehmender Colchicinwirkung unterschieden:

1. Beine mit normaler Strahlensumme, die offenbar auf Colchicin nicht ansprachen oder den Schaden ausregulierten.

2. Beine mit normalem Hauptstrahl (Oberschenkel, Unterschenkel, Fußwurzel und 4. Zehe) und verkürzten oder fehlenden Nebenstrahlen.

3. Beine mit verkürztem Hauptstrahl entweder mit reduzierter oder normaler Zehenzahl, jedoch stark reduzierter Größe. Am empfindlichsten ist die 1. Zehe, dann folgen 2., 5., 3. und 4. Zehe, Fußwurzel, Oberschenkel und Unterschenkel. Die kritische Phase des ganzen Beines und seiner Abschnitte, während welcher die größte Empfindlichkeit gegenüber Colchicin besteht, fällt in das 1. Stadium, d. h. in die runde Beinknospe. Das Blastem scheint zur Zeit der kritischen Phase noch nicht segregiert zu sein. Temperatursteigerungen von 18° auf 26° ändern das Schädigungsmuster nicht.

Histologisch gelang es Bretscher, an den behandelten Beinen eine kausale Reihenfolge der Colchicinschäden aufzustellen: Primärschädigung = Mitosenstop und Zelltod. Sekundärschädigung = Herabsetzung der Zelldichte. Tertiärschädigung = Verzögerung der Differenzierung, Degeneration von Muskeln und Hautdrüsen.

Vor dem Auftreten von Differenzierungen ist die Verteilung der Mitosen und Pyknosen gleichmäßig. Nachher hänge sie von der Empfindlichkeit der verschiedenen Gewebe und dem Widerstand ab, den diese infolge ihrer Dichte dem Eindringen des Colchicins entgegensetzen. Am empfindlichsten ist die Muskulatur. darauf folgten Vorknorpel, Mesenchym und Perichondrium. Ziemlich unempfindlich gegen Colchicin sind Zellanhäufungen des Mesenchym, fertige Knorpel und Sehnen. Die Capillaren sind erweitert und häufig zerstört, so daß Blutungen auftreten.

In der Epidermis wird die Schichtenzahl herabgesetzt. Bei Stadien, die nicht durch Knorpel gestützt sind, wird die Epidermis gegenüber dem stark verkleinerten

Mesenchym zu groß und zu Zotten formiert. Stark angegriffen werden die Hautdrüsen. Die Zelldichte im Mesenchym wird herabgesetzt und die Beinknospe beträchtlich verkleinert.

Die *Regulation* beginnt mit der Normalisierung der Zelldichte durch Volumenverkleinerung der Knospe und Zellvermehrung. Ist das reduzierte Epidermissäckchen von einem Mesenchym mit normaler Dichte ausgefüllt, so setzt die Histogenese ein. Die Größe des Epidermissäckchens ist also offenbar dafür verantwortlich, wie groß das endgültige Bein wird.

Die Stufenfolge der Colchicinwirkung ist einerseits durch die zelldestruktiven Eigenschaften des Colchicins, andererseits durch die Entwicklungsabläufe im Bein gegeben. Dieses reagiert als Ganzes, die kritische Phase fällt auf Stadium I, später geht die Empfindlichkeit gegenüber Colchicin rasch zurück. Die einzelnen Beinabschnitte sprechen verschieden stark auf Colchicin an.

In diesen letzteren Feststellungen — ganzheitliche oder mosaikartige Reaktionen — liegt eine gewisse Diskrepanz, welche BRETSCHER dadurch erklärt, daß er bei starker Verkleinerung des Ausgangsvolumens eine starke Disharmonie der Form korreliert findet. Die endgültige Form scheint daher eine Funktion der Blastem*größe* zu sein. Die Knospe wird durch das Colchicin als Ganzes geschädigt. Der ungeschädigte Rest der Knospe teilt sich bei ihrer Gliederung in die Beinabschnitte ungleichmäßig auf, wobei aber immer die Ganzheit maßgebend ist. Die Realisation der Beinform geschieht in Stufen, die durch die Masse der Knospe bestimmt sind.

In diesem Zusammenhang möchten wir auf weitere Untersuchungen von BRETSCHER hinweisen, welche bestimmt auch für analoge Mißbildungsformen beim Menschen bedeutsam sein können. In einer Arbeit über „experimentelle Unterdrückung der Polydaktylie beim Hühnchen" zeigt er, indem er auch auf Untersuchungen von LEHMANN und SAUNDERS hinweist, daß Beinform und Zehenzahl als kombinierte Einheitsleistung der *apikalen Epidermisleiste* und der *Blastemmasse* zustande kommt. Wird die apikale Epidermisleiste am 4. Tage teilweise entfernt, so lassen sich einzelne, je nach Art des Eingriffes auch mittelständige Zehen unterdrücken, und es entstehen Ausfälle, welche mit den menschlichen vererbbaren Spalthand- und Spaltfußbildungen große Ähnlichkeit haben.

Wenn es der Entwicklungsphysiologie vorbehalten war, in den Entwicklungsmechanismus der Extremitäten Licht zu bringen, so ist es nun die Aufgabe der *Genetik* die Gesetzmäßigkeiten der Erbbedingtheit so mancher Extremitätenmißbildungen zu klären. Es kann hier freilich nicht der Ort sein, die Grundlagen der Vererbungslehre zu erörtern. Namentlich die MENDELschen Regeln über dominanten und recessiven Erbgang, die Tatsachen des geschlechtsgebundenen Erbganges, der Polymerie, des Faktorenaustausches und der „multiplen Allelie" müssen als bekannt vorausgesetzt werden. Im folgenden sollen aber einige Probleme der Genetik aufgerollt werden, welche namentlich auch für die Extremitätenmißbildungen bedeutsam sind[1].

---

[1] Nachdem bereits unser Manuskript abgeschlossen und in Druck gegeben war, erhielten wir in freundlicher Weise Sonderdrucke von Herrn U. COCCHI zugestellt, der in der 5. Auflage des Lehrbuches der Röntgendiagnostik von H. R. SCHINZ, W. E. BAENSCH, E. FRIEDL, E. UEHLINGER, die Erbschäden mit Knochenveränderungen, die Erbleiden der Gelenke und Wuchs- und Reifestörungen bearbeitet hat. Hier finden sich zahlreiche sehr lehrreiche Beobachtungen und Literaturhinweise, auf die wir hier einleitend aufmerksam machen möchten. In den einzelnen Kapiteln konnte leider nicht mehr Bezug zu jedem Abschnitt genommen werden. Wer sich aber selber mit den in unseren Abschnitten behandelten Entwicklungsstörungen beschäftigt, der wird auch die neueste Auflage des erwähnten Lehrbuches zur Hand nehmen und wertvolle Hinweise und Beispiele finden.

Es ist das Verdienst von Aschner und Engelmann in ihrem Buche: *Konstitutionspathologie in der Orthopädie* die Aufgabe unternommen zu haben, für viele Gliedmaßenfehlbildungen die krankhafte Erbanlage wahrscheinlich gemacht zu haben.

Zunächst lehrt die Erfahrung, daß Mißbildungen bei Tieren, deren Entstehung durch *Genmutation* erwiesen ist, in ihrem Erscheinungsbild—ihrer Manifestierung-bis in die letzten Einzelheiten Entwicklungsstörungen gleichen können, die durch experimentelle Einwirkung eines äußeren Faktors (Defektsetzung, Lithiumchlorideinwirkung u. dgl.) zustande gekommen sind. Man spricht hier von *Phänokopien* und R. Goldschmidt nimmt an, daß der äußere Faktor (z. B. Temperatureinwirkung) in ähnlicher oder in gleicher Weise die Geschwindigkeit der Reaktionen in den sensiblen Entwicklungsphasen beeinflußt, wie es die genetische Konstitution der Erbmasse tut. Die meisten von den hunderten bekanntgewordenen Mutationen, z. B. im Drosophilaexperiment sind mehr oder weniger *krankhaft,* sie können aber so gut wie alle als einfach dominant oder recessiv eingeordnet werden. Auch für den Menschen scheint die Regel Geltung zu haben, daß *krankhafte* erbliche Zustände meist durch *einzelne* Erbanlagen — monomer — normale Eigenschaften dagegen durch viele Gene — polymer — bedingt sind.

Besondere Schwierigkeiten bereitet die Erklärung jener häufigen Erscheinung. daß Mißbildungen innerhalb einer Familie wechseln können. Bauer und Aschner sahen sich veranlaßt, deshalb die postulierte krankhafte Anlage als in mancher Hinsicht variabel aufzufassen. Wir verweisen hier auf das Kapitel der Brachyphalangie und die dort besprochene Arbeit von Schinz, welcher die mannigfaltigen Verschiedenheiten der Kurzfingrigkeit auf multiple Allelie zurückführt. So wurden von Bauer und Aschner zunächst mit der *Qualität* einer Erbanlage die Art und Weise ihrer Wirksamkeit bezeichnet (z. B. für bestimmte Farbe, Strahlenzahl. Längenwachstum usw.), mit der *Intensität* die Durchschlagskraft, von welcher das Prävalenzverhältnis des pathologischen Gens gegenüber seinen Allelomorphen. d. h. sein eigentlicher Erbgang abhängt. Die *Quantität* einer Anlage ist der jeweilige Grad ihrer phänotypischen Wirksamkeit, bei der Vielfingrigkeit z. B. kennt man alle Übergänge von einem rudimentären Anhangsgebilde bis zur vollentwickelten Selbständigkeit des überzähligen Strahles und es zeigte sich, daß der Grad für manche Familien auffallend konstant ist. Die Quantität kann also groß oder klein sein. Die *Extensität* endlich einer Anlage ist entscheidend für deren Ausbreitung. Wir kennen auch hier z. B. Fehlbildungen an Fingern und Zehen, die auf ein oder alle 4 Glieder und auf einen oder alle Strahlen ausgedehnt sein können. Dabei versteht man unter dem *Grad der Extensität* die Zahl der Stellen, an welchen sich eine krankhafte Anlage äußert (z. B. wie viele Finger) und unter der *Art der Extensität* die spezielle Lokalisation (welche Finger: Daumen oder Zeigefinger usw.). Zwischen Intensität und Extensität einer Erbanlage besteht wahrscheinlich bis zu einem gewissen Grade ein Parallelismus, z. B. dominanter Erbgang = hohe Intensität und z. B. Doppelseitigkeit = hohe Intensität. oder recessiver Erbmodus: geringe Extensität. Seit den Untersuchungen Goldschmidts ist man gewohnt, an gegenseitiges Prävalenzverhältnis zweier Allelomorphen abhängig von der jeweiligen Quantität zweier Gene zu denken. Wo das krankhafte Gen in verhältnismäßig großer Masse vorhanden ist, wird es über sein normales Allelomorph dominieren und es wird sich an vielen Stellen und in vollkommener Ausbildung phänotypisch äußern, wo dagegen die Masse des pathologischen Gens gering ist, wird es in heterozygotischem Zustand nur an einzelnen disponierten Stellen zur Äußerung kommen. Welche Bedeutung dabei die sog. „kritischen" d. h. für Störungen irgendwelcher Art besonders empfindlichen *Entwicklungsphasen* haben, wurde im Abschnitt über die entwicklungsphysiologischen Experimente ausgeführt.

Die zuletzt angedeuteten Schwierigkeiten führen zu den Problemen der *Pleiotropie* oder *Polyphänie* der Genwirkungen, nämlich zur Frage der Auswirkung eines Erbfaktors auf mehrere, eventuell sogar viele Merkmale oder Phäne. Die Pleiotropie der Genwirkung dürfte auch bei den menschlichen Mißbildungen eine wichtige Rolle spielen, wofür die so häufig wiederkehrenden Mißbildungskombinationen sprechen (z. B. Meningocelen, Gesichtsspalten oder Bauchspalten in Kombination mit Extremitätenfehlbildungen). Es sei dazu die Aufmerksamkeit auf die Untersuchungen von Hadorn gelenkt, der diese Auswirkung eines Erbfaktors auf mehrere oder viele Merkmale bei der Drosophila melanogaster in systematischer Weise untersucht hat. Besonders geeignet erwiesen sich die sog. *Letalfaktoren* für diese Studien. Dies sind Erbfaktoren mit vitalitätsvermindernder Wirkung, die bei Tieren und wohl auch beim Menschen unter gewissen Umständen eine normale Entwicklung verunmöglichen. Bedeutsam ist die Feststellung, daß viele solcher Letalfaktoren auf *Chromosomenstückausfällen* beruhen und daß beim Vorhandensein solcher Chromosomendefekte die Embryonalentwicklung zusammenbrechen kann, bevor sich alle Merkmale ausbilden konnten, die in den pleiotropen Wirkungsbereich des betreffenden Gens gehörten: Die ersten Schädigungseffekte haben den Tod herbeigeführt und somit dem Organismus die Gelegenheit genommen, ein vollständiges Schädigungsmuster hervorzubringen. Für das weitere Verständnis dieser Mechanismen ist die Tatsache zu erwähnen, daß alle Zellen, Gewebe und Organe in ihrem Genbestand identisch sind. Ein mutiertes Gen oder ein Chromosomenstückausfall ist daher nicht nur dort vorhanden, wo er merkmalbestimmend in Erscheinung tritt, sondern überall auch außerhalb seines Manifestationsbereiches. Es erhebt sich daher die Frage, warum nur bestimmte Zellen oder Zellsysteme gestört werden, andere hingegen nicht. Hadorn gibt darauf folgende Antwort: In einer 1. Gruppe von Fällen ist anzunehmen, daß die zur Merkmalbildung führende Genaktivität eine unterschiedliche ist, so daß sie je nach den Zustandsbedingungen im umgebenden Zellplasma entweder überhaupt nicht oder qualitativ und quantitativ verschieden in Aktion trete — sog. *genaktiv bedingte Pleiotropie.*

Eine 2. Gruppe von Fällen ist dadurch charakterisiert, daß die primäre Genaktivität für alle Zellen zwar identisch wäre, Merkmale werden aber erst durch das außergenische Zellsystem hervorgerufen. In den einen Zellsystemen hätte die Produktion oder das Fehlen eines genbedingten Stoffes keine Wirkung, in anderen Systemen würden die Vorgänge der Merkmalbildung ausgelöst — sog. *zellreaktiv bedingte Pleiotropie.* Auch der Genwirkung kommt, wie den äußeren Faktoren, zeitliche Phasenspezifität zu.

Ein genetisch und morphologisch von Landauer und Mitarbeitern besonders gut studiertes Beispiel von Mißbildungssyndromen liefert das sog. *Krüpper-Huhn* (s. Übersicht und Literaturzusammenstellung bei Gruenwald). Es handelt sich hier um eine Hühnerrasse, bei der ein dominantes Gen „Cp" zur Chondrodystrophie führt, und zwar nach Art der Wirkung eines Letalfaktors, unter dessen Einfluß bei homozygotischen CpCp-Individuen am 4.—6. Bebrütungstag die meisten Embryonen absterben. Die wenigen, sich weiter entwickelnden, bekommen schwere Extremitätenmißbildungen in Form von Phokomelien und Augenmißbildungen. In frühen Stadien zeigen die heterozygotischen — später chondrodystrophischen — Tiere noch keinen Unterschied gegenüber normalen CpCp-Tieren. Dagegen zeigen schon die CpCp-Krüpper-Hühner sehr früh wesentliche Strukturunterschiede. Bei allen diesen Embryonen ist eine fehlerhafte Dottersackzirkulation nachzuweisen und bei schwerwiegenden Störungen, bei denen eine kontinuierliche Gefäßbildung unterbleibt, lassen die Embryonen einen Wachstumsrückgang erkennen. Es finden sich intraembryonale Anastomosen zwischen großen Arterien und Venen, ferner Asymmetrien der Augen- und Gehörblasen. Diese Asymmetrie übersteigt das bei normalen Embryonen gefundene Maß und wird durch den Umstand erklärt, daß die Sauerstoffversorgung durch die defekte Blutzirkulation mangelhaft ist. Derjenige Teil der Frucht, welcher näher bei der Eischale liegt, das ist bei normalliegenden Embryonen die rechte Kopfseite, erhält durch Diffusion eine bessere Sauerstoffversorgung als die entgegengesetzte Stelle. Bei solchen homozygotischen Krüpper-Embryonen, bei denen die Dottersackzirkulation etwas besser ausgebildet ist, sind die Schäden am Embryo zuerst nur unbedeutend oder überhaupt nicht vorhanden. Das Gefäßnetzwerk des Dottersackes ist trotzdem abnorm, es gibt keine Vena terminalis und in bestimmten Gefäßabschnitten befindet sich gestocktes Blut. Gelegentlich kann der Kreislauf in den Dottergefäßen vollkommen stillstehen und trotz der Herzpulsation geht der Embryo kurze Zeit später zugrunde. Was die frühen Kennzeichen solcher homozygotischer CpCp-Hühnerembryonen ausmacht, welche etwas länger am Leben bleiben und dann phokomelisch werden. ist nicht bekannt. Landauer konnte die Zahl etwas länger überlebender homozygotischer Embryonen dann vermehren, wenn die Bebrütungstemperatur der Eier am 1. Tag etwas niedriger als 36⁰ C gehalten wird.

Hamburger hat mit Hilfe der Explantationsmethode die Entwicklungspotenzen der Extremitätenknospen bei homozygotischen und heterozygotischen Krüpper-Embryonen studiert. Werden zunächst die Explantationsversuche im Stadium der Extremitätenknospenbildung vorgenommen, so wird beobachtet, daß die phokomelische bzw. chondrodystrophische Abnormität bei den homozygotischen bzw. heterozygotischen Embryonen offenbar bereits determiniert ist. Die transplantierten Extremitätenanlagen entwickeln sich nämlich am neuen Ort herkunftsgemäß zu phokomelischen bzw. chondrodystrophischen Gliedern. Werden die Extremitätenanlagen jedoch in einem Zeitpunkt zur Explantation entnommen, während welchem sich die Zirkulationsstörung in den Dottergefäßen noch nicht geltend machte, so entwickeln sich die Transplantate trotzdem phokomelisch bzw. chondrodystrophisch entsprechend ihrem homozygotischen oder heterozygotischen Genotypus. Die Zirkulationsstörung in den Dottersackgefäßen hat demnach *keinen* Anteil an der chondrodystrophischen oder phokomelischen Determination der Extremitätenknospen der Krüpper-Hühner.

Die in einem Colobom bestehenden Augenmißbildungen der homozygotischen CpCp-Embryonen, wurden ebenfalls durch Transplantationsversuche von Gayer und Hamburger (1943) weiter analysiert. Werden Augenbecher von homozygotischen CpCp-Embryonen in die Flanke von normalen Embryonen verpflanzt, dann entwickeln sich Colobome wie bei den phokomelischen Embryonen. Aber auch bei den Kontrolltransplantationen von Augenanlagen normaler Embryonen entwickeln sich am fremden Ort Colobome. Es erzeugt also die andersartige Umgebung eine Phänokopie der Krüpper-Colobombildung in einer genetisch normalen Augenanlage. Andererseits haben Transplantation von Augenbecheranlagen homozygotischer Krüpper-Embryonen in die Augengegend eines normalen Embryos zur Bildung eines Auges ohne Colobom geführt.

Auch das wegen der hohen Letalität der Krüpper-Hühner äußerst schwierig durchzuführende Experiment der Transplantation einer normalen Augenanlage in die Augenregion eines homozygotischen Krüpper-Embryos ist in einem Falle gelungen. Es entwickelte sich ein Colobom. Es scheint daher, daß die Umgebung einen wichtigen Einfluß auf die Augenbecheranlage bei der Bildung von Colobomen ausübe und daß beim Colobom die Störung zur Zeit der Transplantation nicht inhärent in der Anlage vorliegt.

Zusammenfassend stellt Hamburger beim Mißbildungssyndrom des Krüpper-Huhnes 4 abnorme Mechanismen auf.

1. Bei der Majorität der homozygotischen CpCp-Hühnerembryonen führt eine Störung der Bildung des Dottersackkreislaufes zu verschiedenartigen schweren Entwicklungsstörungen und zum frühzeitigen Absterben der Embryonen. Ein leichterer Grad der Kreislaufstörung im Dottersack führte zu einer Lebensverlängerung der phokomelisch werdenden Embryonen. Die Art des Einflusses dieser Kreislaufstörung ist nicht bekannt.

2. Eine Störung der Knorpelbildung, kombiniert mit

3. einer allgemeinen Wachstumsreduktion der Glieder führt zur Phokomelie. Dabei findet sich eine ungenügende Knochenmarksraumbildung, welche Anlaß zu Anämie sowie zu Herz- und Milzvergrößerung gibt.

4. Eine vorläufig nicht näher faßbare Abnormität des Kopfmesoderms induziert bei den phokomelischen homozygotischen Krüpper-Hühnern eine Colobombildung bei der Fortentwicklung der Augenanlage. Die heterozygotischen chondrodystrophischen Krüpper-Hühner unterscheiden sich von den homozygotischen phokomelischen nur graduell. Sie haben auch keine Augenmißbildungen.

Hadorn interpretiert die Manifestationsart des Cp-Faktors in der Weise, daß er bei ihm einen generellen Primäraffekt mit zellreaktiver Pleiotropie voraussetzt. „Auf einen überall in gleicher Weise genbedingten abnormen physiologischen Zustand würden mit Wachstumshemmung elektiv nur solche Entwicklungssysteme zellreaktiv ansprechen, die sich zur Zeit der Genaktivität in einer Phase starken Wachstums befinden. So entständen jene lokalen Phäne im Bereich der Extremitäten, die das charakteristische Manifestationsmuster des Cp-Faktors darstellen.‟

Des weiteren haben wir über ein Mißbildungssyndrom zu berichten, das seit der ersten Beschreibung von Little und Bagg 1924 sehr intensiv bearbeitet worden ist und namentlich von Kristine Bonnevie in mehreren Studien analysiert worden ist, für welches Ullrich auch ein Analogon beim Menschen glaubte gefunden zu haben (s. darüber Ullrich, Werthemann und Reiniger).

Little und Bagg verwendeten einen Stamm von Hausmäusen, bei welchen über viele Generationen hindurch nie Mißbildungen beobachtet worden sind. Untersucht wurde nun die Inzuchtdeszendenz von Mäusen, die vor der Begattung bestrahlt wurden. In der F_3-Generation eines solchen Stammes (85) trat erstmals ein Männchen mit einer Augenmißbildung auf, das zur weiteren Paarung mit einem Weibchen desselben Stammes verwendet wurde. Daraus resultierten 16 abnorme Junge. Aus einer weiteren Paarungskombination (86) resultierte ebenfalls in der F_3-Generation ein totgeborenes Tier mit einer Augenmißbildung und in der F_4-Generation 15 Tiere mit Augenmißbildungen. Bis zur F_{10}-Generation zunächst fortgesetzte Züchtungen ergaben Würfe mit bis 100%igem Auftreten der Augenentwicklungsstörungen. Bemerkenswert war nun das kombinierte Auftreten auch noch anderer *Mißbildungen, besonders an den Extremitäten in Form von Plus- und Minusvariationen verschiedenster Schwere.* Die Pathogenese dieses eigentümlichen Mißbildungssyndromes wurde von Bonnevie aufgeklärt. Diese dehnte die Untersuchungen auf frühe Entwicklungsstadien (8—11 mm Embryonen) aus und stellte fest, daß die Initialschädigung auf einem Abfließen von Liquor beruht, der im 4. Ventrikel im Überschuß gebildet wird und sich durch ein nur vorübergehend vorhandenes *Foramen anterius* in das darüberliegende Gewebe unter die Haut des Nackens unter Bildung der sog. *Nackenblase* ergießt. Von da aus wandert die Flüssigkeit mehr oder weniger symmetrisch zu den Acren des Körpers unter Bildung weiterer Blasen, namentlich in der Gegend der Kiefer, der Augen und der Extremitäten. Diese Flüssigkeit kann nun wieder resorbiert werden, ohne Störungen zu hinterlassen. Hingegen kommt es dort zu Störungen, wo die Blasen längere Zeit stehen bleiben und mit den noch im Gange befindlichen Entwicklungsvorgängen an diesen Stellen in Konflikt kommen. Die Blasenwanderung im Gewebe erfolgt nach dem geringsten Widerstand. Gelangen sie z. B. in den Bereich der hinteren Schwanzspitze, dann hinterlassen sie keine sichtbaren Veränderungen. Am Rücken bewirken sie allenfalls Verzögerungen des Haarwuchses. Ferner folgen sie mit Vorliebe den Konkavitäten, wodurch häufig einseitige Entwicklungsstörungen resultieren. Durch den Druck der Flüssigkeit in den stehenden Blasen kommt es zu Gefäßschäden mit Blutungen in die Blasen und infolge der Druckeinwirkung zur Bildung der Anomalien an Augen, Kiefern und Extremitäten. Genetisch werden alle Anomalien letzten Endes auf ein einziges recessives mutiertes Gen (m<u>bl</u> „myelencephalic blebs") zurückgeführt, welches für die grundlegende gesteigerte Liquorproduktion verantwortlich gemacht wird. Dabei ist von verschiedenen Autoren (auch von Bonnevie) in Zweifel gezogen worden, ob wirklich die ursprüngliche Röntgenbestrahlung die Schuld an dieser eigenartigen vererbbaren Mißbildungskombination trägt oder ob es sich nicht um eine zufällige Spontanmutation gehandelt habe. Little und Bagg konnten bei über 2000 Kontrolltieren nie ähnliche Entwicklungsstörungen beobachten. Auf weitere genetische Analysen dieser Stämme soll hier nicht eingegangen werden. Schon 1926 hat Bagg und 1931 Brown bei den Blasenmäusen abgesehen von den Kiefer-, Augen- und Extremitätenmißbildungen auch Nierenmißbildungen festgestellt. Beim Embryo ist die Ureterknospe verkümmert oder defekt und deshalb fehlt die Induktion zur Differenzierung des Nierengewebes aus dem metanephrogenen Gewebe. Merkwürdig ist, daß Bonnevie in ihren Stämmen keine Nierenmißbildungen fand und sie glaubt daher, daß diese nicht auf das gleiche m<u>bl</u>-Gen zurückzuführen seien. Möglicherweise findet sich eine Erklärung für diese Manifestationsunterschiede in der Wirkung modifizierender Faktoren, welche wohl auch den starken Wechsel der Erscheinungsbilder bedingen.

Wir möchten bei dieser Gelegenheit nochmals an eine Gruppe entwicklungsphysiologischer Experimente von Brandt (1946) erinnern, der ebenfalls eine Kombination von Extremitätenmißbildungen und Nierenentwicklungsstörung beschrieben hat. (Hydrops der Vorniere bei Phokomelie nach Ektodermverpflanzungen oder Isolierungen von Wirtsgewebe.)

Sehr wichtig für das Verständnis der Mannigfaltigkeit der Störungen ist die Feststellung, daß die Wirkung der *Letalfaktoren* ebenfalls ausgesprochen „phasenspezifisch" ist und bald frühere, bald spätere Entwicklungsstufen befallen kann. Besonders instruktive Beispiele liefern die Dexter-Rasse der gedrungenen kurzgliedrigen Rinder, die Elchkälber in Norwegen und die von Dunn, Glücksohn-Schönheimer beschriebenen kurzschwänzigen Mäuse, bei welchen mehrere typische

Mißbildungen des hinteren Körperendes auf 4 verschiedene Genmutationen zurückgeführt werden können, Faktoren, welche in der Homozygotie letal wirken, heterozygotisch lediglich eine Schwanzverkürzung bewirken und über die Anlagen für die Entwicklung eines normalen Schwanzes dominieren (Zusammenfassung und Literatur bei Töndury, Bonnevie, Gruenwald, H. Gruneberg).

Ein dominantes Gen T führt bei heterozygoten lebensfähigen Tieren — sog. Brachymäusen — zu Stummelschwänzigkeit. Homozygotische Embryonen sterben am 10.—11. Tage nach der Befruchtung ab. Die histologisch festgestellte Degeneration des hinteren Körperendes dieser Embryonen beruht auf vollkommener Rückbildung der Chorda dorsalis und teilweise Rückbildung und Abnormität des Neuralrohres und der Ursegmente. Auch in der Schwanzregion der heterozygotischen Tiere finden sich dorsalwärts gerichtete Ausbuchtungen der Chorda-Anlage, mit entsprechenden Abnormitäten des Medullarrohres. Dieser Teil des Schwanzes wird dann zunächst fadenförmig und dann abgestoßen.

Ein anderer ebenfalls dominanter Faktor S_d (D-short) führt ähnlich wie der Faktor T im heterozygotischen Zustand zur Stummelschwänzigkeit der Mäuse. Homozygotisch ist er aber erst postnatal tödlich. Die Keime durchlaufen die ganze Entwicklung, werden aber mit Mißbildung der hinteren Rumpfregion geboren und gehen in der Regel 24 Std. nach der Geburt zugrunde. Kreuzbein und Lendenwirbelsäule sind defekt, Analöffnung, Genitalpapillen und Nieren fehlen. Häufig findet sich eine Spina bifida. Das Neuralrohr reicht weiter nach hinten auf die Wirbelsäule und bildet eine Cyste.

Bei den S_d-Heterozygoten kommen auch charakteristische Abnormitäten des Urogenitalsystems vor; eine oder beide Nieren können bis zum Verschwinden verkleinert sein und lassen eine Asymmetrie erkennen, welche derjenigen der Little-Baggschen Blasenmäuse entspricht und auf der linken Seite häufiger vorkommt als auf der rechten.

Neben diesen beiden voneinander unabhängigen dominanten Faktoren T und S_d wurden außerdem 2 recessive zum „Brachygen" allele Gene t^0, t' entdeckt und analysiert. Auch diese beiden Gene wirken im homozygotischen Zustand letal und zwar äußerst früh schon im Implantationsstadium der Blastula. Die heterozygotischen Embryonen sind lebensfähig und normal und auch die heterozygotischen Kombinationen der beiden Letalfaktoren T und $t^0 t'$ sind lebensfähig, aber schwanzlos und die Kombinationen von $t^0 t'$ erweisen sich phänotypisch als normal. Es zeigt sich, daß die Auswirkung dieser Letalfaktoren auf ganz bestimmte Organregionen während ebenfalls bestimmten Perioden der Entwicklung die Merkmale der Organ- und Phasenspezifität erkennen lassen. In manchen dieser Fälle ist die Rumpfschwanzknospe anfänglich normal angelegt und erst sekundär verfällt sie unter dem Einfluß des letalen Gens der Rückbildung.

In einem kürzlich erschienenen Übersichtsreferat hat O. L. Mohr das Vorkommen von Letalfaktoren bei höheren Tieren und beim Menschen dargestellt. Sehr lehrreich ist eine von ihm gemeinsam mit Wriedt gemachte Beobachtung bei einer Sippe mit Brachymesophalangie des 2. Fingers, wobei nach einer Verwandtenehe von 3 Kindern 2 wieder die bekannte heterozygotische Kurzfingrigkeit hatten, eines jedoch, offenbar als „homocygotic" Individuum eine schwere Defektbildung aller Finger und Zehen hatte, sowie auch noch andere Störungen des Skeletsystems.

Mohr weist darauf hin, daß der Mechanismus von Letal- oder Subletalfaktoren bei der Ichthyosis congenita, bei der spinalen progressiven Muskelatrophie, bei der kongenitalen Achondroplasie und der Osteogenesis imperfecta wirksam sein könnte. Endlich veröffentlicht er eine in die Gruppe der Peromelien und Amelien gehörige Mißgeburt, deren Eltern Vetter und Base waren.

Diese angeführten Beispiele mögen genügen, um darzutun, mit welch mannigfaltigen, verwickelten Mechanismen auch bei der Entstehung der menschlichen Gliedmaßenfehlbildungen gerechnet werden muß. Über Analogieschlüsse hinaus sind aber die Kenntnisse für den Menschen kaum wesentlich gediehen. Wohl haben verschiedene Mißbildungsgruppen des Menschen, einschließlich solche der Extremitäten, durch das entwicklungsphysiologische und genetische Experiment beim Tier in pathogenetischer Hinsicht erfreuliche Aufhellung erfahren. Kausalgenetisch stoßen wir aber bei der Abklärung menschlicher Mißbildungen nach wie vor auf große Schwierigkeiten. Ich wiederhole, daß es nicht statthaft ist, auf

Grund der Ähnlichkeit der Endzustände spontaner menschlicher und experimentell erreichter Entwicklungsstörungen auf gemeinsame Ursache schließen zu wollen. Gerade die im Experiment sichersten Wege zur Erreichung bestimmter Entwicklungsstörungen (Röntgenbestrahlung, operative Defektsetzungen und Transplantationen, chemische Schädigungen mit Selen, Lithiumchlorid u. dgl.) dürften beim Menschen eine untergeordnete, wenn überhaupt eine Rolle spielen.

Trotz dieser Einschränkung glauben wir aber besonders in Rücksicht auf die Untersuchungen von BÜCHNER über die Bedeutung des Sauerstoffes für die Keimesentwicklung und auf die fundamentalen Störungen der Entwicklung, welche bei Amphibien durch reinen Sauerstoffmangel in der Fortentwicklung zu erhalten sind, sodann im Hinblick auf die schönen Ergebnisse der experimentellen *Colchicinschädigung* der Beinentwicklung von Xenopus laevis durch BRETSCHER, ferner auf die Erfahrungen beim Menschen bei der sog. *Embryopathia rubeolosa*, bei welcher offenbar die transplacentare Virusinfektion zu Störungen der Frucht führen kann, daß auch beim Menschen neben den (vielleicht überschätzten) keimbedingten endogenen Faktoren, in der Frühschwangerschaft wirksame exogene fermentmäßig wirkende Noxen zu einmaligen, angeborenen fundamentalen Entwicklungsstörungen führen müssen.

Wenn wir z. B. weiter oben dargestellt haben, daß ASCHNER und ENGELMANN die Vervielfältigungsstaffeln der einzelnen Gliedmaßenmißbildungen auf Verschiedenheiten im pathologischen Gen, d. h. den Anlagen des Keimes zurückführen, so ist das wesentliche Moment bei BRANDT die Tatsache, daß wohl Wachstum und Differenzierung chromosomal bedingt sind, die Formbildung dagegen determinativ. Sie betrifft das „*orthotopische Potential*" der Anlagen, d. h. jenen Zustand der reversiblen — kritischen und irreversiblen Determinationsphase, welche maßgebend ist für die typische Gradstufe einer Gliedmaßenmißbildung und den Ort ihrer Entstehung im Bereich der Gliedmaße.

Ein „Gen" stellt somit nach der Vorstellung BRANDTs eine Induktion dar, die am Erfolgsorgan je nach dessen augenblicklicher Determinationsphase einen ganz spezifischen Vervielfältigungsgrad auslöst, das „Gen" wirkt somit im Sinne einer entwicklungsmechanischen Induktion auf das Erfolgsorgan, d. h. die Gliedmaßenanlage:

„Es ist anzunehmen, daß beim Menschen ein pathologischer Genbestand über Generationen hin im Sinne eines induktiven Reizes zu einer ganz bestimmten Zeit einsetzt und die zu dieser Zeit vorhandene determinativ bedingte Reaktionsbereitschaft der Gliedmaßenanlage zur Entfaltung einer ganz bestimmten individuellen Mißbildungsstufe induziert. Da sich die einzelnen Teile der Gliedmaßenanlage wegen ihrer eigenen individuellen Geschwindigkeitskurve der Determination in jeweilig verschiedener Reaktionsbereitschaft befinden, so ist der sichtbare Effekt einer Vererbung über Generationen in dem Sinne verschieden, daß z. B. alle Glieder einer Familie mit erblichen Gliedmaßenmißbildungen behaftet sind, daß aber jedes einzelne Individuum dieser Familien eine jeweils andere Gradstufe aufweist."

Im Kapitel über die Brachyphalangie werden wir zeigen, daß SCHINZ die genetisch verschiedenen Typen dieser dominant vererbbaren rückläufigen Fingermißbildung auf die Gesetzmäßigkeiten der multiplen Allelie zurückführt (s. speziellen Teil). Die Variabilität von Genmanifestationen wird auch auf die Wirksamkeit anderer Gene oder auf Umweltfaktoren zurückgeführt (s. bei WARKANY).

Sehr gute neuere Zusammenstellungen über *experimentelle* und *spontane, hereditäre* Mißbildungen des Skeletes und der Extremitäten bei Tieren finden sich bei GRUENWALD, bei GRUNEBERG und auch bei WARKANY: Wir erwähnen hier nur noch kurz die von HOVELACQUE und NOEL beschriebene hereditäre Mißbildung der Extremitäten bei Mäusen mit Defekten der Tibia. Beim Embryo ist die mesenchymale Vorbildung der Tibia normal. An Stelle der Knorpelbildung verwandelt sich die mesenchymale Anlage in ein fibröses Ligament. Die Fibula krümmt sich bei ihrem späteren Wachstum.

1932 entdeckten Greene und Saxton Brachydaktylien in der Nachkommenschaft von normalen Kaninchen. Die Mißbildung beschränkte sich auf die Füße. In der Folge wurden Züchtungsversuche und Rückkreuzungen mit diesen Tieren durchgeführt und verschiedene Typen von Mißbildungen gefunden. Diese äußerten sich in Brachydaktylie bis zur Acheiropodie. Es ließ sich zeigen, daß die Mißbildungen durch einen recessiven Erbfaktor bedingt waren. Embryologische mikroskopische Untersuchungen zeigten, daß die 1. Störung in einer Dilatation der Blutgefäße der geschädigten Extremitätenknospen war. Darauf folgten Blutungen und Nekrosen der mißgebildeten Teile und nachfolgende Auflösung. Die Deformität war vollständig vom 25. Tage des fetalen Lebens an.

Wright beschrieb ferner eine hereditäre Polydaktylie bei Meerschweinchen. welche in der Heterozygotie vorne 5 statt 4 Zehen und hinten 3 Zehen haben: Homozygotische Embryonen zeigen eine excessive Polydaktylie mit 10 Zehen neben zahlreichen anderen Mißbildungen. Sie gehen am 27. Tag in utero, selten erst kurz nach der Geburt zugrunde. Sie zeigen Klumpfuß, Fehlen der Tibia, Mikrophthalmie, Hirnmißbildungen, Hasenscharten und Aplasie der Brustwarzen. Es wird angenommen, daß ein Gen $P\,x$ im homozygotischen Zustand am 17. Tag in utero übermäßiges Wachstum und verzögerte Morphogenese verursache. Dabei müssen die rasch wachsenden Organe empfindlicher als die anderen sein.

Ähnliche Mißbildungskombinationen können auch beim Menschen beobachtet werden (s. im speziellen Teile).

Aus der großen Zahl ätiologisch verwendeter Faktoren zur experimentellen Erzeugung von Mißbildungen greifen wir nun noch die *Röntgenstrahlenschädigungen* heraus. Bei niederen Organismen geschieht die Applikation direkt auf den Embryo, bei höheren indirekt durch Bestrahlung der Mutter. Schon die Gastrulation kann beeinflußt werden. So führt z. B. die Röntgenschädigung von Frosch- oder Krötengastrulae zur Spina-bifida-Bildung. Beim Säugetier sind die frühesten Strahleneffekte schwerer zu kontrollieren. Die zu Katarakt führende Linsenschädigung ist schon lange bekannt. Besonders klar und eindeutig sind die Bestrahlungsversuche von Wolff, durch welche vor allem auch die Bestimmung der kritischen Phasen für die Kopf-, Rumpf- und Extremitätenentwicklung beim Hühnchen ermöglicht wurden. Kaven untersuchte den Bestrahlungseinfluß bei einem Mäuseinzuchtstamm. Wird die Bestrahlung am 8. Embryonaltag durchgeführt, dann entwickeln sich Hirnhernienbildungen. Am 9.—14. Embryonaltag erzeugt die Bestrahlung Schwanzveränderungen in Form von Verkürzung und Knickung. Bei Bestrahlung am 10. und 11. Tag finden sich in 63% nur tote Tiere. Neben der letalen Wirkung der Strahlen wird außerdem auch Herabsetzung der Lebensfähigkeit beobachtet. Nur 3 von 33 Würfen erreichten ein Alter von 4 Wochen. Letalität, Kurz- und Knickschwänzigkeit können kombiniert auftreten. Die sensiblen Perioden (kritische Phasen) liegen dicht beieinander und können sich überschneiden. Am 12.—13. Behandlungstag entsteht Hydrocephalus, eventuell kombiniert mit Knickschwänzigkeit. Wird die Bestrahlung erst am 13.—14. Tag durchgeführt, dann treten eigenartige Hautveränderungen auf, am 15.—17. Tag sind Fehlbildungen spärlich, eventuell lediglich Sterilität der Hoden. Am 18.—19. Tag treten Kataraktbildungen auf. Da alle angeführten Fehlbildungen auch „spontan" als Mutationen in Form erblicher Mißbildungen bei Mäusen vorkommen, sind die Ergebnisse der Versuche von Kaven auch ein gutes Beispiel für die sog. Phänokopien.

Warkany bestrahlte Ratten am 10.—16 Schwangerschaftstag. Unter 485 von 622 Jungen, die von 144 Müttern stammten, wurden folgende Mißbildungen gefunden: Gewisse Schädigungsmuster konnten je nach dem Bestrahlungstag und der angewendeten Dosis gefunden werden: Hautdefekte, Encephalocelen,

Gaumenspalten, Brachygnathie, Rippenanomalien, Verkürzungen von Extremitätenknochen, Syn- und Polydaktylie.

Strahlenschädigungen menschlicher Embryonen aus „therapeutischen" Bestrahlungen der Mutter in der Frühschwangerschaft sind in der Literatur ziemlich reichlich beschrieben. Es sollen hier nur 2 Beispiele ausführlicher geschildert werden:

ENGELHARDT und PISCHINGER berichten über die Bestrahlung einer 44jährigen IV-para wegen Myombeschwerden in der 5.—6. Schwangerschaftswoche. Die damals bestehende Schwangerschaft wurde erst nach der Bestrahlung diagnostiziert. Daraufhin in der 12. Woche durch Unterusamputation unterbrochen. Die Frucht zeigte 6 cm Scheitel-Steißlänge und war seitlich etwas plattgedrückt. Sie zeigte folgende Mißbildungen: 1. Fehlen des Nasenreliefs, 2. doppelte Lippenspalten. 3. umschriebene Blutung am Scheitel, 4. Mikromelie der Extremitäten vom Typus der Phokomelie, 5. 3strahlige Hände.

STERNBERG teilt folgende Beobachtung mehrfacher Mißbildungen der Extremitäten nach Röntgenbestrahlung während der Schwangerschaft mit:

Normal entwickeltes Kind mit leichter Mikrocephalie. Subluxation in beiden Schultergelenken, Verkürzung der Unterarme und der 5. Finger; schwere angeborene Hüftgelenksluxation beiderseits. Röntgenologisch: Synostose zwischen Humerus und Radius beiderseits, der Radius ulnarwärts konkav gekrümmt, die Ulna rechts fast vollständig, links teilweise fehlend; 4. und 5. Metacarpus beiderseits verwachsen. In der Familie keine Mißbildungen bekannt. Die Mutter wurde kurz vor der Schwangerschaft, sowie im 2. und am Anfang des 3. Schwangerschaftsmonats wegen Sacroileitis röntgenbestrahlt.

An diesen Fall schließt STERNBERG einige interessante allgemeine Erwägungen an. Mikrocephalie und Verstümmelungen der Extremitäten mit Defekt der Röhrenknochen sind typische Fehlbildungen röntgenbestrahlter Embryonen (MURPHY und GOLDSTEIN schätzen die Häufigkeit der letzteren Fehlbildung auf 5% bei röntgenbestrahlten, auf 0,14% bei normalen Feten). Die durch Röntgenstrahlen erzeugten Mißbildungen gleichen vollkommen den erblichen, mutationsbedingten; daraus darf man nicht auf eine Strahlenmutation als Ursache der Mißbildung schließen, denn nach BRANDT können vollkommen gleiche Mißbildungen der Extremitäten durch äußere wie durch innere, genetische Einflüsse entstehen. Der kritische Zeitpunkt für die Entwicklung derartiger Mißbildungen ist spätestens zur Zeit der Entwicklung der Gliedmaßenstummel anzusetzen. Praktische Folgerungen: Schwangere sollen, wenn irgend möglich, nicht bestrahlt werden. Ist eine Bestrahlung unvermeidlich, sollte die Gravidität unterbrochen werden.

Die vorausgehenden Ausführungen sind etwas breiter als ursprünglich beabsichtigt ausgefallen. Sie sind aber notwendig, um die Systematik und den Schematismus der speziellen Teile verständlich zu machen, besonders aber ihn abzuschwächen und klarzulegen, daß wir noch weit entfernt sind, ein ätiologisches Einteilungsprinzip für die Extremitätenmißbildungen zu geben. Wir selber haben im Laufe der 15 Jahre, während welcher wir nachstehende Arbeit durchgeführt haben, unsere Ansicht über die Mißbildungsursachen immer wieder modifizieren müssen. Mit WARKANY z. B. glauben wir, daß die Ätiologie der Mißbildungen etwas Komplexes darstellt, wobei nicht nur die *Art* einer Schädigung, ob sie nun endogen, im Keim verankert — genetisch — oder exogen von der Mutter auf das Kind oder direkt auf die Frucht wirksam ist, berücksichtigt werden darf, sondern auch ihre Intensität, aber ganz besonders der Zeitpunkt ihrer Einwirkung auf den sich bildenden Keim. Es kommt aber auch auf die Empfindlichkeit des Blastems an, diese ist, wie BRETSCHER zeigt, eine verschiedene. Man wird sich davor zu hüten haben, einseitig eine der erwähnten, experimentell gewonnenen Erfahrungen auf den Menschen übertragen und als die einzig Richtige angeben zu wollen. Man wird aber wohl nicht fehlgehen in der Annahme, daß auch der menschliche Keim und seine Teile in ihren Formbildungsvorgängen entscheidend von Wirkstoffen nach Art von Katalysatoren geleitet werden und daß solche Organisationswirkungen von chemischen und physikalischen Prozessen letzten Endes durch Induktion und Modifikation geleistet werden. Diese Beeinflussung wird dann auch auf die sichtbare Formbildung einwirken, nachdem sie schon in den Vorgängen der unsichtbaren Strukturbildung wirksam war; solche Beeinflussungen vermögen wohl auch die Keimentwicklung auf falsche Wege zu leiten. Aber selbst die einmal in Gang gekommene Mißbildung ist in ihrer weiteren Entwicklung wieder den Kräften des Wachstums, der Differenzierung und der Regulation unterstellt und verläuft in gesetzmäßigen Bahnen, deren Spuren die moderne Teratologie aufzuzeigen bestrebt ist (s. auch bei Lehmann. Debrunner. Werthemann).

Wir müssen hier noch erklären, wie wir häufig wiederkehrende *Termini technici* verstehen: ,,kongenital" ist die rein deskriptive Bezeichnung für den Befund bei der Geburt. Mißbildung, Anomalie, Defekt. Deformität, Aplasie sind bisweilen sprachlich etwas ungenau verwendete synonym gebrauchte Begriffe für funktionelle und morphologische Unvollkommenheiten (Warkany). Genetisch — endogen — bedeutet keimbedingt und hereditär als Gegensatz zu exogen oder umweltbedingt erworben. Genetische Störungen können vor oder nach der Geburt in Erscheinung treten. Familiär ist nicht gleichbedeutend mit hereditär. So ist z. B. das familiäre Vorkommen der Toxoplasmose umweltbedingt.

Man ist gewohnt, bei Vorderarm bzw. Unterschenkel und bei Hand bzw. Fuß von *Strahlen* zu sprechen. So sind die Bezeichnungen radialer, tibialer. ulnarer, fibularer Finger-Zehen*strahl* geläufig. Die *Strahlen* sind also die Abschnitte, in welche die Gliedmaßen der Länge nach gegliedert sind und von diesem rein morphologischen Standpunkt aus haben wir gegen diese Bezeichnung nichts einzuwenden. Sie wird neuerdings auch durch die Bezeichnung ,,Achse" ersetzt. Wir möchten hier aber doch kurz an die Herkunft dieses Begriffes erinnern. Wir erwähnen hier die Archipterygialtheorie Gegenbaurs, die sich auf die Ergebnisse der vergleichenden Entwicklungsgeschichte der Wirbeltiere aufbaut: Nach dieser Theorie entsteht das Extremitätenskelet aus einer Reihe metamerer in der Richtung der Körperachse sich folgender *Strahlen* durch Verschmelzung, Neugliederung, Rückbildung und wird auf einen bestimmten Urtypus bei Ceratodes (Wirbeltier) mit gegliedertem Stamm zurückgeführt (Flossenstrahlen). Diese Vorstellungen bilden ja überhaupt die Grundlage aller jener Versuche, das Entwicklungsgeschehen — und somit auch gewisse Mißbildungen ,,phylogenetisch" — stammesgeschichtlich zu erklären. Der Kampf um diese Ansichten ist fast ganz verstummt. ist es doch, wie aus den weiteren Ausführungen hervorgehen wird. nur in den wenigsten Fällen von Gliedmaßenvervielfältigungen oder Defekten möglich, eine solche Mißbildung z. B. als Rückschlag auf eine phylogenetisch frühere Stufe — als einen *Atavismus* — zu deuten. Dies gilt namentlich für die Fehlbildungen der *menschlichen* Gliedmaßen, wo mit Ausnahme vielleicht des 3gliedrigen Daumens und der Brachymesophalangie eine stammesgeschichtliche Grundlage nicht anzuerkennen ist. Dagegen gibt es Gliedmaßenfehlbildungen beim Tier (vgl. vor allem Stockards experimentelle Beiträge zur atavistischen Theorie), wo die phylogenetische Erklärung einer Fehlbildung zu Recht bestehen kann, als wesentlicher Beweis hierfür mag die Vielgliedrigkeit beim *Pferdefuß* angeführt werden. Frühere Pferderassen hatten mehr als einen Strahl: Beim heutigen Pferd ist der 3. Finger- bzw. Zehenstrahl übriggeblieben, sehr häufig findet man aber vergrößerte Rudimente anderer Strahlen und gelegentlich Doppelhufigkeit des Fußes ist nicht so selten. Nach Plinius und Sueton soll Cäsar ein Pferd gehabt haben, dessen Vorderfuß wie die Finger eines Menschen gewesen sein soll (zit. aus BRANDT). Aber auch beim Pferd gibt es in der Ontogenie Anlagespaltungen, die zu Gliedmaßenvervielfältigungen führen können, die mit Atavismus nichts zu tun haben. Auch beim *Schwein* kann die kräftige Ausbildung des 4. und 2. Mittelvorderfußknochens in atavistischem Sinne Vielfingrigkeit erzeugen, aber dieselbe Mißbildung kann auch als reine Systemaufsplitterung in der Ontogenie in Erscheinung treten. STOCKARD weist nun auf folgende Beobachtung hin: Das Meerschweinchen hat am Vorderfuß lediglich 4 Zehen, der Daumen fehlt, am Hinterfuß fehlen sogar Groß- und Kleinzehe. Gelegentlich sieht man nun vorne einen Daumen ausgebildet. STOCKARD glaubt, daß beim Meerschweinchen die Anlage für 5 Zehen noch vorhanden ist, aber auf Generationen nicht zum Durchbruch gekommen ist; folgender Kreuzungsversuch wird von STOCKARD ebenfalls in atavistischem Sinne gedeutet: Hunde haben gewöhnlich vorne 5 und hinten 4 Zehen (Großzehe fehlt). Die Bernhardiner haben gewöhnlich auch hinten 5 Zehen: Kreuzt man nun einen 5zehigen Bernhardiner mit einer 4zehigen dänischen Dogge, dann erscheint in F_1 die Großzehe als einfach mendelnder Faktor. Diese zwar selten erscheinende Großzehe ist nun häufig verdoppelt und dieses Wiedererscheinen hält STOCKARD für einen Atavismus.

Diese kurzen Andeutungen mögen genügen, zu zeigen, daß gewisse Beispiele der Vielgliedrigkeit der Extremitäten namentlich bei bestimmten Tierarten als Atavismen phylogenetisch gedeutet werden können, eine Verallgemeinerung ist aber falsch und gerade beim Menschen hat die Deutung der Genese der Mißbildungen der Gliedmaßen in erster Linie unter Berücksichtigung der *Ontogenie* und nicht der *Phylogenie* zu geschehen, dafür sprechen auch die weiter oben angeführten kausal-analytischen und teratologischen Experimente.

Wir verweisen an dieser Stelle auf die zusammenfassende Darstellung über vergleichende anatomische Fragen des Handskeletes und ihre Beziehungen zur Phylogenese von A. GRUMBACH und auf PFITZNERs klassische Arbeiten über die kanonischen und akzessorischen Hand- bzw. Fußwurzelknochen in ihrer Bedeutung für die Phylogenese der Hand und des Fußes beim Menschen (s. auch speziellen Teil).

Die alte Einteilung der Extremitätenabschnitte in *Strahlen* bzw. *Achsen* hat als Grundlage für eine Systematik der Fehlbildungen ihren Wert nicht verloren. Sie dient uns jedoch lediglich dazu, entwicklungsgeschichtlich zusammengehörige Störungen verstehen zu können, nicht aber um daraus allgemeine stammesgeschichtliche Erklärungen abzuleiten. Diese einzelnen Strahlen, Achsen und Segmente lassen eine überaus deutliche Beziehung zu den verschiedenartigen, systematischen, häufig paarigen und erbbedingten Mißbildungen erkennen. STRÖER (1937) z. B. nennt in Anlehnung an STEINERs Schema der Tetrapodenextremität folgende Territorien: Humerus und Ulna als Hauptachse, Radius, Digitus I, II usw. als Seitenstrahlen. Eine besondere Bedeutung wird dem Grenzgebiet zwischen radialem und ulnarem Handteil beigemessen, welches durch eine tiefe, bis in den Carpus hineinreichende Furche zur Spalthandbildung führen könne. Während in den Territorien des Handgebietes eine ausgesprochene Abgrenzung beobachtet wird, zeigen die Territorien von Radius und Daumengebiet deutlichere Zusammengehörigkeit.

Folgende Strahlen oder Achsen werden unterschieden:

Obere Gliedmaße.

Stammreihe oder *Hauptstrahl:* Humerus, Ulna 2 Carpalstücke — Os metacarpale V, 3 Phalangen des 5. Fingers.

Nebenstrahlen: Radiusstrahl: Radius, Naviculare. Multangulum majus, Metacarpale I — Phalangen des Daumens.

Strahlen des 2., 3., 4. Fingers — *Binnenstrahlen der Hand* mit zugehörigen Carpal- und Metacarpalknochen.

Untere Gliedmaße.

Stammreihe oder *Hauptstrahl:* Femur, Fibula, 2 Stücke Tarsus, Digitus V.

Nebenstrahlen: Tibiastrahl: Tibia und Großzehe.

Strahlen der 2., 3., 4. Zehe — *Binnenstrahlen des Fußes* mit zugehörigen Metatarsal- und entsprechenden Tarsalknochen.

Die Zusammengehörigkeit bestimmter Abschnitte dieser Strahlen ist erwiesen und zeigt sich bei gewissen Fehlbildungen (z. B. den Randdefekten) ohne weiteres. Ausgehend 1. von der Voraussetzung, daß entwicklungsgeschichtlich, das *Skleroblastem*, eine gewisse Unabhängigkeit von der primitiven Handplatte besitzt. 2. von der Tatsache, daß die meisten Fehlbildungen Plus- oder Minusvarianten einer gegebenen Form darstellen und 3. von den Beobachtungen, daß gewisse Störungen erst in der *Weiterentwicklung* der zunächst richtigen Anlage entstehen. zerfällt unsere Darstellung in Anlchnung an die Einteilung MÜLLERs in die im Inhaltsverzeichnis angeführten Hauptstücke.

Diesem Einteilungsprinzip untergeordnet sind entsprechend der Aufgabe eines Handbuches für spezielle pathologische Anatomie die einzelnen Abschnitte der Gliedmaßen. Es wird sich ergeben, daß die scharfe Trennung nicht überall möglich ist und es werden gelegentlich einzelne Abschnitte gemeinsam behandelt werden müssen, um unerwünschte Wiederholungen zu vermeiden. Da und dort werden auch im Erscheinungsbild ähnliche Hand- bzw. Fußmißbildungen an etwas zu entfernten Orten abgehandelt werden müssen.

Aber trotz dieser Einwände war es möglich, unter Zugrundelegung der Entwicklungsgeschichte eine Systematik aller Fehlbildungen aufzustellen, in welcher der bunte Formenreichtum seine logische Gliederung gefunden hat.

Literatur.

Einleitung.

ABEL, W.: Die Erbanlagen der Papillarmuster. In Handbuch der Erbbiologie des Menschen, Bd. 3, S. 407. Berlin: Springer 1940. — ASCHNER, B., u. G. ENGELMANN: Die Konstitutionspathologie in der Orthopädie. Wien-Berlin: Springer 1928.

BAGG, H. J.: Nierenmißbildungen bei m[bl] Mäusen. Amer. J. Anat. **36**, 275 (1926). — BAGG, H. J., and C. C. LITTLE: Hereditary structure defects in the descendants of mice exposed to roentgen-ray irradiation. Amer. J. Anat. **33**, 119 (1924). — BAUER, J.: Die konstitutionelle Disposition zu inneren Krankheiten. Berlin: Springer 1924. — BINDSEIL, W., u. H. GRIMM: Über Papillarmuster bei einem Fall von erblicher Spaltbildung an Händen und Füßen. Z. Konstit.lehre **26**, 365 (1942). — BONNEVIE, K.: Tatsachen der genetischen Entwicklungsphysiologie. In Handbuch der Erbbiologie des Menschen, Bd. 1, S. 127, 154. Berlin: Springer 1940. — BRANDT, W.: Experimental production of atrophied and partly deficient limbs (Phocomelias) in the axolotl embryo. J. of exper. Biol. **20**, 117 (1944). — The microscopical structure of an experimentally produced phocomelias in the amphibion embryo. Acta anat. **1**, 441 (1946). — Lehrbuch der Embryologie. Basel: S. Karger 1949. — BRAUS, H.: Entwicklungsgeschichtliche Analyse der Hyperdaktylie. Münch. med. Wschr. **1908**, 386. — BRETSCHER, A.: Die Hinterbeinentwicklung von Xenopus laevis Daud. und ihre Beeinflussung durch Colchicin. Rev. suisse Zool. **56**, 33 (1949). — BROWN, A. L.: Nierenmißbildung bei m[bl] Mäusen. Amer. J. Anat. **47**, 117 (1931). — BÜCHNER, F.: Experimentelle Entwicklungsstörungen durch allgemeinen Sauerstoffmangel. Klin. Wschr. **1948**, 38.

COCCHI, U.: Erbschäden mit Knochenveränderungen. Aus Lehrbuch der Röntgendiagnostik von H. R. SCHINZ, W. E. BAENSCH, E. FRIEDL, E. UEHLINGER, 5. Aufl. Stuttgart: Georg Thieme. 1950/51. — CORNING, H. K.: Lehrbuch der Entwicklungsgeschichte des Menschen. München: J. F. Bergmann 1921.

DEBRUNNER, H.: Über angeborene Mißbildungen. Kölner Gastvorlesungen, gehalten im Sommersemester 1948 in Köln. — DUNN, L. C.: A dominant short-tail mutation in the housemouse with recessive lethal effect. Genitics **1938**. Zit. nach TÖNDURY.

ENGELHARDT, E., u. A. PISCHINGER: Über eine durch Röntgenstrahlen verursachte menschliche Mißbildung. Münch. med. Wschr. **1939**, 1315.

FISCHEL: Über Anomalien des Knochensystems, insbesondere des Extremitätenskeletes. Anat. H. **40** (1909).

GAYER, K., and V. HAMBURGER: J. of exper. Zool. **93**, 147 (1943). Zit. nach GRÜNWALD. — GLÜCKSOHN-SCHÖNHEIMER, S.: The effect of an early lethal gene in the housemouse. Genetics **1940**. Zit. nach TÖNDURY. — GOLDSCHMIDT, R.: Untersuchungen über Intersexualität. Z. Abstammgslehre **23**, 1 (1920). — GREENE, H. S., and J. A. SAXTON: Hereditary Brachydactylia and allied abnormalities in the rabbit. J. of exper. Med. **69**, 301 (1939). — GRUBER, G. B.: Zur Kenntnis diastematischer Fehler bei Spaltwirbelsäulen, einschließlich Notomelie und Pygomelie. Ziegl. Beitr. **109**, 1 (1944). — GRÜNEBERG, K.: Animal Genetics and medicine Hamish Hamilton medical Books. London 1947. — GRUENWALD, P.: Mechanism of abnormal development. Arch. of Path. **44**, 398, 493, 648 (1947). — GRUMBACH, A.: Das Handskelett im Lichte der Röntgenstrahlen. Wien u. Leipzig: Wilhelm Braumüller 1921.

HADORN, E.: Über letal wirkende Erbfaktoren. Schweiz. med. Wschr. **1940**, 1237. — Zur Pleiotropie den Genwirkung. Arch. Klaus-Stiftg Erg.-Bd. **20**, 82 (1945). — HAMBURGER, V.: Physiologic. Zool. **14**, 355 (1941). Zit. nach GRUENWALD. — HANHART, E.: Stark unregelmäßige Dominanz einer Anlage zu Spalthand auf Grund eines schwachen, entwicklungslabilen Gens. Arch. Klaus-Stiftg **20**, 96 (1945). — HARRISON: Zit. bei BRANDT. — HERTWIG, O. Handbuch der Entwicklungslehre, Bd. 2/3. Jena: Gustav Fischer 1906. — HOVELACQUE, A., u. R. NOEL: Zit. bei GRUENWALD.

KAVEN, A.: Röntgenmodifikation bei Mäusen. Z. Konstit.lehre **22**, 238 (1939). — Das Auftreten von Gehirnmißbildungen nach Röntgenbestrahlungen von Mäuseembryonen. Z. Konstit.lehre **22**, 247 (1939).

LANDAUER, W.: Über die entwicklungsmechanischen und genetischen Ursachen des Coloboms und anderer embryologischer Augenmißbildungen. Arch. Ophthalm. **129**, 268 (1933). — Amer. Naturalist **78**, 280 (1944). Zit. nach GRUENWALD. — LEHMANN, F. E.: Einführung in die physiologische Embryologie. Basel: Birkhäuser 1945. — Über die entwicklungsphysiologische Wirkung des Colchicins. Arch. Klaus-Stiftg **21**, 305 (1946). — Chemische Beeinflussung der Zellteilung. Experientia **3**, 223 (1947). — LÜSCHER, M.: Die Hemmung der Regeneration durch Colchicin beim Schwanz der Xenopus-Larve und ihre entwicklungsphysiologische Wirkungsanalyse. Helvet. physiol. Acta **4**, 465 (1946).

MOHR, O. L.: Lethal genes in higher animals and man. Anat. and Genet. Inst. Oslo 1939. — MÜLLER, W.: Die angeborenen Fehlbildungen der menschlichen Hand. Leipzig: Georg Thieme 1937. — MURPHY u. GOLDSTEIN: Zit. bei STERNBERG.

PFITZNER: Beiträge zur Kenntnis des menschlichen Extremitätenskeletts. III. In SCHWALBE, Morphologische Arbeiten, Bd. I, S. 9. 1891. — PLINIUS u. SUETON: Zit. bei BRANDT.

SAUNDERS, J. W.: The proximo-distal sequence of origin of wing parts and the role of the ectoderm. Anat. Rec. **99**. Zit. nach BRETSCHER. — SCHINZ, H. R.: Erbtypen und Formen bei Brachydaktylie. Arch. Klaus-Stiftg **18**, 361 (1943). — SCHWALBE, E.: Die Morphologie der Mißbildungen, Kap. XIII. Jena: Gustav Fischer 1906. — STEINER, H.: Zit. bei STRÖER. — STERNBERG, H.: Malformazioni multiple delle estremita da irradiazione Roentgen durante la gravidanza. Chir. Org. Movim. **24**, 231 (1939). — STOCKARD, CH. R.: The influence of alcohol etc. Amer. J. Anat. **10**, 369 (1910). — STRÖER, W. F. H.: Die Extremitätenmißbildungen und ihre Beziehungen zum Bauplan der Extremität. Z. Anat. **108**, 136 (1937).

TÖNDURY, G.: Mißbildung und Experiment. Vjschr. nat. Ges. Zürich **88**, 245 (1943). — Mißbildung und Vererbung. Arch. Klaus-Stiftg **19**, 492 (1944).

ULLRICH, O.: Neue Einblicke in die Entwicklungsmechanik multipler Abartungen und Fehlbildungen. Klin. Wschr. **1938**, 185.

VELLUDA, C. G.: Sur un cas de notomélie chez l'homme. Ann. d'Anat. path. **15**, 915 (1938).

WARKANY, J.: Etiology of congenital malformations. Adv. Paediatr. **2**, 1 (1947). — WERTHEMANN, A.: Die Mißbildungen des Feten. In Lehrbuch der Geburtshilfe von TH. KOLLER. Basel: S. Karger 1948. — WERTHEMANN, A., u. M. REINIGER: Der angeborene Status Bonnevie-Ullrich (ein Kombinationsbild multipler Abartungen). Odonto-Stomatologie **2**, 267 (1949). — WOLFF, ED.: Bestrahlungsversuche am Hühnchen. Archives d'Anat. **18**, 125, 229 (1934); **22**, 1 (1936). — Les conséquences de la lésion de la région du noeud de Hensen sur le dévelopement du poulet. C. r. Soc. Biol. Paris **118**, 77 (1935). — WRIEDT: Zit. bei WOLFF. — WRIGHT, S.: Zit. bei GRUENWALD.

I. Die Abweichungen an der Skeletanlage.

A. Die numerischen Schwankungen der Strahlenzahl.

Allgemeine Vorbemerkungen.

Es ist besonders das Verdienst W. Müllers auf den in gewisser Hinsicht einheitlichen Charakter der numerischen Schwankungen, d. h. der Überschuß- und Rückbildungsformen hingewiesen zu haben. Diese Schwankungen, welche z. B. zur Poly- und Oligodaktylie führen, entsprechen einer *Tendenz* zur Abweichung von der normalen Fünfstrahligkeit und gehen unter dem Prinzip der *Gabel* vor sich, die anatomischen Bilder sind also in Fällen von Vermehrung und Verminderung im Prinzip gleich (Abb. 5).

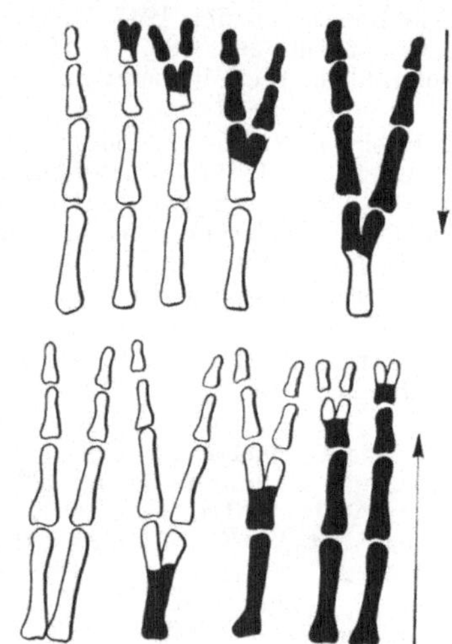

Abb. 5. Das Bild der Gabel bei Doppelung und Verschmelzung von Strahlen. (Aus W. Müller.)

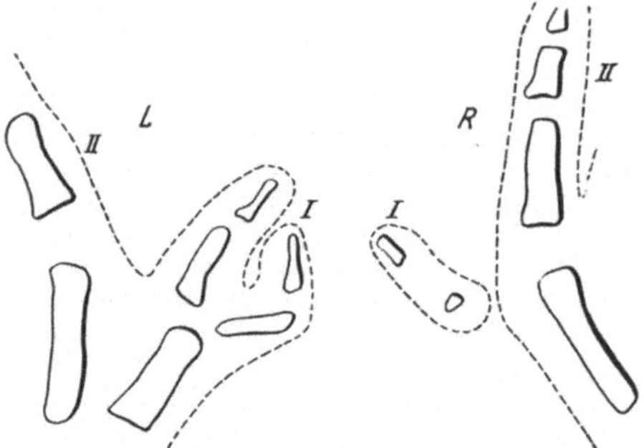

Abb. 6. Linke Hand: Verdoppelung des Daumens. Rechte Hand: Rudimentärer Daumen. Beispiel für Plus- und Minusvarianten beim selben Individuum. (Fall W. Müller.)

Von besonderem Interesse sind nun die durch Müller und von uns (s. spätere Abschnitte) im Schrifttum gesammelten Fälle von gleichzeitigem Auftreten von Plus- und Minusvarianten an verschiedenen Körperstellen des gleichen Menschen oder wenigstens innerhalb derselben Familie.

Fall Müller 1934: Linke Hand Verdoppelung des Daumens, an der rechten Hand nur rudimentärer Daumen mit kleinen knöchernen Phalanxanlagen, der nur durch eine dünne Hautbrücke mit der übrigen Hand verbunden ist und bei dem das Os metacarpale I fehlt (Abb. 6).

Fall Hohmann (veröffentlicht von W. Müller): Rechts findet sich ein Daumendoppelstrahl mit doppeltem Metacarpalknochen, auf der linken Seite nur eine 4strahlige Hand mit Defekt von Radius und Daumen. Man vermag in der Tat, wie W. Müller betont, bei diesen gegensätzlichen Variationen eine gewisse Gleichheit der graduellen Ausmaße nach der Plus- oder Minusseite zu erkennen.

Klaussner veröffentlichte ein Beispiel von Verdoppelung und Verschmelzung eines Binnenstrahles: An der linken Hand fand sich zwischen 3. und 4. Strahl ein überzähliger, allerdings rudimentärer Strahl, auf der rechten Seite waren die proximalen $^2/_3$ des 3. und 4. Strahles miteinander verschmolzen, auch hier ist wieder eine bemerkenswerte Übereinstimmung des Grades der Überschuß- bzw. Rückbildung festzustellen.

In diesem Zusammenhang ist eine ebenfalls von Müller beigebrachte Beobachtung von Thomsen anzuführen. Hier fand sich in einer Familie bei der Mutter Rückbildung des 5. Strahles in Form von Verschmelzung des Metacarpale IV und V, der 5. Finger ist im Metacarpophalangealgelenk radialwärts rechtwinklig abgebogen; beim Sohn fand sich eine Verdoppelung der Endphalanx des 5. Fingers und eine Syndaktylie zwischen 3. und 4. Finger. Eine Tochter dieses Sohnes hatte eine symmetrische Verdoppelung der Enden beider Zeigefinger.

An dieser Stelle soll auch eine Beobachtung von R. O'Rahilly erwähnt werden, bei welcher sich bei einem 50jährigen weiblichen Individuum an der

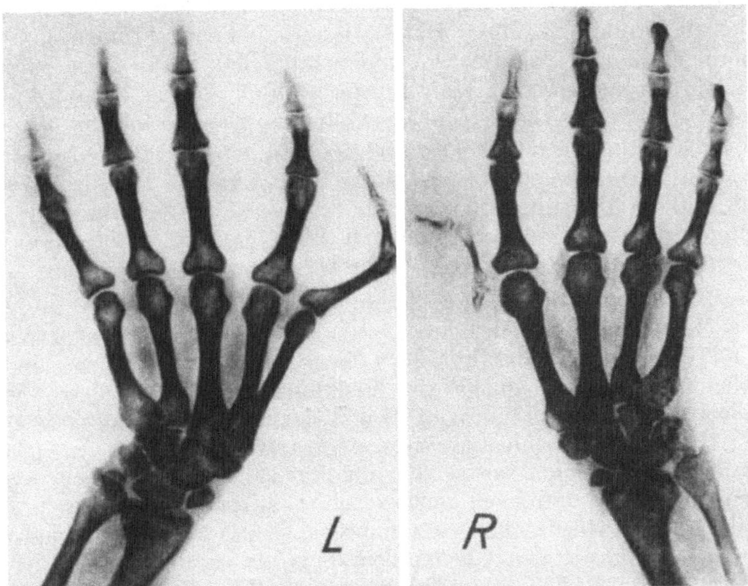

Abb. 7. Linke Hand mit 3gliedrigem Daumen, rechte Hand zeigt sog. flottierendes Daumenrudiment, in Form von 2 sehr dünnen rudimentären Phalangen und distalem Rudiment des Metacarpale I. Auch links ist das Metacarpale I verdünnt. Verhalten der Carpalknochen s. Text. (Aus O'Rahilly.)

linken Hand ein 3gliedriger Daumen und an der rechten Hand eine Rückbildung des Daumens gefunden hat, letzterer ließ 2 sehr dünne und stark verkürzte Phalangen und ein ganz kleines, distales Rudiment eines Metacarpale I erkennen. Auch beim linksseitigen 3gliedrigen Daumen waren Metacarpale und Phalangen auffallend dünn. Wie wir in einem späteren Abschnitt ausführen werden, ist der 3gliedrige Daumen als eines der wenigen Beispiele zu den Überschußformen der Epiphysenentwicklungsstörungen zu rechnen. Da auf beiden Seiten der Processus styloides radii, das Naviculare links ganz, rechts zum Teil und das Multangulum majus beidseits fehlten, der Radius sonst aber vorhanden war, bezeichnet R. O'Rahilly den Fall als „intercalary form" des radialen Strahldefektes, weil gewissermaßen das carpale Schaltstück fehlt, während von den distalen Daumengliedern links 3 und rechts 2 Elemente wieder vorhanden sind. Bei dieser Gelegenheit wird von ihm betont, daß das Multangulum majus jedenfalls in funktioneller Hinsicht ein Glied des menschlichen Daumens darstelle. Ätiologisch müßten solche Defekte auf kongenital erworbener oder ererbter Störung des Keimplasmas an bestimmter Stelle der Extremitätenknospe mit nachfolgender gestörter Histogenese beruhen (Abb. 7).

Hodgson beschreibt die linke Hand einer 29jährigen Frau, bei welcher das Naviculare verdünnt und rudimentär war. Am distalen Ende des Radius fehlte der Processus styloides und das proximale Ende des linken Metacarpale hatte kein Tuberculum für den Ansatz des Abductor pollicis longus. Klinisch fand sich eine Störung des Faustschlusses.

Diese Schwankungen der Strahlenzahl nach der positiven und negativen Richtung bald beim selben Individuum, bald innerhalb einer Familie sind sicher in allgemeinbiologischer Hinsicht von ganz besonderer Bedeutung und verdienen auch in Zukunft besonders beachtet und veröffentlicht zu werden (s. spätere Abschnitte!). (Siehe auch Fall Scholtz, Verdoppelung von Mittelstrahl links und Spalthand rechts.)

Es soll hier nicht verschwiegen werden, daß schon 1895 Kümmel in seinem Werk über die Mißbildungen der Extremitäten auf Beobachtungen hinweist, wo eine Kombination von Polydaktylie und Strahldefekt beim selben Individuum gefunden wurden und es ist interessant, zu erfahren, daß er gerade solche Fälle als Beweis für die Einwirkung einer mechanischen Ursache ansieht, es müsse zunächst eine Schädigung der Anlage und dann an gewissen Stellen eine über das normale Maß hinausgehende Reproduktion stattgefunden haben. Dieselbe Beweiskraft mißt er denjenigen Fällen zu, bei denen an derselben Hand neben Überzahl von Fingern Defekte vorkommen (Otto, Isidor). (Siehe dazu auch die Experimente von Brandt mit Extremitätenknospen von Amphibien.)

In den folgenden Abschnitten sollen nun die *Mehrfachbildungen* und die *rückläufigen Schwankungen* im einzelnen beschrieben werden. Es erwies sich von Vorteil, mit dem distalen Abschnitt, den Fingern und Zehen zu beginnen, um die proximalen Abschnitte, an denen die Fehlbildungen ja weit seltener sind, erst anschließend zu behandeln. Es wird sich zeigen, daß die Einteilung nach den einzelnen Gliedmaßenabschnitten, namentlich auch die strenge Sonderung zwischen Arm und Bein nicht immer einzuhalten ist, weil 1. in manchen Einzelbeispielen sowohl Fehlbildungen gleichzeitig an entsprechenden Abschnitten der oberen und unteren Gliedmaßen vorkommen, und weil 2. gewisse Abhängigkeiten der proximalen und distalen Gliedmaßenabschnitte auch bezüglich der Fehlbildungen bestehen, z. B. Fehlen der Fibula und der Zehen des fibularen Fußrandes oder des Radius und des Daumenstrahles usw. — Beziehungen, die eine gemeinsame Betrachtung immer wieder notwendig machen.

1. Mehrfachbildungen der Extremitäten.

a) Die Polydaktylie.

Die Polydaktylie nimmt unter den Mehrfachbildungen der Extremitäten die erste Stelle ein. Für diese Fehlbildung ist der dominante Erbgang nachgewiesen worden. Über das Vorkommen bei Zwillingen berichtet Rubl. Dort auch weitere Literaturhinweise, Wiedergabe der Röntgenpause der Hände eines neugeborenen Zwillingspaares mit doppelseitiger Verdoppelung des 5. Fingers (ohne Mißbildung der Metacarpalia). Über Vorkommen der Polydaktylie bei Tieren berichtet Keller (Pferd, Schwein), Danforth (Katze), Bretscher, Taylor und Gunns (Huhn), Hollander und Levi (Tauben), Bishop (Tigersalamander). Meistens ist die Polydaktylie randständig, viel seltener kommt sie an den Binnenstrahlen vor. Äußerlich kann sie durch Syndaktylie verdeckt sein, häufiger ist sie am ulnaren bzw. fibularen Rand lokalisiert, seltener am radialen bzw. tibialen Rand. Erste Lokalisation wird auch post-, letztere präaxial genannt. In systematischer Weise soll im folgenden die große Mannigfaltigkeit dieser häufigen Fehlbildung geschildert werden.

α) Verdoppelung und Dreifachbildung des Daumens.

Es handelt sich um eine relativ häufige Fehlbildung, bei der sich eine Vervielfältigungsstaffel, angefangen mit den geringsten Graden einer Verbreiterung

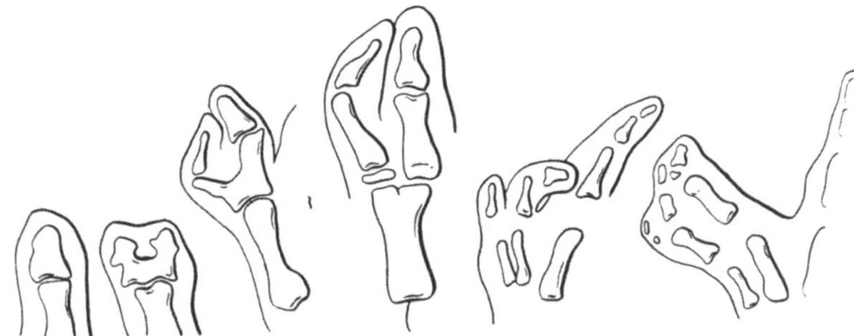

Abb. 8. Verschiedene Grade der Daumenstrahlverdoppelung. (Aus W. MÜLLER.)

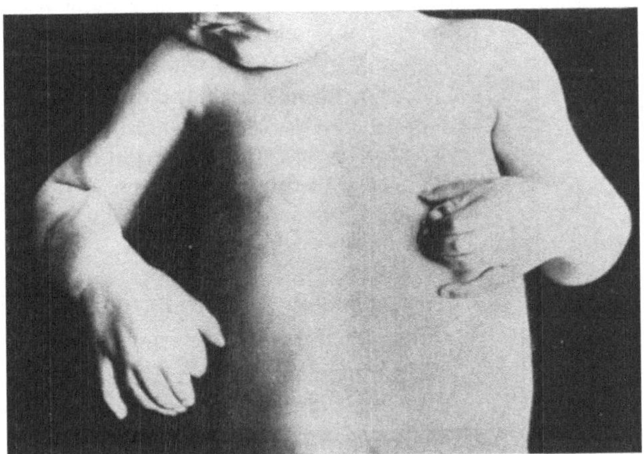

Abb. 9a. Verdoppelung des Daumens bei ½jährigem Mädchen. (Sammlung Prof. RÖSSLE, Berlin.)

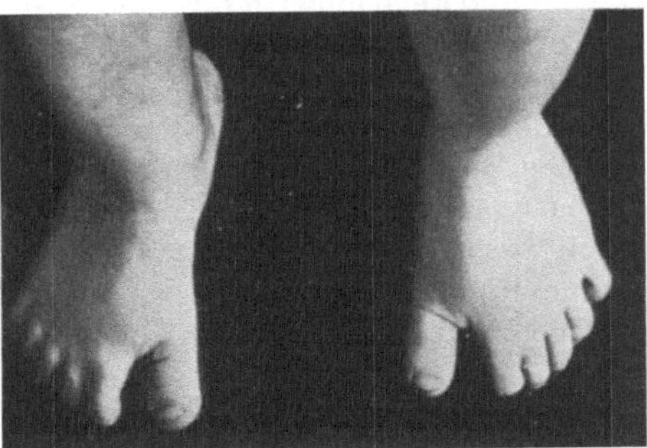

Abb. 9b. Verdoppelung der 5. Zehe bei ½jährigem Mädchen. (Sammlung Prof. RÖSSLE, Berlin.)

der Endphalanx über die einfache Verdoppelung bis zur Verdreifachung aufstellen läßt. W. MÜLLER hat in einer Abbildung diese Staffel aus eigenen und Literaturbeispielen zusammengestellt (Abb. 8). Am Daumen besteht insofern eine gewisse Sonderstellung, als dort am ehesten Dreifachbildung beobachtet wird, während dies an den übrigen Fingerstrahlen nicht der Fall ist. Ferner hat bei doppeltem

Daumen der Randstrahl oft 3 Phalangen, er ist auch stets kleiner als der weiter
nach der Hand zu gelegene. Bei Verdreifachung des Daumenstrahles ist es geradezu typisch, daß der Randstrahl 3gliedrig ist. (Literaturzusammenstellung
bei MÜLLER: DUBOIS, FARGE, GRUBER, HILGENREINER, KLAUSSNER. OTTENDORF.
STAPFF, VALENTIN.)

Das Zusammentreffen von Verdoppelung und Dreigliedrigkeit, auf die in
einem besonderen Abschnitt einzugehen sein wird, können als Ausdruck einer
übergeordneten Einwirkung auf einen ganzen Genkomplex angesehen werden.

Nach STRÖER (1937 b) ist die Verdoppelung des 2gliedrigen Daumens als familiäre Abweichung selten; die Verdoppelung des 3gliedrigen Daumens komme dagegen mit Vorliebe familiär vor, auch in Kombination mit Verdoppelung der
Großzehe (ATWOOD und POND).

J. RUDERT beschreibt 2 Sippen mit Polydaktylie am Daumenstrahl. Bei der
ersten sind 13 Mitglieder befallen. Die Mißbildung äußerte sich in vollständiger
Verdoppelung des Daumens, teils in Verdoppelung der Phalangen und teils in
Klinodaktylie des Daumenendgliedes. Für den Erbgang wurde unregelmäßige
Dominanz nachgewiesen. In der 2. Sippe waren 2 Geschwister betroffen. Diese
hatten außerdem noch weitere schwere Mißbildungen
an Extremitäten und Kopf, welche zum Formenkreis
der Akrocephalo-Polysyndaktylie gehören.

Die Abb. 9a und b verdanke ich Herrn Prof.
RÖSSLE. Sie stammen von einem Kind, welches gleichzeitig eine Verdoppelung der Kleinzehenstrahlen und
der Daumenstrahlen hatte.

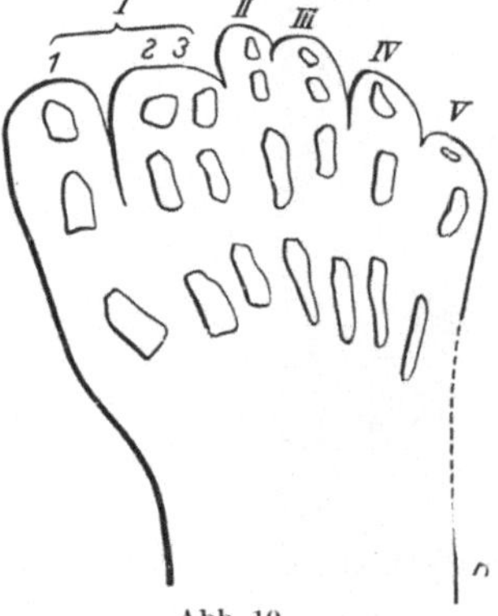

Abb. 10.
Dreifachbildung der Großzehe,
Röntgenpause. (Fall WEIDENMANN.)

β) Verdoppelung und Dreifachbildung der Großzehe.

Hier ist dasselbe zu sagen wie beim Daumen.

WEIDENMANN beschreibt einen Fall von Verdreifachung der 1. Zehe: Bei einem Neugeborenen
wurden am rechten Fuß äußerlich 6 Zehen gesehen.
wobei die 2. Zehe vom fibularen Rand gerechnet
lateral an ihrer Kuppe eine 2 mm tiefe Rinne zeigte
und auch einen gefurchten Nagel hatte. Das Röntgenbild (Abb. 10) zeigte, daß auch der Metatarsus ver-
doppelt war, die Fußwurzelknochen waren nicht vermehrt: Es handelte sich
um eine Verdreifachung des 1. Strahles mit Weichteilsyndaktylie des 2. und
3. Abschnittes. Ein eigenes Beispiel von partieller Großzehenverdoppelung des
linken Fußes und Andeutung von Dreifachbildung des rechten Fußes mit
Syndaktylie verdanke ich Herrn Dr. A. STUDER. Es handelte sich um einen
Soldaten, der ohne große funktionelle Störungen trotz der Zehenmißbildung
seinen Dienst absolvieren konnte (Abb. 11 a und b).

γ) Verdoppelung des Kleinfingerstrahles.

Sie ist eher etwas weniger häufig als die Verdoppelung des 1. Strahles. Auch
hier lassen sich verschiedene Staffeln beschreiben: Gabelung in Höhe des Metacarpalköpfchens, des ganzen Metacarpale oder lediglich Bildung eines rudimentären Anhanges ohne deutliche Verbindung mit dem Nachbarstrahl (Abb. 13 a u. b).
Am häufigsten sind nach MÜLLER die Teilungen in der distalen Hälfte des Metacarpale V. während lediglich Teilungen der End- oder Mittelphalanx seltener sind.
Besonders typisch ist nun die Verkürzung der Mittelphalanx am überzähligen

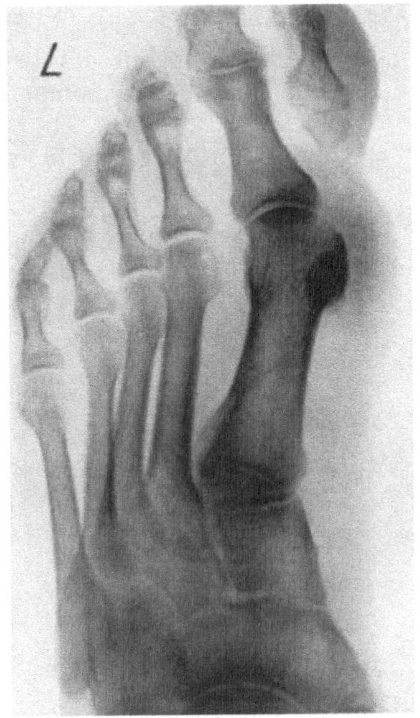

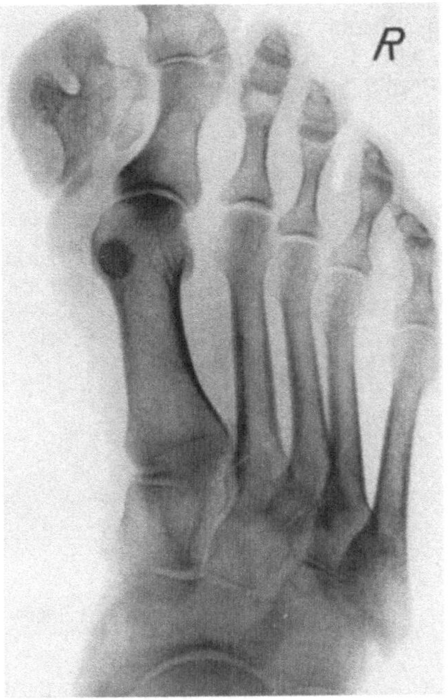

Abb. 11a. Partielle Verdoppelung der linken Großzehe, Röntgenbild. (Fall STUDER.)

Abb. 11b. Partielle Dreifachbildung der rechten Großzehe, Röntgenbild. (Fall STUDER.)

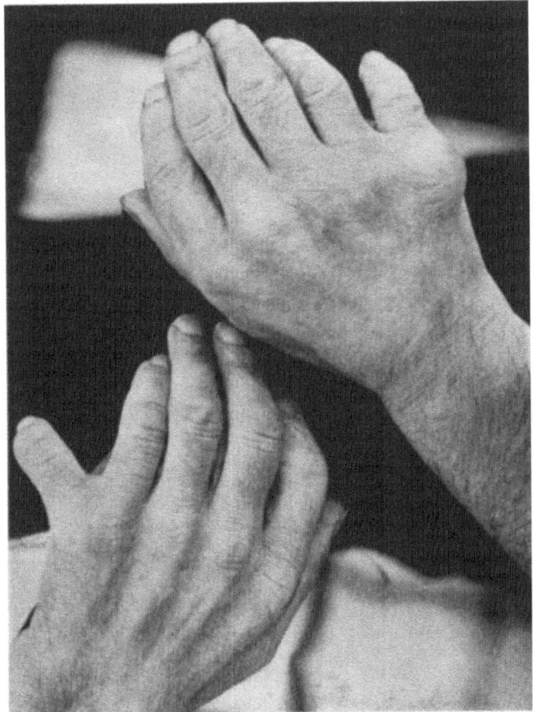

Abb. 12. Verdoppelung des Kleinfingerstrahles. (Sammlung Prof. RÖSSLE, Berlin.)

Strahl, die dazu führt, daß im allgemeinen der ulnare Doppelstrahl gegenüber den übrigen Fingern deutlich etwas verkleinert ist.

Abb. 12 zeigt beim Erwachsenen die symmetrische Verdoppelung im distalen Teil des Metacarpale, während Abb. 13a und b bei einem Neugeborenen die rudimentäre Verdoppelung in verschiedenen Graden zeigt. Ströer (1937b) zitiert mehrere Beobachtungen von familiärem Vorkommen der Verdoppelung des

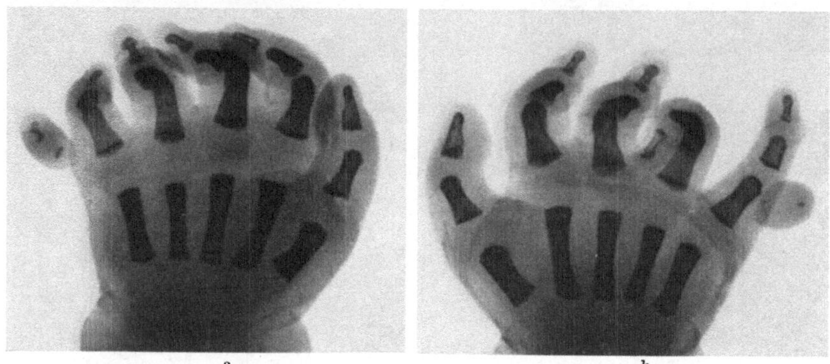

a   b

Abb. 13a u. b. Rudimentäre Verdoppelung des 5. Fingers in verschiedenen Graden. (Pathologisches Institut Basel.)

5. Fingerstrahles und erwähnt, daß ,,Dreifachbildung" von Digitus V eine seltene Abweichung sei.

Im Gegensatz zur eingangs zitierten Meinung hält Ströer die Kleinfingerverdoppelung für die häufigste Extremitätenmißbildung und schreibt, daß überzählige Strahlen im ulnaren Handteil ihre Prädilektionsstelle hätten.

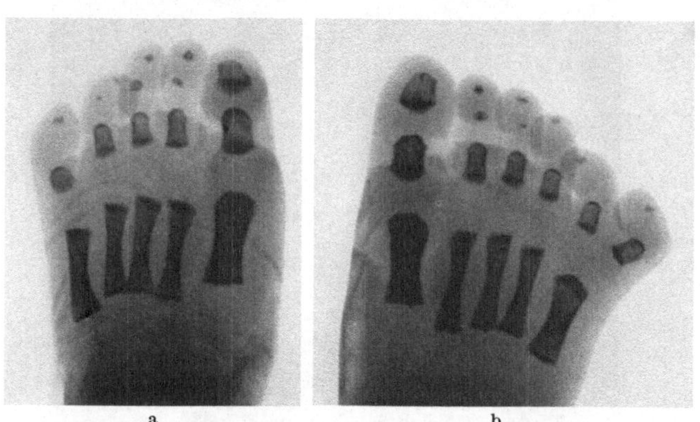

a   b

Abb. 14a u. b. Verdoppelung des rechten Kleinzehenstrahles. (Pathologisches Institut Basel.) (Gleiches Kind wie Abb. 13a u. b.)

Es sei bei dieser Gelegenheit erwähnt, daß Ströer (1937b) an der Hand ein ulnares und ein radiales Territorium unterscheidet, dessen Grenze etwa zwischen Daumen und Index gelegen sei!

δ) Verdoppelung des Kleinzehenstrahles.

Diese verhält sich wie beim Kleinfinger. Hier ist besonders häufig, worauf Pol und Pfitzner aufmerksam machten, eine Verkürzung der 2. Phalanx zu beobachten, die bis zur Assimilationshypophalangie (s. später) fortschreiten kann:

diese kann an der 6. Zehe Grade erreichen, welche bisher an der 5. Zehe nicht beobachtet worden sind.

Einige verschiedene Grade der Verdoppelung lassen sich auf den beigegebenen Bildern darstellen.

Abb. 14a und b stammt vom Kinde, welches auch rudimentäre Verdoppelung des Kleinfingerstrahles hatte (vgl. Abb. 13a und b).

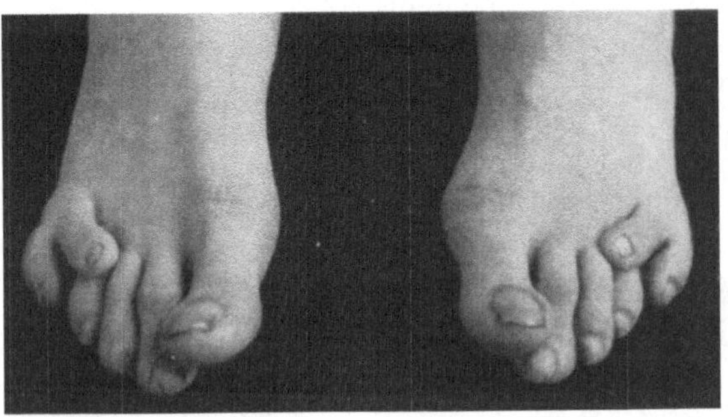

Abb. 15a. Symmetrische Verdoppelung der 5. Zehe. (Sammlung Prof. RÖSSLE, Berlin.)

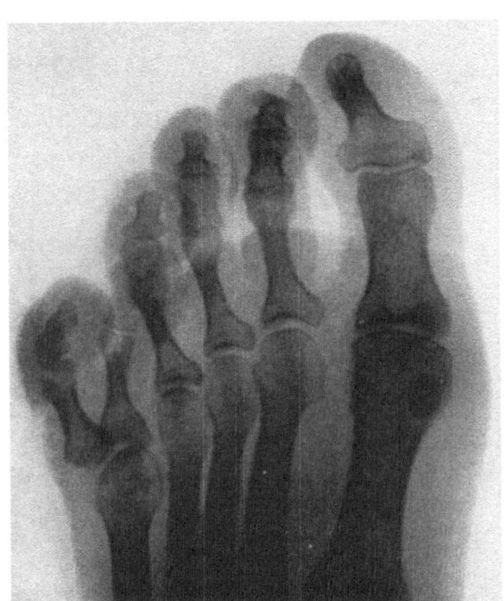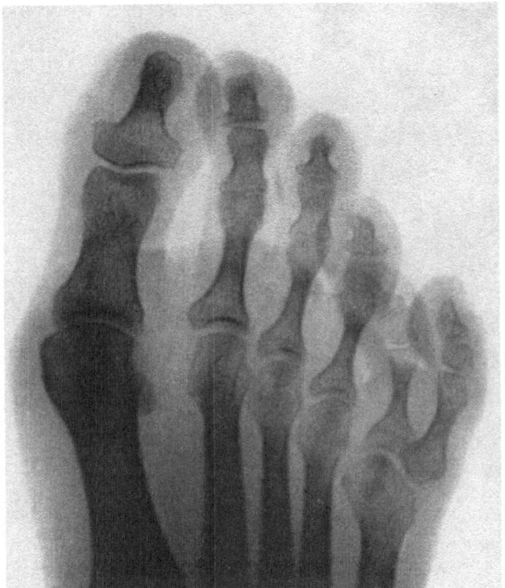

Abb. 15b. Symmetrische Verdoppelung der 5. Zehe. (Sammlung Prof. RÖSSLE, Berlin.)

Den nächsten Grad verdanke ich Herrn Prof. RÖSSLE (Abb. 15a und b). Hier erkennt man die Verbreiterung der distalen, noch einheitlichen Epiphyse des Metatarsus V, während die Glieder des 5. Strahles verdoppelt sind. Beachtenswert ist die tibialwärts gerichtete und nach oben verlagerte 5. Zehe, bei der namentlich rechts die Brachymesophalangie (s. später) besonders gut zu sehen ist.

Endlich zeigt die Abb. 16 eines Sammlungspräparates des Basler Pathologischen Institutes die vollständige Verdoppelung des ganzen 5. Strahles, einschließlich des Metatarsale V.

ε) Gleichzeitige Vielfingrigkeit an Daumen-, Kleinfinger-, Groß- und Kleinzehenstrahl.

W. MÜLLER stellt einige einschlägige Beispiele zusammen. Daß gleichzeitig an Hand oder Fuß Verdoppelung des 1. und 5. Strahles vorkommt, ist von GRÄFENBERG, POL u. a. gezeigt worden.

Wir möchten in Abb. 16a und b auf die Verbreiterung der Knochen des Großzehenstrahles aufmerksam machen, es scheint sich hier um den leichtesten Grad einer Verdoppelung zu handeln, wofür namentlich die Spaltung des Endgliedes spricht.

Noch deutlicher werden die Verhältnisse in einem Falle von JOACHIMSTHAL: In Abb. 17 haben wir ähnliche

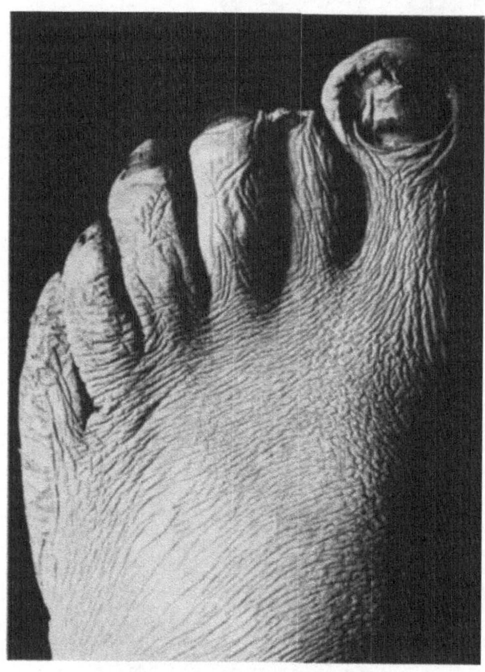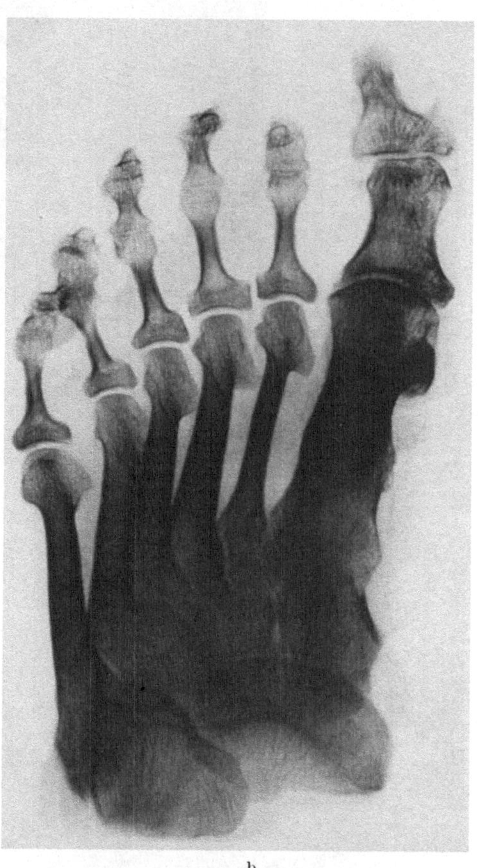

a   b

Abb. 16a u. b. Verdoppelung des ganzen 5. Strahles, Andeutung von Verdoppelung des 1. Strahles (vgl. die Endphalanx der Großzehe). (Pathologisches Institut Basel.)

Verhältnisse am linken Fuß wie in unserem Fall (Abb. 16), rechts ist dann die Verdoppelung des 1. Strahles schon etwas weiter vorgeschritten, dagegen das Metatarsale V nur gegabelt, während links 2 vollständige Metatarsalia V ausgebildet sind.

In dem angeführten Fall von JOACHIMSTHAL, ebenso in einem von BALLOWITZ ist die Verdoppelung des Kleinzehenstrahles weiter ausgeprägt als diejenige des 1. Strahles, hier findet sich eine teilweise Weichteilsyndaktylie und Verdoppelung erst von der Grundphalanx an. Metatarsale I einheitlich und stark verdickt. In Fällen von STRÖER (a) und STAPFF ist sogar Verdreifachung des Daumens mit Verdoppelung des 5. Strahles gesehen worden. Dabei kommen gleichzeitige Weichteilverschmelzungen — Syndaktylien — vor, die auf eine Materialdiskrepanz zwischen Skleroblastem und äußerem Weichteilblastem zurückgeführt werden. Es sei hier die besonders gründliche Arbeit von STRÖER (a) angeführt: In einer Familie konnten die ziemlich wechselnden Abweichungen in 5 Generationen beschrieben werden. An den Händen ist nur der Zeigefinger konstant normal. Ulnar findet sich ein überzähliger 6. Finger mit Syndaktylie zwischen 4. und 5. oder sogar 3., 4. und 5. Finger. Am Daumen konnten Dreigliedrigkeit, Verdoppelung und sogar partielle Dreifachbildung gesehen werden. Am Fuß konnte partielle Syndaktylie festgestellt werden. STRÖER (a) erklärt die „intrafamiliale Variabilität" durch Annahme eines einfachen vollkommen oder unvollkommen dominanten Mendelfaktors mit modifizierendem Einfluß der Umwelt.

Es sei hier noch auf den Fall aufmerksam gemacht, den wir in Abb. 9a und b darstellten, wo beim selben Kind an der Hand symmetrische Daumenverdoppelung, am Fuß dagegen Verdoppelung des 5. Strahles gefunden wurde. Endlich erwähnen wir hier eine Beobachtung STOPPELs, der bei einem 19jährigen Mann am linken Fuß Verdoppelung des 5. Strahles, am rechten Fuß Verdoppelung des 5. und 1. Strahles gefunden hatte. Die Mißbildung ist in der Familie erblich, der Vater hatte links 6 und rechts 7 Zehen und auch ein Großvater soll mehrere überzählige

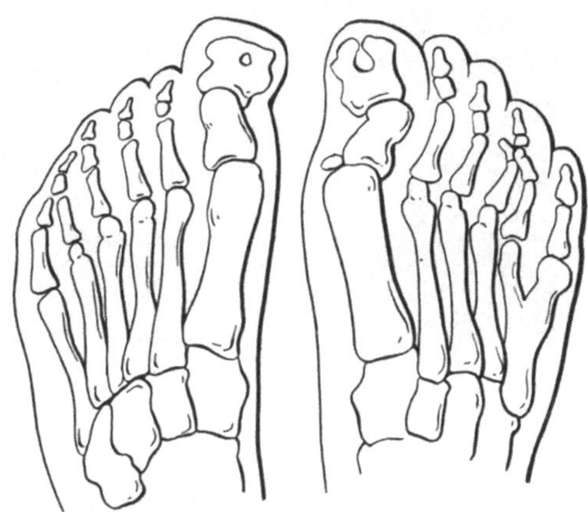

Abb. 17. Gleichzeitige Verdoppelung des 1. und 5. Strahles in verschiedener Intensität. (Fall JOACHIMSTHAL [bei MÜLLER].)

Zehen gehabt haben. Endlich verweisen wir auch noch auf Abb. 18a und b, auf welcher sich beim gleichen Individuum an den Händen Verdoppelung des Kleinfingerstrahles und an den Füßen Verdoppelung der Großzehe zeigte.

ζ) Verdoppelungen der Binnenstrahlen von Hand und Fuß.

Wir zeigen zunächst in Abb. 19a und b das Skelet einer 6fingrigen Hand, aus dem Berliner Pathologischen Museum. Der Lage der Finger nach scheint der 3. Strahl verdoppelt zu sein. Der distale Teil des Metacarpale III ist gegabelt, das radiale Metacarpophalangealgelenk III ist ankylosiert. Ferner findet sich eine knöcherne Verbindung im Bereich des ulnaren 3. Strahles (*III U*), wobei Grundphalanx (*I U*) und Metacarpalgabel vollkommen verschmolzen sind. Das Metacarpale IV ist deutlich. Es findet sich eine starke Luxation im Metacarpophalangealgelenk IV. Die Grundphalanx des 4. Strahles ist mit dem synostotischen Bezirk des ulnaren Doppelstrahles III U knöchern verbunden. Ferner finden sich knöcherne Syndaktylien der Endphalangen IV und III U. Leider existiert kein Bild der Hand vor der Maceration. Wir dürfen aber besonders wegen der Kleinheit des 4. und verdoppelten 3. Strahles und der Synostosen annehmen, daß hier auch Syndaktylien der Weichteile im Bereich des verdoppelten 3. und des 4. Strahles bestanden haben müssen. Nach den Angaben MÜLLERs sind gerade Raum- und Materialprobleme bei den Verdoppelungen der Binnenstrahlen besonders häufig: Syndaktylien gehören — mit gewissen Ausnahmen — zum Bilde: Dadurch kann nicht so selten äußerlich die Polydaktylie „verdeckt" werden (EHRINGHAUS). Im allgemeinen kommen die Verdoppelungen der Binnenstrahlen seltener vor als diejenigen der Randstrahlen. Ausgesprochen familiäres Auftreten

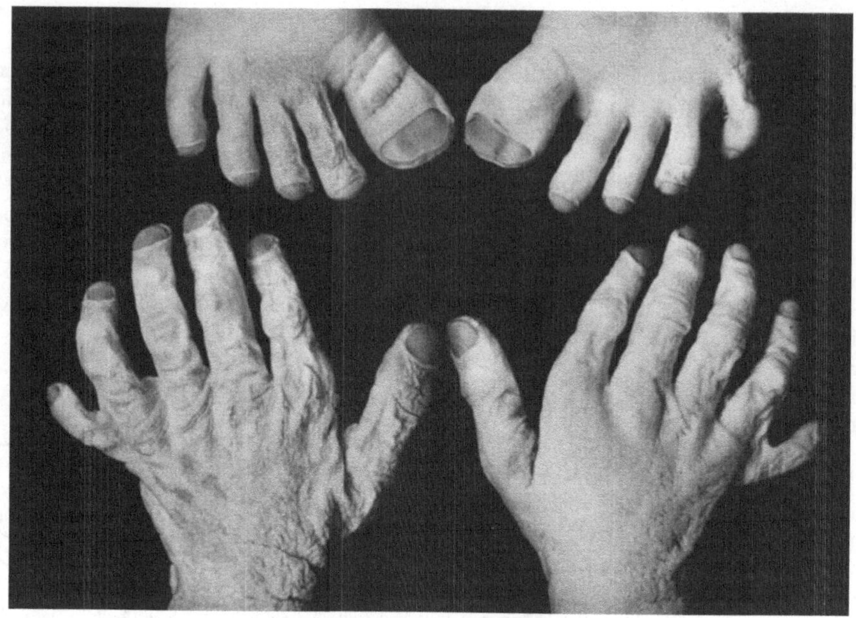

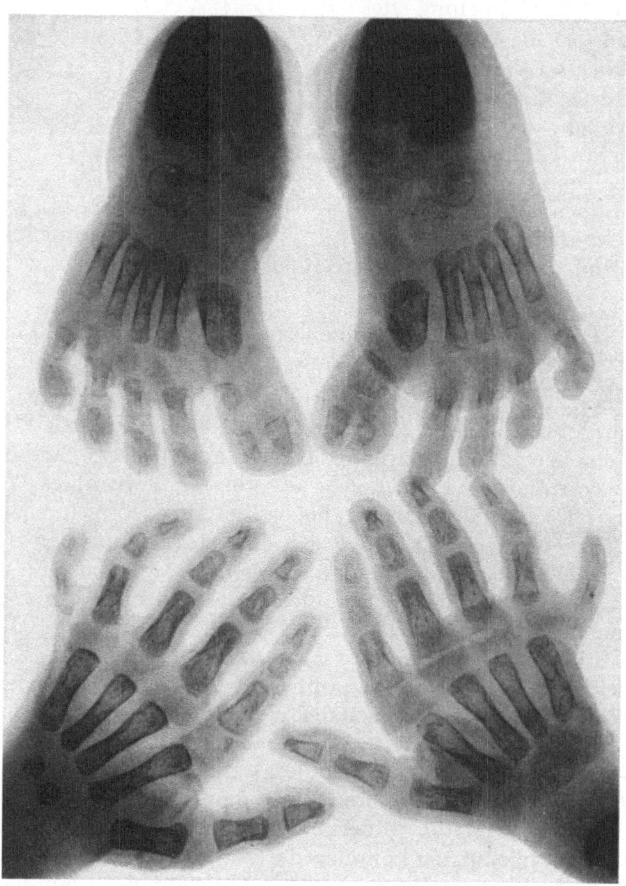

Abb. 18a u. b. Beim gleichen Individuum partielle Verdoppelung des Kleinfinger- und des Großzehenstrahles. (Sammlung Prof. Rössle, Berlin.)

ist recht häufig beschrieben worden (Thomsen, Jakobsohn, Vogel). (Über Beziehungen zu Spalthandbildungen s. bei Scholtz.)

aa) Die Verdoppelung des 3. Strahles kommt unter den Binnenstrahlverdoppelungen am häufigsten vor. Wie in unserem Fall Abb. 19 ist die Gabelung in der distalen Hälfte des Metacarpale III der vorwiegendste Typus. Fast immer finden sich gleichzeitig Syndaktylien, Verschmelzungen mit Nachbarknochen, synostotische Verflechtungen und Unterdrückung ganzer Strahlenteile. Wegen des Raummangels in der Weichteilplatte kann aus einer ursprünglichen Polydaktylie äußerlich das Bild einer 4fingrigen Spalthand zustande kommen. Man spricht daher direkt von Spalthand auf der Basis einer Binnenstrahlverdoppelung.

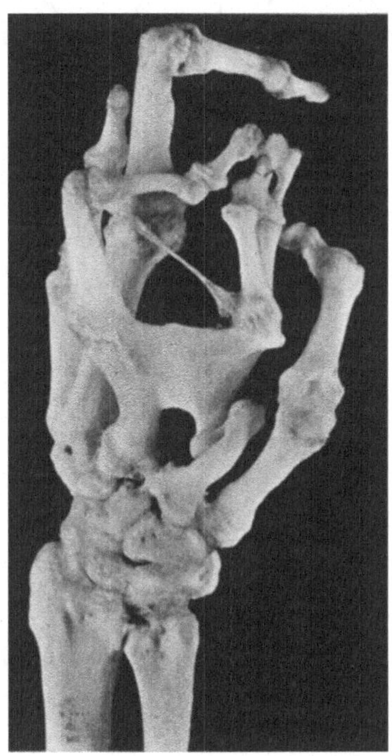
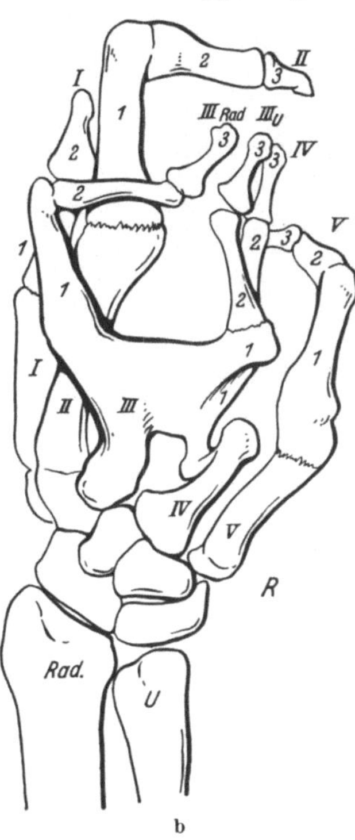

Abb. 19a u. b. Verdoppelung des 3. Strahles mit Synostose und Syndaktylie. I—V bezeichnen die Metacarpalknochen, die arabischen Zahlen die entsprechenden Phalangen (*Rad.* Radius, *U* Ulna). *III Rad* radialer 3. Doppelstrahl. *III U* ulnarer 3. Doppelstrahl. (Pathologisches Institut Berlin.)

Herrn Prof. Rössle verdanke ich einen weiteren Fall von Binnenstrahlverdoppelung, die Mißbildung war als erblich bezeichnet, ein Stammbaum existiert leider nicht.

Auf der Röntgenpause Abb. 20a und b erkennt man die Spaltbildung der distalen $^2/_3$ des Metacarpale III sowie das Vorhandensein von 6 Fingern. Der Zustand der Finger ist auf dem Röntgenbild nicht überall mit Sicherheit anzugeben. Die Grundphalangen sind im allgemeinen gut entwickelt, die Mittel- und Endphalangen jedoch verkürzt und am radialen Doppelstrahl III scheinen sie zu fehlen. Die Klinodaktylie von V und IV spricht — wie später auszuführen sein wird — für Brachymesophalangie.

Die schematische Abb. 21 aus W. Müller nach Beobachtungen von Klaussner und Thomsen gibt eine gute Anschauung von den Variationsmöglichkeiten, die, wie schon erwähnt wurde, auf dem Mißverhältnis von Weichteilplatte zu Skleroblastem beruht. Berühmt geworden ist eine Beobachtung Thomsens, wo

eine Binnenstrahlverdoppelung in 7 Generationen bei über 40 Mitgliedern verfolgt werden konnte: THOMSENS ,,Vordingborg‘‘-Familie[1].

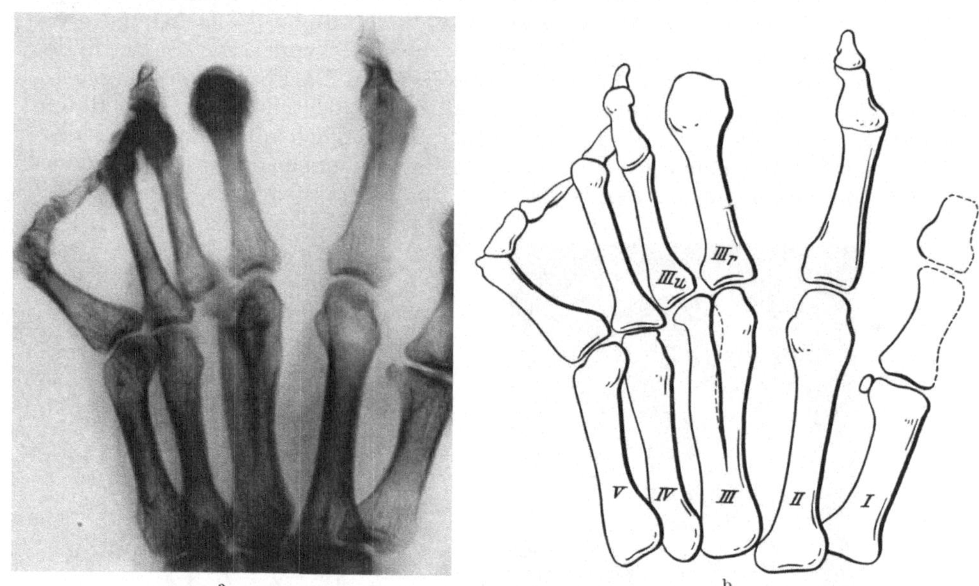

Abb. 20a u. b. Verdoppelung des 3. Strahles, Gabelbildung des Metacarpale III
(Sammlung Prof. RÖSSLE, Berlin.)

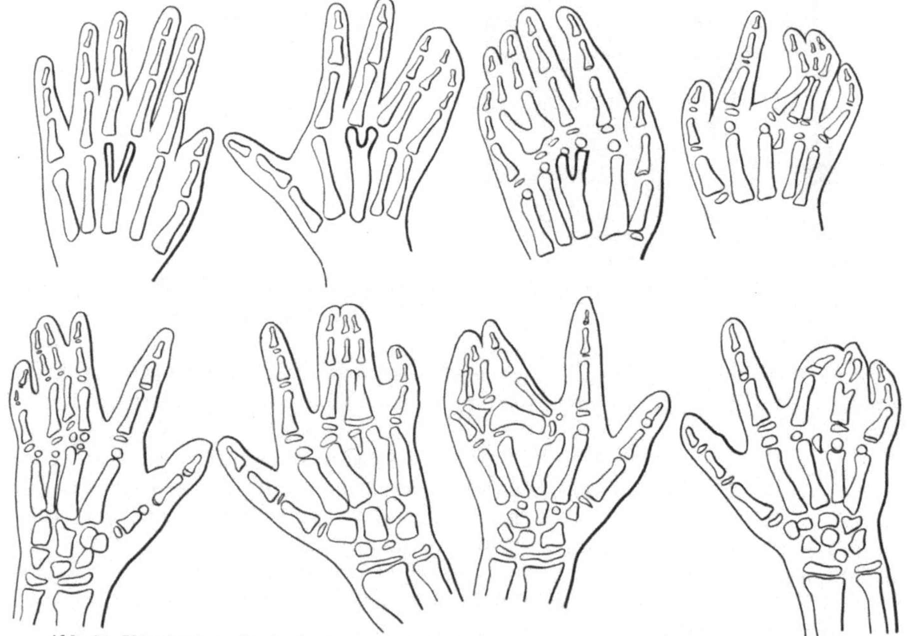

Abb. 21. Verschiedene Grade der Verdoppelungen des 3. Strahles. (Nach KLAUSSNER u. THOMSEN
[W. MÜLLER, S. 52].)

____

[1] Vgl. dazu auch seine Arbeit über künftige individuelle Vaterschaftsbestimmung. Klin.
Wschr. **1928, 198.**

Es mag noch erwähnt werden, daß die 6fingrige Idealform mit vollkommener Trennung aller Strahlen zu den Seltenheiten gehört. Eine übersichtliche Darstellung von Röntgenpausen solcher Fälle, in denen „eine ganz erstaunliche Unordnung" wie in unserem Beispiel Abb. 19 zustande gekommen ist, findet sich bei Müller, es sei auf die dortige Literaturzusammenstellung verwiesen (Joachimsthal, Ehringhaus, Hilgenreiner, Nigst, Schatzki, Pokorny, Bergeret). (Siehe auch Kapitel Spalthände, Fall Scholtz.)

bb) Verdoppelung des 4. Strahles. Nach Müllers Angabe kommt die Verdoppelung des 4. Strahles am Fuß häufiger vor als an der Hand. Als Beispiel zeigen wir einen von Weygandt veröffentlichten Fall (Abb. 22). Jakobsohn konnte z. B. in einer Familie über 4 Generationen 15 mit Polydaktylien und Syndaktylie behaftete Personen feststellen. Daneben sind auch Einzelfälle ohne familiäres Auftreten bekannt.

Auch hier kommt es wie bei den Verdoppelungen des 3. Strahles zu Weichteilsyndaktylien und knöchernen Verschmelzungen, wobei an der Hand fast immer der 3. Finger mit dem Doppelstrahl verbunden ist, während am Fuß die Syndaktylie zwischen 5. Strahl und der Doppelbildung besteht.

cc) Verdoppelung am 2. Strahl. Sie ist weit seltener als an den übrigen Binnenstrahlen. Thomsen (zit. nach Müller) berichtet über ein Kind, bei welchem die Verdoppelung lediglich die Endphalangen des 2. Fingers betrifft. Der Vater dieses Kindes hatte eine Verdoppelung des Endgliedes des 5. Fingers bei gleichzeitiger Weichteilsyndaktylie, und dessen Mutter zeigte eine beginnende Verschmelzung des 4. und 5. Strahles in der unteren Hälfte des Metacarpale.

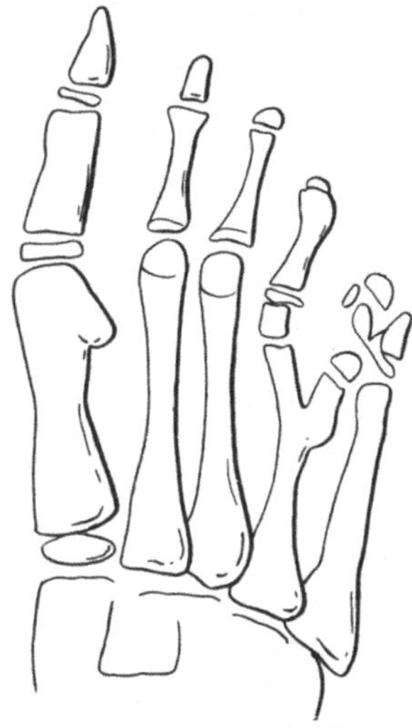

Abb. 22. 12j. psychopather Knabe: Rechter Fuß mit Verdoppelung des 4. Strahles. (Fall W. Weygandt.)

η) **Verdoppelungstendenz der medialen und lateralen Strahlen des Fußskeletes** beschreibt Liebenam bei einer Mutter und 2 Kindern wie folgt: Die Verdoppelungstendenz äußert sich bei dem Mädchen am 1., 2. und 5. Strahl, bei dem Knaben am 1., 2., 4. und 5. Strahl und bei der Mutter der Kinder am 1. und 2. Strahl. Für die endogene Bedingtheit spricht die Ähnlichkeit der Befunde und das symmetrische Befallensein beider Füße bei den betreffenden Merkmalsträgern.

b) Extremitätenverdoppelung höheren Grades, insbesondere Vielfingrigkeit bei Hand- und Fußverdoppelungen.

α) Diplocheirie (Doppelhand).

In den vorherigen Abschnitten wurden Vervielfältigungen besprochen, welche lediglich die Finger- bzw. Zehenstrahlen betrafen. Indessen gibt es nun Verdoppelungen höheren Grades, bei welchen der 2knochige Vorderarm- oder Unterschenkelabschnitt oder gar der 1knochige Oberarm oder Oberschenkel die Zeichen der Verdoppelung aufweisen. In solchen Fällen werden nun alle entwicklungsgeschichtlich zugehörigen, weiter peripherwärts gelegenen Abschnitte der Hand bzw. Fußwurzel und ihre zugehörigen Finger- bzw. Zehenstrahlen verdoppelt.

Diese hohen Grade gehören nun schon zu den großen Seltenheiten. Auch hier bemühte sich Müller aus der Literatur die Fälle zusammenzutragen und sie wie Gräfenberg, Pol, Nitsche in eine morphologische Staffel von geringeren bis zu höchsten Graden anzuordnen.

In diesen Fällen kommt nun eine allgemeine Gesetzmäßigkeit zum Ausdruck, welche hier einer kurzen Besprechung bedarf. Nicht nur die Verdoppelung eines Strahles, sondern auch bei den Doppelbildungen höheren Grades zeigt sich eine *spiegelbildliche Anordnung* der beiden Partner. Es verhält sich nun so, daß bei der Hand die Doppelhände fast immer in der Weise angeordnet sind, indem ihre radialen — Daumen — Ränder einander zugekehrt sind, die ulnaren — Kleinfingerseiten — dagegen bilden die Außenränder. Auch bei einzelnen Fingerverdoppelungen kann gelegentlich die Spiegelbildlichkeit der Partner beobachtet werden, doch ist dies nur in seltensten Fällen wirklich eindeutig nachzuweisen.

Über die Gesetzmäßigkeiten der Spiegelbildlichkeit ist schon viel gearbeitet worden. Brandt stellt in seinem in der Einleitung besprochenen Buche die verschiedenen Ansichten zusammen.

Bei den Transplantationsversuchen Brandts zeigen die verdoppelten Gliedmaßen ebenfalls Spiegelbildlichkeit. Er erklärt das damit, daß bei der Anlage einer Doppelbildung der primäre, weiter ausdifferenzierte Sproß das Doppelglied, welches später entstehe, spiegelbildlich *induziere*. Tornier (zit. nach Brandt) kommt 1906 auf Grund seiner Regenerationsversuche zu folgendem Schluß: „Ein Regenerat wird von seiner unmittelbaren Nachbarschaft so beeinflußt, daß dieses den Symmetriecharakter bestimmt, den das Regenerat einnehmen muß, indem sie es zwingt, mit ihm ein Symmetrieverhältnis einzugehen." Der endogene Induktionseinfluß kann nun durch mechanische Hindernisse ferngehalten werden. Werden nämlich (Milojevic und Vlatkovic, zit. nach Brandt) bei Triton cristatus nach der Metamorphose die hinteren Gliedmaßen an der Wurzel abgeschnitten und nach der Abtragung eine Ligatur über die Regenerationsknospe gelegt, dann entstehen in den wenigen Fällen, wo überhaupt die Doppelbildung ausgelöst wird, 2 Füße, die sich *nicht* spiegelbildlich zueinander verhalten.

Brandt zieht aus dieser Beobachtung den wichtigen Schluß, daß beim Menschen trennende Amnionfäden niemals die Ursache der Blastemaufteilung sein können, da sonst 2 rechte oder 2 linke Hände nebeneinander liegen müßten. Vielmehr muß auch beim Menschen auf Grund der Gesetzmäßigkeit der spezifischen Induktion „ein primäres Glied eine spätere, jüngere, sekundäre Knospe bezüglich seiner Seitlichkeit spiegelbildlich induziert haben".

Mechanistische Erklärungsversuche der Spiegelbildlichkeit von Przibram und Gräper befriedigen nicht, es soll hier darauf nicht weiter eingegangen werden.

Wie schon kurz erwähnt, kommen nun beim Menschen bei den Verdoppelungen höheren Grades Mißbildungen zustande, die in der Weise spiegelbildlich angeordnet sind, daß ihre radialen Ränder einander zugekehrt sind. Dabei kommen die Daumen nur selten zur Ausbildung; die radialen Abschnitte sind in ihrer Ausbildung beeinträchtigt oder unterdrückt, daher findet man im Vorderarm gewöhnlich 2 Ellen, aber keine Speiche, und in der Mittelachse nur einen oder keinen Daumenstrahl. Auch hier läßt sich wieder eine Mißbildungsstaffel aufstellen, die von rudimentärer Handdoppelung bis zu fast vollkommener Verdoppelung der Hände führt. Nitsche hat durch Vergleich einer weiter unten kurz angeführten Doppelmißbildung eines Armes mit einer identischen syngenetischen Mißbildung bei einem Doppelmonstrum gezeigt, daß der radiale bzw. tibiale Zusammenhang der Armverdoppelung des Einzelindividuums dem ventralen Zusammenhang eines Doppelmonstrums entspricht, der ulnare bzw. fibulare dem dorsalen. Aus der Müllerschen Arbeit entnehmen wir folgende Fälle:

1. KLAUSSNER: Rudimentäre Handdoppelung. Es besteht nur ein Vorderarmknochen aus vereinigten Ulnae, Handwurzel aus 3 hintereinandergelagerten Knochen, 4strahlige Hand vom Typus 5:4:4:5.

2. NITSCHE beschreibt eine Doppelhand mit Unterdrückung der radialen Anteile. Am Ellenbogengelenk sieht man deutlich die proximalen Enden zweier Ulnae, auch am Schultergelenk ist Unterentwicklung der beteiligten Knochen zu erkennen: In der Handwurzel sind die Ossa capitata verschmolzen, beidseits davon je ein Hamatum, proximal von diesen je ein Triquetrum, dazwischen das Lunatum in einfacher Anlage. Die Finger sind wie folgt zu bezeichnen: 5:4:3—3:4:5.

3. WEILS Fall (a) zeigt ebenfalls Radiusdefekt, Ulnaverdoppelung und Polydaktylie (Siebenfingrigkeit). Von den Handwurzelknochen sind bei dem 3 Wochen alten Mädchen die Kerne von Hamatum und Capitatum eben angedeutet, 7 Metacarpalia wohl ausgebildet, die folgende Strahlen darstellen: 5:4:3:2:3:4:5.

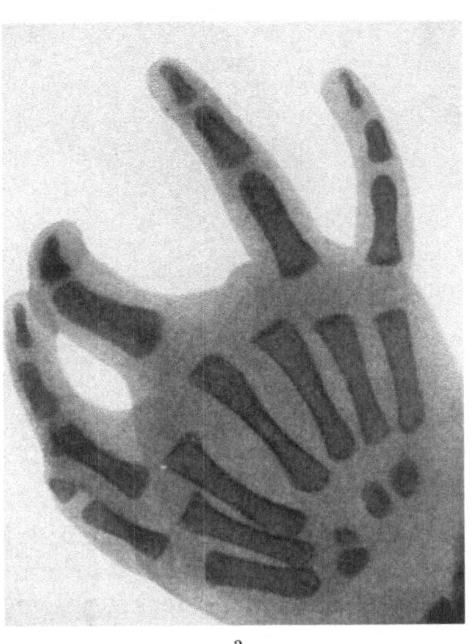
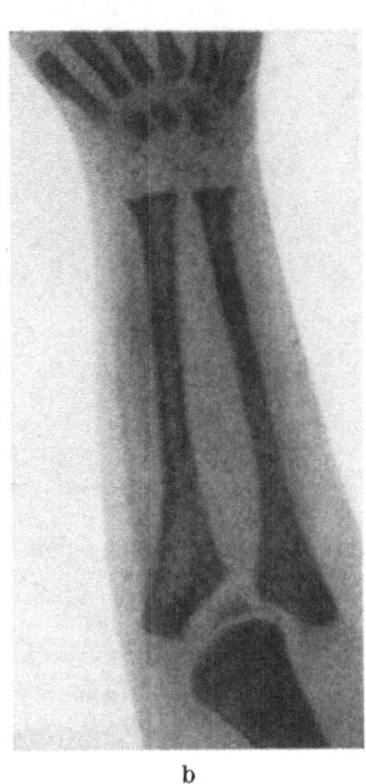

a   b

Abb. 23a u. b. Verdoppelung der Ulna, Fehlen des Radius. Formel der Metacarpalknochen 5:4:3:2:3:4:5.
(Fall RESTEMEIER.)

4. RESTEMEIER beschreibt folgenden Fall: 3jähriges Kind. Im Vorderarm doppelte Ulnaanlage bei fehlendem Radius, in der Handwurzel 5 Knochenkerne, von denen Os lunatum und capitatum verdoppelt sind, darauf folgen 7 Metacarpalknochen von der Formel: 5:4:3:2:3:4:5. Von den Fingern ist nur 5:4:2:4:5 zu erkennen (die beiden 3 amputiert?). RESTEMEIER erblickt in seinem Fall einen Beweis dafür, daß der 3.—5. Strahl entwicklungsgeschichtlich von der Ulna abhängig seien (Abb. 23a und b).

5. GRÄFENBERGS Fall stellt einen noch höheren Grad der Doppelbildung dar, bei welcher allerdings keine vollkommene Symmetrie besteht; denn vom rechten Anteil dieser Doppelhand fehlt der 5. und fast der ganze 4. Finger. Im Unterarm findet sich neben der linken Ulna ein breites Knochengebilde, das offenbar aus der Verschmelzung von Radiusanteilen mit einer 2. Ulna besteht. Die Strahlformel lautet: 5:4:3:2:1—2:3:(4) (der Fall wurde von ROBERT MEYER präpariert).

6. Sehr weitgehend ist die Verdoppelung im Falle APPELRATHS. 63jährige Frau, die Teilung beginnt schon im Oberarm, es sind 2 Humeri vorhanden, ebenso 2 Ulnae, in der Handwurzel 12 um eine Symmetrieebene gelegene Knochen. Als Handformel wird die folgende Reihenfolge angegeben: 5:4:3:2:2:3:4:5 (Abb. 24a und b).

Die fast vollkommene Handverdoppelung, welche MÜLLER nach SCHWALBE anführt, stammt nicht von einem Einzelindividuum, sondern stellt die gemeinsame 3. obere Extremität eines Ileo-thorakopagus dar (vgl. E. SCHWALBE: Die Morphologie der Mißbildungen, Kap. XIII, aus Doppelbildungen, S. 254, Fig. 278). Sie darf daher meines Erachtens in diesem Zusammenhang nicht angeführt werden.

Dagegen ist J. J. MURRAYS Fall wegen der Vollkommenheit der Symmetrie hier anzuführen (Abb. 25), desgleichen die Beobachtung von DWIGHT, der vor allem auch eine anatomische Präparation vorgenommen hat (Abb. 26).

Aus dem Oscar-Helene-Krankenhaus in Berlin-Zehlendorf erhielten wir folgenden Fall von Doppelhand mit Verdoppelung der Elle und Fehlen der Speiche. Es handelt sich sonst um einen gut entwickelten Knaben mit Verkürzung des

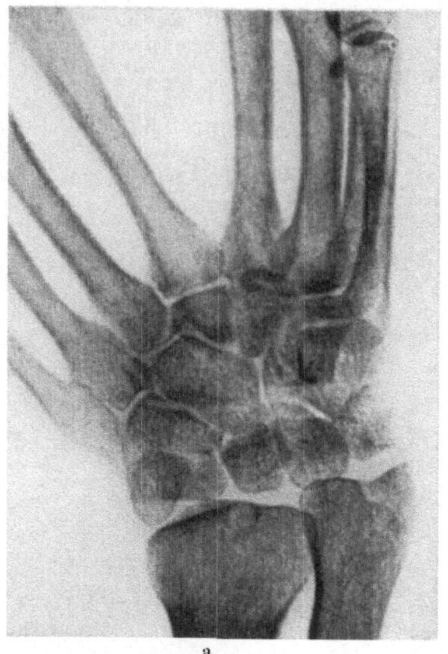
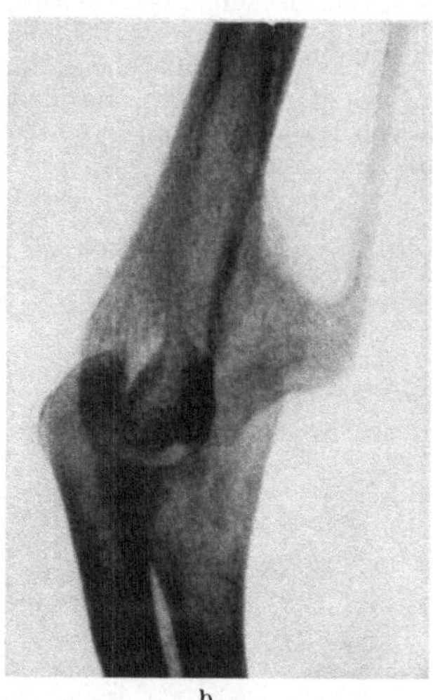

Abb. 24a u. b. Diplocheirie, Verdoppelung der Ulna, Andeutung von Oberarmverdoppelung, Fingerstrahlen-formel: 5:4:3:2:2:3:4:5. (Fall Appelrath.)

rechten Armes und Sechsfingrigkeit, wobei die Fingerformel lautet: 5:4:3—3:4:5. Auch in der Handwurzel läßt sich eine gewisse Spiegelbildlichkeit erkennen, wobei namentlich eine Verschmelzung des Capitatum zu einem dreieckförmigen Knochen

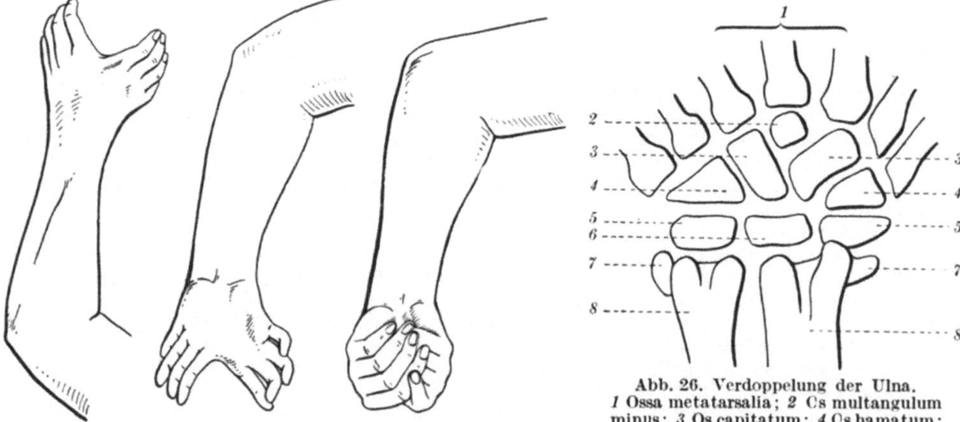

Abb. 25. Diplocheirie von der Formel: 5:4:3:2:2:3:4:5. (Fall Murray.)

Abb. 26. Verdoppelung der Ulna.
1 Ossa metatarsalia; 2 Os multangulum minus; 3 Os capitatum; 4 Os hamatum; 5 Os triquetum; 6 Os lunatum (2 mal); 7 Os pisiforme; 8 Ulna. (Fall Dwight.)

beobachtet wird. Die beiden seitlichen Knochen der distalen Reihe entsprechen einem beiderseitigen Os hamatum, in der proximalen Reihe sind 3 Knochen zu sehen, die als Triquetrum, Lunatum und Triquetrum zu deuten sind. Die radialen Handwurzelknochen fehlen, insbesondere fehlen Naviculare, Multangulum majus und Multangulum minus (Abb. 27a—c).

Zu den Diplocheirien mit Radiusmangel und Verdoppelung der Ulna gehört der Fall eines 1¹/₂jährigen Knaben, veröffentlicht durch G. BUETTNER. Es fand sich links eine Heptadaktylie von der Formel 5:4:3:2:3:4:5. Der 2. Finger ist stark verkürzt. Von den Carpalknochen sind 3 Knochenkerne sichtbar, ein größter mittlerer, der aus der Verschmelzung zweier Capitata und seitlich je einem Os hamatum bestehen. Die Mutter des Kindes litt am rechten Arm an einer kongenitalen Luxation des Radiusköpfchens im Ellbogengelenk. Einleitend werden in der Arbeit 14 Fälle aus der Literatur zusammengestellt, von denen einzelne auch von uns bereits näher geschildert worden sind. Es wird auch in dieser Arbeit auf das

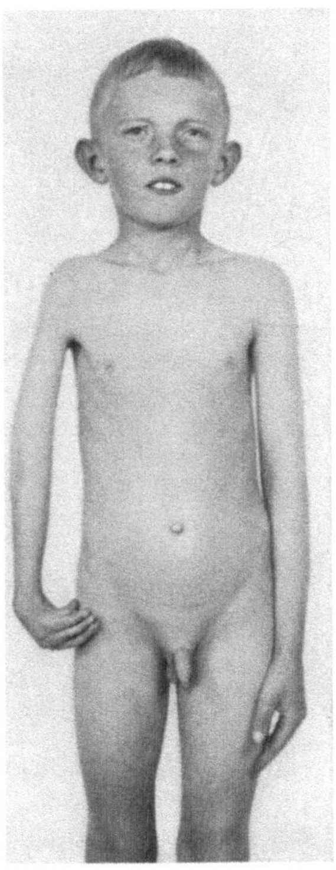
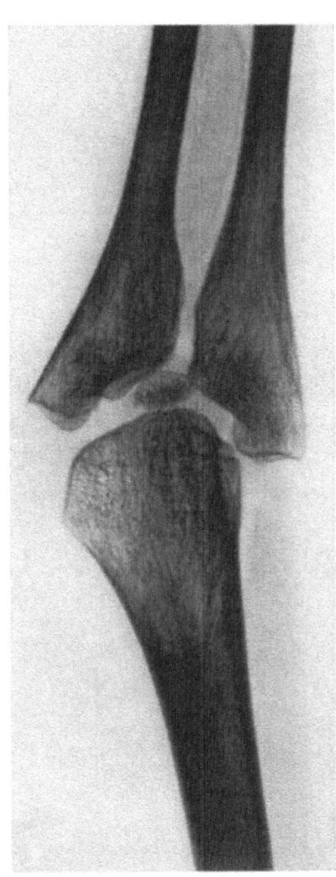
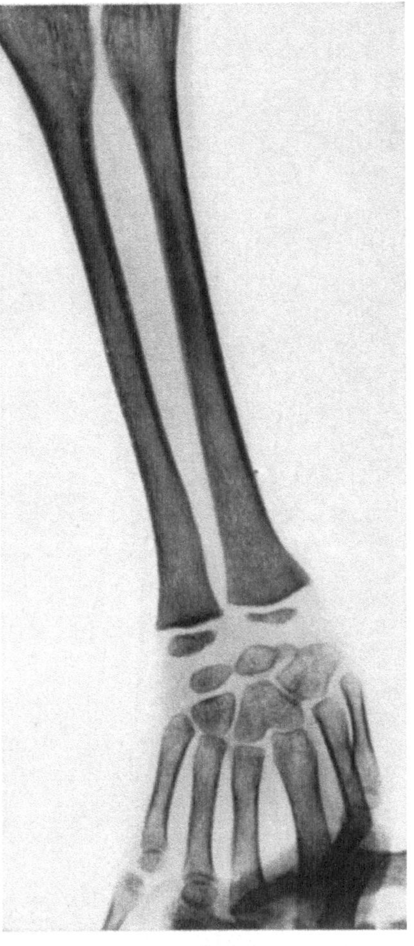

a　　　　　　　　　　b　　　　　　　　　　c

Abb. 27a—c. Verdoppelung der rechten Elle, Fehlen der Speiche, Handverdoppelung von der Formel: 5:4:3:3:4:5. Verkürzung des rechten Armes. (Fall aus dem Oscar-Helene-Heim, Berlin-Zehlendorf.)

Vorliegen von Mißbildungsstaffeln bei den Diplocheirien hingewiesen und daran erinnert, daß POL je nach der Fingerzahl hexa-, hepta- und oktodaktyle Diplocheirien unterscheidet. Bezüglich der Genese verweisen wir auf die entwicklungsphysiologischen Angaben BRANDTs in der Einleitung.

Ferner soll hier noch etwas genauer auf die 1904 von FALTIN mitgeteilte Beobachtung eingegangen werden. In Abb. 28a—c findet sich das Bild des 5jährigen Knaben.

An der inneren Seite des linken Oberarmes findet sich eine überzählige Extremität, diese besteht, wie die Röntgenpause zeigt und wie die nachfolgende

Präparation des Operationspräparates ergab, aus der ulnaren Hälfte eines Vorderarmes mit 2 Fingern (IV und V), zugehörigen Mittelhandknochen, 3 durch Präparation festgestellten Handwurzelknochen (Hamatum, Triquetrum, Pisiforme).
Im Vorderarm ist eine gekrümmte Ulna vorhanden, welche proximal eine Verdickung aufweist, die ich als Rudiment eines Radius auffassen möchte, eine

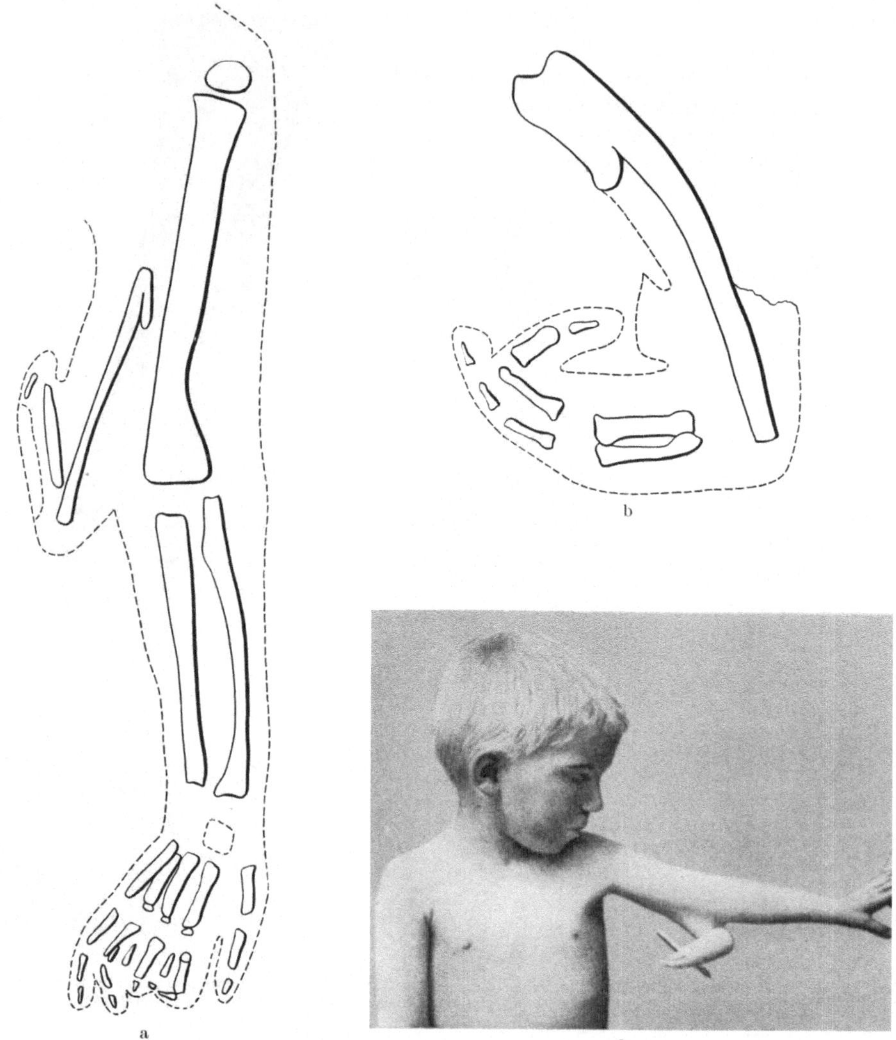

Abb. 28a—c. Höchster Grad der Armverdoppelung. (Nach Faltin.)

Gelenkverbindung mit dem Humerus besteht nicht, vielmehr handelt es sich um
eine Luxation dieser rudimentären Doppelextremität nach oben.

Im übrigen ist die ganze linke obere Extremität einschließlich Schulterpartie
kleiner als die rechte. Das unterste Ende des Humerus ist von bedeutender Breite.
Die Finger der linken Hand sind im 1. Interphalangealgelenk flektiert, namentlich
II und III.

Faltin erklärt seine Mißbildung in Anlehnung an die Superregenerations-
theorie (Tornier, Kümmel, Klaussner, Schwalbe).

BRANDT beschäftigt sich eingehend mit dem FALTINschen Fall. Er bringt sie in Anlehnung an seine Transplantationsversuche in Analogie zu gleichen Mißbildungstypen bei Triton taeniatus und nimmt an, daß zur Zeit der teratogenetischen Terminationsperiode sich die Anlage im proximalen Abschnitt bereits in der irreversiblen Determinationsphase befunden habe.

FALTIN glaubt nun, die überzählige Extremität entspreche der ulnaren Hälfte einer *linken* Extremität. Wenn dem wirklich so ist, dann handelt es sich bei FALTINs Fall um jenes Vorkommnis, bei welchem auf der gleichen Seite nicht eine spiegelbildliche, sondern eine gleichsinnige Doppelbildung entstanden ist, wobei die induzierende Wirkung des primären Sprosses auf den sekundären — rudimentären — sich infolge irgendeiner Hemmung (Amnionfaden?) *nicht* hat auswirken können (vgl. MILOJEVIC und VLATKOVIC, S. 38).

Handverdoppelungen, bei denen in der Regel die Verlötungsstelle am *radialen* Rand stattfindet, zeigen fast immer im Vorderarm 2 Ulnae, aber keinen Radius. Außer den bereits beschriebenen Fällen gibt es noch weitere von RESTEMEIER, MAU, DWIGHT, BRUCE, JOLLY, H. FISCHER (Kasuistik bei POL und PRZIBRAM). Radiusdoppelbildung mit doppeltem Daumen ist nach NIGST von CARRÉ 1837 beschrieben worden. STRÖER (b) hat versucht, auf Grund der Beschreibung den Arm und die Hand dieses Falles zu rekonstruieren: es sollen 1 Ulna und 2 Radii, ferner 2 Daumen und 2 Indices neben nur einem 3., 4. und 5. Finger bestanden haben. Der radiale Teil von Hand und Unterarm, d. h. Radius digitus I und II sind nach der radialen Seite hin spiegelbildlich verdoppelt. Die beiden Daumen waren vereinigt und hatten nur ein Metacarpale.

Einen besonders hohen Grad einer Extremitätenverdoppelung beschrieben H. C. STEIN und E. H. BETTMANN 1940. Es handelt sich um eine 52jährige Frau mit einer Verdoppelung des rechten Armes. Die Röntgenuntersuchung ergab 2 gut ausgebildete Oberarmknochen, von denen beide in getrennten, schwach ausgebildeten Fossae glenoidales mit einer großen Scapula artikulierten. Die Scapula dehnte sich bis zur 7. Rippe aus, und das obere Ende reichte bis zum 5. Cervicalwirbel. Letzterer zeigte Andeutung von Spina bifida. Von Unterarmknochen waren 2 Radii und 3 Ulnae vorhanden. Anschließend an den inneren Humerus findet sich eine Doppelbildung in Form von 2 Ulnae und einem median gelegenen Radius, an die sich eine spiegelbildliche Doppelhand anschließt, welche in der Mitte einen Daumen und seitlich je den 2.—5. Finger erkennen läßt. An den äußeren Humerus grenzt ein Vorderarm mit einer Elle und einem Radius an sowie eine, nach den Bildern zu beurteilen, etwas hypoplastische Hand mit einem adduzierten Daumen und 4 weiteren beweglichen Fingern. Bei der Durchsicht der Arbeit und der Analyse der Röntgenbilder wird nicht klar, wieso die Autoren angeben, die Patientin hätte 16 Finger gehabt. Wir deuten die Bilder folgendermaßen: Es liegt zunächst eine Armverdoppelung, angefangen vom Humerus, vor. Ferner ist am inneren dieser Doppelarme eine weitere Verdoppelungstendenz des Vorderarmes zu erkennen, die zu einer spiegelbildlichen Diplocheirie mit zentralem einheitlichem Daumen und je 4 übrigen Fingern geführt hat. Beim lateralen Anteil des Doppelarmes besteht ein Humerus, ein Radius und eine Ulna sowie eine 5fingrige Hand, wobei hier nach den Bildern und auch nach dem Text zu beurteilen weitere Verdoppelungen nicht zu erkennen sind. Für weitere Einzelheiten muß auf die Originalarbeit verwiesen werden (Abb. 29a—d).

PETERFFY und JONA beschreiben 1942 einen 3jährigen Knaben, der rechts eine normal entwickelte obere Extremität, links jedoch 3 obere Extremitäten aufwies (Abb. 30a—d). Von diesen zeigt die eine eine Lähmung, während die beiden anderen zu einem einheitlichen Extremitätengebilde mit 8 Fingern ver-

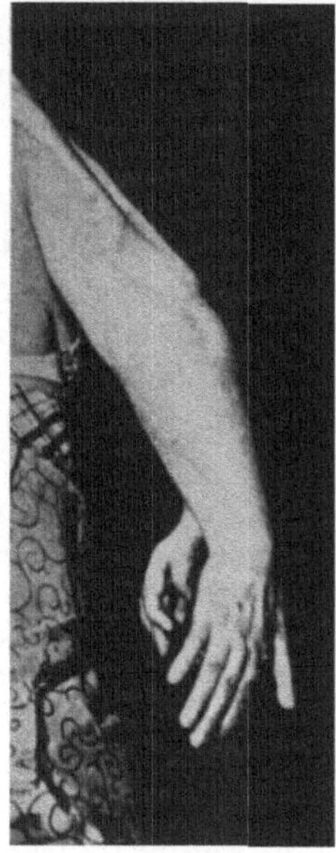

Abb. 29a. Ansicht von hinten.

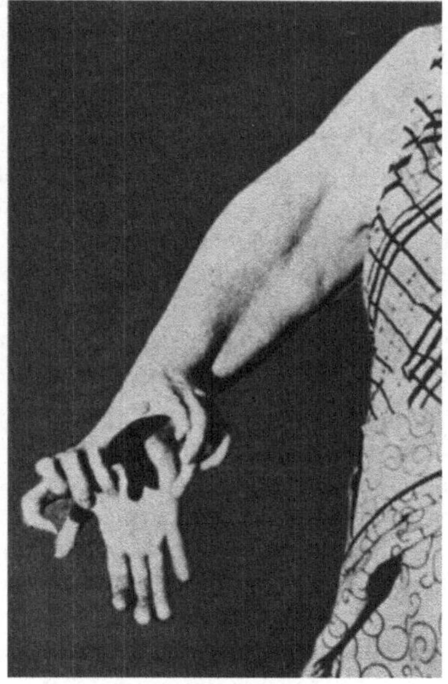

Abb. 29b. Ansicht von vorne.

Abb. 29 a—d. Verdoppelung des rechten Armes mit spiegelbildlicher weiterer Verdoppelung des einen
Unterarmes. (Aus Stein u. Bettmann.)

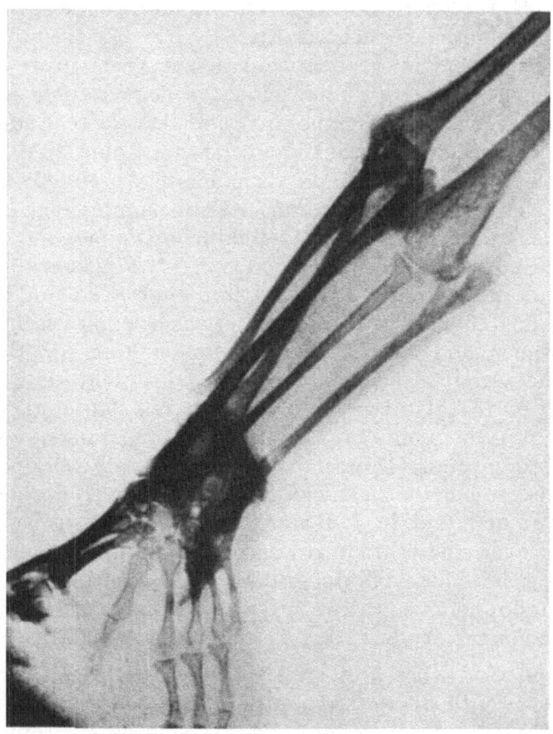

Abb. 29c. Röntgenbild: 2 Oberarmknochen, angrenzend an den einen 2 Ulnae mit medialem Radius und 9strah-
liger spiegelbildlicher Doppelhand. Daneben 2. Unterarm mit Ulna und Radius und rechter 5fingriger Hand.

schmolzen sind. Am Ende des 1. Lebensjahres wurde die gelähmte Extremität im Schultergelenk exartikuliert. Der linke Oberarm ist etwas dicker als der rechte. Die Verdickung nimmt nach abwärts etwas zu. Das linke Schulterblatt ist auf der Verschmelzung von 3 Schulterblattkörpern entstanden. Zwei Processus coracoidei sind im Röntgenbild klar zu sehen. Neben der gut entwickelten Gelenkpfanne sind die Umrisse einer rudimentären Gelenkpfanne zu sehen. Im Unterarm findet sich eine beinahe normale Ulna sowie 2 Radii, von denen der eine etwas

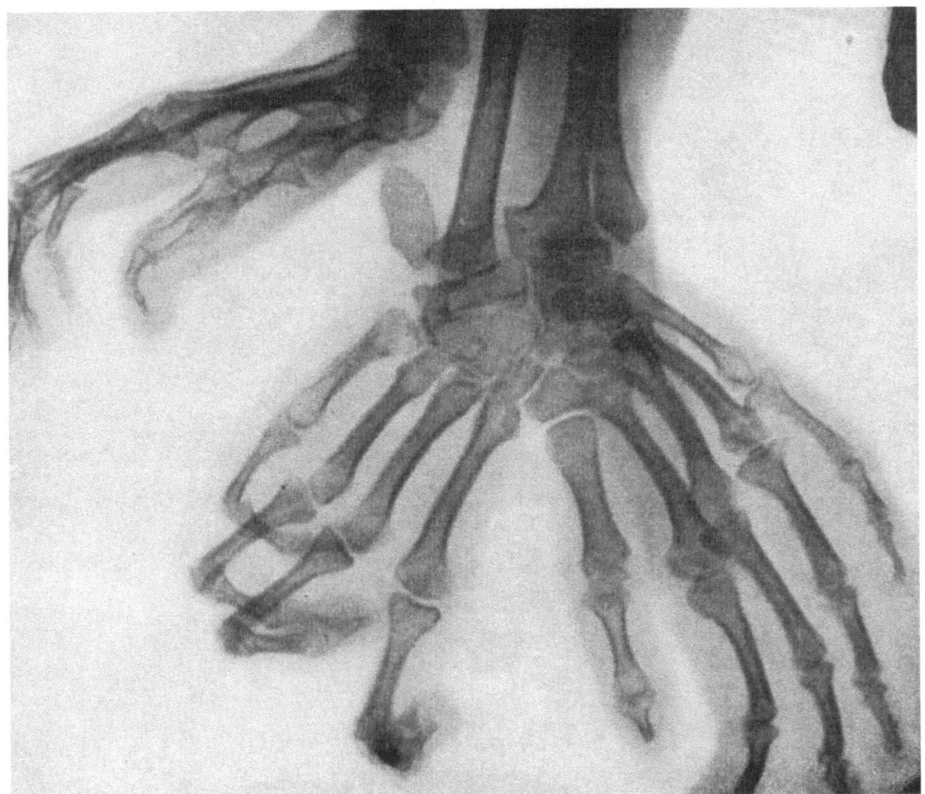

Abb. 29d. Detailaufnahme der Hände.

kräftiger entwickelt ist als der andere. Die Hand stellt sich dar als spiegelbildliche Diplocheirie mit Verlötung des ulnaren Randes, dadurch bestehen 2 Daumen und je 3 weitere Finger, die als 2., 3. und 4. Finger gedeutet werden können, wobei der 5. Strahl unterdrückt wäre. (Siehe dazu die Auffassung der Autoren in der Beschriftung der Abbildung.) Von den Metacarpen sind alle zu den entsprechenden Fingern gehörigen vorhanden. Von den Handwurzelknochen erkennt man 2 Capitata, 1 Triquetrum und 1 Pisiforme. An dem Kind wurden kosmetische Operationen an der Hand durchgeführt, wofür auf die Originalarbeit verwiesen werden muß.

Die eben gezeigte Mißbildung von PETERFFY und JONA stellt noch einen weiteren Grad von Trennung gegenüber der Beobachtung von STEIN und BETTMANN dar, indem der eine Arm vollkommen getrennt ist. Ähnlich verhält sich auch die Diplocheirie, nur haben wir es im Falle PETERFFY und JONA mit einer Verschmelzung des ulnaren Randes, während bei STEIN und BETTMANN des radialen Randes zu tun.

Bemerkenswert in diesem Fall ist die anamnestische Angabe der Mutter, daß in ihrer Familie von der mütterlichen Seite her Zwillingsgeburten ein häufiges Vorkommnis waren.

Ferner verweisen wir auf die Experimente von Brandt (s. Einleitung), dem es geglückt ist, Phänokopien dieser „Extremitätenverdoppelungen höheren Grades"

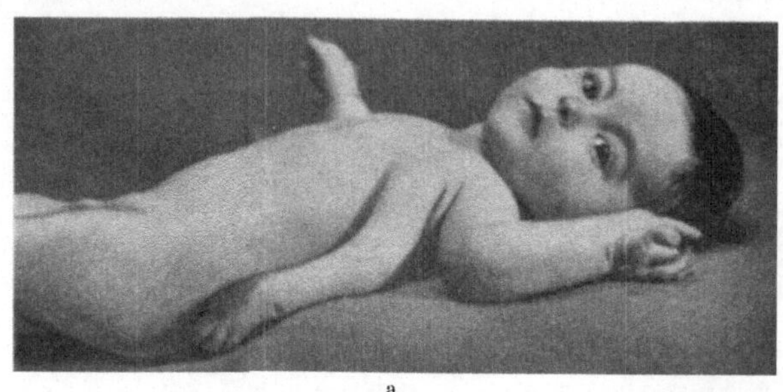

a

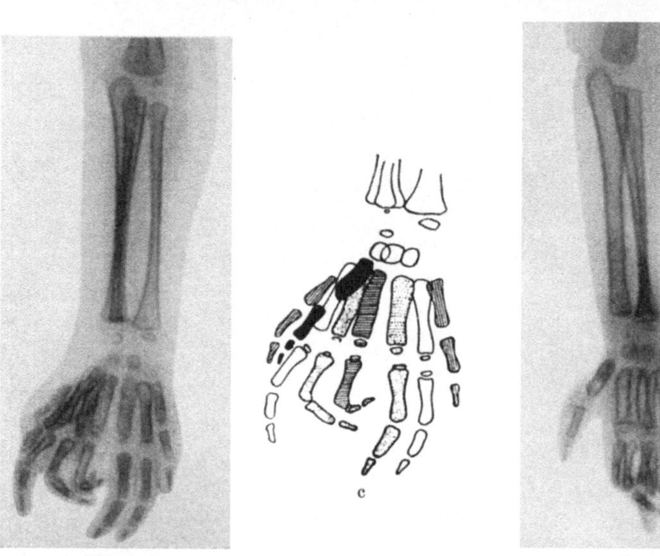

b   d

c

Abb. 30 a—d. b und d Röntgenbild des Unterarmes und der Hand in Pronation und Supination. Auf dem Umriß (c) wurden die Daumen mit Längsschraffierung bezeichnet, die Zeigefinger sind weiß, die Mittelfinger punktiert, der Ringfinger querschraffiert, der dorsale Kleinfinger schwarz. (Aus Peterffy u. Jona.)

bei Amphibien zu erzielen, die bis in Einzelheiten den eben mitgeteilten menschlichen Fällen gleichen.

β) Diplopodie (Doppelfuß).

Nach Weil zeigen nun in analoger Weise zu den Händen alle bisher beobachteten Doppel*füße* Verschmelzung am tibialen Rand mit gelegentlichem Fehlen der Tibia oder mit Verdoppelung der Fibula.

Fall Weil 1 (b): 8 Tage altes Kind mit Klumpfuß, Fibulaverdoppelung und Polydaktylie. Die Formel des Fußes lautet: 5:4:3:2:1:2:3:4 (Oktodaktylie). Drei Fußwurzelknochen sind nicht sicher zu differenzieren. Das distale Femurende ist etwas verbreitert, zeigt aber keine Formanomalien. Trotz des Fehlens der Tibia ist der Metatarsus I mit der großen Zehe ausgebildet.

Fall WEIL 2 (c). Bei einem mehrere Jahre beobachteten und auch orthopädisch operierten Kind fand sich folgende Mißbildung, die als rudimentäre Diplopodie bezeichnet werden kann: Der Fuß steht in Klumpfußstellung, das untere Femurende normal gestaltet, Fossa intercondyloidea fehlt. Im Unterschenkel ist die Fibula vorhanden, deren oberes Ende operativ an Stelle der *fehlenden* Tibia transplantiert wurde. Der Talus ist etwas verbildet, der Calcaneus hoch und kurz, vor dem Talus sind 2 Naviculare, welche in der Mitte durch eine schmale Brücke vereint sind, es finden sich ferner ein Cuboid und 3 Cuneiformia, die vor dem lateralen Naviculare gelegen sind, 2 weitere Cuneiformia artikulieren mit dem medianen Naviculare. Von den 7 Metatarsalknochen ist der 5. von außen her etwas nach vorn verschoben und verbreitert, er entspricht der Großzehe, deren Endphalanx durch eine Einkerbung teilweise geteilt (verdoppelt) war. Es handelt sich also um eine Diplopodie, deren Symmetrieachse durch die Großzehe geht. Die Zehenformel müßte lauten: $5:4:3:2:1 = 1:2:3$ (nach WEIL).

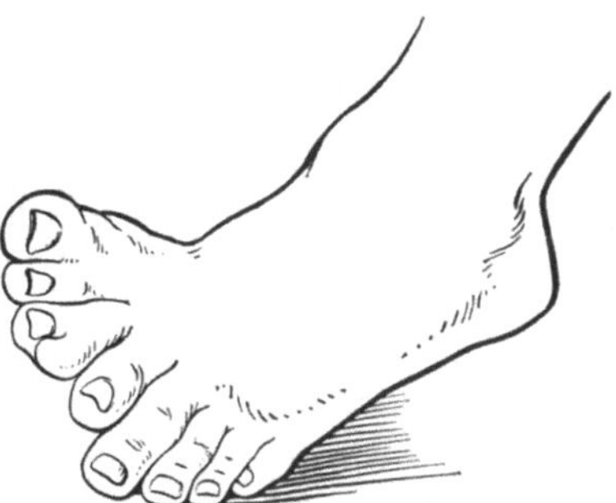

Abb. 31. Fußverdoppelung mit 9 Zehen. Auf Grund des Bildes ist die Zehenformel nicht sicher anzugeben. Man könnte an eine seitengleiche Diplopodie denken. (Fall JOHNSON.)

GRÄFENBERG berichtet über einen Fall mit folgendem Befund: Wegen Fehlens des rechten Os ischii und Os pubis liegt die Kniekehle in Gesäßhöhe, beide Unterschenkelknochen sind abnorm gekrümmt, distal knöchern verbunden. Die Zehenformel lautet: $5:4:3:2:1:1:3:4$ (bzw. $5:4:3:2-2:4:5$ nach APPELRATH). Von den Knochen der Fußwurzel sind im Röntgenbild Talus und Calcaneus sichtbar, das Naviculare fehlt und der Talus sieht aus wie ein zweiter Calcaneus. Die distale Reihe besteht aus 4 Knochen, wobei das Cuneiforme I die Gestalt eines Cuboids hat.

J. A. PIRES DE LIMA berichtet über einen 7jährigen Knaben, der eine Heptadaktylie des rechten Fußes von folgender Strahlenformel hatte: $5:4:3:2:1:2:3$.

Eine von JOHNSEN 1857 abgebildete Fußmißbildung mit 9 Zehen ist leider wegen Fehlens genauerer Skeletbeschreibung nicht sicher zu verwerten (Abb. 31). Man könnte sich nach der Zeichnung vorstellen, daß eine seitengleiche Diplopodie bestanden hat.

WEIL knüpfte an seine Beobachtungen folgende allgemeine Betrachtungen:

Gliedmaßendefekte und -verdoppelungen sind nahe verwandt. Erfahrungsgemäß kommt nun Vielfingrigkeit zwar bei gleichzeitigem Radius- bzw. Tibiadefekt vor, während Fehlen von Ulna bzw. Fibula nie gleichzeitig mit Hyperdaktylie vergesellschaftet ist. Dies hat wohl denselben Grund wie die Tatsache, daß bei Doppelhänden und Doppelfüßen die Verlötungsstelle am radialen bzw. tibialen Rande vorzukommen pflegt (vgl. Fall von Tibiadefekt „Lionella", Abb. 79 a—h).

Dies wird nach den Vorstellungen PRZIBRAMs damit erklärt, daß beim Feten der radiale bzw. tibiale Rand der Extremität als ihr präaxialer oder Vorderrand anzusehen ist, und daß er dementsprechend aus vorderen oder mehr kranialwärts gelegenen Segmenten hervorgeht als der ulnare oder fibulare Rand, der dem postaxialen oder Hinterrand der Extremitätenanlage entspricht.

Das Regenerationsvermögen nimmt nun vom vorderen zum hinteren Körperende ab und es vermag der vordere radiale bzw. tibiale Extremitätenabschnitt einen möglicherweise verlorengegangenen caudalen ulnaren bzw. fibularen zu ersetzen, umgekehrt gehe dies aber nicht.

Im allgemeinen kommen Diplocheirie und Diplopodie einseitig und nicht vererbt vor, es gibt aber auch vereinzelte doppelseitige Fälle und solche mit gleichzeitiger Beteiligung von oberer und unterer Extremität (Kuhnt, Ballantyn, Gherini).

Kuhnt beschreibt einen 21jährigen Stellungspflichtigen (1872), der an jedem Fuß 7 Zehen hatte. Es fanden sich an der Innenseite jedes normalgebildeten Fußes 2 Zehen, die Großzehe ist eine Doppelzehe, sie ist breit und die Nagelphalanx verdoppelt. Die beiden anderen Zehen haben — soweit dies getastet werden konnte — nur einen Metatarsalknochen. Die Zehenformel lautet: 5:4:3:2:1—1:2:3 (nach Kuhnt 3:4:5). An den Händen war das Bild der rudimentären Doppelbildung zu konstatieren: die linke Hand hat die Formel 5:4:3:4:5, die rechte Hand die Formel 5:4:3:4:5 (5). Da keine Röntgenbilder vorliegen, ist die Bezeichnung etwas unsicher. Die Auffassung als spiegelbildliche Verdoppelung scheint aber richtig (Abb. 32).

Eine eigene Beobachtung verdanke ich dem Pathologischen Institut Bern. Es handelt sich um einen 8zehigen Fuß, bei welchem im Röntgenbild etwas nach medial verschoben eine 2gliedrige Großzehe zu finden ist. Lateralwärts schließen sich 4 3gliedrige, zum Teil brachydaktyle Zehen an, medianwärts sind 3 Zehen vorhanden, welche im Bereich des 2. und 3. Metatarsale eine gabelförmige Reduktion zeigen. Leider konnten keine Angaben über den Befund am Unterschenkel erhalten werden, da es sich um ein im Fußgelenk amputiertes Sammlungspräparat handelt (Abb. 33a und b).

Eckstein schildert den rechten Fuß eines 33jährigen Mannes mit folgender Zehenformel: 5:4:3:2:1—1:2:3:4. Die große Zehe stellt eine Doppelzehe dar, über Mittelfußknochen und Fußwurzelknochen liegen leider keine genaueren Untersuchungen

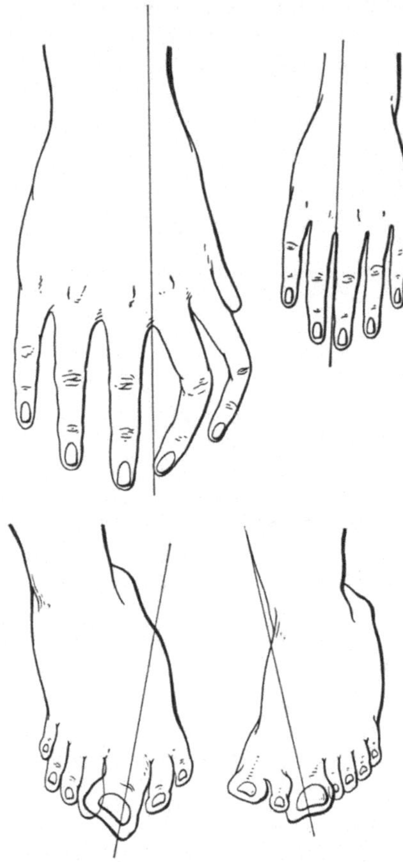

Abb. 32.
Gleichzeitige Hand- und Fußverdoppelung.
Linke Hand: 5:4:3:4:5. Rechte Hand: 5:4:3:4:5.
Linker Fuß: 5:4:3:2:1—1:2:3. (Fall Kuhnt.)

vor. Es handelt sich aber um eine typische Doppelbildung des rechten Fußes.

Einen besonders hohen Grad von Verdoppelung stellt die folgende Beobachtung Nitsches dar: Bei einem 2jährigen Mädchen wurde eine Verdoppelung der Hüftpfanne, unvollständige Verdoppelung des Femur mit Vereinigung an der Seite der großen Trochanteren beobachtet. Der Unterschenkel enthält eine Tibia und 2 Fibulae. Am Fußskelet ist das Vorhandensein zweier unvollständiger Füße mit *fibularem* Zusammenhang zu erkennen: Die Fußwurzelknochen bestehen aus (s. Abb. 34a—e) symmetrischen Doppelknochen (*1*) und asymmetrischen Doppelknochen (*2*), d. h. 2 verschmolzenen Cuboidea und Doppelcalcaneus. *3* ist als Talus anzusprechen, Knochen (*4*) wird als Verschmelzungsprodukt eines 2. Talus mit einer rudimentären 2. Tibia aufgefaßt. Die Natur der restlichen Fußwurzelknochen *5—7* ist nicht ganz klar. Die Zehenstrahlen werden wie folgt gedeutet:

1:2—3:4—5:3—2. Die Ansicht über die Auffassung des Falles wird gestützt durch Vergleich mit Fällen von SCHWALBE und GRÄFENBERG, Ileoxipho- und Ileothorakopagen, die jeweils syngenetische Doppelfüße mit fibularem bzw. tibialem Zusammenhang aufweisen.

Endlich führen wir noch die Beobachtung von A. H. SMOOK an: Doppelbildung eines menschlichen Fußes (Abb. 35 a und b). Einjähriger Knabe mit

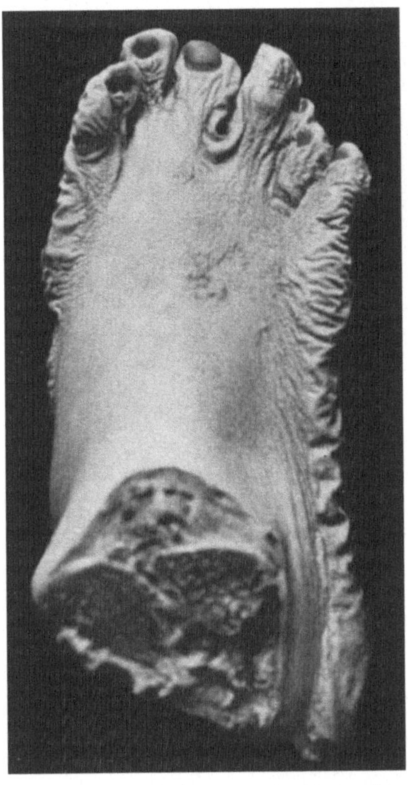

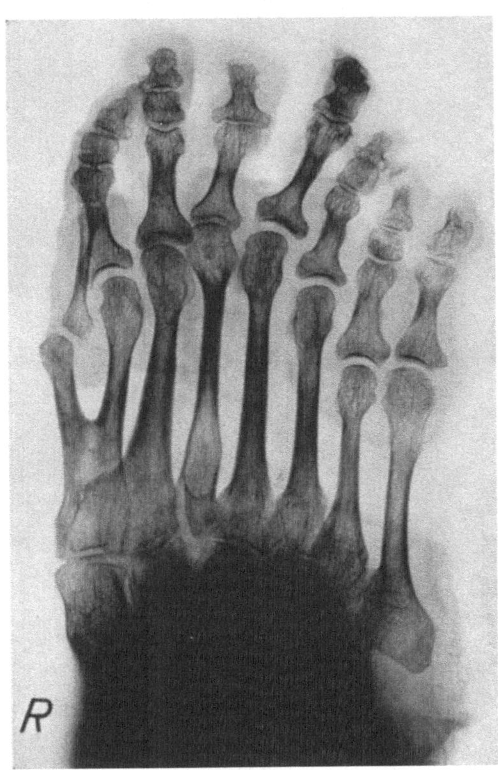

Abb. 33 a. Rechtsseitige Diplopodie von der Formel: 4:3:2:1:2:3:4:5. Gabelförmige Reduktion des medianen 3. und 4. Metatarsale. (Pathologisches Institut Bern, Professor WEGELIN.)

Abb. 33 b. Rechtsseitige Diplopodie von der Formel: 4:3:2:1:2:3:4:5. Gabelförmige Reduktion des medianen 3. und 4. Metatarsale. (Pathologisches Institut Bern, Professor WEGELIN.)

7zehigem linkem Fuß. Äußerlich war der Fuß mit dem Körper durch eine Hautduplikatur verbunden, welche jedoch keine Skeletteile, sondern nur einen kleinfingerdicken Gefäßnervenstrang enthielt. Großzehe und Ferse fehlt. Hüft- und Kniegelenk fehlen vollkommen. Ileum fehlte ebenfalls, nur das Os ischii ist vorhanden, schon im Röntgenbild ist eine Doppelbildung des Fußes unverkennbar. Die Zehenformel lautet: 5:4:3:2:3:4:5, wobei die mit 2 bezeichnete Zehe offenbar zu beiden Fußhälften gehört.

In der Fußwurzel liegen 2 Calcanei, die in der Mitte verschmolzen sind, nach vorne finden sich je ein Cuboid, welche mit dem Metatarsale V und IV an beiden Rändern artikulieren, dazwischen liegt ein Knorpelstück, welches als Doppelnaviculare gelten kann, vor diesem Gebilde liegt ein Konglomerat, welches auf Ossa cuneiformia bezogen wird. Von den Metatarsalknochen sind II und IV schwächer ausgebildet als die übrigen. Von Ober- und Unterschenkel sind nur

Fragmente vorhanden, die aber ebenfalls eine Doppelnatur erkennen lassen: ein dreieckiges Knochenstück repräsentiert das Skelet des doppelten Unterschenkels, das Femurrudiment ist einheitlich, verrät aber seinen Doppelcharakter durch eine Rinne an der Beugeseite und durch doppelte Artikulation am doppelten Unterschenkelrudiment. Bezüglich der genauen Präparation von Muskeln,

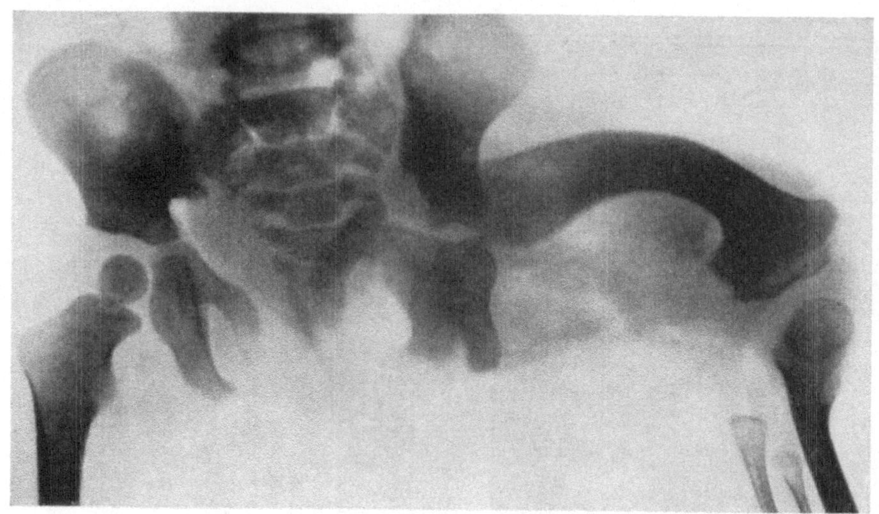

a

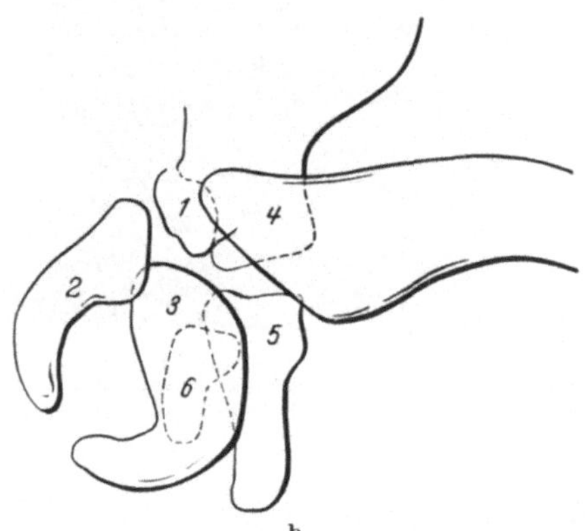

b

Abb. 34 a u. b. Verdoppelung der Hüftpfanne, unvollständige Verdoppelung des Femur, doppelte Fibula, einfache Tibia. (Fall Nitsche.)

Gefäßen und Nerven muß auf die Originalarbeit verwiesen werden. Es sei nur bemerkt, daß sich die Partes mediales der Plantaraponeurosen überkreuzen, daß sich die Musculi flexores digitorum breves et longi mit ihren Sehnen ebenfalls nach den gegenüberliegenden Seiten begeben und daß sich auf der Plantarseite ein Ligamentum transversum findet, welches sich von dem einen Os cuboideum über das Cuneiformekonglomerat zum anderen Cuboid hinüberzieht.

Über eine von Bateson beschriebene Fibulaverdoppelung bei einem Macacusskelet mit 9 Zehen und normal ausgebildeter Tibia berichtet Ströer (1937). Dieser Autor hat auch einen Fall von Geuer ausfindig gemacht, der als Teilverdoppelung, ähnlich wie der weiter oben zitierte Faltinsche Fall des Armes,

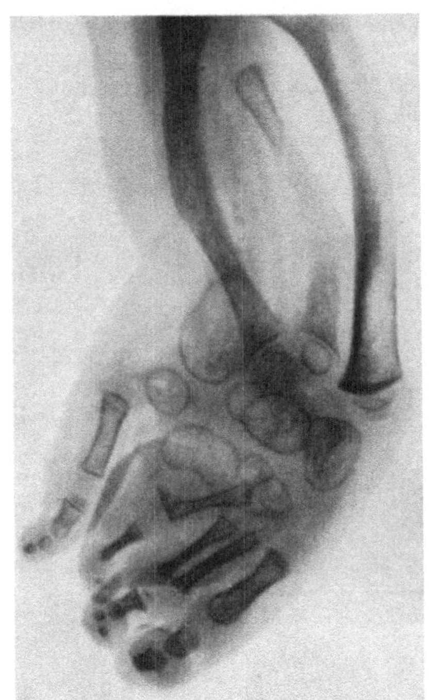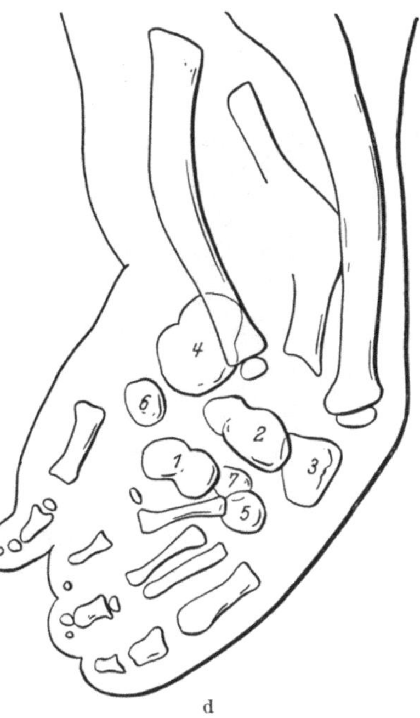

c

d

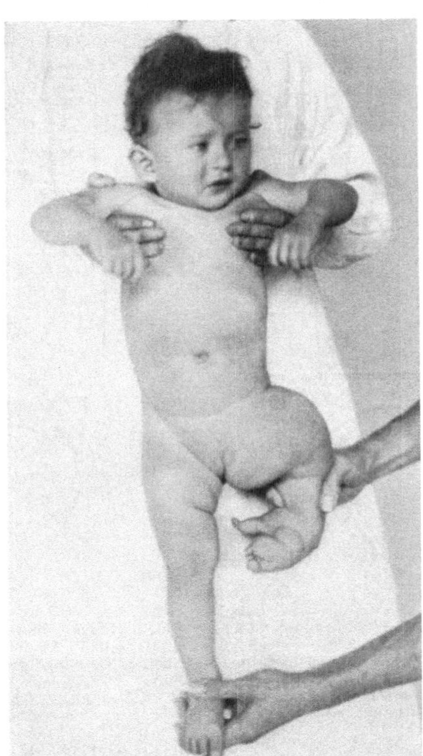

e

Abb. 34c—e. Doppelfuß mit Vereinigung am fibularen Rand. Bezeichnung s. Text. (Fall NITSCHE.)
Erklärung der Ziffern in d s. Text.

4*

einen Oberschenkel mit einem Teilfuß und einen normalen Unterschenkel mit
zugehörigem Fuß beschrieben und abgebildet hatte (Abb. 36).

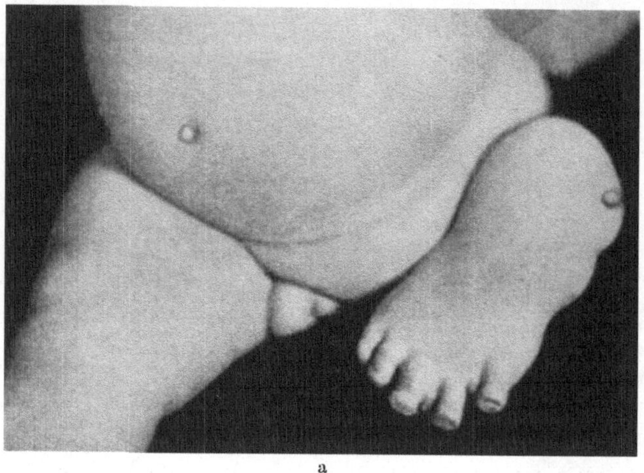

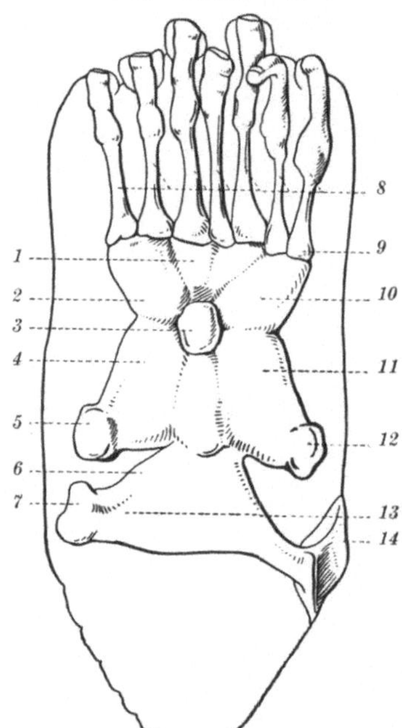

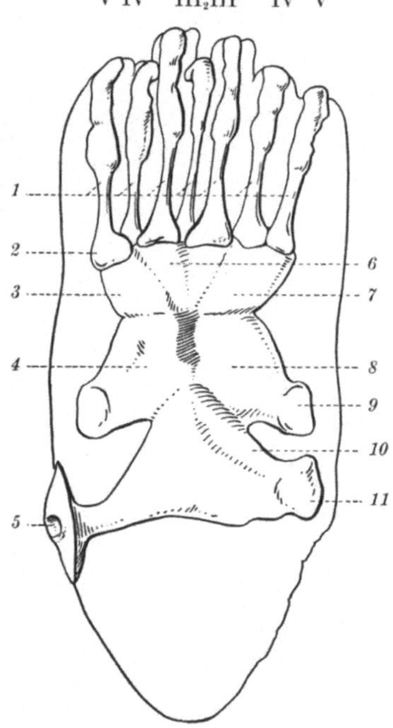

b I. *1* Os cuneiforme I, II, III (2×); *2* Os cuboideum; *3* Os naviculare; *4* Calcaneus; *5* Tub. calcanei; *6* Fibula; *7* rudiment. Femur (2×); *8* Ossa metatarsalia; *9* Tuberositas oss. metatars. V; *10* Os cuboideum; *11* Calcaneus; *12* Tub. calcanei; *13* Tibia und Fibula; *14* Hautnabel.

b II. *1* Ossa metatarsalia; *2* Tuberositas oss. metatarsalis V; *3* Os cuboideum; *4* Calcaneus; *5* Hautnabel; *6* Os cuneiforme I, II, III (2×); *7* Os cuboideum; *8* Calcaneus; *9* Tub. calcanei; *10* Tibia und Fibula; *11* rudiment. Femur (2×).

Abb. 35a u. b. Diplopodie. (Fall A. H. Smook.)

Die angeführten Beispiele von Verdoppelungen höheren Grades an Hand und
Fuß ergeben deutliche Mißbildungsstaffeln von rudimentären bis sehr erheblichen

Formen. Dabei ist dem Verhalten von Vorderarm und Unterschenkel immer Beachtung zu schenken: Die Einteilung nach WEIL (c) ist folgende:

1. Veränderung beschränkt sich auf Hand und Fuß.
2. Unterarm-Unterschenkelknochen sind mitbeteiligt, und zwar
a) Fälle mit gleichzeitigem Radius- oder Tibiadefekt.
b) Fälle mit Verdoppelung von Ulna bzw. Fibula.

Dabei besteht zwischen Hand und Fuß insofern ein gegensätzliches Verhalten, als an der oberen Extremität die Polydaktylie häufiger gleichzeitig eine Ulnaverdoppelung und seltener einen Radiusdefekt aufweist, während an der unteren Extremität die Fälle mit Tibiadefekt und Vielzehigkeit gegenüber denjenigen mit Fibulaverdoppelung die Regel bilden (MELDE, PARONA, KÜMMEL, zit. nach WEIL).

Ferner ist, worauf PRZIBRAM besonderen Wert legt, bei den Handverdoppelungen häufig der 1. Strahl unterdrückt, währenddem bei den Fußverdoppelungen die Großzehenanlagen — weil sie angeblich parallel stehen und nicht gegeneinander oponiert sind, wie die Daumen — nebeneinander zur Entwicklung kommen oder miteinander verschmelzen.

Erbbiologie bei den Mehrfachbildungen.

Für die Polydaktylie ist die Vererbbarkeit schon lange bekannt. HENNIG (zit. bei M. LANGE) zählte 1880 das familiäre Vorkommen in 77 Familien. Erinnert sei auch hier an die 6fingrige Bevölkerung des Savoyer Dorfes Jzaux.

Der Erbgang ist für die meisten Fälle ein *einfach dominanter*, gelegentlich kommt Überspringen von Generationen vor (unregelmäßige Dominanz von VERSCHUER).

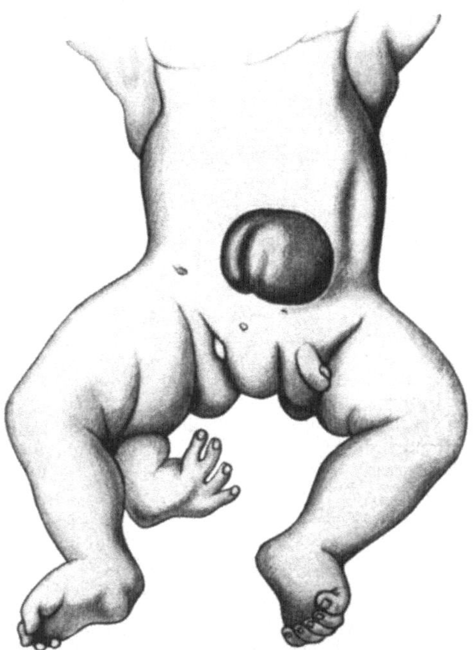

Abb. 36. Teilverdoppelung des rechten Beines. Am Oberschenkel findet sich ein kleiner 4strahliger Teilfuß, daneben normaler Unterschenkel mit Fuß. Analogie zum FALTINschen Fall an der oberen Extremität. (Fall GEUER.)

Über unregelmäßige Dominanz bei Polydaktylie in einer Negerfamilie berichtet CALLAN. Unter den Verdoppelungen bei einzelnen Gliedern figurieren: Daumen, Kleinfinger und Zehen. Dort auch weitere Literaturhinweise. Weiterhin ist die Arbeit von J. M. ODIORNE über die Vererbung der Polydaktylie bei 6 verwandten Familien in Neuengland aufschlußreich. Es konnte gezeigt werden, daß alle auf einen Vorfahren zurückgingen, der vor 1644 sich in Neuengland niederließ. Ein Stammbaum, der über 10 Generationen reichte, wies 90 Merkmalsträger auf. Intensität und Extensität wechselten. So gab es Merkmalsträger mit ein- und doppelseitiger Polydaktylie an Händen oder Füßen, oder an beiden. NEWMAN und QUISENBERRY beschreiben eineiige Zwillinge mit Spina bifida und Polydaktylie des einen Partners (Verdoppelung des Daumens).

ASCHNER und ENGELMANN widmen in ihrem wichtigen Buch über Konstitutionspathologie in der Orthopädie der Polydaktylie ebenfalls einen Abschnitt, wobei sie vor allem eine Erklärung für die unterschiedliche Durchschlagskraft des

Polydaktylie-Gens zu geben suchen und kommen zum Schluß, daß es mehrere Polydaktylie-Gene geben müsse, eines z. B. für die Mehrfachbildung selber, ein anderes für den Sitz. Die Einwände, welche Brandt gegen diese Aufteilung des Polydaktylie-Gens in mehrere Untergruppen macht, fußen auf seinen Transplantationsversuchen und wurden im allgemeinen Teil bereits gewürdigt (s. auch bei Cocchi).

Für die *Extremitätenverdoppelung* höheren Grades ist ein bestimmter Erbgang beim Menschen nicht bekannt geworden. Die sporadischen Fälle bilden die Regel und ihre keimbedingte, endogene oder exogene Entstehung ist dunkel. Sie sind aber fast durchweg mit Hilfe geeigneter Transplantationsversuche bei Amphibien künstlich erzeugt worden (s. Einleitung).

Literatur.

Numerische Schwankungen der Strahlenzahl (Mehrfachbildungen).

Appelrath: Zur Kenntnis der Doppelbildungen einzelner Gliedmaßen. Fortschr. Röntgenstr. **29**, 57 (1922). — Aschner, B., u. G. Engelmann: Konstitutionspathologie in der Orthopädie. Berlin: Springer 1928. — Atwood, E. S., and C. P. Pond: J. Hered. **8**, 95 (1917). Zit. nach Ströer.

Ballantyn: An infant with a bifid hand. Edinburgh med. J. **38**, 623 (1893). — Ballowitz, E.: Über einen Fall von symmetrischer Heptadaktylie beider Füße bei einem Soldaten. Münch. med. Wschr. **1915**, 1605. — Bateson, W.: Materials for the study of variation. Zit. nach Ströer. — Bergeret: Zit. bei Müller (ohne nähere Angabe). — Bishop, D. W.: Polydactyly in the tiger salamander. J. Hered. **38**, 291 (1947). — Brandt, W.: Experimentell erzeugte Gliedmaßenverdoppelungen bei Tritonen. Arch. Entw.mechan. **106**, 193 (1925). — Die Entstehungsursachen der Gliedmaßenmißbildungen und ihre Bedeutung für das Vererbungsproblem beim Menschen. Leipzig: Johann Ambrosius Barth 1937. — Bretscher, A.: Experimentelle Unterdrückung der Polydaktylie beim Hühnchen. (In Druck.) — Bruce: Remarkable malformation of the left hand. Trans. path. Soc. London **19**, 452 (1868). — Buettner, G.: Ulnare Polydaktylie bei Ulnaverdoppelung und Radiusdefekt. Z. Konstit.-lehre **22**, 428 (1939).

Callan, R.: Polydactyly in a negro family. J. Hered. **33**, 229 (1942). — Carré: Zit. bei Nigst. — Cocchi, U.: Erbschäden mit Knochenveränderungen. Aus Lehrbuch der Röntgendiagnostik von H. R. Schinz, W. E. Baensch, E. Friedl, E. Uehlinger, 5. Aufl. Stuttgart: Georg Thieme 1950/51.

Danforth, C. H.: Heredity of polydactyly in the cat. J. Hered. **38**, 107 (1947). — Dubois: Arachnodaktylie. Ann. Soc. méd.-chir. Liège **1913**, 52. Zit. bei Müller. — Dwight, Th.: Fusion of hands. Anat. Anz. **8** (1893).

Eckstein, E.: Über einen Fall überzähliger Bildung im Bereich des rechten Fußes. Prager med. Wschr. **1891**, 595. — Ehringhaus: Zur Pathologie und Therapie der Syndaktylie. Berl. klin. Wschr. **1912**, 421.

Faltin, R.: Ein Fall von Mißbildung der oberen Extremität durch Überzahl. Arch. Anat. u. Physiol. **1904**, 350. — Farge: Polydactylie, extrodactylie concommitante. Gaz. Méd. et Chir. Paris **1866**, 61. Zit. nach Aschner und Engelmann. — Fischer, H.: Inaug.-Diss. Bonn 1912. Zit. bei Przibram.

Geuer, F.: Über die Bildung von überzähligen unteren Extremitäten im Anschluß an einen klinisch beobachteten Fall von Tripodie. Inaug.-Diss. Bonn 1890. — Gherini, A.: Gazz. lombardica **34**, 51 (1874). Zit. nach Aschner und Engelmann. — Gräfenberg, E.: Die entwicklungsgeschichtliche Bedeutung der Hyperdaktylie menschlicher Gliedmaßen. Stud. Path. Entw. **2**, 565 (1920). — Gräper, L.: Zur Genese der Polydaktylie. Arch. Entw.-mechan. **107**, 154 (1926). — Gruber, G. B.: Neugeborenes mit tiefer Spaltung des Vorderfußes beidseits und Reduktion der Zehen mit verstümmelter Heptadaktylie an beiden Händen. Münch. med. Wschr. **1922**, 218.

Hennig: Überzählige Finger und Zehen. Zit. nach Kümmel. — Hilgenreiner, H.: Über die Hyperphalangie des Daumens. Beitr. klin. Chir. **54**, 585 (1907). — Neues zur Hyperphalangie des Daumens. Beitr. klin. Chir. **67**, 196 (1910). — Zur Hyperphalangie resp. Pseudohyperphalangie der dreigliedrigen Finger. Z. orthop. Chir. **35**, 234 (1916). — Hodgson, A. R.: Brit. J. Surg. **31**, 95 (1943). Zit. nach O'Rahilly. — Hollander, W. F., and W. M. Levi: Polydactyly, a sub-lethal character in the pigeon. J. Hered. **33**, 385 (1942).

Jakobsohn: Über kombinierte Syn- und Polydaktylie. Beitr. klin. Chir. **61**, 332 (1909). — Joachimsthal, G.: Verdoppelung des linken Zeigefingers und Dreigliederung des rechten Daumens. Berl. klin. Wschr. **1900**, 835. — Johnson, A.: Supernumerary toes (case of polydactylism, in which nine toes existed in one foot). Trans. path. Soc. London **9**, 427 (1858). — JOLLY: Polydaktylie mit Mißbildung des Armes. Internat. Beitr. z. wissenschaftl. Med. Berlin 1891. Zit. nach KÜMMEL.

ISIDOR: Note sur un cas d'amputation congénitale de l'avantbras droit etc. Rev. d'Orthop. **1893**, Nr 3. Zit. nach KÜMMEL.

KELLER, K.: Über Polydaktylie. Wien. klin. Wschr. **1941**, 681; **1944**, 492. — KLAUSSNER: Über Mißbildungen der menschlichen Gliedmaßen und ihre Entstehungsweise. Wiesbaden: Bergmann 1905, 1910. — KÜMMEL, W.: Die Mißbildungen der Extremitäten durch Defekt, Verwachsung und Überzahl. Kassel: Fischer 1895. — KUHNT: Eigentümliche Doppelbildungen an Händen und Füßen. Virchows Arch. **56**, 268 (1872).

LANGE, M.: Erbbiologie der angeborenenen Körperfehler. Stuttgart: Ferdinand Enke 1935. — LIEBENAM, L.: Verdoppelungstendenz der medialen und lateralen Strahlen des Fußskelettes in einer Familie. Erbarzt **5**, 61 (1938).

MAU, K.: Ein weiterer Fall von Doppelbildung der Ulna bei fehlendem Radius. Z. orthop. Chir. **42**, 355 (1922). — MELDE: Anatomische Untersuchungen eines Kindes mit Tibiadefekt. Inaug.-Diss. Marburg 1892. Zit. nach WEIL. — MILOJEVIC et VLATKOVIC: Doubles pattes produites chez les tritons par régéneration experimentale. C. r. Soc. Biol. Paris **94** (1926). Zit. nach BRANDT. — MÜLLER, W.: Die angeborenen Fehlbildungen der menschlichen Hand. Leipzig: Georg Thieme 1937. — MURRAY, J. J.: Case of woman with three hands. Med.-chir. trans. **46**, 29 (1863). Zit. nach POL.

NEWMAN, H. H., and W. and W. B. QUISENBERRY: One-egg twins with spina bifida and polydactyly. J. Hered. **35**, 309 (1944). — NIGST, P. F.: Über kongenitale Mißbildungen des menschlichen Extremitätenskelettes mit Röntgenbildern. Schweiz. med. Wschr. **1927**, Nr 1 bis 5. — NITSCHE, F.: Doppelmißbildung der unteren Extremität mit fibularem Zusammenhang. Z. orthop. Chir. **55**, 384 (1931). — Über lokalisierte Doppelmißbildungen und ihre Genese. Z. orthop. Chir. **55**, 601 (1931).

ODIORNE, J. M.: Polydactylism in related New England families. J. Hered. **34**, 45 (1943). — O'RAHILLY, R.: Radial hemimelia and the functional anatomy of the carpus. J. of Anat. **80**, 179 (1947). — OTTENDORF: Zur Frage des dreigliedrigen Daumens. Z. orthop. Chir. **17**, 507 (1906). — OTTO: Monstrorum sexcentuorum descriptio. Anatomica Vratislawae **1841**. Zit. nach KÜMMEL.

PARONA: La pigomelia nei vertebrati. Atti Soc. ital. sci. nat. **26**, 211 (1883). — PETERFFY, P., u. ST. JONA: Seltene Anomalie der Oberarmentwicklung. Zbl. Chir. **1942**, 878. — PFITZNER, W.: Ein Fall von beidseitiger Verdoppelung der 5. Zehe. Z. Morph. u. Anthrop. **4** (1902). — PIRES DE LIMA, J. A.: Un nouveau cas d'heptadactylie. Ann. d'Anat. path. **10**, 1215 (1933). — POKORNY: Zur Klinik und Ätiologie der Polydaktylie. Med. Klin. **1933**, 1486. — POL: Brachydaktylie, Klinodaktylie, Hyperphalangie und ihre Grundlagen. Virchows Arch. **229**, 388 (1921). — PRZIBRAM, H.: Die Bruch-Dreifachbildung im Tierreich. Arch. Entw.mechan. **48**, 205 (1921).

RESTEMEIER: Eine Mißbildung der Hand und des Unterarmes infolge Doppelbildung der Ulna bei fehlendem Radius. Dtsch. Z. Chir. **155**, 120 (1920). — RUBL, H.: Über Polydaktylie bei Zwillingen. Zbl. Gynäk. **1938**, 2706. — RUDERT, I.: Über die Vererblichkeit der präaxialen Polydaktylie. Z. Konstit.lehre **21**, 545 (1938).

SCHATZKI: Über verdeckte syndaktyle Polydaktylie und über Triangelbildung in der menschlichen Hand. Arch. orthop. Chir. **34**, 637 (1934). — Zur Vererbbarkeit der vererbten syndaktylen Polydaktylie. Arch. orthop. Chir. **36**, 613 (1936).

SCHOLTZ, A.: Über mannigfache Fehlbildungen an Händen und Füßen. Z. orthop. Chir. **72**, 231 (1941). — SCHWALBE, E.: Die Morphologie der Mißbildungen, Kap. XIII. Jena: Gustav Fischer 1906. — SMOOK, A. H.: Doppelbildung eines menschlichen Fußes. Anat. Anz. **78**, 209 (1934). — STAFFF: Über eine Familie mit erblicher Syn-Polydaktylie. Hyperphalangie des Daumens. Fortschr. Röntgenstr. **34**, 531 (1926). — STEIN, H. C., and E. A. BETTMANN: Rare malformation of the arm, double humerus with 3 hands and 16 fingers. Amer. J. Surg. **50**, 336 (1940). — STOCKARD: Extra toes in the guinea pig on atavistic condition and its genetic significance. Proc. Amer. Assoc. Anat. Rec. **35**, 25 (1927). — STOPPEL: Über einen seltenen Fall von Mißbildung der Zehen. Fortschr. Röntgenstr. **26**, 270 (1918/19).— STRÖER, W. F. H.: (a) Familiäres Auftreten erblicher Hand- und Fußabweichungen. Erbarzt **2**, 22 (1936). — (b) Die Extremitätenmißbildungen und ihre Beziehung zum Bauplan der Extremität. Z. Anat. **108**, 136 (1937).

TAYLOR, L. W., and C. A. GUNNS: Diplopodia: a lethal form of polydactyly in chickens. J. Hered. **38**, 67 (1947). — THOMSON, O.: Einige Eigentümlichkeiten der erblichen Poly- und Syndaktylie bei Menschen. Acta med. scand. (Stockh.) **65**, 609 (1927). — TORNIER: Über Hyperdaktylie, Regeneration und Vererbung mit Experimenten. Roux' Arch. **3**, 469 (1896). Zit. nach BRANDT.

VALENTIN, B.: Konstitution und Vererbung in der Orthopädie. Stuttgart: Ferdinand Enke 1932. — VERSCHUER, O. V.: Die Konstitutionsforschung im Lichte der Vererbungswissenschaft. Klin. Wschr. 1929, 769. — VOGEL: Über familiäres Auftreten von Poly- und Syndaktylie. Fortschr. Röntgenstr. 20, 443 (1913).

WEIDENMANN, M.: Ein seltener Fall von Zehenmißbildung. Jb. Kinderheilk. 86, 75 (1917).— WEIL, S.: (a) Verdoppelung der Hand mit Defekt des Radius bei doppelter Ulna. Klin. Wschr. 1923, 278. — (b) Kind mit Verdoppelung der Fibula bei fehlender Tibia mit Klumpfuß und mit Polydaktylie. Klin. Wschr. 1923, 187. — (c) Diplocheirie und Diplopodie. Z. orthop. Chir. 43, 595 (1924). — WEYGANDT, W.: Erbbiologische und erbgesetzliche Bedeutung der Polydaktylie. Münch. med. Wschr. 1936, 107.

2. Rückläufige Schwankungen der Extremitätenstrahlen.

Gegenüber den Mehrfachbildungen der Extremitätenstrahlen zeigt der jetzt zu beschreibende Formenkreis eine wesentlich geringere Durchschlagskraft und Erblichkeit. Diese Art der Fehlbildungen sind daher auch seltener; sonst aber besteht, worauf besonders MÜLLER wieder aufmerksam gemacht hat, eine weitestgehende Übereinstimmung bezüglich Beteiligung einzelner Strahlen und auch mancher morphologischer Einzelheiten (Gabelung!). Spalthandbildungen und angeborene, zum Teil amniotische Defekte gehören nicht in diese Gruppe (s. die späteren Abschnitte).

Auch hier kann zunächst unterschieden werden, ob die Defekte nur auf Hand und Fuß beschränkt sind, oder ob auch an den entsprechenden Vorderarm- oder Unterschenkelknochen mehr oder weniger weitgehende Defekte gleichzeitig vorhanden sind.

Des weiteren ist an dieser Stelle festzuhalten, daß die gleichsinnigen Phasen mehrerer Rückbildungsformen beim gleichen Individuum kombiniert vorkommen können. W. MÜLLER hat in solchen Fällen vom sog. Rückbildungstyp gesprochen. Wir verfügen über eine erste eigene Beobachtung, bei welcher sich die Rückbildungsformen folgendermaßen kombinierten (Abb. 37 a—d): Bei einer 80jährigen Frau fand sich an der rechten Hand ein Mangel des Kleinfingerstrahles sowie eine Brachymeso- und Telephalangie des 2. Fingers. An der linken Hand war eine Brachymesophalangie mit leichter Klinodaktylie des Kleinfingers zu erkennen. An den Füßen Brachymesophalangie der 2.—5. Zehe sowie Syndaktylie der 1.—2. Zehe des rechten Fußes, außerdem starker rechtsseitiger Hallux valgus.

In einem 2. Fall bei einer 29jährigen Frau (gestorben an rezidivierender Lungentuberkulose) fand sich eine Strahlenreduktion am radialen und ulnaren Rand der linken Hand neben Brachydaktylien (Abb. 38a—e). Auch am linken Fuß sind Reduktionserscheinungen von Strahlen in Form gabelförmiger Vereinigung des 3. und 4. Metatarsalknochens und Brachydaktylien der 4. und 5. Zehe festzustellen. Im einzelnen läßt sich an der linken Hand folgender Befund erheben: Vom Daumen ist noch eine langgestreckte einzelne Phalanx vorhanden. Das Metacarpale I fehlt. Der Zeigefinger besteht aus einem stark verbreiterten 2phalangigen Glied, welches in Syndaktylie mit dem 3. Finger vereinigt ist. 2. und 3. Finger besitzen einen gemeinsamen breiten Nagel und sind außerdem teilweise noch syndaktyl mit dem Daumenrudiment verbunden. Der 3. Finger zeigt zunächst eine Verdünnung der Knochen. Ihre Deutung erscheint recht schwierig. Es findet sich an Stelle des 3. Metacarpale zunächst ein stark verkürzter Knochen, an den sich eine sehr lang ausgezogene grazile Knochenbildung anschließt, welche eher auch noch einem Anteil des Metacarpale III entspricht, daran schließen sich 2 Phalangen des 3. Fingers an, die, wie schon erwähnt, durch Weichteilsyndaktylien mit dem 2. verkettet sind. Der 4. Finger zeigt wiederum 2 Phalangen, das Metacarpale IV und V sind gabelförmig miteinander an der

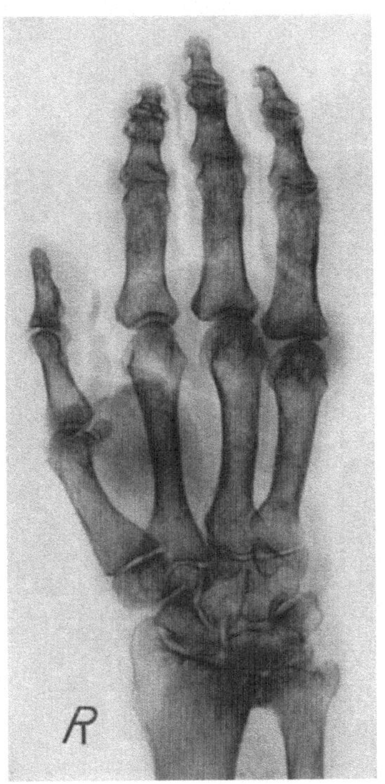

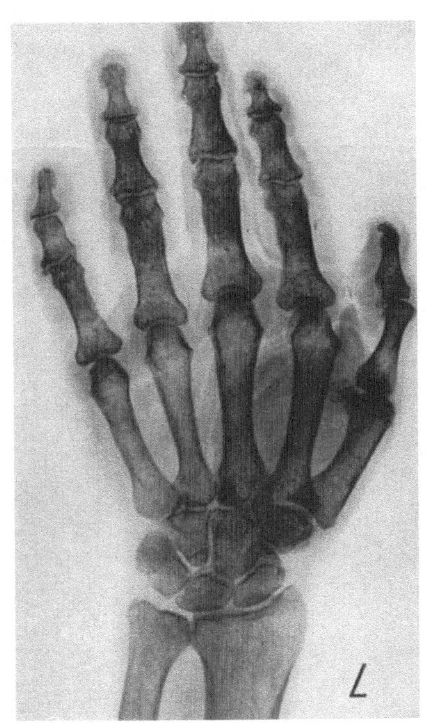

Abb. 37a. Rechte Hand: Mangel des Kleinfingerstrahles sowie Brachymeso- und Telephalangie des
2. Fingers. (Pathologisches Institut Basel,
Sekt.-Nr. 585/46.)

Abb. 37b. Linke Hand: Brachymesophalangie mit
leichter Klinodaktylie des Kleinfingers.
(Pathologisches Institut Basel, Sekt.-Nr. 585/46.)

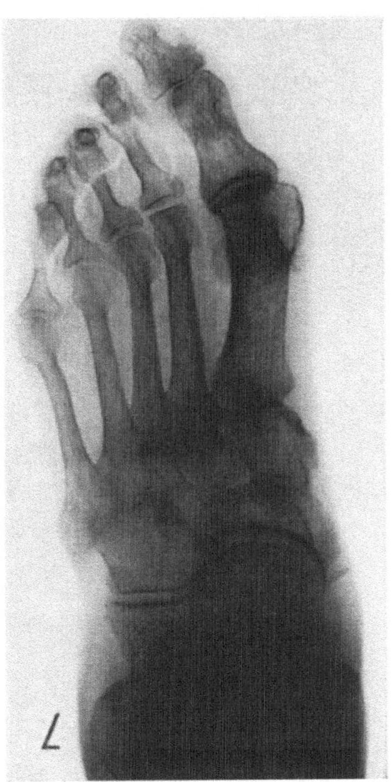

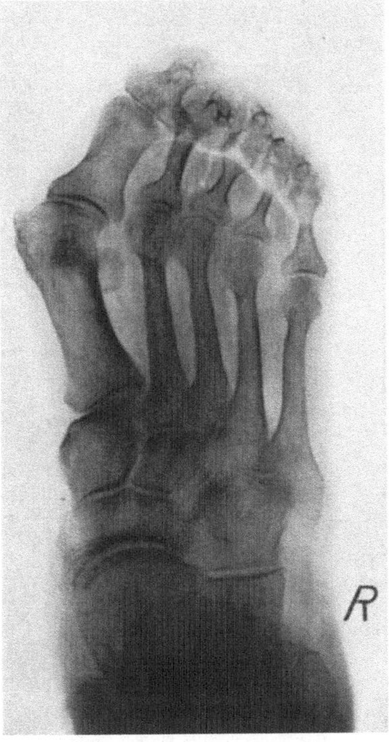

Abb. 37c. Linker Fuß: Brachymesophalangie
(Pathologisches Institut Basel, Sekt.-Nr. 585/46.)

Abb. 37d. Rechter Fuß: Brachymesophalangie der
2.—5. Zehe, Syndaktylie der 1.—2. Zehe.
(Pathologisches Institut Basel, Sekt.-Nr. 585/46.)

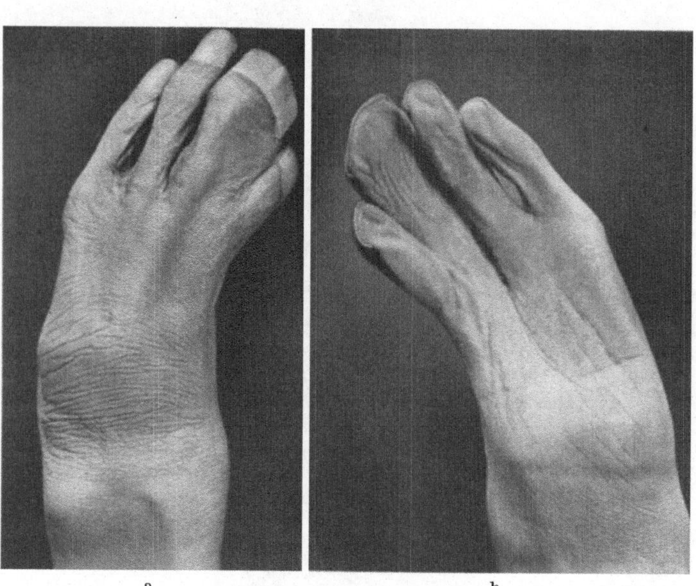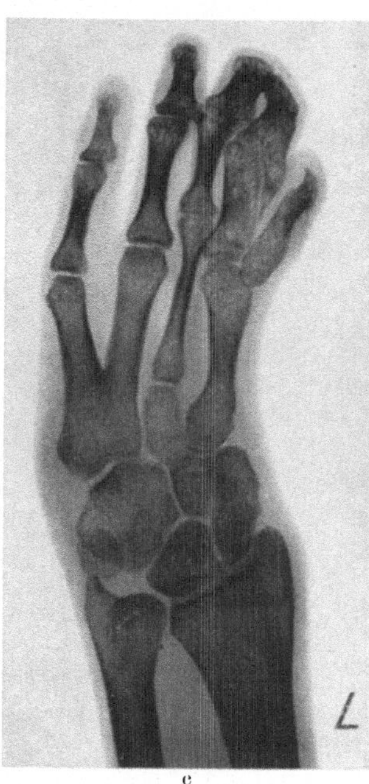

a   b   c

Abb. 38 a—c. Linke Hand: Starke Strahlreduktion am radialen und ulnaren Rand. Partielle Aplasie des Daumens
mit Hypophalangie, Hypophalangie des Zeigefingers und syndaktyle Weichteilverbindung mit dem ebenfalls
hypoplastischen 3. Finger. Brachyhypophalangie sämtlicher Finger und gabelförmige Reduktion des 4. und
5. Metatarsale. Reduktion von Handwurzelknochen (Symbrachydaktylie).
(Pathologisches Institut Basel, Sekt.-Nr. 149/38.)

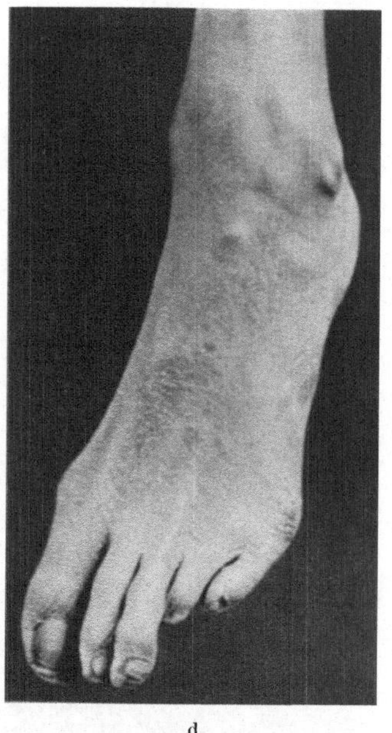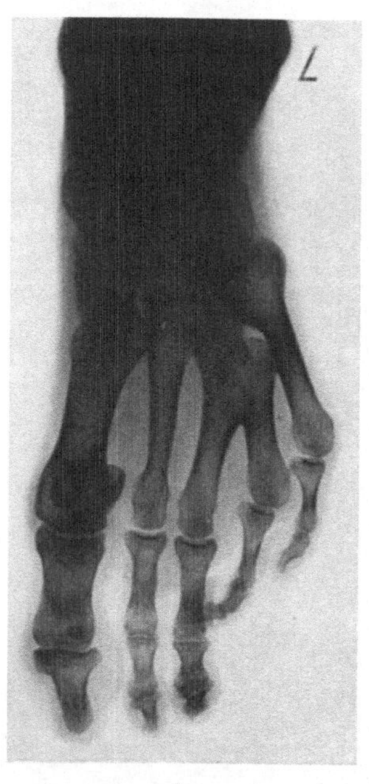

d   e

Abb. 38 d u. e. Linker Fuß: Gabelförmige Reduktion des 3. und 4. Metatarsale, Verkürzung der 4. und 5. Zehe
durch Brachymesophalangie und Brachyhypophalangie. (Pathologisches Institut Basel, Sekt.-Nr. 149/38.)

Basis verschmolzen, der 5. Finger besitzt 2 Phalangen. E. A. Zimmer veröffentlichte diesen Fall, faßte aber diese Hand als Löffelhand auf (s. darüber späteres Kapitel). Am linken Fuß ist die Strahlreduktion beschränkt auf die gabelförmige Verschmelzung des 3. und 4. Metatarsale. 4. und 5. Zehe sind durch Brachymesophalangie und durch Brachy-tele-hypo-phalangie hochgradig verkürzt.

Die Bezeichnung ,,Defekt" wird in vielen Publikationen nicht immer ganz sinngemäß verwendet. Die im folgenden zu beschreibenden sog. rückläufigen Erscheinungen an den Extremitätenstrahlen beruhen meistens darauf, daß diese Strahlen gar nicht zur Ausbildung kommen, und daher sinngemäß als Aplasien

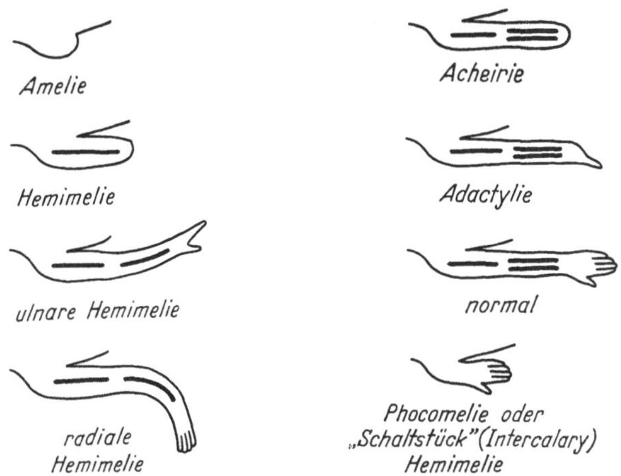

Abb. 39. Schematische Darstellung der Hauptformen ,,rückläufiger Schwankungen der Extremitäten". (Aus O'Rahilly: Classification of peromelia.)

zu bezeichnen wären. Unter ,,Defekt" versteht man im allgemeinen das Verschwinden einer zunächst angelegten Bildung, entsprechend der lateinischen Bedeutung des Wortes: deficere = wegmachen (s. auch die Bemerkung bei Herzog).

Eine gute Einteilung, aus welcher der segmentartige Charakter der im folgenden zu beschreibenden Fehlbildungen hervorgeht, gibt 1947 O'Rahilly. In einer schematischen Abbildung sind dabei die Hauptformen der ,,rückläufigen Schwankungen der Extremitäten" dargestellt. Seine Bezeichnungen stimmen allerdings nicht immer mit der hauptsächlich von Gruber im deutschen Sprachgebiet empfohlenen Nomenklatur der einzelnen Formen. Im Prinzipiellen besteht aber Ähnlichkeit der Auffassungen (Abb. 39). Recht gut erscheint mir die Bezeichnung ,,intercalary hemimelia". Unter diese Rubrik fallen alle jene Formen, bei denen ein mehr oder weniger großes Schaltstück aus dem Strahl herausfällt, währenddem proximale und distale Abschnitte erhalten sind. Das typischste Beispiel dafür ist die Phokomelie, bei welcher z. B. an einem Armstumpf oder direkt an der Schulter eine Hand inseriert.

a) Oligodaktylie (Ektrodaktylie) der Hand.

α) Rückbildungen des Daumenstrahles.

Die verschiedenen Staffeln von Rückbildungen lassen sich nach Müller in 4 Grade ordnen:

1. Grad: Der Daumenstrahl ist kleiner und schmäler als normal. Nitsche und Armknecht veröffentlichten die rechten Hände eines Zwillingspaares, welche Träger dieser Mißbildung waren (Abb. 40a—c). Hayd publiziert den Fall einer

symmetrischen Daumenhypoplasie bei gleichzeitiger Spina bifida, Schaltwirbel, Fehlen des Steißbeines, Mikrocephalie, Minderwertigkeit der rechten Körperhälfte. In dieser Kombination äußert sich die endogene Natur der Fehlbildung am Daumenstrahl (Abb. 40a).

2. Grad: Das Metacarpale I ist ganz dicht an das Metacarpale II herangezogen und artikuliert am Nachbarmetacarpale, nicht am Handwurzelknochen (Beobachtung NIGST, Abb. 40 b).

3. Grad: Der Daumen ist nur noch als Stummel vorhanden, er ist mit dem Weichteilrand der übrigen Hand nur noch mit einer Weichteilbrücke verbunden (NIGST). Hierher gehört auch der von RÖSGEN und MAMIER fälschlich als amniotische Abschnürung gedeutete Fall (Abb. 40 c, links).

4. Grad: Der ganze Daumenstrahl fehlt, ebenso die zugehörigen radialen Handwurzelknochen (NIGST). An Stelle des Metacarpus I liegt ein erbsengroßer Knochen vor dem Multangulum majus. Am Zeigefinger besteht gleichzeitig Brachymesophalangie (Abb. 40 c, rechts).

Ein Fall, den ich der Chirurgischen Poliklinik des Bürgerspitals Basel verdanke, betrifft einen 29jährigen Mann mit hochgradiger Hypoplasie des rechten Daumens. Im Röntgenbild sieht man die teilweise Defektbildung des Matacarpale I sowie die Hypoplasie der beiden Daumenglieder, mit Synostose zwischen Grundund Endphalanx. In der Familie des Mannes sind keine ähnlichen Fehlbildungen bekannt (Abb. 41 a und b).

Sehr instruktiv ist der Fall von partieller und totaler Reduktion des Daumens bei einer Patientin, deren Handbilder ich Herrn Prof.

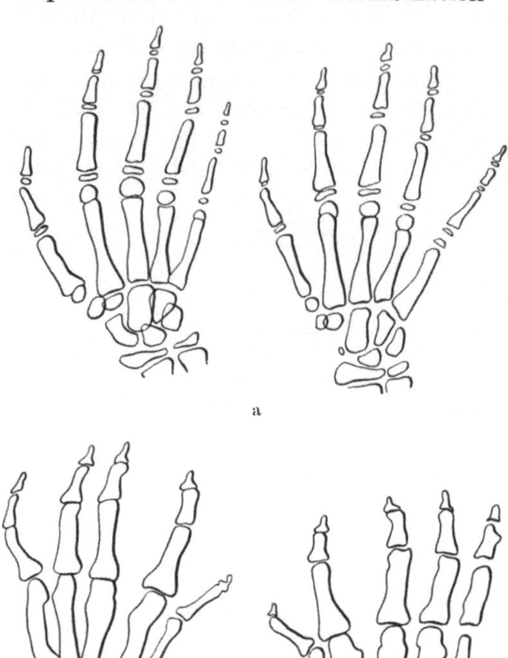

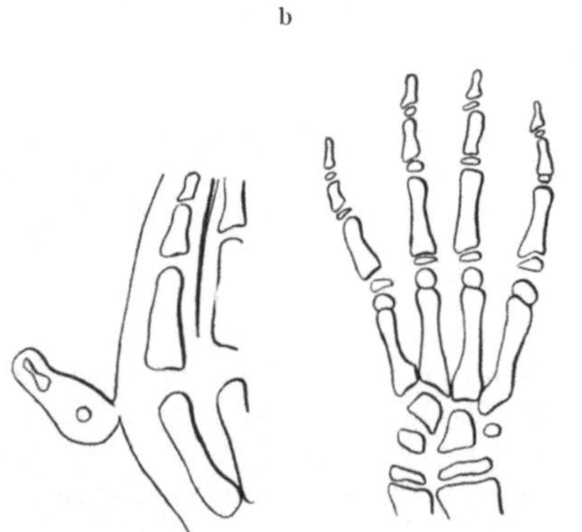

Abb. 40 a—c. Staffel der Daumenstrahlreduktion.
(Nach MÜLLER.)

LÜDIN verdanke. Rechts läßt sich noch ein hypoplastischer 2gliedriger Daumen mit zugehörigem unterentwickeltem Metacarpale I erkennen, links fehlt der Daumenstrahl vollständig. In der Haut findet sich noch ein kleiner Bürzel, gewissermaßen als letztes Rudiment (Abb. 42).

STRÖER weist darauf hin, daß „das Fehlen des Daumens ein mehr oder weniger selbständiger Ausläufer des Radiusdefektes" darstellt. Auf die enge Verbundenheit des Daumenausfalles mit dem Radiusausfall wird in dem entsprechenden Kapitel hingewiesen.

Über familiäres Vorkommen von Oligodaktylie am Daumenstrahl berichtet G. VEIT unter Beibringung eines Stammbaumes. Die mit Mißbildung behafteten Personen sind weiblich und bei 3 Untersuchten lag Schwachsinn vor. Die Beobachtungen erstreckten sich über 3 Generationen. Der Schweregrad wechselte.

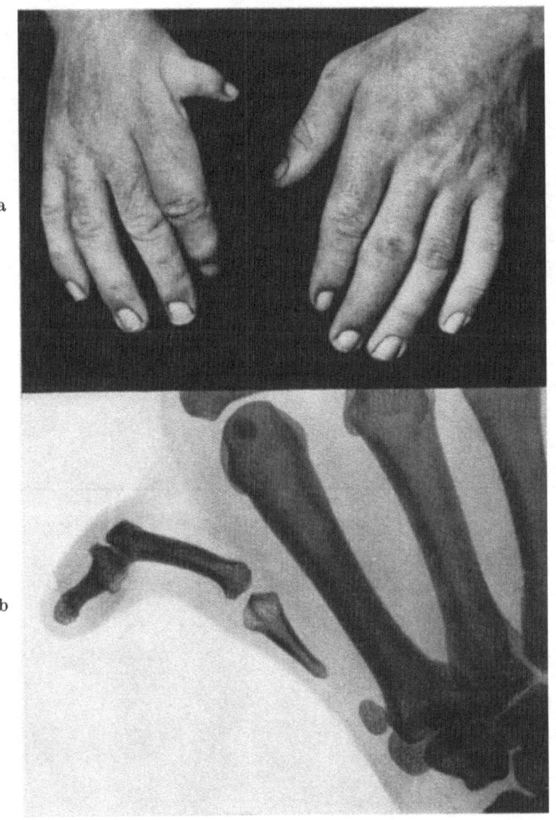

Abb. 41 a u. b. Starke Hypoplasie des rechten Daumens: teilweiser Defekt des Metacarpale I. (Chirurgische Poliklinik Basel.)

1. Probandin zeigte einseitigen Daumenmangel und verkümmerte Daumenform an der anderen Hand, beidseits teilweise bzw. völlige Aplasie der radialen Handwurzelknochen.

2. Schwester der Probandin zeigt leichten Grad der Reduktion: Alle 5 Finger beidseits vorhanden, jedoch Daumen und zugehörige Handwurzelknochen etwas hypoplastisch, außerdem Dreigliedrigkeit des Daumens (gleichzeitig Rückbildungs- und Überschußformen in der Sippe).

3. Mutter der beiden zeigte doppelseitiges Fehlen der Daumen und der radialen Anteile des Carpus, desgleichen Atrophie der Speichen und radio-ulnare Synostose (s. Anhang). Ferner fanden sich noch 2 verstorbene Kinder, die nicht genau untersucht werden konnten, die aber schwere Verkürzung der Arme mit kleinen Fingerstummeln gehabt haben sollen. In der Arbeit finden sich weitere Hinweise über familiäres Vorkommen von Handmißbildungen.

β) Rückbildungen am ulnaren Randstrahl.

Auch hier läßt sich eine Reihe aus dem Schrifttum zusammenstellen, welche sogar erlaubt, zwischen Defekt des Kleinfingers und Defekt der beiden ulnaren

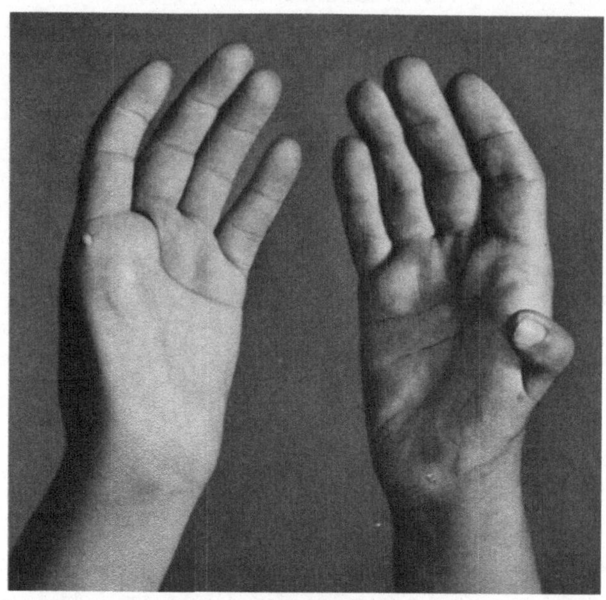

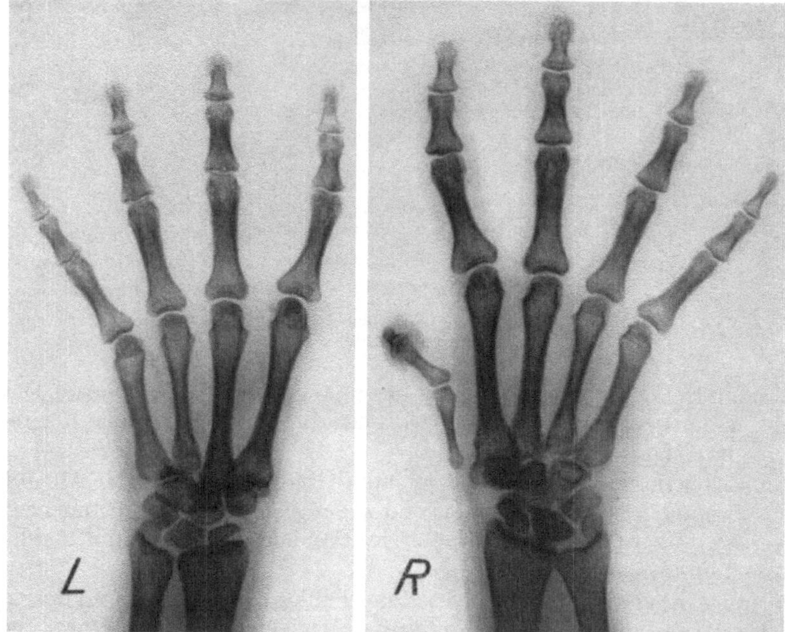

Abb. 42. Starke Hypoplasie des rechten, vollkommenes Fehlen des linken Daumens. (LÜDIN, Basel.)

Randstrahlen zu klassieren. Es sei dabei allerdings betont, daß es oft sehr schwierig ist, auszusagen, welche Finger nun tatsächlich fehlen, und STIEVE betont, daß diese Mißbildungen wohl nicht einfach mit dem Fehlen eines Fingers oder der Verschmelzung von 2 benachbarten Fingeranlagen zu erklären ist, sondern wahrscheinlich liegen viel kompliziertere Vorgänge zugrunde, in die bisher der Einblick noch fehlt.

aa) Defekt des Kleinfingerstrahles. Eine leichtere Form stellt eine Beobachtung HILGENREINERs dar (zit. nach MÜLLER). Der Kleinfinger ist merkwürdig grazil und es finden sich nur 2 Phalangen.

Ein weiterer Grad stellt eine Beobachtung MÜLLERs dar: der ulnare Randstrahl ist bis zum Köpfchen der Grundphalanx durch Verschmelzung im Nachbarstrahl aufgegangen. Nur noch Mittel- und Endphalanx sind vorhanden.

Noch weiter ist der Schwund des 5. Strahles im Falle von PAUL (Abb. 43). Der 5. Strahl ist vollständig in den 4. aufgegangen, dieser ist aber, verglichen mit

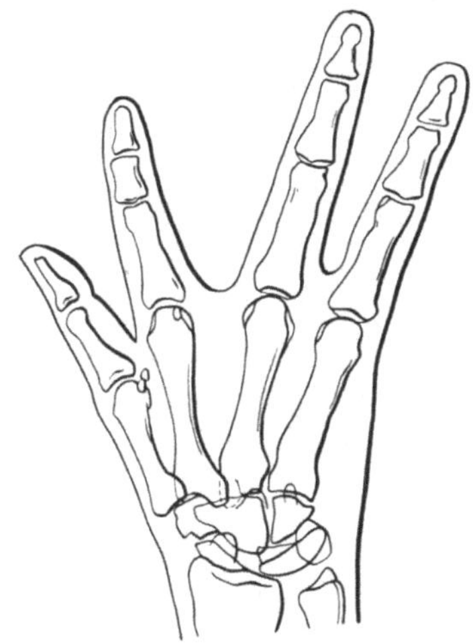

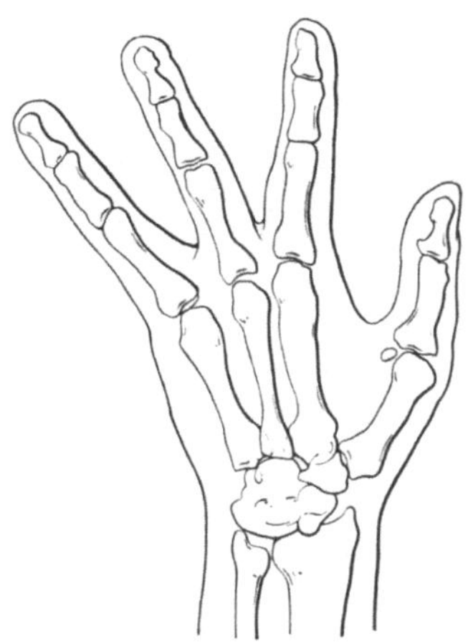

<table>
<tr><td align="center">Abb. 43.
Defekt des 5. Strahles. Brachydaktylie des 2. Fingers,
Synostosen verschiedener Handwurzelknochen.
(Nach PAUL.)</td><td align="center">Abb. 44.
Ulnarer Randdefekt. Beide Vorderarmknochen vorhanden. Verschmelzungen von Handwurzelknochen.
(Nach STIEVE.)</td></tr>
</table>

den Normalmaßen PFITZNERs namentlich im Bereich des Metacarpale und der Phalangen um 4 mm breiter. Außerdem findet sich noch eine Entwicklungshemmung im radialen Strahl, Brachydaktylie, Synostose zwischen Multangulum minus und Capitatum sowie zwischen Lunatum und Triquetrum. Vorderarmknochen sind unverändert.

Auch ein Fall von HADLICH mit gutem Röntgenbild gehört hierher. Zu den stärksten Graden dieser Gruppe gehört eine Beobachtung KLAUSSNERs (a). Der ulnare Randstrahl ist nicht mehr angedeutet und es findet sich eine Weichteilsyndaktylie III und IV. Diese Fehlbildungen sind offenbar recht selten.

Auch hier lassen sich noch Unterschiede bezüglich der Beteiligung der Handwurzelknochen feststellen. Doch soll darauf erst in einem weiteren Abschnitt eingegangen werden. Andere ähnliche Fälle erwähnt STIEVE (a) im Anschluß an Mitteilung einer eigenen Beobachtung:

STIEVE (a), Fall 2: 28jähriger Mann. Beide Eltern und 4 Geschwister normal. Linke Hand 4fingrig. Der 2. Finger ist äußerst plump, fast trommelschlägelförmig, der 3. ist auffallend dünn, der 4. ist wieder dem 2. ähnlich (Abb. 44).

Röntgenbild. Linker und rechter Oberarmknochen sind gleich stark entwickelt, Ellenbogengelenke vollkommen normal. Links Elle und Speiche vollkommen gerade, wesentlich schwächer als rechts: distale Epiphyse der Elle kaum dicker als deren Diaphyse.

Naviculare vollständig vorhanden, kurz, plump, dreieckig.

Multangulum majus gut ausgebildet, frei.

Multangulum minus mit radialem Teil des proximalen Endes des Metacarpale II verschmolzen.

Ulnare $^2/_3$ der Handwurzel von kreisrundem, großem Knochen gebildet (Verschmelzung von Lunatum, Triquetrum, Pisiforme, Capitatum, Hamatum).

Metacarpale I normal, artikuliert mit Multangulum majus.

Metacarpale II sehr stark entwickelt, proximal erheblich verbreitert und mit der radialen Hälfte mit dem Multangulum minus verschmolzen, ulnare Hälfte artikuliert mit großem Verschmelzungsknochen (Capitatum).

Metacarpale III sehr schwach, verjüngt sich proximal, das verjüngte proximale Ende liegt dorsalwärts vom Metacarpale des 2. und 4. Fingers.

Metacarpale IV, ähnlich wie Metacarpale II, artikuliert mit dem großen Verschmelzungsknochen entsprechend dem Hamatum. Phalangen o. B.

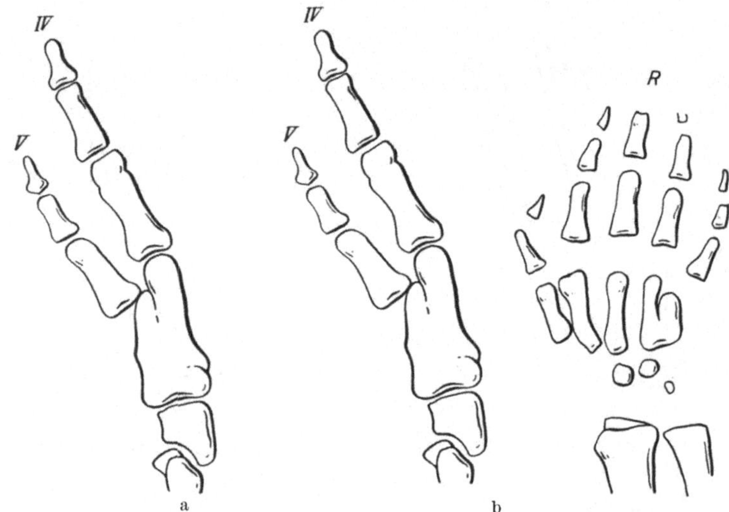

Abb. 45 a u. b. Hereditäre Synostosis metacarpi IV und V. (Fall Orel.)

Stieve läßt die Frage offen, welcher Finger wirklich fehlt, neigt aber wie andere Beobachter zur Annahme, es handle sich um einen ulnaren Randdefekt.

Aus der Literatur erwähnt Stieve noch Fälle von Otto (1841), Lonsdale (1855), Richter (1887), Mies (1890) und besonders von Strecker (1892), der eine ganze anatomische Präparation vorgenommen hatte. Ferner Kümmel (a) (1895), Hadlich (1906), ebenfalls mit anatomischer Präparation.

Über familiäres Vorkommen der Reduktion der Kleinfingerstrahlen berichtet Orel (Abb. 45 a u. b) von einem Kind, dessen kleine Finger beider Hände maximal abduziert waren. Großvater zeigte dasselbe an einer Hand, Kleinfinger kann nicht aktiv adduziert werden und ist etwa 1 cm kürzer als auf der gesunden Seite. Im ganzen konnte die Mißbildung bei 4 männlichen Nachkommen eines freien Elternpaares festgestellt werden. Erbgang am ehesten recessiv geschlechtsgebunden, eventuell auch unregelmäßig dominant.

bb) Defekte der beiden letzten ulnaren Strahlen (ulnarer Doppeldefekt). Die Befunde bei den ulnaren Doppeldefekten sind entschieden häufiger als diejenigen des 5. Strahles allein. Prof. Rössle überließ mir aus dem Museum des Pathologischen Institutes Berlin folgende Fälle:

Abb. 46 zeigt das Skelet einer rechten Hand, bei welcher die ersten 3 Strahlen richtig entwickelt sind, das Metacarpale III wohl etwas kurz. Von den Handwurzelknochen sind in der proximalen Reihe Naviculare, Lunatum, Triquetrum,

Pisiforme ausgebildet, in der distalen Reihe erkennt man Multangulum majus und minus sowie das Capitatum, Os hamatum fehlt. Radius und Ulna sind vorhanden.

In der 2. Beobachtung, die ich Herrn Prof. Rössle verdanke, ist die Handwurzel ein wenig stärker reduziert, indem Lunatum und Triquetrum miteinander verschmolzen sind. Die Finger zeigen im Präparat ziemlich starke Flexionsstellung, sind aber nicht miteinander verwachsen (Abb. 47 a und b).

Die 3. Beobachtung stellt einen noch höheren Grad dar. Aus dem Gipsabguß der Hand ersieht man eine Weichteilsyndaktylie des 2. und 3. Fingers einer linken Hand (Abb. 48 a—c). Die 3 radialen Fingerstrahlen sind ausgebildet, es findet sich eine deutliche Brachymesophalangie II. Die Handwurzel ist wesentlich stärker reduziert als im 1. Beispiel: Man erkennt in der proximalen Reihe 2 relativ kleine Knochen: Naviculare und Lunatum, in der distalen Reihe ebenfalls 2 Knochen: das kleine Multangulum majus und einen Verschmelzungsknochen mit quer verlaufender Furche (vielleicht unrichtig montiert!) im Bereich von Multangulum minus und Capitatum. Triquetrum, Pisiforme und Hamatum fehlen.

Müller erwähnt noch ähnliche Fälle von Joachimsthal (a), Hellner, Klaussner (a).

Erwähnenswert für das Verständnis dieser Mißbildungsformen ist die entwicklungsgeschichtliche Tatsache, daß der 4. und 5. Strahl bei der Differenzierung der Skeletanlage aus einem gemeinsamen Seitenfortsatz des Mittelstrahles entstehen.

In Apfelthalers Fall endlich ist bei einseitiger Ausbildung am 3. Strahl die End- und Mittelphalanx andeutungsweise verdoppelt. Es scheint sich unserer Ansicht nach um den Rest eines 4. Strahles zu handeln (vgl. Abb. 49). Apfelthaler deutet seine Mißbildung allerdings wohl irrtümlicherweise: 1:3:5. In der Handwurzel ist Multangulum majus und Capitatum verschmolzen, Hamatum und Pisiforme fehlen.

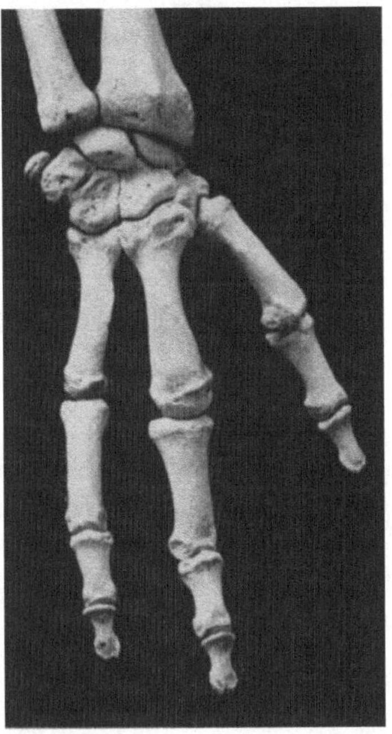

Abb. 46. Macerationspräparat eines ulnaren Doppeldefektes. (Pathologisches Institut Berlin.)

Wir erwähnten schon früher, daß Stieve sich bei der Angabe, welche Finger wirklich fehlten, sehr zurückhaltend äußert, es sollen daher hier noch die beiden interessanten weiteren Stieveschen Beobachtungen angeschlossen werden:

Stieve, Fall 1: 34jähriger Tierarzt. Großeltern, Eltern und Geschwister zeigten *keine* Fehlbildungen. Mißbildung: 3fingerige linke Hand (Abb. 50).

Oberarm beiderseits gleich. Ellbogengelenk o. B. Am linken Radius Krümmung des proximalen Drittels, linker Radius und besonders Ulna sind im distalen Teil schwächer als entsprechender Knochen der rechten Hand.

Die linke Hand zeigt folgenden Befund: Naviculare und Multangulum majus sind gut ausgebildet. Multangulum minus mit proximalem Ende des Metacarpale II verschmolzen, ebenso Triquetrum und Hamatum, Pisiforme gut ausgebildet. Das Lunatum proprium auffallend klein wie ein akzessorischer Knochen. Capitatum sehr groß, artikuliert zwischen Lunatum und Naviculare mit dem Radius (Verschmelzung zwischen akzessorischem Naviculare, Ulnare und Capitatum, vielleicht auch Lunatum in 2 Teile zerfallen. Lunatum bipartitum) (Pfitzner).

Metacarpale I artikuliert mit Multangulum majus.

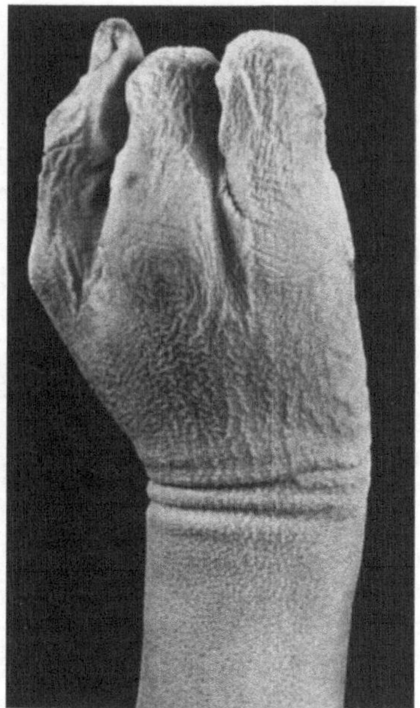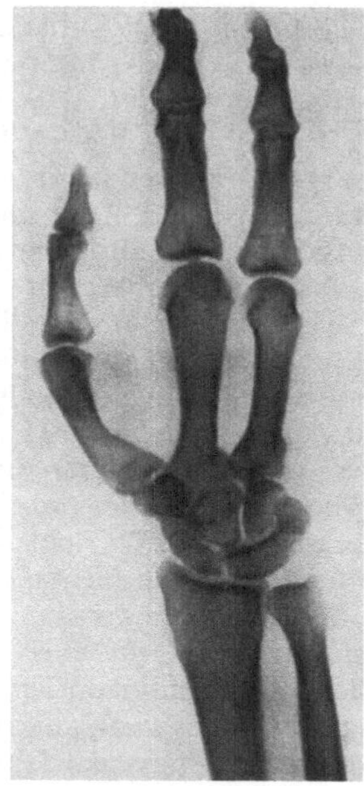

a   b

Abb. 47a u. b. Ulnarer Doppeldefekt. (Pathologisches Institut Berlin.)

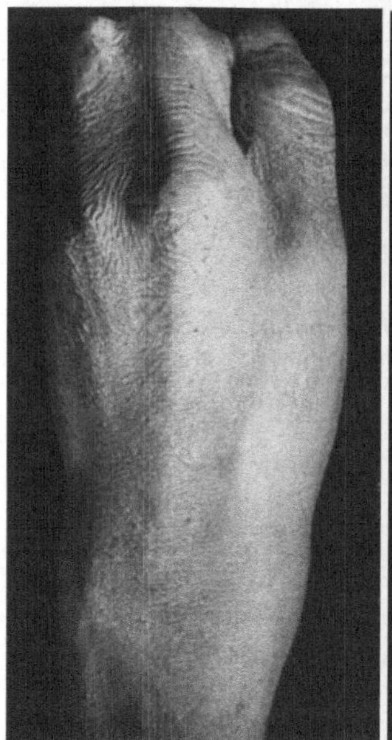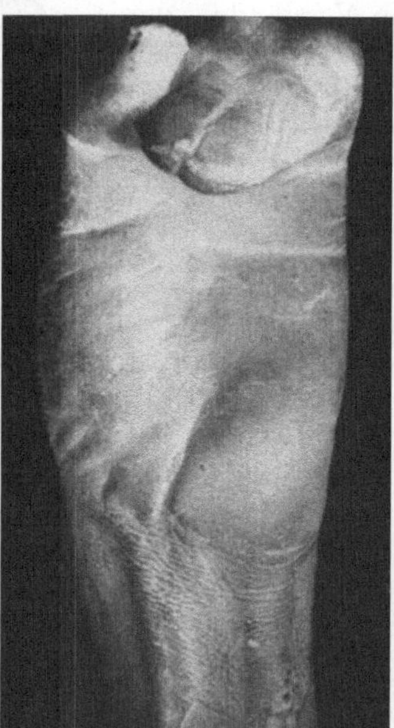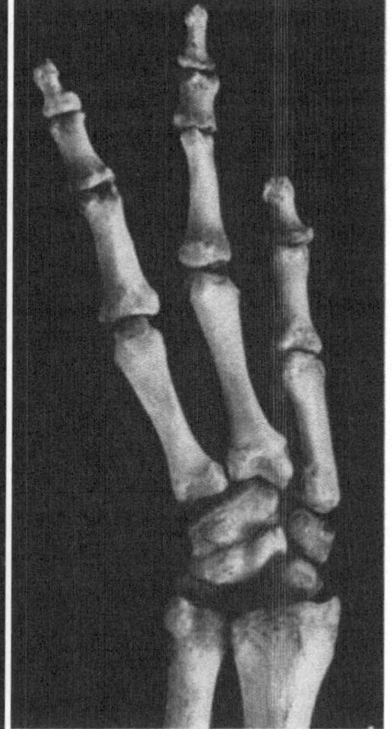

a   b   c

Abb. 48 a—c. Ulnarer Doppeldefekt mit Weichteilsyndaktylie vom 2. und 3. Finger. Starke Verschmelzungen
der Handwurzelknochen, Radius und Ulna ausgebildet, Brachymesophalangie II. (Pathologisches Institut Berlin.)

    Metacarpale II proximal erheblich verbreitert im radialen Teil, mit Multangulum minus
verschmolzen, ulnarer Teil artikuliert mit Capitatum.

    Metacarpale III mit Hamatum verbunden, artikuliert mit radialem Viertel der proximalen
Gelenkfläche mit Capitatum.

    Phalangen zeigen normalen Bau.

STIEVE, Fall 3: 11jähriger Knabe. Eltern und alle Verwandten frei von Mißbildungen (Abb. 51).

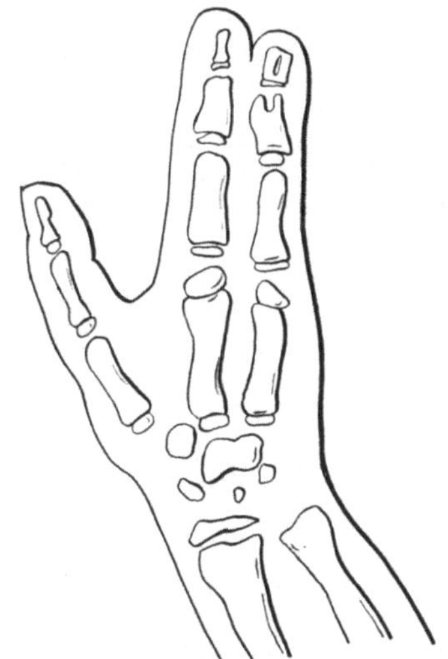

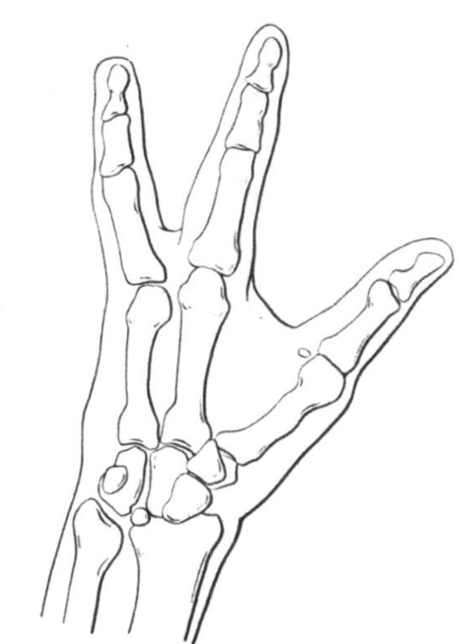

Abb. 49. Fehlen des 4. und 5. Fingers, Schwimmhautbildung zwischen 2. und 3. Finger. Zeichen von
unvollständiger Verschmelzung offenbar des 3. und
4. Fingers im Bereich der 2. und 3. Phalanx des
ulnaren Randstrahles der abgebildeten Mißbildung.
(Fall APFELTHALLER.)

Abb. 50. Defekt des 4. und 5. Fingers. Verschmelzung
von Handwurzelknochen. Am linken Radius Krümmung des proximalen Drittels. Ulna und Radius
distal schwächer entwickelt als auf der rechten Seite.
(Fall STIEVE.)

Rechte Hand 2 Finger, linker Arm leicht, rechter Arm stark verkürzt.
Linke Hand 3 Finger.

Rechte Hand: 2 Finger = längerer 3gliedriger, dünner, ulnarer; 2gliedriger, radialer im vordersten Glied verbreiterter. Schwimmhaut zwischen beiden Fingern.

Linke Hand: 3 Finger = 2gliedriger Daumen und 2 3gliedrige Finger. Knickung der Speiche 4 cm von ihrem proximalen Ende her (alte Fraktur mit 7 Jahren).

Röntgenbilder: Oberarmknochen nor-
mal, linkes Ellbogengelenk normal, rechtes Ellbogengelenk zeigt weiteren Gelenkspalt als linkes.

Rechte Hand: Epiphyse des Radius gut entwickelt, distal davon querovaler Knochenkern (Naviculare), distal davon dreieckiger Kern (Multangulum majus und minus verschmolzen). Distaler Epiphysenkern der Ulna sehr klein, vollkommen selb-
ständig, in ulnarer Hälfte der Handwurzel ein großer Knochenkern, artikuliert distal mit Mittelhandknochen, proximal mit Ulna (Verschmelzung von Capitatum mit Lunatum, Konglomerat sämtlicher ulnarer Hand-
wurzelknochen).

Metacarpalknochen: Radial gelegener kurz und plump, distal gelegener Epiphysenkern leicht angedeutet, aber verschmolzen mit Diaphyse. Selbständiger Epiphysenkern

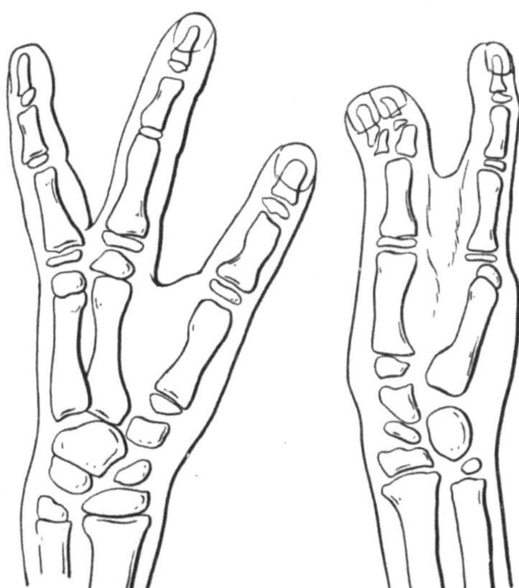

Abb. 51. Defekt des 5. und 4. ulnaren Strahles der linken
Hand, Defekt des 5., 4. und 3. Strahles der rechten Hand
bei Andeutung von Verdoppelung des Daumens mit
Dreigliedrigkeit des ulnaren Doppeldaumens.
(STIEVE, Fall 3.)

am proximalen Ende des Knochens. Radialer Finger muß Daumen sein. Ulnarer Mittelhandknochen schlanker und länger als der radiale, besitzt selbständige distale Epiphyse. Grundphalanx des radialen Fingers ist breit und plump, besonders am proximalen Ende, an welchem

auch Epiphysenkern zu finden ist: Spaltdaumen mit 3gliedrigem ulnarem und 2gliedrigem radialem Doppeldaumen.

Linke Hand: Distale Epiphyse der Ulna vollständig, die des Radius teilweise mit Diaphyse verschmolzen. Naviculare und Multangulum majus vorhanden (letzteres eventuell Verschmelzungsprodukt mit Multangulum minus). Ulnarer Teil der Handwurzel hat 2 Knochenkerne; kleiner proximaler entspricht dem Lunatum und Triquetrum, größerer distaler dem Multangulum minus, Capitatum und Hamatum.

Metacarpale I artikuliert mit Multangulum majus.

Metacarpale II sehr groß und dick, artikuliert mit dem radialen Drittel des Multangulum minus (bzw. Verschmelzungsprodukt Multangulum majus und minus). Ulnare $^2/_3$ artikulieren mit distalen Handwurzelknochen.

Metacarpale III kürzer und dünner als II.

Einen hierher gehörigen weiteren Fall teilt OREL mit: Defektbildung der rechten Hand. Das distale Ende der Ulna ist an dieser Hand schwächer

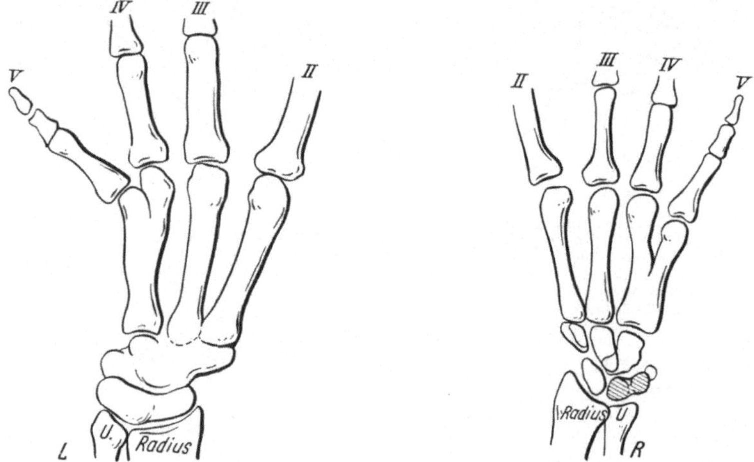

Abb. 52. Vollkommenes Fehlen des 1. Strahles und Zeichen von Verschmelzung des 4. und 5. Strahles.
(Fall NIGST.)

ausgebildet, es fehlen der 4. und 5. Strahl, mit entsprechenden Carpalknochen (Fall 21).

Besonders wichtig für die Stütze jener von MÜLLER verfochtenen These der Zusammengehörigkeit der numerischen Schwankungen nach der Plus- oder Minusseite sind nun die Fälle, bei denen Rückbildungen gleichzeitig am radialen und ulnaren Strahl beobachtet wurden.

γ) Rückbildungen, gleichzeitig am radialen und ulnaren Strahl.

Diese Fälle stellen die Minusvariante zu der im Abschnitt 1 a ε abgehandelten Plusvarianten dar: gleichzeitige Vielfingrigkeit am 1. und 5. Strahl.

Wir beschreiben hier den Fall 25 von NIGST, in welchem die *radiale* Rückbildung überwiegt (Abb. 52). An der rechten Hand fehlt der Processus styloides ulnae, Lunatum und Triquetrum sind knöchern verwachsen. Multangulum majus und minus scheinen übereinander zu liegen und sind rudimentär. Daumen und Metacarpale I fehlen, zwischen Metacarpus IV und V besteht proximal bis zur Mitte eine Synostose. An der linken Hand fehlt ebenfalls der Processus styloides ulnae, die proximale Reihe der Handwurzelknochen besteht aus einem halbmondförmigen Knochen, der mit Radius und Ulna artikuliert. Das Os pisiforme an richtiger Stelle. Die distale Reihe besteht aus 2 selbständigen Knochen: 1. Synostose zwischen Multangulum majus und minus + Capitatum, 2. Hamatum.

Daumen und Metacarpale I fehlen vollkommen. Metacarpale IV und V bis auf distalen Viertel miteinander verwachsen.

Fall 26 von NIGST zeigt noch eine weitere ähnliche Mißbildungsform: Daumenmangel, vollkommene Verschmelzung von Metacarpale IV und V. Fehlen und Verschmelzung verschiedener Handwurzelknochen.

Fall 27, ebenfalls aus der Arbeit von NIGST, zeigt *rechts* 3 mittlere Metacarpalia, der Daumen fehlt völlig, dem Metacarpale IV sitzen 2 Finger auf. An der linken Hand sind nur 2 Metacarpalien normal entwickelt (II und IV). Dazwischen findet sich ein rudimentäres III. Auf Metacarpale II und IV sitzen Finger mit 2 Phalangen. Der 3. Finger ist rudimentär entwickelt. Daumen und Kleinfinger fehlen völlig (Abb. 53) (NIGST 27). Eine ähnliche Mangelbildung mit Überwiegen des radialen Strahles beschreibt ALGYOGYI.

Endlich erwähnt MÜLLER in dieser Gruppe von Fehlbildungen noch Fälle, bei denen die Rückbildungen am ulnaren Rande jene des radialen übertreffen.

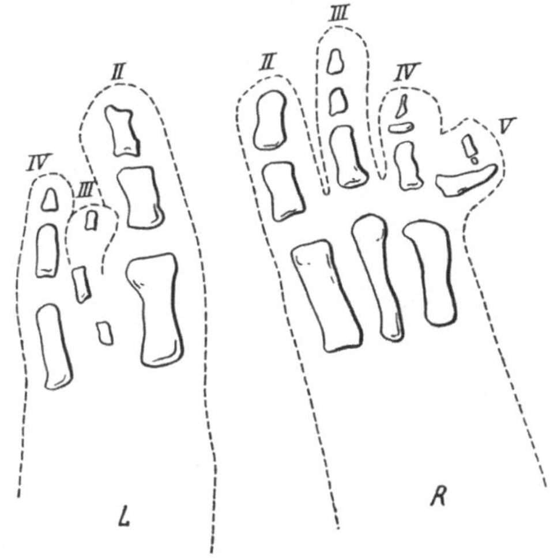

Abb. 53. Reduktion des 1. Strahles und verschieden starke des 5. Strahles. (Fall NIGST.)

In solchen Fällen fehlt der 4. und 5. Strahl vollständig. Auf der radialen Seite ist z. B. in einem Falle von NIGST der 1. und 2. Strahl bis in die Gegend des Metacarpalköpfchens verschmolzen, dieser Knochen gabelt sich erst ganz distal und gibt radialwärts einen 2gliedrigen (Daumen) und ulnarwärts einen 3gliedrigen (2.) Finger ab, der in Weichteilsyndaktylie mit dem 3. steht. In der Handwurzel nur 4 Knochenkerne, Radius und Ulna vorhanden.

Zwei weitere Beobachtungen MÜLLERs werden in derselben Weise gedeutet und als noch erheblichere Grade von doppelseitiger Rückbildung aufgefaßt (Abb. 54).

In einem Fall ist Verschmelzung von I und II bis zum proximalen

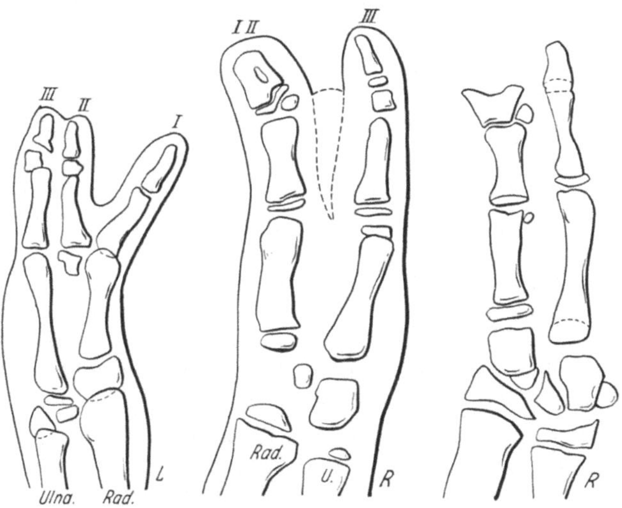

Abb. 54. Erhebliche Grade doppelseitiger Rückbildung des ulnaren und radialen Randstrahles. (Aus W. MÜLLER.)

Interphalangealgelenk erfolgt. Die Endphalanx läßt deutlich erkennen, daß sie ein Verschmelzungsprodukt ist und an der ulnaren Seite dieses Fingers findet sich ein die Mittelphalanx des 2. Fingers darstellender Knochenschatten. In der Handwurzel erkennt man 2 Knochenkerne. Radius und Ulna sind vorhanden.

Bei der 2. Müllerschen Beobachtung ist am 3. Finger eine Assimilations-hypophalangie (s. bei Brachymesophalangie) hinzugetreten. Dies ist beachtenswert, weil es die Kombination von Reduktion der Zahl und Länge der Fingerstrahlen zeigt. In der Handwurzel erkennt man 4 Knochen, Radius und Ulna sind vorhanden. Kanavel (1932) beschreibt als Fall 34 eine ebenfalls hierhergehörige radiale und ulnare Reduktionsbildung. Radial besteht noch ein eng mit dem Zeigefinger verbundenes Daumenrudiment. Von den ulnaren Fingern ist wahrscheinlich nur der 3. ausgebildet. Handwurzelknochenkerne noch keine sichtbar. Die beiden Metacarpalia und die Phalangen der vorhandenen Finger erschienen verkürzt. Daneben zeigte das Kind einen rechtsseitigen Klumpfuß,

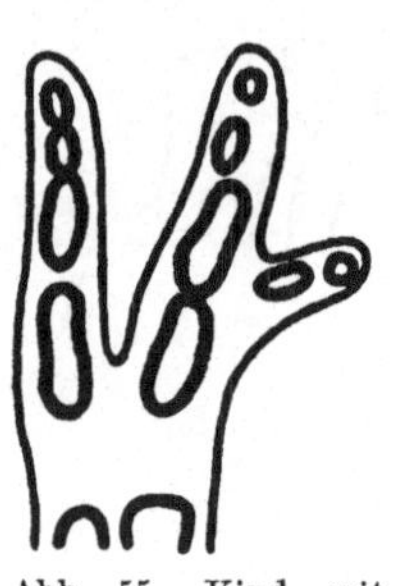

einen kurzen hypoplastischen Femur, Fehlen der Kleinzehe und der Fibula, nur 4 Tarsalbeine, 2 Metatarsalknochen und 4 Zehen. Die rechte Hand war normal (Abb. 55). Wir verweisen ferner auf unsere beiden Fälle von sog. Rückbildungstyp, die auch an dieser Stelle hätten aufgeführt werden können (s. Abb. 37 und 38).

Abb. 55. Kind mit linksseitiger Reduktion des radialen und ulnaren Randes: Rudimentärer Daumen, Fehlen des 4. und 5. Fingers. Verkürzung der Metacarpalia und Phalangen der vorhandenen Finger. (Aus Kanavel.)

δ) Rückbildung im Bereich von Binnenstrahlen.

Wir konnten in unserem früheren Abschnitt auf eine Reihe von Fehlbildungen hinweisen, die eine Verdoppelung von Binnenstrahlen an Hand und Fuß zeigten. Auch das Gegenstück hierzu, die Reduktion der Binnenstrahlen, läßt sich mit einer Reihe von Beobachtungen belegen.

Müller führt eine Beobachtung von Pol an, bei welcher an der linken Hand eine Verschmelzung zwischen 2. und 3. Strahl in der proximalen Hälfte der Metacarpalknochen besteht, an der rechten Hand ist die Vereinigung dieser Strahlen bis zu den Endphalangen durchgeführt. Mittel- und Grundphalanx des gemeinsamen Fingergebildes sind deutlich verbreitert. Zwischen 4. und 5. Finger ist im Bereich der Metacarpalknochen ebenfalls eine Verschmelzung eingetreten. Die Hand hat also 3 Metacarpalia und 5 Endphalangen.

In diese Gruppe von Mißbildungen sind nun auch teilweise die Beobachtungen Birchers einzugliedern, die er 1918 mit der Bezeichnung „Gabelhand" belegt hat. Es handelt sich um die Hände einer 43jährigen Frau und ihrer Tochter.

Wie in Abb. 56a und b die Röntgenpausen der Hände der Mutter (a) und der Tochter (b) mit 21 Jahren zeigen, besteht eine Reduktion der Metacarpalia durch gabelförmige Verschmelzung von III und IV. Bei der Tochter ist links auch noch das Metacarpale V in die Verschmelzung einbezogen; es handelt sich also um eine Reduktion der Fingerstrahlen im proximalen, d. h. metacarpalen Abschnitt. Weiterhin ist eine durch Phalangenmessungen festgestellte Brachydaktylie bei Mutter und Tochter vorhanden.

Demgegenüber — auf den Bildern nicht mehr zu konstatieren — fand sich nun bei Mutter und Tochter auf der ulnaren Seite beider Hände eine Verdoppelung des Kleinfingers. Bei der Tochter ging sogar rechts vom 6. Kleinfinger aus der Mittelphalanx noch ein 2gliedriger 7. Finger aus. Alle diese überzähligen Finger sind bei Mutter und Tochter operativ entfernt worden. Bei der Mutter ist außerdem an der rechten Hand eine Spaltung der Endphalanx des Daumens zu finden.

Es handelt sich bei den Bircherschen Fällen um die Kombination von Plus- und Minusvariationen bei Mutter und Tochter gleichzeitig an beiden Händen:

Reduktion der Binnenstrahlen im Bereich von Metacarpale III und IV + Brachydaktylie: Verdoppelung des ulnaren 5. Strahles bei Mutter und Tochter und Andeutung von Verdoppelung des 1. Strahles an der rechten Hand der Mutter.

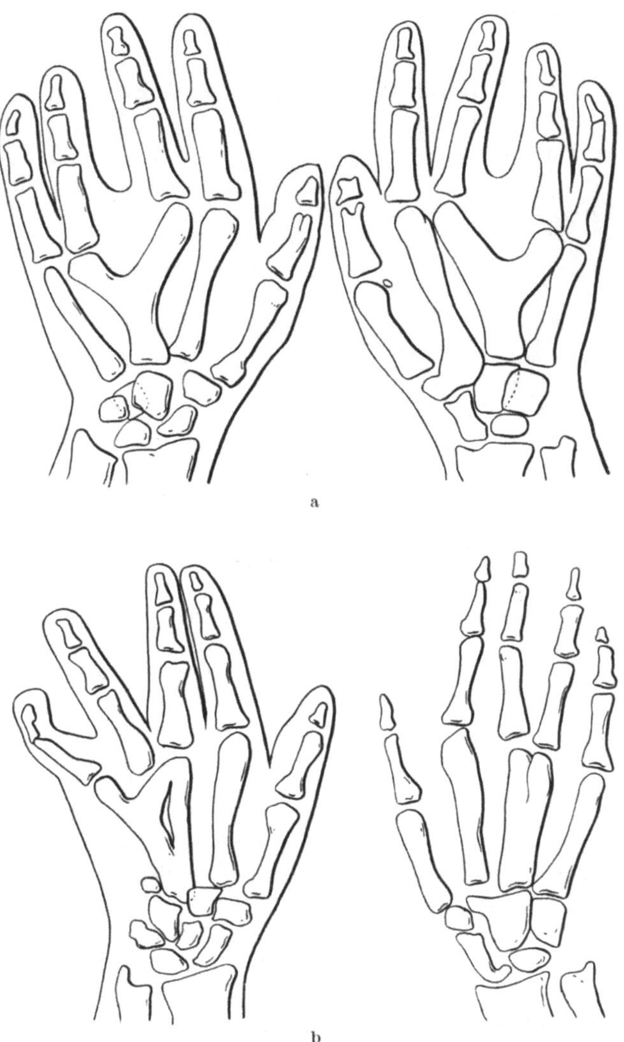

Abb. 56a u. b. a Mutter, 43jährig, b Tochter, 21jährig. BIRCHERs Gabelhand. Reduktion des 3. und 4. Strahles. Brachydaktylie: Verdoppelung der Endiphalanx des 1. Strahles bei a (durch Operation wurde in der Kindheit bei a und b eine Verdoppelung des ulnaren Randstrahles entfernt).

Die Bezeichnung „Gabelhand" ist unbefriedigend, da sämtliche Verdoppelungen und sämtliche Reduktionen der Fingerstrahlen im Prinzip unter dem Bild der Gabel verlaufen (vgl. dazu Abb. 1 von MÜLLER).

Abb. 57 verdanke ich Kollegen M. VISCHER aus Borneo. Leider steht mir ein Röntgenbild nicht zur Verfügung, es darf aber angenommen werden, daß eine Reduktion des 4. und 3. Strahles bis zur Grundphalanx stattgefunden hat, gleichzeitig besteht Klinodaktylie verschiedener Finger.

b) Oligodaktylien des Fußes.

Im Kapitel der Mehrfachbildungen von Fingerstrahlen konnte gezeigt werden, daß an Hand und Fuß grundsätzlich dieselben Abweichungen nach der Plusseite vorkommen, das gilt nun auch für die numerischen Variationen nach der Minusseite. Allerdings scheint uns die Literatur hierzu nicht so reichhaltig zu sein wie bei der Hand.

α) Isolierte Rückbildung des Großzehenstrahles

konnte im Schrifttum vorläufig nicht entdeckt werden, es ist aber anzunehmen, daß auch diese Rückbildungsform beim Menschen existieren wird. Bekannt ist sie in Kombination mit dem Fehlen der Tibia.

Bei Esau findet sich eine Beobachtung von Chrystie angeführt, wo das Fehlen einer Großzehe und der benachbarten Knochenteile des Fußes beschrieben wurde: 2¹/₂jähriges Kind mit Fehlen der Großzehe, des 1. Metatarsale, des inneren Keilbeins, mit rudimentärer Entwicklung des Kahnbeins, mit Defekt der Musculi tibiales, des Peronaeus longus sowie der Beuge- und Streckmuskeln der Großzehe. An übrigen Zehen fehlten die vorderen Phalangen. Angaben über den Zustand der Unterschenkelknochen fanden sich in dem mir zugänglichen Referat nicht.

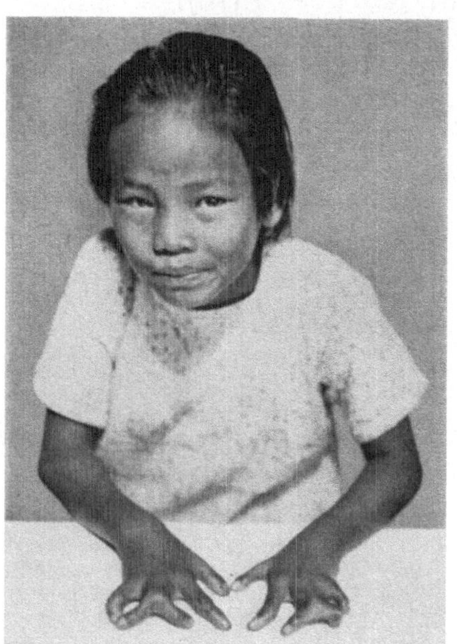

Abb. 57. Reduktion des 4. und 3. Strahles, sog. „Gabelhand". (Vischer, Borneo.)

β) Rückbildungen am fibularen Rand.

Hierüber existieren dagegen Beobachtungen; es scheint jedoch ähnlich wie bei der Hand, daß häufiger beide fibularen Randstrahlen fehlen, als nur der 5. allein. Dabei möchten wir betonen, daß, wie bei den analogen Fehlbildungen der Hand, oft die Bestimmung, welche Zehen nun tatsächlich fehlen, selbst bei anatomischer Präparation kaum durchführbar ist (Stieve).

Sehr interessant ist eine Beobachtung von Nigst. Die Reproduktionen der Röntgenbilder sind allerdings sehr mangelhaft, so daß über den Zustand der Endphalangen nichts ausgesagt werden kann (Abb. 58).

Am linken Fuß findet sich ein Defekt des 5. Strahles, mit 5 Fußwurzelknochen, im Unterschenkel ist Tibia und Fibula vorhanden.

Rechts fehlen 4. und 5. Strahl sowie die Fibula, es besteht eine Aplasie der distalen Gelenkfläche der Tibia. Es sind nur 3 Fußwurzelknochen vorhanden, ebenso 3 Zehenstrahlen. Die Extremität ist stark atrophisch und in Spitzfußstellung.

Die Beobachtung ist deshalb so wichtig, weil sie zeigt, daß die fibularen (und wohl auch die ulnaren) Randdefekte des 4. und 5. Strahles in enger Verwandtschaft mit den einfachen Defekten nur des 5. Strahles stehen. Dasselbe beweist auch der Fall von Esau (Abb. 59).

Bei einem 64jährigen Mann, in dessen Familie keine Mißbildungen vorgekommen sind, findet sich folgende schwere Verbildung an beiden Füßen, die ihn aber als Bergmann kaum nennenswert beeinträchtigt hat:

Linker Fuß: 4 Zehen, Weichteilsyndaktylie zwischen 1. und 2. Zehe. An allen Zehen fehlen Mittelphalangen (Assimilationshypophalangie). Der Kleinzehenstrahl fehlt. In der

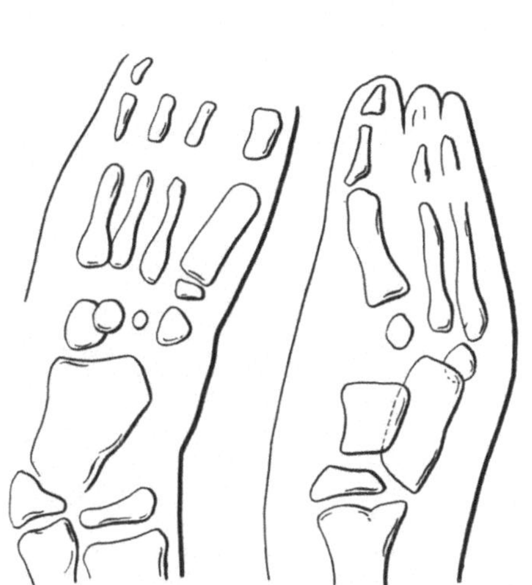

Abb. 58. Linker Fuß: Defekt des 5. Zehenstrahles sowie Verschmelzung von Fußwurzelknochen. Rechter Fuß: Defekt des 4. und 5. Zehenstrahles sowie der Fibula. (Fall NIGST.)

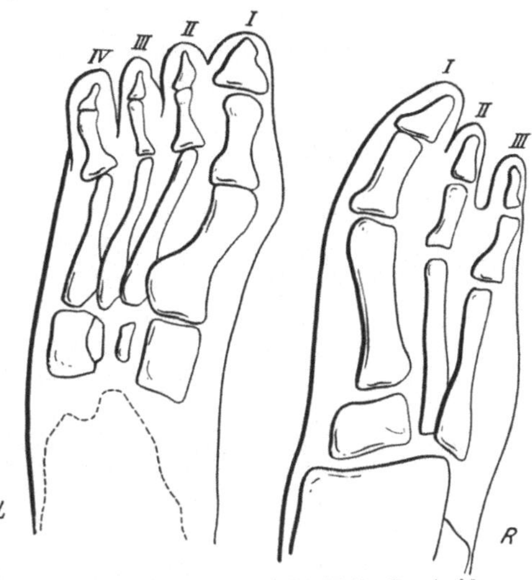

Abb. 59. Linker Fuß: Defekt des Kleinzehenstrahles, Reduktion von Fußwurzelknochen, Assimilationshypophalangie. Rechter Fuß: Defekt des 4. und 5. Strahles, Reduktion von Fußwurzelknochen, Syndaktylien. (Fall ESAU.)

Fußwurzel ist Naviculare und Cuneiforme I verschmolzen, zwischen Calcaneus und Metatarsus IV artikuliert das Cuboid, Cuneiforme II und III rudimentär, zwischen Talus und Calcaneus ist eine deutliche Gelenkfläche.

Rechter Fuß: 3 Zehen, Weichteilsyndaktylie zwischen 1. und 2., ebenfalls, zwar geringer zwischen 2. und 3. Mittelglieder der 2. und 3. Zehe fehlen (Assimilationshypophalangie), 4. und 5. Strahl fehlen. Fußwurzel: Cuneiforme und Cuboid fehlen, Calcaneus artikuliert mit langem Fortsatz mit Metatarsale II und III. Talus und Calcaneus sind knöchern verschmolzen.

Auch ESAU glaubt, wie ich in einem eigenen Falle ebenfalls angenommen habe, daß der 4. und 5. Strahl wegen der Beziehungen zum Calcaneus vorhanden gewesen sei und daß der 2. und 3. Strahl fehle. Diese Ansicht stimmt aber nicht; denn gerade die Doppelseitigkeit der Mißbildungen, wobei links sicher der 5. Strahl fehlt, spricht dafür, daß rechts der 4. und 5. fehlen muß, also rechts eine höhere Stufe der Mißbildung vorliege. Ganz analoge Verhältnisse haben wir ja bereits bei der Hand kennengelernt. Bei ESAUs Fall scheinen beide Unterschenkelknochen vorhanden gewesen zu sein.

Im Falle DARFEUILLE (Abb. 60) findet sich am linken Bein eines Kindes ebenfalls ein Randdefekt des 4. und 5. Strahles, dabei ist aber im Unterschenkel Tibia und Fibula normal vorhanden. Zwischen 2. und 3. Zehe findet sich eine leichte Weichteilsyndaktylie; in der Familie ist nichts von Mißbildungen bekannt.

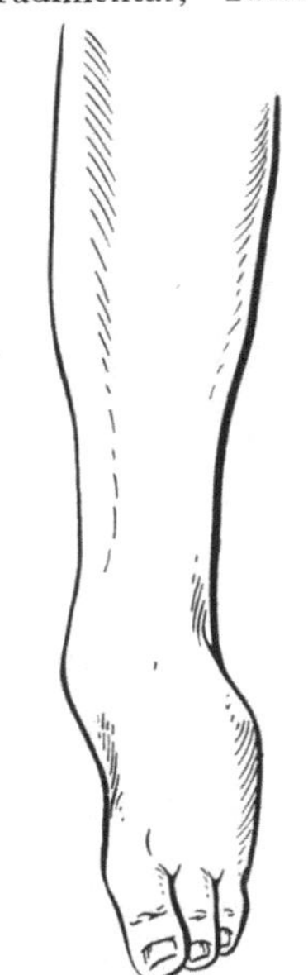

Abb. 60. Defekt des 4. und 5. Zehenstrahles. Im Unterschenkel Tibia und Fibula normal vorhanden. Syndaktylie zwischen 2. und 3. Zehe. (Fall DARFEUILLE.)

Im Fuß finden sich 3 Metatarsalknochen (I—III) und sehr interessant ist der Befund an den Fußwurzelknochen: Talus und Calcaneus sind in ihrem hinteren Abschnitt miteinander verwachsen, der vordere Abschnitt der Fußwurzel wird von 3 Knochen gebildet, die als Cuneiformia gedeutet werden. Naviculare und Cuboideum nicht vorhanden.

Ich selber habe 1925 die Präparation einer ähnlichen Mißbildung veröffentlicht. Ich komme deshalb nochmals ausführlicher darauf zurück, da ich auf Grund meiner heutigen Erfahrung die damalige Deutung nicht mehr aufrechterhalten möchte.

Rein äußerlich zeigt die Mißbildung fast gleiches Verhalten wie der Fall von Darfeuille: Ich habe in meiner früheren Arbeit auf Grund der anatomischen Präparation angenommen, daß der fibulare Randstrahl der 5. sein müsse, weil sein Metatarsale eine Tuberositas an der Basis und die für den Körper des 5. Metatarsale typische 3kantige Beschaffenheit hatte (Abb. 61a—c). Vollends schien das Verhalten

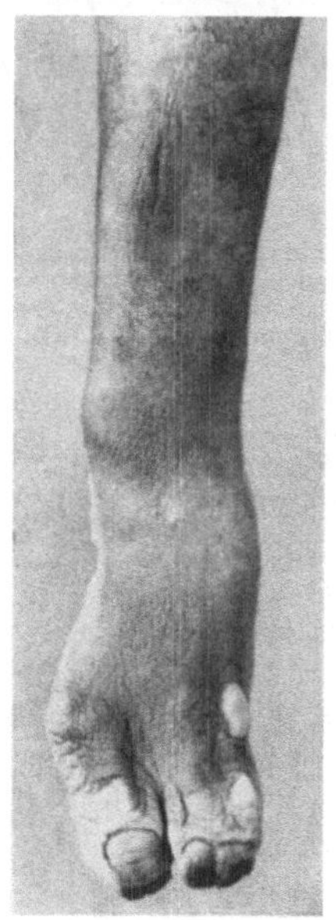 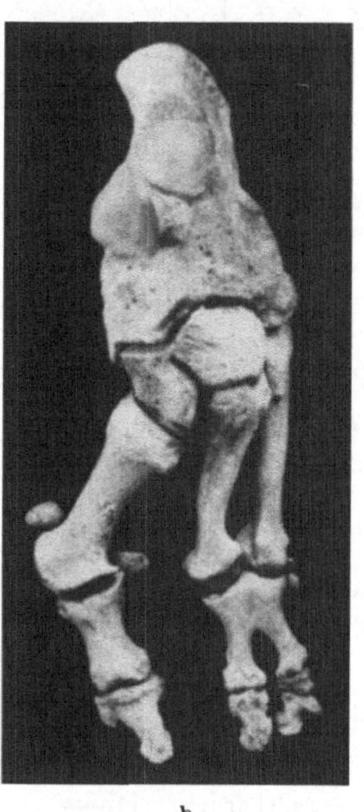 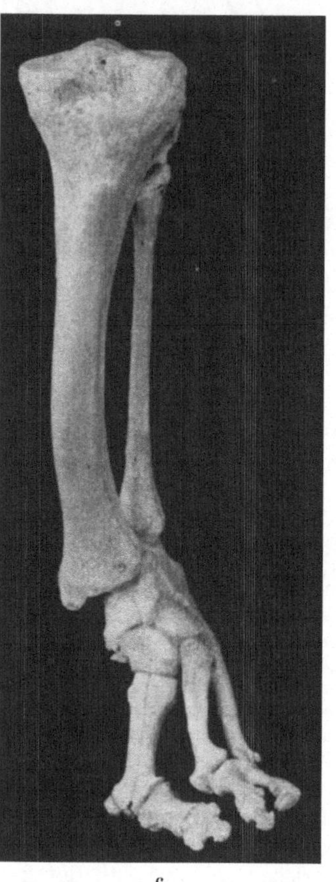

a   b   c

Abb. 61a—c. a Defekt des 4.—5. Zehenstrahles mit Hypoplasie der Fibula und Krümmung der Tibia. b Macerationspräparat: Reduktion der Fußwurzelknochen, Synostose der Grundphalanx der Hypophalanx der 2. Zehe, Brachymesophalangie. c Macerationspräparat von Unterschenkel und Fuß. (Pathologisches Institut Basel.)

der Muskulatur für diese Auffassung zu sprechen: es fanden sich nämlich Muskeln, die normalerweise an der 5. Zehe beobachtet werden, nämlich ein kräftiger Abductor digiti V, Flexor digiti brevis. Allerdings fehlte ein Musculus opponens digiti V.

Heute würde ich auf Grund allein dieser Tatsache nicht mehr einen Beweis erblicken, daß in meinem Falle der 1., 4. und 5. Strahl ausgebildet sei und die Mißbildung als Spaltfuß gedeutet werden müßte, schon deshalb nicht, weil wir unter einem Spaltfuß etwas ganz anderes verstehen (s. die späteren Kapitel), sondern ich stehe nicht an zu glauben, daß ein fibularer Doppeldefekt vorliegt, wobei 2. und 3. Strahl (Abb. 61b) im Grundglied verschmolzen sind und wobei außerdem noch am 2. Strahl Assimilationshypophalangie, am 3. Brachymesophalangie vorliegt.

Dementsprechend sind auch die Fußwurzelknochen anders zu deuten, als ich dies in meiner früheren Arbeit tat: In der distalen Reihe sind 2 Cuneiformia vorhanden, die proximale Reihe zeigt überhaupt nur den Calcaneus: Talus, Naviculare, Cuboid und Cuneiforme III fehlen. Im Unterschenkel sind Tibia und Fibula vorhanden. Die Fibula ist aber stark verkürzt und die Tibia ist plump und nach vorne und innen konvex gekrümmt. Die Mißbildung wurde zufällig bei der Sektion einer 55jährigen Frau am linken Bein entdeckt, dieses war gegenüber dem rechten um 17 cm verkürzt, wobei sich die Verkürzung hauptsächlich auf den Unterschenkel beschränkte (Abb. 61 c).

Ich fasse also heute diesen Fall als Defekt der fibularen Randstrahlen mit starker Reduktion der Fußwurzel und Hypoplasie der Fibula auf, außerdem Verschmelzung des Grundgliedes von II und III, Assimilationshypophalangie II und Brachymesophalangie und Klinodaktylie III (Familie ohne Mißbildungen).

1923 veröffentlichte STIEVE in Gegenbaurs morphologischem Jahrbuch einen weiteren ähnlichen hierhergehörigen Fall, der mir seinerzeit noch unbekannt war (Abb. 62). Bei einer 19jährigen Medizinstudentin wurde die Mißbildung am rechten Bein beobachtet. In frühester Jugend war das fehlgebildete Bein nicht wesentlich kürzer als das linke, während des Wachstums bildete sich ein größerer Längenunterschied aus, der mit 12—13 Jahren 5,5 cm betrug. Die 1. Zehe zeigt den gewöhnlichen Bau einer Großzehe, die 2. und 3. Zehe entsprechen in Form und Größe der 2. und 3. linken, unter der Haut kann man die Tuberositas des 5. (!) Mittelfußknochens deutlich fühlen. Im Röntgenbild (vgl. Abb. 62) fällt die außergewöhnliche Stellung der 3 Strahlen auf, sie sind in ihren proximalen Enden untereinander verschoben, der 1. und 2. Mittelfußknochen zeigt gewöhnliche Stellung, der 3. ist mit seiner Basis unter die des 2. gelagert. Die Fußwurzel enthält wie in meinem Fall in der proximalen Reihe nur einen Knochen, der Talus ist offenbar

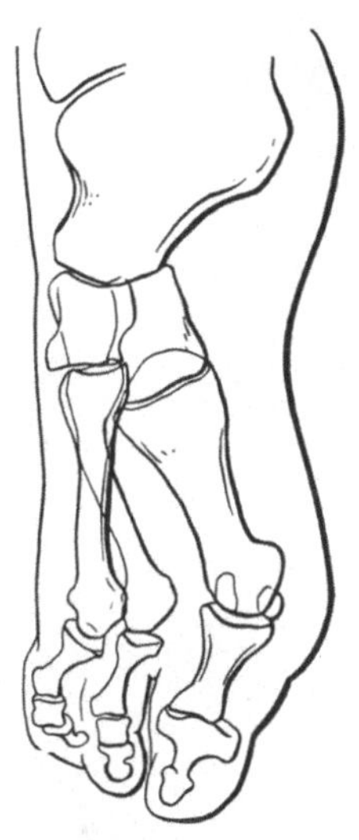

Abb. 62. Röntgenbild eines rechtsseitigen fibularen Doppeldefektes nach STIEVE. (Deutung STIEVES: 5:2:1 Zehe, es sollen 3. und 4. Zehe fehlen.)

mit dem Calcaneus verschmolzen, die distale Reihe besteht aus 3 Knochen: ein kräftiges Cuneiforme I und ein kleines Cuneiforme II. Den 3. vorhandenen Knochen deutet STIEVE als Cuboid (?).

STIEVE deutet nun, wie ich es in meiner Arbeit früher ebenfalls getan habe, die Natur des 3. Strahles als Kleinzehenstrahl, weil Maße und Bau vollkommen dem einer 5. Zehe entsprechen sollen: Tuberositas metatarsalis und angebliches Cuboid, der 2. Strahl entspreche hinsichtlich seiner Längenmaße fast vollkommen dem linken 4. Weil er aber an das Cuneiforme II angrenzt, muß er diesen Strahl als den 2. ansprechen, es würde also der 3. und 4. fehlen.

Dieser Deutung kann ich nicht mehr zustimmen. Es handelt sich auch bei STIEVES Fall viel eher um einen doppelten fibularen Randdefekt. Tibia und Fibula sind vorhanden.

Ich möchte an dieser Stelle noch das Röntgenbild des Fußes eines totalen Fibuladefektes beifügen, der von SCHÖNFELD und SORANTIN beschrieben worden ist (Abb. 63).

Hier sieht man klar die Reduktion des 4. und 5. Strahles, aber auch schon die eigenartige Stellung des Metatarsale III, das fibulawärts eine Art Tuberositas aufweist, ferner ausgesprochene Spaltbildung zwischen 1. und 2. Zehe, wie in meinem früher mitgeteilten Fall.

Wir kommen bei Besprechung der Fibuladefekte nochmals auf den Fall zurück.

Aus den mitgeteilten Fällen können wir nun folgende Mißbildungsstaffel der einfachen und doppelten fibularen Randdefekte aufstellen:

1. Fall NIGST: linker Fuß nur Defekt des 5. Strahles, rechter Fuß Defekt des 5. und 4. Strahles + Fibuladefekt. Dieser Fall ist Beweis für Zusammengehörigkeit der Randdefekte!

2. Fall ESAU: wie Fall NIGST, nur ist auch beim 3strahligen Fuß offenbar Tibia und Fibula ausgebildet.

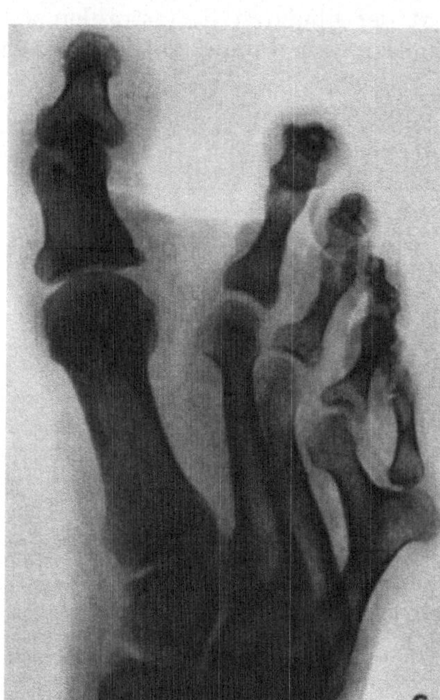

Abb. 63. Reduktion des 4. und 5. Zehenstrahles, durch gabelförmige Verschmelzung des Metatarsale V. Eigenartige Umstellung des Metatarsale II und III, klaffende Spaltbildung zwischen I. und II. (Fall SCHÖNFELD u. SORANTIN.)

3. Fall DARFEUILLE: Doppeldefekt der fibularen Randstrahlen, Verschmelzung von Calcaneus und Talus, 3 Cuneiformia, Fehlen von Naviculare und Cuboid.

4. Fall STIEVE: wie Fall DARFEUILLE.

5. Fall WERTHEMANN: Doppeldefekt der fibularen Randstrahlen, Verschmelzung von Calcaneus und Talus. Zwei Cuneiformia. Fehlen von Naviculare, Cuboid und Cuneiforme III. Die Verschmelzung der Grundphalanx von II und III spricht für die enge Zusammengehörigkeit dieser benachbarten Strahlen und gegen die Deutung STIEVEs und meine eigene frühere Deutung.

Ich stelle mir vor, daß trotz des Defektes der fibularen Randstrahlen die Reste dieses Fußes eine Ganzheit zu bilden suchen, und daß deshalb selbst im muskulären Aufbau der zum Randstrahl gewordene 3. Strahl so viel Ähnlichkeit mit einem 5. Strahl hat. Die Extremität als Ganzheit hat eine „Selbststeuerung" (HEIDENHAIN), eine „Selbstdifferenzierung" (ROUX), welche imstande ist, durch Umlagerung von Strukturen ein Gebilde zu schaffen, worin das Streben, seine inhärente Funktion zu erfüllen, zum Ausdruck kommt (nach A. H. SMOOK).

Mein Fall leitet nun schon zu den Defekten höheren Grades über, indem eine Hypoplasie der Fibula mit Verkrümmung der Tibia bestand und beim rechten Bein des Falles NIGST fehlt die Fibula überhaupt; auch hier wieder eine Staffel von Fehlbildungen leichteren Grades bis zu den schweren Defekten ganzer Strahlen.

Wie bei der Hand kann also auch beim Fuß ein Fehlen des 1.—5. und 5. Zehenstrahles bei gut entwickelten Unterschenkelknochen vorkommen und umgekehrt werden wir sehen, daß der Fibuladefekt nicht mit Fehlen von Zehen einherzugehen braucht.

γ) Rückbildungen, gleichzeitig am fibularen und am tibialen Strahl.

Auch am Fuß lassen sich Beispiele auffinden, bei denen Rückbildungen gleichzeitig am fibularen und am tibialen Strahl vorkommen. Dabei ist allerdings ein Fehlen der Großzehe nicht beobachtet worden, dagegen ein Aufgehen des 2. Zehenstrahles im 1.

Fall HORSCH: In Abb. 64 a—c ist die seltene doppelseitige Mißbildung wiedergegeben. Es handelt sich um einen 10jährigen Knaben, in dessen Familie sonst keine Mißbildungen vorgekommen sind. Von Geburt an hatte er an beiden Füßen nur 4 Zehen; Hände normal entwickelt.

Der *rechte Fuß* war schmal und flach nach außen abgeknickt, die beiden tibialen Zehen vollkommen syndaktylisch miteinander verbunden, tragen aber 2 getrennte Nägel. Röntgenologisch ist Tibia und Fibula vorhanden, in der *Fußwurzel* 4 Knochen + Talus und Calcaneus sowie 2 in der distalen Reihe, die aber Verschmelzungsprodukte darzustellen scheinen: Das Cuneiforme I vorhanden, mit tibialem Anteil des Cuneiforme II verschmolzen. Cuneiforme III mit fibularem Anteil des Cuneiforme II verschmolzen. Cuboid im Calcaneus und Naviculare im Talus

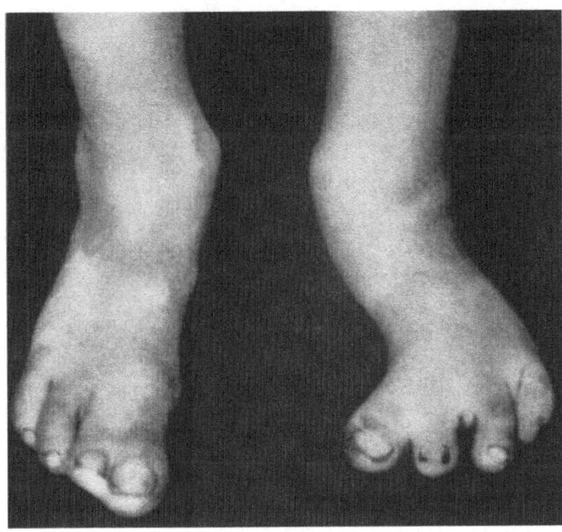

Abb. 64 a.

aufgegangen: *Mittelfuß und Zehen* bestehen aus breitem Metatarsale I, das mit Metatarsus II vollkommen verschmolzen ist, diesem Knochen sitzen 2 Zehen auf, die 2gliedrige Großzehe und die ebenfalls 2gliedrige 2. Zehe (Assimilationshypophalangie). Die beiden weiteren Strahlen entsprechen 3. und 4. Strahl. Der 5. fibulare Randstrahl fehlt vollkommen. Am 3. und 4. Strahl findet sich ebenfalls eine starke Brachymesophalangie mit Klinodaktylie.

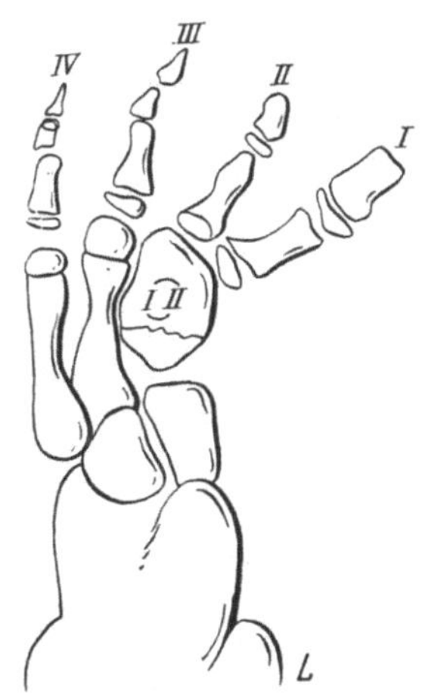

Abb. 64 b I.

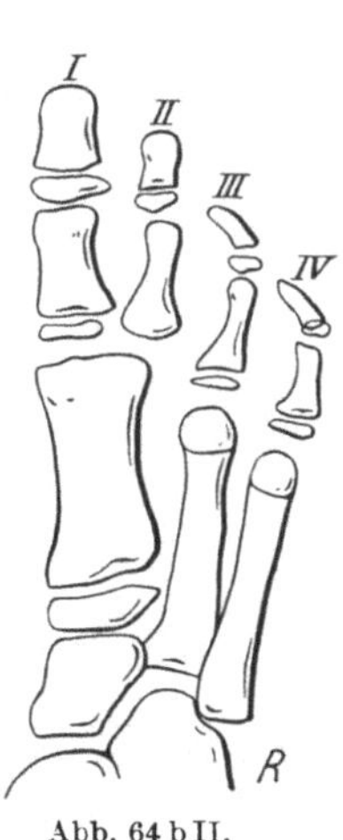

Abb. 64 b II.

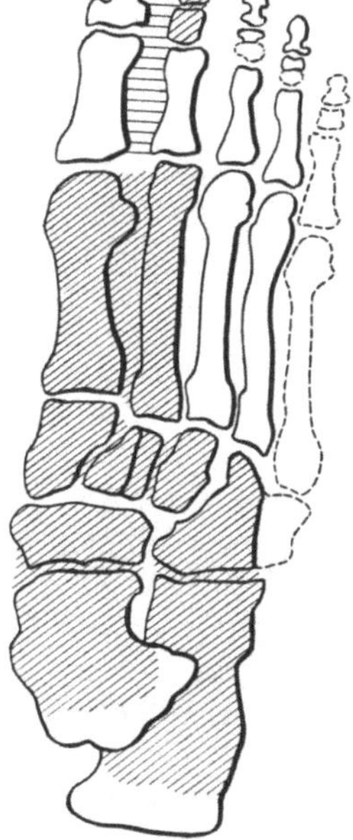

Abb. 64 c.

Abb. 64 a—c. Beidseitige Reduktion des 5. Strahles, verschieden starke Verschmelzung von Anteilen des 1. und 2. Zehenstrahles (Einzelheiten s. Text). (Fall HORSCH.)

Der *linke Fuß* zeigt im Prinzip dieselbe Fehlbildung, nur insofern noch stärker, als eine Brachymetatarsie I—II besteht, die zu starker Deformierung der übrigen

Fußanteile geführt hat. Beiderseits ist distal am Metatarsale I eine Pseudo-epiphyse zu erkennen, die wohl mit der dort vorhandenen Epiphyse des Meta-tarsus II identisch ist.

PoL beschreibt in seiner Arbeit Brachydaktylie, Klinodaktylie usw. einen Fall. bei welchem an Hand und Fuß auch

δ) Reduktion von Binnenstrahlen

vorkommen soll (Abb. 65 a und b). Über die Hand dieses Falles haben wir schon früher berichtet. Auf der Röntgenpause sieht man ganz ähnlich wie in HORSCHs Fall (Abb. 64) eine Verschmelzung des 1. und 2. Metatarsale, die beiden weiteren vorhandenen Strahlen werden als ein synostotischer 3—4-Strahl und der 5. Strahl aufgefaßt. Grund- und End-phalanx I sind in ihrem Skelet nicht mit der Nachbarschaft verschmolzen, Zehe II und III zeigen knöcherne Synostose und Assimilationshypophalangie, die Zehen IV und V Brachymesophalangie. In der

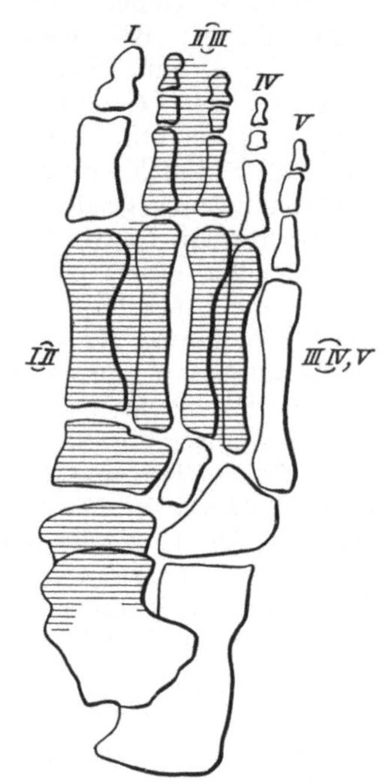

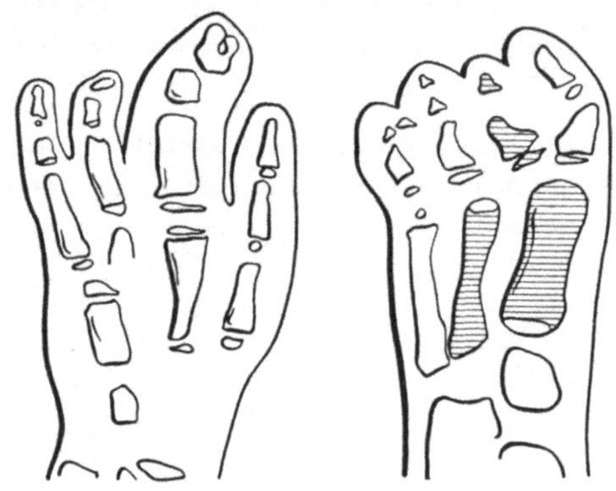
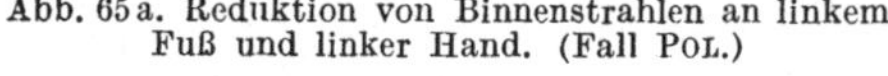

Abb. 65a. Reduktion von Binnenstrahlen an linkem Fuß und linker Hand. (Fall POL.)

Abb. 65b. Schematische Darstellung der Reduktion nach der Deutung POLs (vgl. Text).

Fußwurzel ist Cuneiforme I und II wahrscheinlich verschmolzen. Naviculare fehlt, es besteht Verwachsung zwischen Talus und Naviculare.

Ob die POLsche Deutung zu Recht besteht, möchte ich nicht weiter besprechen, es scheint mir nur, sie könnte auch ähnlich wie die Fehlbildung am rechten Fuße des Falles HORSCH ausgelegt werden. Die Veränderung an der entsprechenden Hand, die wir neben dem Fuß beigegeben haben, scheint für POLs Auffassung zu sprechen.

c) Rückläufige Bildungen langer Röhrenknochen in Vorderarm und Unterschenkel.

Schon mehrfach konnten wir bei Besprechung der Defekte von Fingern und Zehen darauf hinweisen, daß gleichzeitig auch Hypoplasien oder Defekte der Röhrenknochen des Vorderarmes und des Unterschenkels vorkommen können. Das häufige doppelseitige Auftreten dieser Mißbildung spricht nun zweifellos für die endogene Natur dieser Fehlbildungen: Im allgemeinen sind mit der mangel-haften Entwicklung eines Vorderarmknochens ganz bestimmte Ausfälle an den

Finger- bzw. bei Defekten der Unterschenkelknochen an den Zehenstrahlen verbunden, doch stellen die Defekte der Röhrenknochen nicht unbedingt eine Steigerung der Finger- oder Zehendefekte dar, sondern die Hand- und Fußmißbildungen gleichen durchaus denjenigen, wie sie geschildert wurden, auch *ohne* Defekte der Vorderarm- bzw. Unterschenkelknochen.

In den folgenden Abschnitten sollen nun die Defekte des Radius, der Ulna, der Tibia und der Fibula besprochen werden.

α) „Defekte" des Radius.

Unter den Defekten der Vorderarmknochen ist derjenige des Radius ungleich häufiger als derjenige der Ulna (NIGST u. a.). Auch hier läßt sich eine Staffel verschiedener Grade aufzeigen, die folgende Einteilung erlaubt:

Einseitiger partieller oder totaler Defekt.

Doppelseitiger partieller oder totaler Defekt. Dabei kann die Hand richtig gebildet sein, in der Regel aber sind die Defekte mit Fehlen eines oder mehrerer Finger kombiniert.

Heredofamiliäres Auftreten wird an den proximalen Gliedmaßendefekten weit seltener gefunden als bei den peripheren und bei den Röhrenknochen ist das Fehlen der Vorderarm- oder Unterschenkelknochen eher noch bei mehreren Familienmitgliedern anzutreffen als Humerus- und Femurdefekte (ASCHNER, ENGELMANN).

Viel Mühe und Arbeit ist mit der Absicht darauf verwendet worden, die exogene Natur dieser Röhrenknochendefekte zu beweisen (z. B. STOFFEL und STEMPEL u. a.). Dafür schien besonders die Tatsache zu sprechen, daß der „Parallelknochen" bei Defekt eines Vorderarm- oder Unterschenkelknochens eine Knickung aufweist, die als schlecht geheilte Fraktur gedeutet wurde, und daß im Bereich der Knickung nicht selten eine Hautnarbe gefunden wurde. Es gelang aber ASCHNER und ENGELMANN an Hand von 27 Beispielen des Schrifttums das *familiäre Vorkommen* nachzuweisen und den konstitutionell-erbanlagemäßig bedingten Charakter der Mißbildung zu erhärten. Ferner ergaben Untersuchungen OLLIERs (zit. bei ASCHNER und ENGELMANN), daß bei Entwicklungsstörungen eines Parallelknochens der andere sich zu krümmen bestrebt ist und Hand bzw. Fuß neigen sich zu jener Seite, auf welcher die Stütze fehlt (Klumphand- und Klumpfußstellung). Beim Radiusdefekt fehlt fast immer der Daumen und sein Metacarpale, ferner Naviculare, Multangulum majus und minus. Seltener sind noch weitere Fingerstrahlen in Mitleidenschaft gezogen.

Eine gute, kurzgefaßte neuere Zusammenstellung über die Befunde beim Radiusdefekt bei 42 aus der Literatur zusammengetragenen Fällen bringt R. O RAHILLY (radial hemimelia). Er gibt darin eine Klassifikation der Peromelie, wie sie im Prinzip auch von uns im vorliegenden Beitrag aufgestellt wurde. Ferner teilt er den Befund an den dem Radiusdefekt entsprechenden Händen mit. Zwei Fälle von 42 zeigen je nur 1 Finger mit einem bzw. keinem Carpalknochen.

	fehlen	reduziert
Naviculare	33	1
Multangulum majus	32	2
Metacarpale I	32	3
Phalangen des Daumens	30	5

Alle zusammen fehlten in 27 von 40 Fällen. Die benachbarten Carpalknochen verhalten sich wie folgt:

Lunatum . . . . fehlt 3mal von 35 Fällen

Multangulum minus . . . . . . fehlt 4mal von 36 Fällen.

Beide zusammen waren vorhanden in 30 von 36 Fällen.

Das gleichzeitige Vorkommen von Daumenverdoppelung oder Dreigliedrigkeit des Daumens, Syndaktylie und Polydaktylie an anderen Fingern beschreibt Kanavel. Dieser berichtet auch über das Verhalten der Armmuskulatur beim Radiusdefekt: Nicht selten fehlen die radialen Muskeln und selbst der Biceps, während Pectoralis major und Deltoides zusammen mit anderen Muskeln fehlerhafte Insertionen zeigen. Die Arteria radialis fehlt häufig und im Unterarm endigt der Nervus radialis unterhalb der Ellbogengegend und der Nervus musculocutaneus fehlt häufig. Auch Ströer äußert sich über das Verhalten der Muskulatur beim Radiusdefekt.

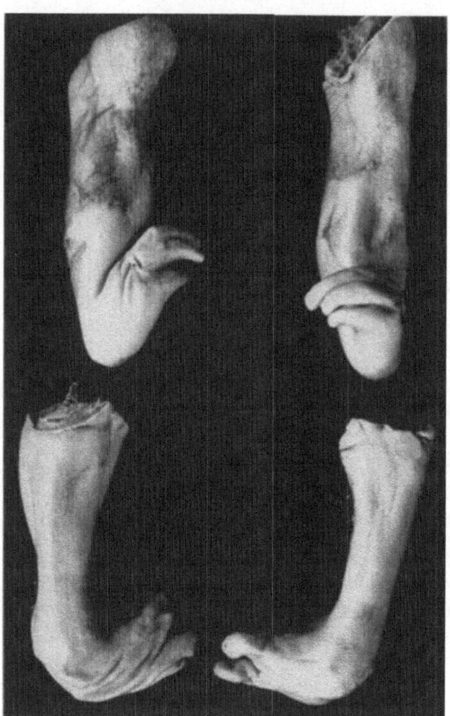

Abb. 66a.

Eine entsprechende Zusammenstellung über Verhalten der Hand beim *Ulnadefekt* existiert noch nicht.

Abb. 66a—e, Fall S. 558/15 der Pathologischen Anstalt Basel: Es handelt sich um die Extremitäten einer auch sonst noch schwer mißgebildeten Frucht: An den oberen Extremitäten findet sich ein doppelseitiger Radiusdefekt mit charakteristischer Verkrümmung der Ulna. Auf der rechten Seite fehlt der Daumen- und Zeigefingerstrahl, links ist das Metacarpale II ausgebildet sowie noch schwach sichtbare Phalangen.

Untere Extremitäten zeigen hochgradige Klumpfußbildung und Andeutung von Spaltfuß.

Ferner fand sich Hydrocephalus congenitus, einseitiger Zwerchfelldefekt, Meningocele lumbosacralis.

Die Mutter war 44 Jahre alt, hatte 8 Kinder, alle andern sind gesund und zeigen keine Mißbildungen.

Über die Häufigkeit der Mißbildung liegen mehrere Angaben vor. Antonelli (a) sammelte 1905 114 Fälle, davon waren 55 einseitig, 46 doppelseitig. Von den einseitigen 44 total, 12 partiell, von den doppelseitigen total 38, partiell 55, gemischt 3. Kümmel sammelte 67 Fälle, davon 57 total, 10 partiell.

Gute Zusammenstellung darüber von Ströer mit Tabelle sowie bei Kanavel (4 eigene Fälle); dort auch Hinweise auf weitere, bisher nicht genannte Literaturangaben, z. B. von Kato, der bis 1923 253 Fälle zusammenbrachte und statistisch-tabellarisch auswertete. Sehr typisch ist auch der Fall eines 24jährigen Mannes mit doppelseitigem Radiusdefekt und 5strahliger Klumphand von Hill.

Bei den partiellen Defekten sind fast immer die distalen Abschnitte betroffen, seltener die proximalen. Die Hand zeigt meistens eine nahezu rechtwinklige Abknickung der Handachse gegen die Vorderarmachse (Klumphandstellung). Mit den Defekten des Radius ist ein meist völliger Defekt des Daumenstrahles und der radialen Handwurzelknochen verknüpft, gelegentlich auch der 2. Strahl in Mitleidenschaft gezogen (eigene Beobachtung, Essen-Möller).

Krichler veröffentlicht mehrere eigene Beobachtungen von totaler Radiusaplasie. Sie weist darauf hin, daß bei totalen Aplasien die Anomalie sich in höherem Maße auch in der Entwicklung der proximalen Gliedmaßenabschnitte auswirkt und sich am ganzen Schultergürtel verdeutlicht. So beschreibt sie z. B. ein Mißverhältnis zwischen Humeruskopf und Pfanne, das zur Luxation führt. Auffällig ist auch eine Hypoplasie im Ellbogengelenk. Bei allen Formen wird eine Tendenz zur Rückbildung am Radialstrahl vermerkt. In geringem Grade gehört auch die radio-ulnare Synostose dazu. Zwischen der Radiusaplasie und der Fibulaaplasie bestehen charakteristische Beziehungen, so besonders die Verschmelzungstendenz der Hand- bzw. Fußwurzelknochen sowie die Verbiegung des Parallelknochens (Ulna). Bei den partiellen Defekten mit proximalem Rudiment findet sich gelegentlich Ankylosierung desselben mit der Ulna, mit dem Humerus oder mit beiden Knochen. Synostose zwischen Lunatum und Triquetrum sowie Hamatum und Capitatum bei einer Frau mit radialer Klumphand und Vierfingrigkeit beschreibt E. A. ZIMMER.

Folgende Beispiele eigener Beobachtung mögen diese charakteristische Mißbildung illustrieren: Abb. 67a und b, S.-Nr. 370/1885. Der Radius fehlt vollständig, die Hand ist gut rechtwinklig radialwärts abgeknickt in Klumphandstellung. Der ganze Daumenstrahl fehlt, Kerne der Handwurzelknochen noch nicht sichtbar. Ulna deutlich gekrümmt und verdickt.

Im folgenden Fall, Abb. 68a—c, handelt es sich um ein im 8. Monat totgeborenes Mädchen. *Ein Vetter des Vaters soll eine ähnliche Mißbildung haben.* Es findet sich beim Kind ein kongenitaler Defekt des rechten Radius mit starker Verkürzung des Vorderarmes sowie Verkrümmung der Elle. Es fehlt der rechte Daumenstrahl. Auf der linken Seite findet sich lediglich eine leichte Hypoplasie des Daumens. Ferner

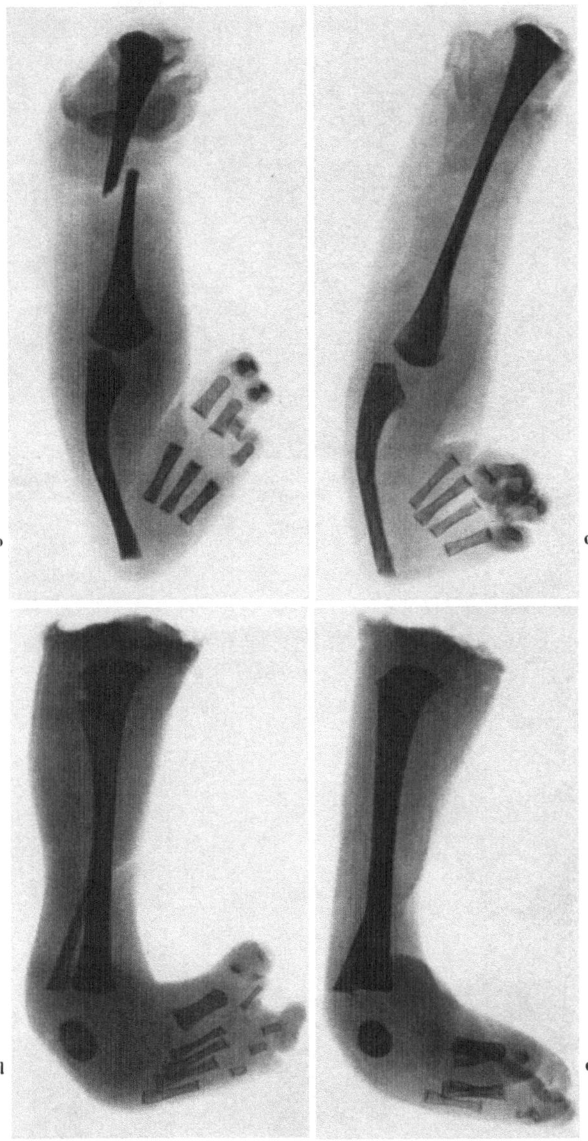

Abb. 66 b—e.

Abb. 66 a—c. Doppelseitiger Radiusdefekt rechts mit Fehlen des 1. und 2. Fingerstrahles, links nur des 1. Strahles. Gleichzeitige Spalt- und Klumpfüße. (Pathologisches Institut Basel.)

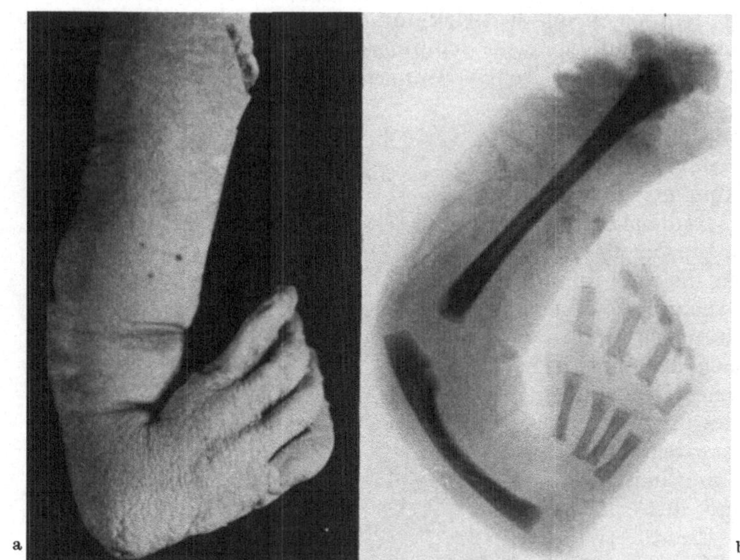

Abb. 67 a u. b. Kongenitaler Defekt des rechten Radius, hochgradige Klumphandstellung, Fehlen des Daumenstrahles. (Pathologisches Institut Basel.)

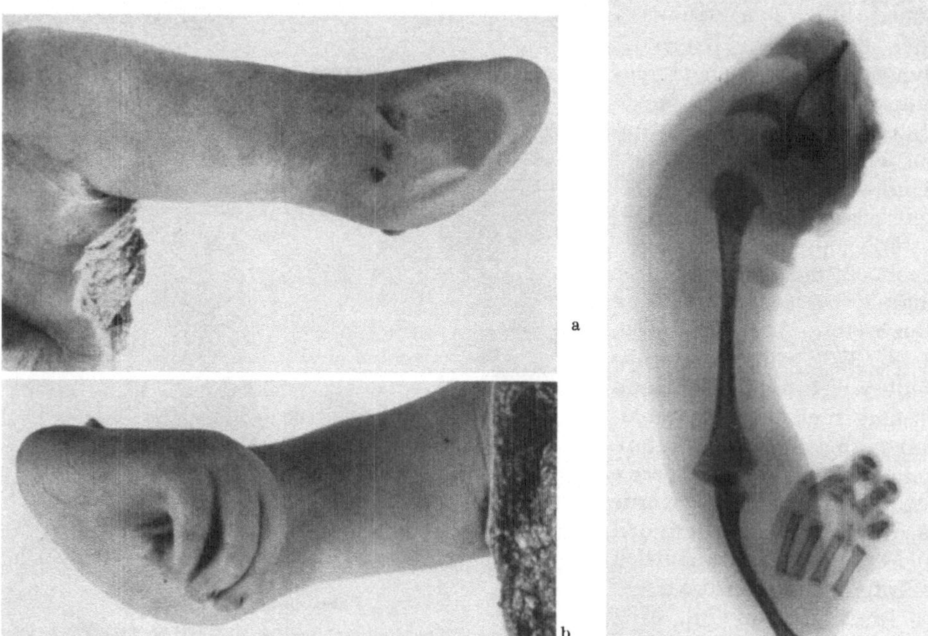

Abb. 68 a—c. Kongenitaler Defekt des rechten Radius, Verkürzung des Vorderarmes, Fehlen des Daumenstrahles. (Pathologisches Institut Basel.)

fanden sich multiple fehlerhafte Kerbungen der Lungen, Fehlen der rechten Ohrmuschel, mangelhafte Anlage der linken.

Ein sehr schönes Beispiel bilateral symmetrischer radialer Klumphand mit beidseitigem Radiusdefekt und entsprechender starker Verkürzung und Verkrümmung der Ulna wurde mir von Dr. Thurnherr und Dr. Hügin aus dem Krankenhaus Altstätten (St. Gallen) zur Verfügung gestellt. Anamnestisch konnten in der Verwandtschaft keine Fehlbildungen festgestellt werden. Die 1911 geborene Patientin ist arbeitsfähig. An den Fingern sind keine Reduktionserscheinungen festzustellen, dagegen sind die Handwurzelknochen zum Teil stark reduziert, insbesondere läßt sich in der proximalen Reihe beidseits nur ein einzelner größerer synostotischer Knochen erkennen. Bei der Patientin ließ sich der Radialispuls gut nachweisen. Am Oberkiefer war der Processus zygomaticus klein und der Alveolarfortsatz etwas schräg nach vorne gestellt, so daß eine Progenie mit Überbiß resultierte (Abb. 69 a—f).

Gelegentlich werden nun neben dem Radiusdefekt und der entsprechenden Handmißbildung noch andere Fehlbildungen beim gleichen Individuum beschrieben.

Bergerhoff teilt die Beobachtung eines 22jährigen Mannes mit, das 9. von sonst vollkommen gesunden Geschwistern: Doppelseitiger Radiusdefekt mit starker Verkürzung und Verkrümmung der Unterarme, beidseitige Klumphände.

Rechts findet sich ein rudimentärer Daumen mit rudimentärem Metacarpus, Ulna verdickt, nach außen konvex gekrümmt, vielleicht ist proximal ein kleiner Rest des Radius mit der Ulna verwachsen, Os naviculare fehlt, Metacarpale I ganz rudimentär.

Links eine rudimentäre Radiusanlage vorhanden, ebenfalls das Naviculare. Im übrigen fand sich ein unsymmetrischer Schädel und ein Gibbus der Brustwirbelsäule.

Essen-Möller berichtet sodann über Kombination von Radiusdefekten mit Ohrdefekten und Facialislähmung. In seinem Fall fand sich eine Hemmungsbildung der Zunge: abgestumpfte Spitze, abnormes Anhaften des Frenulum, Mißbildung der linken Ohrmuschel, Hypoplasie der linken Gesichtshälfte, rechtsseitige periphere Facialislähmung.

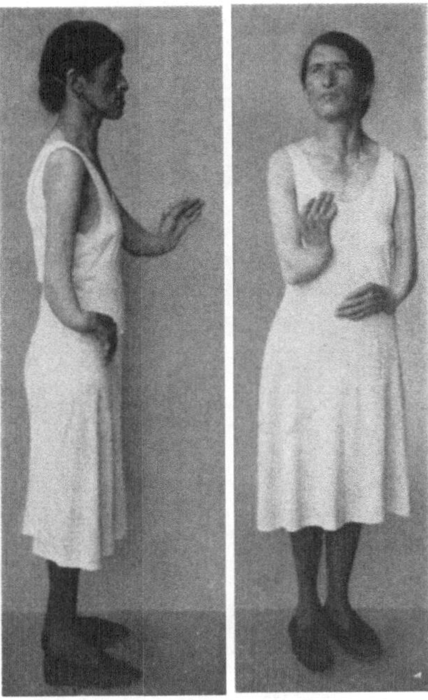

Abb. 69 a.   Abb. 69 b.

Abb. 69 a—f. Kongenitaler Radiusdefekt mit radialer Klumphand. Koalescenz der proximalen Handwurzelknochen. Starke Verkrümmung und Verkürzung der Ulna. (Fall von Thurnherr und Hügin, Krankenhaus Altstätten, St. Gallen.)

Radiusdefekt mit Fehlen von 2 radialen Fingern, Ankylose des Ellbogengelenkes und des 1. Interphalangealgelenkes des 3. Fingers. Verbiegung von Humerus und Ulna sowie Deformität der linken Thoraxhälfte.

Essen-Möller erwähnt 8—10 Fälle der Literatur, wo Radiusdefekt mit rudimentärem äußerem Ohr beschrieben wurde (Virchow, Kirmisson et Sainton, Kümmel (b), Slingenberg, Stoffel und Stempel, Krampitz, Duncan, Taglicht, Bing u. a.).

Wir erwähnen hier noch kurz den Fall Bing: 3 Wochen alter Knabe, Eltern gesund, keine familiären Mißbildungen.

1. Rechtsseitige kongenitale Facialislähmung vom Charakter der angeborenen Nuclearlähmung.

2. Rechtsseitige Mikrotie: Ohrmuschel zu einem kleinen Stummel verkümmert, mit Atresie des äußeren Gehörganges, linkerseits 2 kleine, reiskorngroße, präauriculare Anhängsel.

3. Rechter Vorderarm zeigt Radiusdefekt, Hand rechtwinklig adduziert = Manus vara, Elle gekrümmt.

Auch Drinnenberg teilt 1935 mehrere Fälle von Radiusdefekt mit, bei denen noch andere Mißbildungen vorkamen. Bei einem 10jährigen Knaben fand sich eine Hasenscharte; besonders interessant ist die Beobachtung eines $2^1/_2$jährigen Mädchens mit Radiusdefekt am linken Arm sowie Fehlen des Daumenstrahles. An der rechten Hand dagegen bestand eine Verdoppelung des Daumenstrahles: ein gut beweglicher normalgliedriger Daumen und ein steifer, nur aus

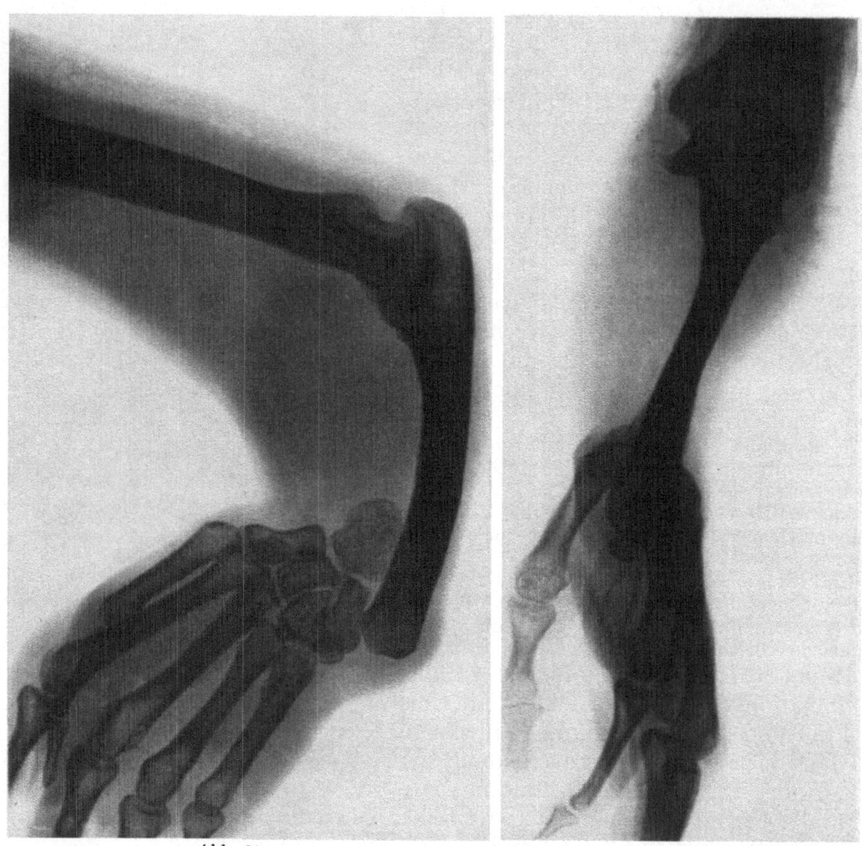

Abb. 69 c.   Abb. 69 d.

Metacarpale und einer Phalanx bestehender Daumen (Plus-Minusvariation!) (s. auch Angabe von Kanavel).

Peterffy und Jona berichten über ein 13jähriges Mädchen mit Fehlen des Radius und starker Hypoplasie der Ulna bis auf die Hälfte, jedoch etwas dicker als normal. Die Hand ist in Klumphandstellung, es fehlt der Daumen und der zugehörige Metacarpus, ebenso das Naviculare und das Multangulum majus. Das Schlüsselbein ist rudimentär, nur seine akromiale Hälfte vorhanden. Auch ist das rechte Schulterblatt im allgemeinen kleiner und der Processus coracoideus nach unten gebogen. Wirbelsäule und Brustkorb sind deformiert. Der 1.—5. Thorakalwirbel sind verschmolzen, die Wirbelkörper dysplastisch, an der rechten Seite schmäler. 6. und 8. Wirbelkörper sind an der linken Seite ein wenig eingedrückt und der 7. Wirbel ist rudimentär keilförmig. Auf der rechten Seite fehlt die 3. und 7. Rippe, die 2. und 5. sind rudimentär, mit den Nachbarrippen verknöchert. Auch das Brustbein ist rudimentär.

Der Nachweis eines *familiären* Auftretens des Radiusdefektes ist mehrfach erbracht worden; ASCHNER und ENGELMANN sowie ESSEN-MÖLLER erwähnen Beobachtungen von BOUVIER, JOACHIMSTHAL (b), GAYET, BLENCKE, EYMER, LÖWY (Zwillinge). Bei SCHMID fand sich in der Familie sporadischer Radiusdefekt und Daumenverdoppelung! (Siehe auch das Verhalten der Großzehe beim Tibiadefekt, S. 97.)

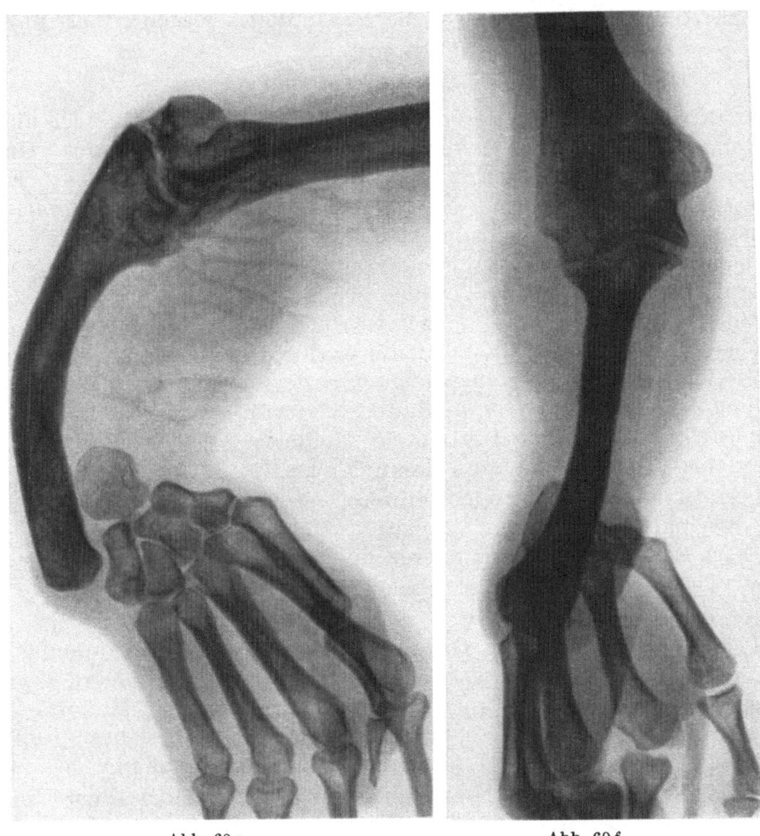

Abb. 69 e.   Abb. 69 f.

Abb. 69 a—f. Kongenitaler Radiusdefekt mit radialer Klumphand. Koalescenz der proximalen Handwurzelknochen. Starke Verkrümmung und Verkürzung der Ulna. (Fall von THURNHERR und HÜGIN, Krankenhaus Altstätten, St. Gallen.)

In der Beobachtung von JOACHIMSTHAL litten 3 Geschwister an der Mißbildung, die Mutter hatte eine angeborene Luxation des Ellbogengelenkes.

DRINNENBERG berichtet über folgendes familiäres Vorkommen von Extremitätenmißbildungen: Es handelt sich um ein 1 Monat altes Kind, dessen Mutter keinerlei Mißbildungen hat, dessen Vater dagegen doppelseitigen Spaltfuß und „eigentümliche Verbildung beider Hände“ zeigte. In seiner weiteren Aszendenz, die bis ins 17. Jahrhundert verfolgt werden kann, weiß man nichts von Mißbildungen. Sein Kind nun hat linksseitigen Radiusdefekt mit Fehlen des Daumenstrahles sowie Fehlen des 2. und 3. Fingers. Das 2. Metacarpale ist unterentwickelt. An der rechten Hand ist nur 1 Finger und 3 Metacarpalia vorhanden. Im Röntgenbild findet sich ein quergestelltes, über den anderen gelegenes Metacarpale. Ferner findet sich linksseitige Hüftluxation, linksseitiger Klumpfuß mit partiellem Tibiadefekt (proximale Hälfte vorhanden). Fibula stark entwickelt, Füße laufen spitz in eine Zehe aus. Mehrere einschlägige Beobachtungen zum angeborenen Ulnadefekt teilt auch Lambertz mit; wir verweisen ebenfalls auf die Arbeit von Krückemeyer über 10 Beobachtungen, zum Teil in Kombination des Radiusdefektes mit anderen Fehlbildungen. Angeborener Radiusdefekt ist auch bei Mäusen beschrieben (Grüneberg). Bei Ströer findet sich auch ein Hinweis über das Vorkommen des Radiusdefektes bei einer Katze. Bei Kanavel finden sich Angaben über chirurgische Behandlungsmethoden der Mißbildung.

β) „Defekte" der Ulna.

Unter den Defekten der Vorderarmknochen ist das Fehlen oder die Unterentwicklung der Elle gegenüber der Speiche das seltenere Ereignis. Gute Darstellungen verdanken wir Kümmel (a) (12 Fälle] und Wierzejewski. Kanavel fand bis 1932 etwa 45 Fälle im Schrifttum und berichtet über 2 eigene Beobachtungen. 15mal war der Ulnadefekt bilateral, so daß im ganzen 60 Arme mit zugehörigen Händen geprüft werden konnten: 23mal fand sich totaler und partieller Defekt, 1mal mit Fehlen des oberen, 18mal mit Fehlen des unteren Endes, 3mal fehlte die Diaphyse und 1mal fehlte das obere und untere Ende. Danach lassen sich 3 Typen aufstellen, die auch wieder das Bestehen einer Staffel von leichteren bis zu schwersten Graden erkennen lassen. Auch hier kommt die Mißbildung ein- und doppelseitig, total oder partiell vor.

Typ 1: Ulna fehlt ganz oder teilweise, Radius normal, öfters verbogen, von der Hand fehlen ein bis mehrere ulnare Finger.

Typ 2: Ulna fehlt ganz oder teilweise. Radius unter mehr oder weniger stumpfem Winkel mit Humerus ankylosiert. Besteht noch ein proximales Stück Ulna, so ist es ebenfalls mit Humerus und Radius knöchern verwachsen.

Typ 3: Der partielle oder totale Ulnadefekt ist mit einer Luxation des Radiusköpfchens nach oben verbunden.

ad 1. Gemeinsam für diese Gruppe ist die geringe Einschränkung der Beweglichkeit im Ellbogengelenk, das Fehlen von 2—3 ulnaren Fingern, gelegentlich auch des Daumens. Dieser Typus stellt das Analogon zum Radiusdefekt dar. In diese Gruppe gehören Fälle von Priestley, Stricker, Hohl, Brodhurst, Kümmel (a), Schenk (nach Wierzejewskis Zusammenstellung).

In einem Fall von Roberts fand sich ein totaler rechtsseitiger Ulnadefekt. Der Radius artikuliert mit dem äußeren Condylus des Humerus, in der Handwurzel fehlte Triquetrum, Pisiforme und Hamatum, ferner fehlten der 3.—5. Finger mit zugehörigen Metacarpalknochen, endlich war das 1. Phalangealgelenk des Zeigefingers ankylosiert.

An der linken oberen Extremität wird lediglich eine Verschiebung des Olecranon nach dem inneren Condylus vermerkt. Metacarpale III fehlt, ferner 3. und 4. Finger. Außerdem bestand ein syndaktyler Doppeldaumen!

In der Familie sollen ähnliche, sogar gleiche Deformitäten vorgekommen sein.

ad 2. Gemeinsam für die 2. Gruppe ist die Versteifung des Humero-Radialgelenkes. Es handelt sich um Kombination von Verschmelzungs- und Defektbildungen. Steffal, Pringle, Birnbacher, Pagenstecher und Plücker haben zu dieser Gruppe gehörige Fälle veröffentlicht. Wierzejewskis eigener Fall gehört ebenfalls hierher: Bei einem 16 Jahre alten Jüngling fand sich die Mißbildung am rechten Arm: Die Ulna ist teilweise defekt, Humerus mit Radius knöchern ankylosiert in einem Winkel von 100—110°. Die Hand ist ulnarflektiert in einer zwischen Pronation und Supination gelegenen Stellung, der ulnare 4. und 5. Finger in Krallenstellung und besonders klein.

Dem Kreisarzt der SUVA (Schweiz. Unfall-Vers.-Anstalt) verdanke ich das Röntgenbild der rechten oberen Extremität eines Mannes mit fast totalem Fehlen der Ulna und Versteifung des Ellbogengelenkes durch radio-humerale Synostose. Im distalen Teil des Unterarmes findet sich ein kleinerer hellerer Schatten, der als distales Ulnarrudiment aufgefaßt werden kann. Sodann sind einige schwer zu identifizierende Handwurzelknochen zu erkennen. Zwischen dem radialen Ende und dem Daumen lassen sich 2 Knochen erkennen, währenddem in der Wurzel des vorhandenen 2. Fingerstrahles 3 Handwurzelknochen festzustellen sind. In Abb. 70b erkennt man das etwas kurze Metacarpale I sowie die Grundphalanx des Daumens. Ferner das etwas schlanke und längere Metacarpale II und ebenfalls die Grundphalanx des 2. Fingers. Mittel- und Endphalanx desselben sind leider auf dem Röntgenbild nicht getroffen. Es fehlt der 3.–5. Finger vollständig, desgleichen auch die ulnaren Elemente der Handwurzelknochen. Anamnestische Angaben über den Fall besitzen wir nicht.

ad 3. Die Fälle der 3. Gruppe unterscheiden sich von denjenigen der ersten durch das Vorhandensein einer *Luxation* des Radiusköpfchens. Diese Luxation ist meist nach oben und außen, das Ellbogengelenk ausgebildet, teilweise deformiert.

In Abb. 71 zeigen wir ein Sammlungspräparat des Berliner Museums (Prof. RÖSSLE), bei welchem die Hypoplasie und Verkrümmung der Ulna sowie die Luxation des Radius-

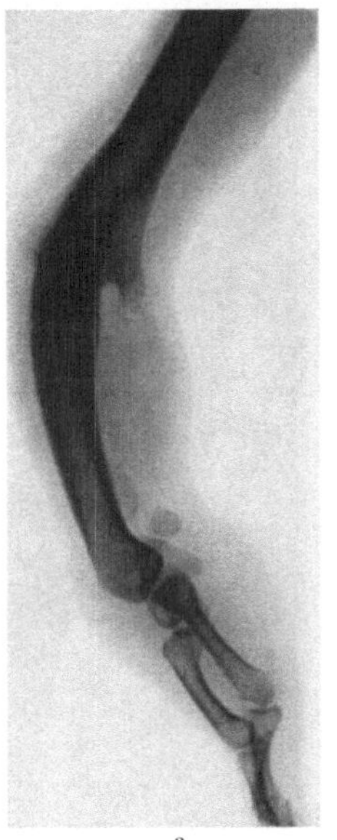
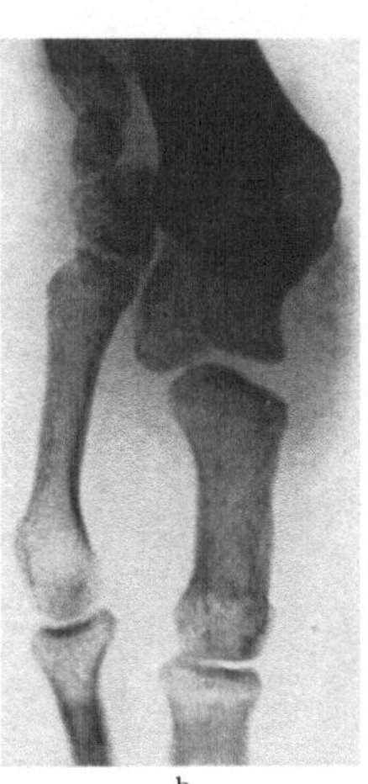

a   b
Abb. 70 a u. b. Defekt der Ulna und Fehlen von 3 Fingern.
(Fall Kreisarzt der SUVA.)

köpfchens nach oben und außen gut zu sehen ist. An der Hand keine gröberen Defekte.

Zu dieser Gruppe gehören ferner Fälle von DEVILLE, SENFTLEBEN, KLAUSSNER (b), KIRMISSON, KINDL, STOFFEL und STEMPEL (nach WIERZEJEWSKI).

Ähnlich wie beim Radiusdefekt finden sich bei dem Fehlen der Ulna gelegentlich andere schwere Mißbildungen.

OTTO MAAS beschreibt einen 23jährigen schwachsinnigen Mann mit Unterentwicklung der linken Gesichtshälfte, mangelhafter Entwicklung der sekundären Geschlechtsmerkmale und partiellem Defekt der distalen Ulnaabschnitte: Im obersten Drittel ist sie erhalten, an normaler Stelle, dann verjüngt sie sich distalwärts, mittleres Drittel fehlt, im untersten Drittel findet sich eine dünne, 1—2 mm breite Knochenspange. Radius stark gebogen, besonders das distale Ende.

Fälle über familiäres Vorkommen des Ulnadefektes oder eventuell mit anderen Gliedmaßenfehlern bei verschiedenen Mitgliedern einer Familie sind sehr spärlich.

SOUTHWOOD erwähnt folgendes Vorkommnis: In der Familie einer 18jährigen Frau mit Hypoplasie der Ulna und Verbiegung sowie Luxation der Speiche nach oben und rückwärts, Fehlen des 4. und 5. Fingers sowie Hypoplasie des Daumens, kam bei einer Base des Vaters angeborene Aplasie der Gelenke am 4. und 5. Finger vor, und beim Kind eines Vetters des Vaters bestanden Klumpfüße mit je 6 Zehen.

Unter den partiellen Ulnadefekten kommen nun die verschiedensten Möglichkeiten vor. Es kann das distale oder das proximale Ende fehlen, aber auch die mittleren Partien können defekt sein (SENFTLEBEN, RIEDINGER, KLAUSSNER, zit. nach WIERZEJEWSKI). In der Regel sind keine Handmißbildungen zu beobachten, wenn der distale Abschnitt der Ulna ausgebildet ist, dagegen geht mit dem Fehlen der distalen Ulnabezirke fast immer ein Fehlen von ulnaren Fingerstrahlen parallel (Ausnahmefall bei STOFFEL und STEMPEL sowie bei REIMANN). Aber trotzdem besteht kein regelmäßiger Parallelismus zwischen Grad der Fingerstrahlen- und Grad der Vorderarmdefekte. Es lassen sich ebenso weitgehende Einengungen der Handstrahlen auch ohne irgendwelche Beteiligung der Vorderarme feststellen (vgl. früheres Kapitel: Oligodaktylie der Hand). Jedoch ist ganz allgemein der Ausfall von Fingerstrahlen bei Defekten des Ellenknochens größer als bei solchen der Speiche; wir können aber MÜLLERs Angabe nicht bestätigen, daß beim Radiusdefekt nur Fehlen des Daumenstrahles vorkomme, auch dort können unter Umständen mehrere radiale Fingerstrahlen defekt sein (s. eigenes Beispiel Abb. 66). Eine ausführliche Beschreibung des partiellen distalen Ulnadefektes bringt MANZANILLA an Hand eines Falles.

In der Zusammenstellung von KANAVEL werden folgende Hand- und Fingermißbildungen erwähnt: in 6 Fällen fehlten praktisch alle Handwurzelknochen, in weniger schweren Fällen das Pisiforme und Triquetrum, oder das Hamatum und Capitatum.

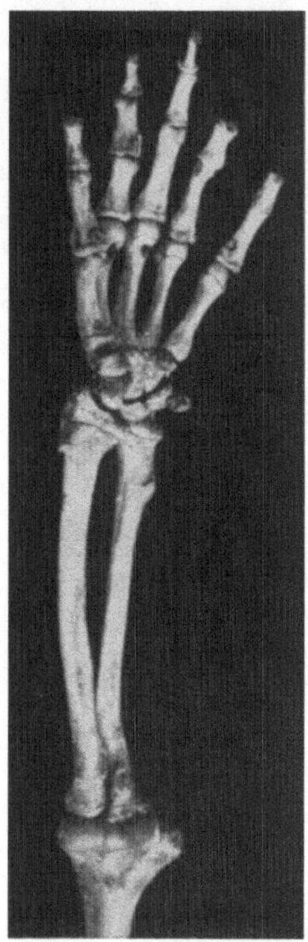
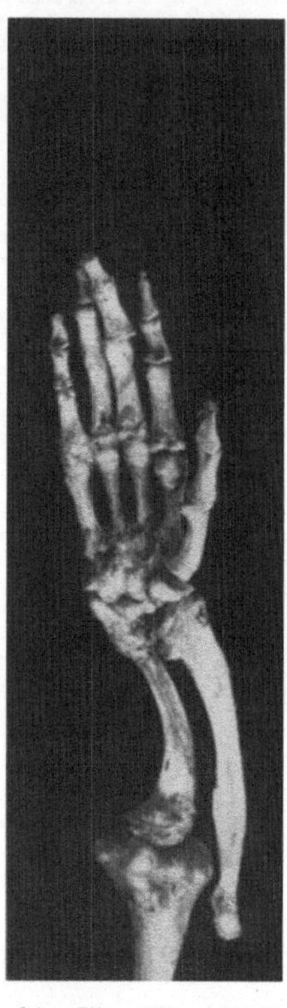

Abb. 71. Partieller Defekt der rechten Ulna (Hypoplasie). Luxation des Radiusköpfchens nach oben und außen. (Pathologisches Institut der Universität Berlin.)

Bezüglich der Finger war in 33 Fällen folgendes zu konstatieren: 2., 3., 4. und 5. Finger fehlten 6mal; 3., 4. und 5. Finger fehlten 11mal, 4. und 5. 11mal, 2. und 5. 2mal, 4. 1mal, 5. 1mal; 9mal wurden auch Daumenveränderungen wie Syndaktylie, Phalangenreduktion und Symphalangie gesehen, 2mal auch Daumenverdoppelung. Nicht selten fehlt Arteria und Nervus ulnaris, ebenso der Flexor carpi ulnaris und einzelne Muskeln des Hypothenar.

Über Kombinationen mit anderen Fehlbildungen ist zu sagen, daß meistens die untere Extremität intakt ist, am ehesten wird noch gleichzeitiger Fibula- oder gelegentlich Tibiadefekt beschrieben. Bei einseitigem Ulnadefekt zeigt der andere Arm verhältnismäßig geringgradige Veränderungen, es kommen eventuell Defekte von ulnaren Fingern in Betracht, ebenfalls Syndaktylien. VAN DER SAR teilt den Fall von angeborenem Fehlen der Ulna und des 4. und 5. Fingers mit, gleichzeitig fanden sich Rippenanomalien (Halsrippe, teilweise Entwicklung der 2. und 3. Rippe einer Seite) und endlich noch Sichelzellenkrankheit (Negerkind, Curaçao).

Die fast immer vorhandene Verkrümmung des Radius ist uncharakteristisch, bald nach innen oder außen konvex, bald S-förmig. Über Ulnadefekt beim Schwein berichtet Ströer (1937).

Einen eigenen Kombinationsfall haben wir durch Studer unter dem Titel: „Zur Frage der endogenen Genese des angeborenen Klumpfußes" präparieren lassen. Die Füße dieses Falles werden bei Besprechung des Klumpfußes im einzelnen später abgebildet (vgl. Abb. 195a—d, S. 289). Der gleiche Patient, ein 45jähriger, an chronischer Lungentuberkulose verstorbener Mann, zeigte einen rechtsseitigen partiellen Ulnadefekt mit Fehlen des 4. und 5. Fingerstrahles und gleichzeitiges partielles Aufgehen des 2. Strahles im Daumenstrahl. Es findet sich jedenfalls eine Gabelbildung, wobei dann der 2. Finger mit dem 3. Finger vollkommen syndaktyl verbunden ist. Ferner ist der 3. Finger gekennzeichnet durch hochgradige Brachymesophalangie. Am linken Arm sind die beiden Unterarmknochen richtig ausgebildet. Es fehlt jedoch ebenfalls der 5. und 4. Finger. Der 2. linke Finger ist rudimentär, läßt den distalen Teil des Metacarapale II erkennen. Der 3. Finger zeigt Dreigliedrigkeit, doch sind Mittel- und Endphalanx deutlich verkürzt. Die Handwurzelknochen zeigen ebenfalls Reduktion, die rechts wesentlich erheblicher ist als links. Auf die Einzelheiten der anatomischen Präparation des linken Armes soll hier nicht eingegangen werden. Es wird auf die Originalarbeit von Studer verwiesen. Die Handmißbildung mit den Kombinationen der Strahlreduktion, der

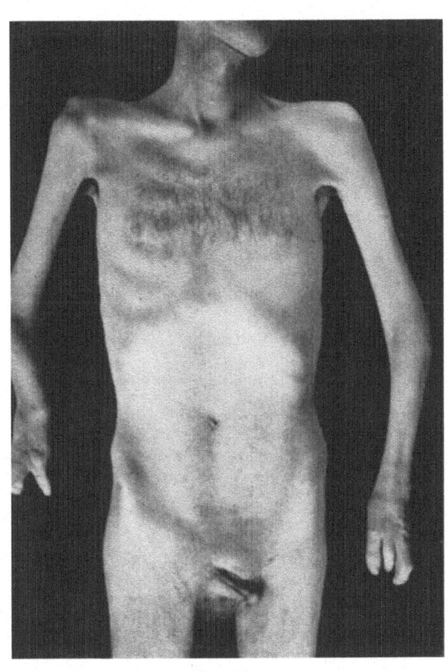

Abb. 72 a.

Phalangenverkürzung und der Syndaktylie stellt ein besonders schönes Beispiel schwerster Reduktionsvorgänge dar (Abb. 72a—c).

Von ganz besonderem Interesse ist nun folgende Beobachtung von M. Lange, weil sie zur Synostosis radioulnaris überleitet.

Anhang: Synostosis radioulnaris congenita.

Bei einem 13 Jahre alten Mädchen fehlten beiderseits die normalen Daumen, an der linken Hand war ein wolfskrallenähnliches Anhängsel als Daumenrest, am linken Arm bestand eine radioulnare Synostose. Der beigefügte Stammbaum (Abb. 73) gibt Aufschluß über die Verbreitung der Mißbildungen bei anderen Familienmitgliedern. Von 3 weiteren Geschwistern hatten 2 die gleiche Fehlbildung, ebenso Mutter und Großmutter. Die Schwester der Mutter heiratete wegen der Fingermißbildung nicht, bekam aber 3 Kinder von 3 verschiedenen gesunden Männern. Bei allen 3 Kindern fehlten die Daumen. Die Dominanz der Vererbungsanlage der vorliegenden Mißbildung ist damit bewiesen.

Wenn wir schon früher gesehen haben, daß Fehlen des Daumenstrahles und Radiusdefekt in eine Fehlbildungsstaffel zusammengehören können, dann lehrt das Beispiel Langes, daß auch die *radioulnare Synostose* in diese

Mißbildungsgruppe hineingehört, die ASCHNER und ENGELMANN für eine Hemmungsmißbildung halten. LIEBLEIN berücksichtigt die Literatur bis 1909 und unterscheidet zwischen Verwachsungen beider Oberarmknochen in ihrem oberen Abschnitt: 1. Bei normal gestalteter und normal gelagerter proximaler Radiusepiphyse und 2. bei mangelhafter Differenzierung des oberen Radiusendes *ohne* Verbindung mit dem Oberarm.

1924 berichtete LÜDIN an Hand eines eigenen Falles über diese Mißbildung. Schon damals konnte er feststellen, daß die Anomalie 62mal am Lebenden

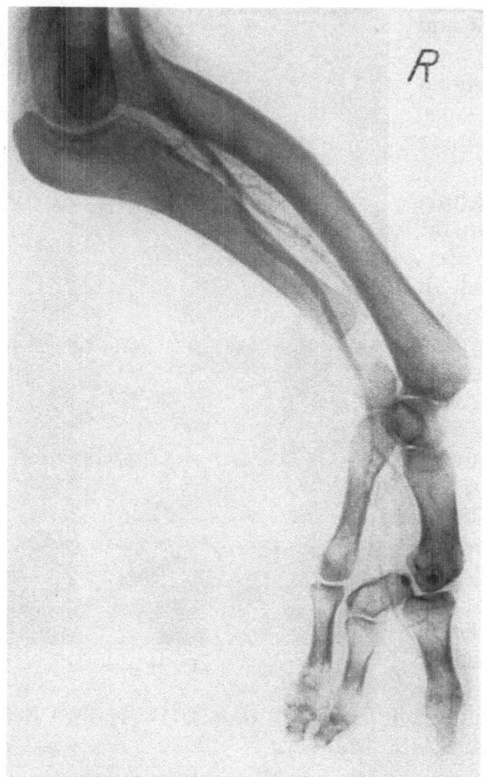
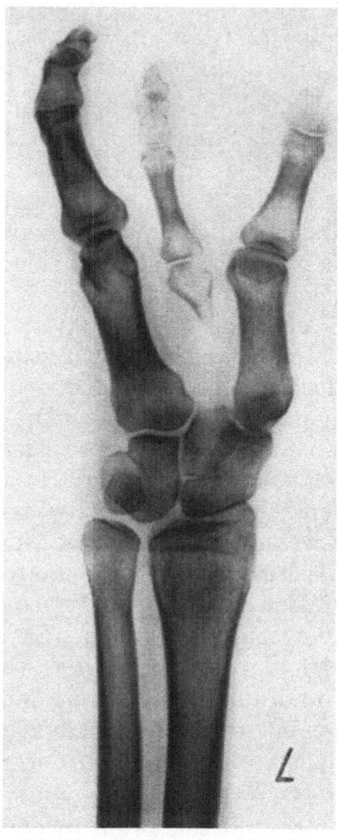

Abb. 72b. Röntgenbild: rechte Hand.   Abb. 72c. Röntgenbild: linke Hand.

Abb. 72 a—c. 45jähriger Mann: Rechtsseitiger particller Ulnadefekt mit starker Reduktion der Hand: Fehlen des 4. und 5. Fingerstrahles, gabelförmige Reduktion des 2. Fingers. Brachymesophalangie des 3. Fingers, Syndaktylie des 2. und 3. Fingers. Linke Hand zeigt ebenfalls Fehlen des 4. und 5. Fingers, starke Reduktion des 2. Fingers mit proximalem Defekt des Metacarpale. Brachymesophalangie von 2 und 3. Reduktion und Synostosen auch der beiderseitigen Handwurzelknochen. (Pathologisches Institut Basel, Arbeit STUDER.)

diagnostiziert worden ist. Unter 64 Fällen, wovon 36 männlich und 28 weiblich waren, fand sich die Synostose 39mal doppelseitig, 15mal linksseitig, 7mal rechtsseitig und 3mal einseitig ohne Angabe. Familiäres Vorkommen wurde 6mal mitgeteilt.

Die Synostosis radioulnaris congenita stellt eine Hemmungsmißbildung dar, bei welcher eine knöcherne Verbindung zwischen Radius und Ulna im proximalen Drittel die Persistenz einer frühembryonalen Entwicklungsstufe darstellt.

Ontogenetisch gehen nach Angabe von ASCHNER und ENGELMANN die proximalen Anteile aus einer gemeinsamen knorpelbildenden Masse hervor, in welcher sich 2 getrennte Knorpelzentren bilden.

Klinisch ist die hochgradige Einschränkung, ja Aufhebung der Pronation und Supination im Ellbogen charakteristisch. Beugung und Streckung sind dagegen möglich.

Oft ist das Radiusköpfchen luxiert, doch braucht dies nicht der Fall zu sein und es ist jedenfalls nicht die Radiusluxation das Primäre (s. ASCHNER und ENGELMAN, sowie MELCHIOR).

Nach BAISCH, NEUSTADT kann man geradezu 2 Typen der radioulnaren Synostose aufstellen:

1. Fälle, in denen das Radiusköpfchen an normaler Stelle ist, das Ellbogengelenk ist nicht defekt, die Deformation ist auf Radius und Ulna beschränkt.

2. Fälle, wo außer der Synostose eine Verbiegung, Verlängerung oder Luxation des Radiusköpfchens besteht.

Weichteilanomalien finden sich in der Regel nicht, dagegen können Inaktivitätsatrophien vorkommen. Untersuchungen von BAISCH bei wiederholter Röntgenaufnahme ergaben eine gewisse Progredienz des Prozesses im Laufe der Zeit.

Daß es sich um eine heredofamiliäre Krankheit handelt, haben besonders DAVENPORT, TAYLOR und NELSON gezeigt. Dabei ergab sich, daß in Familien mit der radioulnaren Synostose auch Plattfuß und Kyphose vorkommen. ASCHNER und ENGELMANN führen 15 Arbeiten an, welche das familiäre Auftreten beweisen. ABBOTT (zit. nach KANAVEL) fand in einem Stammbaum von 40 Personen in 5 Generationen 7 Fälle.

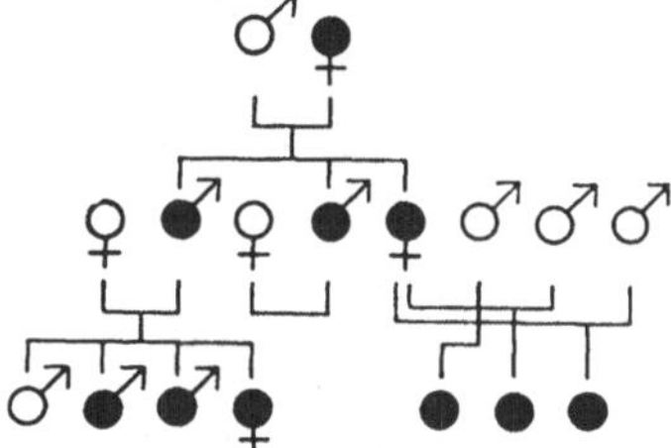

Abb. 73. Aus MAX LANGE: Erbbiologie der angeborenen Körperfehler. (Erklärungen s. Text.)

Weiterhin ist die Mißbildung häufiger doppelseitig als einseitig. Die Studien zur Aufklärung des Erbganges von DAVENPORT scheinen eher *gegen* einen dominanten Erbgang zu sprechen, weil tatsächlich Generationen übersprungen werden können. Andererseits sind Stammbäume veröffentlicht worden (s. bei ASCHNER), die mit der Annahme eines recessiven Erbganges absolut nicht zu erklären sind.

Die Fehlbildung überwiegt beim männlichen Geschlecht und so ist denkbar, daß die Krankheit bei Frauen nicht manifest wird, obwohl sie im entsprechenden Genkomplex verankert ist: Dieser Genkomplex hätte normalerweise für die artgemäße Trennung der beiden Vorderarmknochen im Laufe der Entwicklung zu sorgen (Vögel, Sirenen, Insectivoren haben physiologischerweise eine radioulnare Synostose).

Die radioulnare Synostose ist nun sehr oft mit anderen Anomalien bzw. Mißbildungen kombiniert: Hüftluxation, Klumpfuß, Plattfuß, Genu valgum, Anomalien des Kniegelenkes, Radius- und Daumendefekt, Phalangen-Fingerdefekt, Syndaktylie, Polydaktylie, Synostose mehrerer Carpalknochen. Mangelhafte Entwicklung der Hände, Füße und Nägel, Spina bifida, Krallenhohlfuß, Gesichtsskoliose, Hypoplasie der ganzen Thoraxhälfte, familiäre Klumpfinger, chronische Arthritis, Schwachsinn (s. bei ASCHNER und ENGELMANN).

Es ergibt sich, daß Anomalien der Knochen und Gelenke mit radioulnarer Synostose kombiniert sind, und zwar besonders der oberen Extremität. Die Kombination der Mißbildung mit Kurzfingrigkeit hat auch schon die Vermutung nahegelegt, es könne sich um eine Achondroplasie handeln.

ASCHNER und ENGELMANN halten die radioulnare Synostose für eine Hemmungsmißbildung, LANGE für eine Mißbildung, die in die Gruppe des Daumen- und Radiusdefektes gehört.

Abb. 74a und b: Die Abbildungen verdanke ich Herrn Prof. Lüdin, Basel. Sie stammen von folgendem Fall: 72jährige Frau. Der linke Arm ist kürzer als der rechte und steht in Pronationsstellung fixiert. Pronation und Supination sind unmöglich. Beugung und Streckung im linken Ellbogengelenk frei. Das Radiusköpfchen läßt sich nicht tasten, dagegen ist im weiteren Verlauf Radius und Ulna deutlich zu tasten.

Das Röntgenbild zeigt leicht arthritische Veränderung des Humero-Ulnargelenkes. Der Radius ist proximal in einer Ausdehnung von 3—4 cm mit der Ulna verwachsen. Die Corticalis der Ulna und des Radius ist proximal von der

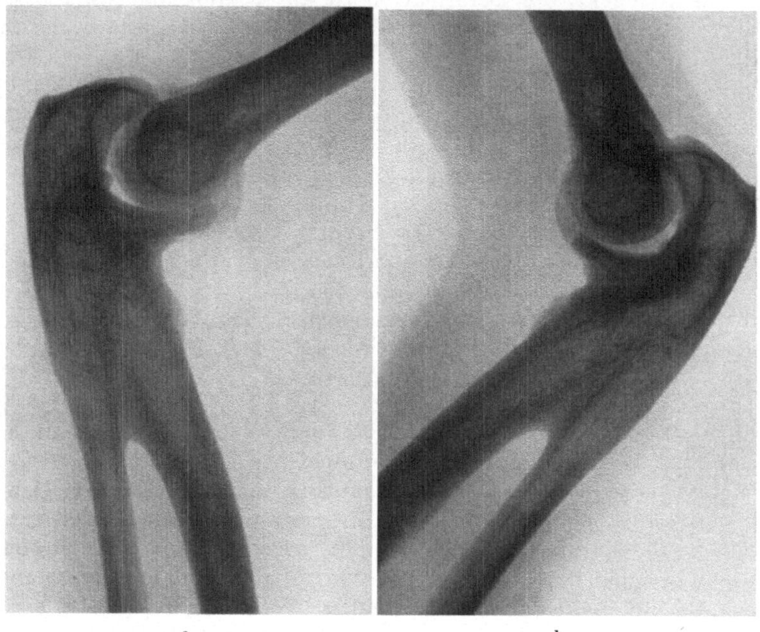

a   b

Abb. 74a u. b. Radioulnare Synostose. Familiäres Vorkommen. (Fall Lüdin, Basel.)

spitzbogenförmigen Vereinigungsstelle nicht mehr vorhanden, Knochenbälkchen gehen von einem Knochen zum anderen über.

Eltern, Großeltern und Geschwister sollen die Mißbildung nicht gehabt haben, dagegen besteht sie doppelseitig bei einem ihrer 10 Kinder: 35jähriger Mann, war der kleinste der Familie, seit Geburt kann er Unterarme nicht drehen, beschäftigte sich als Ausläufer.

1932 berichtet Chasin über die anatomische Präparation eines Falles. Er hat in der Literatur bis dahin 15 durchpräparierte Fälle gefunden und kommt zu folgenden Feststellungen: Je nach dem Ort der Synostose ist eine Synostosis radioulnaris superior, medialis, inferior oder proximalis und distalis zu unterscheiden. Von 146 Fällen waren 91 doppelseitig; die klinischen Erscheinungen bestehen in stabiler Pronationskontraktur verschiedenen Grades, Unmöglichkeit, Grad der Pronation aktiv und passiv zu verstärken, Fehlen der Supination. Die Arme werden bei freiem Hängenlassen so gehalten, daß die Volarfläche nach hinten gedreht ist, und nicht wie gewöhnlich nach dem Oberschenkel gerichtet ist. Synostose schwankt im allgemeinen zwischen 2—7 cm.

Im Falle Chasins (30jähriger Mann) bestand eine Luxation des Radiusköpfchens nach hinten mit unbedeutender Verlängerung. Die Radiusdiaphyse war verdickt, diejenige der Ulna verdünnt. Der Musculus biceps und brachialis waren in den unteren Abschnitten 4 Querfinger lang miteinander verwachsen und hatten eine gemeinsame Insertionsstelle. Das Caput ulnare des Pronator teres ist durch Bindegewebsbündel gebildet. Der Supinator besteht aus einer Bindegewebsplatte, der Pronator quadratus ist stark atrophisch. Gefäße und Nerven zeigten gewöhnlichen Verlauf.

Beobachtung von gleichzeitiger proximaler und distaler radioulnarer Synostose in Kombination mit zahlreichen anderen Hemmungsmißbildungen, die als Ausdruck einer Rückbildung einer ganzen oberen Extremität zu deuten sind, teilt ECKINGER mit.

γ) „Defekte" der Fibula.

Unter den Defekten langer Röhrenknochen nimmt derjenige der Fibula bezüglich Häufigkeit die erste Stelle ein. Eine Reihe größerer Zusammenstellungen erlaubt es, eine übersichtliche Beschreibung dieser Mißbildung zu geben [HAUDEK, HAIM, SCHARFF, KÜMMEL, MAZZITELLI, ANTONELLI (b), KREBSER].

HAUDEK stellte schon 1897 97 Fälle von Fibuladefekt zusammen. 68mal war der Defekt einseitig, davon 43mal total, 25mal partiell, 29 Fälle waren doppelseitig und von diesen 58 Extremitäten war der Defekt 46mal total, 12mal partiell.

MAZZITELLI (zit. nach ASCHNER und ENGELMANN) teilte 109 Fälle von Fibuladefekt mit. Von 68 einseitigen waren 48 total, 20 partiell, von 39 doppelseitigen mit insgesamt 78 Extremitäten war der Defekt 60mal total, 18mal partiell.

Durch das völlige Fehlen der Fibula bekommt der Unterschenkel eine charakteristische Form: er wird in X-Beinstellung gedrängt, der Fuß steht in Spitzfußstellung und leichter Valgusstellung, nicht selten fehlen auch am Fuß die fibularen Anteile mit den zugehörigen Zehen (besonders 5. und 4.).

Ähnlich wie bei den Defekten der Vorderarmknochen zeigt auch hier beim Fibuladefekt der allein entwickelte Parallelknochen — die Tibia — eine Verbiegung oder Knickung mit nach vorne gerichtetem Scheitel, über welchem häufig eine lineare Hautnarbe beobachtet wird; dieser Befund wurde früher als wichtigster Beweis für die exogene Mißbildungsursache der Röhrenknochendefekte angesehen (HAUDEK, NIGST u. a.).

Fast in allen Fällen ist die betroffene Extremität mehr oder weniger stark verkürzt. Auch hier kann aber trotz totalem Fibuladefekt der Fuß richtig entwickelt sein: So beschreibt EISENBERG z. B. einen Fall, wo bei einem 2 Monate alten Mädchen doppelseitiger, totaler Fibuladefekt vorkam, auch noch der Calcaneus eine Ossifikationsstörung erkennen ließ, Mittelfuß und Zehen jedoch in richtiger Zahl entwickelt waren. Der Fall verdient deswegen noch besondere Erwähnung, weil er aus einer kinderreichen Familie kommt, in welcher sogar Drillingsgeburten vorgekommen sind. Die gleiche Mißbildung wurde bei anderen Familienmitgliedern jedoch nicht beobachtet.

Nur relativ selten ist bisher familiäres Vorkommen beschrieben worden. SCHARFF gibt an, daß 3,6% seines Materials (55 Fälle) Heredität zeigten, bei HAUDEK (1895) (103 Fälle) 5,8% Heredität. ASCHNER und ENGELMANN wiesen aus der Literatur 27 Fälle von Vererbung der Defektbildungen langer Röhrenknochen nach. DAFFNER beschrieb schon 1898 eine 24jährige Mulattin mit beiderseitigem, von der Mutter her vererbtem partiellem Fibuladefekt.

Wie schon kurz erwähnt, unterscheidet man totalen und partiellen Fibuladefekt. Es leuchtet ein, daß beim Vorhandensein der Tibia das Kniegelenk durch den Fibuladefekt kaum beeinträchtigt wird. HAPIG erwähnt allerdings gelegentlich Fehlen des Ligamentum externum (Ligamentum collaterale fibulare)

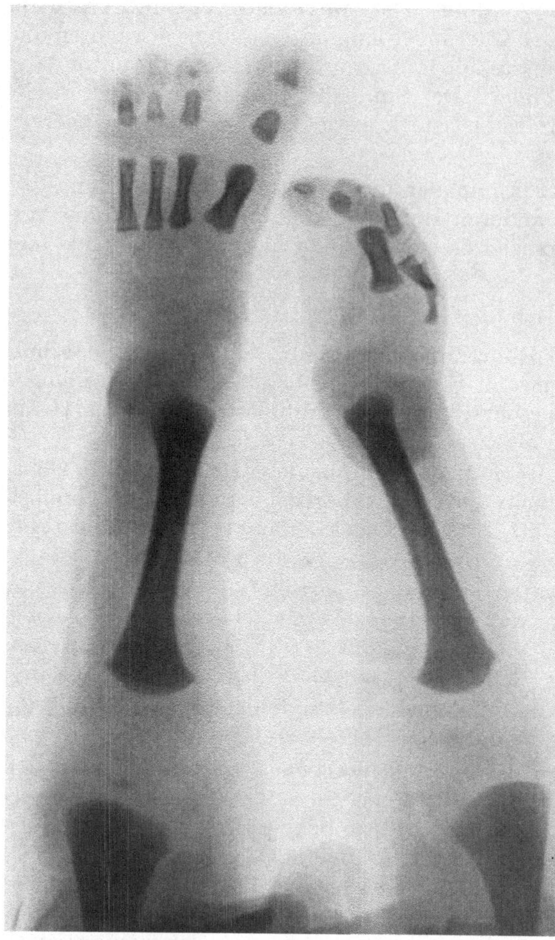

a

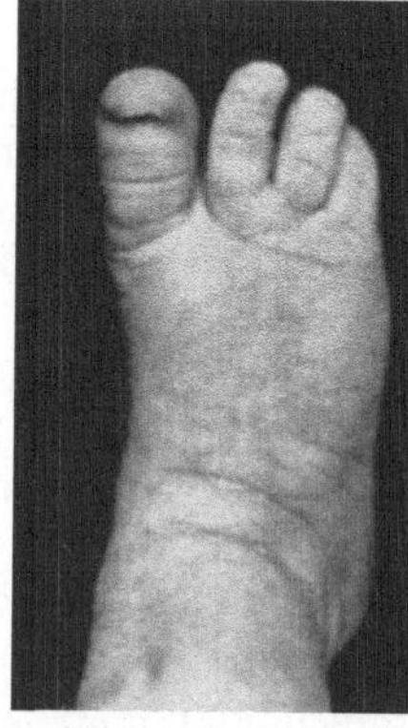

b   c

Abb. 75a—c. 6 Tage alter Knabe mit doppelseitigem totalem Fibula-
defekt, rechts Fehlen der 5. Zehe, links der 3.—5. Zehe. (Gleichzeitig
Vierfingrigkeit der rechten Hand, linksseitige Löffelhand.)
(Fall aus dem Oscar-Helene-Heim, Berlin-Zehlendorf.)

der Kreuzbänder des Kniegelenkes und eventuelle Kombination mit totalem oder partiellem Fibuladefekt.

Viel schwerwiegender sind die Veränderungen am distalen Extremitätenabschnitt: denn durch das Fehlen des Malleolus externus kommt der Fuß in die oft extreme Valgusstellung.

SCHÖNFELD und SORANTIN beschrieben einen totalen Fibuladefekt bei einem 32jährigen Mann. Die Tibia ist im distalen Teil wie üblich verkrümmt. Calcaneus und Cuboid sind miteinander verschmolzen, ebenso Metatarsale IV und V. Distal im Unterschenkel war noch ein Knochen vorhanden, der als Sesambein — Os trigonum — gedeutet wurde, unserer Ansicht nach aber auch ein distales Fibularudiment sein könnte.

Schon 1909 stellt SCHARFF folgende Kombinationen mit Strahlendefekten an derselben Extremität auf: Fehlen der 3. und der 5. und 4. Zehe. 2mal fehlten sogar die 3., 4. und 5. Zehe und in 2 Fällen die 2., 3., 4. und 5. Zehe.

Nicht gesichert scheinen uns die Angaben, wo angeblich nur die Großzehe bei Fibuladefekt gefehlt haben soll, oder ein anderer Fall. wo das isolierte Fehlen der 4. Zehe angenommen wird. Es handelt sich dabei meist um Fälle vor der Röntgenära und schon HAUDEK sagt 1896, daß z. B. ein Fall von OTTO mit angeblichem Fibuladefekt und Fehlen der Großzehe überhaupt ein Tibiadefekt gewesen sein müsse!

Unter den Fußwurzelknochen fehlt Cuboid und

gelegentlich das Naviculare, Talus und Calcaneus sind nicht selten miteinander verschmolzen (vgl. Abschnitt über das Fehlen der 4. und 5. Zehe S. 72).

Scharff erwähnt weiterhin folgende Kombinationen des Fibuladefektes mit anderen kongenitalen Mißbildungen: Femurdefekt derselben Seite, Defekt oder Verkleinerung der Patella, Defekte am anderen Bein. Defekte an den oberen Extremitäten, Syndaktylie der Zehen, Mißbildungen am Schädel und Eingeweiden, kongenitale Hüftluxation, Knieluxation.

Krichler teilt weitere instruktive Beispiele der fortlaufenden, immer höhere Grade annehmende Mißbildungsreihen des Fibuladefektes mit. Dabei wird unterschieden in Gruppen mit Beteiligung des distalen Strahles, ferner Fibuladefekt als Begleiterscheinung bei Femuraplasie und als Teilerscheinung multipler Gliedmaßendefekte.

Partieller Femurdefekt bei totalem kongenitalem Fibuladefekt beschreibt Stich.

Aus dem Oscar-Helene-Heim in Berlin-Zehlendorf erhielten wir folgenden Fall (Abb. 75 a—c): 6 Tage alter Knabe mit doppelseitigem totalem Fibuladefekt. Am rechten Fuß 4 Zehen (offenbar Fehlen der 5.). Am linken Fuß nur 2 Zehen. Die Deutung ist schwierig, erfahrungsgemäß ist aber anzunehmen, daß die 5.—3. fehlt. In der Fußwurzel sind Knochenkerne noch nicht aufgetreten. Dasselbe Kind zeigte außerdem 4-Fingrigkeit der rechten Hand und linksseitige Löffelhand.

Abb. 76 zeigt die Röntgenpause eines Falles von Scharff: 4jähriges Kind mit rechtsseitigem Fibuladefekt und Fehlen der 4. und 5. Zehe. Die Tibia zeigt starke Krümmung infolge Fehlens ihres Parallelknochens.

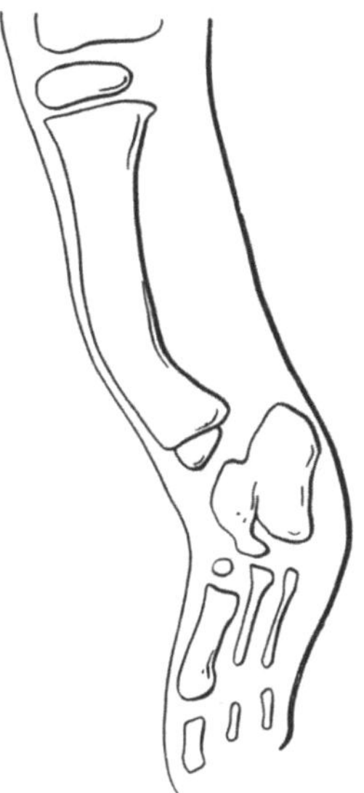

Abb. 76.
4jähriges Kind mit rechtsseitigem Fibuladefekt und Fehlen der 4.—5. Zehe, starke Krümmung der Tibia (Parallelknochen.) (Fall Scharff.)

Interessant ist der Fall von Bromhead, weil er eine Kombination des linksseitigen Fibula- und Zehenrandstrahldefektes mit schwerstem Defekt des ganzen rechten Beines zeigt. Er spricht für Beziehung zwischen den Strahldefekten und partiellen Phokomelien! Familiäres Vorkommen und damit Erbbedingtheit der Fibulaaplasie beschreibt Volkmann. Die Mehrzahl der Familienmitglieder jeder Generation war von der Deformität betroffen.

In seiner Arbeit zur Behandlung und Entstehung des angeborenen Fibuladefektes beschreibt Stracker 3 Fälle von totaler Aplasie. Er betont besonders die Zusammengehörigkeit des Fibuladefektes mit der Volkmannschen Sprunggelenksdeformität. In ätiologischer Hinsicht vertritt Stracker die Ansicht, daß es sich wohl am ehesten um eine endogene Störung handle, wobei der Zeitpunkt der Schädigung sehr früh (vor der 5.—6. Woche) angesetzt werden muß. Die Arbeit widmet sich sodann hauptsächlich therapeutischen Problemen.

δ) „Defekte" der Tibia.

Obwohl Aletter 1932 eine Zusammenstellung von 120 Fällen aus dem Schrifttum machen konnte, wird allgemein der Tibiadefekt als eine der seltensten Gliedmaßenmißbildungen bezeichnet. Nuzzi (zit. nach Aschner und Engelmann) berichtet 1920 über 59 Fälle von Tibiadefekt. 36mal war die Mißbildung einseitig, davon 20mal total und 16mal partiell. In 23 Fällen wurde die Mißbildung doppelseitig angetroffen, von diesen 46 Extremitäten zeigten 34 totalen und nur 12 partiellen Defekt. Schon 1894 konnte JOACHIMSTHAL (c) über 29 Fälle berichten.

Daraus ergibt sich, daß der totale Defekt häufiger ist als der partielle, der einseitige häufiger als der doppelseitige. Dies bestätigt auch BERTAUX in seiner Dissertation 1920.

Handelt es sich um partiellen Defekt, dann fehlen gewöhnlich die distalen Abschnitte und nur ausnahmsweise die proximalen (Fälle von PARONA, SLINGEN-BERG). In solchen Fällen, ebenso wie beim totalen Defekt, muß auch das Knie-gelenk mehr oder weniger mißgebildet sein: Es fehlen Ligamenta cruciata, eventuell Patella und gelegentlich findet sich auch ein partieller Defekt des Femur mit Unterentwicklung der Kondylen.

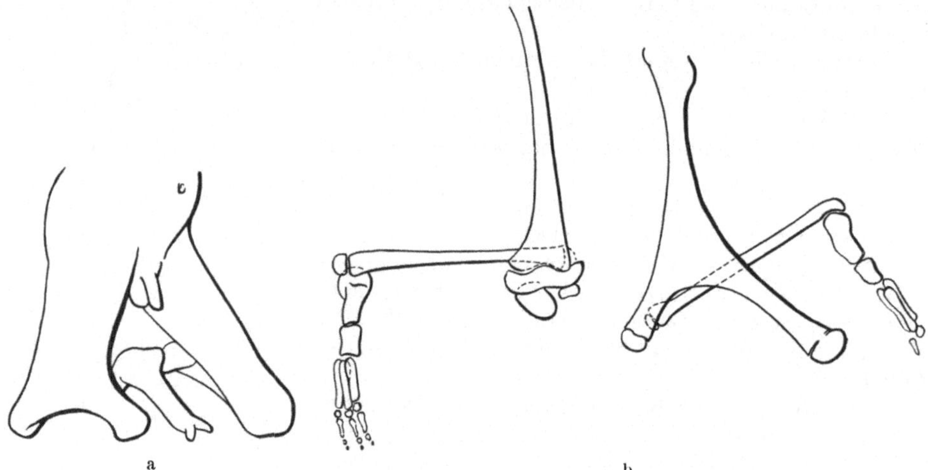

Abb. 77a u. b. Doppelseitiger Defekt der Tibia bei eigenartiger Gabelung des rechten Femur. Defekt der 3. bis 5. Zehe. (Fall RODRIGUEZ und ESCARDO.)

Besonders merkwürdig ist folgende Beobachtung von RODRIGUEZ und ESCARDO, wo sich der rechte Femur distal in 2 fast rechtwinklig auseinanderweichende Äste gabelt mit je einem Epiphysenkern, ohne Spur einer Gelenkfläche, die vordere Epiphyse endet frei, die hintere artikuliert mit einem einzelnen Knochen, der einer Fibula gleicht, dieser schließt sich ein Calcaneus, ein Cuboid und drei Metatarsalknochen mit zugehöriger 3., 4. und 5. Zehe an (Abb. 77a und b).

Auf der linken Seite ist auch die distale Femurepiphyse normal, die 2 vor-handenen Knochenkerne entsprechen dem Condylus medialis und lateralis. Die Fibula kreuzt den unteren Teil des Femur horizontal und artikuliert mit dem Condylus lateralis. Der Fuß besteht aus Calcaneus, Cuboid und wahrscheinlich einem damit verschmolzenen Cuneiforme, sodann 3 Metatarsalknochen: 3., 4. und 5. und den zugehörigen Zehen.

In der Zusammenstellung von ALETTER findet sich die Angabe, daß der Tibiadefekt in 5 Fällen mit Femurgabelung kombiniert beschrieben wurde. Unter den Femurdefekten zeigt auch NIGST einen solchen Fall von Femurgabelung (Fig. 9a seiner Arbeit), desgleichen LIEPMANN eine Mißgeburt mit doppelseitiger Zweistrahlung des distalen Femurendes und gleichzeitigem Tibiadefekt.

Wie beim Fibuladefekt, so kann man auf Grund des derzeitigen Schrifttums ein nahezu feststehendes klinisches Bild für die ausgesprochenen Fälle von Tibia-defekt aufstellen: Der Unterschenkel bleibt in der Entwicklung mehr oder weniger stark zurück, er steht zum Oberschenkel in Flexionsstellung. Beim totalen

Tibiadefekt ist gewöhnlich die Fibula nach hinten außen und oben luxiert, beim partiellen distalen Defekt dagegen kann das Kniegelenk völlig normal befunden werden. Der Fuß steht in exquisiter Varusstellung, wobei die Ursache dieser Supinationsstellung im Talo-Fibulargelenk bei Fehlen des Malleolus medialis liegt. Oft besteht gleichzeitig Pferdefußstellung. Der Malleolus fibularis springt stark vor.

Die Fibula als Parallelknochen wird fast immer hypertrophisch und gekrümmt gefunden.

Auch beim Tibiadefekt wird nun Kombination mit mehr oder weniger vollständigem Strahldefekt beschrieben. Dabei sind aber Zehendefekte weniger konstant als beim Fibuladefekt. Wir haben schon bei den Oligodaktylien der Zehen festgestellt, daß isoliertes Fehlen der Großzehe bisher nicht sicher beobachtet wurde.

Freilich sind einige klassische Fälle von Defekt der Tibia, von Talus-Naviculare, Cuneiforme 1—3 und Zehen 1—3 beobachtet worden (z. B. anatomisch präparierter Fall 2 von CLUTTON, außerdem kombiniert mit Spalthänden). Es fällt aber auf, daß relativ häufig beim Tibiadefekt *Poly*daktylie gefunden wird, wobei sogar Dreifachbildung der 1. Zehe und Dreigliedrigkeit von solchen beobachtet wurde, oder worauf WEIL (a, b) aufmerksam machte, sog. Diplopodie (vgl. früheres Kapitel), also echte Doppelfüßigkeit bei Tibiadefekt auftritt.

Wir finden gerade bei dieser Mißbildung wieder die von MÜLLER besonders hervorgehobene Kombination von Defekt und Überschußbildungen beim gleichen Individuum, ja sogar am selben Strahl.

ALETTER zeigt in seiner Schrifttumssammlung, daß der Tibiadefekt in etwa 50% der Fälle mit anderen Mißbildungen kombiniert ist; auf 120 Fälle fand er: 21 kombiniert mit Polydaktylie, 18 kombiniert mit Zehendefekt, 6 kombiniert mit Fingerdefekt, 3 kombiniert mit Syndaktylie, 4 kombiniert mit Spalthänden, 1 kombiniert mit Radiusdefekt, 1 kombiniert mit Ulnadefekt, 1 kombiniert mit Radius-Ulna-Hypoplasie, 1 kombiniert mit Vorderarmdefekt, 5 kombiniert mit Femurgabelungen, 5 kombiniert mit Femurexostosen.

Ferner werden auch Fälle erwähnt, wo der Tibiadefekt nur ein Teil anderer schwerer Mißbildungen war: DANKMEIJER beschrieb außer Tibiadefekt Atresia ani, Mesenterium commune, ferner Fälle kombiniert mit Hermaphroditismus, Hernia diaphragmatica, Labium fissum, Spina bifida.

Wenn schon solche Kombinationsfälle darauf hinweisen, daß die Ursache der Mißbildung keimbedingt — endogen — ist und nicht auf mechanische Schädigungen wie Fruchtwassermangel, Amniondruck usw. zurückgeführt werden können, so gewinnen natürlich alle Fälle, in deren Familien ähnliche Mißbildungen angetroffen werden, an Bedeutung für die Frage der Klärung der Ätiologie.

ALETTER hat in seiner großen Zusammenstellung 3mal Vererbung des Tibiadefektes feststellen können. Bemerkenswert ist eine Beobachtung HEFNERs, wo in 6 Generationen bei 21 Gliedern einer Familie Symphalangie vorkam. Ein Individuum zeigte dabei keine Zehenanomalie, dafür Fehlen der Tibia.

BERTAUX teilt 2 Fälle mit, bei denen diese Mißbildungen in der Familie bekannt sind.

Bei einem 24jährigen Mann fand er: Atrophie des unteren Femurendes, namentlich der Kondylen, völliges Fehlen der Tibia und der Patella, die Fibuladiaphyse ist nach hinten und außen gekrümmt, das Fußskelet besteht aus Talus, Calcaneus, Cuboid und 3. Cuneiforme; Naviculare und Cuneiforme I und II fehlen, Großzehe rudimentär, ohne Skelet, übrige 4 Zehen nur leicht verkürzt.

Rechte Hand zeigt die Form einer Krebsschere: auf der radialen Seite findet sich ein Daumen und ein Finger vom Aussehen des mittleren, verbunden

durch eine Knochenbrücke vom unteren Ende der Phalanx dieses Fingers zur
Endphalanx des Daumens; auf der ulnaren Seite findet sich ein 4. Finger, syndaktyl verbunden mit dem 5., dazwischen tiefer Spalt: Spalthand.

Ein zweiter älterer Bruder hatte dieselbe Mißbildung der unteren Extremität
und der Hand!

Die 2. Beobachtung BERTAUX's betrifft einen 24jährigen Mann mit doppelseitigem Tibiadefekt, dessen Bruder einen überzähligen Daumen der rechten
Hand aufweist.

Bei einer Beobachtung LITTLEs zeigte ein 3¹/₂jähriger Knabe doppelseitigen
Tibiadefekt mit Zehendefekten, und zwar am rechten Fuß lediglich 3, am linken

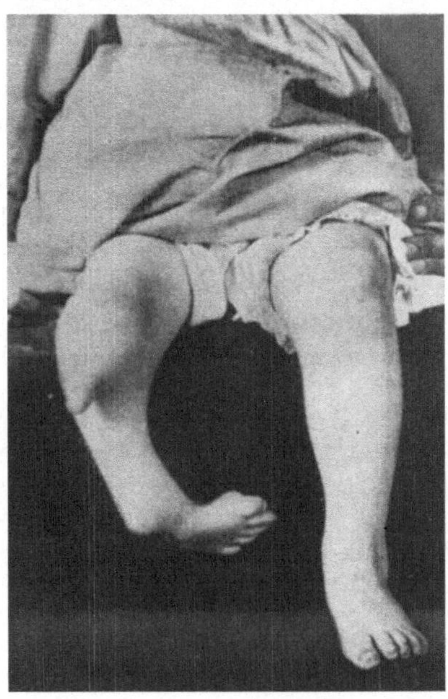
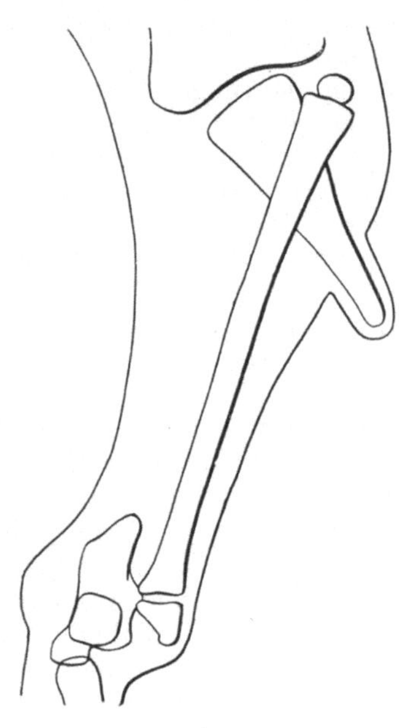

a   b

Abb. 78 a u. b. Partieller Defekt der rechten Tibia mit nach vorne und lateralwärts gerichteter Dislokation,
typische Klumpfußstellung. (Fall MARTIN.)

4 Zehen. Der Vater dieses Kindes wurde von LITTLE 1893 wegen partiellem
linksseitigem Tibiadefekt behandelt.

BÖTTICHER beschrieb 1904 einen angeblichen Defekt der linken Tibia. Es
handelte sich um ein Zwillingskind, auch rechts fehlt die distale Epiphyse der
Tibia. Beide Füße in Varusstellung, Halluces sind doppelt; in der Familie
wiederholt Mißbildungen beobachtet.

In diesem Zusammenhang verdient eine Beobachtung von RABAUD und
HOVELACQUE besondere Erwähnung (ASCHNER und ENGELMANN): Während
7 Jahren konnte ein Mäusestamm verfolgt werden, in welchem sich doppelseitiger
Tibiadefekt recessiv vererbte: die Beobachtung dieses Mäusestammes ist außerdem bedeutsam, weil auch rudimentäre Fälle vorkamen, die trotz gut entwickelter
Tibia jene Hypertrophie der Fibula zeigten, welche sonst nur beobachtet wurde,
wenn die Tibia fehlte; ASCHNER und ENGELMANN ziehen daraus den Schluß,
daß ein Tibiadefekt geringsten Grades, d. h. leichte Entwicklungsverzögerung
vorgelegen haben müsse, die schon bei der Geburt ausgeglichen war, aber trotzdem
genügt hatte, die Fibula in einer Weise zu beeinflussen, wie in den Fällen von
bleibendem Tibiadefekt.

Daraus werden noch allgemeine Schlüsse gezogen: Die bekannten Veränderungen des einen Vorderarm- oder Unterschenkelknochens bei Fehlen seines Parallelknochens wie Verbiegung, Verkrümmung, Knickung, Verlängerung und Hypertrophie, können nicht lediglich als sekundäre — mechanische — Folgen des Defektes erklärt werden, sondern nach dem Prinzip der abhängigen Dif-

ferenzierung ist die normale Entwicklung von Ulna, Radius, Tibia und Fibula außer von den ihnen selbst entsprechenden Erbanlagen auch von der richtigen Ausbildung ihres Parallelknochens abhängig (ASCHNER und ENGELMANN).

Im folgenden seien 2 Fälle abgebildet, welche gewisse Besonderheiten bieten:

Abb. 78a und b ist der Dissertation von R. MARTIN (1907) entnommen. Es handelt sich um einen partiellen Defekt der rechten Tibia, bei welcher die distalen Abschnitte fehlen. Der Talus ist von einer anormalen Eindellung der Fibula eingeschlossen. Die Fibula ist stark verdickt. Der obere Teil der Tibia ist erhalten, steht nach vorn und lateralwärts ab und bildet einen unter der Haut gelegenen, nach abwärts gerichteten Höcker.

Der in Abb. 79a—h wiedergegebene Fall wurde von Professor RÖSSLE untersucht und mir freundlichst zur Verfügung gestellt. Es

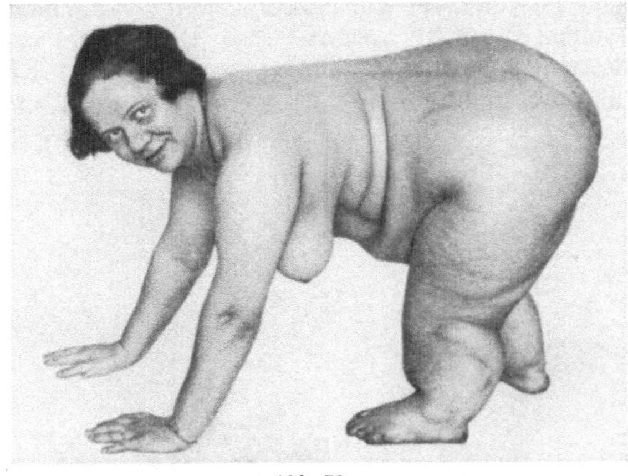

Abb. 79a.

Abb. 79a—h. Partieller doppelseitiger Tibiadefekt (Einzelheiten s. Text). (Fall RÖSSLE, Berlin.)

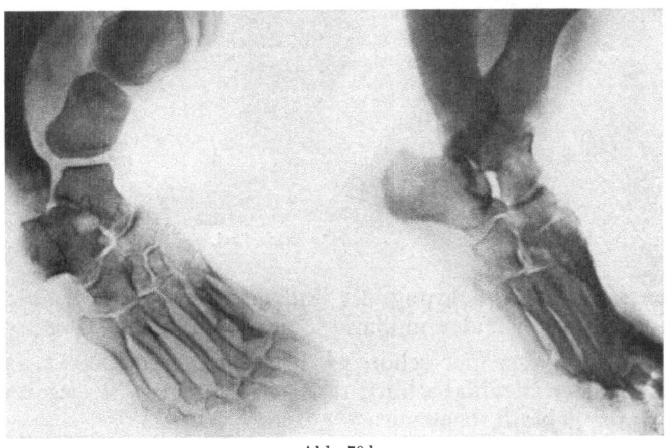

Abb. 79b.

handelt sich um eine Person, die sich unter dem „Künstlernamen Lionella" auf Jahrmärkten zeigte und die wegen Mißbildungen der unteren Extremitäten zum „Vierfüßlergang" gezwungen wurde.

Es handelt sich um einen doppelseitigen partiellen *Tibiadefekt*.

Auf der einen Seite (Abb. 79c und d) liegt eine hochgradige Hypoplasie vor, wobei die Kniegelenksgegend besser ausgebildet ist, als das Sprunggelenk. Somit liegt wohl eher ein Defekt des distalen Abschnittes vor, die Fibula ist nach oben seitlich und hinten luxiert und ebenfalls nach hinten konvex gekrümmt.

Auf der anderen Seite (vgl. Abb. 79b und e) ist an Stelle der Tibia ein unförmiger polygonaler Knochen, der zwischen Femurkondylen und Fußwurzelknochen liegt. Die Fibula ist im sagittalen Durchmesser hochgradig verdickt und nach hinten konvex gekrümmt, ebenfalls nach oben luxiert. Die Kniescheibe ist beiderseits ausgebildet. Der Defekt ist auf dieser Seite wesentlich stärker ausgebildet wie auf der anderen.

An Händen und Füßen bestehen nun noch weitere Fehlbildungen: So sieht man an beiden Händen eine Verdoppelung des Daumens (Abb. 79f und g).

An demjenigen Bein, welches den stärkeren Tibiadefekt zeigt, besteht nun eine Polydaktylie von 8 Zehen, und zwar scheint es sich nach ähnlichen Fällen, wie sie Weil (b) beschrieb (vgl. Diplopodie) um eine Fußverdoppelung von der Formel 5:4:3:2:2:3:4:5 zu handeln. Das Röntgenbild ist leider nicht ganz klar und andere Notizen stehen nicht zur Verfügung. Ferner konstatiert man hier

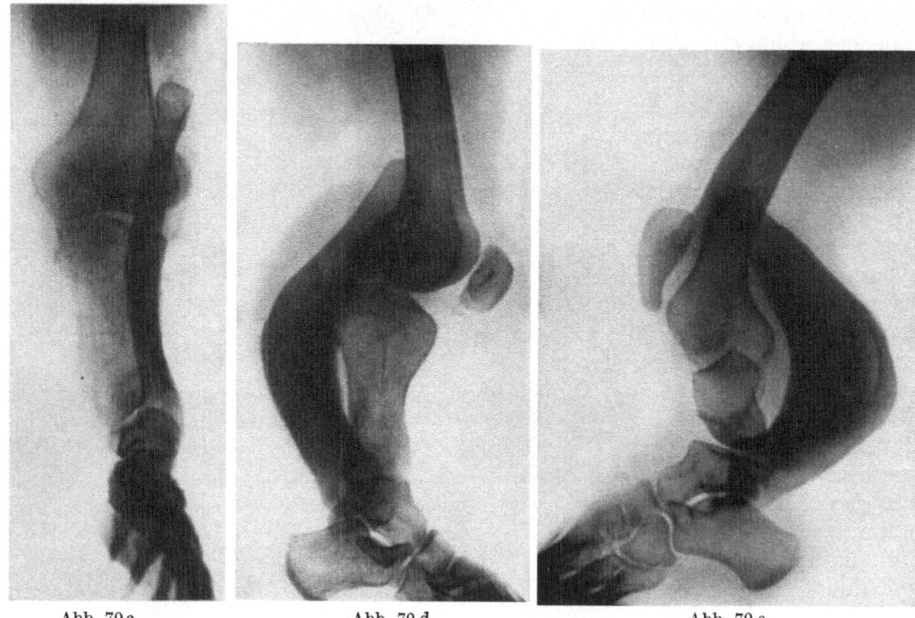

Abb. 79c.   Abb. 79 d.   Abb. 79 e.

auch eine Vermehrung der Fußwurzelknochen. Der andere Fuß zeigt Hexadaktylie von leider unklarer Form (am ehesten Verdoppelung der 1. Zehe).

Es ist also hier schon wieder gleichzeitig Defekt und Überschußbildung an demselben Strahlabschnitt realisiert, was, wie bereits erwähnt wurde, am tibialen Strahl gehäuft beobachtet wurde.

Bezüglich der Fälle, bei denen eine anatomische Präparation durchgeführt wurde, ist zu sagen, daß sie recht mannigfaltiges Verhalten aufweisen, besonders eigenartig will uns die Angabe von Bessel-Hagen und Albert erscheinen, welche die für die große Zehe bestimmte Muskulatur vollständig vorgefunden hatten, obwohl die große Zehe fehlte.

Eine 1946 herausgegebene Publikation von R. H. Herzog aus dem Anatomischen Institut Zürich bringt die anatomische Präparation von 2 klassischen Fällen des Tibiadefektes, bei denen die Extremitäten exartikuliert wurden. Bei einem ersten Fall zeigten beide Unterschenkel an Skelet und Muskulatur annähernd die gleichen Befunde. Muskeln, die normalerweise von der Tibia entspringen, haben den Ursprung an der Fibula. Sodann vereinigt sich die Sehne des Musculus extensor hallucis longus am Übergang auf den Fuß mit derjenigen des Musculus flexor digitorum longus. Dadurch wird der Strecker funktionell zum Beuger. Das distale Ende der Fibula ist kolbig verdickt und dient einem kleinen

Muskel als Ursprung, welcher an den Calcaneus zieht und den Fuß in Supinationsstellung festhält. Musculus tibialis anterior, Musculus hallucis longus, Popliteus, Palmaris longus und Quadratus plantae fehlen. Die Vena saphena magna fehlt, die anderen Gefäße sind normal ausgebildet. Die Fibula steht in gelenkiger Verbindung mit dem Talus und Calcaneus. Die Keilbeine fehlen. Das Naviculare besitzt einen deutlichen Knochenkern. Am rechten Fuß fehlt der 1. Zehenstrahl.

Links sind alle Zehenstrahlen vorhanden sowie das 3. Keilbein, die übrigen Fußwurzelknochen sind vorhanden.

In einem zweiten Fall zeigt nur das rechte Bein die typischen Merkmale der Tibiaaplasie. Das linke Bein ist normal. Calcaneus, Talus und Naviculare bilden einen einzigen kompakten Block. Es fehlt das 3. Keilbein.

Bei einem dritten, nur klinisch und röntgenologisch untersuchten Fall ist neben der doppelseitigen Tibiaaplasie das Vorhandensein von beidseits 6 Zehenstrahlen bemerkenswert, ferner das Fehlen der Daumenstrahlen an beiden Händen.

Beim Vergleich der Befunde anderer Veröffentlichungen stellt HERZOG fest, daß der von ihm gefundene Musculus supinator calcanei bisher nirgends beschrieben ist. Auf Grund embryologischer Überlegungen wird die teratogenetische Terminationsperiode der Tibiaaplasie auf einen Zeitpunkt *vor* der 6. Embryonalwoche verlegt. An Kombinationen mit anderen Fehlbildungen erwähnt HERZOG in seinen Fällen noch Mißbildungen am Genitale, neben dem bereits

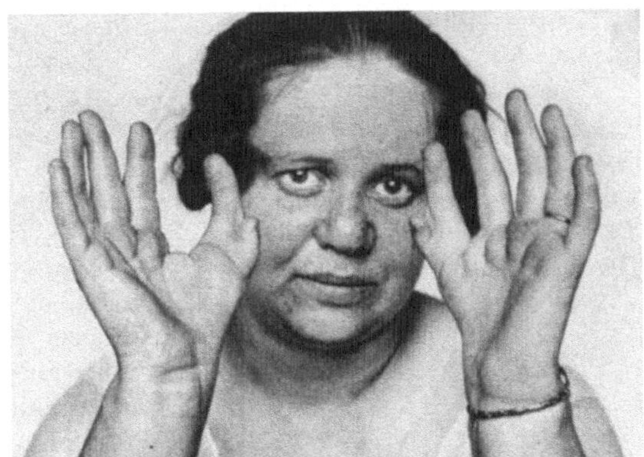

Abb. 79 f.

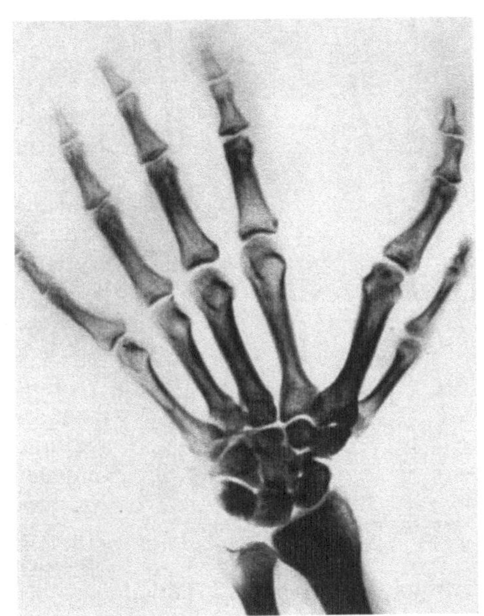

Abb. 79 g.

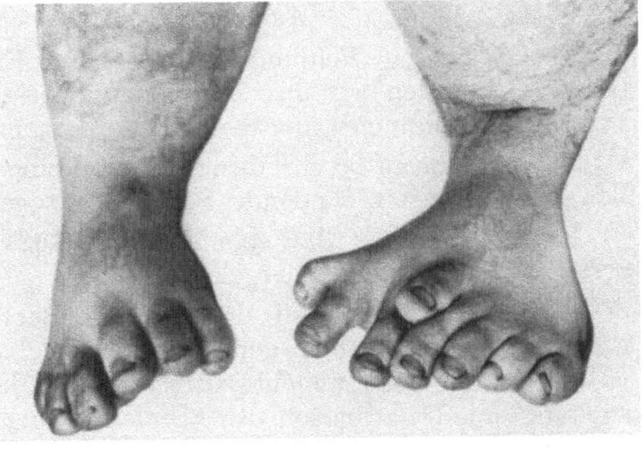

Abb. 79 h.
Abb. 79 a—h. Partieller doppelseitiger Tibiadefekt (Einzelheiten s. Text). (Fall RÖSSLE, Berlin.)

erwähnten Fehlen des Großzehenstrahls sowie der Polydaktylie und Daumenaplasie.

Ferner sei auf die Dissertation von A. NOLTE verwiesen. Das Verhalten der Musculi tibiales ist sehr wechselnd. Gute anatomische Präparation mit farbigen Tafeln bringt v. MURALT. I. E. GRAY konnte die Präparation eines amputierten rechten Beines eines 3jährigen Knaben mit kongenitalem Tibiadefekt vornehmen. Dem Glied fehlte Tibia, Talus, Naviculare, Cuneiformia, 2 Metatarsalien und 3 mediale Zehen. Ebenso fehlten die Musculi tibialis posterior, extensor hallucis longus, extensor digitorum brevis, abductor hallucis, flexor hallucis brevis, 1. und 2. lumbricalis, der transversale Anteil des abductor hallucis und die medialen interossei. Vorhanden war ein kräftiger überzähliger Muskel, der die Bezeichnung „Peroneo tarsus" erhielt. Verschiedene andere Muskeln hatten atypische Insertionen. Die Vena saphena magna, der Nervus saphenus und Muskeläste des medialen Plantarnerven fehlten.

NUTT und SMITH haben im Zusammenhang mit der Beobachtung eines Falles eine Literaturzusammenstellung von 89 Beobachtungen angeführt und dazu in einem Anhang die vollständige bibliographische Darstellung über das kongenitale Fehlen der Tibia nach einer Zusammenstellung des Bibliographic Department of the New York Academy of Medecine mitgeteilt.

ECKHARDT (1942) teilt den Stammbaum einer Sippe mit, in welcher bei einem Individuum Tibiadefekt und bei 3 weiteren verschiedenartige Handmißbildungen vorlagen. Er glaubt, daß die Fehlbildungen der Ausdruck einer übergeordneten „Störung der Strahlenentwicklung der Extremitäten" in dieser Sippe sei. Erblicher Tibiadefekt bei der Maus wurde von HOVELACQUE beschrieben.

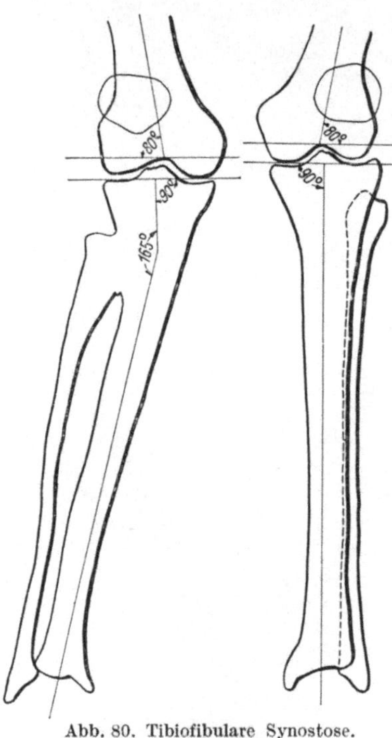

Abb. 80. Tibiofibulare Synostose.
(Nach RAHM.)

Anhang: Synostosis tibiofibularis.

Für die analoge Fehlbildung der oberen Extremität — die radioulnare Synostose — konnten wir ihre Zusammengehörigkeit zu den Hemmungsbildungen bzw. Defektbildungen der beiden Vorderarmknochen wahrscheinlich machen.

Für die hier zu beschreibende Fehlbildung ist das Beobachtungsgut zu spärlich, als daß schon bindende Schlüsse gezogen werden dürften.

RAHM behauptet, daß sein im Jahre 1924 mitgeteilter Fall überhaupt der erste im Schrifttum niedergelegte sei.

Um so interessanter ist, daß für diese Beobachtung gleich das familiäre Vorkommen wahrscheinlich gemacht werden kann. Bei einer 43jährigen Frau (Abb. 80) fand sich ein rechtsseitiges X-Bein, bei dessen röntgenologischer Untersuchung eine Deformation des Fibulaköpfchens und eine 4 cm lange knöcherne Verbindung zwischen oberem Fibulaende und der Tibia festgestellt werden konnte. Die Fibula ist verdickt, entfernt sich unterhalb der Synostose und kehrt unten in tibiawärts stark konvexer Krümmung wieder zur Tibia zurück. Auch das Schienbein ist seitlich-oben konkav, unten konvex gekrümmt.

Die Mutter habe äußerlich dieselbe X-Beinbildung der rechten Seite gehabt. Rahm glaubt entsprechend der Maassschen Tierversuche mechanische, intrauterin wirksame Momente ursächlich verantwortlich zu machen.

Maass glaubte festgestellt zu haben, daß ein Druck auf wachsenden Knochen Hemmung des Wachstums in der Richtung des Druckes, Vermehrung des Wachstums senkrecht dazu zur Folge habe.

Auch hier gelten wohl dieselben Einwände gegenüber rein mechanischer Erklärungsversuche, wie bei allen diesen Mißbildungen, die Zukunft muß aber erst lehren, ob die tibiofibulare Synostose eine endogen bedingte Hemmungsbildung wie ihr Analogon der oberen Extremität — die radioulnare Synostose — ist.

d) Rückläufige Bildungen von Humerus und Femur,
sowie die in den Formenkreis der sog. Hypoplasie, Mikromelie, Phokomelie, Amelie, Peromelie (Hemimelie) gehörenden Fehlbildungen: Rückbildungen höheren und höchsten Grades.

Der Wunsch, den großen Formenreichtum der Fehlbildungen dieser Gruppe in systematischer Weise zu gliedern, könnte leicht den Eindruck erwecken, es handle sich auch in genetischer Hinsicht um deutlich sich unterscheidende Vorkommnisse. Dies ist sicher nur bis zu einem gewissen Grade richtig und der aufmerksame Leser wird bald inne werden, daß die verschiedenen Erscheinungsbilder nicht durchweg verschiedenartige Fehlbildungen, sondern vielmehr verschieden lokalisierte und unterschiedlich ausgeprägte Grade gleichsinniger Entwicklungsstörungen darstellen (s. auch bei Eckhardt, O'Rahilly, Müller u. a.).

Es sollen zunächst jene Fehlbildungen Erwähnung finden, bei denen das „Fehlerhafte“ in einer Unterentwicklung des *Oberarm-* bzw. *Oberschenkel*knochens beruht, während die distalen Gliedmaßenanteile mehr oder weniger gut entwickelt sind. Es hält nicht leicht, diese Gruppe scharf von dem Formenkreis zu trennen, den Geoffroy-St. Hilaire als *Phokomelie* „Robbengliedrigkeit“ bezeichnet hat. Auch zeigt das im Schrifttum niedergelegte Untersuchungsgut dieser Gruppe mannigfaltige Beziehungen zu den sog. Strahldefekten. Des weiteren fällt auf, daß der Formenreichtum sog. *Femurdefekte* mannigfaltiger ist als die entsprechende Mißbildungsgruppe am Oberarm. Wir beginnen mit der Schilderung rückläufiger Bildungen an den proximalen Extremitätenknochen.

α) „Defekte“ des Humerus.

Nach der Angabe von A. Smith ist der Defekt des Humerus die seltenste Mißbildung unter den Defekten der langen Röhrenknochen; dabei sind in der Regel auch die Vorderarmknochen unterentwickelt und es verbinden sich gelegentlich Strahldefekte damit. Es stellt wohl der Humerusdefekt nur einen bestimmten Grad jener Mißbildungen dar, die als brachiale Phokomelien bezeichnet werden — nicht ganz so seltene Mißbildungen, bei denen Humerus *und* Vorderarmknochen fehlen und die Hände unmittelbar an die Schulter angrenzen.

Wir erwähnen hier zunächst die beiden Beobachtungen von Nigst, bei denen eine mangelhafte Entwicklung des Humerus bei relativ wohlgebildetem Vorderarm und gut entwickelter Hand beschrieben sind.

Im ersten Fall (Nigst, Fall 5) scheint die Schultergelenkpfanne leer zu sein. Der Humerus ist um $^2/_3$ verkürzt und mangelhaft entwickelt. Proximal ist eine Vortreibung, die dem Tuberculum majus entsprechen könnte. Daran setzt sich ein zapfenförmiger Fortsatz, der aber keine Beziehung zur Gelenkpfanne hat.

Der kurze Schaft verdickt sich distal und geht in eine knollige Knochenmasse über, die das Ellbogengelenk bildet. Zwischen Humerus und Ulna besteht eine *knöcherne Ankylose.* Ferner erkennt man den Epicondylus lateralis und das abgeflachte Capitulum humeri, das mit dem Radiusköpfchen artikuliert (Abb. 81).

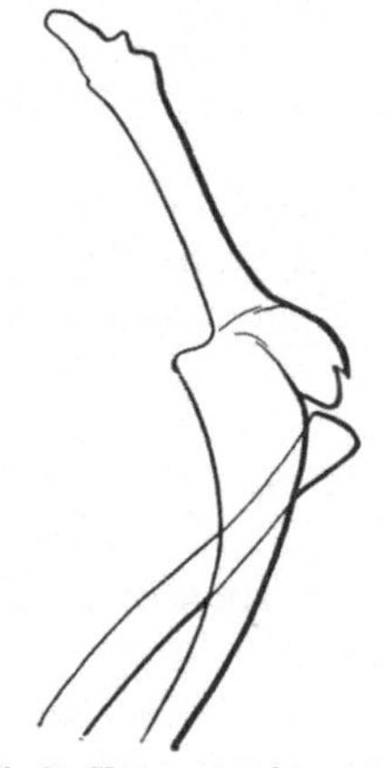

Abb. 81. Unterentwicklung des Humerus. Knöcherne Ankylose zwischen Ulna und Humerus. (Fall 5 von NIGST.)

Der zweite Fall betrifft einen Jüngling, dessen linker Oberarm gegenüber dem rechten gut um $^1/_3$ verkürzt ist. Sowohl Knochen wie Weichteile sind atrophisch, linke Schulter höher gestellt als rechte und schmächtig entwickelt, das Schultergelenk sieht wie zerstört aus. Im Ellbogen besteht eine Ankylose, währenddem Vorderarm und Hand relativ wohlgebildet sind.

NIGST zitiert ferner eine Beobachtung BRANDENBERGs mit vollständigem Mangel des Oberarmknochens: Das Ellbogengelenk des vollentwickelten Vorderarmes steht in Verbindung mit dem Schultergelenk, die Hand ist in Klumphandstellung.

A. SMITH beschreibt einen 8jährigen Knaben, dessen linker Humerus vollständig fehlt. Des weiteren findet sich ein partieller Defekt des unteren Drittels der Ulna, der Radius ist stark gekrümmt und artikuliert mit der ziemlich stark deformierten Facies glenoidalis des Schulterblattes. Ulnare Klumphand.

SMITH erwähnt noch hierhergehörige Beobachtungen von GITTINGS und HERCZINGER.

Zu diesen Veränderungen der Oberarmknochen können nun auch Rückbildungen der Vorderarmknochen und der Hand hinzutreten. Diese Mißbildungen

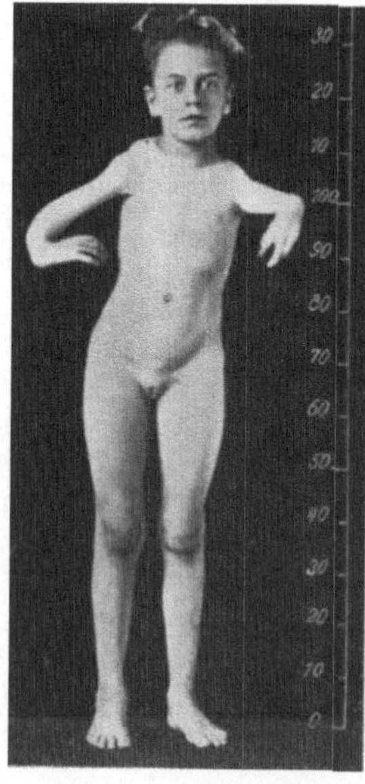

Abb. 82 a.

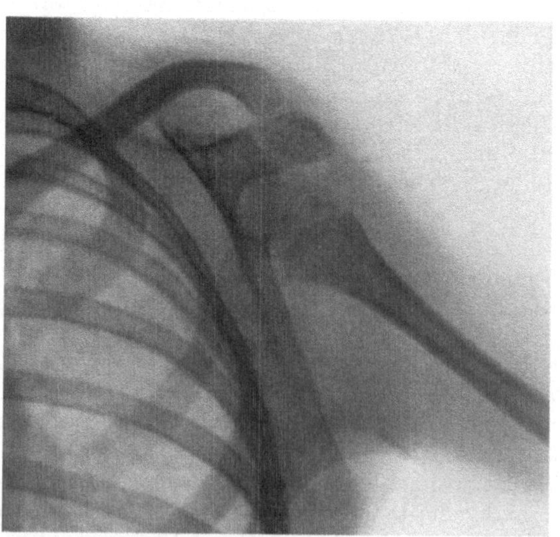

Abb. 82 b. Rechte Schulter.

können dann entweder dem Formenkreis der „Strahldefekte" oder der *Phokomelie* bzw. *Peromelie* angehören. In solchen Fällen — namentlich bei Strahldefekten in Vorderarm und Hand — stellt diese Unterentwicklung des Humerus ein Glied in jener *Staffel* gleichsinniger Fehlbildungen dar.

Sehr interessant ist eine Beobachtung, auf welche mich Prof. Rössle aufmerksam machte. Sie ist von E. A. Zimmer ausführlich veröffentlicht worden.

Bei dem etwa 12jährigen Mädchen findet sich folgende schwere Mißbildung beider Arme (Abb. 82a—e):

Der linke Arm ist stark verkürzt, der Humerus fehlt fast vollkommen. Zwischen Schultergelenk und Unterarm ist ein kurzes, plumpes, dreieckförmiges Knochenrudiment vorhanden, welches am ehesten dem proximalen Teil des Humerus entsprechen dürfte. Die beiden Unterarmknochen sind leidlich gut vorhanden. Die Hand ist 4strahlig, wobei der Daumen fehlt und der Zeigefinger hypoplastisch ist.

Auf der rechten Seite findet sich dagegen das Bild des partiellen, distalen Radiusdefektes mit radioulnarer Synostose und hochgradiger Verkrümmung der sonst kräftigen Ulna. Die Hand ist 4strahlig, der Daumen fehlt, es findet sich starke ulnare Klumphand, ferner Klinodaktylie und Brachymesophalangie des kleinen Fingers, die rechte Schulter steht auffallend hoch.

β) „Defekte" des Femur.

Wie bereits erwähnt, ist das Schrifttum über die sog. Femurdefekte — eine zu ungenaue Bezeichnung — weit reichhaltiger als dasjenige über den Humerusdefekt.

Diese Fehlbildung umfaßt einen Formenkreis, der ebenfalls eine Staffel zeigt, angefangen von der Coxa vara bis zum völligen Femurmangel. Es soll daher hier zunächst die sehr variable Reihe der isolierten mangelhaften Femurbeschaffenheit berücksichtigt werden.

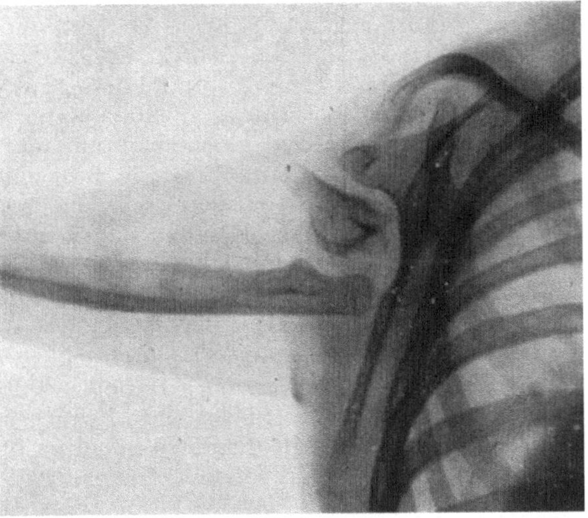

Abb. 82c. Linke Schulter.

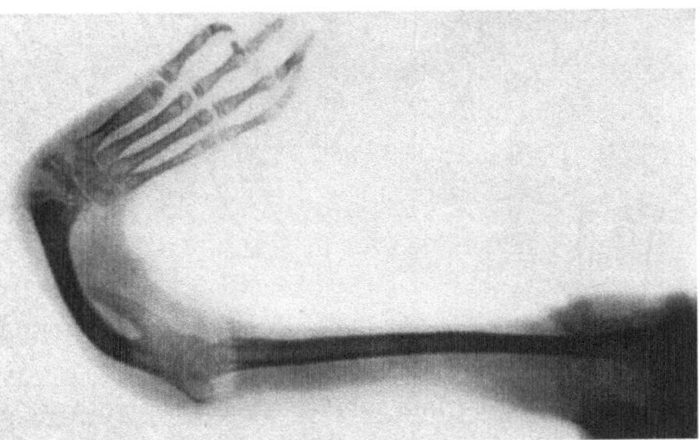

Abb. 82d. Rechter Arm und Hand.

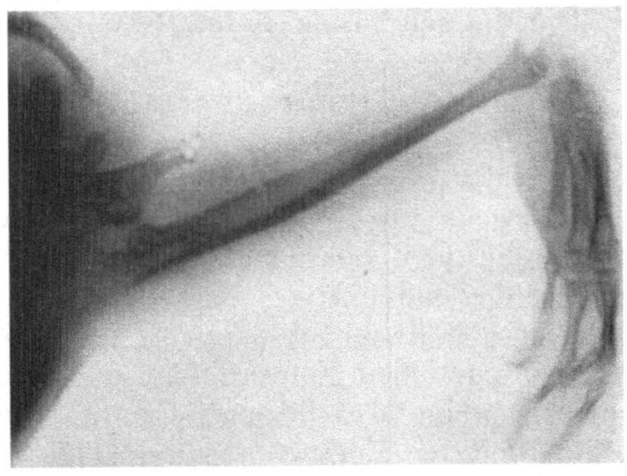

Abb. 82e. Linker Arm und Hand.

Abb. 82a—e. Linksseitiger fast totaler Humerusdefekt, Fehlen des Daumenstrahles und Hypoplasie des 2. Strahles der linken Hand. Rechts partieller distaler Radiusdefekt mit Fehlen des Daumenstrahles, proximale radioulnare Synostose. (Beobachtungen von Prof. R. Rössle, Basel; von E. A. Zimmer veröffentlicht.)

Unsere Ausführungen stützen sich auf die übersichtlichen Arbeiten von Groscurth (1938) und von Pfeiffer (1937) sowie auf die wichtige zusammenfassende Darstellung von Nilsonne (1928); aus diesen Studien ist es leicht, das große, einschlägige Schrifttum zu überblicken.

Die Kenntnis der kongenitalen Femurunterentwicklung reicht bis ins 18. Jahrhundert. Groscurth zählte 1938 159 Beobachtungen, davon betrafen 76 das männliche und 61 das weibliche Geschlecht. 64mal war die Mißbildung rechtsseitig. Pfeiffer allein beobachtete in der Breslauer Klinik 20 Fälle.

Folgende Systematik Nilsonnes soll die verschiedenen Möglichkeiten des „Femurmangels" klären. Es handelt sich um eine Modifikation der früher schon von Reiner und Drehmann versuchten Klassifizierung.

I. Die Mangelbildung umfaßt hauptsächlich die Diaphyse und zeigt sich in deren hochgradiger Verkürzung; Hypoplasia femoris congenita: Vrolik (bei Nilsonne) beschrieb das Skelet eines Erwachsenen, bei welchem beidseits die obere Femurpartie ohne Diaphyse direkt in die Femurkondylenpartie

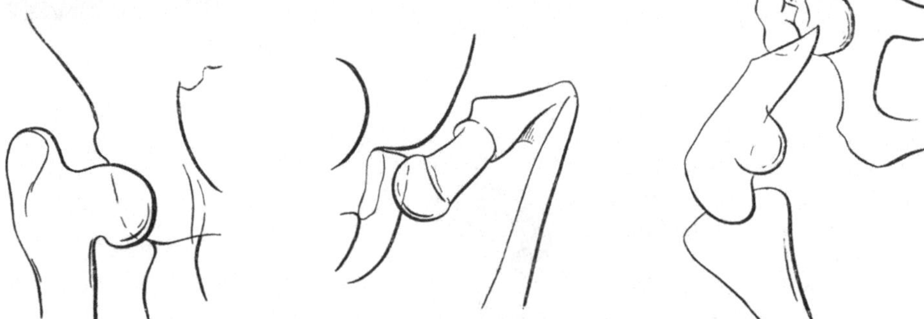

Abb. 83. Beispiel für Nilsonne-Gruppe II. Mangelbildung der oberen Femurhälfte bei ausgebildetem Kniegelenk (s. Text).

überging. Außerdem beidseitiger Fibuladefekt mit Kniegelenkluxation; obere Extremität in derselben Art verkürzt. Ähnliches Beispiel von Adrian, leichtere Form von Kraus publiziert.

II. Die Mangelbildung umfaßt hauptsächlich die obere Femurhälfte, während das Kniegelenk ausgebildet ist (Abb. 83):

1. Eine erste Gruppe umfaßt sehr charakteristische Typen: es findet sich starke Verkürzung des Oberschenkels, Gang mit Spitzfuß und Beckensenkung, Hüfte steht in Adduktion mit Hemmung der Abduktion, Einwärtsrollung, ausgesprochene Coxa vara mit höherem Grad von Verkürzung des Femur, besonders plumpem oberem Femurende. Die ersten Grade dieser Mangelform decken die fließenden Übergänge zur *Coxa vara* auf (11 Fälle). Hierher gehört auch folgender Fall von Brussel: Er beschreibt bei einer 34jährigen verheirateten Frau einen partiellen Femurdefekt des proximalen Teiles. In der Familie der Patientin ist keine Mißbildung bekannt. Sie heiratete mit 24 Jahren, gebar ein Kind. Im weiteren Verlauf traten psychische Störungen auf, die Hospitalisation notwendig machten. Der Autor diskutiert die Beziehungen zwischen Psychose und körperlicher Mißbildung, ohne jedoch dazu Stellung zu nehmen.

2. Die untere Epiphysen- und Diaphysenpartie ist ausgebildet, eventuell auch Caput und Trochanter. Das anfängliche klinische Bild der Fälle ist ein Knorpligbleiben der oberen Partien. Allmählich kommt Ossifikation zustande. Sie beginnt im Caput. Die höchstgradige Hemmung ist im lateralen Teil des Collum und in den subtrochanteren Partien. Dort findet sich eine Knickung, durch welche

die Coxa vara verursacht wird. Diese Deformität wurde von Drehmann erstmals klargestellt.

3. Diese Art stellt den häufigsten Typus dar. Untere Epiphysen- und Diaphysenpartie sind ausgebildet, eventuell auch Caput und Trochanter, später kommt aber keine Ossifikation von Belang. Zum Teil nähert sich dieser Typus schon dem totalen Femurmangel. Zwischen oberen und unteren Fragmenten findet sich gelegentlich ein bindegewebiger Strang, dieser verläuft von der Pfanne zum oberen Ende des Femurfragmentes. Die Verkürzung des Oberschenkels ist hochgradig, trotzdem kann die Funktion ordentlich sein.

III. Kennzeichnend für die Gruppe ist, daß außer der mangelhaften Femurbildung auch das Hüft- bzw. das Kniegelenk nicht differenziert sind, sondern sich in einem Zustande befinden, der dem embryonalen Stadium vor der Gelenkentwicklung entspricht.

1. Gewöhnlich ist das Kniegelenk nicht entwickelt (anatomisch untersuchte Fälle von Friedleben, Buhl, Greb, Ehrlich, Koslovski). Ein fibröser Schenkelstrang verläuft von der Pfanne zum Femurfragment. Das untere Epiphysenfragment geht knöchern oder knorpelig in die obere Tibiaepiphyse über.

2. Weit seltener bleibt die Entwicklung des Hüftgelenkes aus. Das Becken ist knöchern oder knorpelig mit der Caputanlage vereinigt.

IV. Der totale Mangel des ganzen Femur scheint äußerst selten zu sein und Groscurth weist mit Recht darauf hin, daß lediglich röntgenologische Befunderhebungen namentlich bei Früchten und Neugeborenen trügerisch sein können, da knorpelige Anlagen leicht zu übersehen sind (vgl. Fall 10 von Nilsonne). Statistische Angaben über das Vorkommen des Femurmangels bei Männern und Frauen sowie über die Seitenlokalisation finden sich bei Grahn: unter 97 Fällen war der Femurmangel bei männlichem und weiblichem Geschlecht in nahezu gleicher Häufigkeit zu beobachten.

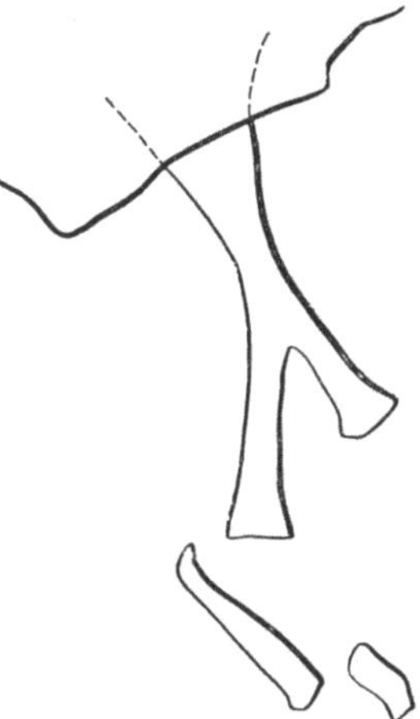

Abb. 84.
Röntgenpause eines Femur-Unterschenkel-Fußdefektes mit Spaltung des rechten Oberschenkels in 2 distale Knochen.
(Fall Nigst.)

Auch die rechte und die linke Extremität werden ebenfalls nahezu gleich häufig befallen. 16mal war die Mißbildung doppelseitig. Etwa $^2/_3$ der Beobachtungen zeigen noch andere Mißbildungen schwerer und leichter Art sowohl anderer Skeletteile als auch an Körperorganen.

Sehr eigenartig ist folgende von Nigst mitgeteilte Beobachtung. Es fand sich ein doppelseitiger Femur-Unterschenkel-Fußdefekt. Dabei spaltete sich der rechte Oberschenkel etwa in der Mitte in 2 Knochen. Dem längeren äußeren sitzt ein Unterschenkelknochen sowie Calcaneus, Metatarsus I, Großzehe auf. Auf der linken Seite ist die Fehlbildung ähnlich, nur fehlt die Teilung des Femur (Abb. 84).

Eine analoge Mißbildung fanden wir anläßlich der Bearbeitung des sog. Tibiadefektes (vgl. Abb. 77a und b von Rodriguez und Escardo). S. 96.

Von größtem Interesse für das Verständnis der Ätiologie des Oberschenkelmangels ist nun die Kenntnis seiner *Kombinationen* mit anderen kongenitalen Mißbildungen.

Nilsonne, der 1928 82 Fälle überblickte, konstatierte in 54 Fällen Kombination mit anderen Fehlbildungen. Gleichzeitig bemerkt er, daß je hochgradiger der Femurdefekt ist, desto häufiger sich die Kombination mit anderen Deformitäten geltend mache.

Groscurths 1. Beobachtung, die bezüglich des Femurmangels sowohl der Gruppe I als auch III angehören könnte: Beidseitiges Fehlen des Mittelstückes des Femur, der Patella und ganzer fibularer Skeletanteile jeder Seite. Weder Hüft- noch Kniegelenke waren ausgebildet; ferner fand sich eine „ungemein kurze humerale Stummelbildung".

Im 2. Falle Groscurths mit beiderseitiger mangelhafter Femurbildung fand sich eine rechtsseitige humero-radiale Cubitalsynostose sowie eine Arhinoencephalie und im 3. Falle ebenfalls eine humero-radiale Cubitalsynostose, ein großer rechtsseitiger Leistenbruch und eine sacroiliacale Nierendystopie.

Besonders häufig ist der Femurmangel mit Fibuladefekt vergesellschaftet, z. B. in einem Fall von Eckhardt, bei welchem sich auch verschiedenartige Strahlenreduktionen der Hände fanden sowie linksseitige Brachymesophalangie.

Die entsprechenden Randdefekte des Fußes sind dabei sehr variabel. Gelegentlich findet sich der Fibuladefekt auch auf der dem Femurmangel entgegengesetzten Seite. Der Fuß zeigt nicht immer die beim Fibuladefekt zu erwartende Valgusstellung, sondern gelegentlich Varus- oder Equino-Varusstellung. Bei einem 18jährigen Jüngling konnte Letischewsky am rechten Bein einen Defekt des Femur und der Tibia nachweisen. Der Fall ist bemerkenswert, weil er anatomisch präpariert werden konnte und sowohl Muskel-, Blutgefäß- und Nervensystem untersucht worden ist. Der Fuß hatte 5 Zehen und befand sich in Klumpfußstellung. Starke Abweichungen wurden in Muskel- und Blutgefäßsystem, jedoch nur geringe im Nervensystem beobachtet. Entsprechend einer Systematik von Kümmel rechnet der Verfasser seinen Fall wegen des Tibiadefektes in die Gruppe der Strahldefekte und wegen des Femurdefektes in die Gruppe unvollkommener Entfaltungen der Achse.

Recht oft finden sich auch Entwicklungsstörungen der *Patella*, sei es, daß diese vollkommen fehlt oder in ihrem Wachstum zurückbleibt (Mikropatella), gelegentlich wird auch laterale Patellarluxation gefunden. Patella- und Fibulamangel sind häufig miteinander vergesellschaftet.

Die Beziehungen zur kongenitalen *Hüftgelenksluxation* sind schon kurz angedeutet worden. Sie werden uns in einem späteren Abschnitt nochmals beschäftigen. Hier sei nur erwähnt, daß kongenitale Coxa vara auf der dem Femurmangel entgegengesetzten Seite beobachtet wurde (Feutelais, zit. bei Lange).

Pfeiffer erklärt, Beckenmißbildungen und Asymmetrien seien häufige Begleiterscheinungen des Femurdefektes, wobei es bis zum Fehlen der entsprechenden Beckenhälfte kommen könne; das führe dann über zu den Monopodien. Wir möchten hier nur festhalten, daß solche Fälle scharf von den sirenoiden Monopodien zu trennen sind, bei denen meist auch noch Störungen der Abkömmlinge des Wolffschen Ganges und der caudalen Wirbelsäule vorkommen (s. auch die Bemerkung zur Arbeit von Hansen weiter unten).

Gleichzeitige Fehlbildungen an den oberen Extremitäten sind ebenfalls nicht selten. Dabei können die Fehlbildungen analog dem Femurmangel sein, oder es handelt sich um Strahldefekte mit mehr oder weniger hochgradigem Mangel von Ulna oder Radius. In einzelnen Beobachtungen fand sich auch fast vollkommenes Fehlen der Arme.

In der morphologischen Besprechung seiner 20 mitgeteilten Fälle geht Pfeiffer noch auf einige, bisher nicht erörterte Befunde ein. So sah er in seinem 4. Fall, bei einem $2^1/_2$ Monate alten Kind im linken verkürzten und plumpen, auch gekrümmten Oberschenkel eine Aufhellungszone, die sich im darauffolgenden Jahre noch verstärkte. Sie war medial etwa 2 mm breit, während lateral die Compacta frei war. Pfeiffer fand 2 ähnliche Beobachtungen von Engelmann und Simon

und hält sie für einen letzten Rest einer fehlerhaften oder unvollständig erfolgten
Verknöcherung.

PFEIFFER steht sodann auf dem Standpunkt, daß zwischen Femurhypoplasie
und Femurdefekt Beziehungen bestehen, und er schließt sich der Ansicht ASCHNERs
an, daß Entwicklungsverzögerung als geringster Grad des Defektes anzusehen sei.
Sehr interessant ist auch die von PFEIFFER gemachte Feststellung, daß bei den

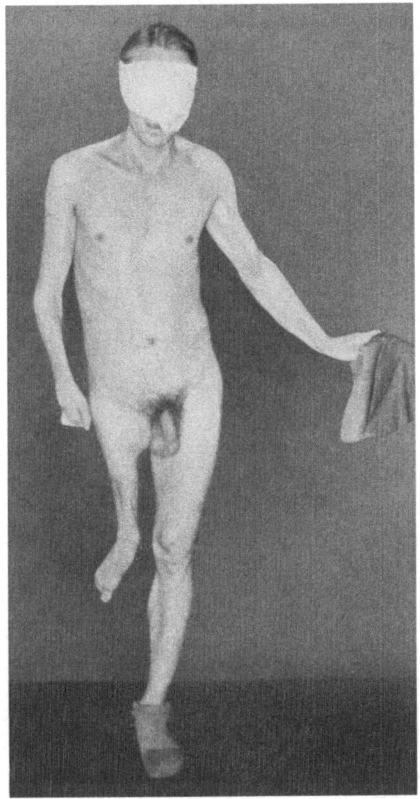
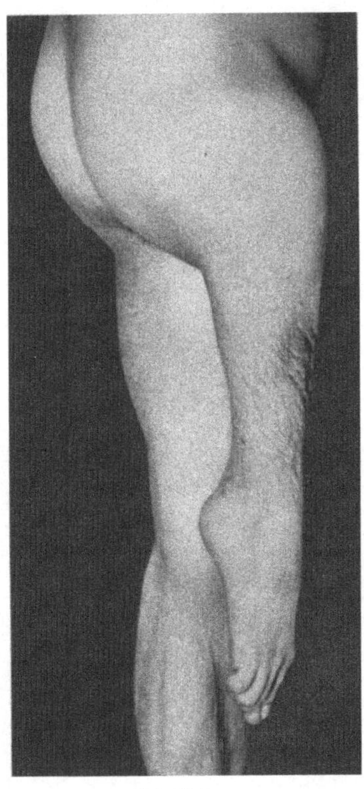

Abb. 85 a.   Abb. 85 b.

Abb. 85a—d. Hochgradiger partieller distaler Femurdefekt mit gleichzeitigem Fehlen der Fibula und dem
5. Zehenstrahl des rechten Beines. Ankylose zwischen Femur und Tibia, Fehlen der Patella.
(Prof. RÖSSLE, Krankenhaus Tempelhof, Berlin.)

doppelseitigen Fällen von Femurdefekt etwa 5mal mehr als bei den einseitigen begleitende Mißbildungen der periphersten Gliedmaßenabschnitte beobachtet wurden.

Einen besonders interessanten Fall verdanke ich Herrn Prof. RÖSSLE, Berlin.
In den beigegebenen Abbildungen (Abb. 85a—e) erkennt man in den Röntgenbildern einen fast vollständigen rechtsseitigen Femurmangel, bei welchem offenbar
proximale Teile erhalten sind. An dieses Stück des Femur schließt sich die Tibia
an, wobei zwischen diesen beiden Knochen eine Ankylose besteht und somit ein
Kniegelenk fehlt. Desgleichen fehlt die Patella und die ganze Fibula sowie der
5. Zehenstrahl. Des weiteren befanden sich bei dem Manne auch Erscheinungen
von Strahlreduktion am rechten Arm. Ulna und Radius sind zwar vorhanden,
es fehlt aber der 4. und 5. Finger und am 2. und 3. Finger lassen sich Phalangen-
reduktionen, eventuell mit Gelenksankylosen verbunden, nachweisen. Aus dem
mir zur Verfügung stehenden Röntgenbild ist dieser Befund nicht ganz sicher

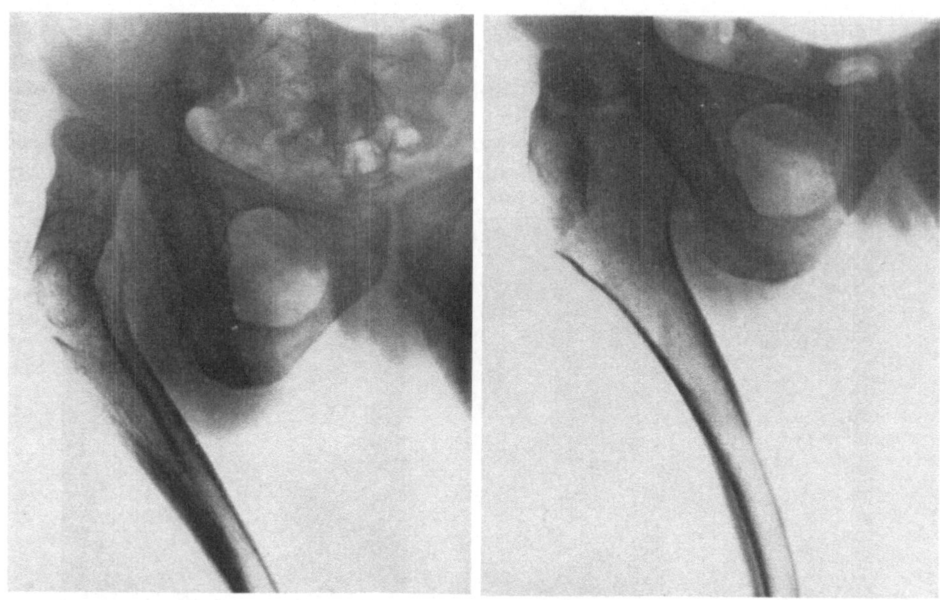

Abb. 85 c.

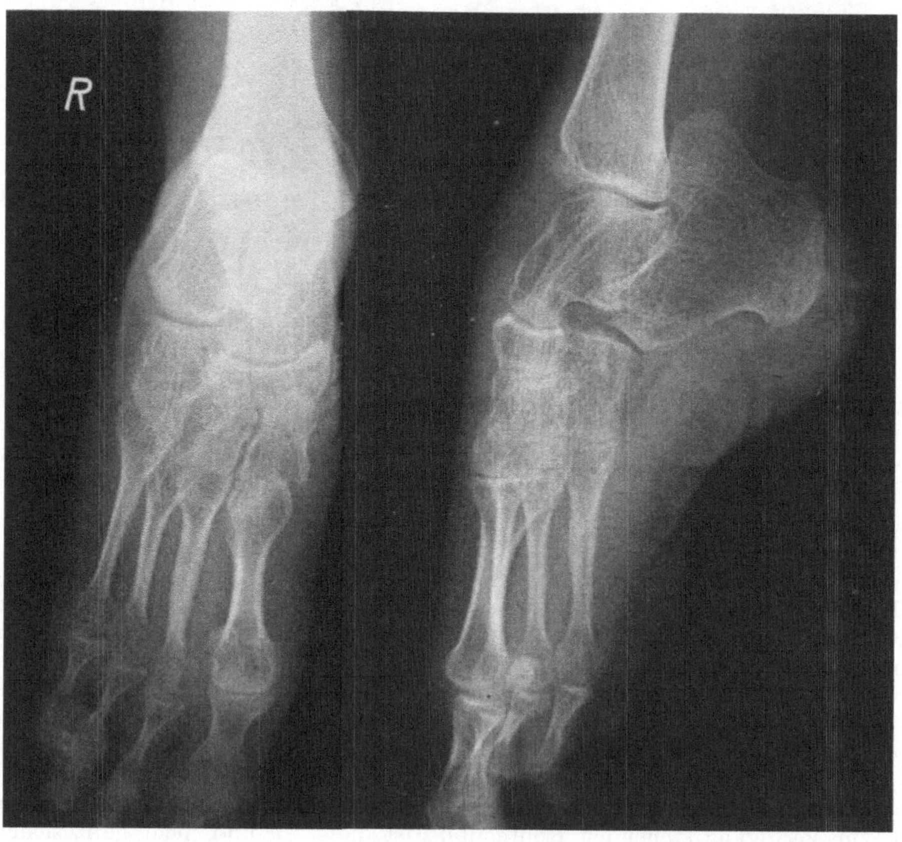

Abb. 85 d.

abzuklären. Anamnestisch ist besonders interessant, daß es sich bei diesem Mißbildungsträger angeblich um einen eineiigen Zwilling handelt, dessen Partner vollkommen gesund ist. Diese Tatsache spricht eigentlich gegen das Vorliegen einer genetischen Störung und eher für eine in der Frühschwangerschaft erworbene Entwicklungsstörung, die dann den Charakter einer sog. Phänokopie hätte.

Wie fast bei allen diesen rückläufigen Schwankungen der Gliedmaßenentwicklung ist die Frage nach der *Ätiologie* ungelöst. Die Meinungen, ob exogener oder endogener Ursprung, stehen sich gegenüber.

NILSONNE, von dem die weiter oben angeführte Systematik stammt, glaubt die Typusbildung beim Femurmangel auf gewisse Gefäßstörungen in der Femuranlage zurückführen zu können, und diese Gefäßstörung wiederum auf einen Druckeffekt des Amnions.

Wieviel oder besser wie wenig tatsächlich durch placentare oder amniale Beeinträchtigung an Fehlbildungen entstehen kann, soll in den Schlußbemerkungen behandelt werden. Auch PFEIFFER läßt im Grunde genommen die Frage nach der Ätiologie mit Recht unbeantwortet. Entwicklungsphysiologie und experimentelle Genetik zeigen, daß auch übergeordnete exogene und endogene Effekte zu isolierten — mosaikartigen — Ausfällen einzelner Extremitätenteile führen können.

Fälle von *familiärem Auftreten des Femurmangels* sind meines Wissens nicht beschrieben. Da-

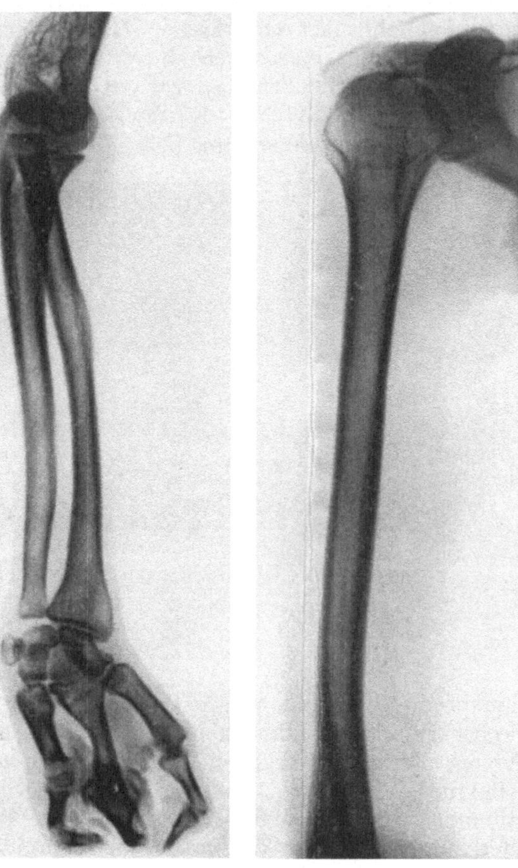

Abb. 85e. Röntgenbild des rechten Armes: Fehlen des 4. und 5. Fingers, Phalangereduktionen und wahrscheinlich Gelenksankylose des 2. und 3. Fingers. (Prof. RÖSSLE, Krankenhaus Tempelhof, Berlin.)

gegen muß in Fällen von Strahlmangel, Phokomelie und konisch endenden Gliedmaßenstummeln, die alle familiär auftreten können und deren endogene Natur als erwiesen gelten kann, daraufhin untersucht werden, ob nicht auch Hypoplasie geringen Grades an den proximalen Röhrenknochen der Gliedmaßen vorkommt (z. B. SPIESS und WATERMANN, zit. bei PFEIFFER).

Wichtig sind immerhin die von PFEIFFER beigebrachten Literaturhinweise, nach welchen in einem Fall von JOACHIMSTHAL (b) das eine Geschwister eine Coxa vara, das andere eine Luxatio coxae congenita hatte. In einer anderen Beobachtung von FROSCH litt das eine Geschwister an Femurdefekt, das andere an angeborener Hüftluxation. PFEIFFER selber hat festgestellt, daß eine Base eines seiner Fälle von Femurdefekt an kongenitaler Hüftgelenksluxation litt (Fall 4, den wir bereits weiter oben zitiert haben).

Es scheint uns daher gerade wichtig, alle diese Mißbildungsformen unter dem zusammenfassenden Gesichtspunkt der „rückläufigen Schwankungen der Extremitäten" zu betrachten, es kann dies auch eine Erleichterung für die ätiologische „Erfassung" (Groscurth) bedeuten.

In einer 1939 mitgeteilten Beobachtung beschreibt Hansen einen 10jährigen Knaben, in dessen Familie keine Mißbildungen bekannt sind. Der linke Oberschenkel fehlt fast vollständig. Röntgenologisch findet sich ein walnußgroßes Femurrudiment, das durch einen Gelenkspalt etwa in Höhe des linken Tuber ischiadicum vom normalgeformten Unterschenkelknochen getrennt wird. Eine knöcherne Patella fehlt. Ein zwischen Femurrudiment und gut ausgeprägter unebener Hüftgelenkspfanne liegender Knochenteil von unregelmäßiger Struktur

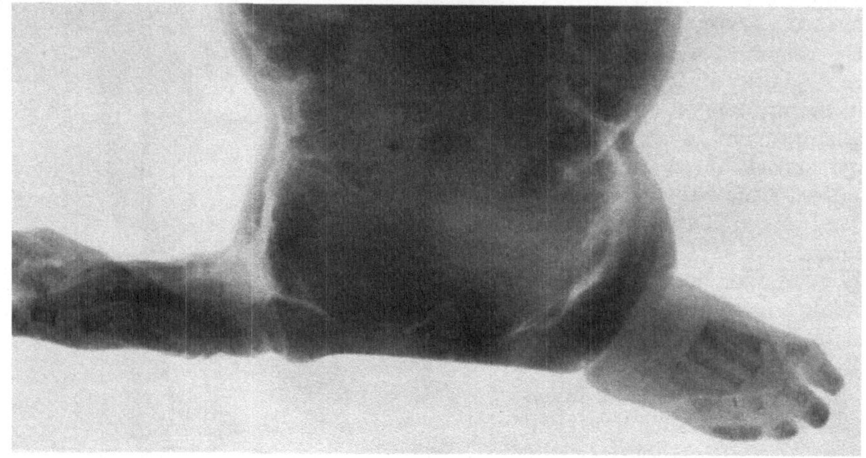

Abb. 86 a.

entspricht dem Femurkopf. Das Becken ist deformiert, zeigt eine gestörte Verknöcherung. Am Handskelet fehlt rechts der 5. Finger und das 5. Metacarpale völlig. Die ulnargelegenen Carpalia fehlen und von den 8 Handwurzelknochen sind nur 5 vorhanden. Auf der linken Seite findet sich eine gabelförmige Reduktion des 5. und 4. Metacarpale sowie eine Brachymesophalangie des im ganzen verkleinerten linken 5. Fingers. Auch am rechten Zeigefinger ausgesprochene Brachymesophanalgie. Hansen bringt am Schluß seiner Arbeit eine große Literaturzusammenstellung zum Kapitel der Femuraplasie. Er weist darauf hin, daß Hüftluxation und auch Eingeweidemißbildungen vorkommen (Breitenfelder). Auf Grund neuerer Untersuchungen gehören aber solche Fehlbildungen teilweise auch zur Gruppe der sog. sirenoiden Monopodien, bei denen es sich um einen median angenäherten Ausfall des caudalen Körperendes handelt (siehe Dissertation Loustalot). Diese Formen gehören jedoch nicht in den Kreis der vorliegenden Arbeit.

γ) Rückbildungen höheren und höchsten Grades.

Schon bei der mangelhaften Entwicklung von Humerus und Femur wurde betont, daß berechtigte Bedenken bestehen, diese Fehlbildung als Sonderform zu beschreiben, sind sie doch nur zu oft mit mangelhafter Bildung der ganzen Extremität vergesellschaftet, dies gilt ja besonders für die Kombination mit Strahldefekten.

Die im folgenden wiederzugebenden Fehlbildungen werden die Schwierigkeiten einer Systematik bei der oft noch dunklen Ätiologie besonders eindrücklich zeigen.

Im Zusammenhang mit der Präparation einer Peromelie geht Frädrich (ein Schüler von G. B. Gruber) auf die Frage der Systematik dieser Mißbildungsgruppe ein. Vor allem beschäftigt er sich mit der Struktur des peromelischen Beckens und weist auf Beziehungen desselben zur angeborenen Hüftluxation hin, sowie auf die entsprechenden Befunde des Beckens beim Oberschenkelmangel und bei Steißteratomträgern. Histologisch zeigte die Stumpfhaut der unteren Extremität deutliche Unterschiede gegenüber der übrigen Körperhaut, jedoch große Ähnlichkeit mit der Fußsohlenhaut eines Neugeborenen.

aa) Phokomelie (intercalary hemimelia). Der Ausdruck „Phokomelie" (Robbengliedrigkeit) besagt zunächst nichts anderes, als daß die Gliedmaßen einer solchen Mißbildung das Aussehen von Flossen eines Seehundes haben, also eine rein äußerlich beschreibende Bezeichnung. Folgende Fälle zeigen am besten, welche Mißbildungen den Namen *Phokomelie* verdienen. Beide verdanke ich Herrn Prof. Rössle aus der Sammlung des Pathologischen Institutes der Charité Berlin.

1. Beispiel (Abb. 86a und b). Typische Phokomelie mit gleichzeitigem Strahldefekt beider Füße (Fibulastrahl!) und linksseitigem Strahldefekt der Hand. Füße und Hände scheinen unmittelbar aus dem Rumpf hervorzugehen. Leider gibt das Röntgenbild keine Auskunft über das Vorhandensein der langen Röhrenknochen. Außerdem schwere Gesichtsmißbildung. Im Röntgenbild des rechten Fußes ist die Reduktion des 4. und 5. Strahles im Metatarsus

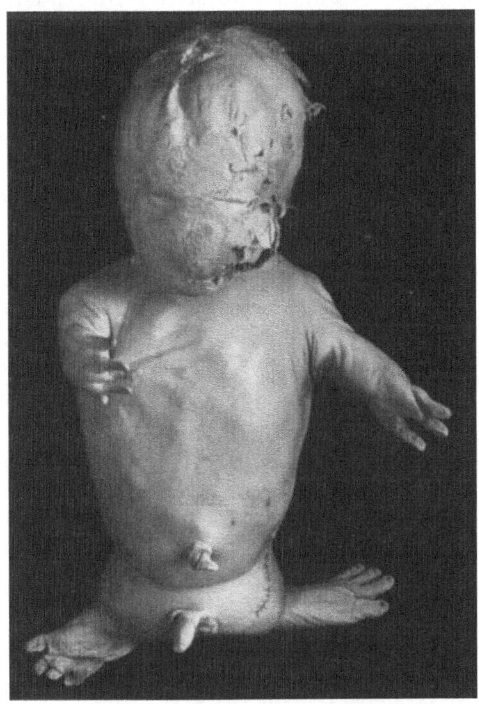

Abb. 86b.

Abb. 86a u. b. Typische Phokomelie mit schwerer Gesichtsmißbildung. (Pathologisches Institut Berlin, veröffentlicht von Falk, Krueger.)

deutlich zu erkennen. Das Becken wurde durch frühere Präparation entfernt, der Fall ist 1908 von Falk veröffentlicht worden, das Bild der äußeren Erscheinung bei Krueger abgebildet.

2. Beispiel (Abb. 87a und b). Betrifft ebenfalls eine männliche Frucht mit typischer Phokomelie. Im Röntgenbild sind außerdem starke Reduktionen der Fingerstrahlen und der Metatarsalstrahlen festzustellen. Röhrenknochen lassen sich röntgenologisch in den unteren Extremitäten nicht nachweisen (cave knorpelige Anlage!). Im Bereich der oberen Extremitäten scheinen Diaphysen von Röhrenknochen angedeutet. Sie sind aber ohne Präparation nicht sicherzustellen.

Ein gutes Beispiel für Phokomelie lediglich der linken oberen Extremität liefert die röntgenologisch dargestellte Fehlbildung von D. Schwantke: Clavicula und Scapula sind ausgebildet, gegenüber rechts infolge von verminderter Beanspruchung hypoplastisch. An der Hand sind die Fingerstrahlen vorhanden, von der Handwurzel ist lediglich ein koalierter Knochen sowie innig mit diesem verbunden ein Radius- und Ulnarudiment entwickelt. Zwischen diesen findet sich ebenfalls ein Rudiment des distalen Humerus. Der proximale Abschnitt des Humerus ist mit dem Kopf im Schultergelenk vorhanden, während der Schaft an den Thorax genähert ist. Es handelt sich demnach um partiellen Humerusdefekt und hochgradige Hypoplasie des Radius und der Ulna. Die abwegige Deutung von D. Schwantke ist abzulehnen (Abb. 88).

Über eine weitere phokomelische Mißbildung berichtete 1936 Grillo.

Kopf, Hals und Rumpf des eintägigen Neugeborenen waren gut entwickelt, einzig die Ohren rudimentär und nicht perforiert, im Mund Spaltbildung des weichen Gaumens (Wolfsrachen).

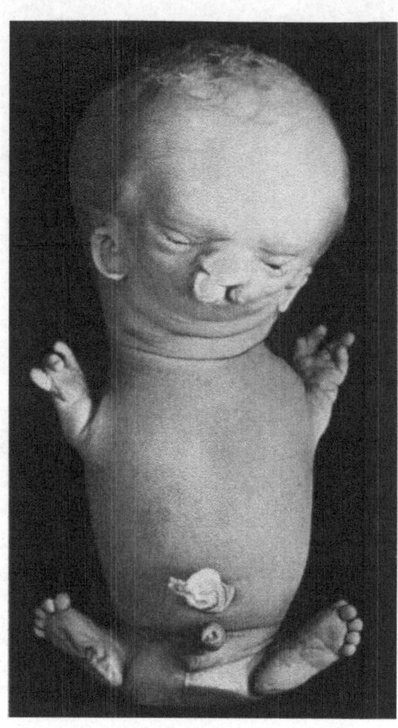

Abb. 87a.

Abb. 87a u. b. Typische Phokomelie. Doppelseitige Hasenscharte. (Präparat des Pathologischen Institutes Berlin.)

Aus den seitlichen oberen Ecken des Rumpfes streckten sich 2 rudimentäre Hände, die rechte mit 3, die linke mit 4 Fingern, auf beiden Seiten bestand Syndaktylie. Statt des normalen Hüftgelenkes war beiderseits ein rudimentärer Fuß mit 4 Zehen vorhanden. Eine kleine Ferse war angedeutet. Beiderseitiger Leistenhoden. Röntgenologisch fehlte auch die Scapula. Das Becken war unvollständig entwickelt, von den langen Röhrenknochen nichts feststellbar.

Da bis dahin unter der Bezeichnung *Phokomelie* ihrem Wesen nach verschiedenste Fehlbildungen angeführt wurden, ist es verdienstlich, daß Gg. B. Gruber, dem wir in der Mißbildungslehre so viel verdanken, durch seinen Schüler Wepler dieser Gruppe von Fehlbildungen ihren besonderen Platz angewiesen hat.

Die klassische Definition von J. Geoffroy-St. Hilaire geht dahin, daß es sich hier um menschliche oder tierische Mißbildungen handle, bei denen durch mangelhafte oder fehlende Entwicklung der langen Röhrenknochen Hände und Füße dicht an den Rumpf zu stehen kommen. Spätere Vermischungen dieses klar umrissenen Bildes mit Stummelbildungen, Strahldefekten oder Fehlen der gesamten Extremität haben namentlich durch R. Virchow zu starker Verwirrung geführt. Eine der schönsten Beobachtungen findet sich bei Vrolik, wiedergegeben durch Gruber (a). Dieses Bild der *reinen* Phokomelie ist allerdings extrem selten. Dagegen sind Beispiele, wie sie von mir beigebracht werden konnten, häufiger (s. Literatur bei Wepler).

Armverkürzungen, die in der anglo-amerikanischen Literatur als „intercalary hemimelia" oder Schaltstückhemimelien bezeichnet werden, äußern sich darin, daß proximale und distale Extremitätenteile entwickelt sind, hingegen Zwischenstücke fehlen. S. Johansson publizierte den Fall eines $1^1/_2$jährigen Knabens, bei welchem Radius und Ulna der rechten Seite vollkommen fehlten und sich die Hand unmittelbar am Humerus ansetzte. Der Humerus zeigte an der Grenze zu seinem untersten Viertel eine rechtwinklige Biegung, welche durch keilförmige Osteotomie gestreckt wurde. In der Handwurzel waren im Röntgenbild 2 Knochenkerne. Die Hand war vollkommen normal angelegt, nur in toto etwas kleiner als die gut entwickelte linke Hand des Kindes.

In den typischen Phokomeliefällen sind nun alle Extremitäten betroffen. Es gibt aber auch Fälle von partieller, nur 2 oder 1 Glied betreffender Phokomelie, so daß auch hier wieder eine Staffel, eine Tendenz der betreffenden charakteristischen Mißbildungsform aufgedeckt werden kann. So sieht man gelegentlich,

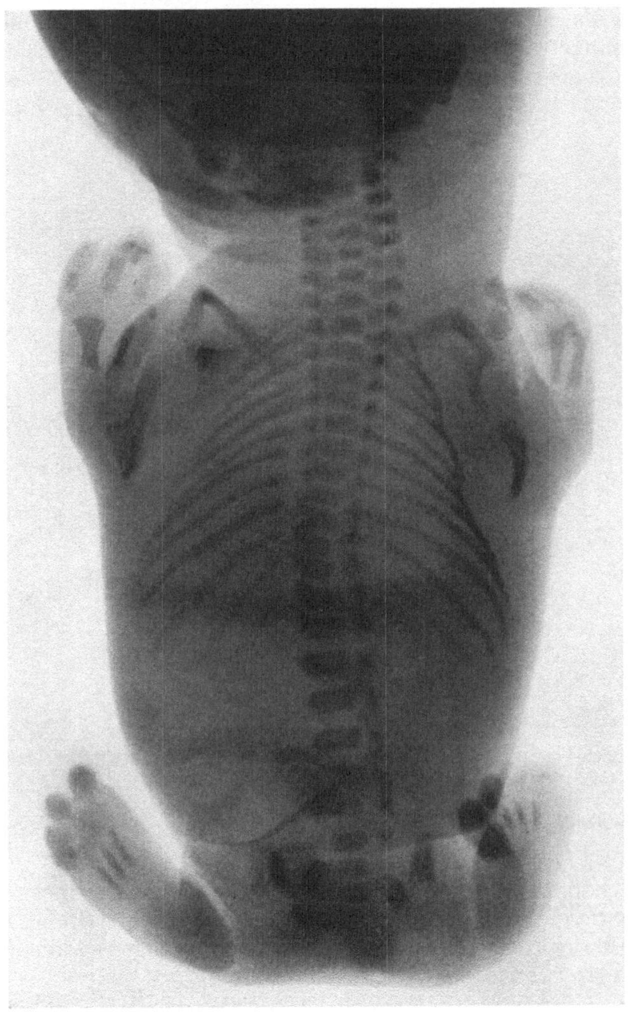

Abb. 87 b.

daß nur ein Teil der Extremitäten in typischer Weise mißgebildet ist. Auch bei der partiellen Phokomelie können Kombinationen mit anderen Mißbildungen, Strahlmangel, Syndaktylie usw. vorkommen. HELENE SOCIN beschreibt in ihrer Dissertation 1917 eine in Paris durchgeführte Präparation eines phokomelischen Neugeborenen mit Mißbildung aller 4 Extremitäten ohne andere — besonders Gesichts- — Mißbildungen (s. auch zahlreiche Literaturhinweise).

Zweifellos bestehen einige Beziehungen der Phokomelie zum Femur- oder Humerusmangel; ist aber bei letzterer Fehlbildung der periphere Abschnitt, d. h. Unterarm bzw. Unterschenkel mehr oder weniger normal entwickelt, dann wird

8*

man nicht von Robbengliedrigkeit sprechen können, sondern nur dann, wenn Hand oder Fuß direkt am Schulter- bzw. Hüftgelenk befestigt ist.

Folgendes einzigartige Beispiel des Berliner Pathologischen Institutes zeigt sehr deutlich diese Übergänge verschiedener äußerlicher Mißbildungsformen, die dann eine innere Zusammengehörigkeit — eine Tendenz — vermuten lassen.

Abb. 89 zeigt als zunächst wichtigste Veränderung einen partiellen doppelseitigen Femurmangel vom Typus II$_2$ nach Nilsonne (s. weiter oben). Die distalen Abschnitte des rechten Beines sind hochgradig unterentwickelt und werden äußerlich das Bild der Phokomelie und Ektromelie gezeigt haben. Links

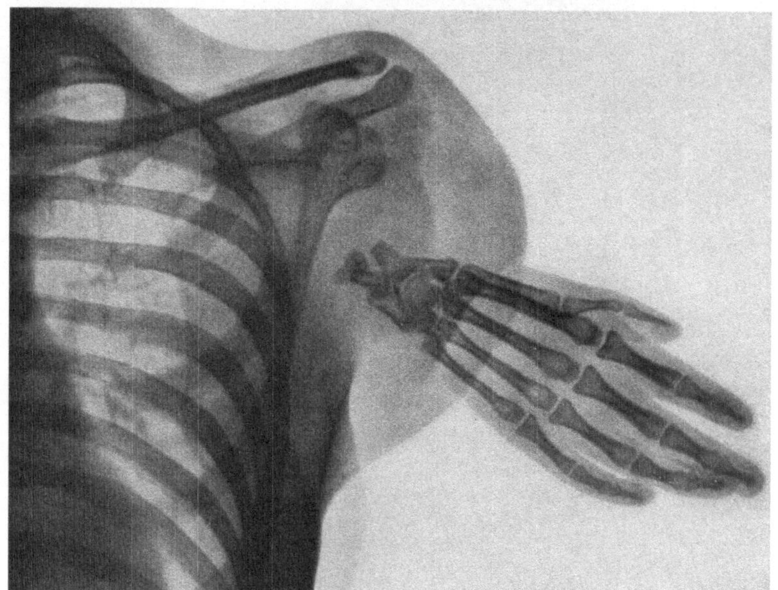

Abb. 88. Totalaufnahme von Hand und Schultergürtel bei isolierter Phokomelie des linken Armes. (Aus Schwantke.)

ist die Tibia gut entwickelt, dagegen liegt ein typischer fibularer Strahldefekt mit gleichzeitigem Fehlen der 4. und 5. Zehe vor.

Die Frage nach der *Ätiologie* der Phokomelie ist bisher keineswegs gelöst. Wie bei fast allen diesen Fehlbildungen ist die amniogene Entstehungsweise nicht erwiesen, aber auch der Nachweis ihrer endogenen Grundlage vor allem durch die Beibringung familiärer Fälle erst vereinzelt erbracht.

H. Schurig beschreibt einen 59jährigen Mann von kräftigem Körperbau mit schwerer symmetrischer Mißbildung beider Arme:

Acromion und Clavicula sind vorhanden. Der Kopf des Humerus ist eigenartig gestaltet, namentlich das Tuberculum minus spornartig ausgezogen. Distal ist der Humerus etwas konisch auslaufend und ohne Gelenkfläche schließen sich 2 Knochenstückchen an, die als Ulna- und Radiusrudiment gedeutet werden. Die Hand besteht aus einem dreieckigen verschmolzenen Handwurzelknochen, ferner 3 Fingerstrahlen, die als II—IV aufgefaßt werden.

Trichterbrust und teilweiser Defekt des Musculus pectoralis major werden als weitere Fehlbildungen genannt.

Bemerkenswert ist die Tatsache, daß auch der Vater und noch andere Geschwister Mißbildungen aufwiesen:

Beim Vater waren die Arme nicht besonders kräftig, rechts soll der Daumen kleiner und dünner gewesen sein und nur ein Gelenk vorhanden gewesen sein. Bei einem verstorbenen älteren Bruder sollen die Arme auch schwächlich ausgebildet gewesen sein. An beiden Händen fehlten die Daumen. Über eine im jugendlichen Alter verstorbene Schwester wird berichtet, daß beide Daumen gefehlt haben und die Arme und Beine sehr schwächlich und nach verschiedenen Richtungen gekrümmt gewesen seien.

Eine noch lebende Schwester zeigt am rechten Arm rechtwinklige Stellung des Unterarmes zum Oberarm. Der Unterarm ist auffallend dünn, in Pronationsstellung. Durch Betasten läßt sich nicht feststellen, ob beide Unterarmknochen vorhanden sind. Hand 4strahlig. Links ist auch das Ellbogengelenk beweglich, Hand ebenfalls nur 4strahlig.

Der jüngste Bruder habe eine eingefallene Brust, beide Daumen fehlen, links Zeige- und Mittelfinger verwachsen, ferner wahrscheinlich Radiusdefekt.

Es läßt sich also in dieser Familie eine Staffel erkennen, die über schwächliche Entwicklung der Arme, Daumendefekt, Radiusdefekt bis zur symmetrischen schweren Defektbildung der Unterarme geht.

Über familiäres Vorkommen in ähnlicher Weise berichtet JOACHIMSTHAL (zit. nach SCHURIG).

Außer dem VROLIKschen Fall sind bisher fast alle. anderen beobachteten Phokomelien kurz nach der Geburt gestorben, weil sie ja meist Träger noch anderer schwerer Mißbildungen, besonders des Gesichtes, sind. Ferner erwähnten wir bereits die Kombination von Strahldefekten: Gerade diese Kombination mit anderen Fehlbildungen, für welche die endogene Grundlage als erwiesen gelten

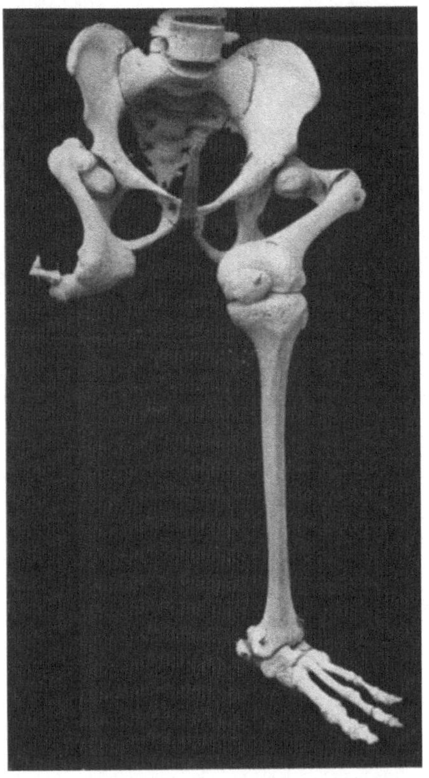

Abb. 89. Doppelseitiger partieller Femurmangel Typ II₂ nach NILSONNE. Rechts hochgradiger Mangel der distalen Extremitätenpartien. Äußerliches Bild der Phoko-Ektromelie. Links distaler Fibuladefekt mit entsprechendem Fehlen des 4. und 5. Zehenstrahles. (Pathologisches Institut Berlin.)

kann, lassen die Vermutung mit Recht aufkommen, auch die *Phokomelie* sei eine keimbedingte, endogene Fehlbildung. Ob in Fällen von partieller — nur *eine* Extremität betreffender Phokomelie — auch lokalisierte Erkrankungen des Amnions beschuldigt werden können, muß auf Grund des derzeitigen Tatsachenmaterials für möglich gehalten werden.

ASCHNER und ENGELMANN weisen auf eine Beobachtung GRANDMAIREs hin, wo ein Bruder mit rechtsarmiger, eine Schwester mit beidarmiger Phokomelie zur Welt gekommen war, ferner weist GRUBER auf alte Beobachtungen hin, nach welchen FLACHSLAND 3 phokomelische Geburten einer Mutter und ROMBERG phokomelische Zwillinge gesehen haben.

HILL, der eine 30jährige farbige Patientin mit klassischer Phokomelie der Arme in Form 5strahliger Hände am Schultergürtel (gute Röntgenbilder) veröffentlichte, erwähnt einleitend eine Beobachtung von O'BRIEN und MUSTARD, nach welcher in einer Familie 3 phokomelische Monstren vorgekommen waren, außerdem eine gleichzeitig mit Hasenscharte.

Zum Abschluß seien noch folgende, aus der neueren Zeit stammende Beobachtungen erwähnt.

GRÖGLER: 21jährige Frau, einseitige Phokomelie, Fehlen der Ulna, des Radius, mehrerer Handwurzelknochen und zweier Finger. Brustbein, 2 oberste Rippen und Schulterblatt zeigen Formveränderungen, hochgradiger partieller Mangel des Humerus.

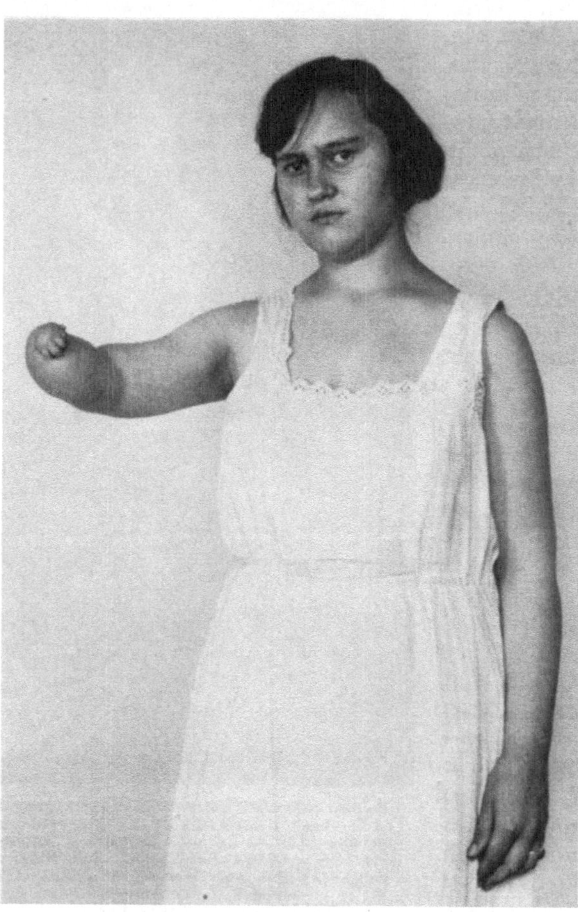

Abb. 90. Periphere Hypoplasie des rechten Armes.
(Oscar-Helene-Heim, Berlin-Zehlendorf.)

KATZ: Phokomeliefall und Atresia ani et recti. Verkürzung der Humeri; wahrscheinlich doppelseitiger Radiusdefekt. Hyperdaktylie eines Daumens, Spaltung eines Metacarpale, Defekt des 5. Fingers an einer Hand.

FELLER: Linksseitige Phokomelie: Defekt des proximalen Humerusendes, hochgradiger Defekt beider Unterarmknochen. Angeblicher Defekt des 1., 2. sowie des 5. Fingers. Rechtsseitiger Strahldefekt und radiale Klumphand: erster Strahl fehlt, Syndaktylie zwischen 2. und 3. Finger, Radiusdefekt, Verdoppelung der Endphalanx V.

DOERFFLER: Phokomelie aller 4 Extremitäten: An Armen fehlen Ober- und Unterarmknochen ganz, beiderseits 4strahlige Hand; in Beinen beiderseits Femur vorhanden, daran 5strahlige Füße, außerdem doppelseitige Oberlippengaumenspalte, Hochstand des rechten Schulterblattes, Klumpfüße.

E. BROWN beschreibt einen Fall von doppelseitiger Armmißbildung mit gleichzeitigen Thoraxanomalien. Die Befragung ergab, daß im Bereich von 5 Generationen keine weiteren Extremitätenmißbildungen zu konstatieren waren. Beiderseits konnten durch Röntgenuntersuchung Anomalien der Rippen und von Clavicula und Scapula festgestellt werden. Beide Humeri waren rudimentär, d. h. es ließ sich lediglich ein Kopf feststellen, der in der Regio glenoidalis der Scapula ankylosiert war. Im Unterarm ein Knochen, der vom Autor als Radius gedeutet wird, dann synostosierte Carpalknochen und 3 Fingerstrahlen mit je 3 Phalangen. Auf Grund dieser Tatsache scheint mir die Deutung von BROWN falsch zu sein.

Schon in der Ansicht des Patienten von vorn erkennt man, daß die rechte Hand eine Abknickung nach radialwärts zeigt, und da auf beiden Seiten je 3 dreigliedrige Fingerstrahlen vorhanden sind, so dürfte es sich viel eher um einen Radiusdefekt mit Fehlen des Daumenstrahles und des 2. Fingers handeln.

Erwähnenswert ist endlich der Bericht von LÖHNBERG und DUNCKER über einen 61jährigen ohne Gliedmaßen geborenen Mann, der mit 40 Jahren heiratete und 6 normale Kinder zeugte!

Über experimentelle Erzeugung der Phokomelie bei Amphibien siehe Einleitung und Angaben von BRANDT (1946).

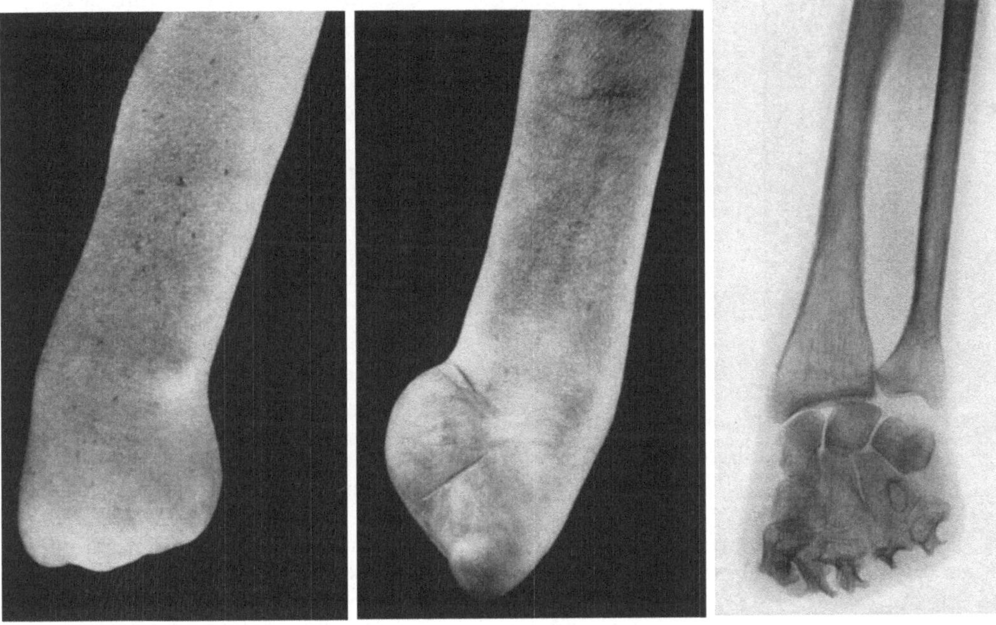

a   b   c

Abb. 91a—c. Quere Stummelbildung der Hand im Bereich der Basen der Metacarpalknochen. Synostose im Bereich der Handwurzelknochen. 68jährige Frau. (Pathologisches Institut Basel, Sekt.-Nr. 422/39.)

bb) Periphere Hypoplasie der Gliedmaßen (quere Stummelbildungen), Fingerenddefekte. GRUBER rechnet hierzu „im Enderfolg eigentümliche Fälle peripherer Hypoplasie", welche nur zu leicht als „spontane Amputationen aus placentarer Beeinträchtigung gedeutet werden können, ihrer Tendenz nach sich aber vielmehr in die Gruppe der rückläufigen Schwankungen der Extremitäten aus innerer Ursache einreihen lassen (vgl. dazu auch Dissertation KIRSTEIN).

Die erste Beobachtung verdanke ich dem Oscar-Helene-Heim in Berlin-Zehlendorf. Es handelt sich um ein Mädchen, bei welchem namentlich der periphere Abschnitt des rechten Armes verkürzt ist (Abb. 90) und bei welchem lediglich eine rudimentäre Hand mit knospenartigen Fingern vorhanden ist. Ein Beispiel von VALENTIN zeigte an diesen Fingerchen auch Nagelbildungen.

Weitere hierhergehörende Fälle aus dem eigenen Beobachtungsgut seien hier angeschlossen:

Abb. 91a—c: Bei einer 68jährigen, an doppelseitiger Lungenphthise verstorbenen, verheirateten Frau fand sich eine angeborene Mißbildung der linken Hand in Form folgender querer Stummelbildung: Die Vorderarmknochen sind richtig entwickelt, desgleichen die proximale Handwurzelknochenreihe. Die distale Reihe und die Basen der Metacarpalien sind größtenteils synostosiert und durch die Basis der Metacarpalien geht eine quere Absetzung, ohne Andeutung von Fingerrudimenten. Außen läßt sich in der Haut eine Tenar- und auch Hypotenarbildung feststellen. Irgendwelche Narben lassen sich aber nicht erkennen. Es sind also Zeichen einer fetalen Amputation äußerlich nicht wahrzunehmen. Familienanamnese ergibt keine Anhaltspunkte für Mißbildungen, 2 Kinder und mehrere Enkelkinder sollen völlig gesund sein.

Einen weiteren Grad peripherer Hypoplasie oder querer Stummelbildung stellten wir bei einem 43jährigen, an Endokarditis und hämorrhagischer Glomerulonephritis verstorbenen Tapezierer fest (Abb. 92a und b). Die rechte Hand bestand lediglich aus einem kurzen rundlichen Stummel, welchem 4 kaum 1 cm lange Fingerrudimente anhingen, an deren Ende Andeutungen von Nägeln zu konstatieren waren. Vom 4. Finger fand sich kein Rudiment, sondern lediglich einige wulstförmige Hautfalten. Im Röntgenbild ließ sich Radius und Ulna gut erkennen, Handwurzelknochen und übrige Handskeletteile sind aber nicht zu erkennen. Die rudimentären Fingerstummel sitzen also direkt dem Ende des Unterarmes auf. Der ganze rechte Arm war um etwa 10 cm kürzer als der linke.

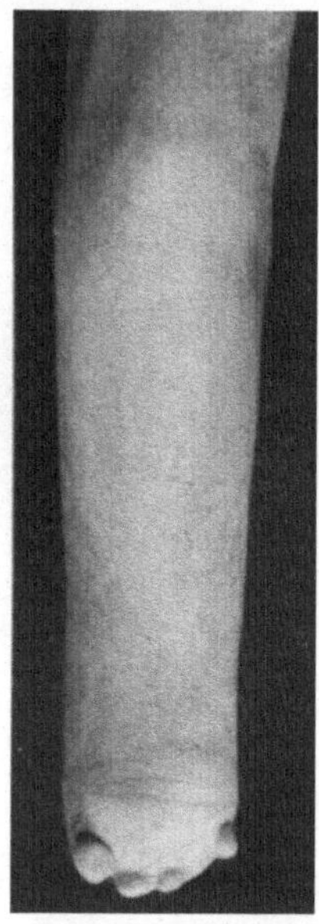
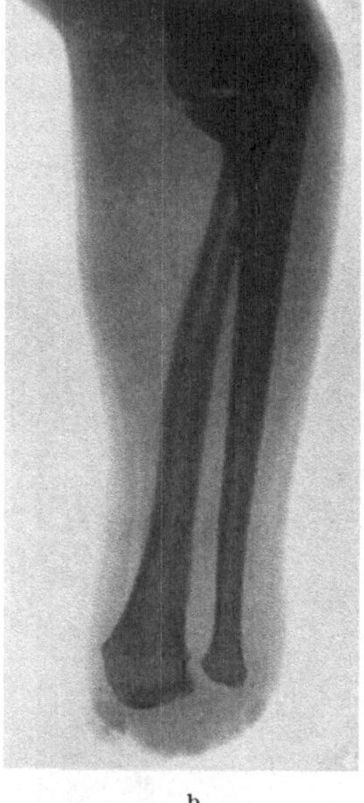

a   b

Abb. 92a u b. Quere Stummelbildung der Hand im Bereich des Handskeletes. Vollkommenes Fehlen der knöchernen Handelemente. Bürzelförmige Fingerrudimente. Starke Verkürzung des mißgebildeten Armes gegenüber dem gesunden. 43jähriger Mann. (Pathologisches Institut Basel, Sekt.-Nr. 808/39.)

Herrn Prof. Hanhart verdanke ich die Abbildung eines 1941 geborenen Mädchens mit leichterer Idiotie. Das Kind zeigt symmetrische Stummelbildung der Hände beiderseits mit noch erkennbarem Daumenstummel. Ferner fand sich ausgesprochene Mikrogenie. Bei der Untersuchung des Stammbaumes konnte bei einem Vetter 1. Grades ein Situs inversus festgestellt werden.

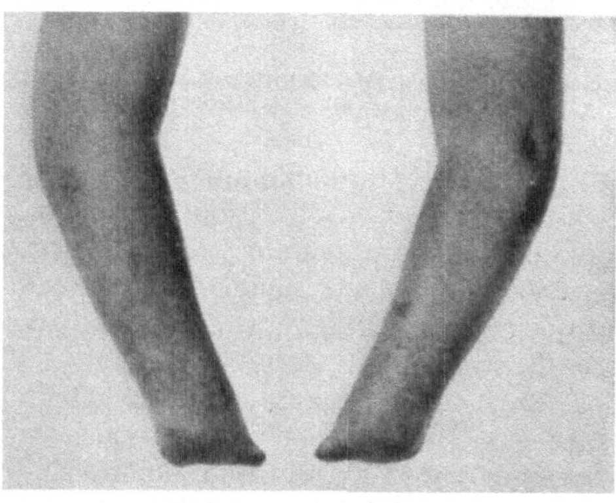

Abb. 93. Symmetrische Stummelbildung beider Hände, beidseits kleiner Daumenstummel (Mikrogenie). (Fall Hanhart, Zürich.)

Ferner ließen sich auch sonst noch einige Degenerationszeichen und Stigmata in der Familie nachweisen, z. B. stark abstehende Ohren (Abb. 93).

Abb. 94a und b zeigt das Operationspräparat eines amputierten linken Unterschenkels und Fußes bei einem 5jährigen Knaben. Wir verdanken das Präparat Herrn Dr. Fredenhagen. Durch die Konservierung in Formalin ist die Haut außen leider ziemlich stark geschrumpft. Äußerlich läßt sich erkennen, daß das sackartige Fußgebilde in extremer Varusstellung sich befindet. Es lassen sich sehr gut 5 Hautbürzel an Stelle der Zehen erkennen, wobei sogar Andeutungen von Nagelfalzbildungen zu sehen sind. Röntgenologisch fehlen sämtliche Fußelemente, und der Unterschenkel endet, indem Tibia und Fibula sich distal synostotisch vereinigen. Die Fehlbildung gleicht weitgehend der Abb. 92 der oberen Extremität, nur mit dem Unterschied, daß am Präparat des Fußes noch

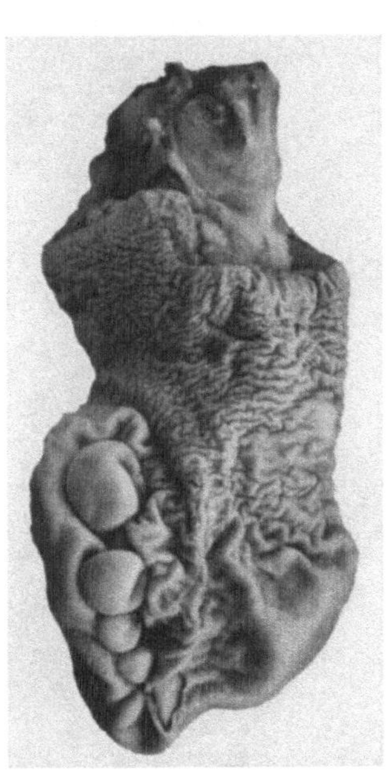 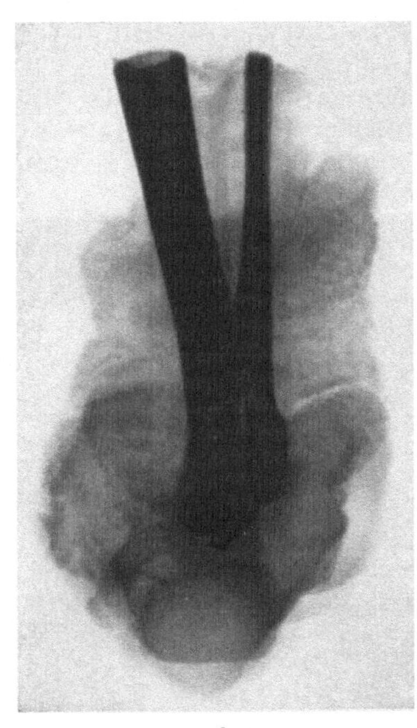

a   b

Abb. 94a u. b. 5jähriger Knabe. Quere Stummelbildung des linken Unterschenkels. Klumpfußstellung des Fußrudimentes mit 5 kleinen Zehenstummeln. b Zugehöriges Röntgenbild. Synostose von Tibia und Fibula, vollkommenes Fehlen der knöchernen Elemente des ganzen Fußes. (Fall FREDENHAGEN, Basel.)

diese beschriebene hochgradige Klumpfußstellung des rudimentären, nur aus Weichteilen bestehenden Fußes zu sehen ist.

BRÜCKE beschreibt eine 42jährige Frau mit auffälliger Verkürzung des rechten Vorderarmes. Am Ende dieses verkürzten Vorderarmes findet sich eine rudimentäre kleine Hand mit 5 erbsen- bis bohnengroßen ungebildeten Fingern, aber wohl erkennbaren Fingernägeln. Röntgenologisch finden sich 2 kurze, etwas unregelmäßig mißgestaltete Vorderarmknochen, an denen jedoch sowohl die proximalen als auch die distalen Gelenkenden zu erkennen sind. Handwurzel-, Mittelhand- und Fingerknochen sind jedoch nicht angelegt.

Sehr lehrreich ist ein Präparat des Pathologischen Institutes Basel. Es handelt sich um einen amputierten Arm (Abb. 95a und b), bei welchem der Humerus relativ gut entwickelt ist, ebenso die Weichteile des Oberarmes. Unterarm und Hand sind aber verkümmert. Im Röntgenbild sind 2 hochgradig verkürzte und unförmliche Knochen vorhanden. Von der Hand sind lediglich Weichteilbürzel der Finger zu erkennen, ohne Nagelbildung.

In der Tat läßt sich eine Furche an der Basis der Fingerstummel erkennen, die als Schnürfurche gedeutet werden könnte, die Verunstaltung der Vorderarmknochen würde aber dadurch nicht recht erklärt.

Bei einer offenbar ähnlichen Beobachtung Valentins (abgebildet bei Gruber) waren die Fingerstummel beweglich, so daß eine Nadel gehalten werden konnte. Lange glaubt, daß gut bewegliche rudimentäre Finger „an einem Vorderarmstumpf nicht mit einfacher Drosselung der Ernährungszufuhr im fetalen Leben in Einklang zu bringen sind, sondern durch endogene Schädigungen erklärt werden müssen".

Einen weiteren ähnlichen Fall verdanke ich Herrn Prof. Wegelin (Bern) (Abb. 96a und b).

Schwerer einzuordnen ist die Beobachtung einer 39jährigen Frau von Liebenam mit Gliedmaßenenddefekten aller 4 Extremitäten

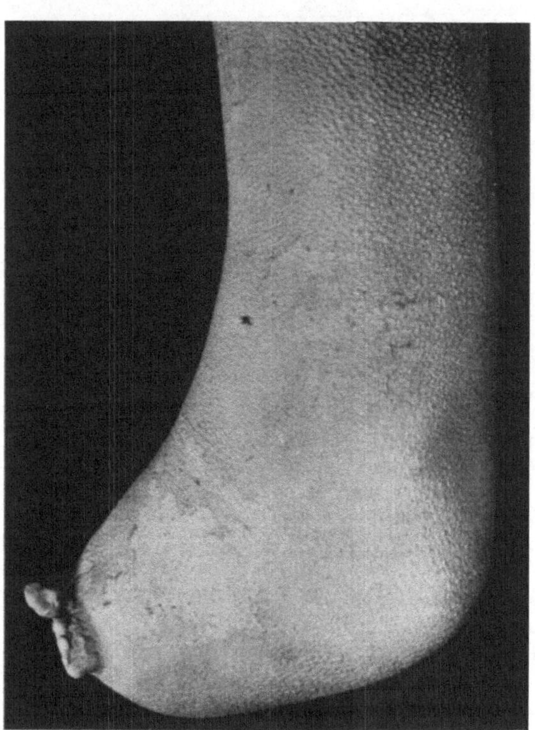
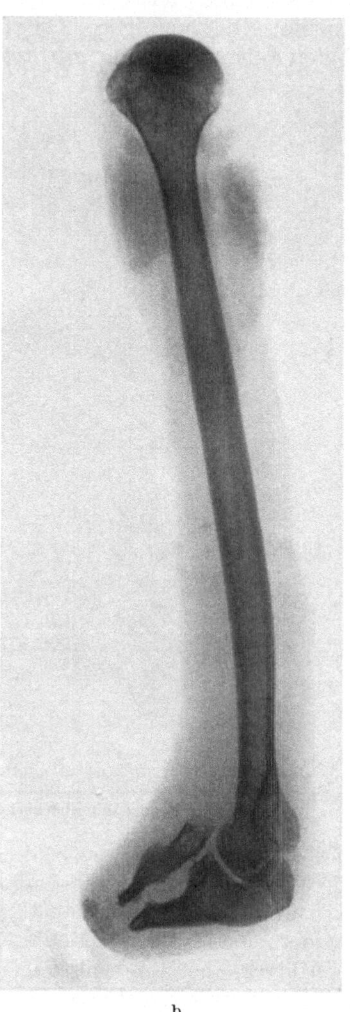

a   b

Abb. 95a u. b. Periphere Hypoplasie des Armes mit häutigen Fingerknospen. (Pathologisches Institut Basel.)

und gleichzeitiger osteosklerotischer Systemerkrankung. Die Arme sind beiderseits stark verkürzt: Radius und Ulna sind als kurze, plumpe Knochen angelegt. Handwurzel- und Mittelhandknochen sind nicht einzeln differenzierbar. Es liegen beiderseits 2—3 teilweise miteinander verschmolzene, wahrscheinlich ulnare Fingerstrahlen vor. Auch die Füße sind annähernd symmetrisch befallen. Rechts ist keine Zehengliederung feststellbar. Der Fuß läuft in einen Stumpf mit 4 verkümmerten Nägeln aus. Links ist die Großzehe ziemlich stark verkümmert, aber selbständig vorhanden, die Rudimente der 2.—4. Zehe nicht abgrenzbar, die 5. Zehe ist auf den Fußrücken verschoben. Röntgenologisch finden sich offenbar durch Syndaktylie bedingte Reduktionserscheinungen der

Knochenstrahlen, und zwar rechts stärker am tibialen, links stärker am fibularen Rand. Die Veränderungen der oberen Extremität würden wir in die Gruppe der peripheren Extremitätenhypoplasien, zum Teil vom Typus der „intercalary hemimelia" einreihen, während an den Füßen die Erscheinungen der Symbrachydaktylie realisiert sind.

LINDEMANN beschreibt 1937 eine Anzahl solcher querer Stummelbildungen bei Aplasie oder äußerster Hypoplasie distaler Gliedmaßenteile. 19 Fälle, davon 13 mit Röntgenbildern standen zur Verfügung: bei 7 solchen Stümpfen bestand eine Luxations- bzw. Subluxationsstellung des hypoplastischen Radiusköpfchens;

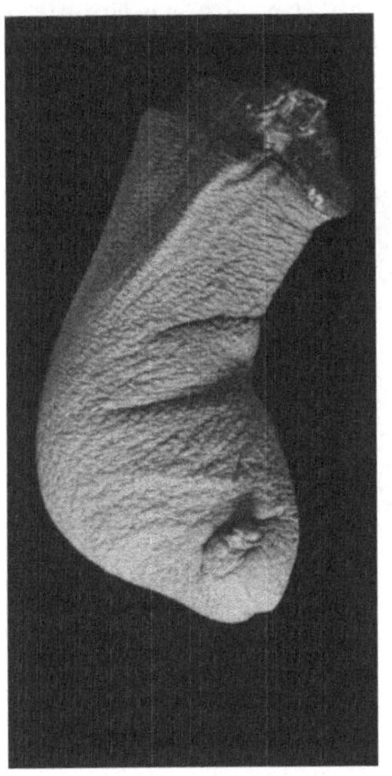
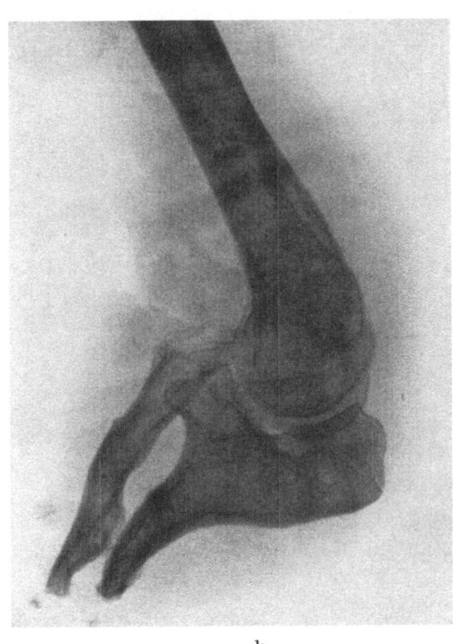

a   b

Abb. 96a u. b. Defekt der Hand: Hochgradiger partieller Defekt von Radius und Ulna (häutige Fingerstummel). (WEGELIN, Bern.)

in 3 Fällen war eine Synostose zwischen Radius- und Ulnastumpf festzustellen, fast immer bestand eine Dystopie des Ellbogengelenkes.

In 5 Fällen waren längere Unterarmstümpfe bzw. das Bild des queren Handdefektes. Die Mehrzahl solcher Fälle von Unterarmstümpfen sind mit Fingerrudimenten versehen, welche als Fehlbildungen infolge Entwicklungsstörung aufgefaßt werden. Dafür sprechen auch die Kombination mit Luxation des Radiusköpfchens und radioulnarer Synostose.

Bei einem Fall von *Handstümpfen* konnten Fingerrudimente nachgewiesen werden, gleichzeitig fand sich Mikrodaktylie der 4. und 5. Zehe.

Aus den bisherigen Beispielen dieses Abschnittes geht hervor, daß es noch eine Gruppe sehr schwer zu deutender Hand- und Fingermißbildungen gibt, die im Schrifttum als *Acheirie* oder *Adaktylie* bezeichnet werden, die aber weder zu den weiter oben ausführlich geschilderten Strahldefekten, noch zu den in folgenden Kapiteln zu schildernden Brachydaktylien und Spalthandbildungen gehören, sondern sich ihrer Form nach am ehesten an diese „peripheren Hypoplasien" und queren Stummelbildungen und an die sog. Fingerenddefekte anschließen. Man findet im Schrifttum dafür auch die Bezeichnung „Perodaktylie".

G. Peters hat in seiner Disseration (1939) 6 hierhergehörige Fälle publiziert. Es handelt sich um kleine hypoplastische Hände, um Handstummel mit kleinen weichen Fortsätzen an Stelle der Finger. Daumen und Kleinfinger sind meist stärker ausgeprägt, immer findet sich ein Nagel oder Nagelrest auf dem Daumen, meist auch auf den übrigen Fingern, wobei der Nagelrest auf dem Kleinfinger wieder am stärksten ausgeprägt ist. Die Fortsätze sind mit Ausnahme des Daumens in 2 Fällen weich, gut gepolstert und passiv beweglich, in einigen Fällen auch aktiv. Der Daumen hat in diesen 2 Fällen eine gute aktive Beweglichkeit. Der Unterarm ist in 3 Fällen normal, in den übrigen etwa um 3 cm verkürzt. Bei der Diskussion der Genese dieser Einzelfälle wird die „amniogene" Entstehung abgelehnt und vermutet, es müsse sich um eine rudimentäre Entwicklung des distalen Gliedmaßenabschnittes nach Art einer extremen Form von

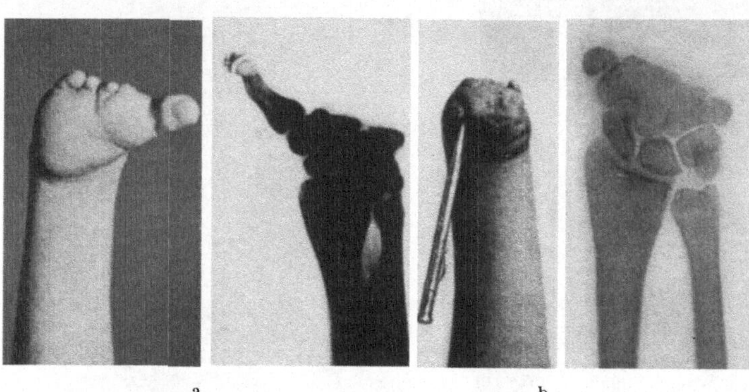

a   b

Abb. 97. a Linke Hand = Fehlen des 2.—5. Fingers mit zugehörigen Metacarpalknochen. In der Haut Fingerrudimente vorhanden. Auch 1. Metacarpalknochen fehlt. Daumen ziemlich gut entwickelt, Hamatum und Pisiforme fehlen. b Rechte Hand = Fehlen des 1.—5. Fingers und zugehöriger Metacarpalknochen. In der Haut einige Fingerrudimente. Carpalknochen ziemlich gut entwickelt. (Kanavel.)

Minusvariation der Strahlenlänge auf endogener Grundlage handeln. Im Gegensatz zum häufig erwiesenen familiären Vorkommen der sog. Brachydaktylien (s. später) ist die Vererbbarkeit dieser schweren Form von Stummelbildung der Hand bisher nicht nachgewiesen worden.

v. Brücke bringt folgenden weiteren Beitrag zur Kenntnis hypoplastischer Gliedmaßenmißbildungen: 32jähriger Mann mit Mißbildung der linken Hand. Diese ist nur als kurzer Stumpf vorhanden. An der distalen Fläche des Handrudimentes finden sich 5 kleine, durch Muskelzug einziehbare Narben, die den früher vorhandenen Fingern entsprechen. Der Kranke gibt an, er habe früher erbsgroße Fingerchen besessen, deren jedes einen kleinen Nagel trug. Da sie ihn störten, ließ er sie amputieren. Im Röntgenbild 2 völlig normale Vorderarmknochen, die Handwurzel besteht aus 4 Einzelknochen, von denen 3 der proximalen Handwurzelreihe angehören. Das Os naviculare ist verschmolzen mit der distalen Handwurzelreihe, desgleichen Os lunatum und triquetrum. Mittelhandknochen fehlen vollständig. Die Eingliederung dieser Mißbildung ist ebenfalls schwierig, sie scheint nicht in die Gruppe der Strahldefekte zu gehören, sondern eher in die Gruppe der *queren Stummelbildungen* der Hand.

Kanavel verfügt in seinem großen Material ebenfalls über Beispiele von Stummelbildungen der Hand bis zur Handwurzel mit Fingerrudimenten; er zählt sie in Zusammenhang mit Phokomelien auf und zitiert Beobachtungen des Schrifttums (leider ohne genaue Angaben), bei denen rudimentäre Hände an einem rudimentären Humerus oder Hautrudimente von Fingern in Höhe des Ellbogens beim Fehlen der Unterarmknochen zu finden waren, auch Beispiele, bei denen Fingerrudimente am Unterarm und am Handgelenk saßen. Ein einschlägiger Fall betrifft eine Frau mit einseitiger Stummelbildung der Hand mit Fehlen der Metacarpalia und aller Finger mit Ausnahme eines Daumenrudimentes. Außen bestanden Hautrudimente von Fingern, besonders I—V, so daß eine exogene Handschädigung mit Sicherheit ausgeschlossen werden konnte (Abb. 97).

Hierher gehört auch der von OREL als Spalthand bezeichnete Fall (Abb. 98): Bei einem 6 Jahre alten Kind, das an den Beinen eine spastische Lähmung zeigt, bemerkt man im Röntgenbild der Hände eine Unterentwicklung der Metacarpalknochen und das Fehlen sämtlicher Phalangen. Beiderseits ist ein Daumen mit

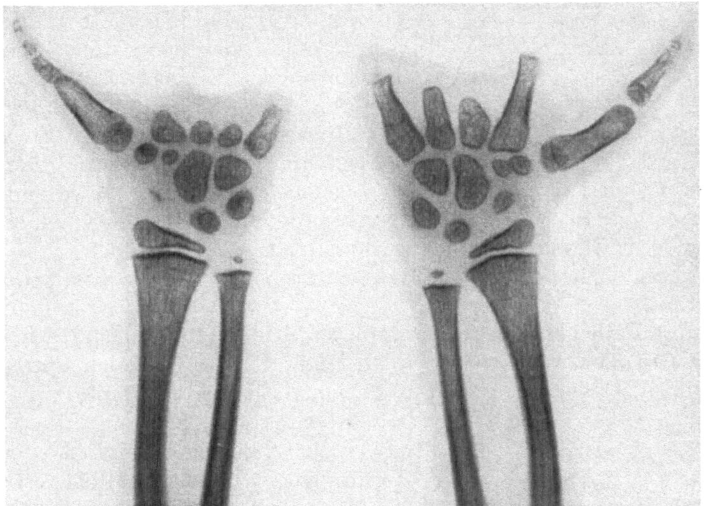

Abb. 98. Quere Stummelbildung beider Hände, Monodaktylos I. (OREL.)

kräftig entwickeltem Metacarapale I und abnorm konfigurierten, nach der Reproduktion nicht sicher deutbaren Phalangen vorhanden. Entgegen der Auffassung von OREL würde ich diese Mißbildung zu den schweren Stummelbildungen rechnen, weil äußerlich entsprechend den Stummeln des 2.—5. Fingers am distalen Ende je 4 kleine Nägel bestanden. Ferner ist beim sog. Monodaktylos als schwerster Defektbildung der Spalthand in der Regel der ulnare Kleinfingerbzw. fibulare Kleinzehenstrahl erhalten, währenddem Daumen bzw. Großzehe verschwinden.

SCHADE (1940) beschäftigt sich an Hand von 10 sicheren und einigen unsicheren Fällen mit der Frage der Erblichkeit dieser „peripheren Hypoplasien" und queren Stummelbildungen. Er kommt zum Schluß, daß dafür der Nachweis der Erblichkeit generell *nicht* zu erbringen war. Er geht in seiner Arbeit auch auf den Befund von Furchenbildungen an solchen Extremitäten ein, läßt diese aber nur dann als amniogen gelten, wenn entsprechende Veränderungen an den Eihäuten gefunden werden. Bei doppelseitigem Auftreten der Stummelbildung kann der Schweregrad verschieden sein. SCHADE berichtet über einen Patienten, bei welchem die eine Hand normale Handwurzelknochen, 5 etwas plumpe Metacarpalia und nur noch Gliedrudimente am 1. und 5. Finger aufwies; die andere Hand fehlte bis auf 2 Handwurzelknochenrudimente vollkommen (Fall 11, Abb. 10 und 11 bei SCHADE).

Unterrichter (a) (1939) beschreibt weitere 12 Fälle von angeborener Gliedmaßenstummelbildung mit Berücksichtigung der zugehörigen Sippen. Er stellt fest, daß der Nachweis der Erblichkeit nicht gelingt, lehnt aber auch den immer wieder diskutierten Zusammenhang mit amniotischen Strangula-tionswirkungen für seine Fälle ab. Er schließt sich für diese Gruppe der Ansicht Grubers an, welcher glaubt, daß alle jene Stumpfbildungen mit Fingerrudimenten eine zwar unklare, aber *endogene*, am ehesten intrauterin erworbene Ursache hätten. Gelegentlich werden an Stelle der Fingerstummel Handelemente in Form von *Papillarlinien* festgestellt. Schon 1933 hatte sich Unterrichter (b) mit ähnlichen Mißbildungen der langen Röhrenknochen befaßt. Zwei davon gehören in die Gruppe der Phokomelien oder „Schaltstückhemimelien", bei denen mehr oder weniger rudi-

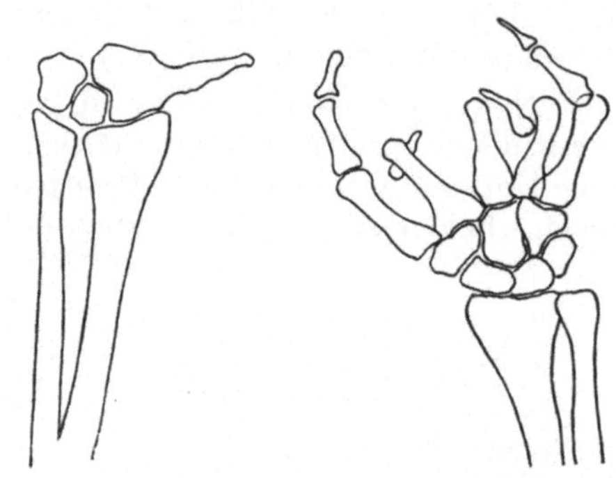

Abb. 99. Quere Stummelbildung der rechten Hand, mediane Fingerdefektbildung der linken Hand (außerdem Mißbildungen an beiden Beinen, s. Text). (Aus L. Unterrichter.)

mentäre Hände bzw. Finger je nach der Größe des fehlenden Schaltstückes am noch vorhandenen proximalen Extremitätenstumpf oder direkt am Rumpf gelegen sind.

Zwei weitere Fälle gehören zu den „queren Stummelbildungen", wie sie unter anderen von Peters beschrieben worden sind. Es handelte sich um Kombina-tionen glatter Stümpfe mit anderen Gliedmaßenfehlbildungen.

a) 22jährige Frau (keine Mißbildungen in der Familie). Die linke Hand ist mit Belassung von Carpal-knochen wie amputiert, mit rundem Stumpf und zeigte an der Radialseite einzelne zapfenförmige Vorsprünge; die rechte Hand zeigt gut ausgebildete Handwurzel und Mittelhand mit hacken-förmig gekrümmtem Daumen und Kleinfinger. 2. und 4. Finger sind ver-kümmert und der 3. Strahl besteht nur aus einem Metacarpale. Das linke Bein endet stumpfförmig mit dem

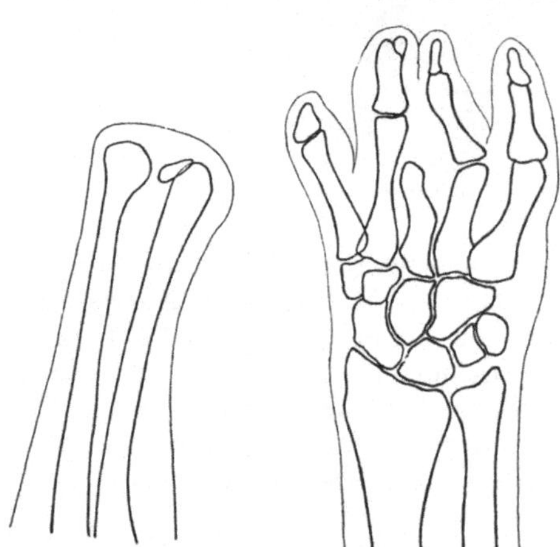

Abb. 100. Quere Stummelbildung des linken Unter-armes, rechtsseitige Symbrachydaktylie (außerdem Stumpfbildung des rechten Unterschenkels). (Aus L. Unterrichter.)

normalen Ende der Tibia und Fibula. Der rechte Fuß ist abgesehen von den Zehen normal, 1. und 2. Zehe fehlen ganz, 3. ist durch kleines Höckerchen ohne Nagel ersetzt, 4. und 5. Zehe sind verkümmert, tragen Nägel und sind bis zur Spitze syndaktyl. Die Bilder der Röntgenpausen der Hände und Photo-graphien von Papillarlinienaufnahmen der Haut ergänzen die Arbeit (Abb. 99). Die linke Hand zeigt mediane Defektbildung, wie sie auch bei Spalthänden beobachtet werden kann.

b) 30jährige Frau (keine Mißbildungen in der Familie). Der linke Unterarm ist kürzer als der rechte. An seinem Ende findet sich ein querer Stumpf, der die Unterarmknochen enthält und nur an der Ulnarseite einen erbsengroßen

Weichteilbürzel aufweist. Der rechte Arm ist bis zum Handgelenk normal. Daran schließt sich eine Mittelhand mit 4 sehr kleinen syndaktylen Fingern. Die 3 ulnaren haben Nägel. Nach der Röntgenpause existieren 5 Metacarpalia. Daumen und Zeigefinger haben je nur 1., 4. und 5. Finger 2 Phalangen, der 3. Finger fehlt (Symbrachydaktylie!). Das linke Bein ist normal, während das rechte unterhalb vom Knie in einen 17 cm langen Stumpf ausläuft. Tibia und Fibula sind vorhanden. Der Verfasser glaubt, ursächlich liege eine noch unbekannte exogene Schädigung der Skeletanlage des Keimes vor (Abb. 100).

Die zuletzt mitgeteilten Fälle lassen sich nicht leicht einordnen. Einerseits schließen sie sich den geschilderten queren Stummelbildungen und peripheren Hypoplasien zwanglos an. Sie sind als solche dann relativ leicht einzuordnen, wenn an ihrem Ende noch Fingerrudimente zu erkennen sind. Weit schwieriger ist ihre Klassifizierung, wenn eigentliche Defekte vorliegen. Fehlen mehr oder weniger große mittlere Stücke, dann entstehen Bilder, wie sie in der Gruppe der Spalthände und Spaltfüße in einem späteren Kapitel ausführlich beschrieben werden.

Es gibt aber offenbar auch noch eine gewissermaßen leichteste Form der peripheren Hypoplasie, die als *Fingerenddefekte* zu bezeichnen sind. Solche Fingerenddefekte sind nun bisweilen eindeutig auf amniogene Abschnürungen zurückzuführen. Wir werden in

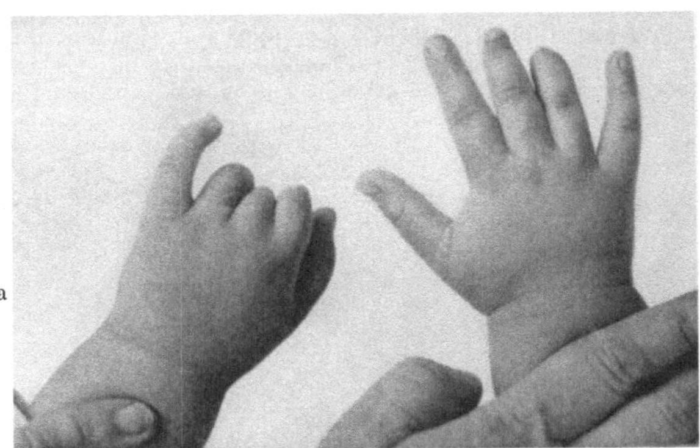
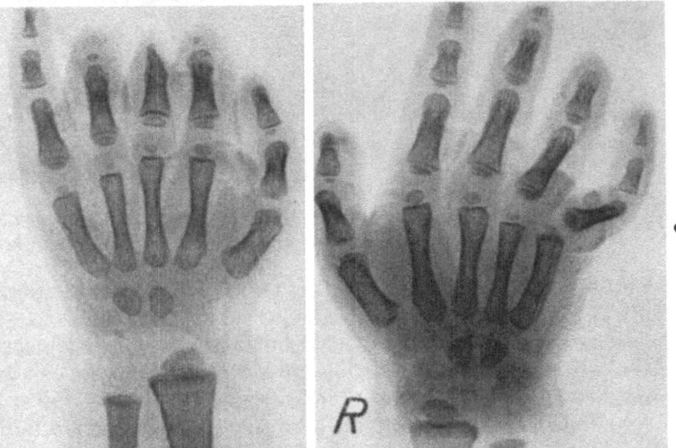

Abb. 101 a—c. Periphere Hypoplasie der Finger und Zehen, sog. Finger-Zehen-Enddefekte. (Kinderklinik Basel, Prof. FREUDENBERG.)

den Schlußbemerkungen einschlägige Fälle dieser Art aus eigener Beobachtung anführen. Demgegenüber gibt es aber auch Fingerenddefekte, die entweder nur noch aus zwei oder einer Phalanx bestehen, ohne daß am Ende dieser Finger irgendwelche Anzeichen einer stattgehabten Zirkulationsstörung durch amniotische Abschnürung zu erkennen wäre. Man muß vielmehr annehmen, daß es sich hier um Störungen des Blastems handelt, wobei der Ausfall aus exogener oder möglicherweise auch endogener Ursache die Peripherie betrifft. Es ist in der Regel einfach, diese Fingerenddefekte, welche aus 1- oder 2gliedrigen Fingern bestehen, von den Brachydaktylien zu trennen, welche als Störungen der Epiphysenentwicklung wiederum eine wohldefinierte Gruppe darstellen.

Zur Illustration dieser Fingerenddefekte möchten wir einen Fall anführen, den wir der Basler Kinderklinik (Prof. FREUDENBERG) verdanken.

Abb. 101 a—g: Es handelt sich um einen 2jährigen Knaben, bei welchem im Alter von 6 Monaten wegen Syndaktylie an der linken Hand eine Operation vorgenommen wurde. Neben der Syndaktylie bestand aber auch eine Verkürzung verschiedener Finger. Rechte Hand: am Mittelfinger zeigt sich eine starke Wachstumsstörung der Endphalanx. Im Röntgenbild ist die Epiphyse und ein kleines Stückchen der Basis zu erkennen. Am Nagel des verkürzten Fingers zeigen sich Wachstumsstörungen. Der Ringfinger der rechten Hand besteht nur aus Grund- und Mittelphalanx, die Endphalanx fehlt. Ein Nagel ist nicht vorhanden.

Linke Hand: Dem 2.—4. Finger fehlt die Mittel- und Endphalanx. Zwischen 2. und 3. Finger war eine Syndaktylie vorhanden. Nägel sind an diesen Fingern nicht zu erkennen. Daumen und Kleinfinger zeigen richtige Phalangenzahl.

Am rechten Fuß ist die Großzehe richtig entwickelt. Die übrigen Zehen sind stummelförmig, die Grundphalangen richtig entwickelt. 2.—4. Zehe zeigen auch je einen kleinen Knochenkern einer Mittelphalanx. Die Kleinzehe zeigt keinen solchen. Endphalangen finden sich nicht. Zwischen 2. und 3. Fingerrudiment häutige Syndaktylie.

Am linken Fuß sind alle Zehen stummelförmig. Es lassen sich 5 Grundphalangen erkennen, aber nur an der 2. Zehe erkennt man einen winzigen Knochenkern der Mittelphalanx. Wie

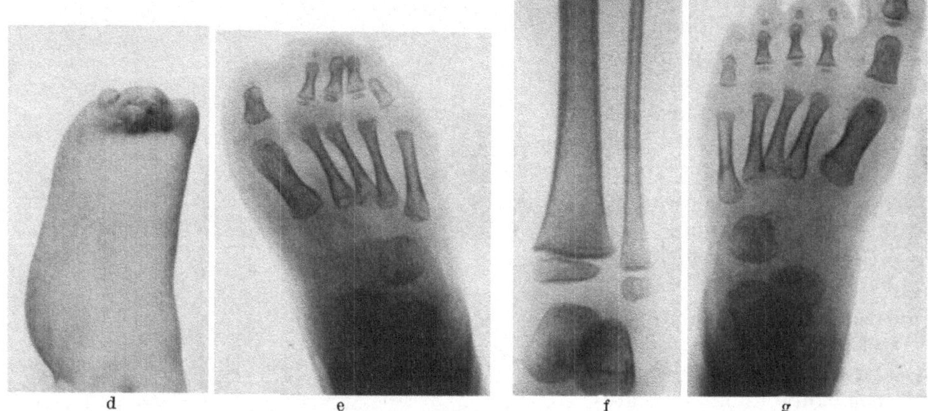

Abb. 101 e—g. Periphere Hypoplasie der Finger und Zehen, sog. Finger-Zehen-Enddefekte. Schnürfurche über dem Knöchel des linken Unterschenkels (s. Text). (Kinderklinik Basel, Professor FREUDENBERG.)

bereits erwähnt, wurde im Alter von 6 Monaten bei dem Kind ein Zehenstummel am linken Fuß abgetragen, die Operationsnarbe ist äußerlich zu erkennen. Am linken Bein fand sich bei dem Kind oberhalb des Knöchels ein zirkulärer Einschnitt bzw. eine Schnürfurche. Solche Schnürfurchen legen natürlich die Vermutung nahe, es könnten amniotische Schnürungen oder eine Nabelschnurumschlingung bestanden haben. Zwei Fälle, bei denen noch im späteren Lebensalter diese Schnürfurchen an den Unterschenkeln zu sehen waren, finden sich in den Schlußbemerkungen angeführt. Von ganz besonderem Interesse ist nun, daß mütterlicherseits die Tochter einer Cousine der Großmutter dieses Kindes ebenfalls eine angeborene Extremitätenmißbildung hat. Da dieses Kind im Ausland lebt, war es uns leider nur möglich, eine Photographie des mißgebildeten linken Armes zu bekommen, ein Röntgenbild konnten wir uns nicht beschaffen. Aus einer brieflichen Mitteilung des Vaters dieses Kindes entnehmen wir, daß in dem breiten Finger 3 Strahlen vereinigt seien. Die Mittelhandknochen seien nicht angelegt, dagegen Handwurzelknochen vorhanden. Die Finger können nicht gebeugt werden, es besteht lediglich Möglichkeit des Greifens durch Spreizen der beiden verwachsenen Finger. Daraus läßt sich die Mißbildung nicht eindeutig erklären. Ich füge das Bild aber trotzdem bei, weil damit die Familiarität der Mißbildung belegt werden soll (Abb. 102).

Im Kapitel über die Syndaktylien und die Spalthände, die in der Hauptsache auf Störungen des sog. Weichteilblastems mit dem Ektoderm zurückgeführt werden, spielen nun gerade Fingerenddefekte, d. h. das Fehlen der End- oder Mittelphalanx eine recht große Rolle. Desgleichen kommen auch Fingerenddefekte mit Aplasien der Interphalangealgelenke vor (s. S. 325).

cc) Peromelie. Der Ausdruck Peromelie besagt zunächst nichts anderes als Gliedverstümmelung. Er wurde daher auch vielfach für verschiedenartigste Gliedmaßenrückbildungen verwendet, zum Teil sogar als Sammelbegriff aller Rückbildungsformen (O'RAHILLY). Heute verbindet man aber damit eine deutlicher umschriebene Fehlbildungsart, deren Hauptmerkmal eine *Stummelbildung* darstellt, die gelegentlich auch als *Hemimelie* bezeichnet wird (vgl. auch die Ausführungen von KIRSTEIN 1935).

Folgende von uns gesammelten Fälle zeigen am besten, was gemeint ist.

Die erste Beobachtung verdanke ich der Basler Kinderklinik (Prof. FREUDEN-BERG): Es handelt sich um einen Säugling mit annähernd symmetrischer Stummelbildung aller 4 Extremitäten und leichter Mikrogenie (Abb. 103). Auf Grund des Röntgenbildes läßt sich wohl aussagen, daß die Stummelbildungen quer sind und im wesentlichen aus den Oberarmen und den Oberschenkeln bestehen, während distal vom Ellbogen- und Kniegelenk an alles fehlt.

Die Entwicklung der vorhandenen proximalen Röhrenknochen ist ebenfalls

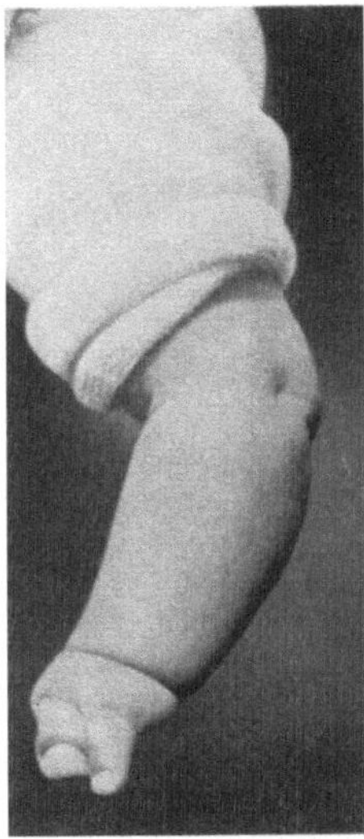

Abb. 102. „Symbrachydaktylie" der linken Hand. (Das Kind ist die Tochter einer Cousine der Großmutter des in Abb. 101 dargestellten Falles.)

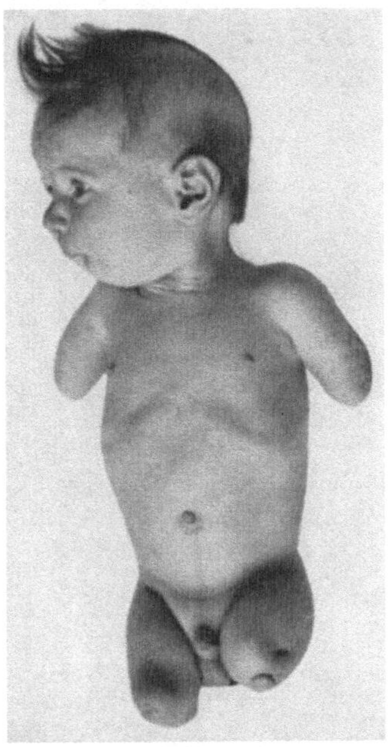

Abb. 103a. Weitgehend symmetrische Peromelie aller Gliedmaßen. Deutliche Mikrogenie. Bürzelförmige Hauterhebungen an den Oberschenkelstümpfen. (Kinderklinik Basel, Prof. FREUDENBERG.)

etwas verschieden, so ist der linke Femur und der rechte Humerus deutlich zurückgeblieben, der Form nach aber ganz ausgebildet. Beachtenswert sind die in Abb. 103a deutlichen Hautbürzel an den Oberschenkelstümpfen. Diese Bildungen sind fast regelmäßig bei solchen Fällen gefunden worden und sie wurden nicht selten als Beweis für amniotische Abschnürung angesehen, gelegentlich läßt sich auch eine „narbige Einziehung" feststellen. Ich gehe mit GRUBER durchaus einig, daß diese Bürzel oder Narben nicht als Beweis amniogener Schnürwirkung gelten können, sie können vielmehr auch der Ausdruck einer Art Überschußbildung des Hautblastems gegenüber dem Skleroblastem sein und somit ihre endogene Natur dokumentieren.

Die auch in unserem Falle vorhandene Mikrogenie ist in 2 Beobachtungen GRUBERs ebenfalls vorgekommen. Gerade dieses Zusammentreffen weist eindringlich auf die endogene Grundlage dieser Peromelieform hin. Endlich fand sich bei dem Kinde, das wir am 19. 1. 38 sezieren konnten (vgl. S.Nr. 59/38) eine Mißbildung der Gestalt der Milz, abnorme Furchung der Leber und der Lungenspitzen sowie eine Hydromyelie des Rückenmarkes. Im ganzen Verlauf war der Zentralkanal sehr weit, mit hohem, gleichmäßig gelagertem Ependym. Ganglienzellen oder Gliazelldegenerationen fehlen. Nordmann und Lindemann veröffentlichen eine unserem Fall sehr ähnliche Tetraperomelie und beschreiben ebenfalls die histologische Untersuchung des Zentralnervensystems. Aus der Familienanamnese ist bemerkenswert, daß 2 Jahre nach der Geburt der veröffentlichten Mißbildung ein weiteres Kind zur Welt kam, das zwar Glieder gehabt habe, diese

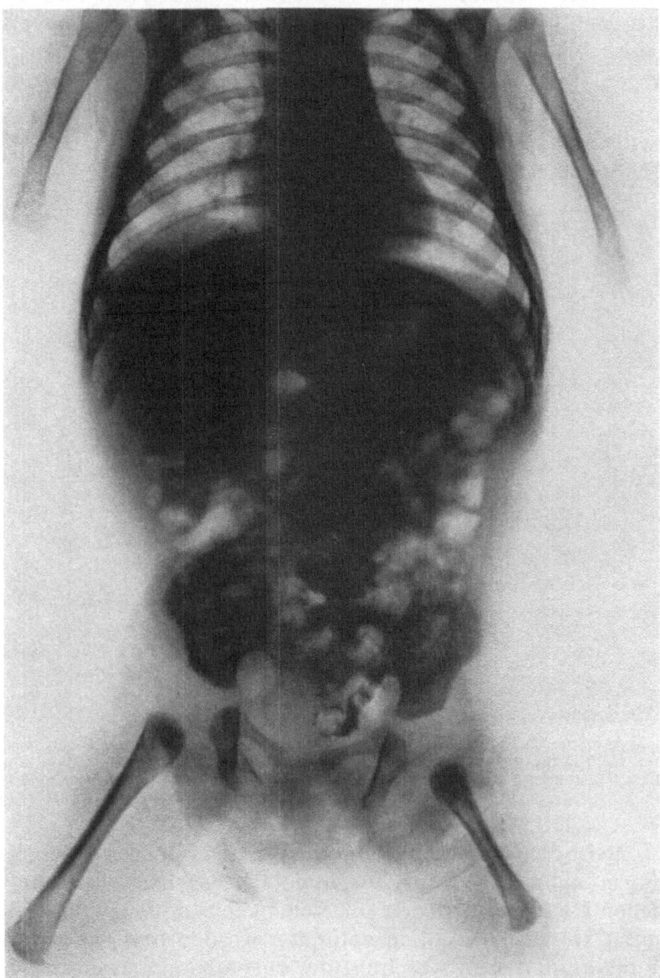

Abb. 103 b. Weitgehend symmetrische Peromelie aller Gliedmaßen. Deutliche Mikrogenie. Bürzelförmige Hauterhebungen an den Oberschenkelstümpfen. (Kinderklinik Basel, Prof. Freudenberg.)

seien aber verkrüppelt gewesen. Der in der orthopädischen Heil- und Lehranstalt in Hannover-Krefeld behandelte 1. Knabe starb 5jährig akut an einer Grippe. Die Sektion hat ergeben, daß im Rückenmark an zwei Stellen eine zentral gelegene Höhlenbildung beiderseits der Grenze zwischen Hals- und Brustmark und beiderseits der Grenze zwischen Lenden- und Kreuzmark bestanden hat. Auch hier handelte es sich wie in unserem Fall um eine erhebliche Erweiterung des Zentralkanals. Die Untersucher vermuten, daß diese Lokalisation dieser Hydromyelie direkte Beziehungen zu den Mißbildungen der Extremitäten verrate. Des weiteren zeigte sich, daß bei der asymmetrischen Stummelbildung an den Armen

— die rechte Extremität war weit stärker reduziert als die linke — auch im Zentralnervensystem eine entsprechende Asymmetrie zu finden war. Es wird auf Untersuchungen von OSTERTAG verwiesen, der bei Klumpfüßen abgesehen von Rhachischisis auch Erweiterung des Zentralkanals im Lenden- und Kreuzmark gefunden hat (s. auch den ganz ähnlichen Fall von FRÄDRICH, allerdings ohne Berücksichtigung des Zentralnervensystems).

Die zweite, sehr ähnliche Beobachtung stammt aus der Sammlung des Pathologischen Institutes München (Prof. BORST †, Abb. 104). Bei dem weiblichen Neugeborenen sind die proximalen langen Röhrenknochen angelegt, allerdings der rechte Oberschenkelknochen stark hypoplastisch. Auch die Oberarmknochen sind etwas ungleich entwickelt. Alle lassen aber eine deutliche Verbreiterung auch der distalen Epiphyse erkennen. Sie scheinen also in ihrer Ganzheit angelegt zu sein.

Diese beiden Fälle zeigen eindeutig die gleichartige Tendenz zur Mißbildung.

Nun gibt es aber sichere Peromelien, besonders wenn nur eine Gliedmaße betroffen ist, welche auf Grund amniogener Abschnürungen entstanden sind. Diese Fälle müssen auseinandergehalten werden und GRUBER rechnet mit etwa 4 Möglichkeiten, die zur *Peromelie* führen können:

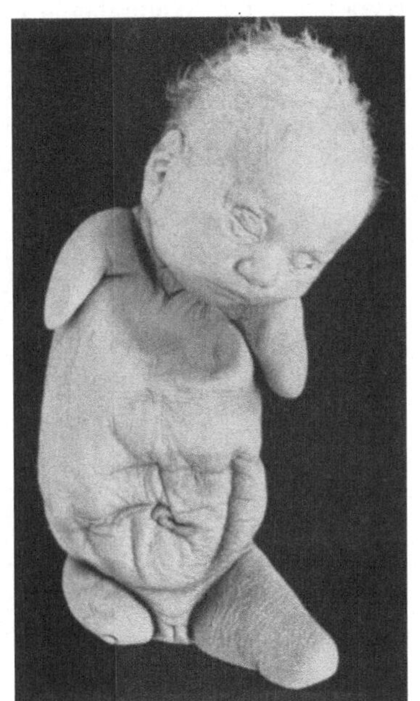

Abb. 104. Nahezu symmetrische Peromelie aller 4 Extremitäten. Andeutung von Mikrogenie. (Pathologisches Institut München, Prof. BORST †.)

1. Quere Stummelbildung durch fetale Absetzung infolge rasch durchgreifender amniotischer Abschnürung.

2. Mehr oder weniger quere Stummelbildung nach distaler Dystrophie und Verödung infolge subakuter örtlicher Ernährungsstörung (amniogene Einengung ?).

3. Quere Stummelbildung bei vollständigem oder fast vollständigem Mangel distaler Gliedmaßenanteile aus undurchsichtigen endogenen Gründen.

4. Keilförmig mehr oder weniger spitz zulaufende Stummelbildung als Ausdruck weitgehender Strahlbeeinträchtigung im Sinne erblich erwiesener Möglichkeit des Vorkommens sog. Enddefekte.

Das familiäre Vorkommen der Stummelgliedrigkeit wird erwiesen durch eine bereits mehrfach veröffentlichte Mestizenfamilie aus Porto Alegre, Est Rio Grande do Sul (vgl. GRUBER, S. 331): Die Eltern sind Onkel und Nichte: 12 Kinder, 6 [—5 (?)—] normal 6 [—7 (?)—] abnormal, 2 Kinder — 1 Mädchen und 1 Knabe — starben. Alle Söhne sind abnormal, alle Mädchen mit Ausnahme des jüngsten normal. Sämtliche Kinder sind geistig rege. 2 Töchter sind verheiratet, die eine hat 6, die andere 2 Kinder, diese sind alle normal (Abb. 105).

VERBECK (zit. bei VERSCHUER) berichtet über einen ähnlichen Fall: gesunde Eltern haben 8 Kinder: 3 gesunde und 5 mit ein- und auch doppelseitig auftretenden Gliedmaßenfehlern, die sich graduell abstufen von Spalthand und Spaltfuß über Fehlen von Hand oder Fuß, verbunden mit Fehlen von Röhrenknochen des Unterarmes oder Unterschenkels, bis zur Stummelbildung (analog

brasilianischer Familie). Es bestehen genetische Übergänge zwischen Stummelbildung über Fehlen oder Hypoplasie der Röhrenknochen zur Spalthand.

Es gibt auch andere Beobachtungen, nach welchen Spaltfuß- oder Spalthand-
träger Kinder mit weitergreifenden Anomalien haben.

Über gleichzeitiges Vorkommen der Peromelie mit anderen Mißbildungen
berichtet LIEBENAM. Es handelt sich um einen kräftig gebauten, kleinwüchsigen
pyknischen Mann mit völligem Fehlen des linken Unterarmes und der linken
Hand, doppelseitiger Hüftgelenksverrenkung, Subluxation der Kniescheiben,
Hypoplasie der Wadenbeine mit VOLKMANNscher Sprunggelenksdeformität und
symmetrisch angelegter Syndaktylie der Zehen. In dieser Arbeit wird auch noch

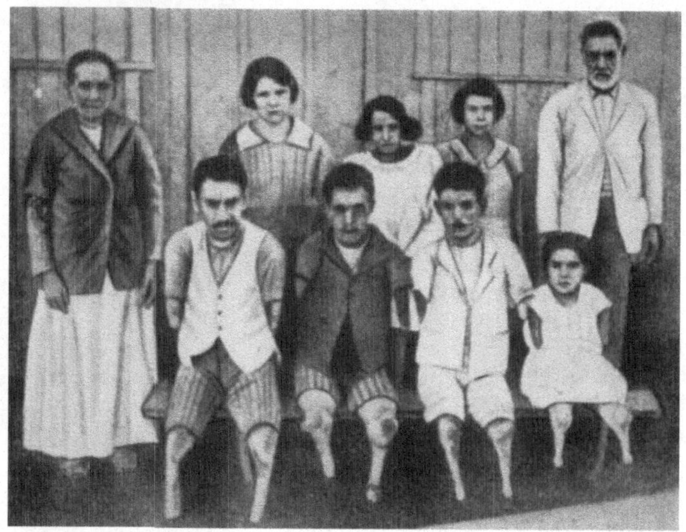

Abb. 105. Mestizenfamilie mit Peromelie hauptsächlich der männlichen Glieder. (Eugen News 1930.)

auf andere Publikationen ähnlicher Mißbildungskombinationen hingewiesen, insbesondere die Kombinationsmißbildungen bei Luxatio coxae der Breslauer
Chirurgischen Universitätsklinik.

Einen Fall von Peromelie des linken Armes und starker Strahlreduktion der
rechten Hand verdanke ich Prof. HANHART (Abb. 106a und b). Bei der erwachsenen Patientin zeigte sich eine starke Mikrogenie. Röntgenologisch ließ sich am
rechten Arm Radius und Ulna gut erkennen, dagegen zeigt die Hand folgende
Reduktion: am Daumen findet sich Metacarpale I, Grundphalanx und eine stark
klinodaktyle Endphalanx. Vom 2. Finger erkennt man das Metacarpale II sowie
einen zweiphalangigen Finger. 3.—5. Finger fehlen vollkommen. Auch in der
Handwurzel starke Reduktion mit vorwiegendem Fehlen ulnarer Anteile. Am
linken Arm findet sich die konisch zulaufende rudimentäre Bildung von Ulna und
Radius, etwa dem proximalen Drittel entsprechend. An der unteren Extremität
fand sich rechts peromelischer Oberschenkelstumpf und links Fehlen des Fußes.
Es bestehen also in diesem Falle Beziehungen der Peromelie zu Randstrahldefekten.

Schwierig zu deuten sind die beiden einander recht ähnlichen Fehlbildungen
mit *Peromelie* einzelner Glieder, wobei die Stümpfe mehr oder weniger konisch —
spitz — auslaufen, während an anderen Gliedmaßen noch andersartige Fehlbildungen vorkommen.

Den ersten dieser Fälle verdanke ich Herrn Prof. LABHARDT † aus der Sammlung des Basler Frauenspitals.

Das männliche Neugeborene (Abb. 107a und b) zeigt eine linksseitige, konisch auslaufende Peromelie des Beines. Im Röntgenbild ist der Oberschenkel gut sichtbar, sonst findet sich nur noch ein kleiner quergestellter Knochenschatten, der einem Metatarsalknochen einer Zehe entsprechen könnte. Der linke Arm zeigt quer endende Peromelie mit Hautbürzel, wie in den Fällen Abb. 103 und 104.

Am rechten Bein lassen sich 3 Zehen erkennen, während die Unterschenkelknochen fehlen. Der Femur ist verkürzt und gekrümmt. Der rechte Arm läßt eine plumpe 3fingrige Hand erkennen, mit Zeichen von Verschmelzungen (plumpe Knochen

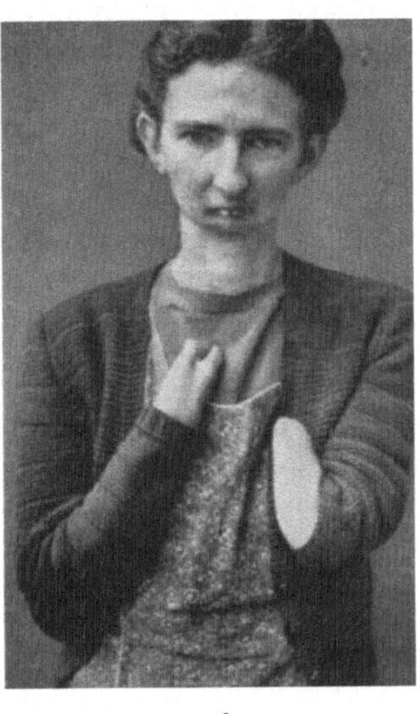

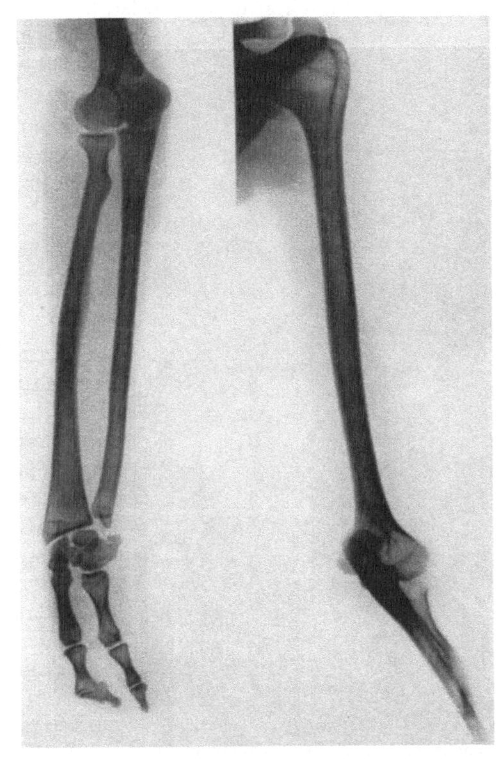

a   b

Abb. 106 a u. b. Peromelie des linken Unterarmes und starke Strahlreduktion der rechten Hand bei Mikrogenie (bei gleichzeitigem peromelischem Oberschenkelstumpf und Fehlen des linken Fußes). Einzelheiten s. Text. (Fall HANHART, Zürich.)

des 1. Strahles) und möglicherweise Spaltbildung. Humerus, Ulna und Radius sind dagegen ausgebildet.

Es verwundert nicht, daß diese Mißbildung unter der Bezeichnung „Amputation durch SIMONARTsche Bänder" eingeordnet war. Aus dem weiter oben Angeführten ist dies keineswegs erwiesen. Vielmehr zeigten rechter Arm und rechtes Bein Veränderungen, die an und für sich als endogene Mißbildungen (Strahldefekte, Verschmelzung von Fingerstrahlen, eventuell Spaltbildung) sicher auf keimbedingter Grundlage entstehen. Es scheint daher nicht ganz unberechtigt, auch die Peromelie der linken Seite als auf endogener Grundlage entstanden zu deuten. Wieweit diese Mißbildung als Störung des primitiven Weichteilblastems analog der Erklärung der Entstehung der „Spalthände" aufgefaßt werden könnte, soll erst im Kapitel „Spalthände" erörtert werden.

Das zweite hierhergehörende Beispiel stammt aus der Sammlung des Berliner Pathologischen Instituts (Prof. RÖSSLE).

Abb. 108a und b: Rechter Arm und beide Beine zeigen konisch auslaufende Peromelien, wobei allerdings am rechten Arm ein Finger (Zeigefinger?) ausgebildet ist, während im Vorderarm ein Strahl (wahrscheinlich der ulnare) fehlt. Auf der linken Seite sind die langen Röhrenknochen anscheinend richtig gebildet. Die Hand besteht aber nur aus 3 Strahlen und weist eine ausgesprochene Spaltbildung auf.

Am rechten Bein findet sich eine starke Unterentwicklung des Femur, beide Unterschenkelknochen fehlen vollständig. Peripher läßt sich ein Zehenstrahl aus einem Metatarsus und 2 Phalangen bestehend (Großzehe) erkennen. Links ist der Femur relativ kräftig entwickelt. Ferner findet sich ein kurzer — im Röntgenbild winklig abstehender — Unterschenkelknochen (Tibia?) und peripher ist ein Zehenstrahl analog der rechten Seite vorhanden.

Es liegt demnach eine Extremitätenfehlbildung vor, bei der rückläufige Schwankungen im Sinne von Strahldefekten: rechter Arm, beide Beine, hochgradige partielle Femurunterentwicklung (rechter Femur), Verschmelzung von Fingerstrahlen (linke Hand) mit Spaltbildung dafür sprechen, daß eine endogene Keimschädigung zugrunde liegt. Aus placentarer Beeinträchtigung läßt sich diese Fehlbildung wohl nicht erklären. Die *Peromelie* scheint entsprechend den Vorstellungen Grubers mit der Beeinträchtigung der Strahlentwicklung zusammenzuhängen. Wieweit für letztere eine primäre Schädigung des Weichteilblastems (vgl. bei Spalthände!) in Frage kommt, soll erst später erörtert werden. Wir möchten nur mit Nachdruck auf das Vorhandensein von Spaltbildungen mit Reduktion der Fingerstrahlen hinweisen! Kiptenko veröffentlicht den Fall eines 39jährigen Bauers mit Peromelie aller 4 Extremitäten. Rumpf und Schädel sind normal. Bei der röntgenologischen Untersuchung kann folgendes aufgedeckt werden: Rechter Arm zeigt richtiges Schulterblatt und richtigen

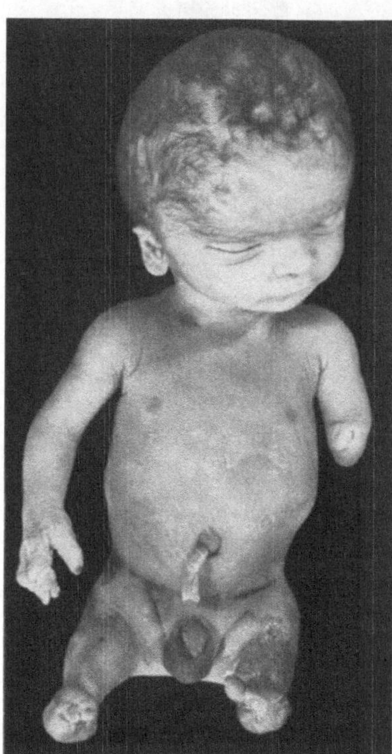

Abb. 107 a.

Abb. 107a u. b. Kombination von linksseitiger querer Oberarmperomelie und konischer, wahrscheinlich durch Strahldefekt entstandener Peromelie des linken Beines. Dreistrahligkeit von rechter Hand und rechtem Fuß. Defekt der rechten Tibia und Fibula (Strahldefekt). (Frauenklinik Basel, Prof. Labhardt †.)

Humerus. Unterarm besteht aus verkleinerter Elle und nur schwach angedeuteter hypoplastischer Speiche. Es findet sich angrenzend an die Elle ein einzelner Mittelhandknochen. Linker Arm zeigt ähnlichen Befund, nur ist hier noch ein zweiphalangiger Daumen mit zugehörigem Metacarpale I ausgebildet. Rechtes Bein zeigt etwas verkürzten Femur, stark rudimentären Unterschenkel, der nur einen Knochen erkennen läßt. Der nach vorne gerichtete Fuß enthält Fersenbein, Sprungbein, Keilbein, einen Mittelfußknochen und eine Großzehe und eine dreigliedrige 2. Zehe. Es dürfte also die Fibula fehlen und der größte Teil des fibularen Fußrandes. Das linke Bein zeigt ziemlich gut entwickelten Oberschenkelknochen, an den unter einem rechten Winkel der rudimentäre Unterschenkel angrenzt. Es findet sich eine Patella sowie ein stark verkürzter Knochen. Der Fuß steht nach hinten, besteht aus Fersenbein, Sprungbein, Keilbein, 2 Mittelfußknochen, Großzehe und 2 dreiphalangigen weiteren Zehen.

In diese Gruppe gehört auch ein von E. LEVINGER mitgeteilter Fall. Er betrifft eine 75jährige Frau mit folgender Mißbildung des rechten Armes: Humerus auffallend schwächlich entwickelt, Gelenkkopf fehlt. Er artikuliert mit leicht konkav gestelltem proximalem Diaphysenende an einem rundlichen Knochenring der Scapula, welcher der ursprüngliche Humeruskopf sein könnte. Unterarmknochen fehlen vollkommen, es besteht nur ein 3gliedriger Finger mit

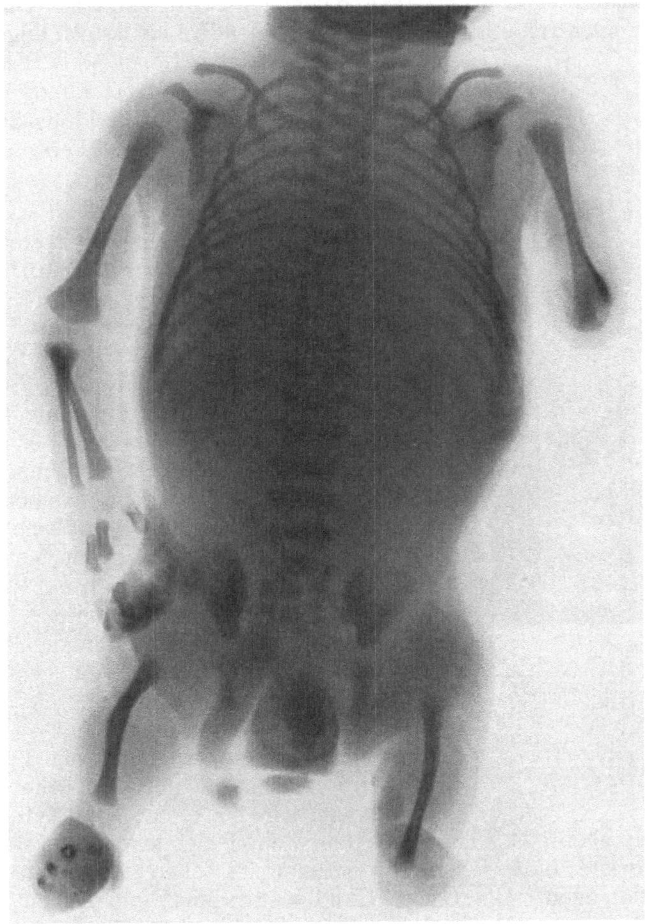

Abb. 107 b.

zugehörigem Metacarpale, zwischen Finger und Humerus liegen 2 kleine Knochenkörper, die wohl zur Handwurzel gehören. Rechte Brusthälfte und rechte Mamma sind deutlich verkleinert. Am rechten Ohr findet sich äußerlich eine kleine Anomalie.

Folgende Beobachtung LINDEMANNs verdient hier noch erwähnt zu werden: Ein 1936 geborenes Mädchen zeigt eine Peromelie des linken Unterarmes. Eine 3jährige Schwester hatte eine deutliche Spaltbildung im Gebiet der Lendenwirbelsäule mit kleiner Meningocele ohne merkliche Ausfallserscheinungen an den unteren Gliedmaßen; ferner starb ein erstgeborenes Kind derselben Familie 16 Tage post partum an einem offenen Wirbelspalt.

Aus einer anderen Sippe teilt LINDEMANN noch einen Fall eines 3jährigen Knaben mit einem angeborenen Unterarmstumpf mit. Die Schwester des Vaters verlor 3 Kinder kurz nach der Geburt oder als Totgeburt: das erste hatte einen Hydrocephalus, kurze Arme, ohne Finger, kurze Beine ohne Zehen, einen vorderen Bauchwandbruch und eine Atresia ani. Die beiden anderen Kinder zeigten Strahlenmangel sämtlicher 4 Gliedmaßen.

Eine Peromelie, zur Gruppe IV von Gruber gehörig, teilt B. Michels mit. Beiderseits war der Humerus hypoplastisch und an Stelle der Vorderarme fanden sich beiderseits nur etwa 1 cm lange Knochen, die in spitzem Winkel zu den Humeri stehen. Der linke Stummel endete in einem 1,5 cm langen fingerähnlichen Fortsatz mit winzigem Nagel. Am rechten Stummel war ein ähnlicher, etwas kürzerer Fortsatz, an dem ebenfalls eine Nagelbildung zu erkennen war. Ferner fand sich bei dem Feten eine *Mikrognathie* und ein *Wolfsrachen*.

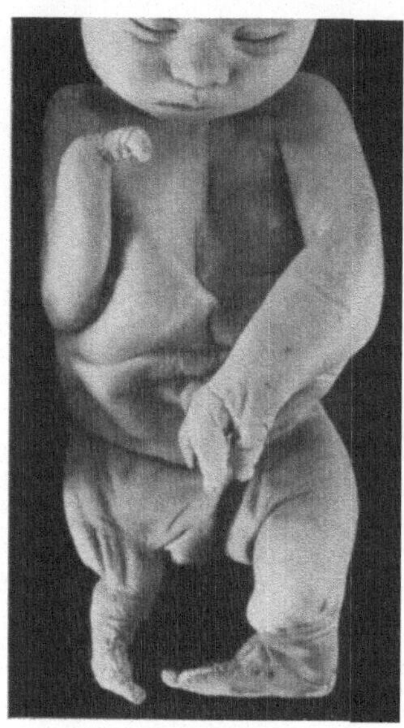

Abb. 108a.

Abb. 108a u. b. Kombination von konischer Peromelie mit Strahldefekten von rechtem Arm und beiden Beinen, hochgradigem teilweisem rechtsseitigem Femurmangel. Dreistrahlung der linken Hand mit Spalthandbildung. (Pathologisches Institut Berlin, Prof. Rössle.)

Die Zusammengehörigkeit von Peromelien und sog. peripheren Hypoplasien oder queren Stummelbildungen geht auch aus einer Mitteilung von F. H. Adams und C. P. Oliver hervor. Bei einem 1943 geborenen, 2200 g schweren Kind fand sich an den Beinen das Bild der spitz zulaufenden Peromelie. Bis zu den Knien waren die Beine richtig entwickelt, kurz unterhalb der Knie fanden sich Stummelbildungen, in denen nur noch die proximalen Anteile von Tibia und Fibula auf kurze Strecke hin zu erkennen waren. Keinerlei Anlagen von Füßen. Am linken Arm fand sich eine quere Stummelbildung, wobei links nur Metacarpale II und III stärker ausgebildet waren, I, IV und V nur in Form kleiner Knochenkerne. Die übrigen Finger fehlten. Äußerlich fanden sich kleine Rudimente. Am Schädel fand sich ein 5 cm messender Defekt, etwa in der Mitte des Scheitels. Interessant ist, daß in der Familie dieses Kindes weitere Mißbildungen vorkamen. So hatte der Vater Zehendefekte mit Ausnahme der Großzehe des linken Fußes, außerdem hatte er Brachytelephalangie der Finger und ebenfalls einen ähnlichen Schädeldefekt wie sein Kind. Ein weiteres Geschwister hatte lediglich 3 rudimentäre Zehen an seinem linken Fuß, sonst keine Phalangen. Die rechte Hand war normal, am linken Zeigefinger fehlte die Endphalanx, desgleichen Schädeldefekt. 1936 Abort eines weiteren Geschwisters im Alter von $5^{1}/_{2}$ Monaten, es hatte einen rudimentären rechten Fuß, Fehlen des linken Beines unterhalb der unteren Hälfte, ebenso Fehlen der linken Hand. Es war bekannt, daß der väterliche Großvater kurzfingerig war. In der P_1-Generation fanden sich einschließlich des Vaters noch 4 Glieder mit Mißbildungen. Ein Onkel hatte angeborenen Mangel der Füße und Enddefekte an allen Fingern. Ein anderer Onkel hatte Mangel der linken Hand und beider Füße. Ein weiteres weibliches, kurz nach der Geburt gestorbenes Kind hatte schwere, nicht näher beschriebene Extremitätenmißbildungen. Es scheint ein dominanter Faktor diese schweren Mißbildungen zu verursachen.

dd) Amelie. Strenggenommen sind unter dieser Bezeichnung alle jene Fälle anzuführen, bei denen eines, mehrere oder alle Glieder vollständig fehlen und auch der Schultergürtel bzw. das Becken fehlt.

Daß diese Fehlbildung mit den vorausbesprochenen Stummel- und Mangel-bildungen Beziehung hat, beweisen vor allem Fälle, bei denen z. B. eine brachiale Amelie besteht, während an den Beinen Phokomelie, Peromelie, Strahldefekte u. dgl. vorkommen.

Wir beschreiben zunächst einen solchen „Übergangsfall" von brachialer Peromelie zu cruraler Amelie:

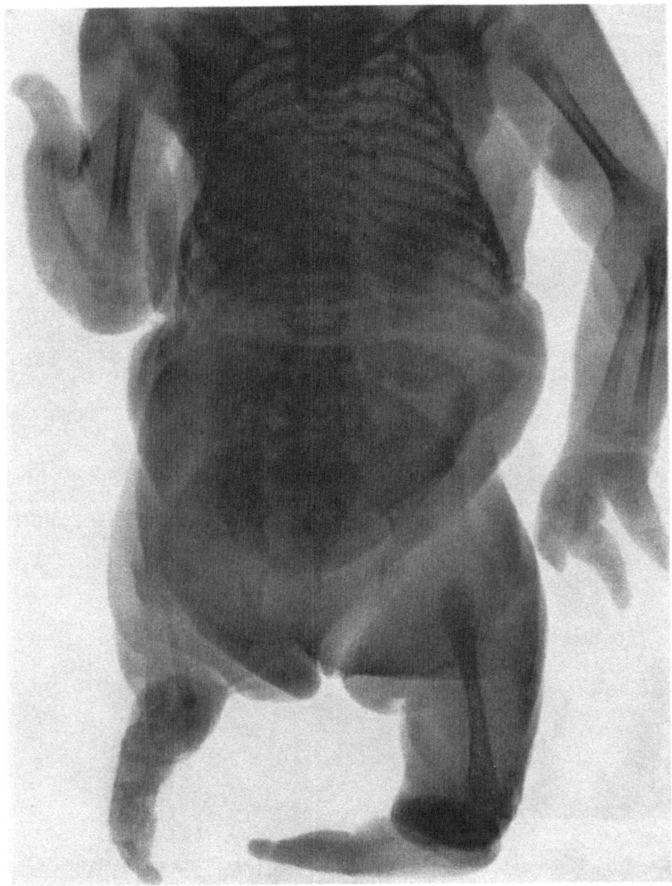

Abb. 108 b.

Das Präparat stammt aus der Sammlung des Pathologischen Institutes Berlin (Prof. Rössle). Der rechte Arm zeigt eine Peromelie vom Typus, wie er in Abb. 103 und 104 gezeigt wurde. Im Röntgenbild ist der proximale, etwas spitz zulaufende Humerus zu erkennen. Der linke Arm zeigt die konisch zulaufende Form der Peromelie entsprechend den Abb. 105 und 107. Als Grundlage findet sich hier ein etwas längerer, ebenfalls verjüngt endender proximaler Humerusabschnitt. An Stelle der Beine ist äußerlich ein fingerartiger Bürzel zu sehen, ohne knöcherne Grundlage. Dagegen läßt sich im Röntgenbild beiderseits ein eigenartiger Schatten, zweifellos das proximale Femurrudiment nachweisen. Es handelt sich um eine an den verschiedenen Gliedmaßen ungleich weit fortgeschrittene Tendenz zum Gliedmaßenmangel (Abb. 109a und b).

Ähnlich der eben beschriebenen Mißbildung ist ein von Blume mitgeteilter Fall, bei welchem beide Beine fehlen bis auf ein kurzes Rudiment der Femurknochen. Der rechte Arm zeigt konische Peromelie, während linker Arm und Hand entwickelt sind.

Eine reine brachiale Amelie ohne andere schwerwiegende äußere Mißbildung liegt im folgenden Präparat der Sammlung des Pathologischen Institutes Basel vor (Abb. 110a—c).

Beide Arme fehlen vollständig, dagegen ist der Schultergürtel ausgebildet, das Kinn fällt etwas zurück, ist leicht unterentwickelt. Beide Beine sind gut ausgebildet und zeigen keine Defekte.

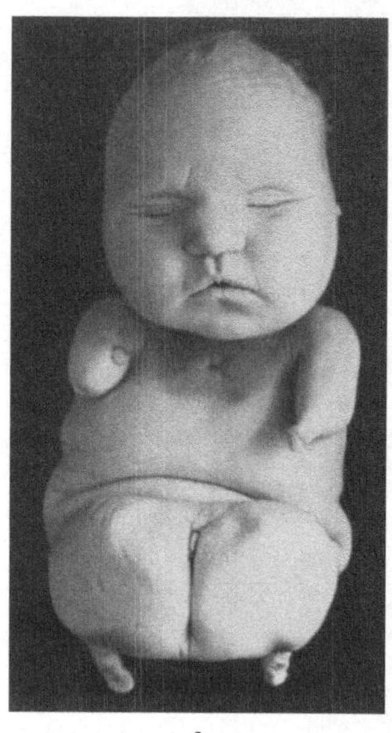

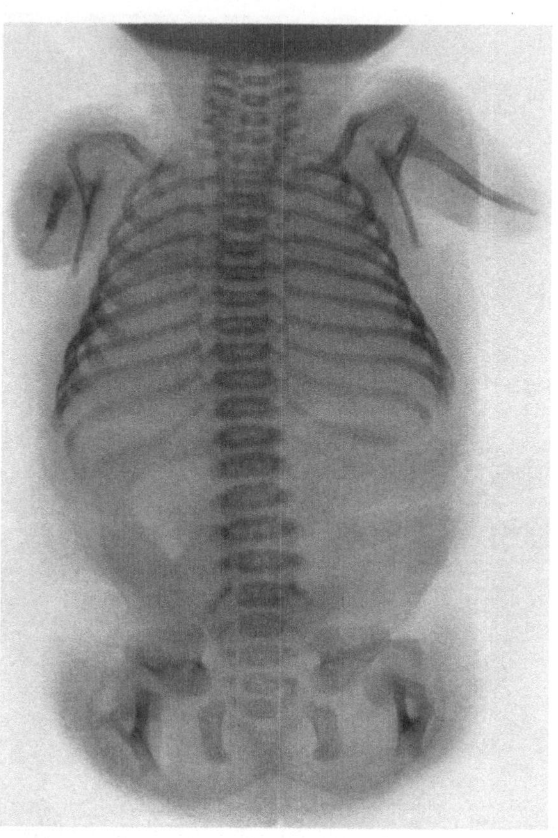

a

Abb. 109a u. b. Brachiale Peromelie, crurale äußerliche Amelie (im Röntgenbild ebenfalls noch Peromelie). (Pathologisches Institut Berlin, Prof. Rössle.)

Scheer beschreibt einen dem unsrigen sehr ähnlichen weiteren Fall eines 3 Monate alten Kindes mit Fehlen beider Arme. Auf der linken Seite ist unter dem Processus coracoideus ein kleiner Hautbürzel zu erkennen. Der Schultergürtel ist stark unsymmetrisch, die Clavicula in Ordnung, das rechte Schulterblatt jedoch stark deformiert und verschmälert. Der Fall könnte, wie Scheer ausführt, noch zur Peromelie gezählt werden, nämlich dann, wenn man nur solche Fälle als *Amelie* bezeichnet, bei denen auch der Schultergürtel bzw. das Becken fehlen.

Instruktiv ist auch der Fall von Redenz mit doppelseitiger Aplasie der freien oberen Gliedmaße und gleichzeitiger verdeckter medianer Unterkieferspalte. Obwohl es sich um das Kind aus einer Verwandtenehe handelte, konnten in der übrigen Familie keine manifesten Mißbildungen nachgewiesen werden.

Der nächste Fall stammt aus der Sammlung des Pathologischen Institutes Berlin.

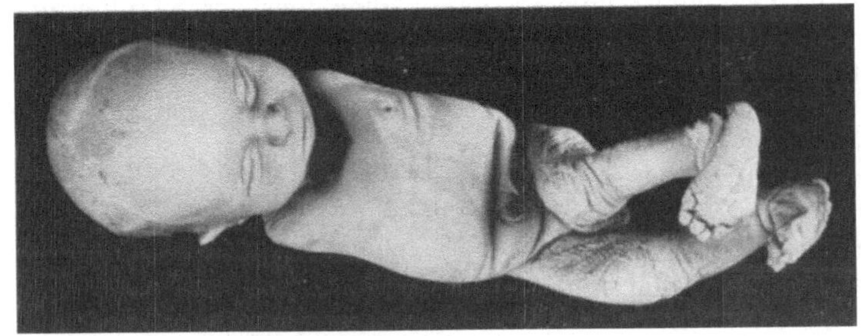

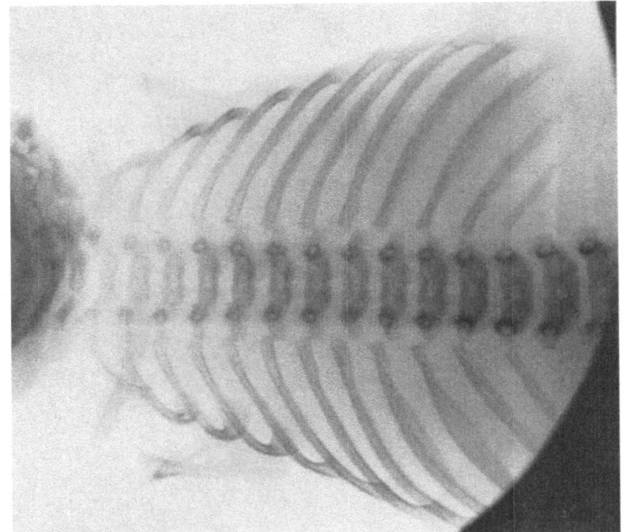

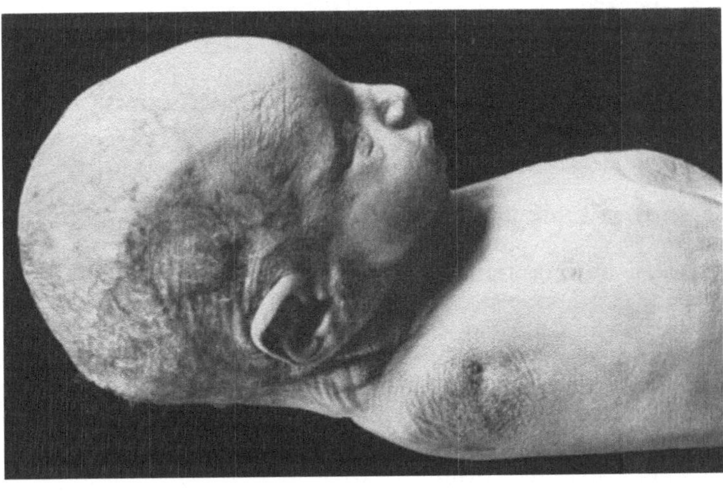

Abb. 110a—c. Reine brachiale Amelie ohne andere schwerwiegende äußere Mißbildungen. (Pathologisches Institut Basel.)

Beide Arme fehlen vollständig, während auch hier der Schultergürtel gut entwickelt erscheint. An den unteren Extremitäten findet sich lediglich rechts eine Syndaktylie der 1. und 2. Zehe.

Dagegen findet sich eine schwerste Gesichtsmißbildung und auch eine Mißbildung des äußeren Genitale (Klitorishyperplasie?) (Abb. 111a und b).

Wieder etwas anderes ist die Mißbildungskombination des männlichen Neugeborenen, ebenfalls aus der Sammlung

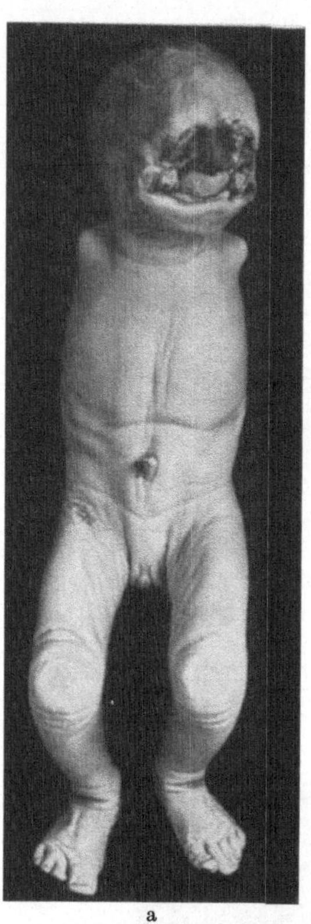

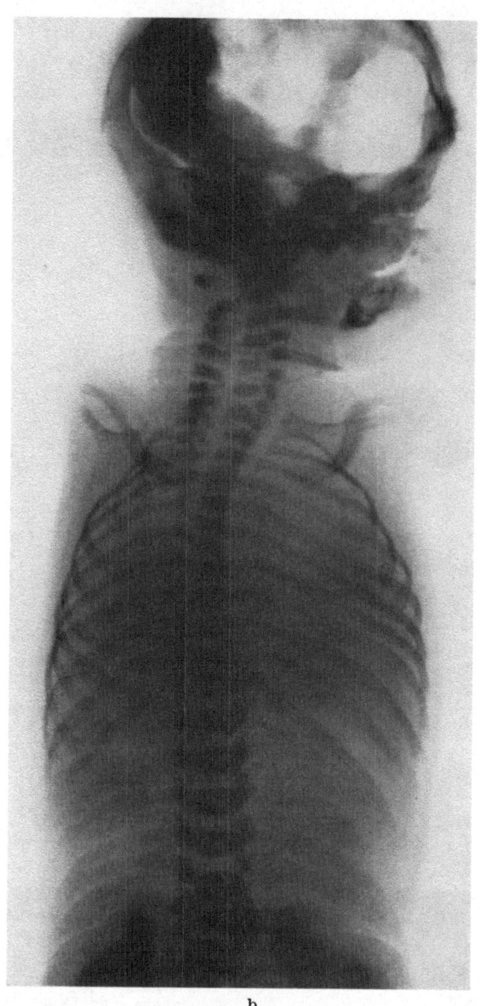

Abb. 111 a u. b.   Brachiale Amelie, Syndaktylie der 1. und 2. rechten Zehe.   Schwere Gesichtsmißbildung.
(Pathologisches Institut Berlin, Professor RÖSSLE.)

des Pathologischen Institutes Berlin (Prof. RÖSSLE), die wir in Abb. 112a und b darstellen.

Kopf und Gesicht sind normal gebildet. Der Schultergürtel ist vorhanden, sonst findet sich jedoch eine vollständige *brachiale Amelie*. Die unteren Gliedmaßen zeigen dagegen das Bild der teilweisen Phokomelie mit Strahlmangel: Die Oberschenkelknochen sind ziemlich gut ausgebildet, der rechte leicht gekrümmt, beiderseits fehlen beide Unterschenkelknochen. Der rechte Fuß ist 4strahlig mit Syndaktylie von I und II. Der linke Fuß ist 3strahlig und zeigt starke Flexionsstellung der Zehen. Es liegt also eine brachiale Amelie, eine partielle crurale Phokomelie mit Strahldefekten vor.

Eine weitere Variation und doch äußerlich ähnlich wie der Fall in Abb. 112 bildet eine Beobachtung von Prof. Rössle aus seiner Münchener Zeit vom Jahre 1910.

Bei dem 4 Wochen alten männlichen Säugling fehlen beide Arme, der Schultergürtel ist ausgebildet. Die Beine scheinen äußerlich phokomelisch verunstaltet zu sein, das Röntgenbild läßt aber folgende Deutung zu (Abb. 113 a—c):

Im linken, längeren Bein mit Andeutung eines Knies findet sich ein partieller Mangel des Oberschenkelknochens nament-

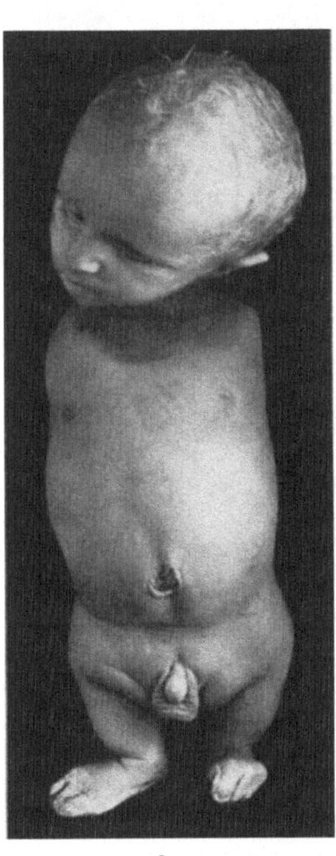

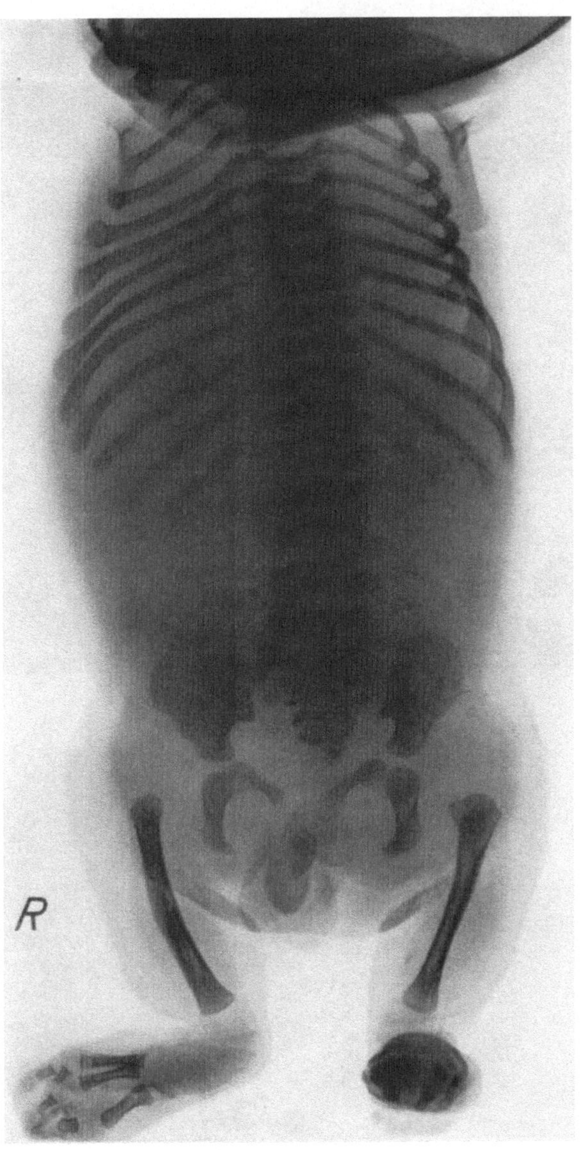

a   b

Abb. 112a u. b. Brachiale Amelie, crurale partielle Phokomelie mit Strahldefekten.
(Pathologisches Institut Berlin, Prof. Rössle.)

lich der proximalen Anteile, offenbar des Kopfes, rechts fehlt der Oberschenkel gänzlich (cave, eventuell knorpelige Anlagen der Epiphysen!), die beiden distalen Knochen wurden von Rössle mit Recht als Tibiae gedeutet, beiderseits fehlt die Fibula und beide Füße sind 4strahlig, wobei offenbar der Kleinzehenstrahl fehlt. Kopf und Gesicht zeigen keine groben Fehlbildungen.

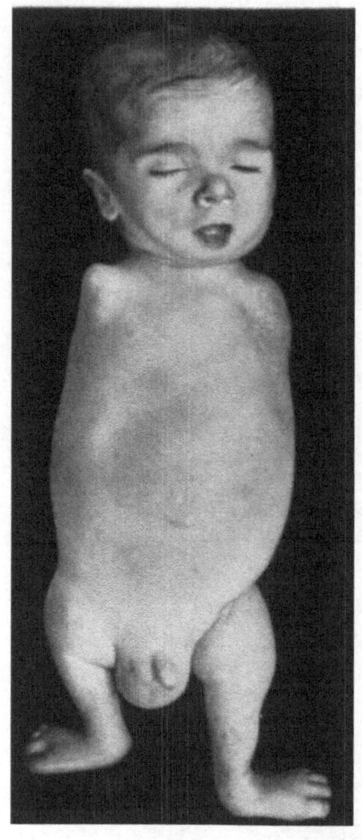

a

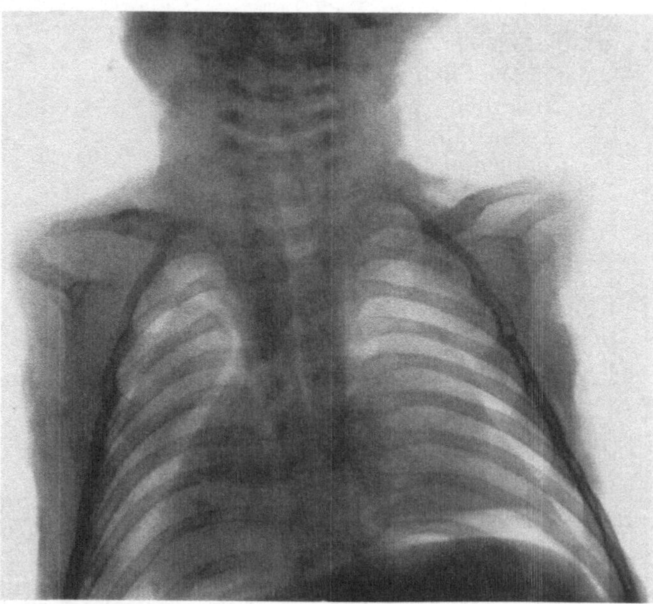

b

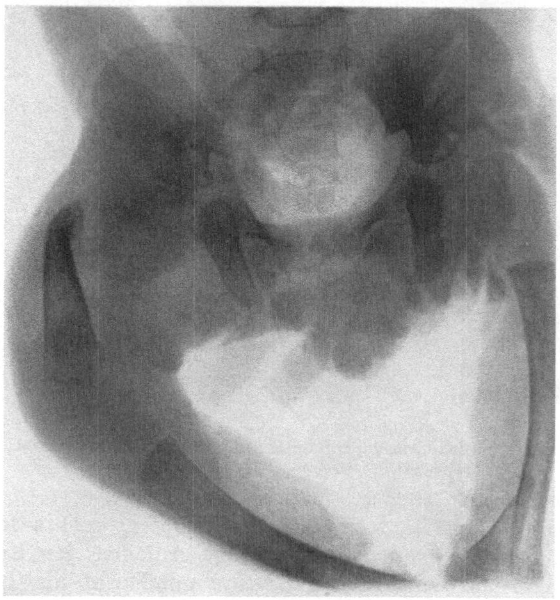

c

Abb. 113a—c. Brachiale Amelie, rechtsseitiger totaler (cave!), linksseitiger partieller Femurmangel.
Doppelseitiger Fibuladefekt mit gleichzeitigem Fehlen des 5. Zehenstrahles.
(Beobachtung von Prof. Rössle, München 1910.)

Sehr ähnlich ist folgende Beobachtung: SCHMARIEWITSCH beschreibt einen 28jährigen Mann, dessen Vater 80jährig gestorben war, von seinen 11 Geschwistern zeigte keines Mißbildungen: beide oberen Extremitäten fehlen vollständig, Schlüsselbeine und Schulterblätter vorhanden und gut beweglich. Der rechte Oberschenkel fehlt fast vollkommen, desgleichen die Fibula. Unter den Fußwurzelknochen ist Cuneiforme I und II verwachsen, desgleichen Cuneiforme III und Cuboid; 4 Metatarsalknochen sind ausgebildet, von denen der fibulare 2 Köpfchen hat, auf welchen eine distal gabelförmig sich teilende Grundphalanx aufsitzt. Mittel- und Endphalangen sind zum Teil schwach entwickelt und deformiert. Links findet sich eine unbedeutende Coxa vara mit Verdickung des Schenkelhalses, sonst Femur ziemlich gut entwickelt. Im Unterschenkel findet sich ein distales Fibularudiment, im Fuß sind Talus und Calcaneus deformiert, Cuneiforme I und II verwachsen, Naviculare mit Cuboid verwachsen. Basis des 4. und 5. Metatarsalknochens verwachsen, Mittel- und Endphalangen sind deformiert. Patella fehlt beiderseits. Der Mann zeigt große Geschicklichkeit mit seinem linken Fuß: er kann schreiben, zeichnen, nähen, sich ankleiden usw.

1937 haben LEREBOULLET, HOVELACQUE und EVRARD über 2 Fälle von Amelie berichtet, die sie anatomisch durchpräparieren konnten.

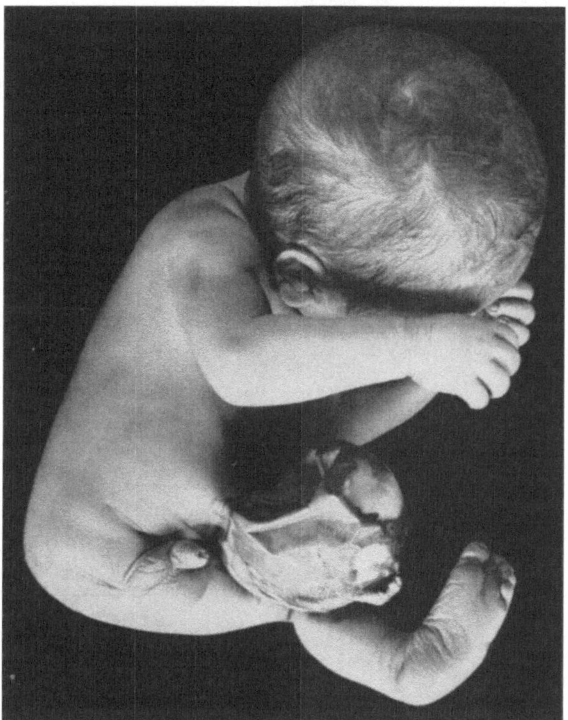

Abb. 114 a. Rechtsseitige crurale Amelie mit Fehlen der rechten Beckenhälfte, großer Nabelbruch mit Leberverlagerung. (Frauenklinik Basel, Prof. LABHARDT †.)

Besonders interessant ist ihr erster Fall — ein 20 Monate alt gewordenes Mädchen mit totaler brachialer Amelie und linksseitiger cruraler Amelie. Dem rechten Bein fehlen ebenfalls alle langen Röhrenknochen, es scheint lediglich eine Zehe auf der rudimentär ausgebildeten Hüfte implantiert zu sein, welche aus einem Metatarsalknochen und 2 Phalangen besteht. Bemerkenswert ist die Tatsache, daß *keine* Fehlbildungen an den inneren Organen gefunden werden konnten. Bezüglich der sehr interessanten Muskel-, Nerven- und Gefäßbefunde muß auf die Originalarbeit verwiesen werden. Die Untersucher sind der Ansicht, daß es sich in solchen Fällen um endogene Entwicklungsstörungen handeln müsse, obwohl Familiarität nur selten erwiesen worden ist! Auf das Vorkommen der Amelie bei Tieren wird ebenfalls hingewiesen und auch Schrifttumsbelege dafür erbracht.

G. ILBERG berichtet über den Abort eines 8 cm langen weiblichen Embryos, bei dem die Extremitäten nur in kleinsten Stümpchen vorhanden waren. Im Röntgenbild konnten Schlüsselbeine und Darmbeinschaufeln dargestellt werden.

Sonst fehlen sämtliche 4 Extremitäten. Mikroskopische Untersuchungen zeigten sonst keinen pathologischen Befund.

Beachtlich ist im erwähnten Fall, daß die Mutter in der Schwangerschaft an einer schweren Endometritis erkrankt war, ferner litt die Mutter an einer „schnellenden Hüfte". Familiäre Belastung konnte sonst nicht nachgewiesen werden.

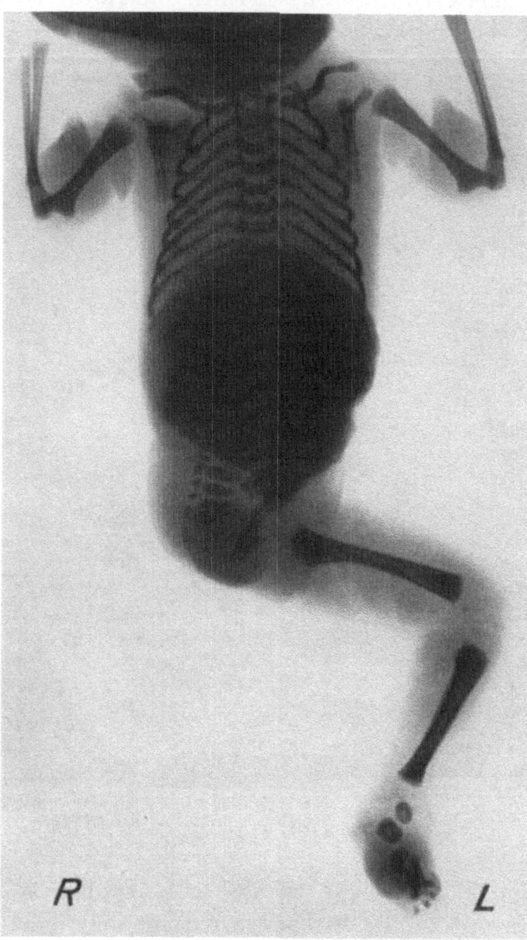

Abb. 114 b. Rechtsseitige crurale Amelie mit Fehlen der rechten Beckenhälfte, großer Nabelbruch mit Leberverlagerung. (Frauenklinik Basel, Prof. Labhardt †.)

Endlich weisen wir auf eine Arbeit Lukjanovs hin, der über eine sorgfältig anatomisch durchpräparierte Frucht von Amelia totalis berichtet und zum Schluß bei Besprechung der Ätiologie als einzige plausible Ursache den Druck des zu engen Amnion bzw. der Gebärmutterhöhle anerkennt. Erwähnenswert ist, daß die Mutter zu Beginn der Schwangerschaft an Malaria litt und „wahrscheinlich mit Chinin behandelt wurde."

Rheindt beschreibt gewissermaßen das Gegenstück zum Falle von G. Scheer, nämlich eine sog. doppelseitige crurale Amelie. Beide unteren Extremitäten fehlten gänzlich, an Stelle der Extremitätenabgänge waren beiderseits kirschgroße knospenartige Hautbürzel. Röntgenologisch erweisen sich die Darmbeinschaufeln als klein und die Dächer der Hüftpfanne sind kaum angedeutet. Das Kind starb nach einer Lebensdauer von 25 Tagen. Bei der Sektion wurde besonderes Gewicht auf die Gefäßversorgung gelegt.

In den bisher angeführten Fällen war nun trotz der cruralen oder brachialen Amelie der Becken- bzw. Schultergürtel vorhanden und abgesehen von den Gelenkflächen zu den fehlenden Gliedern annähernd normal gebildet.

Es gibt aber auch Fälle, bei denen Schulter- bzw. Beckengürtel mangelhaft entwickelt sein können. 1936 berichtete Breitenfelder über eine Beobachtung von linksseitiger cruraler Amelie mit gleichzeitigem zugehörigem Beckendefekt, kombiniert mit Dextrokardie und kongenitaler Skoliose (Nr. 15/12, Mädchen). Er weist auf ähnliche Fälle des Schrifttums hin (W. Müller, Massart). Bemerkenswert sind Breitenfelders Schlüsse, der ebenfalls die Tendenz aller dieser Mangelbildungen zu erfassen suchte und sie in eine Reihe staffelförmig eingliedern möchte, welche von der geringfügigsten Dysplasie der Coxa über schwerwiegende Gliedmaßenmängel bis zum völligen Fehlen des ganzen Gliedes gehen.

Neuere systematische Untersuchungen über Fehlbildungen des caudalen Körperendes (TÖNDURY, STÜNZI-ZÜST, LOUSTALOT) haben nun allerdings gezeigt, daß es auch sog. sirenoide Monopodien gibt, d. h. Fehlen der einen unteren Extremität und zugehörigen Beckenhälfte bei gleichzeitigen mehr oder weniger starken Fehlbildungen der untersten Wirbelsäule und der Urogenitalorgane, eventuell in Kombination mit ventralen Spaltbildungen. Als Beispiel sei folgende Beobachtung mitgeteilt:

Bei dem männlichen Neugeborenen (Basler Frauenklinik, Prof. LABHARDT) findet sich ein großer Nabelbruch, in welchen die Leber verlagert ist. Die obere Extremität zeigt keine grobe Fehlbildung. Auch das linke Bein ist abgesehen von leichter Varausstellung des Fußes richtig gebildet.

Das rechte Bein fehlt vollkommen, ebenso die ganze rechte Beckenhälfte, desgleichen ist der rechte Hodensack unterentwickelt und ein Hoden darin nicht zu tasten (Abb. 114a—b).

Auch MOUDRY demonstrierte einen Fall von Monopodie mit völligem Fehlen der entsprechenden Beckenhälfte und mit angeborener Skoliose. Auf den Röntgenbildern sind längs und schräg verlaufende Spaltbildungen in den Wirbelkörpern und Wirbelbögen der X.—XII. Brust- und sämtlicher Lendenwirbel festzustellen. Ferner finden sich Rippenanomalien.

PIRES DE LIMA berichtet 1933 über ein kleines Mädchen von 19 Monaten, bei dem der rechte Arm und das rechte Bein fehlt. Das linke Bein hatte einen 4strahligen Plattfuß, angeblich soll die 2. Zehe gefehlt haben(?). In der Familie keine Mißbildungen, angeblich ,,Versehen" der Mutter im 2. Schwangerschaftsmonat.

Literatur.
Rückläufige Schwankungen der Extremitätenstrahlen.

ABBOTT: Zit. bei KANAVEL. — ADAMS, F. H., and C. P. OLIVER: Hereditary deformities in man. J. Hered. **36**, 3 (1945). — ADRIAN, C.: Über kongenitale Humerus- und Femurdefekte. Bruns' Beitr. **30**, 401 (1901). — ALBERT: Implantation der Fibula bei angeborenem Defekt der ganzen Tibia. Wien. med. Presse **1877**, 111. — ALETTER, C.: Über die angeborenen Defekte der Tibia. Frankf. Z. Path. **43**, 196 (1932). — ALGYOGYI, H.: Seltener Fall von Mißbildung usw. Fortschr. Röntgenstr. **16**, 286 (1910). — ANTONELLI, J.: (a) Ein Fall von kongenitalem bilateralem Radiusdefekt. Z. orthop. Chir. **14**, 213 (1905). — (b) Ein Fall von partiellem Fibuladefekt. Z. orthop. Chir. **14**, 291 (1905). — APFELTHALER, M.: 3 Fälle von angeborenen Mißbildungen der Hand. Virchows Arch. **262**, 565 (1926). — ASCHNER, B.: Zur Erbbiologie des Skelettsystems. Z. Konstit.lehre **14**, 129 (1929). — ASCHNER, B., u. G. ENGELMANN: Konstitutionspathologie in der Orthopädie. Wien-Berlin: Springer 1928.

BAISCH, A.: Anonychia congenita kombiniert mit Polydaktylie. Dtsch. Z. Chir. **232**, 450 (1931). — BERGERHOFF, W.: Kongenitaler doppelseitiger Radiusdefekt. Fortschr. Röntgenstr. **36**, 376 (1927). — BERTAUX, M. A.: L'absence congénitale du tibia. Thèse de Paris. 1920. — BESSEL-HAGEN: Über Defektbildung an den unteren und oberen Extremitäten. Verh. des Natur.-Hist. Vereins Heidelberg 1889. — BING, R.: Kongenitale, heredofamiläre und neuromuskuläre Erkrankungen. In Handbuch der inneren Medizin von BERGMANN und STAEHELIN, 2. Aufl., Bd. V, S. 1178. 1926. — BIRCHER, E.: Die Gabelhand, zugleich ein Beitrag zur Theorie der Mißbildungen. Bruns' Beitr. **111**, 187 (1918). — BIRNBACHER: Drei Beobachtungen über Verkümmerung der oberen Extremität. Inaug.-Diss. Königsberg 1891. — BLENCKE, H.: Ein Beitrag zur sog. Klumphand. Z. orthop. Chir. **12**, 380 (1904). — BLUME, W.: Beiträge zur Kenntnis der Anatomie der Mißbildungsbecken (1. Peromelie, 2. Spaltbecken). Gegenbaurs morph. Jb. **76**, 626 (1935). — BOETTICHER, Angeborener Defekt der linken Tibia. Dtsch. med. Wschr. **1904**, 1594. — BOUVIER: Bei ESSEN-MÖLLER, Main bote. Dictionnaire encyclop. des sciences medic. Zit. nach GAYET. — BRANDENBERG, F.: Drei seltene Mißbildungen. Z. orthop. Chir. **33**, 365 (1913). — BRANDT, W.: Experimentell erzeugte Gliedmaßenverdoppelung bei Tritonen. Arch. Entw.mechan. **106**, 193 (1925). — The microscopical structure of an experimentally produced phocomelias in the amphibian embryo. Acta anat. **1**, 441 (1946). — Die Entstehungsursachen der Gliedmaßenmißbildungen und ihre Bedeutung für das Vererbungsproblem beim Menschen. Basel: S. Karger 1949. — BREITENFELDER, H.: Über einen Fall von kongenitalem Defekt einer unteren Extremität und der

dazugehörigen Beckenhälfte. Z. orthop. Chir. **64**, 370 (1936). — Brodhurst: Zit. nach
Wierzejewski, Cases of intrauterin fractures. Med-chir. trans. **43**, 122 (1860). — Bromhead, R.: Congenital deformities of legs. Brit. med. J. **1938**, 1311. — Brown, E.: An isolated
human case of malformed upper extremities and thorax. J. Hered. **34**, 284 (1943). — Brücke,
H. v.: Ein Beitrag zur Kenntnis hypoplastischer Gliedmaßenmißbildungen. Z. Konstit.lehre
22, 578 (1938). — Brussel, J. A.: Angeborenes Fehlen von Knochen des Beines. J. Amer.
med. Assoc. **112**, No 11 (1939). — Buhl: Zit. nach Groscurth.

Chasin, A.: Synostosis radio-ulnaris superior congenita. Z. orthop. Chir. **56**, 353 (1932). —
Chrystie, T. M. L.: Congenital club-foot with absence of the great toe and the contiguous
bones of the instep. Amer. orthop. Assoc. **1891**. — Clutton: Three specimens of absent
tibiae. Clin. Soc. trans. London **29**, 223 (1896).

Daffner, F.: Über einen Fall von angeborener Mißbildung der Gliedmaßen. Münch.
med. Wschr. **1898**, 782. — Dankmeijer, J.: Congenital absence of the tibia. Anat. Rev.
62, 179 (1937). — Darfeuille: Ectrodactylie du pied gauche. Soc. anat. de Paris. Ann.
d'Anat. path. **7**, 744 (1930). — Davenport, Taylor and Nelson: Radio-ulnar synostosis.
Arch. Surg. **8**, 705 (1924). — Deville, A.: Zit. nach Wierzejewski. Absence d'une grande
partie du cubitus droit, luxation de l'extremité supérieure du radius, fractures et luxations
congénitales? Bull. Soc. Anat. Paris **1849**. — Doerffer: Ein Fall von Phokomelie. Mschr.
Gynäk. **72**, 195 (1926). — Drehmann: Über kongenitalen Femurdefekt. Z. orthop. Chir.
11. Zit. nach Nilsonne. — Drinnenberg, A.: Klumphandbildung infolge angeborenen
Radiusdefektes und ihre Behandlung. Z. orthop. Chir. **63**, 297 (1935). — Duncan: A case
of congenital absence of nose, right palpebral fissure and right ear etc. Trans. obstetr. Soc.
London **37**, 16 (1895).

Eckhardt, H.: Über die genetische Einheit verschiedenartiger Extremitätenmißbildungen.
Erbarzt **10**, 10 (1942). — Eckinger, W.: Radio-ulnare Synostose am distalen und proximalen
Ende mit verschiedensten Formen von Mißbildungen. Z. orthop. Chir. **68**, 297 (1938). —
Ehrlich, N.: Untersuchungen über die kongenitalen Defekte und Hemmungsbildungen der
Extremitäten. Virchows Arch. **100**, 107 (1885). — Eisenberg, M. F.: Zur Kasuistik der
kongenitalen Mißbildungen der unteren Extremitäten. Z. orthop. Chir. **57**, 600 (1932). —
Engelmann, G.: Ein Fall von kongenitalem Femurdefekt mit postnataler Entwicklung des
Knochens. Fortschr. Röntgenstr. **31**, 267 (1923). — Esau: Angeborene Mißbildungen der
Füße (Randdefekte). Dtsch. Z. Chir. **194**, 263 (1926). — Angeborene Mißbildungen der
Glieder. Arch. klin. Chir. **153**, 643 (1928). — Essen-Möller, E.: Über angeborenen Radiusdefekt, Ohrdefekt und Facialislähmungen anläßlich eines Falles von multiplen Mißbildungen.
Z. Konstit.lehre **14**, 52 (1929). — Eymer: Demonstration eines Falles von hereditärem kongenitalem Radiusdefekt. Münch. med. Wschr. **1912**, 502.

Falk, E.: Eine seltene menschliche Mißbildung und ihre Bedeutung für die Entwicklungsgeschichte. Virchows Arch. **192**, 544 (1908). — Feller, A.: Mißbildung der beiden oberen
Extremitäten. Wien. klin. Wschr. **1923**, 707. — Feutelais: Absence congénitale partielle
du fémur, coxa vara congénitale et luxation pathologique de la hanche. Rev. d'Orthop.
1929, 45. — Fischel: Über Anomalien des Knochensystems, insbesondere des Extremitätenskelettes. Anat. H. **40** (1909). — Fischer, H.: Zit. nach Pol, Inaug.-Diss. Bonn 1912. —
Flachsland: Zit. nach Meckel bei Gruber. — Frädrich, G.: Zur Frage der Peromelie.
Beitr. path. Anat. **103**, 616 (1939). — Friedleben: Zit. nach Kümmel. Zwei Fälle von
angeborener Anomalie der Femora (Fall 2). Jb. Kinderheilk. **3**, 222 (1860). — Frosch:
Zit. nach Pfeiffer, Arch. orthop. Chir. **28** (1930).

Gayet: La main bote héréditaire. Gaz. Hôp. **74**, 345 (1901). — Gittings, J. C.: Zit.
nach A. Smith, Arch. of Pediatr. **15**, 927 (1898). — Grahn, H: Der kongenitale Femurdefekt.
Inaug.-Diss. Jena 1939. — Grandmaire: Une famille de phocoméliens. Thèse de Bordeaux.
1897. — Gray, J. E.: Congenital absence of the tibia. Anat. Rec. **101**, 265 (1948). — Greb:
Zit. nach Groscurth, Würzburg. med. Ztg **5** (1864). — Grillo, R. A.: Über einen Fall
von Phokomelie. Dtsch. med. Wschr. **1936**, 1332. — Grögler, F.: Über einige seltene
Mißbildungen. Virchows Arch. **289**, 430 (1933). — Groscurth, C. H.: Der sogenannte
angeborene Femurdefekt; ein Beitrag zur Kenntnis der hypoplastischen Gliedmaßenmißbildungen. Beitr. path. Anat. **101**, 167 (1938). — Gruber, G. B.: (a) Die Morphologie der
Mißbildungen des Menschen und der Tiere. Hypoplasie, Mikromelie, Phokomelie usw.,
Teil 3, VII. Liefg., herausgeg. von E. Schwalbe. Jena: Gustav Fischer 1937. — (b) Neugeborenes mit tiefer Spaltung des Vorderfußes beiderseits und Reduktion der Zehen mit verstümmelter Heptadaktylie an beiden Händen. Münch. med. Wschr. **1922**, 218. — (c) Angeborene Amputation, amniotische Abschnürung, hypoplastische Gliedmaßenstummel, Peromelie. Münch. med. Wschr. **1936**, 259. — (d) Zur Kritik plazentarer und hypoplastischer
Gliedmaßenfehler. Erbarzt **1939**, 75. — Grueneberg, H.: Bilateral defect of the radius in
a mouse. Acta anat. **2**, 270 (1947).

Hadlich, R.: Eine vierfingrige Hand als kongenitale Mißbildung. Virchows Arch. **174**,
392 (1903). — Haim: Zit. bei Kanavel. — Hansen, G.: Kongenitaler Femurdefekt kombiniert

mit Mißbildungen am Becken und Handskelett. Fortschr. Röntgenstr. **59**, 172 (1939). — HAPIG, B.: Über kongenitalen Fibuladefekt. Inaug.-Diss. Berlin 1919. — HAUDEK, M.: Über kongenitalen Defekt der Fibula und dessen Verhalten zur sog. intrauterinen Fraktur der Tibia. Z. orthop. Chir. **4**, 326 (1896). — HAYD, FR. W.: Das Bild der angeborenen Daumenhypoplasie. Dtsch. med. Wschr. **1938**, 1041. - - HEFNER, R. A.: Inherited abnormalities of the fingers. J. Hered. **15**, 323 (1924). — HEIDENHAIN: Zit. bei SMOOK. — HELLNER, H.: Untersuchungen über die amniogenen Entstehungen der Gliedmaßenmißbildungen. Arch. klin. Chir. **172**, 133 (1933). — HERCZINGER, F.: Zit. nach A. SMITH, Gyógyászat (ung.) **39**, 182 (1899). — HERZOG, R. H.: Tibiaaplasie. Inaug.-Diss. Zürich 1946. — HILL, j., L. L.: Angeborene Mißbildungen, Phokomelie und angeborenes Fehlen des Radius. Surg. etc. **65**, 475 (1937). — HOHL: Zit. nach WIERZEJEWSKI. Zur Pathologie des Beckens. I. Das schräg verengte Becken, S. 28. Leipzig 1852. — HORSCH, K.: Anatomische röntgenologische Studien zum Problem der angeborenen Mißbildung am Fuß. Bruns' Beitr. **155**, 51 (1932). — HOVELACQUE, A.: Absence congénitale du tibia. Bull. biol. France et Belg. Suppl. **3**, 1 (1920). Zit. nach GRUENEBERG.

ILBERG, GG.: Foetus ohne Arme und Beine (Amelos). Zusammenstellung von Beobachtungen über Amelie. Z. Geburtsh. **114**, 174 (1937).

JOACHIMSTHAL, G.: Über den angeborenen totalen Defekt des Schienbeins. Z. orthop. Chir. **3**, 140 (1894). — Über angeborene Anomalien der oberen Extremitäten, gleichzeitig ein Beitrag zur Vererbungslehre. Arch. klin. Chir. **50**, 495 (1895). — Über einen Fall von angeborenem Defekt der rechten Thoraxhälfte und der entsprechenden Hand. Berl. klin. Wschr. **1896**, 804. — Die angeborenen Verbildungen der oberen Extremitäten. Fortschr. Röntgenstr. **1900**, Erg.-H. 2. — Die angeborenen Verbildungen der unteren Extremitäten. Fortschr. Röntgenstr. **1902**, Erg.-H. 8. — Über angeborene Defektbildung am Oberschenkel. Arch. Gyn. **65**, 113 (1902). — JOHANSSON, S.: Ein Fall von kongenitalem Defekt von Radius und Ulna. Z. orthop. Chir. **42**, 1 (1922).

KANAVEL, A. B.: Congenital malformations of the hands. Arch. Surg. **25**, 1, 282 (1932). — KATO, K.: Congenital absence of the radius; with review of Literature and Report of three cases. J. Bone Surg. **6**, 589 (1924). — KATZ: Foetale Mißbildungen (Fall von Defekt beider Radii, Fall von Phokomelie). Zbl. Gynäk. **1922**, 1867. — KINDL, J.: 5 Fälle von angeborenen Defektbildungen an den Extremitäten. Z. Heilk. **28** (1907). Zit. nach WIERZEJEWSKI. — KIPTENKO, N. D.: Ein Fall von Peromelie. Arch. f. Orthop. **25**, 258 (1927). — KIRMISSON: Traité des maladies chirurgicales d'origine congénitale. Paris 1898. — KIRMISSON et SAINTON: Zit. nach HAUDEK. Notes sur deux cas de main bote d'origine congénitale. Rev. d'Orthop. Sor. 1, **3**, 108 (1892). — KIRSTEIN, RICHARD: Betrachtungen zum Vorkommen von Amelie und Peromelie. Inaug.-Diss. Göttingen 1935. — KLAUSSNER, F.: (a) Ein Beitrag zur Kasuistik der Brachydaktylie. Beitr. klin. Chir. **70**, 236 (1910). — (b) Über Mißbildungen der menschlichen Gliedmaßen und ihre Entstehungsweise. Wiesbaden: J. F. Bergmann 1910. — KOEHLER, O.: Die hand- und fußlosen brasialianischen Geschwister. Z. Konstit.lehre **19**, 670 (1936). — KOSLOWSKI, B. S.: Angeborener Defekt beider Femora. Russ. Arch. f. Chir. **1906**. Ref. Zbl. Chir. **35**, 282 (1908). — KRAMPITZ: Über einige seltene Formen von Mißbildungen des Gehörgangs. Z. Hals- usw. Heilk. **65**, 44 (1912). — KRAUS, F.: Beitrag zur Hypomelie. Med. Welt **1935**, Nr 28, 1005. — KREBSER, E.: Kasuistische Beiträge zur Kenntnis der kongenitalen Tibiadefekte. Z. orthop. Chir. **23**, 167 (1909). — KRICHLER, U.: Über die Variationsbreite der kongenitalen Fibula- und Radiusaplasien. Z. Konstit.lehre **24**, 77 (1942). — KRÜCKEMEYER, K.: Talipomanus. Inaug.-Diss. Göttingen 1938. — KRUEGER, R.: Die Phokomelie. Berlin: August Hirschwald 1906. — KÜMMEL, W.: (a) Die Mißbildungen der Extremitäten durch Defekt, Verwachsung und Überzahl. Kassel: Th. G. Fischer 1895. — (b) Demonstration einer Mißbildung des äußeren Gehörganges. Münch. med. Wschr. **1908**, 1762.

LAMBERTZ, H. J.: Beitrag zur Frage der angeborenen Radius- und Ulnadefekte. Inaug.-Diss. Königsberg 1938. — LANGE, M.: Polydaktylie mit Radiusdefekt und Ulnaverdoppelung. Inaug.-Diss. Breslau 1924. — LEREBOULLET, P., A. HOVELACQUE et H. EVRARD: De l'amélie (à propos de deux observations). Arch. Méd. Enf. **40**, 617 (1937). — LETISCHEWSKY, B. J.: Beiträge zur Frage über die Mißbildungen der Extremitäten. Anat. Anz. **82**, 128 (1936). — LEVINGER, E.: Mißbildung: Defekt des Humerus und Schultergürtels, Fehlen von Radius und Ulna, nur 1 Finger vorhanden. Anat. Anz. **61**, 78 (1926). — LIEBENAM, L.: Über gleichzeitiges Vorkommen multipler Mißbildungen (Gliedmaßendefekt, angeborene Hüftgelenkverrenkung, Subluxation der Kniescheibe, Hypoplasie der Wadenbeine, VOLKMANNsche Sprunggelenkdeformität und Syndaktylie der Zehen. Z. Konstit.lehre **26**, 242 (1942). — Über gleichzeitiges Vorkommen von Gliedmaßendefekten und osteosklerotischer Systemerkrankung. Z. Konstit.lehre **21**, 697 (1938). — LIEBLEIN, V.: Zur Kasuistik und Ätiologie der angeborenen Verwachsung der Vorderarmknochen in ihrem proximalen Abschnitt. Z. orthop. Chir. **24**, 52 (1909). — LIEPMANN: Mißgeburt mit Zweistrahlung des distalen Femurendes und Tibiadefekt. Z. Geburtsh. **58**, 141 (1906). — LINDEMANN, K.: Über die Beziehungen der angeborenen Gliedmaßenstummel zu erblichen Mißbildungen. Z. Orthop. **66**,

328 (1937). — Peromelie und erbliche Mißbildung. Münch. med. Wschr. **1939**, 513. — Little, M.: Case of congenital absence of tibiae. Proc. roy. Soc. Med. **7**, 161 (1913/14). — Löhnberg u. Duncker: Zwei Fälle von angeborener schwerster Defektbildung sämtlicher Extremitäten. Bonn:Marcus und Weber 1915. — Löwy: Ein Fall von multiplen Mißbildungen bei einer Zwillingsfrühgeburt. Mitt. Ges. inn. Med. Wien **20**, 190 (1921). — Lonsdale: Zit. nach Stieve. An analysis of 3000 cases of various kinds of deformities. Lancet **1855**. — Loustalot, P.: Über Mißbildungen des caudalen Körperendes. Ein Beitrag zur Frage der sirenoiden Fehlbildungen. Acta anat. **9**, 366 (1950). — Lüdin, M.: Über familiäre, kongenitale radioulnare Synostose. Schweiz. med. Wschr. **1924**, 1. — Lukjanow: Ein Fall von Amelia totalis. Z. Anat. **93**, 645 (1930).

Maas, O.: Angeborener linksseitiger Ulnadefekt. Berl. klin. Wschr. **1917**, 234. — Maass, H.: Über mechanische Störungen des Knochenwachstums. Virchows Arch. **163**, 185 (1901). — Manzanilla, M. A.: Atrophie congénitale de la partie inférieure du cubitus. Ann. d'Anat. path. **16**, 1031 (1939/40). — Martin, R.: Contribution à l'étude des anomalies congénitales du tibia. Thèse med. Genève 1907. — Massart, R.: Zit. nach Breitenfelder. Absences congénitales du membre inférieur. Arch. franco-belg. Chir. **27**, 205 (1925). — Mau, K.: Der kongenitale Radiusdefekt. Med. Ges. Kiel. Ref. Münch. med. Wschr. **1921**, 1034 (Demonstration). — Mazzitelli, P.: Zit. nach Aschner u. Engelmann. Sopra un raro caso di assenza congenita bilaterale del perone. Arch. di Ortop. **15**, 310 (1898). — Melchior, E.: Zur Kenntnis der kongenitalen Vorderarmsynostosen. Berl. klin. Wschr. **1912**, 1659. — Michels, B.: Brachiale Peromelie. Zbl. Gynäk. **69**, 558 (1947). — Mies: Ein Fall von angeborenem Mangel des 5. Fingers und Mittelhandknochens der rechten Hand. Virchows Arch. **121**, 336 (1890). — Moudry: Demonstration eines Falles von Monopodie. Zbl. Chir. **1930**, 36. — Müller, W.: Die angeborenen Fehlbildungen der menschlichen Hand. Leipzig: Georg Thieme 1937. — Muralt, V.: Über kongenitale Defekte der Tibia. Inaug.-Diss. Zürich 1895. — Mustard, H. S.: Zit. bei Hill.

Neustadt, E.: Synostosis radio-ulnaris congenita. Z. orthop. Chir. **31**, 250 (1932). — Nigst, P. F.: Über kongenitale Mißbildungen des menschlichen Extremitätenskelettes mit Röntgenbildern. Schweiz. med. Wschr. **1927**, 7, 80. — Nilsonne, H.: Über den kongenitalen Femurdefekt. Arch. orthop. Chir. **26**, 138 (1928). — Nitsche, F., u. P. Armknecht: Orthopädische Leiden bei Zwillingen. Z. orthop. Chir. **58**, 518 (1933). — Nolte, A.: Fall von kongenitalem Tibiadefekt. Inaug.-Diss. Leipzig 1903. — Nordmann, M., u. K. Lindenmann: Tetraperomelie und Zentralnervensystem. Virchows Arch. **306**, 175 (1940). — Nutt, J., and C. E. Smith: Total congenital absence of the tibia. Amer. J. Roentgenol. **46**, 841 (1941). Nuzzi, O.: Zit. nach Aschner u. Engelmann. L'assenca congenita della tibia e le deformità relative. Chir. Org. Movim. **4** (1920).

O'Brien, H. R., and H. S. Mustard: An adult living case of total phocomelia. J. Amer. med. Assoc. **77**, 1964 (1921). — Ollier: Zit. nach Aschner u. Engelmann. Soc. de chir. de Lyon, 30. Nov. 1899. — O'Rahilly, R.: Radial hemimelia and the functional anatomy of the carpus. J. of Anat. **80/81**, 179 (1946/47). — An Analyis of cases of radial hemimelia. Arch. of Path. **44**, 28 (1947). — Orel, H.: Angeborene Mißbildungen des Skelettsystems. Z. Konstit.lehre **16**, 379 (1932). — Ostertag: Zit. bei Nordmann u. Lindemann. Verh. dtsch. orthop. Ges. **1936**, 30. — Otto: Zit. nach Stieve. Monstrorum sexcentorum descriptio anatomica. Vratislawae **1941**.

Pagenstecher, E.: Beiträge zu den Extremitätenmißbildungen. Dtsch. Z. Chir. **50**, 427 (1899); **60**, 239 (1901). — Parona: Zit. nach Weil. La pigomelia nei vertebrati. Atti Soc. ital. sci. nat. **26**, 211 (1883). — Paul, E.: Eine 4-fingrige Hand mit Verbildung der Handwurzel. Dtsch. Z. Chir. **151**, 174 (1912). — Peterffy, P., u. St. Jona: Seltene Anomalie der Oberarmentwicklung. Zbl. Chir. **1942**, 878. — Peters, G.: Über angeborene Stummel der oberen Extremität. Inaug.-Diss. Göttingen 1939. — Pfeiffer, R.: Die Variabilität der angeborenen Femurhypoplasie (sog. kongenitaler Oberschenkeldefekt). Z. Konstit.lehre **20**, 493 (1937). — Die angeborene Verrenkung des Speichenköpfchens als Teilerscheinung anderer kongenitaler Ellenbogengelenkmißbildungen. Z. Konstit.lehre **21**, 530 (1938). — Pfitzner, W.: Beiträge zur Kenntnis des menschlichen Extremitätenskelettes. III. Schwalbes morph. Arb. **1**, 93 (1891). — Beiträge zur Kenntnis der Mißbildungen des menschlichen Extremitätenskelettes. Schwalbes morph. Arb. **8**, 304 (1898). — Pires de Lima, J. A.: A propos d'un nouveau cas d'éctromélie. Ann. d'Anat. path. **10**, 830 (1933). — Un nouveau cas d'heptadactylie. Ann. d'Anat. path. **10**, 1215 (1933). — Plücker: Zit. nach Pagenstecher. Demonstration einer erheblichen Mißbildung beider oberen Extremitäten. Naturforsch. Ges. zu Düsseldorf 1898. — Pol, R.: Brachydaktylie, Klinodaktylie, Hyperphalangie und ihre Grundlagen. Virchows Arch. **229**, 388 (1921). — Brachydaktylie (Akrochondrodysplasie), Hyperphalangie des Daumens, Klinodaktylie des Daumens, Aplasie der Interphalangealgelenke. In Schwalbe, Morphologie der Mißbildungen, 17. Liefg, 1. Abt., S. 597 (1937). — Priestley: Zit. nach Wierzejewski. Dissection of a curious malformation of the fore-arm. Med. Times a. Gazette N. 15, 489 (1856). — PRINGLE: Notes of a case of congenital absence of both ulnae. J. Anat. a. Physiol. 27 (1893).

RABAUD, E., et A. HOVELACQUE: Etude sur l'éctromélie. Bull. biol France et Belg. 57, 401 (1923). — RAHM, H.: Die tibio-fibulare Synostose. Z. orthop. Chir. 43, 64 (1924). — REDENZ, E.: Über doppelseitige Aplasie der freien oberen Gliedmaße (brachiale Amelie). Z. Geburtsh. 118, 442 (1939). — REIMAN, G.: Über den angeborenen Ulnadefekt. Z. orthop. Chir. 73, 160 (1942). — REINER: Femurdefekt. Z. orthop. Chir. 9, 544 (1901). — RHEINDT, R.: Amelie der Unterextremitäten. Z. Geburtsh. 122, 278 (1941). — RICHTER: Zit. nach STIEVE. Bildungsanomalien bei Geisteskrankheiten. Allg. Z. Psychiatr. 38, 80 (1887). — RIEDINGER: Zit. nach WIERZEJEWSKI, Sitzgsber. Dtsch. Ges. für Chir., 18. Kongr. 1899. — ROBERTS: A case of deformity of the fore-arm and hands. Ann. Surg. 7, 135 (1886). — RODRIGUEZ et ESCARDO: Un cas d'absence congénital des deux tibias. Presse méd. 33, 1419 (1924). — ROMBERG: Zit. nach GRUBER. De rachitide congenita. Inaug.-Diss. Berolini 1817.

SAR, A. VAN DER: Über angeborene Deformation am Unterarm. Nederl. Tijdschr. Geneesk. 1947, 313. — SCHADE, H.: Untersuchungen zur Frage der Erblichkeit von Mangel und Fehlbildungen der Gliedmaßen. Erbarzt 8, 239 (1940). — SCHARFF: Zwei Fälle von symmetrischen Mißbildungen der Finger. Z. orthop. Chir. 30, 538 (1912). — SCHEER, G.: Ein Fall von Totalmangel der oberen Extremitäten bei einem Neugeborenen. Inaug.-Diss. Düsseldorf 1940. — SCHENCK, E.: Über zwei Fälle von typischer Extremitätenmißbildung. Frankf. Z. Path. 1, 544 (1907). — SCHMARIEWITSCH, N. B.: Ein seltener Fall eines angeborenen totalen Fehlens der beiden oberen Extremitäten. Z. orthop. Chir. 48, 254 (1927). — SCHMID, O.: Über eine bisher nicht beobachtete Form von partiellem Radiusdefekt. Z. orthop. Chir. 2, 59 (1893). — SCHÖNFELD u. SORANTIN: Vollständiger Fibuladefekt. Fortschr. Röntgenstr. 22, 616 (1914/15). SCHURIG, H.: Über einen Fall von symmetrischer Mißbildung beider oberen Extremitäten. Gegenbaurs morph. Jb. 51, 231 (1921). — SCHWANTKE, D.: Ein Beitrag zur Kenntnis der Mißbildungen der oberen Extremität. Z. Anat. 108, 719 (1938). — SENFTLEBEN, H.: Notiz über eine angebliche Luxation des Radius mit Defekt des mittleren Teiles der Ulna. Virchows Arch. 45, 303 (1869). — SIMON: Zit. nach PFEIFFER, Verh. dtsch. orthop. Ges. 1931. — SLINGENBERG, B.: Mißbildungen von Extremitäten. Virchows Arch. 193, 1 (1908). — SMITH, A. S.: Congenital absence of the humerus. Brit. J. Surg. 15, 385 (1928). — SMOOK, A. H.: Doppelbildung eines menschlichen Fußes. Anat. Anz. 78, 209 (1934). — SOCIN, H.: La morphologie de la phocomélie. Thèse de Bâle. 1917. — SOUTHWOOD, A. R.: Partial absence of the ulna and associated structures. J. of Anat. 61, 346 (1926/27). — SPIESS: Über kongenitalen Femurdefekt und verwandte Mißbildungen. Arch. orthop. Chir. 20, 234 (1922). — ST. HILAIRE, G.: Histoire genérale et particulière des anomalies de l'organisation chez l'homme et les animaux. I—III. Paris 1837. — STEFFAL: Ein Fall von seltener Mißbildung. Österr. Jb. Paediatrik 2, 33 (1875). — STICH, R.: Über totalen kongenitalen Defekt der Fibula. Inaug.-Diss. Leipzig 1921. — STIEVE, H.: (a) Angeborener Zehenmangel beim Menschen. Gegenbaurs morph. Jb. 52, 143 (1923). — (b) Über Ektrodaktylie. Z. Morph. u. Anthrop. 20, 73 (1916). — STOFFEL, A., u. E. STEMPEL: Anatomische Studien über Klumphand. Z. orthop. Chir. 23, 131 (1909). — STRACKER, O.: Zur Behandlung und Entstehung des angeborenen Fibuladefektes (Aplasia fibulae). Z. orthop. Chir. 73, 201 (1942). — STRECKER, C.: Eine angeborene 4-fingrige Hand. Virchows Arch. 127, 181 (1892). — STRICKER, G.: Großartiger Defekt an beiden Vorderarmen. Virchows Arch. 72, 144 (1878). — STRÖER, W. F. H.: Familiäres Auftreten erblicher Hand- und Fußabweichungen. Dtsch. Ärztebl. 1936, H. 7, 22. — Die Extremitätenmißbildungen und ihre Beziehungen zum Bauplan der Extremitäten. Z. Anat. 108, 136 (1937). — Über einen Fall von scheinbarer Extremitäten-Verpflanzung; zugleich ein Beitrag zur Frage der Unterschenkelspaltung. Beitr. path. Anat. 106, 322 (1942). — STUDER, A.: Zur Frage der endogenen Genese des angeborenen Klumpfußes. Inaug.-Diss. Basel 1944. — STÜNZI-ZÜST, B.: Zur Frage der Mißbildungen des caudalen Körperendes. Arch. Klaus-Stiftg 22, 45 (1947).

TAGLICHT, F.: Ein Fall von zahlreichen Mißbildungen bei einer totgeborenen Frucht. Virchows Arch. 229, 303 (1921). — TÖNDURY, G.: Zur Kenntnis der Fehlbildungen mit Defekten des hinteren Körperendes. Arch. Klaus-Stiftg 19, 225 (1944). — Beitrag zur Kenntnis der Fehlbildungen mit Defekten am hinteren Körperende. Z. Anat. 110, 322 (1939).

UNTERRICHTER, L.: (a) Über angeborene Gliedmaßenstummel. Erbarzt 7, 104 (1939). — (b) Beiträge zur Kenntnis der angeborenen Anomalien der Extremitäten. Z. Konstit.lehre 18, 317 (1934).

VALENTIN, B.: Beiträge zur Ätiologie der kongenitalen Mißbildungen. 21. Kongr. dtsch. orthop. Ges. 1926, S. 406. — Konstitution und Vererbung in der Orthopädie. Stuttgart: Ferdinand Enke 1932. — VEIT, G.: Über familiäres Vorkommen von Oligodaktylie, gleichzeitig ein Beitrag zur genetischen Stellung der Olygodaktylie der Handmißbildungen. Z. Konstit.lehre 23, 620 (1939). — VERBECK: Zit. nach VERSCHUER, Arch. klin. Chir. 193, 183 (1938). — VERSCHUER, O. v.: Anomalien der Körperform. In BAUR-FISCHER-LENZ, Menschliche Erblehre und Rassenhygiene, 5. Aufl., Bd. I. München-Berlin: J. F. Lehmann

1940. — Virchow, R.: Ein neuer Fall von Halskiemenfistel. Virchows Arch. **32**, 518 (1865). — Zit. bei Gruber. — Volkmann: Fibulaaplasie. Dtsch. Z. Chir. **2**, 538 (1873). — Vrolik, W.: Tabul. ad illustrandum embryogenesin homin. et mammalium. Amsterdam 1849.

Waterman, H.: Zit. nach Pfeiffer, Z. orthop. Chir. **46** (1925). — Weil, S.: (a) Kind mit verdoppelter Fibula bei fehlender Tibia usw. Klin. Wschr. **1923**, 187. — (b) Diplocheirie und Diplopodie. Z. orthop. Chir. **43**, 595 (1924). — (c) Verdoppelung der Hand mit Defekt des Radius bei doppelter Ulna. Klin. Wschr. **1923**, 278. — Wepler, W.: Die sog. Phokomelie. Dtsch. med. Wschr. **1937**, 1302. — Werthemann, A.: Präparation eines Spaltfußes usw. Z. Anat. **77**, 212 (1925). — Wierzejewski: Über den kongenitalen Ulnadefekt. Z. orthop. Chir. **27**, 101 (1910).

Zimmer, E. A.: Über Verschmelzungen von Handwurzelknochen. Radiol. Rdsch. **5**, 244 (1936). — Einige Mißbildungsformen besonderer Art. Radiol. clin. 8, 169 (1939).

B. Die Störungen der Epiphysen- und Gelenkentwicklung.

In der grundlegenden und für unser Einteilungsprinzip maßgebenden Monographie von W. Müller (a) werden die Störungen der Epiphysenentwicklung der Finger, die sich ebenfalls in Überschuß- und rückläufigen Formen — und daher in Verschiedenheiten der *Längendifferenzierung* der Fingerstrahlen äußern, unter der Abschnittsbezeichnung „Die Störung der Längendifferenzierung" abgehandelt.

Da wir entsprechend unserer Aufgabe das Gesamtextremitätenskelet zu berücksichtigen haben, beschreiben wir in diesem Abschnitt alle jene Zustände, die auf Plus- oder Minusvariationen der Epiphysenentwicklung und auf Störungen der Gelenkentwicklung beruhen. Da daher nicht immer Veränderungen der Gliedmaßenlänge resultieren, haben wir die für die Hand zweckmäßige Müllersche Benennung dieses Abschnittes *nicht* gewählt.

1. Störungen der Epiphysenentwicklung.
Allgemeines über normale Epiphysenentwicklung der Extremitäten.

Zur raschen Orientierung über das zeitliche Auftreten der einzelnen Skeletteile in der embryonalen Entwicklung bilden wir zu Beginn dieses Abschnittes die schematischen Skizzen von verschieden alten Feten ab. Die Bilder wurden dem Lehrbuch der Embryologie von Brandt entnommen. Sie werden jedem, der sich über pathologische Skeletbefunde bei Feten oder Frühgeburten orientieren muß, von großem Nutzen sein (Abb. 115a—e).

a) Die Entwicklung des Armskeletes.
(Abb. 116a und b, nach v. Lanz und Wachsmuth.)

Außer dem *Schlüsselbein* sind alle Knochen des Armskeletes knorplig vorgebildet und wandeln sich von der 8. Woche an in Knochen um. Dieser Prozeß beginnt an der Diaphyse. Später, vom Ende der Schwangerschaft an, wird er insbesondere von den im 1.—3. Lebensjahr auftretenden Epiphysen und Epiphysenkernen weitergeführt, dabei sind für die Zeitdauer des Wachstums die einzelnen Epiphysenfugen nicht gleichbedeutend. So verknöchern im 16.—20. Lebensjahr die Fugen um das Ellbogengelenk, die Fugen des proximalen Humerusendes dagegen erst im 24.—25. Altersjahr.

Schlüsselbein. Es ist der erste Knochen des Skeletes, der verknöchert, und zwar aus einer bindegewebigen Anlage in der 6.—7. Embryonalwoche. Zur Zeit der Geburt besitzt es an beiden Enden knorplige Wachstumszonen, deren akromiales sich zum Gelenkknorpel verdünnt, deren sternales im 14. bzw. 18.—20. Lebensjahr eine flache Knochenscheibe erhält, die muldenförmig vom Brustbein umfaßt wird und im 21.—24. Lebensjahr damit verschmilzt.

Schulterblatt. Dieses verknöchert von mehreren enchondralen Kernen aus:

Kern für die Hauptmasse (Korpus), nahe dem Achselwinkel in der 8. Fetalwoche.

Hauptkern für *Processus coracoideus* 1. Lebensjahr.

Kern für das Subcoracoideum 10.—12. Lebensjahr (gleichzeitig für Tuberositas supraglenoidalis).

Kern für *Akromion* im 15.—18. Lebensjahr. Apophysäre Knorpelfugen treten außerdem am unteren Pfannenrand, an der Krümmung und Spitze des Processus coracoideus, am Wirbelrand (Margo vertebralis) und am Angulus inferior auf. Sie verschwinden um das 20. Lebensjahr, nachdem sie zwischen dem 15.—19. Lebensjahr in Erscheinung treten.

Oberarm. Schaftverknöcherung beginnt in der 7.—8. Woche: Die proximale Epiphyse hat 3 Kerne:

Eigentlicher Epiphysenkern im Caput (Ende 1. Lebensjahr), im Tuberculum majus (2.—3. Lebensjahr), im Tuberculum minus (2.—4. Lebensjahr). Alle 3 verschmelzen gegen das 5. Lebensjahr und haben eine gemeinsame — sekundäre — Fuge gegen die Diaphyse. Sie besteht am längsten und ist auch ohne Rachitis mehrere Millimeter breit.

Das distale Ende entwickelt sich in allen seinen Fortsätzen:

Kern im Capitulum humeri im 1. Lebensjahr.

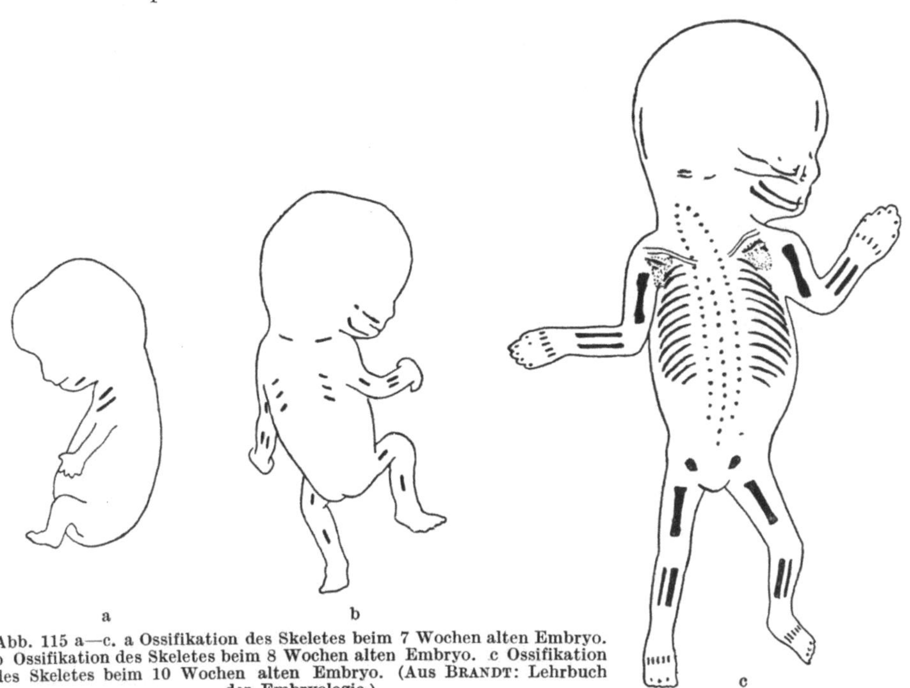

Abb. 115 a—c. a Ossifikation des Skeletes beim 7 Wochen alten Embryo. b Ossifikation des Skeletes beim 8 Wochen alten Embryo. c Ossifikation des Skeletes beim 10 Wochen alten Embryo. (Aus BRANDT: Lehrbuch der Embryologie.)

Kern in der Trochlea erst im 10.—12. Lebensjahr.

Apophysenkern im Epicondylus lateralis im 8.—13. Lebensjahr.

Alle 3 verschmelzen zu einem sekundären Epiphysenkomplex im 13.—16. Lebensjahr.

Kern im Epicondylus medialis im 5. Lebensjahr. Dieser verschmilzt mit der Diaphyse erst im 14.—18. Lebensjahr.

Elle. Beginn der Diaphysenverknöcherung in der 7. Fetalwoche. An beiden Enden entwickelt sich ein gesonderter Knochenkern. Im Gegensatz zu den übrigen Röhrenknochen, wo die Gelenkprofilierung durch die Epiphyse geschieht, erreicht bei der Elle die Diaphyse schon frühzeitig die Incisura semilunaris und radialis ulnae. Im Olecranon treten 1 bis 2 Kerne von apophysärem Charakter im 8.—12. Lebensjahr auf. Die Knorpelfuge verschwindet im 13.—17. Lebensjahr.

Distal setzt die Verknöcherung zwischen 5.—7. Lebensjahr ein, bei endokrinen Wachstumsstörungen [HASSELWANDER (a)] kann der Processus styloideus gesondert verknöchern.

Speiche. Die Verknöcherung der Diaphyse beginnt, wie bei der Elle, etwa in der 7. Embryonalwoche. Der Kern im Capitulum radii erscheint im 5.—7. Lebensjahr, die flache Scheibe synostosiert mit der Diaphyse im 14.—18. Lebensjahr. Die Tuberositas radii hat eventuell einen Knochenkern vom 10.—12. Lebensjahr. Sie verschmilzt gleichzeitig mit dem Capitulum.

Die distale Epiphyse beginnt ihre Verknöcherung zwischen dem 8.—16. Monat nach der Geburt; sie ist eine ausgesprochene Wachstumsfuge und verknöchert spät (21.—25. Lebensjahr). Im Processus styloideus radii wurde gelegentlich ein Knochenkern beobachtet.

Handwurzelknochen, Reihenfolge des Auftretens der Knochenkerne (alle erst nach der Geburt):

Capitatum . . . . 1.—6. Monat   Multangulum majus
Hamatum . . . . 1.—7. Monat   (Trapezium) . . . . . $3^9/_{12}$— $7^6/_{12}$ Jahre
Triquetrum . . . . . . $5/_{12}$— $3^2/_{12}$ Jahre   Multangulum minus
Lunatum . . . . . . $2^2/_{12}$— $5^5/_{12}$ Jahre   (Trapezoid) . . . . . $3^9/_{12}$— $6^8/_{12}$ Jahre
Naviculare (Scaphoid) . $3^8/_{12}$— $6^3/_{12}$ Jahre   Pisiforme . . . . $7^{10}/_{12}$—12 Jahre.

Siehe dazu auch die tabellarische Darstellung bei KÖHLER.

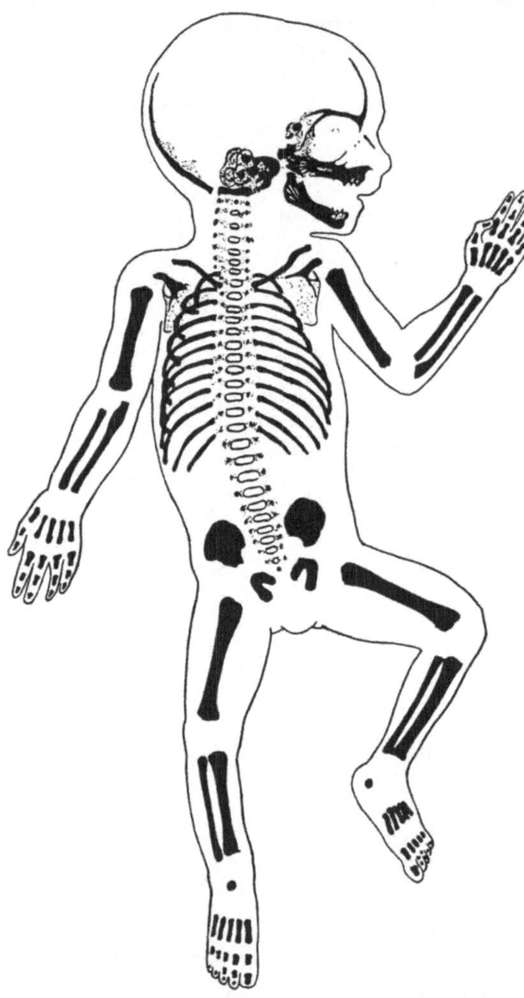

Abb. 115 d. Ossifikation des Skeletes beim 25—28 Wochen alten Fetus. (Aus BRANDT: Lehrbuch der Embryologie.)

Mittelhandknochen. Beginn der Diaphysenverknöcherung in der 9. Embryonalwoche, die des 2. und 3. Fingers geht meist voraus. In der Regel besitzen sie nur eine Epiphyse: Metacarpale I am proximalen, Metacarpale II—V am distalen Ende. Erstere tritt zwischen $1^5/_{12}$—$3^3/_{12}$. Lebensjahren auf, letztere zwischen $1^5/_{12}$.—3. Lebensjahren. Der Ossifikationstyp des Daumenmetacarpus gleicht daher demjenigen der Phalangen. Deshalb wurde auch die Vermutung gehegt, der Daumen sei ebenfalls 3gliedrig und sein fehlender Metacarpalknochen sei ins Os multangulum majus einverleibt worden. Diese Annahme ist aber nicht stichhaltig, weil gelegentlich auch im 2. Metacarpalknochen ein proximaler Epiphysenkern angetroffen wird.

Pseudoepiphysen lassen sich am 2.—5. Metacarpale nachweisen (Beziehungen zwischen Knochenkern und Gehirnmißbildungen). Im 15.—20. Lebensjahr verschmelzen die Diaphysen mit den Epiphysen (s. auch das Kapitel „Überzählige Epiphysen", S. 163).

Fingerglieder. Die Diaphysen der Endglieder beginnen ihre Verknöcherung in der 7. bis 8. Woche vor derjenigen der Grundphalangen (9.Woche) und der Mittelphalangen (11. bis 12. Woche). Nach H. R. SCHINZ tritt an der Hand als allererste Verknöcherung diejenige der Tuberositas unguicularis des Daumens auf. Die chondrale Verknöcherung der Diaphysen der Endphalanx schließt sich unmittelbar an. Die Knochenkerne der proximalen Epiphysen treten bei Grundphalanx im 1.—3. Lebensjahr, Mittel- und Endphalangen im 2.—3. Lebensjahr auf. Mit 20—24 Jahren kommt es zur Verschmelzung der Diaphysen und Epiphysen der Phalangen (nach SPALTEHOLZ im 18.—20. Lebensjahr).

Nach SPALTEHOLZ ist demnach die Reihenfolge der Verknöcherung der Kerne der Handknochen folgende: Endphalangen — Ossa metacarpalia — 1. Reihe der Phalangen (Grundphalangen) — 2. Reihe der Phalangen (Mittelphalangen).

SCHINZ zeigt in seiner Arbeit über Erbtypen und Formen bei Brachydaktylie eine originelle schematische Darstellung des Auftretens der Epiphysenkerne und der Ossifikation der Carpalknochen nach der Geburt und gibt zusammenfassend folgende Reihenfolge an (s. Abb. 118):

1. Basale Epiphyse der Endphalanx des Daumenstrahles,
2. basale Epiphyse der Grundphalanx der Fingerstrahlen 2—5,
3. distale Epiphyse der Metacarpalia II—V,

4. basale Epiphyse der Grundphalanx des Daumenstrahles und der Mittelphalangen der Strahlen 2—5,

5. basale Epiphyse des Metacarpale I,

6. basale Epiphyse der Endphalangen der Strahlen 2—5.

b) Die Entwicklung des Beinskeletes.

(Vgl. Abb. 117a und b.)

MAX BOEHM hat 1935 in seinem Buche „Das menschliche Bein" eine ausführliche Beschreibung der Entwicklung der unteren Extremitäten gegeben. Wegen der praktisch wichtigen und relativ häufigen Mißbildungen des Beines, die zu schweren Verunstaltungen und Gangstörungen führen, sind diese Untersuchungen wichtig.

Obwohl die Pathologie des Beckengürtels außerhalb des Aufgabenbereiches dieses Beitrages ist, soll trotzdem kurz auf die Entwicklung des Knochens, namentlich der Gelenkpfanne eingegangen werden.

Zunächst soll das Wachstum und die Zeit des Fugenschlusses der einzelnen Knochen beschrieben werden (nach SPALTEHOLZ, LANZ und WACHSMUTH). Alle Knochen des Beckengürtels und der unteren Extremität sind knorplig vorgebildet.

Hüftbein. Es setzt sich entwicklungsgeschichtlich aus 3 Hauptstücken zusammen: im Os ileum tritt der Kern in der 8. Woche auf, im Os ischii im 4. Monat, im Os pubis im 4. bis 5. Monat. Alle 3 bilden das Acetabulum und sind bis zur Pubertät von einem Y-förmigen Knorpel voneinander getrennt. Erst im 9.—12. Jahr tritt in diesen Knorpeln ein Kern auf, der das Os acetabuli bildet, welches sich um die Pubertät mit dem Os pubis vereinigt. Die Hauptstücke vereinigen sich gleichzeitig mit noch kleineren Kernen gegen das 20. Jahr. Die unteren Schenkel des Schambeins verwachsen im 7.—8. Jahr mit dem Os ischii. Nach der Pubertät treten noch folgende Kerne auf:

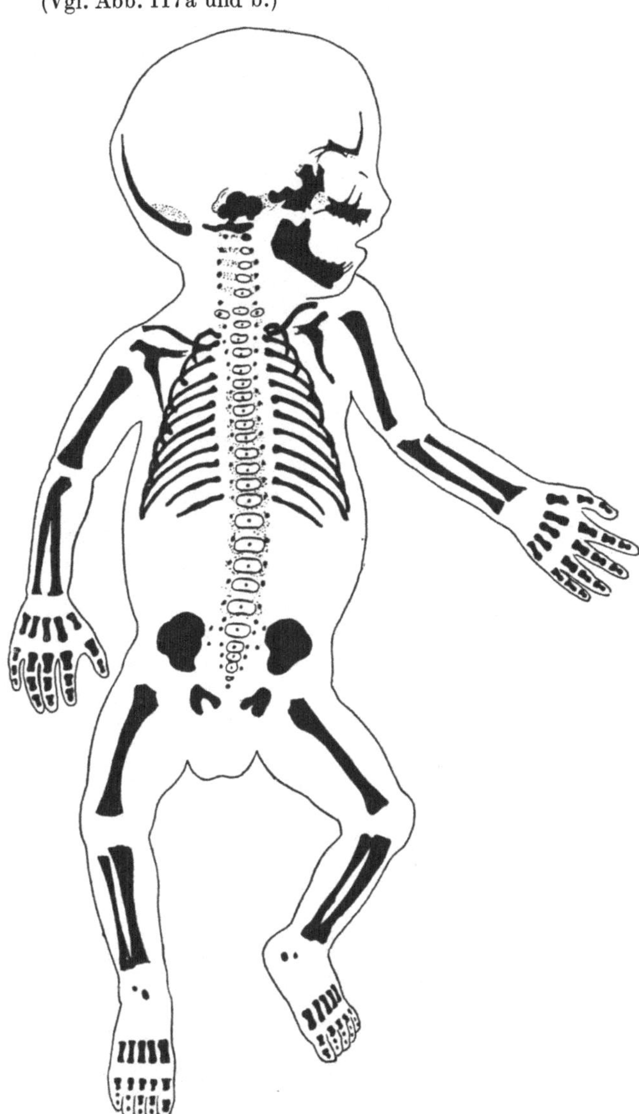

Abb. 115e. Ossifikation des Skeletes beim 33—36 Wochen alten Fetus. (Aus BRANDT: Lehrbuch der Embryologie.)

1. Entlang der Crista ilica: Verwachsung 20.—25. Jahr,

2. am Tuber ischiadicum: Verwachsung 17.—24. Jahr,

3. Spina ischiadica: Verwachsung 18.—20. Jahr,

4. Spina ilica anterior inferior: Verwachsung 18.—20. Jahr.

Im 18.—20. Jahr tritt endlich an der Facies symphyseos ossis pubis eine Epiphyse mit 1—2 Kernen auf.

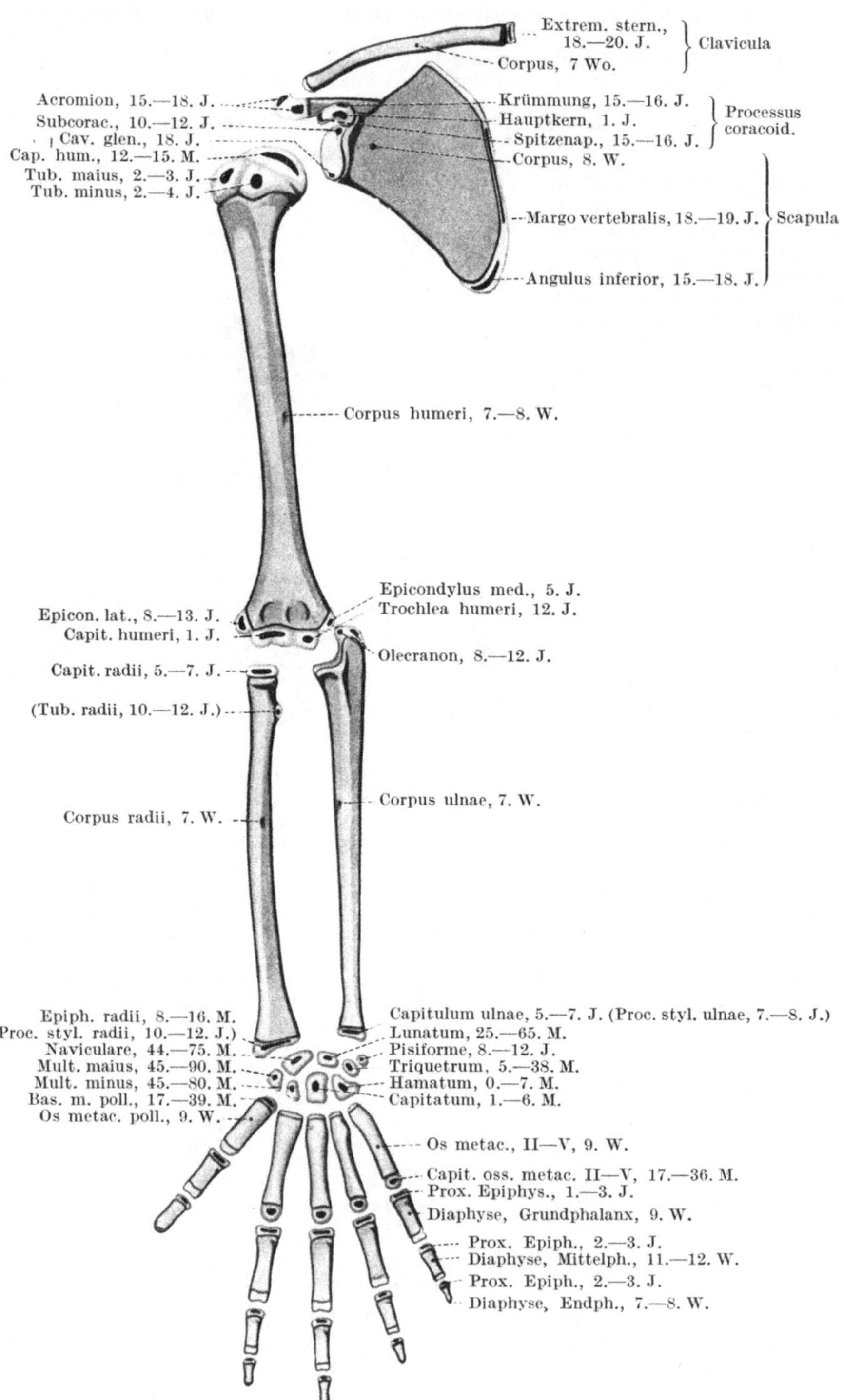

Abb. 116a. Knochenkerne des Armskeletes und Zeitpunkt ihres Auftretens. (Aus Lanz und Wachsmuth.)

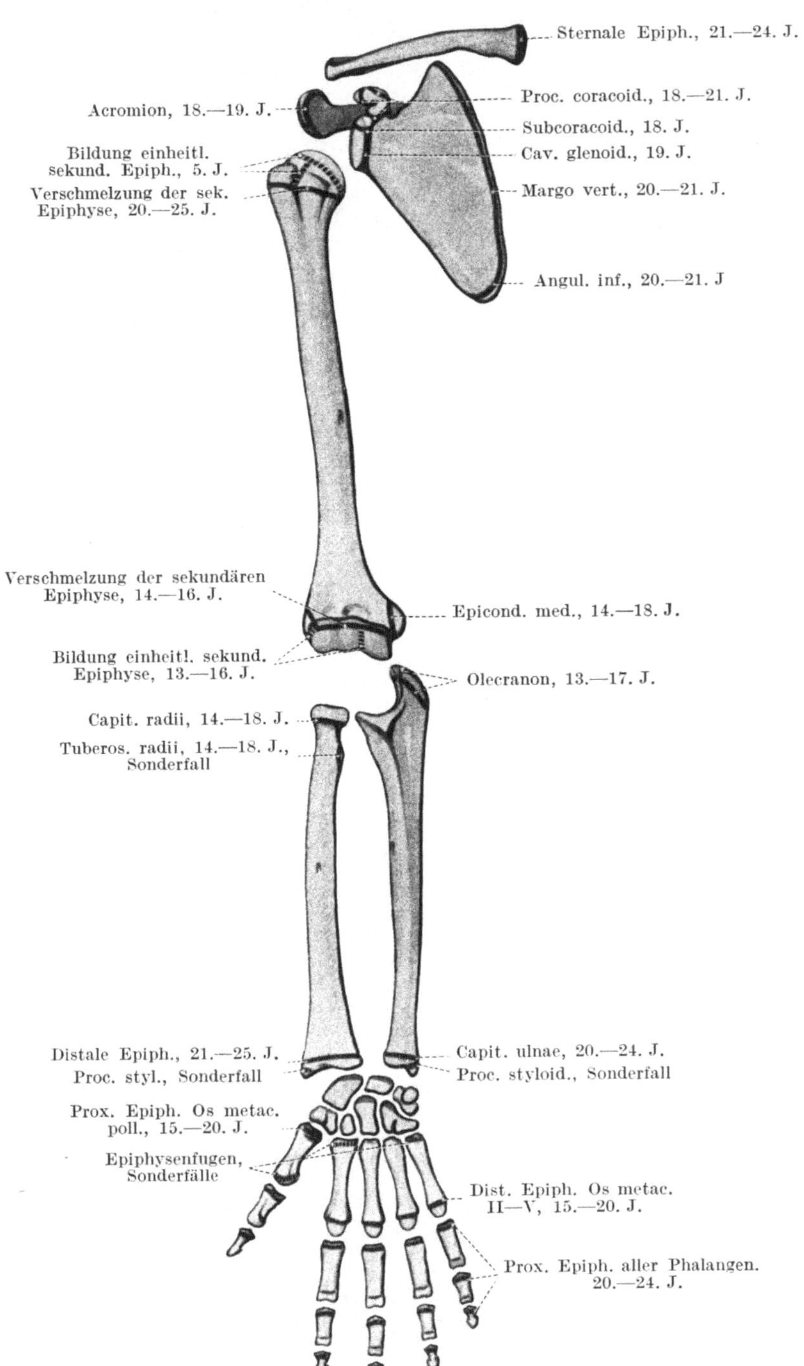

Abb. 116b. Wachstumsfugen des Armskeletes und Zeitpunkt ihres Verschmelzens. (Aus Lanz und Wachsmuth.)

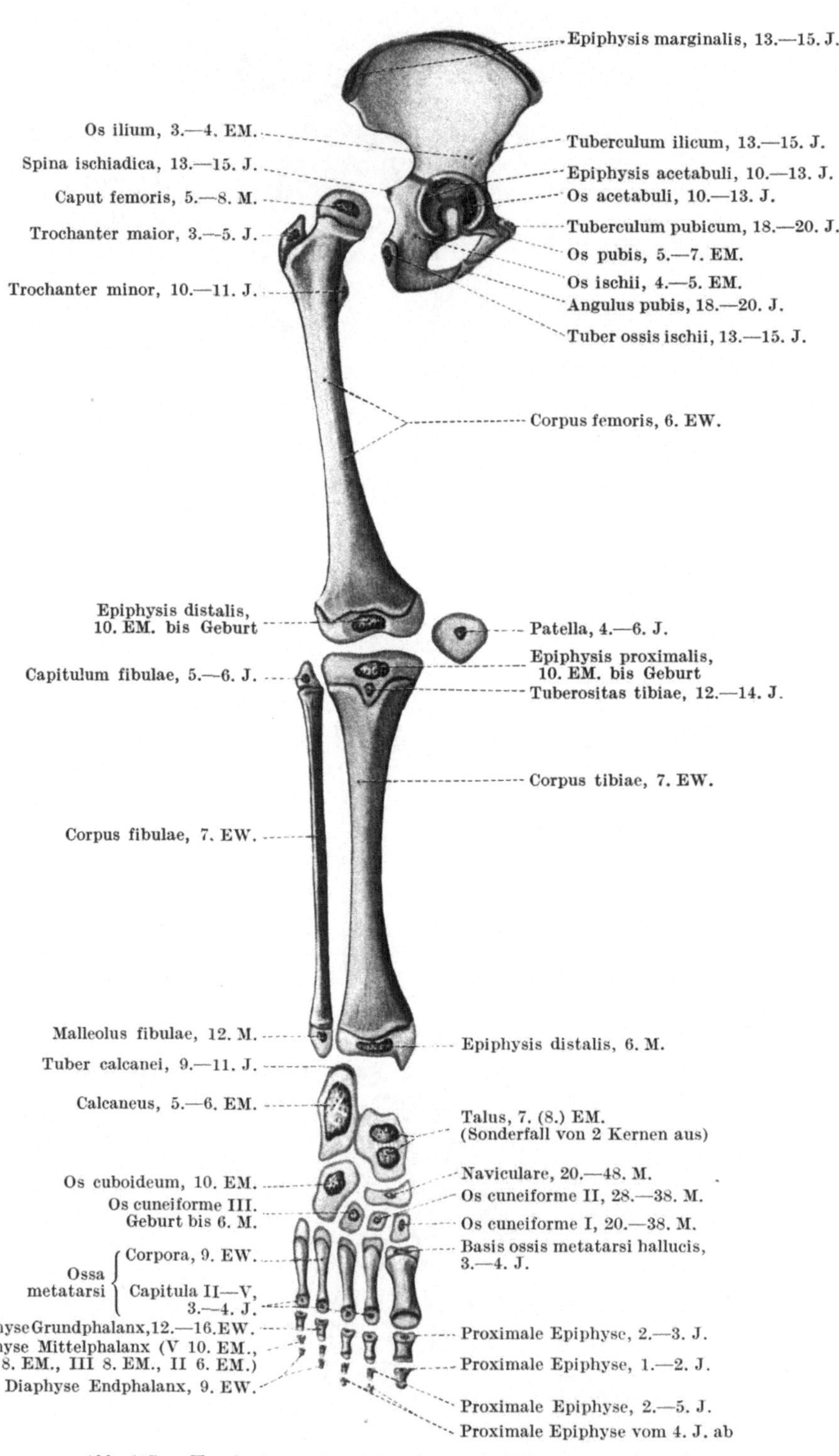

Abb. 117 a. Knochenkerne des Beinskeletes und Zeitpunkt ihres Auftretens.
(Aus Lanz und Wachsmuth: Praktische Anatomie, Bd. 1.)

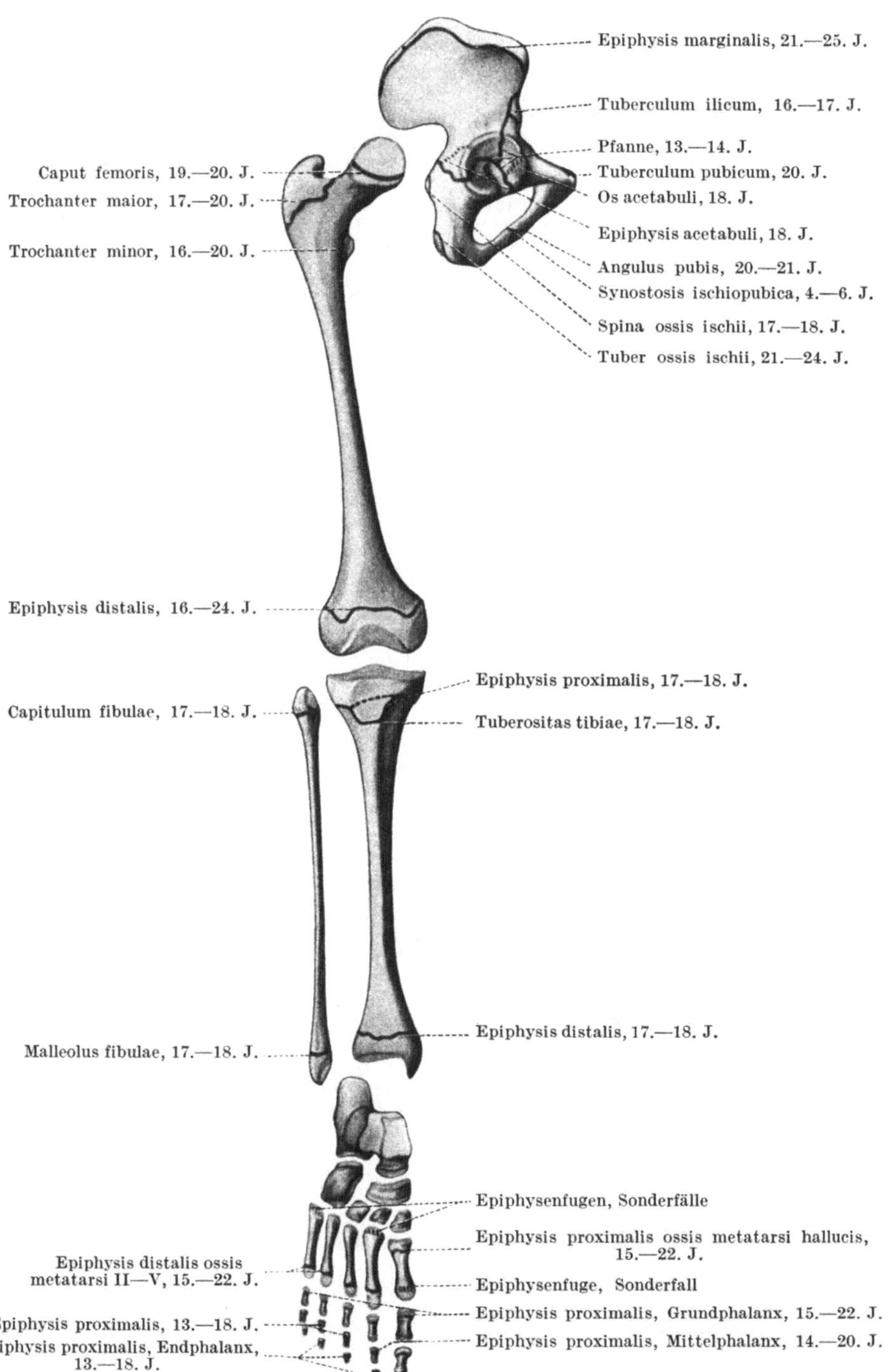

Abb. 117b. Wachstumsfragen des Beinskeletes und Zeitpunkt ihres Verschmelzens.
(Aus Lanz und Wachsmuth: Praktische Anatomie, Bd. 1.)

Im Verlauf dieser Entwicklung macht nun die Hüftpfanne, wie Boehm durch sorgfältige Messungen zeigte, recht charakteristische Veränderungen durch.

Am Anfang des 3. Embryonalmonats geht die Entwicklung des Hüftgelenkes wie folgt vor sich: bei einem 35 mm langen Embryo ist der Pfanneneingangsring von ausgesprochen ovalärer Form und der obere und hintere Rand höchst mangelhaft entwickelt. Schon im 4. Monat ist der Limbus cartilagineus ein regelmäßiges, ringförmiges Gebilde, das die Auskehlung am oberen hinteren Pfannendach überdeckt. Nach Abtragen des Knorpels findet sich eine ausgesprochene flache Pfanne. Erst zur Zeit der Geburt ändert sich die Gestalt der knorpligen Pfanne. Sie ist beim Neugeborenen nahezu kreisförmig und das obere und hintere Pfannendach wird deutlicher: Beim Erwachsenen besitzt der Pfanneneingangsring eine Neigung in doppeltem Sinne: seitlich nach unten-vorn. Beim Feten liegt nun die Hüftpfanne vor der präsacralen Wirbelsäulenachse (Huxleys longitudinale Wirbelsäulenachse), während sie beim Erwachsenen darunter ist. Noch beim Neugeborenen und in der Kindheit steht die Hüftpfanne etwas ventral vom allgemeinen Körperschwerpunkt. Die Hüftpfanne wandert also während der Entwicklung *dorsalwärts* (Boehm). Eine weitere Lageveränderung beruht auf der Zunahme der Querspannung des Beckens, wodurch beide Hüftpfannen voneinander und von der Mittel-Sagittalebene des Körpers entfernt werden. Weitere Messungen haben ergeben, daß sich im Laufe der Entwicklung der Eingangsring der Hüftpfanne aus der Sagittalebene von 70⁰ auf 45⁰ im Sinne der Seitenneigung und von 85⁰ auf 52⁰ im Sinne der Frontaldrehung dreht (Boehm).

Diese Umstellungen hängen von den Entwicklungen und Umstellungen im Kreuzbein, im Becken und den Pfannenrändern selber ab.

Oberschenkel. Die Diaphysenverknöcherung tritt vom 42. Tage an auf, die distale Epiphyse erhält ihren Kern kurz vor der Geburt. Der Fugenschluß bildet sich im 20.—24. Jahr.

Proximal finden sich 3 Kerne, einer des Caput im 1. Jahr (Verwachsung im 18.—19. Jahr), einer für den Trochanter major im 3.—4. Jahr (Verwachsung im 18. Jahr) und einer im Trochanter minor (Verwachsung im 17. Jahr).

Nach den Angaben Boehms hat der Oberschenkelkopf beim Feten ellipsoide Form. Erst beim Erwachsenen ist die kreisrunde Form festzustellen. Beim Feten tritt die Schenkelhalsachse in die Mitte der Fovea centralis, während beim Erwachsenen die Fovea centralis *unter* der Schenkelachse liegt. Demnach wandert der Ansatz des Ligamentum teres caudalwärts nach unten. Die Richtungsachse des fetalen Schenkelkopfes steht steil, daher sei „der fetale Schenkelkopf relativ ein Caput valgum."

Im Vergleich der Gelenkkopfgröße zur Gesamtlänge des Femur ist die Gelenkpfanne des fetalen Caput femoris fast doppelt so groß als beim Erwachsenen. Bezüglich der Stellung des Hüftkopfes zum Schenkelhals findet sich beim Feten eine Retroversion, die am Ende des 1. Lebensjahrzehntes nicht mehr zu sehen ist.

Der Trochanter major zeigt beim Feten eine mächtige Höhenentwicklung, der kleine Trochanter schaut beim Feten nach hinten, beim Erwachsenen nach der Seite.

Auch der Schenkelhals ist in der Entwicklung großen Veränderungen unterworfen. Beim Erwachsenen beträgt der Winkel *zwischen Schenkelhals und Schaft* 125—126⁰. Beim Feten werden die Werte recht verschieden angegeben: Fetus und Neonatus 120—130⁰ (!). Boehm gibt ihn, gemessen an einem histologischen Schnitt von einem 8 Wochen alten Feten, mit 115⁰, Ende des 3. Monates mit 118⁰ an. Von einem Collum valgum beim Feten kann also nicht gesprochen werden, wie dies getan worden ist (zit. nach Boehm), vielmehr besteht gegenüber dem Erwachsenen ein Collum varum.

Auch die *Torsion* des Femur ist im Verlauf der Entwicklung Schwankungen unterworfen. Beim Erwachsenen zeigt die Querverbindung durch die Kondylen gegenüber einer Achse durch Mitte von Hals und Kopf einen Torsionswinkel von 12⁰. Beim Feten von 5—9 Wochen hat diese Torsion eine Minusgröße von —11—4⁰. Bis zum Alter von 4 Monaten beträgt die Torsion 0⁰, um bei der Geburt 30—40⁰ zu erreichen; nach der Geburt tritt wieder eine Detorsion ein, die recht verschiedene Grade erreicht, im Durchschnitt mit + 12⁰ angegeben wird.

Der *Schaft* des Femur ist nach vorn leicht konvex gekrümmt. Beim Feten, Neugeborenen und Kind ist die Schaftkrümmung viel geringer.

Die distale Femurepiphyse macht ebenfalls erhebliche Formenveränderungen durch.

Zunächst unterscheiden sich die *Kondylen der Feten* von denjenigen des Erwachsenen erheblich, wie auf sagittalen Kurven geprüft wurde. Beim Feten herrscht die Rundform der Femurkondylen vor und bleibt bis zum 1. Lebensjahr bestehen. Später flacht sich der Condylus ab, um die sog. Handfläche zu bilden. Der vertikale Höhendurchmesser nimmt ab, der sagittale Tiefendurchmesser zu. Gleichzeitig erscheinen vorne die ventralwärts sehenden „Streckanschläge".

Weiterhin hat die femorale *Kniegelenkfläche* beim Embryo eine große Breitenausdehnung und eine relativ geringe Tiefenausdehnung, etwa im Verhältnis Breite : Tiefe = 3 : 2. Beim Erwachsenen ist dieses Verhältnis 1 : 1. Ferner ist der größte Breitendurchmesser in der Epikondylengegend fast doppelt so lang als der frontale Durchmesser im vordersten Abschnitt der sog. Gleitfläche des Erwachsenen. Beim Embryo ist der Breitendurchmesser dorsal und ventral nur wenig verschieden. Der Hauptunterschied zwischen Fetus und Erwachsenen ist aber das Fehlen des lateralen Vorsprunges beim Embryo. Ferner ist beim Erwachsenen der laterale Condylus nur 2 mm niedriger als der mediale. „Je jünger das Kind ist, um so größer ist die Höhendifferenzierung zwischen beiden Condylen zu Ungunsten des Lateralen." Bei der Entwicklung verliert dann der innere Condylus an Höhe, also auch an frontaler Krümmung, der äußere dagegen gewinnt an Höhe und Breite und seine frontale Krümmung nimmt zu.

Schienbein. Nach SPALTEHOLZ erscheint der Diaphysenkern am 44. Tage. Die proximale Epiphyse erhält einen Kern zur Zeit der Geburt, dieser wächst an der vorderen Seite distalwärts und bildet die Tuberositas tibiae. Diese erhält freilich bisweilen im 11.—13. Jahr einen besonderen Kern, der mit der proximalen Epiphyse bald verschmilzt. Im 19.—24. Jahr verwächst die Epiphyse mit dem Carpus.

In der distalen Epiphyse tritt der Kern im 2. Jahr auf, um seine Knochen im 16.—19. Jahr mit der Diaphyse zu verbinden.

Im einzelnen geht die Entwicklung des Schienbeins nach BOEHM folgendermaßen vor sich:

Zunächst überragt beim Embryo die laterale Hälfte beträchtlich die mediale, ferner ist die laterale nach oben konvex, die mediale konkav gekrümmt. Beim Neugeborenen ist die mediale Hälfte napfförmig, die laterale reliefartig und bildet eine Art Rolle. Noch in den Kinderjahren ist eine deutliche Asymmetrie der proximalen Tibiaepiphyse wahrzunehmen, indem die laterale Hälfte breiter und höher ist als die mediale.

Sowohl die femorale als auch die tibiale Gelenkfläche ist unsymmetrisch, aber in entgegengesetztem Sinne. Am längsten bekannt sind die Formveränderungen in sagittaler Richtung. Der Reklinationswinkel gegenüber der Tibialängsachse beträgt 80—82 .

Beim Feten und Neugeborenen ist diese Abschüssigkeit der Gelenkfläche nach hinten noch größer und beruht zum Teil auf einer Rückneigung des Tibiakopfes und einer Inklination der medialen Gelenkfläche.

Über die Entwicklungsveränderungen der distalen Tibiaepiphyse ist folgendes zu berichten:

Die tibiale Gelenkfläche ist relativ größer beim Embryo als beim Erwachsenen. Anfänglich besitzt die Epiphyse Keilform, so daß die Gelenkfläche schrägen Verlauf zeigt. Die mediale Seite ist nämlich stärker entwickelt und besonders der Malleolus internus ausgesprochen überentwickelt. Vom 10. Lebensjahr an ist die tibiale Epiphyse dann nahezu symmetrisch und die Gelenkfläche zeigt horizontalen Verlauf. Auch das Schienbein zeigt eine Torsion, wobei der Knieteil einwärts, der Fußteil auswärts gekrümmt ist. Beim Embryo liegen dagegen diese Torsionen umgekehrt und beim Neugeborenen ist Knie- und Fußgelenkfläche in einer Ebene.

Wadenbein. Sein Diaphysenkern tritt am 55. Tage auf. Die distale Epiphyse erhält ihren Kern im 2. Jahr und verwächst mit dem Schaft im 20.—22. Jahr. In der proximalen Epiphyse tritt der Kern im 3.—5. Jahr auf, um im 22.—24. mit dem Schaft zu verwachsen. Im ganzen macht die Fibula im Lauf der Entwicklung eine bemerkenswerte Lageveränderung durch, indem sie aus ihrer ursprünglich dorsalen Lage zur Tibia lateralwärts auf deren Seite rückt.

Das *Sprungbein* (Talus, Astragalus) erhält seinen Kern im 6. Fetalmonat. Seine Gelenkfläche gegen den Unterschenkel bildet eine Rolle, welche beim Erwachsenen in sagittaler Richtung konvex von vorn nach hinten verläuft. Sie beträgt etwa $^1/_3$ eines Kreises. Beim Embryo ist sie ausgedehnter und viel stärker gekrümmt. Bekanntlich ist sie vorn breiter als hinten. Beim Embryo ist die Rollenfläche relativ lang und schlank und hinten fast so breit wie vorn.

Auf Frontalschnitten hat der Taluskörper des Erwachsenen nahezu rechtwinklige Form, beim Feten und Neugeborenen dagegen trapezoiden Charakter. Der Körper reduziert in seiner Entwicklung die laterale Seite, dadurch wird auch die Gelenkfläche horizontal. Der *Talushals* macht insofern eine Veränderung durch, als die Gelenkfläche zum Kahnbein anfänglich fast rein sohlenwärts gerichtet ist, während sie beim Erwachsenen nach abwärts *und* vorn zieht.

Fersenbein (Calcaneus). Es erhält im 4.—8. Monat einen Hauptkern im Corpus und im 7.—10. Jahr eine Epiphyse für sein hinteres Ende (Tuber calcanei), welche im 13.—22. Jahr (Mittel 17. Jahr) mit der Hauptmasse verwächst.

Beim Embryo ist der rückwärtige Teil mit dem Tuber stark unter-, der vordere mit dem Processus anterior stark überentwickelt. Beim Neugeborenen ist der Hals besonders lang, wird aber in der weiteren Entwicklung bedeutend reduziert, Tuber und Corpus dagegen mächtig entfaltet.

Gegen das Würfelbein macht die Gelenkfläche eine Drehung durch, anfänglich steht sie in Supinationsstellung, die durch eine pronatorische Umstellung möglich wird. Auf Frontalschnitten zeigt die Gelenkfläche zum Talus beim Erwachsenen horizontalen Verlauf und ist ganz flach, während sie beim Embryo in konvex gekrümmtem Bogen verläuft und nach medial und rückwärts abschüssig ist.

Das Kahnbein (Naviculare) erhält einen Kern erst im 4.—5. Jahr. Beim Erwachsenen ist es ein nahezu rechteckiges Gebilde, welches etwa doppelt so breit als hoch ist. Das fetale Kahnbein ist relativ breiter als hoch und hat keilförmige Gestalt. Auch an den Gelenkflächen gehen charakteristische Veränderungen im Laufe der Entwicklung vor sich, die sich vor allem auf die Größenverhältnisse der Gelenkflächen zu den Keilbeinen beziehen.

Das Würfelbein (Cuboideum) bekommt seinen Knochenkern kurz vor der Geburt. Es besitzt beim Erwachsenen trapezoide Form. Beim Neugeborenen ist die laterale Hälfte besonders stark ausgebildet, desgleichen die plantare Fläche; die Gelenkfläche gegen das Fersenbein zeigt anfänglich bis zur Geburt eine Supinationsstellung, sie dreht sich in der weiteren Entwicklung im Sinne einer Supination bis nahezu in die Horizontalstellung. Auch die distalen Gelenkflächen machen im Lauf der Entwicklung charakteristische Umwandlungen durch. Es handelt sich dabei vor allem um eine Schrumpfung der dem 3. Keilbein zugekehrten Fläche.

Die Keilbeine. Das Cuneiforme I erhält seinen Knochenkern im 2.—4. Jahr, das Cuneiforme II im 3.—4., das Cuneiforme III im 1. Jahr. Im Laufe der Entwicklung ändern sich die Größenverhältnisse der Gelenkflächen der Knochen zueinander. So verliert die proximale Gelenkfläche des 3. Keilbeins an Ausdehnung, die des 2. nimmt hingegen zu. In der Länge verkürzt sich sodann das 3. Keilbein.

Mittelfußknochen. Die Diaphysenkerne erscheinen in der 8.—10. Woche. Die Epiphysen (beim Os metatarsale I am proximalen, bei den übrigen [I—V] am distalen Ende) erscheinen im 3.—8. Jahr und verwachsen im 14.—21. Jahr mit der Diaphyse.

Bei Feten sind diese Knochen relativ lang, besonders die lateralen verlieren dann im Verlauf der Entwicklung an Länge, der 2. ist immer der längste.

Die Zehenglieder. Nach Spalteholz treten in der 1. Phalangenreihe die Diaphysenverknöcherungen im 3. Fetalmonat und für die proximalen Epiphysen im 3. Jahr auf; in der 2. Reihe die Diaphysenkerne im 4.—10. Monat, die proximalen Epiphysen im 3. Jahr; in der 3. Reihe die Diaphysenkerne in der 9. Woche und die proximalen Epiphysenkerne im 4. Jahr; die Diaphysen-Epiphysenverwachsung erfolgt im 14.—21. Jahr.

Im Laufe der Entwicklung ist eine relative Längenabnahme besonders der 5. Strahlen festzustellen.

Abschließend verweisen wir auf gegenüberstehende, von Schinz gegebene schematische Darstellung des Auftretens der Ossifikationen an Hand und Fuß (Abb. 118).

Allgemeines über Störungen der Epiphysenentwicklung.

Aus naheliegenden Gründen sind die Verhältnisse der Hand und des Fußes am besten bekannt und am gründlichsten untersucht [Pol, Valentin (b), W. Müller (a), Stettner, Schinz). Es nimmt daher nicht wunder, daß die Arbeiten, welche sich mit dem Hand- und Fußskelet beschäftigen, bei weitem diejenigen übertreffen, welche andere Skeletabschnitte behandeln. Das im folgenden Dargestellte umfaßt daher auch vorwiegend die Verhältnisse an Hand und Fuß.

Bei der Differenzierung der einzelnen Strahlsegmente, d. h. der Metacarpalia, Metatarsalia und der Phalangen an Hand und Fuß können bestimmte Segmente einer oder mehrerer Strahlen schon bei ihrer ursprünglichen Differenzierung in verkürzter Form angelegt sein oder ganz unterdrückt werden. An Häufigkeit überwiegen die Störungen der *Mittelphalangen.*

Die vorkommenden Variationen und Mißbildungen stellen nun ebenfalls Plus- und Minusschwankungen um einen Normalzustand dar, der bei der Hand etwas anders ist als beim Fuß.

Bei der Hand mit ihrem 2gliedrigen Daumen und den 3gliedrigen übrigen Fingern stellt das Extrem der oszillatorischen Schwankungen nach der Plusseite der *3gliedrige Daumen* dar, bei welchem eine Mittelphalanx wieder in Erscheinung tritt, während die Minusschwankungen zu einem völligen Schwund der Mittelphalangen führen können und endlich auch Verkürzungen anderer Phalangen und der Mittelhandknochen auftreten.

Beim Fuß ist schon normalerweise die Tendenz nach der Seite der Reduktion verschoben: 2gliedrige Großzehe und Verkürzung der Mittelphalangen (Brachymesophalangie) an den fibularen Randstrahlen (Rassenmerkmal!).

Das Auftreten einer *3gliedrigen Großzehe* wird daher viel seltener beobachtet als der 3gliedrige Daumen.

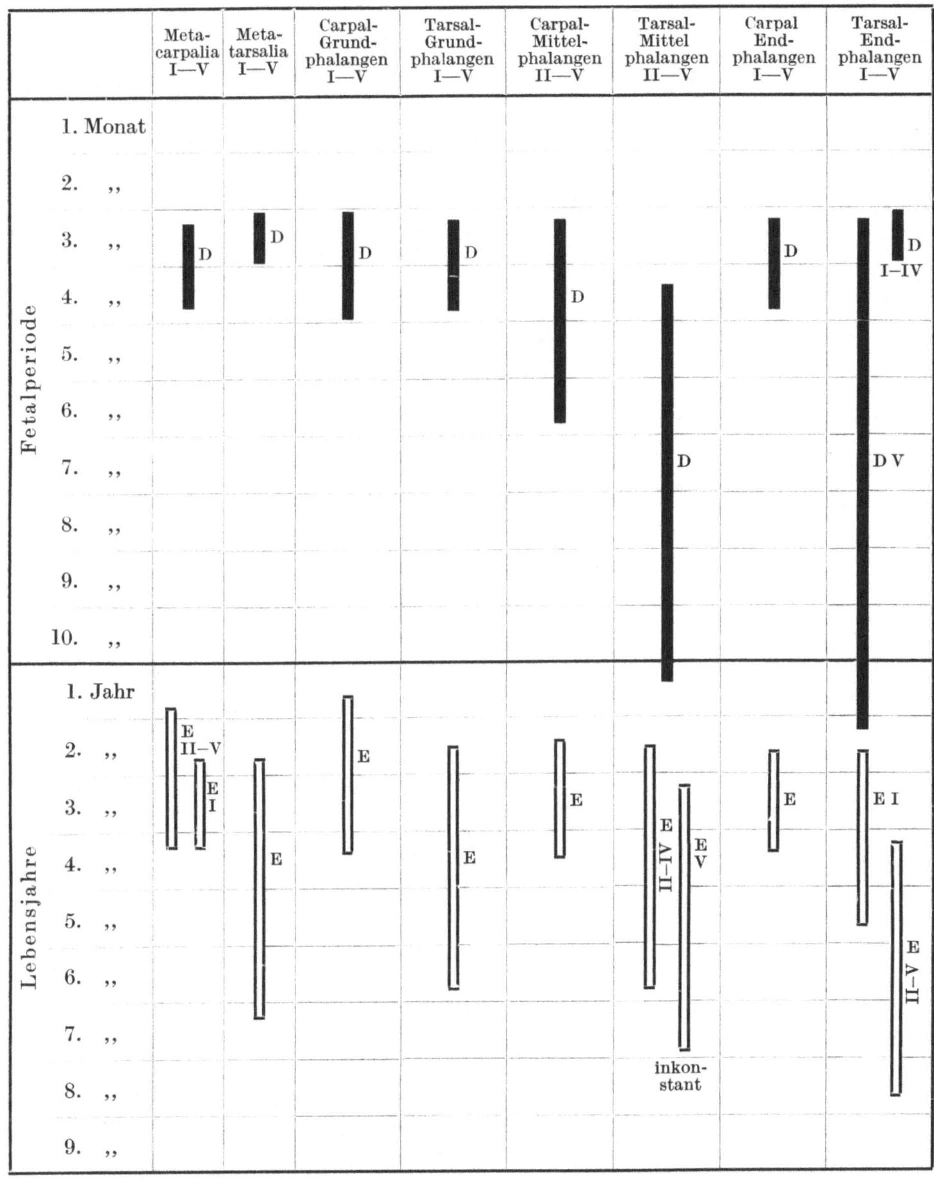

Abb. 118. Schematische Darstellung des Auftretens der Ossifikationen von Hand und Fuß.
D Diaphysenossifikation; E Epiphysenkerne. Die römischen Zahlen bezeichnen die Strahlen.
[Aus H. R. Schinz: Erbtypen und Formen bei Brachydaktylie. Arch. Klaus-Stiftg 18 (1943).]

Bei den Reduktionsformen ist nun, wie W. Müller (a) ausführt, ein Parallelismus des Reduktionsprozesses mit den Erscheinungen der enchondralen Ossifikation festzustellen. Zunächst fällt die Häufigkeit des Auftretens von Verkürzungen mit dem Zeitpunkt der Epiphysenverknöcherung zusammen. Je später die Dia- und Epiphysenverknöcherung auftritt, um so stärker kommt die Epiphysenverknöcherung zum Ausdruck, daher hat die zuletzt ossifizierende Mittelphalanx die größte Disposition zur Verkürzung [Fürst, Pol, Hasselwander (a), zit. nach W. Müller].

Bei der Ossifikation der Röhrenknochen ergeben sich gewisse Unterschiede, die von der Anwesenheit von Epiphysenkernen abhängig sind. Die langen Röhrenknochen haben bekanntlich an beiden Enden knöcherne Epiphysen, die kleinen Röhrenknochen dagegen nur an einem Ende. Das Bestehen eines besonderen Epiphysenkernes am Ende eines Röhrenknochens stellt aber keinen prinzipiellen Unterschied dar (Retterer, zit. nach W. Müller), sondern lediglich einen graduellen [Hasselwander (a), zit. nach W. Müller], wofür speziell auch das Vorkommen von Zwischenformen, sog. *Pseudoepiphysen* (Gegenbaur) spricht.

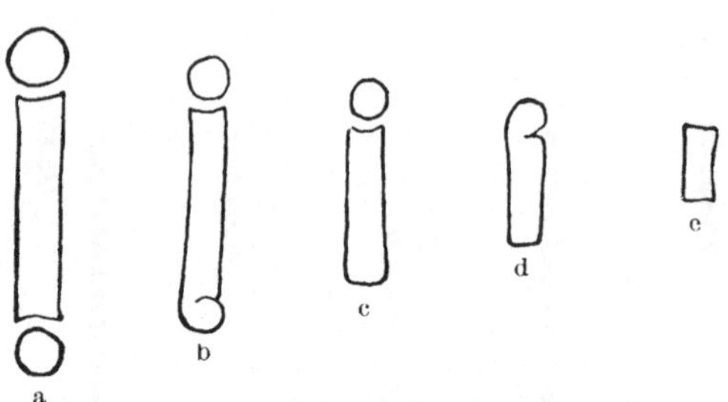

Abb. 119a—e. Die verschiedenen Grade von Epiphysenanlage am Röhrenknochen. a Proximale und distale Epiphyse; b proximale Pseudoepiphyse, distale Epiphyse; c nur distale Epiphyse; d distale Pseudoepiphyse; e weder Epiphyse noch Pseudoepiphyse. (Aus W. Müller: Die angeborenen Fehlbildungen der menschlichen Hand, Abb. 47, S. 76.)

Es läßt sich eine fortlaufende Reihe in der Längenentwicklung der Knochen angeben, die durch das beigegebene Schema von W. Müller am besten wiedergegeben wird (Abb. 119a—e).

Rückläufige Formen können sich nun dadurch äußern, daß z. B. Knochen, die normalerweise *eine* Epiphyse haben, nur noch eine Pseudoepiphyse, oder überhaupt keine Epiphyse mehr besitzen, die Folge wird eine mehr oder weniger beträchtliche Verkürzung sein.

Überschußformen äußern sich dann z. B. so, daß Knochen mit normaler Epiphyse an einem Ende eine Pseudoepiphyse oder eine richtige Epiphyse am anderen Ende zeigen.

Tabelle 1 (nach Lossen.)

Maße in mm	I	II	III	IV	V
Metacarpus . . .	44	65	63	57	53
Grundphalanx .	29	39	43	41	32
Mittelphalanx .	—	23	28	27	19
Nagelphalanx . .	23	18	19	19	17

Besonders bemerkenswert ist endlich noch die Feststellung, daß zwischen Strahlenzahl und Epiphysenentwicklung ein gewisser Zusammenhang besteht: Höhere Grade der einen sind häufig mit der entsprechenden Phase der anderen Variationsform verknüpft (z. B. Verdoppelung und Dreigliedrigkeit des Daumens).

Im allgemeinen ist bei den im folgenden speziell zu schildernden Mißbildungsformen eine häufige *Vererbbarkeit* nachzuweisen. W. Müller weist aber darauf hin, daß ein größerer Unterschied von der Durchschlagskraft der Überschuß- und der rückläufigen Formen nicht zu beobachten ist: z. B. 3gliedriger Daumen und Brachydaktylie zeigen ausgesprochen dominanten Erbmodus, daher treten auch beide Mißbildungsformen etwa gleich häufig auf.

Die im speziellen Teil zu beschreibenden Formen stellen zum Teil sehr weitgehend bearbeitete Fehlbildungen dar. Im Rahmen des vorliegenden Beitrages muß auf möglichste Kürze der Darstellung gesehen werden, so daß auf neuere zusammenfassende Abhandlungen verwiesen werden muß (W. Müller, Pol, Valentin, Schinz). Um dem Untersucher eine rasche Orientierung über die gegenseitigen Längenverhältnissen der einzelnen Knochenabschnitte der Hand zu ermöglichen, reproduzieren wir hier die von LOSSEN gegebene Tabelle der Längenmaße der Finger- und Mittelhandknochen an der rechten Hand eines Mannes nach PFITZNER und HILGENREINER.

a) Überschußformen.

α) Überzählige Epiphysen.

Sie finden sich vor allem an Phalangen und Mittelhand- oder Mittelfußknochen, welche normalerweise nur eine Epiphyse besitzen. Besonders häufig sieht man die Kombination von 3phalangigem Daumen und doppelter Epiphysenbildung am Metacarpale I (s. auch Kapitel Aplasie der Fingergelenke, S. 325).

Bevorzugt für solche Epiphysenverdoppelungen sind die Metacarpalknochen der radialen Seite. Erwähnenswert ist eine Beobachtung von PRYOR (zit. nach W. MÜLLER), der in etwa 6% röntgenologisch einen distalen Kern des 1. Metacarpale als Familieneigentümlichkeit fand. Bei 6 von 200 Familien fand er auch einen proximalen Epiphysenkern des Metacarpale II.

Interessant ist die Beobachtung von L. BURGER: Bei einem Knaben mit schweren Mißbildungen an Händen und Füßen, dessen Vater angeborene Spalthände (Gabelhände?) hatte, fand sich an der rechten Hand an einem transversal verlaufenden Knochen vom Typus eines Metacarpale an beiden Enden eine Epiphyse. Dieser Knochen wurde chirurgisch entfernt und dabei festgestellt, daß an ihm keine Muskulatur inserierte; er war zwar wegen seiner Lage erhöhten Druck- und Stoßwirkungen ausgesetzt, nicht aber durch irgendwelche Muskelfunktion beeinflußt. Die proximalen Metacarpalepiphysen sollen sich nach KÖHLER bei verlangsamtem Wachstum des Skeletes finden, z. B. Myxödem.

Vergleichend anatomisch soll bei den Wassersäugern eine doppelte Epiphyse der Metacarpalknochen vorkommen (Robben, Wale). KÜKENTHAL (zit. bei BURGER) nimmt an, daß infolge der Verlangsamung der Verknöcherung die proximalen Epiphysenkerne zur Entwicklung kommen.

Mongolismus, Myxödem [SIEGERT (b)] und mechanische Beanspruchung der Knochen scheinen neben der endogenen Grundlage Ursachen zu sein, die zur Entstehung sekundärer Epiphysen beitragen können. [Wir verweisen auf die Angaben von W. MÜLLER (a), BURGER.]

Unter „Pseudoepiphysen" versteht man nach SIEGERT (b) selbständige Knochenkerne in einem Epiphysenknorpel, der normalerweise von der Diaphyse ossifiziert wird. Für das Metapodium wird folgende Häufigkeitsskala angegeben: 1. Metacarpale II, 2. Metacarpale I und Metatarsale I, 3. Metatarsale III und IV, 4. Metacarpale II und V. Pseudoepiphysen können gleichzeitig an allen Metatarsalknochen vorkommmen (besonders II—V), an den Metacarpalien ist dies nicht der Fall.

β) Der 3gliedrige Daumen und die 3gliedrige Großzehe.

Normalerweise ist der menschliche Daumen und die Großzehe 2gliedrig und das Metacarpale I hat entsprechend den Phalangen den Epiphysenkern am proximalen Ende. Diese Tatsache führte zu der heute verlassenen Ansicht, das Metacarpale I sei die Grundphalanx und das eigentliche Metacarpale des Daumenstrahles habe sich im Multangulum majus versteckt [GAVANI, HYRTL, GRÄFENBERG (s. bei MÜLLER und POL), STETTNER (1931)].

Es ist das Verdienst POLs die Zweigliedrigkeit des Daumens für einen Zustand von Hypophalangie (s. Assimilationshypophalangie und Assimilationshypothese von PFITZNER und Brachymesophalangie) erkannt zu haben. Die Beobachtung einer staffelförmigen Reihe aller dieser Übergänge vom normalen 2gliedrigen zum 3gliedrigen Daumen ergibt, daß zwischen End- und Grundglied die überschüssige Mittelphalanx erscheint. Was beim Daumen als höchster Grad dieser Mißbildung erscheint, ist an den anderen Fingern die Norm. Das Studium der Reduktionen jedoch an den übrigen Fingern ergibt, daß diese auf dem Verschwinden der Mittelphalanx beruhen.

Die fortschreitenden Grade der Dreigliedrigkeit hat W. Müller in folgendem Schema dargestellt (Abb. 120):

a) ulnare Deviation des Endgliedes (Klinodaktylie!),

b) leichte Verlängerung und Abschrägung des Endgliedes,

c) Auftreten eines kleinen Knochenrudimentes am radialen Rand zwischen Grund- und Endglied,

d) Ausbildung eines richtigen Mittelgliedes (ausführliche Schilderung der Staffel auch bei Pol).

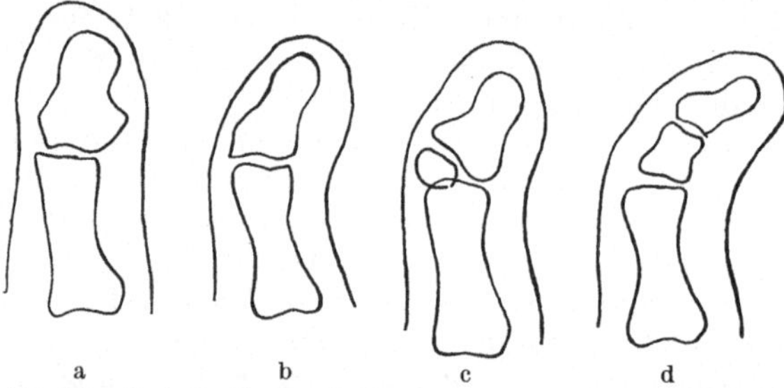

Abb 120. Fortschreitende Grade der Dreigliedrigkeit des rechten Daumens (s. Text). (Aus W. Müller: Die angeborenen Fehlbildungen der menschlichen Hand.)

Die leichtesten Grade werden wohl übersehen, weil sie sich gewöhnlich lediglich in einer Ulnardeviation des Endgliedes — einer *Klinodaktylie* — äußern.

Hier sei erwähnt, daß bei unvollständiger Dreigliederung des Daumens selten einmal das Rudiment der überzähligen Mittelphalanx an der *ulnaren* Seite liegt und daher die Endphalanx nach der radialen Seite zu abgelenkt wird [z. B. Rieder (b) und Hilgenreiner, zit. nach Stieve].

Besonders hervorgehoben sei die Tatsache, daß ein 3gliedriger Daumen mit Verdoppelung des 1. Strahles am radialen Rande vergesellschaftet sein kann und familiär vorkommend beschrieben wurde (H. Fischer), eine Gesetzmäßigkeit. die auch in früheren Abschnitten aufgezeigt werden konnte, wo sich verschiedene Mißbildungen gleicher Tendenz miteinander verbunden haben (Rüdinger. Hilgenreiner, zit. nach Stieve, W. Müller).

Die Erblichkeit und damit die endogene Natur des Leidens ist von zahlreichen Autoren beschrieben worden, sehr lehrreich sind z. B. die von W. Müller beigebrachten Stammbäume (vgl. auch Cotte). Bei Daumenverdoppelung kann gleichzeitig auch Dreigliedrigkeit beobachtet werden. Nach Ströer (1937) ist dabei familiäres Vorkommen und Kombination mit Verdoppelung der Großzehe festgestellt worden. Weitere neuere Arbeiten stammen von Roberts und Paltrinieri. Von E. Roberts wird an Hand eines Stammbaumes die Erblichkeit des 3gliedrigen Daumens über 4 Generationen beschrieben. Die Anomalie fand sich jeweilen an beiden Händen. Die Geschlechter sind annähernd gleich häufig betroffen, andere Fehlbildungen kamen nicht vor. Von Paltrinieri stammt die Beschreibung einer Daumenmißbildung mit 2 Phalangen und einem Keim zur Dreiteilung, eines Daumens mit 3 Phalangen und eines überzähligen Daumens in einer gleichen Familie. Die Mißbildung wird im Sinne von v. Verschuer als Störung der normalen Fünfstrahligkeit gedeutet. Die einzelnen Mißbildungsformen sind kontinuierlich von einer Urgroßmutter zur Großmutter, Eltern und Kindern übertragen worden. Männer und Frauen sind gleich befallen, das Verhältnis zwischen Mißgebildeten und Normalen ist 8:15.

Bei extremen Graden von Dreigliedrigkeit verliert sich der Daumencharakter mehr und mehr, namentlich verliert er seine Oppositionsfähigkeit und die Ausbildung eines Thenar. Ausführliche Beschreibung mit zahlreichen Schrifttumshinweisen finden sich bei STIEVE, vor allem auch Fälle mit nachgewiesener Erblichkeit (GAVANI, FARGE, RÜDINGER, HILGENREINER, RIEDER, OTTENDORF). Nach

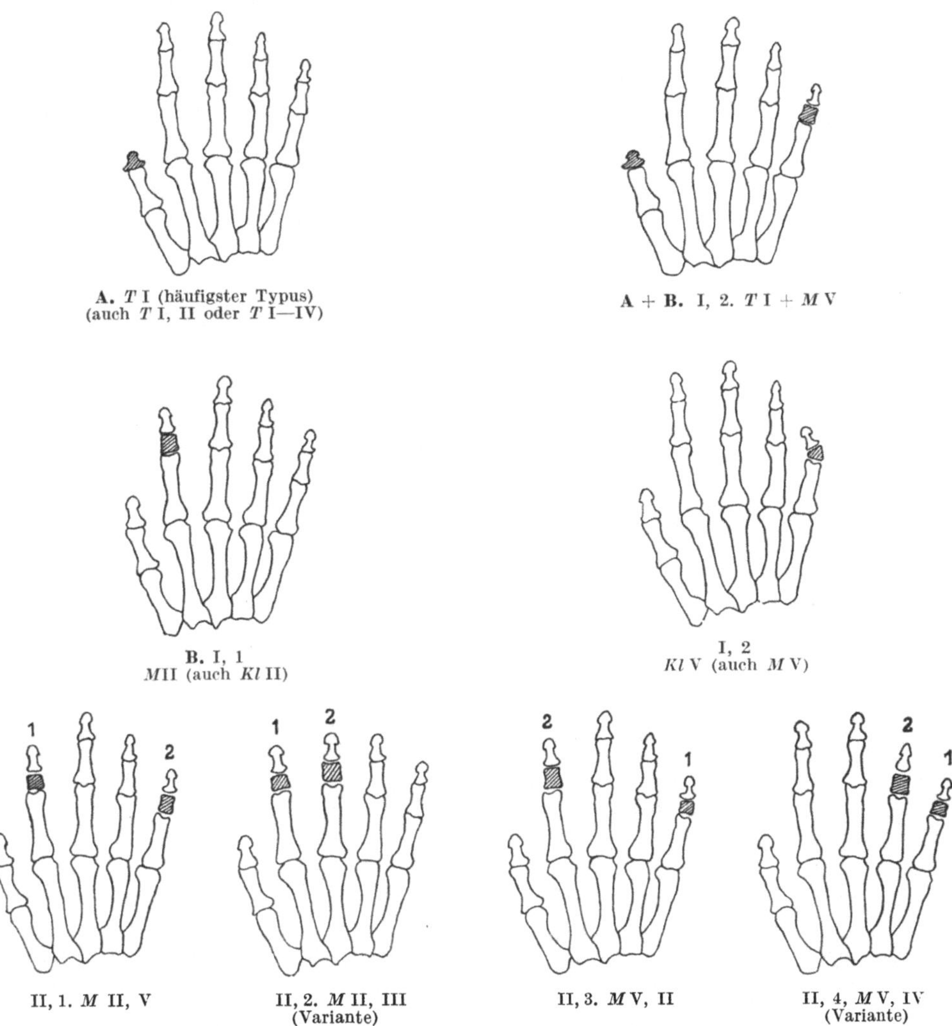

Abb. 121 a. Typentafel der Brachydaktylien der Hand. (Nach POL aus GRUBER-SCHWALBE, Bd. III/1.) T Brachytelephalangie; M Brachymesophalangie; Kl Klinodaktylie.

STIEVEs Angaben (1916) ist nie einwandfrei eine Vererbung von *einseitiger* Hyperphalangie beschrieben worden. POL bildet einen Fall von einseitiger Hyperphalangie ab. Daß gelegentlich die Dreigliedrigkeit an den beiden Daumen verschiedene Grade erreicht, zeigt ein Beispiel WEINISCHs, wo an der linken Hand Klinodaktylie des 2gliedrigen, an der rechten Hand 3gliedriger Daumen zu finden war.

Die Dreigliedrigkeit als Mißbildung ist, wie bereits ganz kurz erwähnt wurde, heutzutage stammesgeschichtlich als ein Rückschlag aufzufassen. Sie ist eine

„palingenetische Erscheinung", während umgekehrt alle weiteren Formen von
Rückbildungen an Fingern und Zehen als prospektive Varietät zu werten sind
(Pfitzner, Pol). In diesem Zusammenhang ist zu verstehen, daß beim 3gliedrigen
Daumen häufig die Endphalanx kurz ist, wie die Endphalangen der übrigen

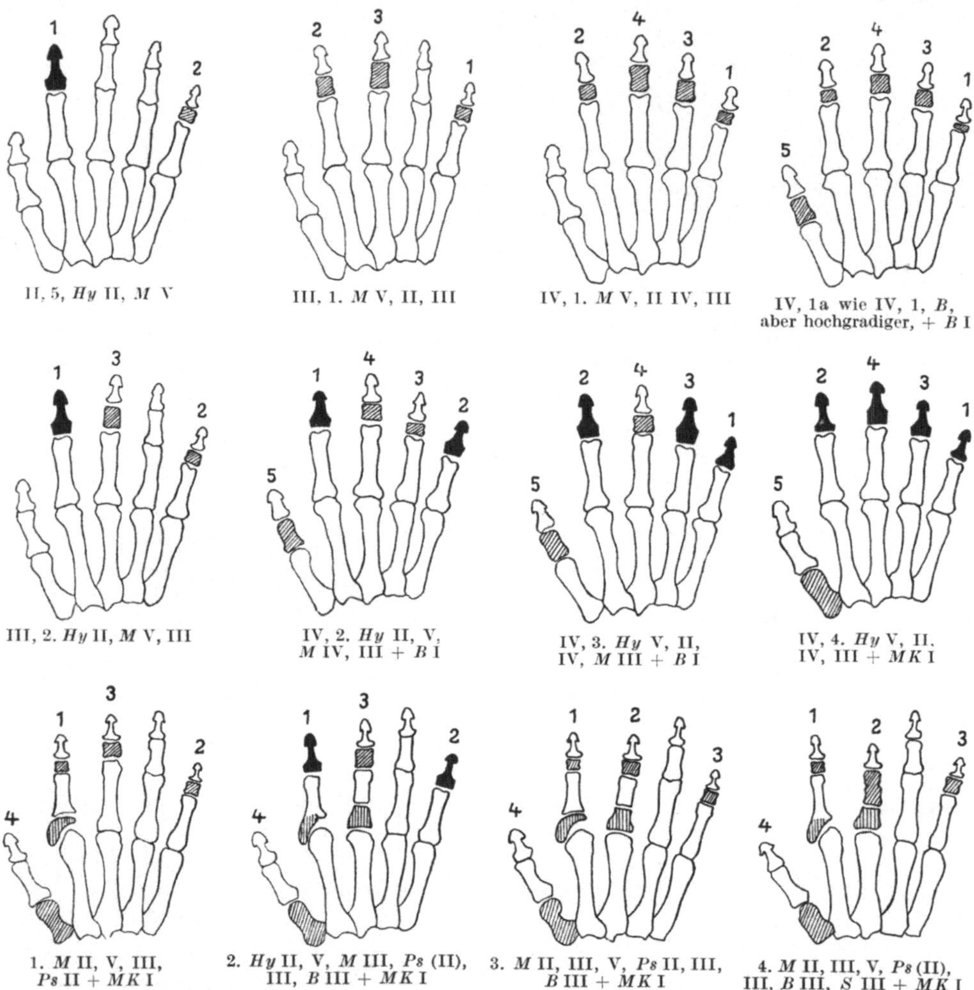

Abb. 121 b.   Typentafel der Brachydaktylien der Hand. (Nach Pol aus Gruber-Schwalbe, Bd. III/1.)
M Brachymesophalangie; Hy Assimilationshypophalangie; B Brachybasophalangie; MK Brachymetacarpie;
Ps Pseudohyperphalangie;   S Symphalangie von Mittel- und Grundphalanx.

Finger. Es handelt sich um eine der wenigen Mißbildungsformen, bei welcher
wir die phylogenetische Erklärung gelten lassen.

Die Klinodaktylie des Daumens wird nach Pol als rudimentäre Hyperphalangie aufgefaßt.

Am *Fuße* ist die Dreigliedrigkeit der Großzehe selten, weil der Fuß in toto
weit mehr im Sinne der Längenreduktion (prospektive Varietät) eingestellt ist
als die Hand; findet sich doch schon normalerweise häufig auch eine Brachymesophalangie der 5. Zehe, die in einigen Rassen bereits 2gliedrig geworden ist
(s. darüber in Kapitel Brachymesophalangie). Castay berichtet ganz kurz über

ein Individuum mit möglicherweise überzähliger Phalanx der linken Großzehe am Innenrand zwischen verdoppelter Endphalanx und Grundphalanx. Die Beobachtung erscheint zweifelhaft!

b) Rückläufige Formen.

Unter den rückläufigen Formen ist die *Brachydaktylie* (Akrochondrodysplasie) der wichtigste und auch am besten und gründlichsten untersuchte Vertreter. Es ist besonders POL, der in mehreren bemerkenswerten Darstellungen dieses so interessante und vielseitige Mißbildungskapitel bearbeitet hat. Auch MÜLLER (a)

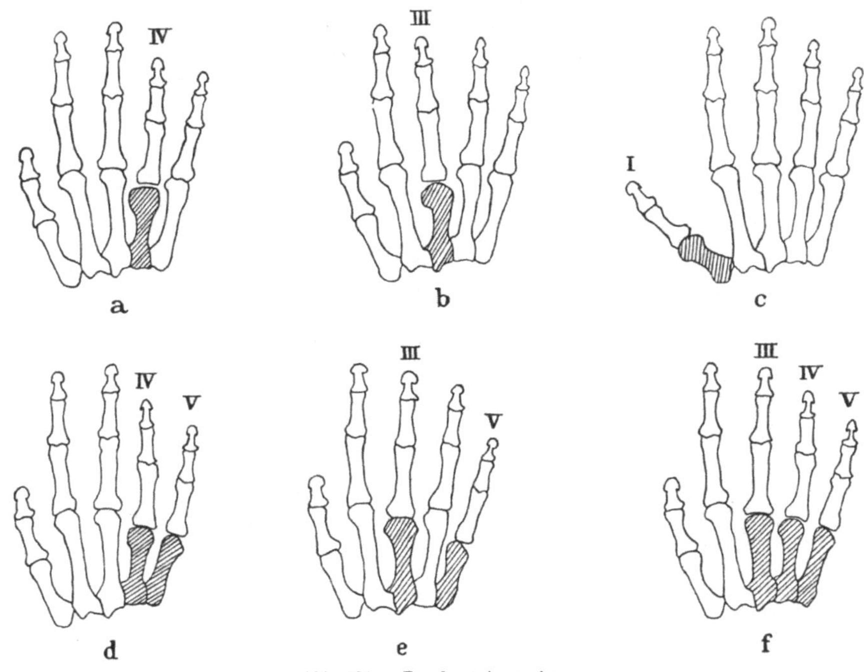

Abb. 121 c. Brachymetacarpien.

widmet in seinem häufig angeführten Buch einen wesentlichen Abschnitt diesen Formen. 1943 hat sich ferner SCHINZ zu diesem Problem geäußert. Es empfiehlt sich, die Verhältnisse an Hand und Fuß gemeinsam zu betrachten:

Es handelt sich um eine erbliche kongenitale, meist beiderseitige, symmetrische Verkürzung eines oder mehrerer Finger oder Zehen. Diese Verkürzungen betreffen ganz bestimmte Segmente sowohl im Bereich der Phalangen als auch der Metacarpal- und Metatarsalknochen.

Man kann daher zwischen Brachyphalangie und Brachymetapodie (gemeinsame Bezeichnung für Brachymetacarpie und Brachymetatarsie) unterscheiden. Die Kenntnisse stützen sich auf eine große Zahl von röntgenologischen Beobachtungen, ganz besonders aber auf die klassische Sammlung anatomischer Präparate von PFITZNER (Straßburg). Bei der Besprechung der erblichen Finger- und Zehenmißbildungen weisen BAUER und BODE darauf hin, daß solche Fehlbildungen häufig nur Teilsymptome von Verbildungen der ganzen Hand oder des ganzen Fußes oder gar von Erbkrankheiten des Stützgewebes überhaupt sind. Träger der Kurzfingrigkeit sind im Durchschnitt kleiner als die anderen Menschen (z. B. G. M. SEIDLMAYER, FARABEE, HOFFMANN).

Es sollen zunächst die einfachen Formen beschrieben werden; dabei muß aber ausdrücklich darauf aufmerksam gemacht werden, daß in vielen Fällen eine wechselseitige Kombination der Varianten untereinander sowie die Kombination mit anderen erblichen Fingermißbildungen vorkommt! (BAUER und BODE). (Zur Orientierung diene die Typentafel nach POL aus GRUBER-SCHWALBE. Abb. 121 a—c.) Trotzdem können gewisse Kombinationstypen aufgestellt werden.

α) Brachyphalangie.

Je nach dem Betroffensein spricht man von Brachytele-. -meso-. -basophalangie. Unter diesen ist die wichtigste Form die

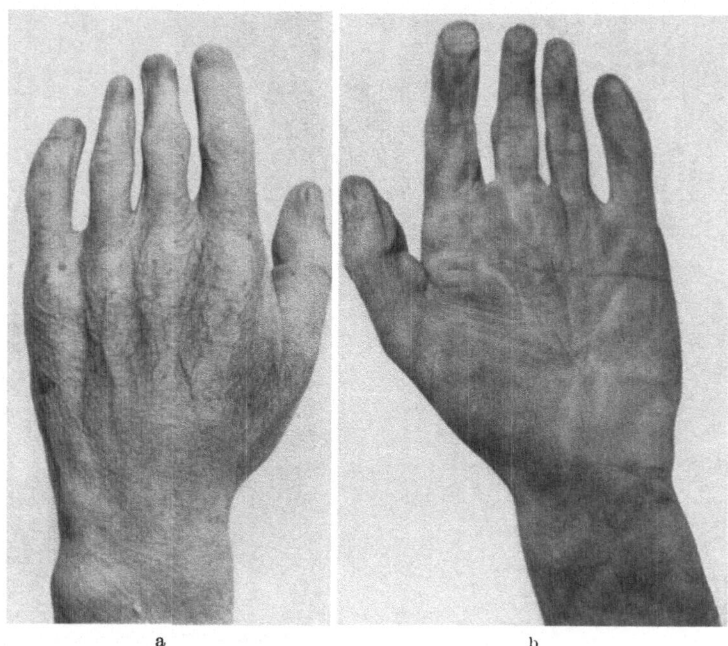

a   b

Abb. 122a—c. Assimilationshypophalangie des 3. und 4. Fingers. Brachymesophalangie des 5. und 2. Fingers. (Pathologisches Institut Basel, Sekt.-Nr. 812/38, 44jähriger Mann.)

aa) Brachymesophalangie. Am Fuß ist die Verkürzung der Mittelphalanx als *Varietät* von phylogenetischer Bedeutung.

HASSELWANDER (b) stellte fest, daß an den Mittelphalangen des Fußes die Diaphysenossifikation in ganz bestimmter Abstufung verspätet bzw. vereinfacht vor sich geht. Dabei betrifft die physiologische Mittelphalanxverkürzung die Zehen in abnehmender Häufigkeit von der 5. zur 2. Zehe. Sie ist in der fetalen Anlage schon festgelegt und zeigt eine auffallende Parallelität mit dem zeitlichen Ablauf der Ossifikation.

PFITZNER unterscheidet 2 Typen von Mittelphalangen: einen gestreckten, in Dia- und Epiphyse gegliederten und einen kurzen, ungegliederten — eigentlichen brachymesophalangen Typus. Die Biphalangie der 3gliedrigen Zehen stellt den höchsten Grad der Brachymesophalangie dar, indem das Material der Mittel-phalanx von der Endphalanx, gelegentlich auch von der Grundphalanx, auf-gesaugt — assimiliert wurde. PFITZNER prägte für diesen Zustand die Bezeichnung:

Assimilationshypophalangie (Brachyhypophalangie). Ein instruktives Beispiel zeigt Abb. 122 a—c. Diese findet sich am häufigsten an der 5. Zehe. Nach Duken sollen 80% aller Japaner Biphalangie der 5. Zehe haben, während sie bei uns bei $^1/_3$ der Bevölkerung beobachtet wird.

Dieser Reduktionsvorgang stellt nach Pfitzner einen stammesgeschichtlichen Prozeß dar, welcher an Großzehe und Daumen schon längst abgelaufen, an der 5. Zehe sich aber bei den derzeitigen Generationen abspiele. Es handle sich bei der Kleinzehenreduktion zur Assimilationshypophalangie (Zweigliedrigkeit) um eine progressive oder prospektive Varietät. Die Assimilationshypophalangie ist stets mit Dolichotelephalangie, d. h. Verlängerung der Endphalanx verbunden (Pol), gelegentlich auch mit der Grundphalanx (Schinz).

An der Hand sind die Verkürzungserscheinungen nicht so häufig wie am Fuß. Auch ist die Dispositionsskala eine andere. Nach den Untersuchungen Müllers lautet sie: V, II, III, IV. Der 4. Strahl sei am häufigsten unbeteiligt. Demgegenüber stellt Pol fest, daß die Unterschiede zwischen Hand und Fuß den gestaltlichen Verschiedenheiten von normaler Hand und normalem Fuß entsprächen. Er gibt an: V, II, IV, III und als Varianten II, V, IV, III oder V, IV, II, III.

Zwei eigene Beispiele bringen die Abb. 123 a und b und Abb. 124 a und b.

Schinz bezeichnet die Assimilationshypophalangie (Pfitzner, Pol) als Brachyhypophalangie oder einfach *Biphalangie.* Dabei verschmilzt gewöhnlich ein noch kümmerlicher Rest einer Mittelphalanx mit der Endphalanx, welche dann etwas größer als normal wird und von Schinz *Brachytelehypophalangie*

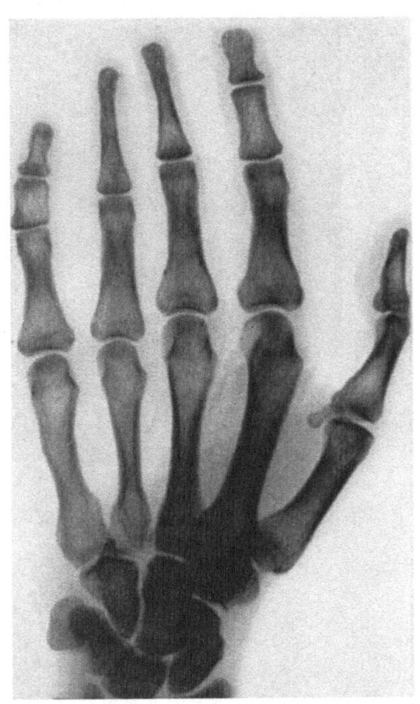

Abb. 122 c.

genannt wird. Viel seltener verschmilzt der Rest einer Mittelphalanx mit der Grundphalanx, was als *Brachybasohypophalangie* bezeichnet wird (Abb. 125).

In einer teilweise histologischen Studie bearbeitet J. Duken die Beziehungen zwischen der Assimilationshypophalangie und der Aplasie der Interphalangealgelenke. Er kommt zum Schluß, daß eine grundsätzliche Trennung der Mißbildungsformen Assimilationshypophalangie und Aplasie der Interphalangealgelenke nicht möglich sei. Beide Störungen seien die Folge mangelhafter Differenzierung der Zwischenzone infolge gestörter Metaplasie des Vorknorpelgewebes. Die Verkürzung der Phalangen sei die Folge der mangelhaften Differenzierung der Zwischenzone. So interessant die histologischen Bilder in der Arbeit von Duken sind, so dürfte seine Deutung durch die Ergebnisse der späteren Arbeiten überholt sein. Als Untersuchungsobjekt dienten Finger und Zehen eines 2 Monate alten Säuglings, dessen Mutter symmetrisch an Händen und Füßen Brachydaktylie folgender Art hatte: Brachymesophalangie II, Brachybasohypophalangie III und IV und Brachytelehypophalangie V. An den Füßen Assimilationshypophalangien mit Ankylose des Interphalangealgelenkes von II—IV sowie Brachybasohypophalangie V.

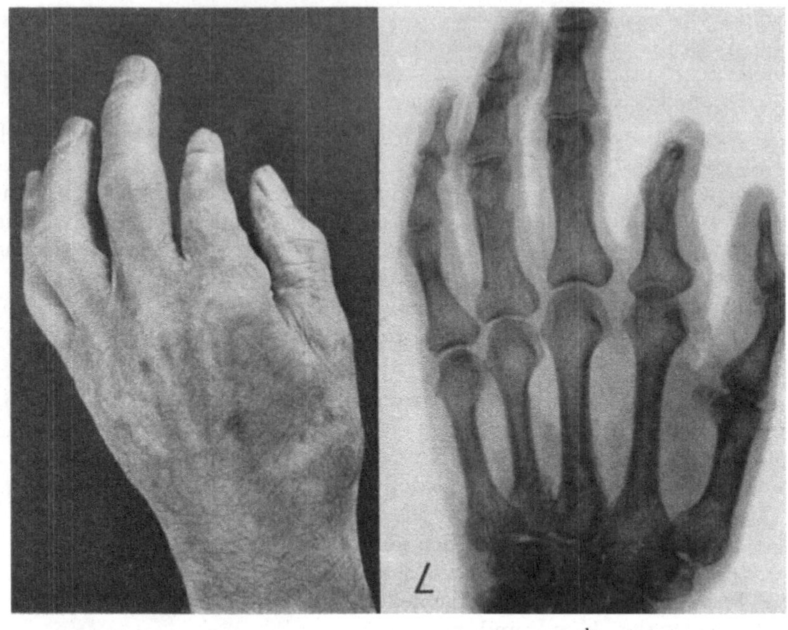

a   b

Abb. 123a u. b. Hochgradige Assimilationshypophalangie des 2. Fingers mit Ankylose des Interphalangealgelenkes (Brachybasohypophalangie). (Pathologisches Institut Basel, Sekt.-Nr. 1005/40, 74jähriger Mann).

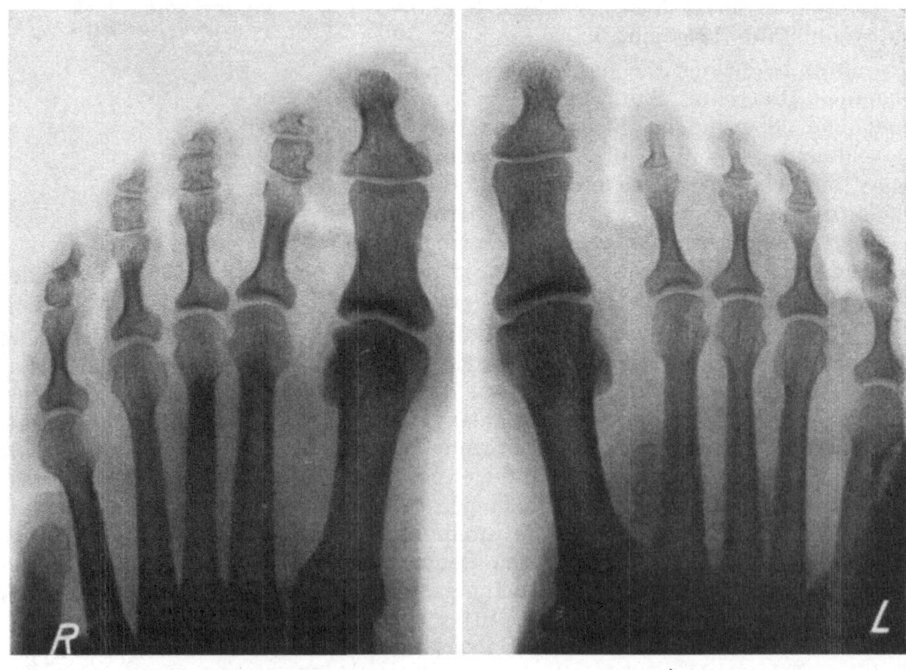

a   b

Abb. 124a u. b. Brachymesophalangie der rechten 2.—5. Zehe. Assimilationshypophalangie der linken 2. bis
4. Zehe (Brachytelehypophalangie nach SCHINZ). Brachymesophalangie der linken 5. Zehe.
(Pat. M. Schm., Universitäts-Röntgeninstitut Basel, Prof. LÜDIN.)

Die verschiedenen Grade der Phalangenreduktion, eine in ihren reinen Formen fast immer doppelseitige Mißbildung, gestattet es, auch wieder eine Staffel von den leichtesten bis zu den höchsten Graden aufzustellen (MÜLLER).

Die leichtesten Formen äußern sich in einer *Klinodaktylie*. Man versteht darunter die Achsenknickung der Endphalanx, besonders des Kleinfingers, aber auch des 2. und 4. Fingers nach der Seite des Mittelfingers. Noch häufiger findet sie sich an der Kleinzehe, es handelt sich um eine laterale Deviation infolge Keilform der Mittelphalanx. Je länger normalerweise die Mittelphalanx ist, desto geringer ist die Konvergenz der Endphalanx nach innen. An Stelle von ,,Klinodaktylie" wird auch von Digitus varus und valgus gesprochen: ,,varus" bedeutet die Abweichung nach der radialen, ,,valgus" diejenige nach der ulnaren Seite (FREESE, zit. nach SCHINZ). WILDERVANCK berichtet über 2 Familien mit 167 Mitgliedern. Bei 93 Personen fand sich angeborene Abkürzung des kleinen Fingers nach der radialen Seite. Die Vererbung erwies sich als unregelmäßig dominant.

Familiäres Vorkommen der Klinodaktylie beschreibt auch SACHS. Der Verfasser zitiert einige bisher nicht erwähnte Fälle des anglo-amerikanischen Schrifttums über familiäres Vorkommen der Brachyphalangie (FUNSTON, TAGE-HAUSEN, WALTER). Er selber bringt folgende eigene Beispiele: Proband war ein 11jähriger Knabe und zeigte doppelseitige Klinodaktylie des Kleinfingers mit Verkürzung und Verbreiterung der Mittelphalanx. Diese Fehlbildung konnte über 5 Generationen verfolgt werden. 32 Personen (15 weibliche und 17 männliche) konnten untersucht werden. Alle hatten eine mehr oder weniger deutliche Klinodaktylie und Brachymesophalnagie V. Mongolismus oder Idiotie wurden in der Sippe nicht beobachtet.

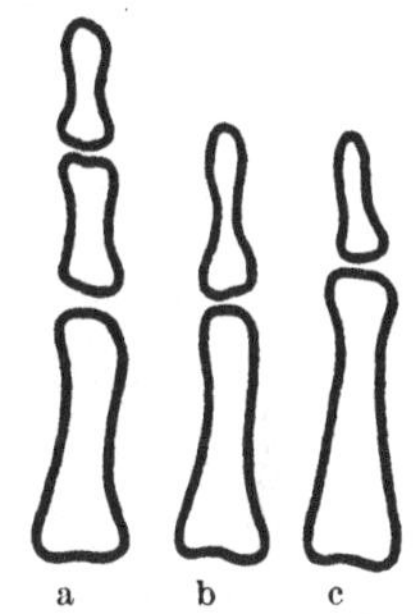

Abb. 125 a—c.
Formen der Brachyhypophalangie (Biphalangie). a Normalfinger eines Erwachsenen; b Brachytelehypophalangie; c Brachybasohypophalangie. (Aus SCHINZ.)

Es ist hier am Platz, darauf hinzuweisen, daß unter *Kamptodaktylie* eine palmare Deviation verstanden wird, d. h. eine Krümmung des 5., gelegentlich des 5. und 4. Fingers im proximalen Interphalangealgelenk, die auf einer Weichteilveränderung (Kontraktion) beruht (doigt crochu) (s. besonderes Kapitel).

Die sog. Windmühlenflügelstellung ist eine ulnare Abduktion der Finger im Metacarpophalangealgelenk (s. späteres Kapitel).

Bei der Fingerbeugung verschwindet die Klinodaktylie; sie zeigt klare Beziehungen zur Brachymesophalangie und gelegentlich auch Zusammenhänge mit Störungen in der Entwicklung der Interphalangealgelenke. Unter der Bezeichnung ,,curved forefingers" berichten K. A. STILES und I. SCHALCH über einen Stammbaum, in welchem eine leichte Krümmung des Zeigefingers (auf einzelnen Bildern auch eine deutliche Klinodaktylie des Kleinfingers; der Verfasser!) beschrieben wird. Vier Generationen konnten untersucht werden. Die Anomalie scheint von einem dominanten Gen abhängig zu sein. Bisweilen ist die Biegung des Zeigefingers verbunden mit einer Verbiegung auch des Kleinfingers. Kombination mit Kamptodaktylie oder eigentlicher Brachydaktylie konnte in diesem Stammbaum nicht festgestellt werden.

Die nächst höheren Grade der Brachymesophalangie zeigen sich im Übergreifen auf weitere Strahlen und im Übergang zur Assimilationshypophalangie, d. h. zum Aufgehen der Mittelphalanx in die End- bzw. Grundphalanx. Für diese Gruppe hat POL eine Typentafel der Brachyphalangie der Hand aufgestellt und in guten schematischen Abbildungen belegt. Wir müssen uns mit einer Aufzählung begnügen und für Einzelheiten auf POLS Arbeit verweisen.

Besonderer Erwähnung bedarf das familiäre Vorkommen der Brachymesophalangie einzelner Strahlen. Wir nennen zunächst die Brachymesophalangie des 5. Fingers (Schrifttum bei POL, SCHINZ). Ein auffallend kurzer Kleinfinger kommt als „Familienerbstück" recht häufig vor. Es handelt sich um meist doppelseitige, sich im Laufe der Entwicklung verdeutlichende Brachymesophalangie. auch hierbei sind die leichtesten Formen als Klinodaktylie gekennzeichnet (Stammbaum von WEGELIN, zit. nach SCHINZ).

Auch symmetrisches Vorkommen der Brachymesophalangie des Zeigefingers ist als Erbleiden durch 6 Generationen hindurch beobachtet worden. MOHR und

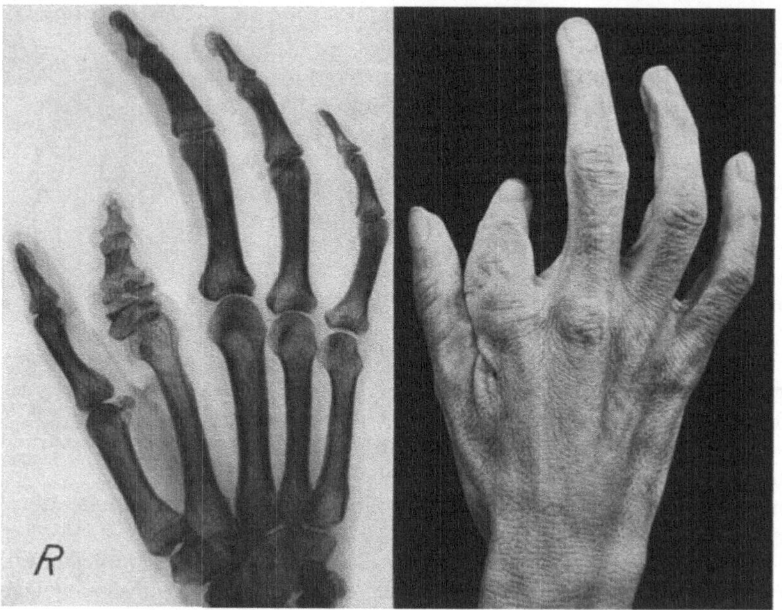

a   b
Abb. 126a u. b. Brachyhyperphalangie II bei gleichzeitiger Brachymesophalangie II.
(Pathologisches Institut Basel, Sekt.-Nr. 1063/40, 44jährige Frau.)

WRIEDT (zit. nach SCHINZ) veröffentlichten einen diesbezüglichen Stammbaum aus Norwegen. Auch hier zeigen die leichten Fälle eventuell Klinodaktylie des Zeigefingers. SCHINZ konstatierte gelegentlich auf den Röntgenbildern eine leichte Veränderung der Grundphalanx der Zeigefinger, die als Zeichen latenter Hyperphalangie angesprochen wird. Weitere familiäre Formen sind Brachymesophalangie und Klinodaktylie des 5. und 2. Strahles sowie Brachymesophalangie V und Assimilationshypophalangie II. Auch SCHINZ veröffentlichte hierfür eine eigene Beobachtung.

Ein weiterer Grad der Mißbildungsstaffel stellt sodann die Ausbreitung auf einen 3. Strahl dar und endlich die Brachymesophalangie vom 2.—5. Finger. häufig verbunden auch mit Verkürzungen der Zehen bis zur Assimilationshypophalangie: z. B. Familie von DRINKWATER (bei POL).

Assimilationshypophalangie aller Zehen, an Händen konnte eine stufenweise Steigerung der Brachymesophalangie zur Assimilationshypophalangie in folgender Weise konstatiert werden:

1. Assimilationshypophalangie V, II; Brachymesophalangie IV, III;
2. Assimilationshypophalangie V, II, IV; Brachymesophalangie III:
3. Assimilationshypophalangie V. II. IV. III.

In anderen Familien wurde z. B. beobachtet:

a) Assimilationshypophalangie II; Brachymesophalangie V, III;

b) Assimilationshypophalangie II beiderseits, V rechts; Brachymesophalangie links V, IV, III; Klinodaktylie links V.

Stärkere Grade der Brachymesophalangie bewirken nur eine Fingerfalte, so daß äußerlich die Finger 2phalangig erscheinen. Ist nur noch röntgenologisch eine kleine Mittelphalanx vorhanden, dann wirkt sie ähnlich wie ein Meniscus und aus 2 Interphalangealgelenken ist praktisch eines geworden.

Zu den schwersten Formen der Phalangenreduktion gehört paradoxerweise die sog.

bb) Hyperphalangie von Zeige-, Mittel- und Ringfinger. *(Pseudohyperphalangie,* POL, *auch Brachyhyperphalangie,* SCHINZ.) Diese im allgemeinen stark verkürzten und eventuell versteiften Finger scheinen 4 Phalangen zu besitzen. In Wirklichkeit aber ist diese Viergliedrigkeit Ausdruck eines Reduktionsvorganges, bei welchem eine periphere Endphalanx, eine stark verkürzte Mesophalanx und an Stelle der Grundphalanx 2 Knochen bestehen, von denen der eine der eigentlichen Grundphalanx, der andere der selbständig gewordenen Epiphyse der Grundphalanx entspricht; zahlreiche Schrifttumshinweise bei MÜLLER und POL, sowie bei SCHINZ. Diese Form der Viergliedrigkeit wird von POL *,,Pseudohyperphalangie"* genannt im Gegensatz zur echten Hyperphalangie, welche distal manifest ist (vgl. z. B. Dreigliedrigkeit des Daumens).

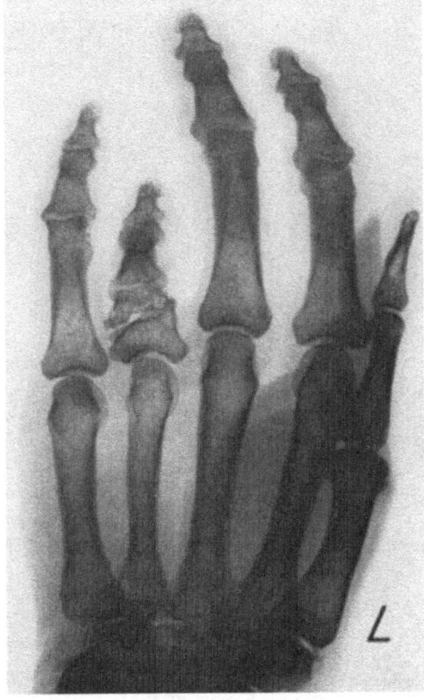

Abb. 127. Linke Hand mit Brachyhyperphalangie des 4. Fingers in Form von Unterteilung der Grundphalanx und Brachymesophalangie. (Pathologisches Institut Basel, Sekt.-Nr. 132/40, 70jähriger Mann.)

Einschlägige Fälle wurden 1940 im Pathologischen Institut Basel beobachtet:

In Abb. 126a und b ist der rechte Zeigefinger hochgradig verkürzt. Im Röntgenbild ist die Teilung der Grundphalanx deutlich, ebenso die Brachymesophalangie.

In Abb. 127 findet sich die Hyperphalangie am 4. Finger der linken Hand.

Dieses Selbständigwerden der Epiphyse der Grundphalanx hat auch ihre latente Vorstufe; am radialen Rande zeigt sich im seitlichen Vorsprung eine Tuberositas, die gelegentlich zu einer ulnarwärts gerichteten Abduktion führt, so daß die sog. *,,Windmühlenflügelstellung"* oder Dackel-Maulwurfpfotenstellung der Hand zustande kommt. Fast immer findet sich in solchen Fällen auch eine Verkürzung der Grundphalanx I, seltener auch des

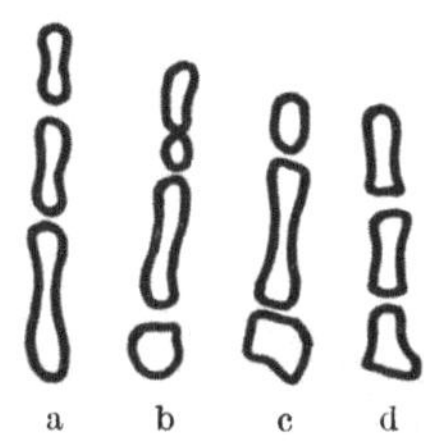

a   b   c   d

Abb. 128 a—d. Formen der manifesten Brachyhyperphalangie beim Erwachsenen. a Normalfinger; b 4gliedriger Finger durch Brachyhyperphalangie und Brachymesophalangie; c 3gliedriger Finger durch Brachymesohyperphalangie; d 3gliedriger Finger durch Brachytelehyperphalangie. (Aus SCHINZ.)

Metacarpale I. Gute Abbildungen finden sich bei JOACHIMSTHAL (c), ebenso die Kombination von Hyperphalangie und Brachymesophalangie.

Beim Studium der Entwicklung dieser Hyperphalangie wird besonders beim Mittelfinger konstatiert, daß dieselbe im jugendlichen Alter anwesend sein, im späteren Alter aber infolge von Verschmelzungsvorgängen unkenntlich werden kann. Dabei kann im Laufe des Lebens die distale Partie der Grundphalanx mit einer verkümmerten Mittelphalanx zu einem 3gliedrigen Finger verschmelzen *(Brachymesohyperphalangie)*. In anderen Fällen kann die verkümmerte Mittelphalanx mit der Endphalanx verschmelzen, so daß diese länger als normal wird *(Brachytelehyperphalangie)* (Abb. 128 nach SCHINZ).

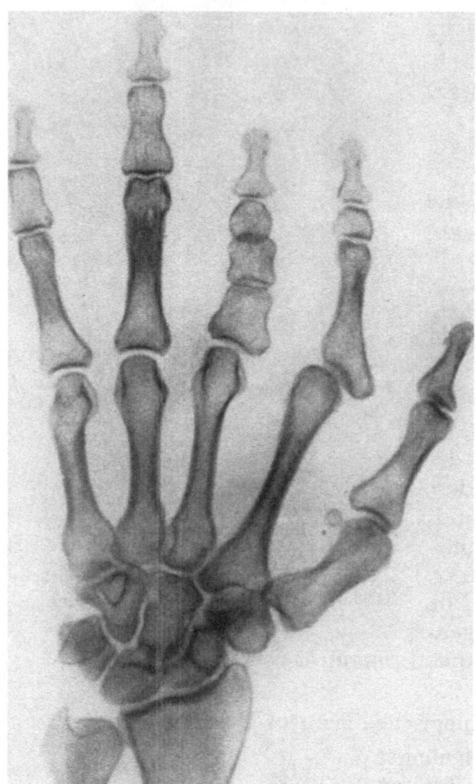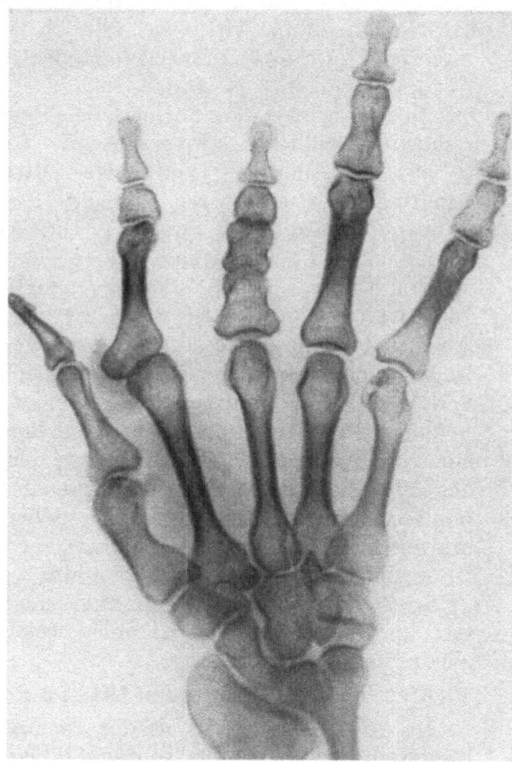

Abb. 129. Brachyhyperphalangie des 3. Fingers, Brachymesophalangie des 2. und 3. sowie leichtere des 5. Fingers. Radialwärts gelegene Tuberositas am Grundglied des 2. Fingers (Entwicklung einer Hyperphalangie). Brachymetacarpie I und Koalescenz zwischen Os hamatum und Os capitatum. [Aus LOSSEN: Fortschr. Röntgenstr. **56**, 431 (1937).]

Wir glauben, daß eine Beobachtung von BOUET hier anzufügen ist. Brachybasophalangie I an beiden Händen und Füßen mit gleichzeitiger Brachyhypophalangie des 2.—5. Finger- und Zehenstrahles. Auf den Röntgenbildern finden sich nun zwischen den Grundphalangen und den Metacarpalköpfchen des linken 2.—3. und des rechten 2.—4. Fingers etwa erbsengroße Knochenschatten, die vom Autor als Reste der Grundglieder gedeutet werden, und somit faßt er seine beschriebene Mißbildung nicht als Brachyhypophalangie infolge Schwundes der Mittelphalanx auf, sondern als Mangel der Grundphalanx. Dieser Deutung können wir uns nicht anschließen. Viel naheliegender scheint uns die Annahme einer Brachyhyperphalangie durch Auftreten eines selbständigen zweiten Epiphysenkernes der Grundphalanx, wobei infolge des gleichzeitig vorhandenen Fehlens der Mittelphalanx eine allerdings sehr kümmerliche Dreigliedrigkeit der erwähnten Finger besteht.

An der primären Epiphyse der Grundphalanx II und III setzt die Umwandlung in eine sekundäre Phalanx ein, dann treten sekundäre Epiphysen an der primären Grundphalanx auf und es kann ein echtes Gelenk entstehen, das aber wegen seinen planen Gelenkflächen keine Bewegungen zuläßt.

Schwierigkeiten der Deutung solcher Hyperphalangien, besonders des dritten Strahles, können dann entstehen, wenn sich die Diaphyse der Grundphalanx mit der distal von ihr gelegenen verkürzten Mittelphalanx verbindet [JOACHIMSTHAL(c)].

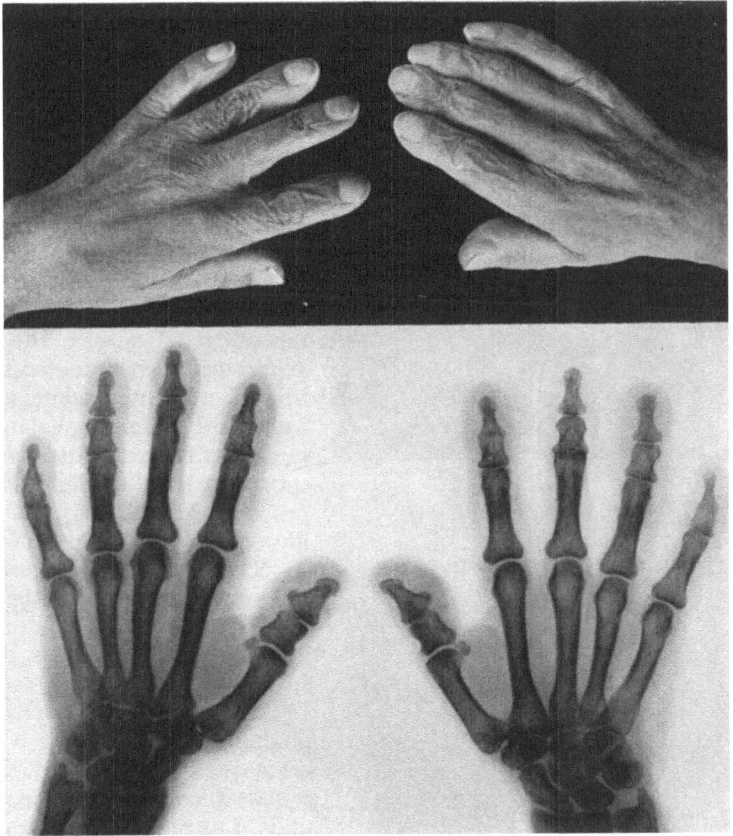

Abb. 130a. Hände: Doppelseitige Brachybasophalangie I, Brachymesophalangie IV, Brachyhypotelephalangie II und V, Brachybasophalangie III. (Pathologisches Institut Basel, Sekt.-Nr. 1096/43, 64jährige Frau.)

Besonders lehrreich ist die Beobachtung von LOSSEN. Dieser Autor erwähnt zunächst, daß LEBOUCQ (1896) erstmals Viergliedrigkeit an Zeige- und Mittelfinger durch anatomische Präparation fand. Sodann veröffentlicht er die Bilder der Hände eines 58jährigen Mannes, über dessen Sippen bereits 33 Jahre früher GEELVINK (1913) berichtet hat (Abb. 129): Zeige- und Mittelfinger sind beiderseits hochgradig verkürzt, desgleichen der Daumen. Im Röntgenbild finden sich folgende Fehlbildungen: Os hamatum und Os capitatum teilweise koalesziert. Verkürzt sind Metacarpale II und III, besonders I. An der Basis der Grundphalanx des Zeigefingers findet sich radialwärts eine Verbreiterung, die als Tuberositas imponiert. Am Mittelfinger finden sich 4 Phalangen (Brachyhyperphalangie), ferner findet sich erhebliche Brachymesophalangie vom 2. und 3. Finger, leichtere des 5. Fingers.

Eine tabellarische Zusammenstellung bringt Literaturhinweise über 11 Berichte von Viergliedrigkeit anderer Finger. Die Erblichkeit der Brachyhyperphalangie ist in einzelnen Sippen erwiesen worden.

cc) Brachytelephalangie. *(Kurzer Daumen, Kolbendaumen, hereditary shortness of thumbs, Brachymegalodactylism, Verkürzung der Endphalanx der Großzehe.)*

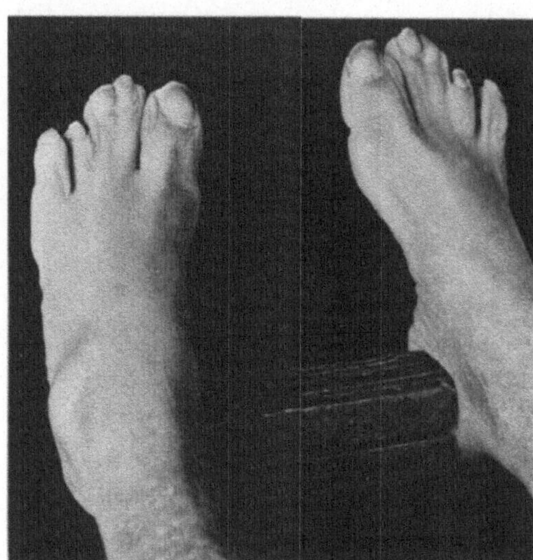

Bei der Verknöcherung der Endphalangen zeigt sich im Gegensatz zu allen übrigen Segmenten, daß das Bindegewebe der Tuberositas unguicularis unmittelbar in Knochen übergeht. Am Daumen ist dies überhaupt die erste Verknöcherung der Hand (Pol).

Unter den Brachydaktylien ist der ,,*kurze Daumen*" die häufigste Fehlbildung. Bei Beugung des Fingers wird die Kürze noch deutlicher. In ganz schweren Fällen zeigt die Endphalanx die Form eines gleichschenkligen Dreiecks. Die Anomalie gehört seit den grundlegenden anatomischen Untersuchungen Pfitzners zu den Brachyphalangien, worauf an eine erste Mitteilung Hoffmanns (b) anknüpfend H. Knote [zit. bei Esau (a)] 1924 erneut hinweist.

Neurath beobachtete 2 Familien, in denen gleichzeitig mit dem ,,Kolbendaumen" auch eine Verkürzung des Endgliedes der Großzehen vorkam.

Daß es sich bei der Brachytelephalangie um etwas Grundverschiedenes von den sog. Trommelschlägelfingern bei chronischen Herz- und Lungenkrankheiten handelt, braucht kaum besonders hervorgehoben zu werden.

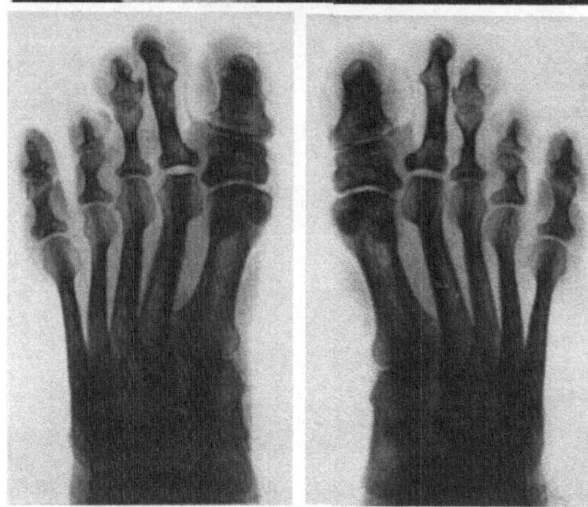

Abb. 130b. Füße: Brachybasophalangie I, Assimilationshypophalangie III—V und Assimilationshypophalangie + Aplasie des Interphalangealgelenkes II. (Pathologisches Institut Basel, Sekt.-Nr. 1096/43, 64jährige Frau.)

Dominanz der Vererbung wird von verschiedenen Autoren angenommen. Die intrafamiliale Variabilität ist zum Teil eine sehr große.

Eine Stammtafel mit Fällen von ,,Hypoplasie der Endglieder beider Daumen" über 4 Generationen teilt Kley mit. Die Vererbung war dominant und recessiv.

Der ,,kurze Daumen", d. h. Brachytelephalangie I kann sich mit Brachymesophalangie V, II und V, II oder IV und V, II—V kombinieren, ferner mit Brachytelephalangie II oder II—IV. In solchen Fällen kann das Bild der sog. *Isodaktylie* entstehen: alle Finger scheinen gleich lang.

Im Schrifttum sind eine Reihe familiärer Fälle beschrieben [Pol, Hoffmann (b), Esau (a), Thomsen (Fränkel, zit. bei Neurath), Breitenbecher].

dd) Brachybasophalangie. Esau (a) beschreibt 1921 einen Fall von Verkürzung der Grundphalanx des rechten Daumens — *Brachybasophalangie I* — angeblich bei ähnlicher — nicht untersuchter Mißbildung — bei Verwandten. Esau erwähnt, daß 1 Fall mit Brachybasophalangie II und einer mit Brachybasophalangie I—V bekannt geworden ist. Schinz betont, die Brachybasophalangie trete in reiner Form nur am 1. Strahl auf und immer nur dann, wenn gleichzeitig Brachymesophalangie oder Brachyhypophalangie an den anderen Strahlen vorhanden sei. Ein eigener Fall bestätigt diese Angabe (Abb. 130a und b). Bei einer 64jährigen Frau fand sich an der Hand doppelseitige Brachybasophalangie I, Brachymesophalangie III, zum Teil bezüglich der Intensität auf beiden Seiten noch leicht verschieden. Am Fuß doppelseitige Brachybasophalangie I, Assimilationshypophalangie III—V und Assimilationshypophalangie + Aplasie des Interphalangealgelenkes II.

In einem Fall des Basler Röntgeninstitutes (Prof. Lüdin) findet sich links eine Brachybasophalangie I und rechts eine Brachybasophalangie II, Brachymesophalangie fehlte. Die Frage ist schwierig zu beantworten, ob es sich hier wirklich um Mißbildung oder um erworbene Deformität handelt, da die Anamnese keinen Aufschluß gibt (Abb. 131a und b). Wir glauben nun auf Grund einer Beobachtung von Rochlin und Simonson uns berechtigt, eine Mißbildung annehmen zu können, fanden doch diese Autoren eine ähnliche „Deformität des Daumens" in Verbindung mit Synostosen an beiden Interphalangealgelenken des 2. Fingers und des Mittelgelenkes des 3. und 4. Fingers der rechten Hand bei einem 25jährigen Mann.

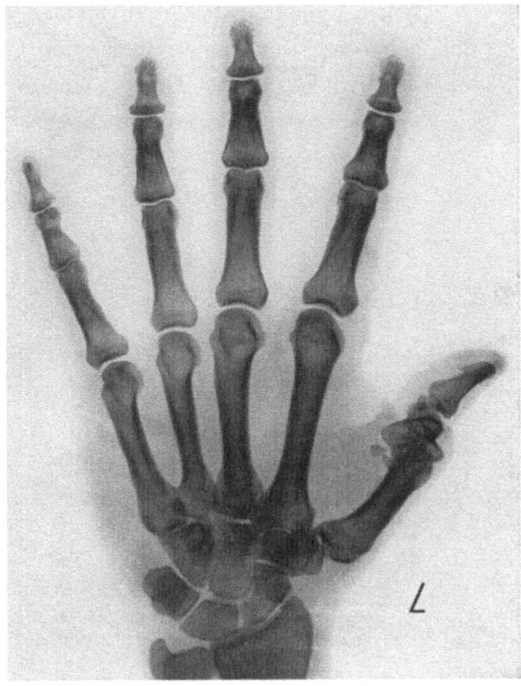

a

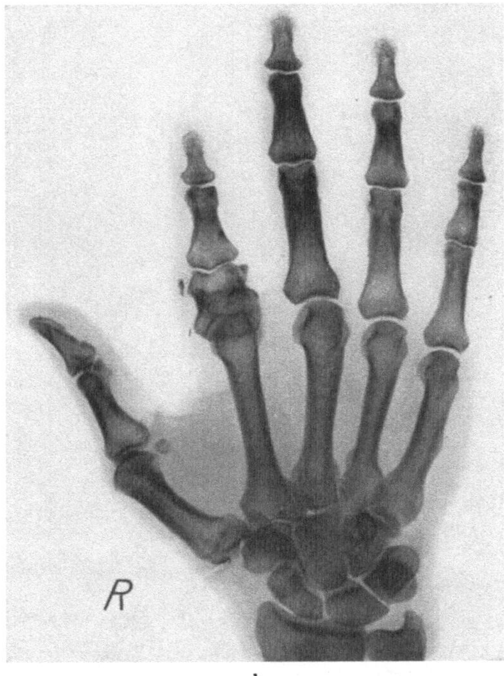

b

Abb. 131 a u. b. Links: Brachybasophalangie I, rechts: Brachybasophalangie II. (Röntgeninstitut der Universität Basel, Prof. Lüdin.)

β) Brachymetapodie, Brachymetacarpie und Brachymetatarsie.

Schon bei den Brachymesophalangien höheren Grades finden sich, wie POL ausführt, Ähnlichkeiten mit der allgemeinen fetalen Chondrodystrophie, dasselbe

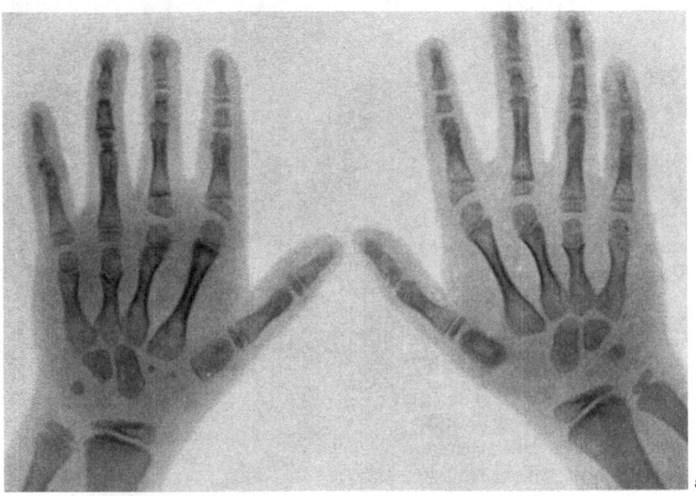

Abb. 132a—d. Brachymetacarpie des I. und IV. Metacarpale (leichten Grades auch von III und V) Brachymesophalangie des 2., 3. und 5. Fingers. a Röntgenaufnahme im 12. Lebensjahr.

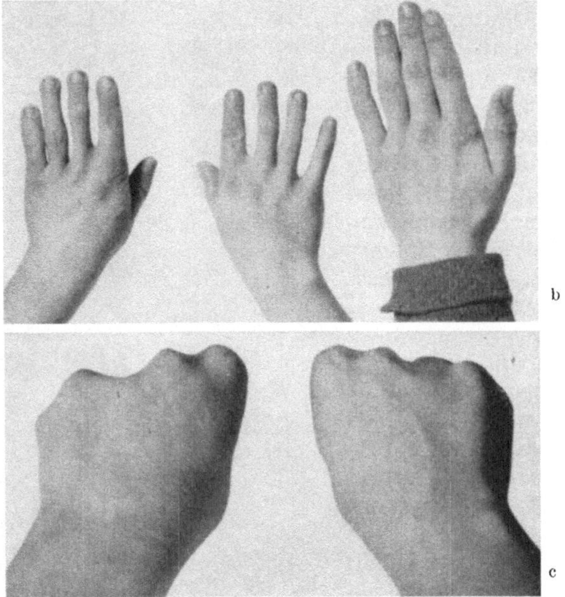

Abb. 132b. Offene Hand (30jährig).
Abb. 132c. Zur Faust geballte Hände (30jährig).

gilt für die Brachymetapodie. Man versteht darunter die Verkürzung eines oder mehrerer Mittelhand- bzw. Mittelfußknochen. Am häufigsten ist die Verkürzung des Metacarpale IV. Die Brachymetapodie kommt meist sporadisch, gelegentlich auch familiär vor. Sehr groß ist die inter- und intrafamiliale Variabilität. Am Fuß wird die Fehlbildung leicht übersehen. In schweren Fällen kommt es zu einer Dorsalverlagerung der zugehörigen Zehe.

An der Hand erkennt man die Brachymetacarpie einzelner Strahlen am besten bei geballter Faust. Es entstehen dann in der schräggestellten geraden Linie der Metacarpalköpfchen tiefe Gruben (gute Abbildungen z. B. bei MISKOLCZY und unsere Abb. 132c).

In einer Beobachtung des Röntgeninstitutes Basel (Prof. LÜDIN) fand sich eine Brachymetacarpie von I und IV bei gleichzeitiger Brachymesophalangie des 2., 3. und 5. Fingers beider Hände (Abb. 132a—d, Aufnahmen im Alter von 12 und 30 Jahren).

Auf Grund einschlägiger Beobachtungen von ESAU ist folgende morphologische Reihenfolge für Hand und Fuß charakteristisch:

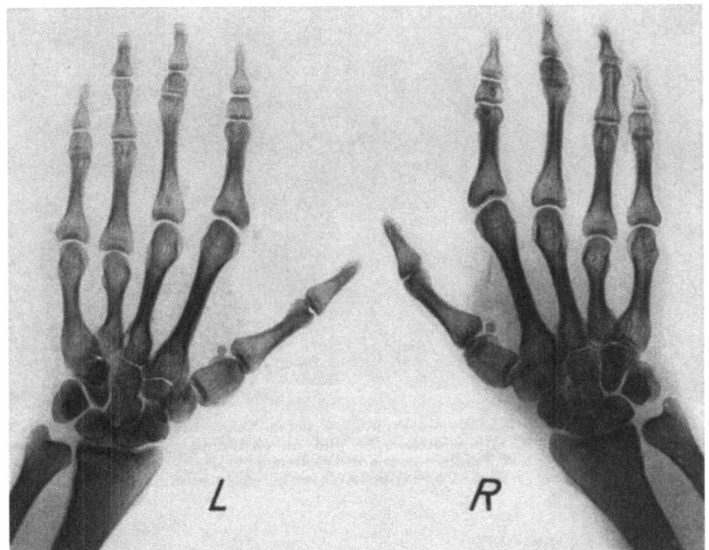

Abb. 132d. Röntgenaufnahme der Hände im 30. Lebensjahr.

Brachymetapodie: IV/III/II/III + IV/IV + V/III + V/III + IV + V/II + III + IV/II + III + IV + V/I + II + IV/I + II + III + IV + V.

Die Mißbildung kann einseitig, doppelseitig, Hand, Fuß oder Hand und Fuß betreffen, gleichseitig oder gekreuzt, an oberer oder unterer Extremität gleich oder verschiedenseitig, symmetrisch oder unsymmetrisch auftreten.

Eine rassenmäßige Brachymetapodie kommt z. B. bei Japanern vor, ähnlich wie die Brachmesophalangie.

In einer Beobachtung von MISKOLCZY konnte an beiden Händen eine Brachymetapodie III und V beobachtet werden. Abnorme Verkürzung der Mittelhandknochen ließ sich durch 3 Generationen verfolgen. Probandin litt an einer „Dementia praecox paranoides". Interessanterweise wechselt die Lokalisation der Metacarpalverkürzung bei den verschiedenen befallenen Gliedern der Sippe.

In der F_2-Generation fand sich eine Trägerin mit doppelseitiger Brachymetacarpie V, eine Schwester mit doppelseitiger Brachymetacarpie IV und V. Ein Bruder zeigte an der rechten Hand Brachymetacarpie III und V, an der linken Hand dagegen IV. Die Mutter der Probandin hatte die Anomalie (III und V) nur einseitig. Weitere familiäre Beobachtungen zitiert SCHINZ.

Bei der Brachymetacarpie wird nach SCHINZ häufig gleichzeitig Brachybasophalangie am gleichen Strahl beobachtet und während der Entwicklung fehlen eigene Epiphysenkerne an den betreffenden Metacarpalia und manchmal auch

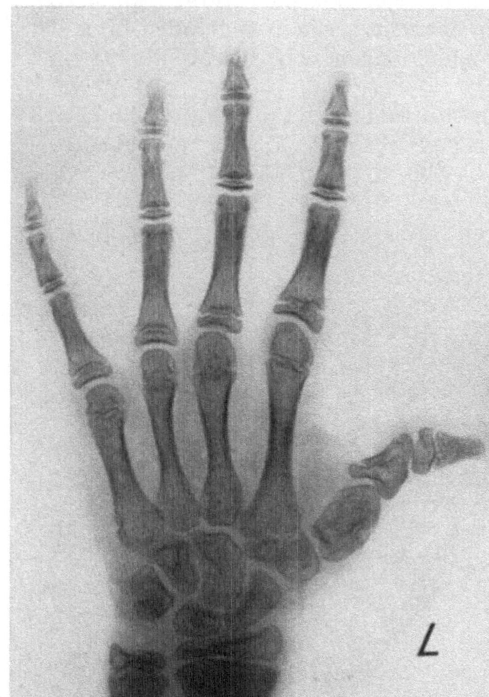
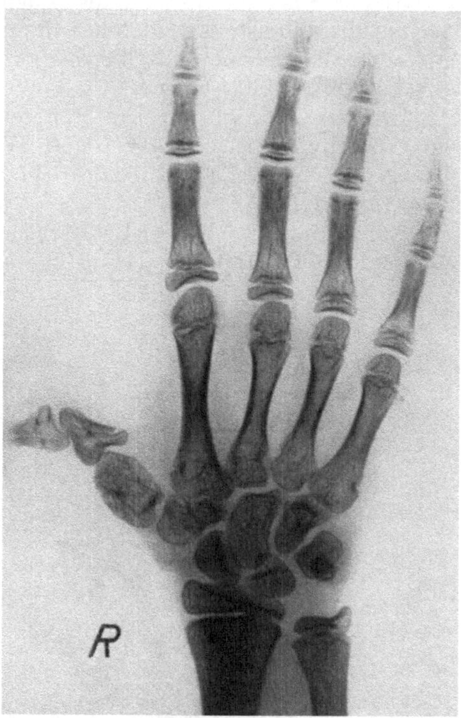

Abb. 133 a u. b. Hände: Doppelseitige Brachymetacarpie I mit zugehöriger Brachybasophalangie I. Füße: Doppelseitige Brachymesophalangie II—V mit Klinodaktylie und unvollständiger Brachymesophalangie des beidseitigen 3. Zehenstrahles. Fehlen der Epiphysen der Mittelphalangen II—V und der Grundphalangen III—V.
(Universitäts-Röntgeninstitut Basel, Prof. LÜDIN.)

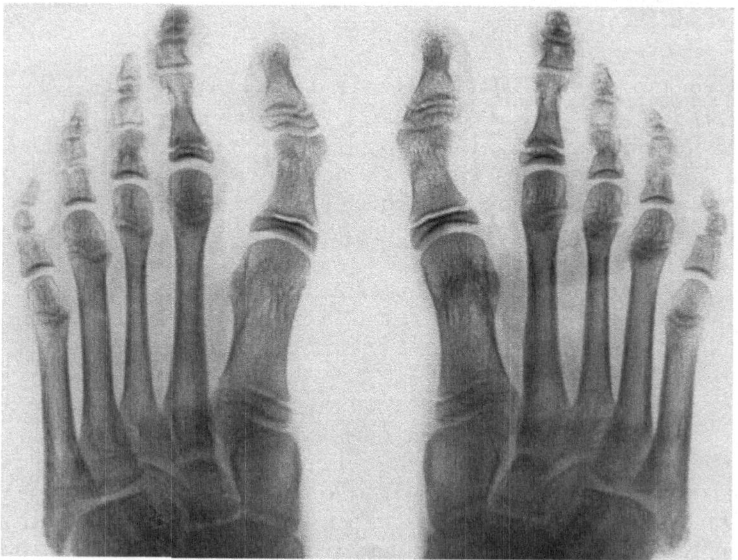

Abb. 133 c. Füße: Doppelseitige Brachymesophalangie II—V mit Klinodaktylie und unvollständiger Brachymesophalangie des beidseitigen 3. Zehenstrahles. Fehlen der Epiphysen der Mittelphalangen II—V und der
Grundphalangen III—V. (Röntgeninstitut Basel, Prof. LÜDIN.)

an der zugehörigen Grundphalanx. Kombination mit Brachyphalangie an anderen Strahlen kann relativ häufig beobachtet werden. Als isolierte Störung ist Brachymetacarpie I eine Rarität, sie wird z. B. aber dann beobachtet, wenn an den übrigen Strahlen Brachyhypophalangie oder Brachyhyperphalangie (II und III) vorkommt. Sehr lehrreich ist folgender Fall, der mir von Prof. LÜDIN zur Verfügung gestellt wurde (Abb. 133a—b). 12jähriges Mädchen: Es findet sich eine doppelseitige Brachymetacarpie I und zugehörige Brachybasophalangie I. Sonst an den Händen keine weiteren Störungen. An den Füßen fand sich doppelseitige

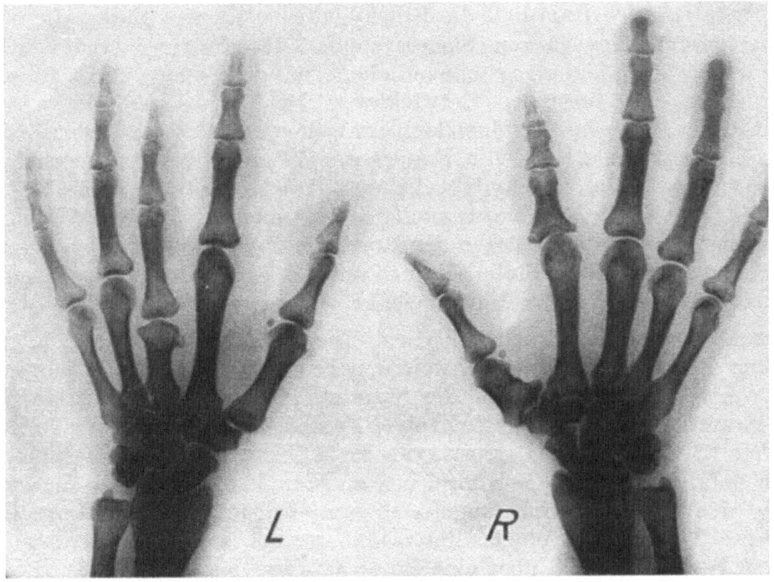

Abb. 134. Brachymetacarpie des 3. linken und 1. rechten Fingers. Leichte Brachymesophalangie des rechten 2. Fingers und glockenförmige Verbreiterung der Grundphalanx dieses Fingers. (Röntgeninstitut Basel, Prof. LÜDIN.)

Brachymesophalangie II—V mit Klinodaktylie und Andeutung von Brachyhyperphalangie des beiderseitigen 3. Zehenstrahles. Epiphysen der Mittelphalangen und der Grundphalangen III—V fehlen.

Ferner verdanke ich Herrn Prof. LÜDIN das Röntgenbild der Hände einer 38jährigen Frau. Es zeigt sich eine Brachymetacarpie des 3. linken und 1. rechten Fingers. Ferner leichte Brachymesophalangie des rechten 2. Fingers und glockenförmige Verbreiterung der Grundphalanx dieses Fingers (Abb. 134).

Über Kombination von Brachymetapodie und der Brachymesophalangie mit Klinodaktylie berichtet L. R. SHORE.

Über die **formale Genese und das Wesen der Brachydaktylien** hat besonders POL gearbeitet, wir verweisen auf seine Monographie und die dortige Auseinandersetzung mit dem Schrifttum. Im wesentlichen handelt es sich um eine rein quantitative Abweichung von der normalen Entwicklung, die wir in einem früheren Abschnitt geschildert haben. Danach läßt sich sagen:

1. Die Disposition der Segmente eines Strahles zur Verkürzung ist um so größer, je später in der Embryonalzeit die enchondrale Ossifikation, d. h. die Verknöcherung der Diaphyse eintritt.

2. Für die Brachy- und Assimilationshypophalangie sind die Mittelphalangen besonders disponiert. Bei den Fällen mit Assimilationshypophalangie erscheint

an Stelle von getrennten Knorpelstücken der End- und Mittelphalanx nur ein einziges Knorpelstück (Widerlegung der Befunde von Duken).

Sehr interessant sind die Beziehungen, welche zwischen *Brachydaktylie und Chondrodystrophie* aufgedeckt werden können: Es kann eine Reihe aufgestellt werden von chondro-dystrophischen Zwergen über formes frustes der Chondro-hypoplasien zur Brachydaktylie, wobei sich diese verschiedenen Veränderungen nicht qualitativ unterscheiden, sondern lediglich quantitativ verschiedene Ergebnisse derselben Entwicklungsstörung der chondrogenen Periode darstellen. Pol führt daher für die Brachydaktylien die Bezeichnung *Akrochondrodysplasie* ein. auch Bauer (zit. bei Pol) hält die Brachydaktylie für das Merkmal einer Konstitutionsvariante des ganzen Skeletsystems. Die Störung beruhe auf einer Änderung der Entwicklungsgeschwindigkeit, nämlich einer Verlangsamung — Hysterotelie — der normalen Entwicklung. Nach Farabee sind, wie bereits erwähnt, die befallenen Individuen kleiner als die Gesunden, und zwar die Männer im Durchschnitt um 21 cm, die Frauen um 12 cm. Über die gegensätzlichen Beziehungen zwischen Brachydaktylie und Arachnodaktylie siehe bei Glanzmann. Nach einem Referat wurde auch das Zusammentreffen von Wirbelgelenksaplasien und verschiedenen Arten der Brachydaktylie in einer Sippe konstatiert durch Pippow. An dieser Stelle sei auch auf die Beziehungen zwischen Brachydaktylien und Aplasien der Fingergelenke verwiesen (s. S. 325ff.).

Kausale Genese der Brachydaktylien. Die ersten Arbeiten, welche die Vererbbarkeit dieser Fehlbildung nachweisen, gehen bis ins Jahr 1870 [Gruber (a)] zurück. Am bekanntesten sind die Stammbäume von Farabee und Drinkwater geworden. Farabee hatte in einer Familie in 5 Generationen 36 Befallene gegenüber 33 Freien und Drinkwater in 5 Generationen 21 Befallene gegen 26 Freie gefunden. Auch aus zahlreichen anderen Mitteilungen ist der *dominante* Erbgang der Brachymesophalangie sichergestellt, so daß von Mohr (zit. bei Pol) diese Tatsache in einem Vaterschaftsprozeß verwertet werden konnte. Hanhart berichtete 1925 über eine Sippe aus dem Kanton Wallis, bei welcher in 5 Generationen 25 Mitglieder merkmalsfrei, 25 eine Brachymesophalangie II hatten. 1928 stellte W. Birkenfeld aus der Literatur 48 Sippen mit erblicher Brachyphalangie zusammen. Er selber berichtet über 2 Familien, bei denen ebenfalls gehäuftes Vorkommen von Brachyphalangie gesehen wurde. Die eine der beobachteten Sippen ist deshalb interessant, weil ein sehr starker Wechsel der Finger- oder Zehenverkürzung bei den einzelnen Familiengliedern zu beobachten war. Aus der Stammtafel erwähnen wir hier nur folgende Vorkommnisse: Beim Großvater, Vater und dessen 3 Schwestern fand sich eine doppelseitige Brachyphalangie des 4. und 5. Finger- und Zehenstrahles. Die Probandin hatte doppelseitige Brachytelephalangie I, Brachymesophalangie V, Brachymetacarpie links II—V und rechts III—V, Brachymetatarsie rechts IV. Eine Schwester (Nr. 9) doppelseitige Brachymetacarpie II—V und Brachymetatarsie IV—V. Weitere Schwester (Nr. 10) doppelseitige Brachymetacarpie IV—V und Brachymetatarsie IV. Weitere Schwester (Nr. 12) Brachytelephalangie I, Brachymesophalangie I—IV und links Brachtelephalangie III (Füße o. B.). Weitere Schwester (Nr. 17) beiderseits Brachymesophalangie IV und V. Weitere Schwester (Nr. 20), 7jährig, fehlende Epiphysenlinien des Metacarpale II—V, Brachymesophalangie II—V, Fehlen der Epiphysenlinie des Metatarsale II—IV.

1938 veröffentlichte L. Liebenam eine Familie, bei welcher der Vater und 5 von 6 Töchtern (darunter 2 Zwillingspaare) Brachydaktylien an Händen und Füßen hatten. Vorherrschend war das Bild der Hypophalangie und der Brachymesophalangie, gelegentlich auch der Brachybasophalangie I. Daneben bestand

Kleinwuchs, besonders beim Vater. Eine weitere, neuere Mitteilung typischer Brachydaktylien über 4 Generationen in der weiblichen Linie stammt von ILTIS. Über die Variabilität der Durchschlagskraft des Brachydaktylie-Gens äußert sich an Hand familiärer Fälle C. W. McNUTT.

Eine zusammenhängende Darstellung über erbbiologische Fragen zu diesem Kapitel findet sich bei K. H. BAUER und W. BODE im Handbuch der Erbbiologie des Menschen, 3. Bd. Berlin: Springer 1940.

SCHINZ hat in seiner mehrfach erwähnten Arbeit eine *genetische* Gliederung der Kurzfingrigkeit zu geben versucht. Gradmäßig von leichteren bis zu schwersten Graden sind *Brachymesophalangie — Brachyhypophalangie — Brachyhyperphalangie* zu nennen. Die genetische Einteilung hat nicht vom Einzelfall, sondern vom vorherrschenden Phänotypus einer Gesamtsippe zu erfolgen. Unter den Brachydaktylien aller oder fast aller Strahlen stellt SCHINZ, geordnet nach der Entdeckung der wichtigsten und vollständigsten Stammbäume, folgende Typen auf:

1. Typus FARABEE (1905) mit Brachyhypophalangie als Hauptstörungen 2.—5. Strahl und Brachybasophalangie am 1. Strahl an Händen und Füßen. Der Stammbaum betrifft eine pennsylvanische Sippe über 5 Generationen: erstmals wurde hier zahlenmäßig der MENDELsche einfach-dominante Erbgang beim Menschen nachgewiesen.

2. Typus DRINKWATER I (1907) mit Brachyhypophalangie der 2.—5. Zehe und Brachybasophalangie der Großzehen, an Händen Brachymesophalangie und Brachyhypophalangie des 2.—5. Strahles und Brachybasophalangie an den Daumen. Es findet sich ziemlich große intrafamiliäre Variabilität. Meistens ist die Anomalie bis in kleine Details symmetrisch entwickelt. Intraindividuelle Variabilitäten werden als peristatisch bedingt erklärt. Hierzu gehört auch die Sippe von LIEBENAM, unter welcher sich zweimal zweieiige Zwillinge finden.

3. Typus DRINKWATER II (1912) mit ausschließlicher Brachymesophalangie des 2.—5. Fingerstrahles und 2.—4. Zehenstrahles, sowie Brachyhypophalangie der Kleinzehe. DRINKWATER nennt diesen Typus (2 Sippen) Minor-Brachydaktylie. Die intrafamiliäre Variabilität ist gering. Eine ähnliche Sippe beschrieb WEBB.

4. Typus VIDAL (1910) mit Brachyhyperphalangie durch Verselbständigung der Epiphysen der Grundphalanx in Form aller Übergänge eines rudimentären Grundphalanxanhängsels bis zu einer vollständigen Segmentation. Die manifeste Brachyhyperphalangie fand sich am 2.—3. Fingerstrahl bei gleichzeitiger Brachymesophalangie. Hierzu gehört auch die Sippe von BECKER.

Diese 4 Typen lassen sich der Intensität der Verkürzung nach gliedern, und zwar von der leichtesten bis zur schwersten Form wie folgt:

Typus DRINKWATER II — DRINKWATER I — FARABEE-VIDAL. SCHINZ nimmt daher an, daß es sich um ein Beispiel von *multipler Allelie* beim Menschen handle, das in Anlehnung an NACHTSHEIM durch folgende Bezeichnungen zu charakterisieren wäre:

$$br = \text{Standard- oder Normaallel,}$$
$$Br_m = \text{Allel für Brachymesophalangie,}$$
$$Br_{mh} = \text{Allel für Brachymesohypophalangie,}$$
$$Br_h = \text{Allel für Brachyhypophalangie,}$$
$$Br_b = \text{Allel für Brachybasophalangie (Brachyhyperphalangie).}$$

Sehr sorgfältig ist auch die Sippenuntersuchung von L. UNTERRICHTER (1934). In einer Familie *U* konnten 15 Fälle festgestellt werden, bei denen ziemliche Manifestationsunterschiede auftraten. Die einzelnen Fälle variierten von kaum erkennbarer Brachymesophalangie über alle Stufen bis zur Assimilationshypophalangie. Bei fast allen Betroffenen konnte eine Klinodaktylie festgestellt werden, endlich fanden sich 2 Fälle von Brachyhyperphalangie. Weniger konstant waren die Veränderungen an den Zehen, von denen einmal Syndaktylie als seltenere Komplikation der Brachydaktylie hervorgehoben wird. Insgesamt wurden 60 Personen dieser Familie untersucht.

Auch die Vererbung der *Pseudohyperphalangie* ist, wie Stammbäume von Unterrichter und Vidal (bei Pol) zeigen, nachgewiesen, die Vererbungsverhältnisse sind jedoch noch nicht geklärt, es muß vielleicht mit sog. Dominanzwechsel gerechnet werden.

Bei der schwierig zu diagnostizierenden *Brachytelephalangie I* ist der Erbgang gleichfalls noch unsicher.

Dagegen vererbt sich die Brachymetapodie wahrscheinlich dominant (z. B. Sippe von Mikolczy), allerdings wechselt gelegentlich in den einzelnen Generationen die Lokalisation des Strahles. Vererbbarkeit der Brachymetatarsie IV beschreibt Steggerda. Nach dem Röntgenbild zu urteilen muß gleichzeitig auch erhebliche Brachymesophalangie der 2.—5. Zehe mit Assimilationshypophalangie der 4. Zehe bestanden haben. Die beiden untersuchten Individuen waren Geschwister, die sich beide verheirateten. In ihrer Nachkommenschaft fand sich die Mißbildung nicht mehr, dagegen war ein Onkel der Geschwister ebenfalls Merkmalsträger. C. V. Beers und L. A. Clark veröffentlichten einen Stammbaum, in welchem die Kombination von erblichen Hämangiomen und Brachymetatarsie I beobachtet worden ist. Die Autoren sprechen von dihybrider Vererbung. Die Analyse des Stammbaumes bringt aber keine Klarheit über die Beziehungen dieser beiden in der Sippe vorkommenden Anomalien. Röntgenbilder sind leider nicht veröffentlicht. Kombinationen mit Brachymesophalangie spricht für Dominanz. Über folgende bemerkenswerte Mitteilung von Mohr und Wriedt berichtet W. Müller:

Aus einer Verwandtenehe zwischen brachydaktylem Mann und Tochter eines brachydaktylen Onkels entstammt zuerst ein brachydaktyler Knabe, dann ein Mädchen, das im Alter von 1 Jahr mit schweren Mißbildungen von Händen und Füßen stirbt: alle Finger und Zehen fehlen, das ganze Skelet in „Unordnung"; die Autoren nehmen an, daß dieses Kind offenbar den homozygoten Zustand einer dominanten pathologischen Erbanlage darstelle, wobei sich dieser Faktor als „subletal" erweist.

Unhaltbar ist die Deutung, welche Siegert (a) seinem guten Beispiel von etwas unsymmetrischer Brachymesophalangie und Brachyhypophalangie mit Syndaktylie gibt. Amniogene Beeinträchtigung kann trotz der anamnestischen Angabe eines Bauchtraumas bei der Mutter der Patientin im 3. Schwangerschaftsmonat nach allem bisher Bekanntgewordenen als Ursache dieser Epiphysenentwicklungsstörungen mit Sicherheit ausgeschlossen werden.

γ) Symbrachydaktylie.

Anhangsweise sei hier noch über eine oft schwer zu deutende Kombination von Brachydaktylie mit Weichteildefekten berichtet, der Pol den Namen *Symbrachydaktylie* gegeben hat (Abb. 135).

Gleichzeitig mit der Brachymesophalangie treten zuerst an mittleren Strahlen Rückbildungserscheinungen auf, die mit mangelhafter Anlage und Entwicklung der ursprünglichen Weichteilplatte in Zusammenhang stehen müssen.

Am Anfang dieser Reihe stehen die Brachymesophalangie und die Hypophalangie. Sämtliche knöchernen Anteile der Finger der 3 mittleren Strahlen verkümmern und sie sind verschmälert oder nur rudimentär entwickelt. Gleichzeitig ist die Weichteiltrennung mangelhaft (Syndaktylie). Der Weichteildefekt entspricht dem Knochenschwund, wobei die Fingernägel gut erhalten sind

(Unterschied gegenüber Spalthänden). [Fälle von JOACHIMSTHAL (c), KIEWE, KLAUSSNER (b), POLITZER bei MÜLLER.]

RÖMER teilte 1923 den Fall einer einseitigen Symbrachydaktylie mit: bei einem 11jährigen Mädchen fand sich eine Weichteilsyndaktylie II—V ulnarwärts abnehmend mit Schwimmhautbildung der linken Hand, bei II und III findet sich Assimilationshypophalangie, bei IV und V Brachymesophalangie. Ulnarwärts

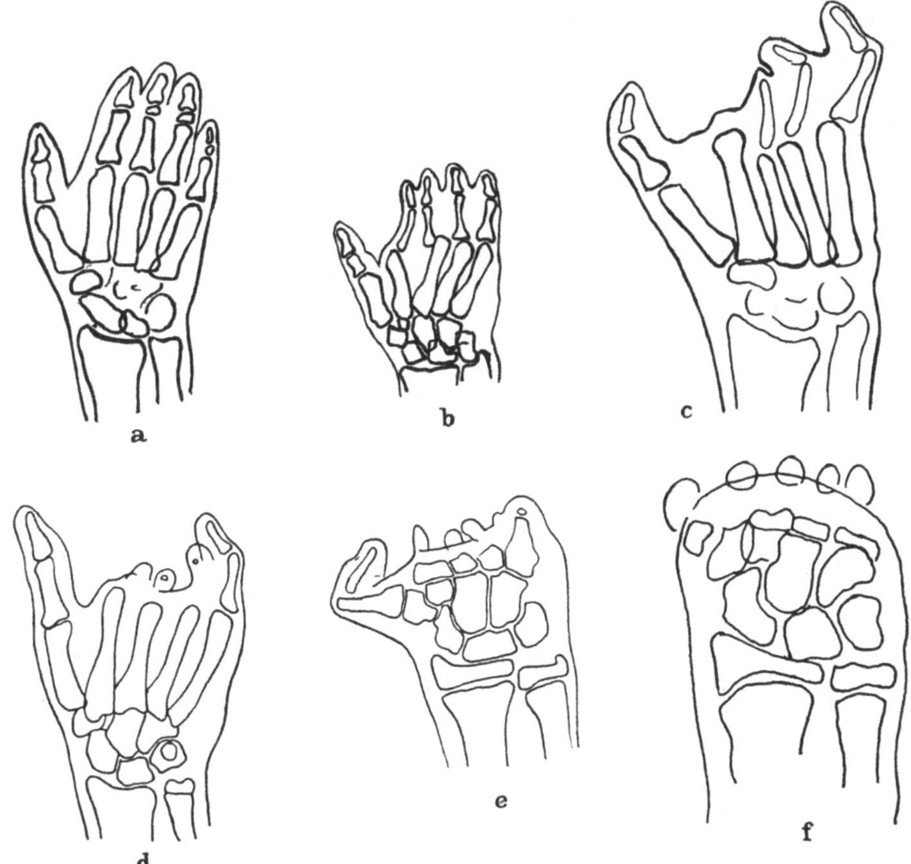

Abb. 135 a—f. Symbrachydaktylie in ihren verschiedenen Graden fortschreitend dargestellt. (Aus W. MÜLLER: Die angeborenen Fehlbildungen der menschlichen Hand, S. 96. Leipzig: Georg Thieme 1937.)

nimmt die Differenz der Finger schrittweise zu, es bestand Atrophie der ganzen linken oberen Extremität.

Einen weiteren hierhergehörigen Fall teilt CRAMER mit. Interessant ist dabei, daß die Mißbildung auch an den Füßen ausgebildet ist, wobei die Endphalanx der linken Großzehe knöchern mit der Endphalanx der 2. Zehe verschmolzen ist, ferner an der Großzehe 3 Phalangen nachzuweisen sind.

Hierher möchte ich auch den ersten der beiden von SIEGERT (a) mitgeteilten Fälle rechnen: bei einem $10^{7}/_{12}$jährigen Mädchen zeigte die linke Hand bei der Geburt Syndaktylie, welche 4 Finger bis zu den Endgliedern vereinigte. Der Daumen war frei beweglich. Im Röntgenbild findet sich links eine hochgradige Brachydaktylie durch Brachymesophalangie von III—V und Brachybasohypophalangie (SCHINZ) von II und IV, die rechte Hand zeigte Brachymesophalangie von II—V mit Fehlen der Epiphysenkerne von II und III. Die von Siegert gegebene Deutung als amniogene Mißbildung ist unzutreffend. K. Stucke teilt seine eigenen 7 Beobachtungen von Symbrachydaktylie folgendermaßen ein: Schwache Ausprägung = Verkürzung der Phalangen, insbesondere Brachymesophalangie, Syndaktylie und leichte Verschmälerung von Knochen und Weichteilen (Kontraktur und Klauenstellung durch Formänderung der Mittelphalangen und der Gelenke). Mittelstarke Ausprägung = höherer Grad der Reduktion mit Assimilationshypophalangie, weitgehende Reduktion des dazugehörigen Weichteilmantels, deutliche Ausprägung der Kontraktur und Subluxationsstellung. Starke Ausprägung = Mittelstrahlen nur als rudimentäre, untereinander verwachsene Stummel oder ganz fehlend mit wohlerhaltenen Nägeln. Die Randstrahlen können in die Rückbildung einbezogen werden, Vergesellschaftung mit anderen Anomalien ist häufig. Meist kommt sie einseitig vor und ist der Ausdruck einer Störung der Extremitätenanlage in früher ontogenetischer Periode.

Differentialdiagnostisch können exogene Fingerdefekte und sog. Spalthände mit der Symbrachydaktylie in Frage kommen: die Spalthände — wie in einem späteren Abschnitt gezeigt werden soll — beruhen auf Störungen der Weichteilplatte, wobei vor allem auch die Nägel betroffen sind, bei der *Symbrachydaktylie* dagegen ist primär nur die Skeletanlage gestört, die davon unabhängige Weichteilplatte kann sich jedoch ohne Skeletgerüst nicht weiterentwickeln.

Noch schwieriger kann die Unterscheidung von amniogenen Fingerdefekten sein, weil es eine Eigentümlichkeit aller schweren Rückbildungsformen ist, einseitig und ohne ausgesprochene Erblichkeit aufzutreten. Gleichzeitiges Vorkommen von Brachymesophalangie oder Hypophalangie spricht für den endogenen Charakter der Fehlbildung.

Sehr ähnlich wie die als Symbrachydaktylie bezeichneten Fehlbildungen können auch gewisse Formen der Spalthandbildung und namentlich quere Stummelbildungen der Finger ausschauen und wir selber haben oft große Schwierigkeiten gehabt, uns in solchen Fällen zu entscheiden. Wir verweisen auf die an anderer Stelle behandelten Abschnitte.

Anhang: Die überzähligen — akzessorischen — Knochen der oberen und unteren Extremität, besonders am Hand- und Fußskelet.

Es handelt sich um *Varietäten*, die hauptsächlich Unfallmediziner, Orthopäden und Röntgenologen interessieren. Es muß daher auf dieses Sonderschrifttum verwiesen werden [besonders Köhler, Marti (a) u. a.]. Als Grundlage dieser Darstellung dienten die Arbeiten von Pfitzner. Es ist nun nicht gesagt, daß es sich um „Überschußbildungen" handelt, wie etwa der 3gliedrige Daumen oder die Polydaktylie. Zwar kann ein Teil dieser Knöchelchen nach Hasselwander schon bei der Differenzierung des Knorpelskeletes zu selbständiger Existenz gelangen, der größere Teil aber verdanke seine Selbständigkeit erst den Ossifikationsprozessen. Unter erbbiologischen Gesichtspunkten sind diese akzessorischen Hand- und Fußwurzelknochen systematisch meines Wissens noch nicht durchforscht worden. Sie dürften aber ein dankbares Arbeitsfeld bieten.

In neuerer Zeit hat sich besonders Th. Marti (a) (1947) mit den Skeletvarietäten des Fußes, namentlich in ihrer klinischen und unfallmedizinischen Bedeutung befaßt (s. dort auch großes Literaturverzeichnis). Für das Handskelet hat Grumbach 1921 eine zusammenfassende Darstellung gegeben, die ebenfalls mit großem Literaturverzeichnis versehen ist.

Die systematische Untersuchung dieser „accessoria" geht auf PFITZNER zurück und HASSELWANDER (c) bestätigte 1921 die interessante Tatsache, daß oftmals eine individuelle Häufung dieser Variationserscheinung beobachtet wurde. Unter 197 Füßen von 134 Individuen wurden an 106 Füßen von 83 Individuen 163 akzessorische Elemente gefunden, davon betrug etwa die Hälfte (79) Einzelbefunde, während sich 84 akzessorische Knochen an 27 Füßen von 21 Individuen fanden. Dabei ist interessant, daß auch sonst bei solchen Menschen Pseudoepiphysen vorkommen (z. B. am Capitulum des Os metatarsale).

Da HASSELWANDER die Kombination von akzessorischen Tarsalknochen und Pseudoepiphysen besonders bei verschiedenen Zwergwüchsigkeiten fand (Hypothyreose, Hypopituitarismus, Infantilismus und Kretinismus), wurden innersekretorische Störungen als Ursache dieser Unregelmäßigkeiten angenommen. Neben diesen konditionellen oder konstitutionellen Faktoren spielen aber zweifellos auch Keimanlage und damit Erblichkeit dieser Gebilde eine wichtige Rolle. HASSELWANDER erwähnt schon 1921 solche Beispiele mit Heredität.

Es ist nicht leicht, diese im Carpus und Tarsus vorkommenden überzähligen Knochen immer richtig zu deuten. Besonders die Abgrenzung gegenüber den „Sesambeinen" kann Schwierigkeiten bereiten (PFITZNER 1892), dies gilt besonders auch für die röntgenologische Untersuchung. Vom erbbiologischen Standpunkt aus dürfte es sich aber lohnen, diesen Gebilden in Zukunft erhöhte Aufmerksamkeit zu schenken, ein Grund, weshalb wir sie hier kurz systematisch beschreiben. Hinzu kommt die weitere Feststellung, daß von diesen akzessorischen Knöchelchen relativ häufig verschiedenartige Beschwerden und eigentliche pathologische Zustände hervorgehen können und in vermehrtem Maße werden sie auch chirurgisch angegangen und zur histologischen Kontrolluntersuchung überwiesen; dies gilt besonders für diejenigen des Tarsus [MARTI (a)]. Aus dem neueren Schrifttum erwähnen wir die Arbeiten von HEIMERZHEIM, PIRIE, HOLLAND, BIZARRO, ESAU (a), ZIMMER (a, b, c), MARTI (a), KÖHLER. Letzterer bringt in seinem Buche „Grenzen des Normalen und Anfänge des Pathologischen" wichtige Beiträge zu diesem Abschnitt. Er betont, namentlich in Würdigung der Arbeit von GRUMBACH, daß vergleichende Anatomie, Anatomie, Röntgenologie und Embryologie über die Deutung der zahlreichen akzessorischen Knochen noch nicht einig seien: Als echte akzessorische Knochen seien allgemein im Handskelet erst anerkannt das Centrale und Centrale bipartitum, Ulnare externum, Pisiforme secundarium, Trapezoides secundarium und Styloideum. Von PFITZNER stammt die Bezeichnung „kanonische" Elemente für die üblichen, „akzessorische" für die überzähligen Knochen der Hand- bzw. Fußwurzel. Abweichungen von der Norm in diesem Skeletabschnitt entstehen nun nicht nur durch das Auftreten von überzähligen Knochen, sondern auch durch Verminderung der kanonischen, indem benachbarte selbständige Elemente miteinander zu einheitlichen Gebilden mehr oder weniger fest verschmelzen können. (Über diese letztere Veränderung s. späteres Kapitel.) Diese akzessorischen Knochen sind nun durchaus nicht immer selbständig. Vielmehr kommen alle Übergänge zwischen völligem Isoliertsein und fester Verschmelzung mit den „kanonischen" Knochen vor. Auch MARTI stellt zusammenfassend fest, daß nach dem derzeitigen Stand der Kenntnisse eine einheitliche Deutung der akzessorischen Knochen nicht zu geben sei. Für manche ist die kongenitale Anlage erwiesen, zum Teil aber treten sie, wie die Sesamoide, erst im späteren Lebensalter an funktionell besonders beanspruchten Stellen auf, es sind also keine einheitlichen Gebilde. Ihre Kenntnis ist für die unfallmedizinische Begutachtung unerläßlich, weil es sich fast immer darum handelt, die akzessorischen Skeletteile differentialdiagnostisch von Frakturen der Hand- bzw. Fußwurzelknochen zu unterscheiden.

a) Die akzessorischen Knochen der Handwurzel.

[Siehe die schematische Abbildung von Pfitzner (a), Abb. 136a und b.]

Wir stellen diesem Abschnitt die der Arbeit Grumbachs entnommenen Bemerkungen Köhlers über die ,,supernumerären Handwurzelknochen'' voraus, weil sie zeigen, wie sehr die Ansichten über diese Elemente noch auseinandergehen. Wir haben schon weiter oben erwähnt, welche Knochen in der Handwurzel als gesicherte akzessorische Elemente gelten. Ob ein Epitrapezium und eine Epipyramis dazu zu rechnen seien, wird offen gelassen. Vom ganzen Rest werden 2 Gruppen von Knöchelchen abgegrenzt:

a) Röntgenologisch festgestellte, aber als durch traumatische Absprengung entstandene: Naviculare bi- und tripartitum, Os triangulare (Intermedium antibrachii).

b) Herkunftsgemäß unklare, möglicherweise Frakturstücke oder auf entzündlicher Basis entstandene: Radiale externum, Epilunatum, Hypolunatum, Triquetrum bipartitum, Trapezium secundarium, Trapezoides bipartitum, Metastyloid, Parastyloid, Subcapitatum, Capitatum secundarium, Ossiculum Gruberi.

c) Bisher röntgenologisch weder gefunden noch beschrieben, jedoch auf Grund vergleichend-anatomischer, embryologischer und anatomischer Beobachtung möglich: Os styloideum, Os hamuli proprium und Os Vesalianum.

Im folgenden sollen die wichtigsten ,,Accessoria'' einzeln kurz beschrieben werden.

Os triangulare (Intermedium antibrachii, Triquetrum secundarium). Nach Köhler wird es äußerst selten im Röntgenbild angetroffen. Seine hyaline knorpelige Anlage kann schon in sehr frühen Embryonalstadien zugrunde gehen oder mit dem Processus styloides ulnae verschmelzen Pfitzner hatte es 2mal einseitig gefunden als 13:5 mm messendes Gebilde. Es liegt nach Grumbach zwischen Radius, Ulna, Lunatum und Triquetrum, in das Ligamentum triangulare (Discus articularis) eingebettet. Während von namhafter Seite (s. bei Köhler) neuerdings das Os triangulare als abgebrochener, pseudarthrotisch geheilter Processus styloides gedeutet wird, sind dennoch einige nicht traumatische, doppelseitige Fälle beschrieben worden, welche vor vorzeitigen Schlüssen einfacher Ablehnung dieses akzessorischen Elementes warnen. Zahlreiche Beispiele traumatischer Genese bringt Grumbach. Esau (c) beschreibt sodann das Selbständigbleiben des Processus styloides ulnae, das mit dem Vorhandensein eines Os triangulare kombiniert, von ihm beobachtet wurde. Der Befund war doppelseitig und wird als angeborene Anomalie und nicht als traumatisch entstanden gedeutet. 1949 hat Riva einen Fall von doppelseitigem Os triangulare carpi beschrieben und röntgenologisch abgebildet. Es handelte sich um eine 53jährige Patientin, die nach einem leichten Trauma Schmerzen am linken Handgelenk bekommen hatte. Röntgenologisch konnte beiderseits unter dem Processus styloides ulnae, von diesem deutlich getrennt, ein überzähliges kleines Knöchelchen gefunden werden. Riva hält seinen Fall für eine echte akzessorische und nicht traumatisch bedingte Knochenbildung, wobei er ebenfalls die traumatische Genese für gewisse Fälle zu Recht bestehen läßt. Eine weitere Beobachtung stammt von Bircher.

Os radiale externum (Parascaphoid). Dieser Knochen ist in der Säugetierwelt weitverbreitet, beim Menschen aber vor Pfitzner nicht aufgefunden. Er scheint äußerst selten zu sein, meist ist er durch Assimilation mit dem Naviculare verbunden, er zeigt Artikulation mit dem Multangulum majus (Trapezium). Er liegt am radialenEnde des Naviculare, zwischen letzterem und dem Multangulum majus.

Os centrale carpi. Dieses ist das bekannteste der inkonstanten Carpalia des Menschen, es kommt aber selbständig in weniger als 1% vor. Beim menschlichen

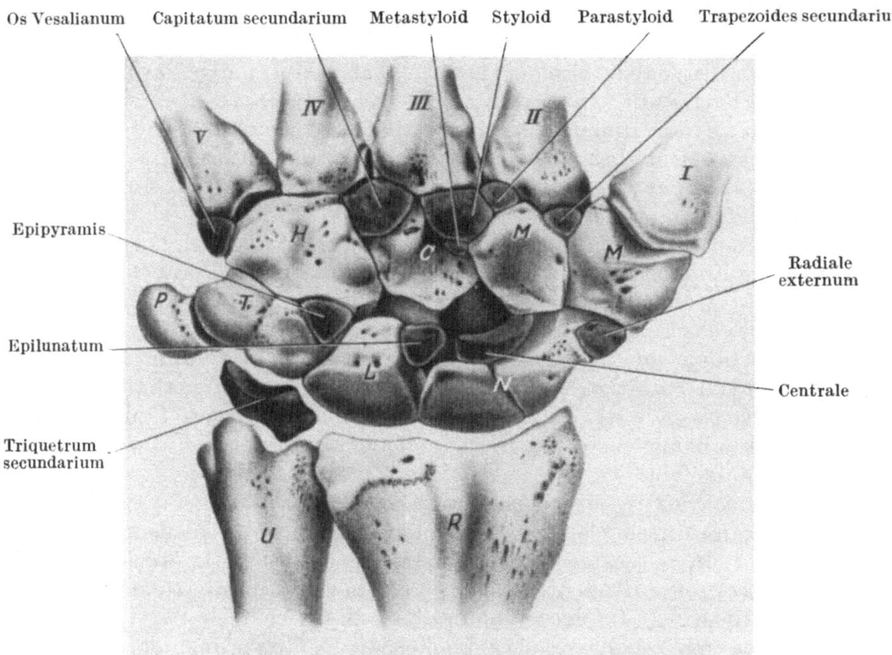

a Dorsalansicht einer hypothetischen linken Hand.

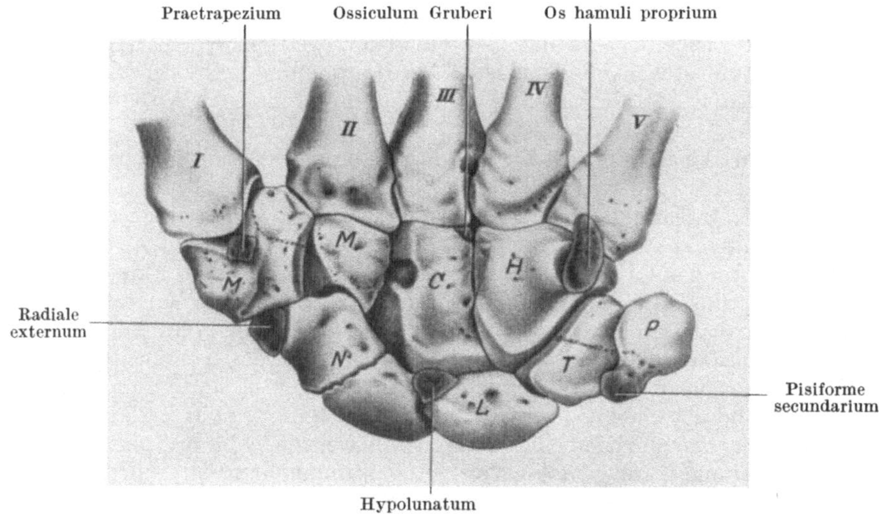

b Volaransicht.

Abb. 136a u. b. Schema der überzähligen Carpalia.
(Aus W. Pfitzner: In Schwalbe, Morphologische Arbeiten, Bd. IV, S. 347. 1895.)

Embryo ist seine selbständige Anlage zu einer bestimmten Zeit stets nachweisbar. Es kommt symmetrisch, doppelseitig und einseitig vor, und liegt zwischen dem Os naviculare und dem Os capitatum. Bleibt es knorpelig, so kann es zu einer rundlichen Aussparung im Capitatum bei der röntgenologischen Untersuchung führen (Marti).

Köhler berichtet in seinem für unseren Abschnitt wichtigen Buche über diese noch umstrittene knorpelige Anlage des Centrale.

Bemerkenswert ist, daß im Centrale ursprünglich 2 selbständige Skeletelemente enthalten sind (Pfitzner). In letzter Zeit berichtete Wette über ein zweigeteiltes Os centrale (dorsal-ulnar und volar-radial). Es liegt zwischen den übrigen Carpalia versteckt, reicht aber mit seiner volaren Spitze nicht bis zur Vola manus. Verschmelzungen mit dem Naviculare, aber auch mit Capitatum und Multangulum minus (Trapezoid) sind beschrieben worden.

In der früheren Literatur spielte das Os centrale bei allen phylogenetischen Studien über die Entwicklung der Hand eine große Rolle und Pfitzner kam zur Auffassung, daß es einen Normaltypus und einen Orangtypus desselben gebe. An der Stelle, die das Centrale ursprünglich innehatte, kommen röntgenologisch verschiedene Zustände vor, die bei Köhler und Grumbach im einzelnen angeführt werden. Grumbach bestätigt, daß die Lage des Os centrale innerhalb gewisser Grenzen eine feststehende sei. In Koaleszenz mit dem Naviculare führt es unter anderem zu dessen häufigen starken Formanomalien. Gelegentlich wurde es auch als Sesambein aufgefaßt.

1950 äußert sich Marti erneut zur Frage des Os centrale carpi. Nach seinen Ausführungen kann dieses Element röntgenologisch in 3 verschiedenen Stadien erfaßt werden: 1. In seltensten Fällen findet sich ein scharf konturiertes selbständiges, akzessorisches Element, welches in einem scharf begrenzten Ausschnitt des Naviculare liegt. 2. Infolge Assimilation des Os centrale carpi zeigt das Naviculare einen mehr oder weniger buckelartigen Vorsprung, der noch die Konturierung des selbständigen akzessorischen Elementes erraten läßt. 3. Die häufigste, aber immerhin noch sehr seltene Form eines Os centrale carpi zeigt den scharf begrenzten Ausschnitt am Naviculare, ohne Knochenkonturierung des akzessorischen Elementes, da dasselbe entweder cystisch degeneriert oder auf knorpeliger Stufe stehengeblieben ist. Das Röntgenbild zeigt eine Aussparung zwischen Naviculare, Capitatum und Multangulum minus nach Art einer Defektbildung.

Os naviculare bipartitum (carpi). Die Zweiteilung des Naviculare beträgt nach Pfitzner etwa 1%, sie wird vollständig, häufiger aber unvollständig (5%) beobachtet (nach Marti 0,5 bzw. 2—3%). Besonders leicht können daher Verwechslungen mit Frakturen vorkommen. Durch die Trennungslinie, welche von der Mitte der für das Capitatum bestimmten Gelenkfläche zum radialen Rande der mit dem Radius artikulierenden Fläche verläuft, entsteht ein *Naviculare radiale et ulnare*. An der Berührungsfläche werden pathologische Veränderungen des Knorpels beschrieben. Eine Beschreibung und Deutung des Kahnbeinspaltes hat F. Reckling gegeben. Die Verdoppelung kann vorgetäuscht werden durch die (seltene) Ausbildung eines Os centrale carpi. Nach Reckling verknöchern die Handwurzelknochen im allgemeinen von einem Kern aus, beim Kahnbein kommen aber Verdoppelungen anlagemäßig vor. Im Zusammenhang mit einem Fall von doppelseitigem Naviculare bipartitum der Hand weist Paas (c) auf Analogien mit der Patella partita hin. Bei anlagemäßiger Verdoppelung des Kerns führen funktionell-mechanische Momente zum dauernden Doppeltbleiben des Knochens. Bis in die neueste Zeit wird von gewissen Autoren die Ansicht vertreten, es handle sich beim Os naviculare bipartitum um eine Pseudarthrose nach Fraktur. In der Tat kann die Differentialdiagnose besonders bei älteren Leuten mit Arthrosis deformans schwierig sein (Lindgren). Reckling führt einen Fall an, bei welchem beiderseits ein Naviculare bipartitum bestand. Auf der rechten Seite tritt nach einem Trauma, unabhängig von der Zweiteilung, eine aseptische Nekrose und eine sekundäre Arthrose auf.

Lehrreich ist auch eine Beobachtung von MARTI, der bei einem 47jährigen Mann nach Abheilung einer Handverletzung nach Sturz doppelseitig ein Naviculare bipartitum sah. Er schließt sich der Ansicht an, daß kongenital geteilte Kahnbeine auf Störungen in der Ossifikation akzessorischer Knochenkerne beruhe. In seinem Fall konnten nämlich zusätzlich folgende Anomalien röntgenologisch festgestellt werden: Der radiale Griffelfortsatz ist nicht sichtbar, an seiner Stelle findet sich ein akzessorischer Knochenkern. Auch im Bereich des linken ulnaren Griffelfortsatzes findet sich ein akzessorischer Knochen, der als Metapisoid (Pisiforme secundarium) gedeutet wird. Zudem findet sich links zwischen Metacarpale I und Multangulum majus ein Epitrapezium, rechts findet sich zwischen Hamatum und Metacarpale V ein Element, das als Parasphenoid oder Os Vesalianum gedeutet wird.

GRUMBACH nennt für das Zustandekommen eines Naviculare bipartitum folgende theoretische Möglichkeiten: 1. Palingenetische Form als Bildungshemmung oder als primitiven Bildungsfehler. 2. Bipartition infolge zur Zeit der Knochenkernanlage, eventuell schon intrauterin wirksames Trauma, oder 3. als Folge einer Entwicklungshemmung bei innersekretorischen Störungen, vorausgesetzt, daß noch andere Skeletveränderungen zu finden sind und 4. vorgetäuscht durch Pseudarthosenbildung nach Fraktur des Naviculare.

Über die Tripartition des Naviculare s. bei GRUMBACH, PFITZNER. MARTI erwähnt, daß am Naviculare carpi bei 2 verschiedenen Knochenkernen die Ossa naviculare radiale et ulnare entstehen. Bei 3 Ossifikationspunkten (Os naviculare tripartitum) kann es zur Bildung des sog. *Parascaphoids* kommen, d. h. des Os radiale externum, das an der radialen Fläche des Naviculare radiale liegt. Bei *Vierteilung* tritt noch an der zentralen Fläche des Naviculare radiale ein *Episcaphoid* (Centrale dorsale) oder ein Parascaphoid (Centrale volare) auf zwischen Lunatum, Naviculare und Capitatum. THILENIUS fand es beim menschlichen Embryo in 4%. MARTI beschreibt sein Vorkommen bei einem 32jährigen Mann bei gleichzeitigem Vorhandensein einer Epipyramis. VAGHI beschreibt einen Fall von doppelseitiger Bipartition des Handscaphoids und auf der linken Seite eines 3. Kernes. Dieser ist außerhalb der normalen Knochenkonfiguration und kann als eine akzessorische Bildung bezeichnet werden. Die doppelseitige Bipartition und ein KÖHLER-MOUCHET-Syndrom der proximalen rechten Scaphoidhälfte (von Trauma beschädigt) lassen den Autor die ursprüngliche Doppelbildung dieser Knochen annehmen. TH. MARTI gibt an, daß die akzessorische Bildung des Tarsusscaphoids in 10% der Fälle beschrieben worden ist, hingegen diejenige des Carpus noch nie.

Os lunatum bipartitum. Kürzlich wurde von P. EGGIMANN eine Bipartition des Lunatum gefunden, welche als Bildungsanomalie wie die übrigen akzessorischen Knochen aufgefaßt werden darf. Bei einer 52jährigen Frau, die kein Trauma erlitten hatte, fanden sich klare Konturen im Bereich des Os lunatum. Der doppelseitige, nicht ganz symmetrische Befund war folgender: Auf der rechten Seite befanden sich an Stelle des Mondbeins zwei ungefähr gleich große Knochen mit scharfen regelmäßigen Konturen, die in dorsovolarer Aufnahme sich überlagern, in radioulnarer Aufnahme hintereinander gelegen sind. Durch die Teilung entstand ein dorsales und ein volares Stück. Auf der linken Seite ist das Lunatum deutlich verkleinert, dreieckig und kalkarm, mit klaren Umrissen. Oberhalb und unterhalb davon fand sich je ein kleines Knöchelchen von Reiskorn- und

Stecknadelkopfgröße. Es würde sich also auf der linken Seite um eine Tripartition handeln (Abb. 137a—c).

Os epilunatum. Es gehört nach PFITZNER ebenfalls zu den seltenen Carpalien (1%). Es hat die Form eines Tetraeders, kommt selbständig vor oder mit dem Lunatum synostosiert. Es liegt dorsal.

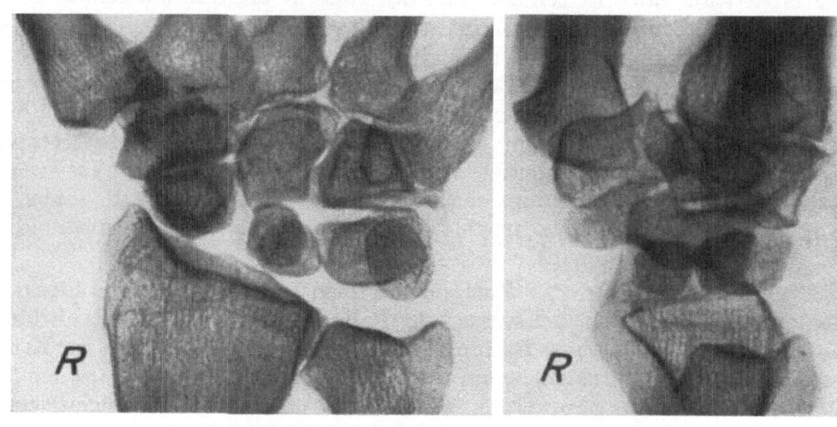

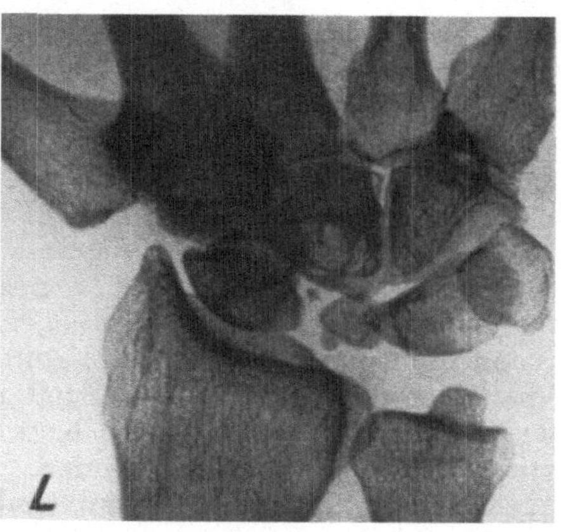

Abb. 137a—c. a Rechte Hand: dorso-volare Aufnahme; b rechte Hand: radio-ulnare Aufnahme. Man erkennt hier ein dorsales und ein volares Stück des Os lunatum bipartitum; c linke Hand: mit verkleinertem Lunatum. Oberhalb und unterhalb ein reiskorn- und stecknadelkopfgroßes Knöchelchen (Tripartition). [Aus P. EGGIMANN: Lunatum bipartitum. Radiol. clin. 18 (1949).]

Das **Os hypolunatum** dagegen ist vorlar gelegen, hat tetraedrische Gestalt und kommt etwa in 1% vor. Das Gelenk mit dem Lunatum geht in Koaleszenz und in Synostose über, ein Gelenk mit dem Capitatum bleibt stets erhalten.

Zum Os epilunatum und hypolunatum ist noch folgendes auszuführen: Als Lunatum proprium bezeichnet GRUMBACH ein Lunatum normale minus der beiden, gelegentlich selbständig auftretenden, als Epi- und Hypolunatum bezeichneten Abschnitte. Während die Form des Lunatum wenig verändert ist, erscheint seine Größe sehr wechselnd. Verkleinerungen beruhen wohl auf Wachstumshemmungen. GRUMBACH lehnt die PFITZNERsche Deutung des Epilunatum ab und hält es für eine Verwechslung mit einer Lunatumfraktur oder als Produkt einer Arthritis. Auch die Existenz des Hypolunatum erscheint GRUMBACH unklar, obowohl es von THILENIUS 4mal häufiger als das Epilunatum gefunden wurde.

Os epipyramis. Dieses 1883 von GRUBER entdeckte ist eines der seltensten Knöchelchen (1⁰/₀₀) der Handwurzel, von tetraedrischer Form (1—8 mm Seitenlänge) und liegt zwischen Triquetrum, Lunatum und Hamatum. Es kann mit dem Triquetrum verschmelzen. Histologisch-embryologisch wurde es von GRUBER 4mal nachgewiesen. GRUMBACH konnte es 3mal in seinem Material von 800 Händen auffinden, mit der Einschränkung allerdings, daß ein früheres Trauma nicht mit Sicherheit ausgeschlossen werden konnte. Bei dieser Gelegenheit erinnert er an die Feststellung, daß beim Menschen Verschmelzung zweier ,,kanonischer'' Elemente eine große Seltenheit sei, dagegen in Anwesenheit akzessorischer Knöchelchen nichts Außergewöhnliches darstelle und nur mit der Assimilation solcher supernumerären Elemente in Beziehung stände und daher auch jeweils einen bestimmten Ausgangspunkt habe. Gleichzeitiges Vorkommen des Os epipyramis mit einem Epilunatum beschrieb MARTI (1947).

Os triquetrum bipartitum. Ähnlich wie das *Naviculare* kann auch das Triquetrum eine Zweiteilung aufweisen. THILENIUS hat erstmals beim Embryo ein Triquetrum radiale et ulnare getrennt gefunden (äußerst selten!) und GRUBER und PFITZNER haben es je einmal partiell gefunden.

Os ulnare externum. Auch dieses Knöchelchen wurde von PFITZNER beschrieben. Es liegt dorsal dem Triquetrum aufgelagert, häufig mit ihm verschmolzen, zwischen Triquetrum, Hamatum, Pisiforme und Tuberositas metacarpalis V. Es bereitet differentialdiagnostisch größte Schwierigkeiten gegenüber Triquetrumfrakturen. GRUMBACH hat es 12mal anläßlich röntgenologischer Untersuchungen wegen Trauma gesehen. Er empfiehlt daher bei der Beurteilung größte Vorsicht.

Os pisiforme secundarium. Es handelt sich nach PFITZNER und THILENIUS um eine symmetrisch vorkommende erbsen- oder kugelförmige Fortsatzbildung am Os pisiforme, es entspricht dem ,,Os Daubentonii des Gibbon''. Auch GRUMBACH bildet einen eigenen Fall ab.

Os epi- und paratrapezium. Nach GRUMBACH wurde von GUYER (1887) ein Knochenstück beschrieben, das mit dem Multangulum majus (Trapezium) und dem Metacarpale I artikulierte und von PFITZNER als Paratrapezium gedeutet wurde. Als Epitrapezium beschrieb PFITZNER eine Beobachtung von ZUCKERKANDL, bei welcher ein Element dorsal, dem Abhange des radialen Höckers des Trapezium aufgelagert war und unregelmäßige Gestalt aufwies.

Ein **Trapezium secundarium**, 2mal von PFITZNER beobachtet, ist in seiner Deutung noch unsicher.

Os praetrapezium. Als Praetrapezium wurde ein kleines, volar gelegenes, im Bindegewebe verstecktes Knöchelchen bezeichnet, welches am Carpo-Metacarpalgelenk I teilnimmt. Es ist meistens mit dem Multangulum majus (Trapezium) verschmolzen, kugelförmig, klein. THILENIUS hat es auch beim Embryo gefunden.

Os multangulum minus (trapezoides) bipartitum. Es handelt sich um eine der seltensten Anomalien. Durch die Teilung kommt es zur Bildung eines volaren, der distalen Carpalseite, und eines dorsalen, der ultimalen Carpalseite angehörigen Knochens. Nach GRUMBACH soll er 5mal beschrieben worden sein. PFITZNER rechnet diese Zweiteilung als ,,palingenetische Erscheinung''.

Os multangulum minus (trapezoides) secundarium. Es liegt im Winkel, wo Multangulum majus, minus und Metacarpale II zusammenstoßen. Mit seinen Nachbarn hat es echte Gelenke, es wurde auch beim Embryo gefunden (sehr selten). GRUMBACH hatte Gelegenheit, ein Sammlungspräparat des Anatomischen Institutes Zürich zu präparieren und die Angaben von PFITZNER über dieses Skeletelement zu bestätigen.

Os styloideum. Das Styloideum, 1725 von JOH. SALTZMANN in Straßburg zuerst entdeckt, ist das älteste der bekannt gewordenen inkonstanten Carpalia. Es liegt auf dem Handrücken zwischen Metacarpale II, III und Capitatum, häufig hat es eine direkte Berührung mit dem Trapezoid. Es stellt eine unregelmäßige Pyramide dar. Die verschiedensten Koaleszenzen und Verschmelzungen sind beobachtet worden: selbständig, ringsherum artikulierend, selbständig mit Metacarpale III, mit Multangulum minus koaleszierend, verschmolzen mit Multangulum minus, Capitatum, Metacarpale II und III, dann einen Fortsatz dieser Knochen bildend.

Beim Erwachsenen hat es in 17% merkliche Grade von Selbständigkeit.

Die gleichzeitige Verschmelzung mit mehreren Skeletstükken führt zur indirekten Verschmelzung zweier konstanter Skeletstücke.

Der für den Menschen normale Zustand ist die Assimilation des Styloids durch das Metacarpale III (Processus styloideus ossis metacarpii III). Sehr auffallend ist der Gegensatz, welcher in der häufigen Feststellung dieses Knöchelchens

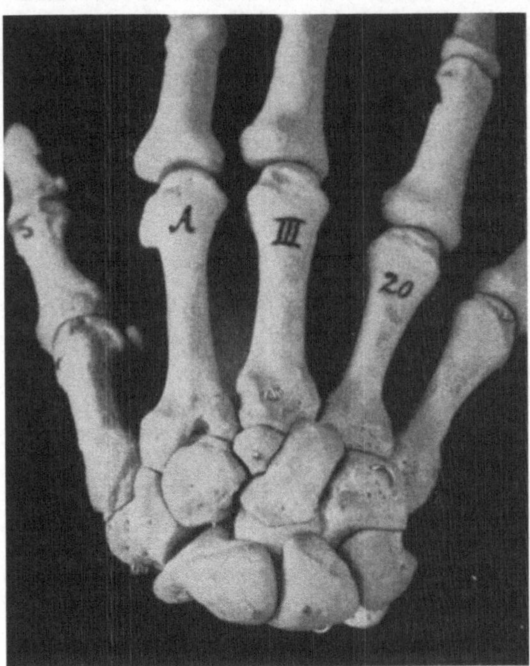

Abb. 138a. Os styloideum, eingebettet zwischen Metacarpale II und III, Multangulum minus und Capitatum. (Anatomisches Institut Basel.)

bei PFITZNER und der anscheinend großen Seltenheit im modernen röntgenologischen Schrifttum besteht. 1940 berichtet ZIMMER (b) über eine krankhafte Veränderung am Os styloideum. In dieser Arbeit reproduziert er ein Präparat der Sammlung des Anatomischen Institutes Basel sowie das beigegebene Röntgenbild eines einschlägigen Falles (Abb. 138a—c).

1942 und 1943 hat W. SCHRÖDER (a, b) weitere Beobachtungen mitgeteilt und namentlich auf die besondere Technik der röntgenologischen Darstellung hingewiesen. Vor allem geht aus seinen Mitteilungen hervor, daß das Styloid bei Verletzungen und Überbeanspruchungen Ursache von hartnäckigen Beschwerden wird, die zu ödematöser Schwellung der Hand führen können. Er prägt für dieses klinische Bild die Bezeichnung „schmerzhafter Styloidhöcker der Hand". Die Erscheinungen entstehen durch chronische Entzündungs- und Reizzustände am Styloid infolge mechanischer Beanspruchung durch Muskeleinwirkung. E. BURCKHARDT bespricht an Hand eines einschlägigen Falles die gelegentlichen krankhaften Veränderungen, welche mit dem seltenen Vorkommen des Os styloideum carpi zusammenhängen können. In seinem Fall wurde das Knöchelchen im Zusammenhang mit der Basis des Metacarpale III operativ entfernt und histologisch untersucht. Dabei fand sich ein fast durchgehendes Cystensystem im Os styloideum. Hingegen konnten keine sicheren traumatischen Veränderungen festgestellt werden, obwohl sich die Handbeschwerden im Anschluß an einen Sturz einstellten. (In der Arbeit gute Abbildung des exstirpierten Knochens, desgleichen Kopien von Röntgenbildern.)

An Hand mehrerer Fälle bespricht C. Bagozzi die Differentialdiagnose zwischen posttraumatischen und angeborenen akzessorischen Knochenbildungen im Bereich des Processus *styloides ulnae.* Diese Abweichungen haben natürlich mit dem Os styloideum am Metacarpale III nichts zu tun.

Os metastyloideum. Es ist nach Pfitzner (a) eines der rudimentärsten, inkonstantesten Car-

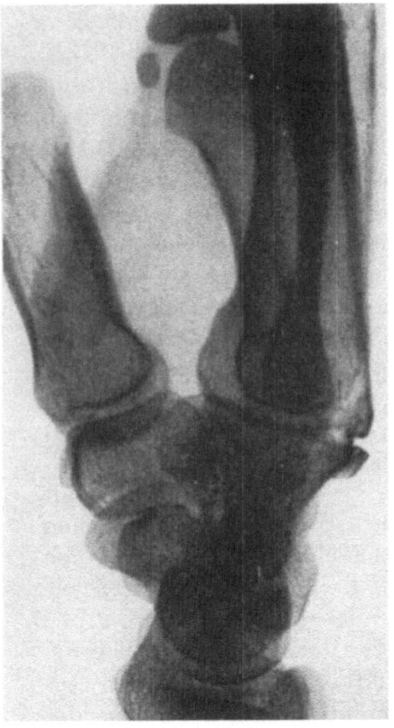

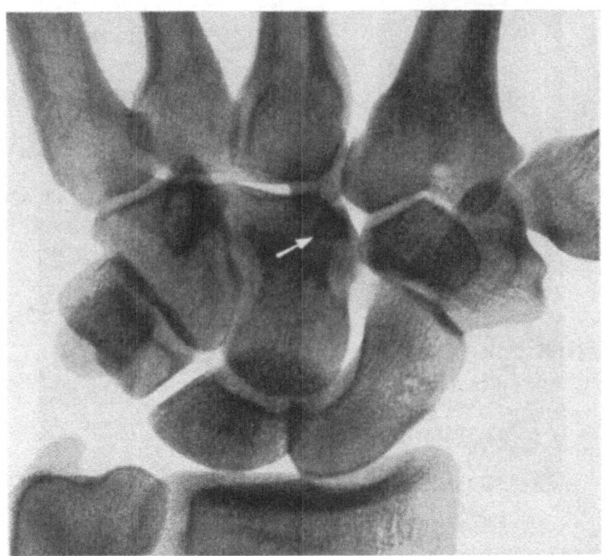

Abb. 138b. Os styloideum, dorsal in Höhe der distalen Reihe der Handwurzelknochen auf einer radio-ulnaren Handaufnahme.

Abb. 138c. Os styloideum (Pfeil) auf einer dorso-volaren Handaufnahme: Der erbsengroße Knochen projiziert sich in die distoradiale „Ecke" des Capitatum.

(Abb. 138b u. c. Röntgeninstitut Basel.)

Abb. 138a—c. Os styloideum. (Aus Zimmer: Krankhafte Veränderungen am Os styloideum.)

palia. Es liegt auf dem Handrücken zwischen Capitatum, Multangulum minus und der Spitze des Processus styloides metacarpi III. Thilenius fand es bei Embryonen unter 113 Fällen 9mal. Es ist selten ganz selbständig, verschmilzt mit Styloid bzw. Processus styloides, mit Capitatum und mit dem Multangulum minus (Abb. 139).

Ein **Parastyloid** wurde von Thilenius bei menschlichen Embryonen in 30% gefunden. Beim Erwachsenen ist es nur 1mal beschrieben worden.

Os capitatum secundarium. Dieses Knöchelchen ist nur ganz selten voll ausgebildet, relativ häufig verschmolzen mit dem Capitatum. Es stellt das ulnare Gegenstück zum Styloideum dar. Thilenius fand es unter 113 Fällen 17mal.

Ossiculum Gruberi. Es liegt im Winkel, wo in der Vola das Capitatum, Hamatum, Metacarpale III und Metacarpale IV zusammenstoßen, die Grundfläche mißt wenige Millimeter. Pfitzner fand es 1mal, Thilenius bei seinen embryologischen Studien nie. Es hat die Form einer spitzen Pyramide, wobei die Basis durch die freie Volarfläche gebildet wird. Möglicherweise stellt es ein Capitatum secundarium volare dar.

Os hamuli proprium. Die Anomalie am Hamulus ossis hamati besteht darin. daß derselbe in verschiedenen Graden selbständig geworden ist. Es gibt folgende Möglichkeiten: das Os hamuli umfaßt den ganzen Hamulus mit dessen Basis oder es ersetzt den Hamulus oder das Os hamuli ist ganz rudimentär geworden. das Os hamatum zeigt einen Hamulusstumpf. Bemerkenswert ist, daß der normale Hamulus auf beiden Seiten ganz gleich entwickelt ist. Unterschiede kommen nur bei Fällen von Anomalie vor. Grumbach weist auf einen Fall von Grashey

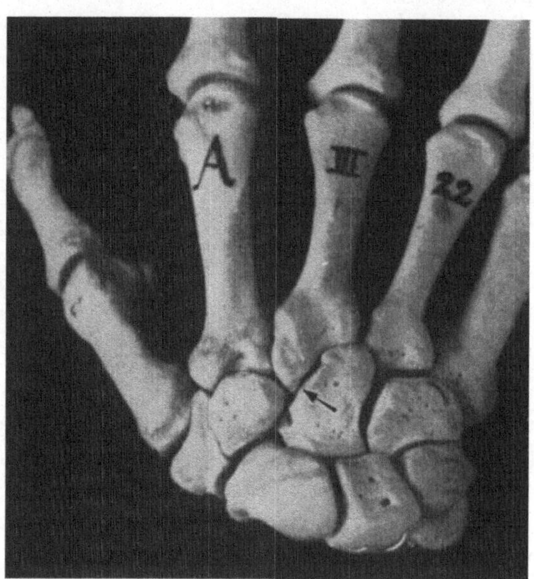

Abb. 139. Metastyloid (Pfeil) an der Spitze des Processus styloideus ossis metacarpalis III.
(Aus Zimmer: Eine krankhafte Veränderung am Os styloideum.)
(Anatomisches Institut Basel.)

hin, bei welchem ein mit dem Hamatum artikulierendes Knöchelchen als Os ulnare externum bezeichnet wird, das aber nach Grumbach eher als „akrales" Stück aufzufassen ist.

Os Vesalianum. Es stellt ein akzessorisches Knöchelchen der „ultimalen" Reihe dar, ein Analogon zum Styloid, es kann mit dem Hamatum und mit dem Metacarpale V artikulieren; in anderen Fällen koalesziert oder synostosiert es mit dem Metacarpale V. Höchste Verschmelzungsgrade sind Assimilation mit Metacarpale V und Aufgehen in dessen Tuberositas. Nach Grumbach dürften bei frei vorliegendem Os Vesalianum große differentialdiagnostische Schwierigkeiten gegenüber einer Absprengung der Tuberositas des Metacarpale V bestehen.

b) Die akzessorischen Knochen der Fußwurzel.

Die neueste zusammenfassende Darstellung über diese Skeletvarietäten des Fußes stammt von Th. Marti (a) (1947). Von ihm wird in Würdigung eigener und in der Literatur festgestellter Beobachtungen gezeigt, daß diese akzessorischen Knochen durch mechanische Einflüsse abgespalten werden und daß einzelne von ihnen in nahe Beziehungen zu gewissen Fußdeformitäten treten können. Ihre unfallmedizinische Bedeutung und die durch sie bedingten Quellen für irrtümliche Beurteilungen ist bemerkenswert. Ferner können sich auch vollständig krankhafte Prozesse an den akzessorischen Knochen abspielen. Zunächst sei hier an die seltene Möglichkeit ihrer Luxation gedacht. Etwas häufiger kommen Frakturen derselben, eventuell in Kombination mit solchen „kanonischer" Knochen vor. Die relativ schlechte Heilungstendenz der Frakturen solcher, akzessorischer Knochen führt gelegentlich zur Pseudarthrosenbildung. Ferner sei schon hier auf die nicht so selten vorkommende Möglichkeit der Bipartition von Fußwurzelknochen hingewiesen. Diese können die Folge einer doppelten Anlage, aber auch einer früher überstandenen Knorpelknochennekrose sein. Auch eigentliche malacische und aseptische Nekrosen sind an akzessorischen Knochen beschrieben worden (z. B. im Os tibiale externum von Saupe, zit. nach Marti).

Selbst klinisch intakte akzessorische Knochen können zu schmerzhaften Erscheinungen führen.

Mit der Röntgenära hat die Kenntnis der akzessorischen Knochen stark zugenommen. Während noch Bizarro 1921 11 solcher anführte, werden nach Marti bereits 20 in der Literatur beschrieben. Marti gibt folgende Mittelwerte der Frequenz der akzessorischen Fußwurzelknochen an:

Os tibiale externum	10,2%
Os trigonum	7,45%
Os Vesalianum	2,07%
Os peronaeum	5,0%
Os subtibiale	0,2%
Os subfibulare	0,2%
Os supranaviculare	0,7%
Os naviculare pedis bipartitum	Einzelbeobachtung
Os infranaviculare	Einzelbeobachtung
Os cuneiforme I bipartitum	0,2%
Os intermetatarseum	1,2%
Os sustentaculum tali	Einzelbeobachtungen
Calcaneus secundarius	0,57%
Calcaneus bifidus	Einzelbeobachtungen
Os accessorium supracalcaneum	Einzelbeobachtungen
Cuboides secundarium	0,14%
Talus accessorius	Einzelbeobachtungen
Os intercuneiforme	Einzelbeobachtungen
Pars peronaea metatarsalis I	Einzelbeobachtungen
Os unci	Einzelbeobachtungen

Am häufigsten wird das Os tibiale externum, das Os trigonum und peronaeum gefunden. In etwa 50% der Fälle sind die Schaltknochen des Fußes doppelseitig anzutreffen. Gelegentlich kommen beim gleichen Individuum gleichzeitig 2 bis mehrere akzessorische Knochen vor. [Siehe unter anderem röntgenologische deskriptive Beschreibung einiger dieser Knöchelchen (Os trigonum, tibiale externum, peronaeum, Vesalianum) bei Laquerrière.]

Bizarro hat 1921 in einer schematischen Zeichnung die wichtigsten akzessorischen Fußwurzelknochen dargestellt (Abb. 140).

Os naviculare bipartitum pedis. Es handelt

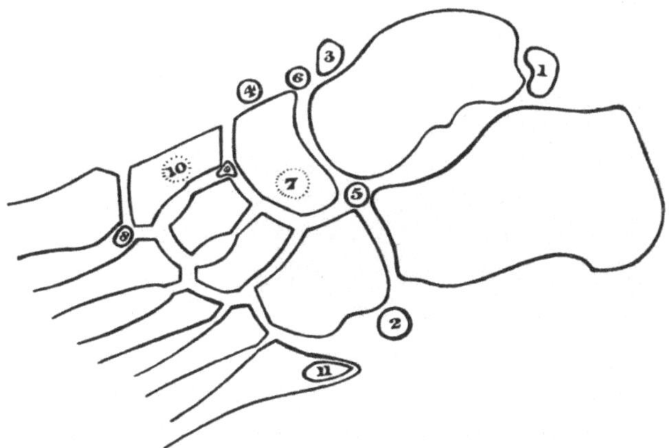

Abb. 140. Schematische Darstellung der akzessorischen Fußwurzelknochen nach Bizarro. _1_ Os trigonum (7%); _2_ Os peroneale (5%); _3_ Os processus trochlearis tali (5%); _4_ Os tibiale externum (2%); _5_ Os calcaneum secundarium (1%); _6_ Os supranaviculare (intertalo-scaphoid) (1%); _7_ Os naviculare bipartitum (secundary cuboid); _8_ Os intermetatarsum; _9_ Os intercuneiforme; _10_ Os cuneiforme I bipartitum; _11_ Os Vesalii. _7—11_ wurden von Bizarro nicht beobachtet.

sich hier um eine seltene Varietät, welche sowohl von der Kahnbeinfraktur, als auch von der Köhlerschen Krankheit zu trennen ist (Abb. 141a und b).

In einem auch mikroskopisch untersuchten Fall von E. A. Zimmer (a) fand sich ein kleiner, kommaförmiger Kahnbeinanteil, welcher das Cuneiforme I und II sowie Cuboid und Naviculare überlagerte. Wegen zunehmender klinischer Beschwerden wurde dieser überzählige Knochen aus seiner bindegewebigen

Verbindung entfernt und im Pathologischen Institut Basel mikroskopisch untersucht. Es handelte sich um normales Knochengewebe mit Fettmark. An zwei Seiten des dreieckförmigen Stückes fanden sich knorpelige Gelenkflächen.

Als Ursache der Kahnbeinzweiteilung ist die ausgebliebene Vereinigung beider Navicularkerne zu einem einheitlichen Knochen anzusehen. Es handelt sich demnach um eine Störung in der frühesten Knochenanlage.

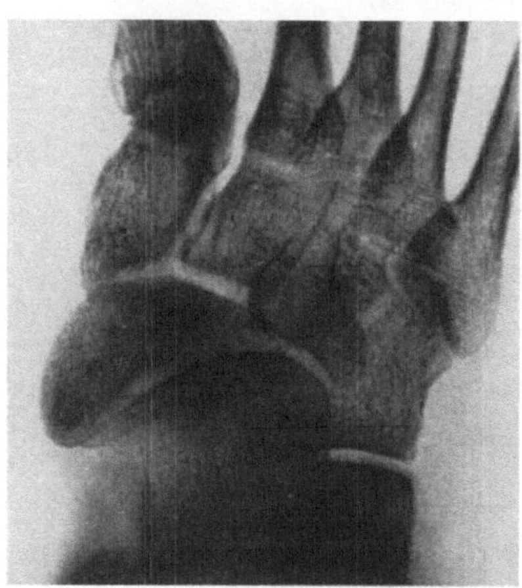

Abb. 141a. Zweiteilung des Naviculare rechts: Varietät. Aufnahme in dorso-plantarem Strahlengange: Der kleine, kommaförmige Kahnbeinteil überlagert das Cuneiforme II und III, das Cuboid und das Naviculare.

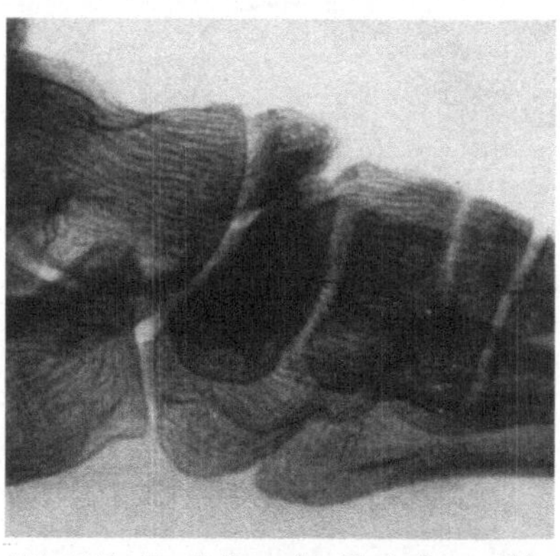

Abb. 141b. Zweiteilung des Naviculare rechts: Varietät. Aufnahme in latero-medialem Strahlengange.

Abb. 141a u. b. Os naviculare bipartitum pedis. (Aus Zimmer.)

Einen ähnlichen Fall, ebenfalls mit histologischer Untersuchung, teilt W. Müller (b) mit.

Zwei weitere Fälle werden von C. Volk mitgeteilt. (Übriges Schrifttum bei Zimmer und Volk, besonders die klassischen Arbeiten von W. Gruber, Hasselwander, Pfitzner, Thilenius.)

Die Patienten Volks waren über 21 Jahre alt und litten an erheblichen arthrotischen Plattfüßen. Der Befund war einseitig, ohne Zusammenhang mit anderen Varietäten. Zimmer konnte bei einem 4jährigen Knaben 2 Navicularkerne feststellen, danach könnte das Os naviculare bipartitum auf einer Verschmelzungshemmung beider Kernanlagen beruhen. Bei einem 7jährigen Knaben (Beobachtung des Röntgeninstitutes Basel) war neben dem zweigeteilten Naviculare auch das Os cuneiforme I geteilt. Klinisch stehen statische Beschwerden im Vordergrund. E. de Fine Licht berichtet über die Röntgenbilder von 4 weiteren typischen Fällen. Zweimal war die Erkrankung bilateral. Die erkrankten Gelenke zeigten arthritische Veränderungen. Da in einem der Fälle der Befund der Zweiteilung nicht gleich stark war, vermutet der Verfasser, daß es sich zwar um eine angeborene Anomalie handle, die sich aber im späteren Leben noch weiter entwickle.

E. K. Cravener und D. G. MacElroy berichten über weitere überzählige Gebilde am Naviculare pedis. Diese „extra scaphoids" seien nicht selten. Sie geben an, familiäres Auftreten dieser überzähligen Knöchelchen gesehen zu haben: mehrmals bei Mutter und Tochter, nie bei Vater und Tochter. In der Arbeit wird auf Beziehungen dieser überzähligen Gebilde zum Plattfuß aufmerksam gemacht.

Im Bereich des Os naviculare pedis gibt es nun noch andere Variationen. Sie wurden alle von Pfitzner (b), der 752 durchpräparierte Füße untersuchte, ausführlich beschrieben.

Os tibiale externum (s. Abb. 142). Nach Sever soll es 1605 von Bauhin erstmals beschrieben worden sein. Es wurde von Pfitzner in 10% der Fälle beobachtet. Es steht nach HASSELWANDER nicht mit der Doppelanlage des Os naviculare in Verbindung. Es kommt oft beiderseitig vor, besteht gelegentlich aus 2 Knochen. Ein großes Tibiale externum kann Beschwerden machen (s. besonders klinische Bemerkungen von SEVER).

Bei Frauen soll das Os tibiale externum fast doppelt so häufig als bei Männern vorkommen. HOHMANN zitiert eine Angabe von VOLKOW, nach welcher bei gewissen Rassen dieser akzessorische Knochen häufiger zu beobachten sei (Melanesier 31%, Neger 50%) als bei Europäern (durchschnittlich 11%).

Der Knochen legt sich an die Tuberositas navicularis an und ist damit teils durch Koaleszenz, teils durch Synostose verbunden. Er liegt an der plantaren und hinteren Seite derselben.

Das Os tibiale kann mit dem Naviculare zwischen 2 Fingern in der Richtung dorsoplantar hin- und hergeschoben werden. Von der Sehne des Musculus tibialis posterior wird es taschenförmig umfaßt, gelegentlich inseriert ein Zipfel dieser Sehne daran. Das Knöchelchen führt daher auch den Namen: Sesambein der Endsehne des Musculus tibialis posterior (PFITZNER 1892, S. 540). Das Ligamentum calcaneo-naviculare erleidet gelegentlich eine Dehnung und Lockerung, so daß der Hals im Talo-Naviculargelenk geschwächt ist. Häufig ist bei Anwesenheit eines Os tibiale eine hakenförmige Vergrößerung der Tuberositas des Naviculare zu konstatieren.

In neuerer Zeit beschäftigte sich G. GIRAUDI mit den verschiedenen Hypothesen der Entstehung des Os tibiale externum [s. auch darüber bei MARTI (a)].

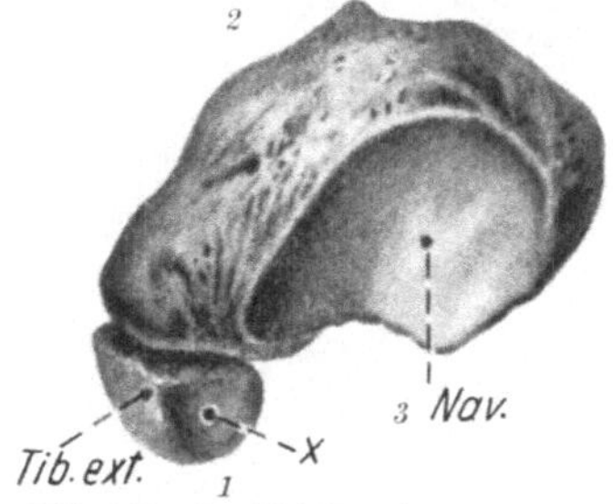

Abb. 142. Os tibiale externum. *1* Os tibiale externum; *2* Os naviculare pedis; *3* Facies articularis posterior. Gleitfläche für Caput tali. (Nach PFITZNER: In SCHWALBE, Morphologische Arbeiten, Bd. 6, S. 245, 1896.)

Eine Gruppe älterer Autoren ·(BARDELEBEN, VOLKMANN) betrachten das Gebilde als überzähliges tarsales Element. Diejenigen älteren Autoren, welche auch die ersten Finger (Daumen und Großzehe) für 3gliedrig halten, nehmen bekanntlich an, daß das Metatarsale I der ersten Phalanx der anderen Zehen entspräche und daß das Cuneiforme I identisch mit dem Metatarsale der übrigen Strahlen sei. Das Cuneiforme I würde dann durch das Os tibiale externum gebildet. Auf Grund phylogenetischer Anschauung wird vermutet, daß das Naviculare pedis aus 3 Knochenkernen sich entwickelt habe: einem Os tibiale externum, einem Naviculare und einem Os cuboides secundarium. Meistens sollen diese 3 Gebilde zum einheitlichen Naviculare sich verschmelzen, gelegentlich aber auch isoliert weiter bestehen können (vgl. auch Naviculare bipartitum pedis).

Eine zweite Ansicht faßt den Knochen als eine Apophyse des Naviculare auf.

Nach einer dritten Hypothese sei das Os tibiale ein Sesambein in der Sehne des Musculus tibialis posterior.

Das Os tibiale externum ist stecknadelkopf- bis linsengroß, gelegentlich 20:15 mm messend. Es ist von rundlicher, ovaler oder länglicher Form, gelegentlich auch dreieckig, prismatisch und grenzt mit einer Fläche gegen die hintere mediale Fläche des Naviculare und mit einer zweiten Fläche gegen die konvexe Partie des Taluskopfes.

Auf Grund histologischer Untersuchungen nimmt FRANCILLON (a) (s. bei MARTI) an, daß das Os tibiale externum sowohl auf bindegewebiger wie auf knorpeliger Anlage entstehen kann, daher ist es teilweise schon beim Embryo angelegt, teilweise scheint es sich erst später als Sesambein zu entwickeln. Nach

Sitenko (zit. nach Marti) werden 4 Formen von Os tibiale externum unterschieden: a) wohl ausgebildeter Knochenteil, b) rudimentär oder als Konglomerat einzelner formloser Partikel, c) in Verschmelzung mit dem Naviculare (Naviculare cornutum, d) rein knorpeliges Tibiale externum.

Über die Verbindungen zwischen Os tibiale externum und Naviculare berichtet W. Latten an Hand von mikroskopischen Untersuchungen eines operierten Falles. Ausgehend von bindegewebigen Verbindungen kommt es über Knorpelentwicklung zur echten Knochenbildung und Verschmelzung. Eine neuere kasuistische Mitteilung mit Besprechung der Differentialdiagnose gegenüber Navicularfraktur bringen Joltrain und Gally. Nach Köhler soll das Os tibiale externum häufig bei Knick- und Plattfuß angetroffen werden. In einer schematischen Darstellung (Köhler. Abb. 127, S. 165) zeigt er die verschiedenartigen Beziehungen zum Naviculare.

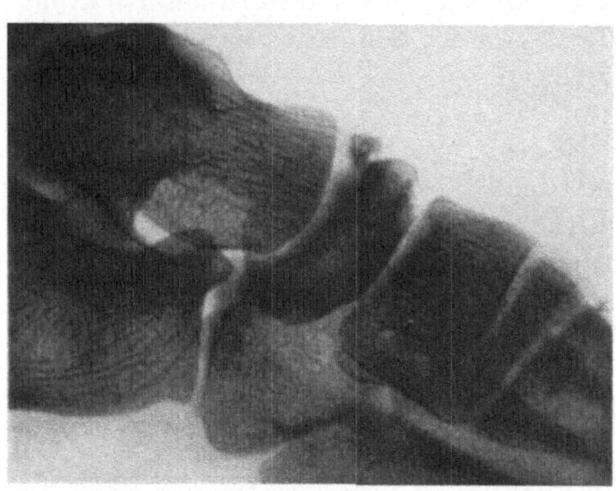

Abb. 143. Os supranaviculare am Kahnbein des linken Fußes. (Aus Zimmer: Krankheiten, Verletzungen und Varietäten des Os naviculare pedis.)

Über das Vorkommen von Os tibiale externum bei erbgleichen Zwillingen berichtet Faber (b) (1937); bei weiblichen, erbgleichen Zwillingen mit Valgusstellung der Füße und einem Vorspringen des Kahnbeins fand sich röntgenologisch ein doppelseitiges Os tibiale externum. Außerdem fand es sich bei 6 von 11 untersuchten Blutsverwandten in einer Art, die dominanten Erbgang wahrscheinlich macht. Über weiteres im Schrifttum beschriebenes familiäres Vorkommen, zum Teil in Kombination mit Hexa- und Syndaktylie, berichtet Marti [Bonola, Mestern, Sorge, Stefel (s. auch Kapitel: Synostosen von Fußwurzelknochen)].

Die Pathologie des Os tibiale externum hat in den letzten Jahren an Bedeutung sehr wesentlich gewonnen. Unter 23 Fällen von Marti war es 9mal Sitz von Beschwerden, Frakturen, Arthritiden und traumatisch bedingten Verbindungslockerungen. Es handelt sich demnach um eine Anomalie, welche nach geringfügigen Traumen oft langwierige Beschwerden verursachen und durch verlangsamten Heilungsverlauf gekennzeichnet sein kann (Marti).

Das Os supranaviculare. Es ist im allgemeinen 6:5:6 mm, d. h. linsen- bis erbsengroß [Zimmer (a)] (Abb. 143), dreieckig, scharf begrenzt und normal strukturiert. Es liegt dorsal am Talo-Naviculargelenk, nur auf seitlichen Aufnahmen sichtbar. Meistens koalesziert es mit dem Naviculare, manchmal ist es in Verbindung mit dem Talus und artikuliert nur selten mit dem Kahn- und Sprungbein. Es ist seltener als das Os tibiale externum und sitzt in einer Mulde zwischen Naviculare und Talus.

Zimmer (a) geht in seiner Arbeit auf die verschiedenen Bezeichnungen dieses Knochens ein: Hyrtl beschrieb es als „Processus trochlearis ossis scaphoides". Pfitzner (b) nannte es Supranaviculare spurium, Pirie und Th. Holland „dorsal astragaloscaphoid ossicle", Bizarro nannte es „Intertaloscaphoid". Göcke „Ossiculum talonaviculare dorsale".

Es können an diesen Knöchelchen akut entzündliche unspezifische Krankheitsprozesse auftreten [Reisner, zit. bei Zimmer (a)]. Literatur über Häufigkeit bei

ZIMMER (a), der in 2 Jahren 20 Fälle gefunden hat. In dem einen von ZIMMER (a) beschriebenen Fall fand sich am rechten Fuß ein Naviculare pedis bipartitum, am linken ein Os supranaviculare. Ein 22jähriger Bruder des Patienten hatte ebenfalls ein Os supranaviculare! Ein weiterer Fall wurde von F. SCHROEDER beschrieben.

VOLK berichtet 1937 über 6 weitere Beobachtungen von Os supranaviculare. Auf die Differentialdiagnose gegenüber Periostbandabsprengung weist SPRENGELL hin. Seine Echtheit wird von KÖHLER angezweifelt, zumal es auch von PFITZNER lediglich als abgelöste Exostose betrachtet wurde. Gute Abbildung eines doppelseitig beobachteten Os supranaviculare bei ABEL. Das häufig symmetrische Vorkommen und die gelegentliche Familiarität sprechen für die Zugehörigkeit zu den echten akzessorischen Skeletteilen. Differentialdiagnostisch spielt hauptsächlich die Abgrenzung gegenüber einer Abscherungsfraktur des Naviculare oder einem Abrißbruch einer arthritischen Randleiste dieses Knochens eine Rolle (vgl. auch weitere Angaben bei MARTI).

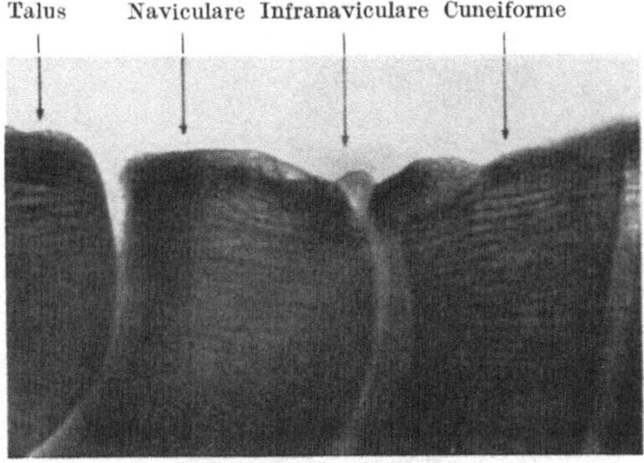

Abb. 144. Os infranaviculare. (Zur besseren Darstellung Vergrößerung auf das Doppelte.) Der kleine akzessorische Knochen ist dorsal am Naviculare-Cuneiforme-I-Gelenk. Anamnestisch kein Trauma. (Aus ZIMMER: Krankheiten, Verletzungen und Varietäten des Os naviculare pedis.)

Os infranaviculare (vgl. Abb. 144). Es handelt sich um ein akzessorisches Skeletstück, welches auf dem Naviculare-Cuneiforme-I-Gelenk reitet. ZIMMER (a) hat 3 Fälle in seinem Material gefunden, ähnliche Vorkommen sind nach ihm bisher im Schrifttum nicht bekannt. Bei allen diesen akzessorischen Knochen muß natürlich traumatische Absprengung ausgeschlossen werden. MARTI hat in seinem Material das Os infranaviculare pedis nicht feststellen können.

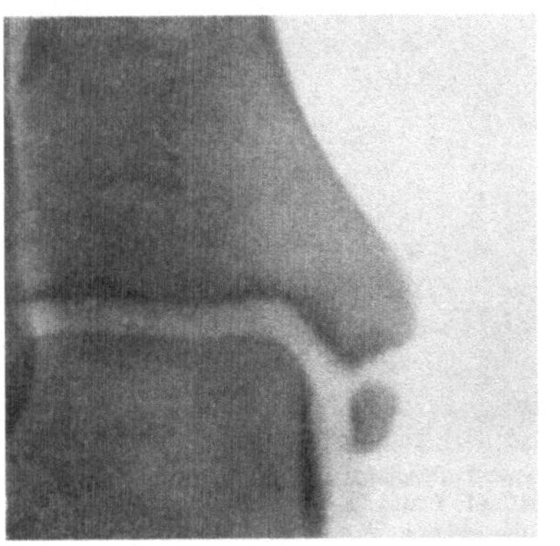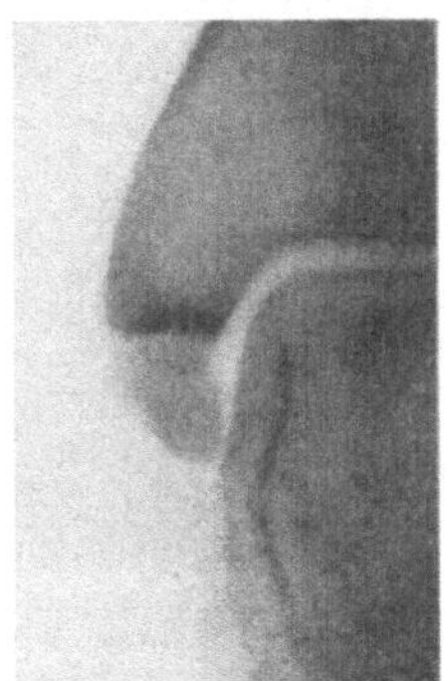

Abb. 145. Os subtibiale. (Aus BIRCHER: Os subtibiale.)

Os subtibiale und subfibulare (vgl. Abb. 145). Es wurde erstmals von E. BIRCHER (1918) beschrieben und stellt einen dreieckigen, erbsen- bis haselnußgroßen Knochen unterhalb der Spitze des Malleolus internus dar. Glattrandige Begrenzung und Doppelseitigkeit sprechen gegen traumatische Genese solcher Knochen. GRASMANN, AKERLUND, FAIRBANK, VOLKMANN, TEN HOED (zit. nach HOHMANN) beschreiben ähnliche Fälle. Da es im Ligamentum calcaneo-tibiale liegt, wurde es auch als Sesambein angesprochen.

Nach MARTI (a), der noch weitere Schrifttumshinweise gibt, findet es sich schon bei Kindern und Jugendlichen. Neben der bereits erwähnten Deutung des Os subtibiale als Sesambein wird es auch auf die Entwicklung eines nicht verschmolzenen Epiphysenkernes des inneren Knöchels zurückgeführt. Die hin und wieder beobachtete Doppelseitigkeit spricht gegen die Annahme eines abgebrochenen Knochenstückes.

Am äußeren Knöchel wurde erstmals von LEIMBACH ein *Os subfibulare* beschrieben: Auch dieser Schaltknochen wurde als Sesambein im kleinen Sulcus, der für die Peronaeussehne bestimmt ist, gedeutet. Es wurde aber auch auf mögliche Beziehungen desselben mit einer im Processus trochlearis calcanei persistierenden Epiphyse hingewiesen. Er läßt sich eventuell im Ligamentum calcaneo-fibulare palpieren.

Die Frequenz dieser Knöchelchen ist keine hohe. Ihre Kenntnis für den Unfallmediziner bedeutsam, da sie mit Knöchelabsprengungen oder Bandverknöcherungen verwechselt werden können.

Nach MARTIs Ansicht können Os subtibiale und subfibulare bei einfachen Distorsionen den Heilverlauf verzögern.

Im Zusammenhang mit der Beschreibung eines einschlägigen Falles unterscheidet H. WASCHULEWSKI (a) 2 akzessorische Knöchelchen unter dem Malleolus internus: ein Os subtibiale I und II, wobei letzteres unmittelbar hinter dem Os subtibiale I liegt und als Sesamoid im Ligamentum calcaneo-tibiale aufgefaßt wird. Derselbe Patient, ein 37 jähriger Mann, hatte gleichzeitig am äußeren

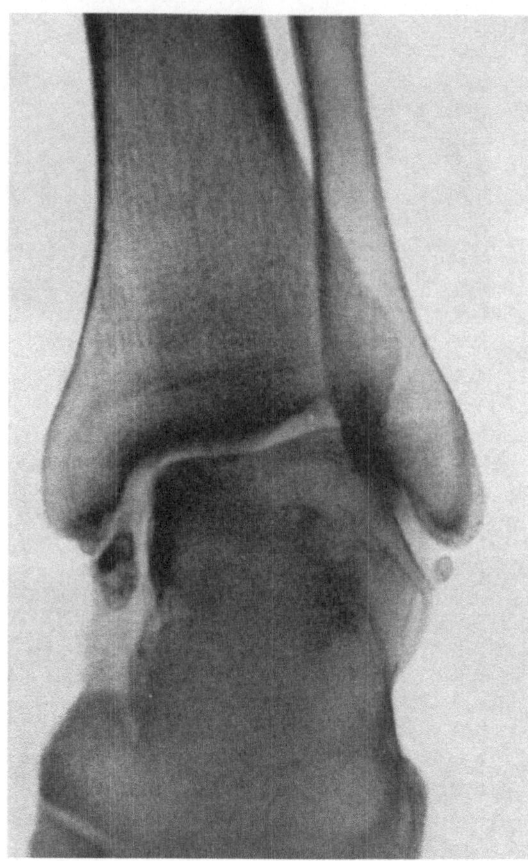

Abb. 146. Patella malleoli (äußerer Fußknöchel). Am Malleolus internus Os subtibiale I und II.
[Aus WASCHULEWSKI: Röntgenprax. **13**, 469 (1941).]

Knöchel ein Os subfibulare, das als Sesamoid des Ligamentum calcaneo-fibulare angesprochen wird. Diese Befunde waren linksseitig. Auch in dieser Arbeit wird die Differentialdiagnose gegenüber traumatischer Absprengung erörtert. Ein Os subtibiale von besonders großer Dimension beschreibt G. MEYER bei einem 17 jährigen Knaben, den er wegen einer Distorsion röntgenologisch untersuchte. Die Größe betrug 21 × 10 × 10 mm. WASCHULEWSKI (b) beschreibt bei einem 20 jährigen Soldaten am rechten äußeren Fußknöchel einen etwa mandelgroßen beweglichen Knochen, der in Beziehung zu den Sehnen der Musculi peronei stand und der von ihm *Patella malleoli* genannt wird. Dieses akzessorische Stück sei bis dahin nicht beschrieben worden (Abb. 146).

Os cuboides secundarium (vgl. Abb. 147). Es handelt sich um einen überzähligen Fußwurzelknochen am lateralen Teil des Kahnbeins, der die Grundform des Kahnbeins beeinflußt. ZIMMER (a) schreibt hierüber: ,,Die Grundform des

Naviculare läßt sich am anatomischen Präparat am besten bei Ansicht von hinten her erkennen." Nach den Beschreibungen PFITZNERs (b) kommen zwei verschiedene Formen der Gelenkfläche vor, die Eiform, bei welcher der schmale Eipol mit der Tuberositas navicularis zusammenfällt und die quadratische Form, die bei eiförmiger Grundform noch eine Ausziehung an der fibulo-plantaren Ecke, durch Assimilation eines inkonstanten Tarsale — des Cuboideum secundarium — aufweist. Unter dem Einfluß des Os tibiale externum variiert die Tuberositas navicularis, unter dem des Cuboides secundarium die Grundform des Naviculare.

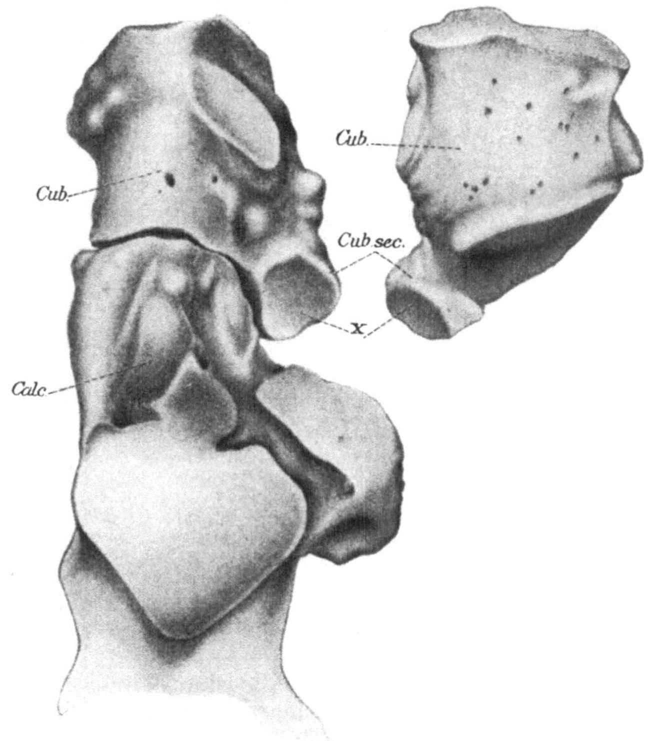

Abb. 147. Os cuboides secundarium.
(Aus W. PFITZNER: In SCHWALBE, Morphologische Arbeiten, Bd. 6, S. 245, 1896.)

Das Cuboides secundarium weist folgende Modifikationen auf: Synostose mit dem Naviculare (artikuliert mit Talus, artikuliert oder koalesziert mit Cuboid).

Synostose mit Cuboid (artikuliert mit Talus, koalesziert mit dem Naviculare oder ist von ihm abgewandert). Selbständigkeit durch Artikulation des Os cuboides secundarium mit dem Naviculare und dem Cuboid fanden weder PFITZNER (b) noch andere Autoren (ZIMMER). Nach MARTI hingegen beschrieb z. B. SCHWALBE das Os cuboides secundarium als freies Skeletstück, das die Facies triangularis des Calcaneus bedeckte und sich an der Bildung der Articulatio talo-calcaneo-navicularis beteiligte.

Weitere solche akzessorische Knochen als Varietäten des Fußskeletes sind besonders von PFITZNER ausführlich beschrieben worden. Es handelt sich zunächst um das

Os trigonum (vgl. Abb. 148). Nach PFITZNER (b) ist es der bekannteste „überzählige" Fußwurzelknochen. Er wurde 1804 von ROSENMÜLLER entdeckt. Er ist mit dem Talus fast stets durch Koaleszierung verbunden und gleitet mittelst Gelenkflächen auf dem Calcaneus, er liegt hinter dem Talus, eine Fortsetzung und Ergänzung desselben bildend, dem Calcaneus aufgelagert; gelegentlich ist er in ein tibiales hinteres und fibulares vorderes Stück geteilt. (Weitere anatomische Besonderheiten bei Marti.)

Nach Bardeleben (zit. nach Pfitzner) findet es sich im 2. Embryonalmonat als selbständiger Knorpel, beim Erwachsenen ist es in weniger als 10% selbständig. Der Knochen findet sich relativ häufig doppelseitig. Stammesgeschichtlich gehöre er zum Unterschenkel und entspreche dem Triangulare des Unterarmes. Es ist ein echtes, ursprünglich aber rudimentär gewordenes Skeletstück.

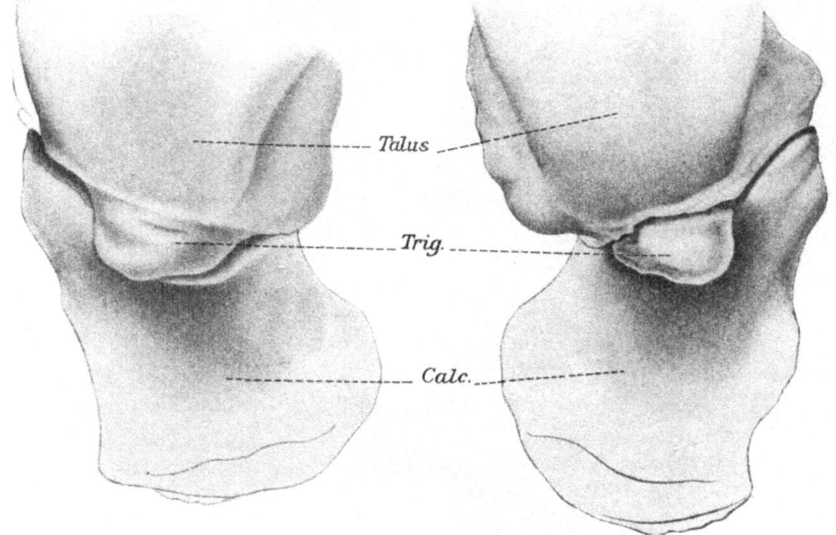

Abb. 148. Os trigonum. (Aus W. Pfitzner: In Schwalbe, Morphologische Arbeiten, Bd. 6. S. 245, 1896.)

Köhler veranschaulicht in 10 schematischen Zeichnungen die verschiedenen zur Norm gehörigen Formen des Processus posterior und des Os trigonum und weist auf die Schwierigkeiten der Deutung von Röntgenogrammen hin, wenn bei selbständigem Os trigonum gleichzeitig ein traumatischer Abbruch des Processus posterior tali besteht.

Heute wird angenommen, daß das Os trigonum aus dem embryonalen Knorpel des Talus durch zwei gesonderte Ossifikationskerne entstehe, wobei sich aus dem vorderen der „kanonische" Talus, aus dem hinteren das kleinere, überzählige Element entwickle. Bei verschiedenen niederen Wirbeltieren kommt der Knochen konstant vor, daher wird sein Auftreten beim Menschen auch phylogenetisch gedeutet. Ähnlich wie das Os tibiale externum kommt es bei Frauen häufiger vor als bei Männern.

Die Pathologie des Os trigonum ist wegen seiner „geschützten" Lage wenig bedeutsam. Am wichtigsten ist die Differentialdiagnose gegenüber der isolierten Fraktur des Processus posterior tali (Shepherdsche oder Cloquet-Stiedasche Fraktur).

Marti fand in seinem Material das Os trigonum 33mal, meist als röntgenologischen Zufallsbefund. Es handelte sich um ein Knöchelchen von Gerstenkorngröße, das aber vereinzelt bis fast 2 cm Durchmesser halten konnte. Relativ häufig fand sich die Koinzidenz einer traumatischen Schädigung des oberen

Sprunggelenkes mit einem Os trigonum. Bei Subluxationen des Os trigonum kommt es zu den Erscheinungen der Achillodynie.

Os sustentaculi proprium (Os sustentaculum tali) (Abb. 149). Es nimmt die hintere obere Ecke des Sustentaculum tali ein, ist keilförmig, artikuliert mit dem Collum tali, seine obere Fläche ergänzt die Gelenkfläche des Sustentaculum, seine untere koalesziert mit dem Sustentaculum. Seine Häufigkeit ist nach PFITZNER, der es erstmals beschrieben hat, weniger als 1% ; das symmetrische Auftreten, die Koaleszenzerscheinungen und seine Rolle als Ausgangspunkt für Verschmelzungen zwischen Talus und Calcaneus beweisen seine Existenz als selbständiges Skeletstück. Es wird vom Calcaneus assimiliert. Die spärlichen neuen Literaturangaben werden von MARTI (a) zusammengestellt. Kombination mit Knickplattfüßen und Behinderung der Supination sind beschrieben worden. BURMAN und SINBERG berichten über einen Fall von symmetrischer Anomalie des Talo-Calcanealgelenkes infolge von Assimilation eines Os sustentaculum. Es entstand ein Hilfsgelenk zwischen einer vom hinteren Teil des Sustentaculum ausgehenden Calcaneusexostose und einer von der medialen Seite des Talus ausgehenden Talusexostose.

Calcaneus secundarius (Calcaneus bifidus) (vgl. Abb. 150). PFITZNER (a) fand diesen kleinen Knochen in etwa 2% seiner Fälle, gelegentlich bildet er eine Brücke zwischen Calcaneus und Naviculare; er besitzt 4 Flächen: 1 Verbindung mit Calcaneus, 2 und 3 mit Caput tali bzw. Cuboid, 4 gegen Naviculare. Mit dem Calcaneus ist er meist durch Koaleszierung verbunden. Er ist daher ein echtes, aber rudimentäres Torsale. Zu einer

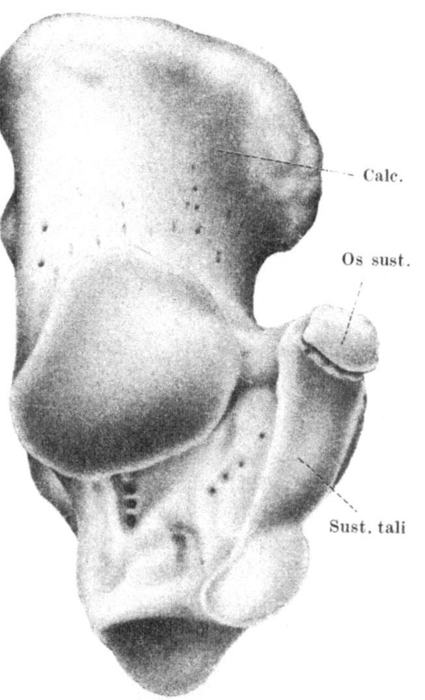

Abb. 149. Os sustentaculum proprium.
(Aus W. PFITZNER: In SCHWALBE, Morphologische Arbeiten, Bd. 6, S. 245, 1896.)

Bipartition des Fersenbeines kann es kommen, wenn die Fusion zweier gelegentlich vorkommender Kerne des Calcaneus nicht verschmelzen. Differentialdiagnostisch handelt es sich darum, den Calcaneus secundarius von alten pseudarthrotischen Absprengungen am Processus anterior calcanei abzugrenzen. MARTI weist an Hand zweier eigener Fälle auf die Schwierigkeiten hin.

Ohne nähere Einordnung beschreibt H. SCHMITT 2 Fälle von Os accessorium supracalcaneum bilaterale et unilaterale. Dieses Gebilde liegt oberhalb des Calcaneus und vor der Achillessehne. Im zweiten Fall fand sich gleichzeitig ein Os trigonum.

Cuneiforme I bipartitum (vgl. Abb. 151). Diese Zweiteilung ist nach PFITZNER (b) recht selten, dürfte aber nach BÖKER und MÜLLER eine besondere phylogenetische Bedeutung haben. Sie kann relativ leicht, auch röntgenologisch diagnostiziert werden, deshalb existieren ziemlich zahlreiche Angaben darüber. Die Teilung verläuft annähernd horizontal und parallel der Plantarfläche des Cuneiforme I. Dadurch entsteht ein Cuneiforme I dorsale et plantare. Es kommt vollständige und unvollständige Zweiteilung vor: 1. vollständige Trennung, eventuell mit beginnender Verschmelzung, 2. unvollständige Trennung in Form nicht ganz beendeter Verschmelzung, 3. angedeutete Trennung, die aber nur noch auf der distalen Fläche einen scharfen Ausdruck gewinnt. Verbindung meist durch

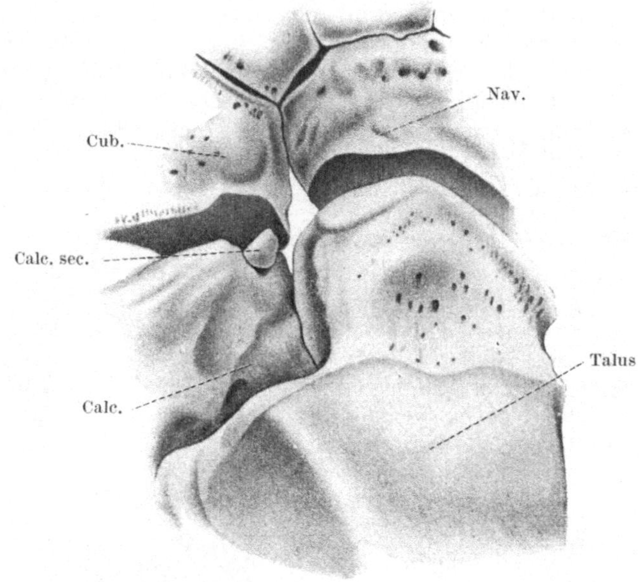

Abb. 150. Calcaneus secundarius.
(Aus W. PFITZNER: In SCHWALBE, Morphologische Arbeiten, Bd. 6, S. 245, 1896.)

Syndesmose. PFITZNER glaubt, daß die Zweiteilung primär und die Verwachsung sekundär sei, das knorpelige Cuneiforme bestehe aus 2 Stücken. Eine neuere kasuistische Mitteilung mit Röntgenbild wurde von BARCLAY gegeben. KÖHLER

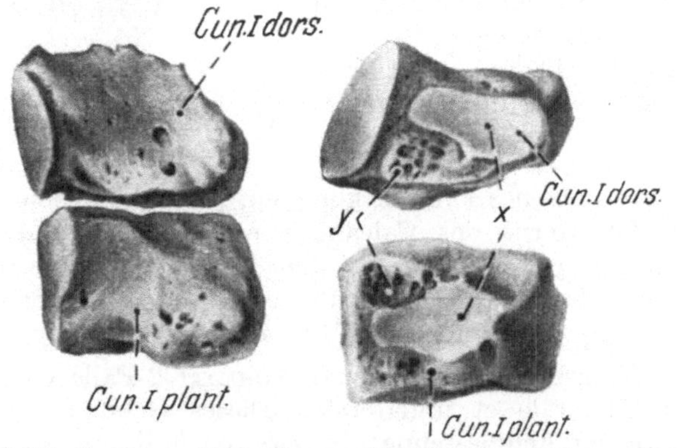

Abb. 151. Cuneiforme I bipartitum. *x* Gelenkfläche; *y* Koaleszenzfläche.
(Aus W. PFITZNER: In SCHWALBE, Morphologische Arbeiten, Bd. 6, S. 245, 1896.)

weist darauf hin, daß Cuneiforme I bipartitum gleichzeitig mit doppelseitigem Os naviculare bipartitum vorkommen kann. Ferner wurde es bei eineiigen Zwillingsschwestern gefunden, merkwürdig war allerdings, daß es nur bei einem Zwillingspartner einseitig gepaart war.

Sehr bemerkenswert sind die phylogenetischen Betrachtungen über die Zweiteilung des Cuneiforme I durch BÖKER und MÜLLER. Diese fassen die Zweiteilung

als eine fortschreitende, ganzteils bezogene Umkonstruktion des Fußgewölbes
infolge des Überganges vom 4füßigen zum 2füßigen Schreiten auf, im Gegensatz
zu Pfitzner, der die Zweiteilung als primären Zustand betrachtet. Böker und
Müller zeigen eine Reihe von Übergängen, angefangen mit der geringsten
Andeutung bis zur vollständigen Zweiteilung des Knochens. Gutes Röntgenbild
bei Heidsieck. Marti sah in seinem großen Material kein eigenes Beispiel,
veröffentlicht aber in seiner Arbeit ein Sammlungspräparat des anatomischen
Institutes Zürich. Klinische Erscheinungen werden durch das Cuneiforme I
bipartitum in der Regel nicht hervorgerufen. Dort auch noch weitere Schrifttumshinweise.

Os intermetatarseum Gruberi (vgl. Abb. 152). Was Pfitzner (b) über die drei-
fache Entdeckung dieses Knöchelchens im letzten Jahrhundert schreibt, ist so
reizvoll, daß der Hinweis darauf
nicht unterbleiben darf (siehe
S. 462ff. bei Pfitzner).

Das Knöchelchen liegt auf der
Dorsalseite des Fußes im hinter-
sten Abschnitt des 1. Interstitium
interosseum. Es kann mit einem
Keil verglichen werden, der sich
zwischen 1. und 2. Keilbein hinein-
senkt, während sein Rücken im
Niveau des Fußrückens liegt. Die
Verbindungen mit den benachbarten Knochen sind teils ge-
lenkig, teils bindegewebig. Pfitzner beschreibt 9 Modifikationen.
Relativ häufig sind die Verschmelzungen mit Cuneiforme I, Metatarsale I oder II und deshalb
bildet das Knöchelchen gelegent-
lich lediglich einen Fortsatz dieser Knochen. Es kommt in etwa 8% der Fälle
selbständig vor und ist ein echtes knorpelpräformiertes Skeletstück. Tokmakoff,
der es in 14% seiner untersuchten Fälle gefunden hat, hält es für ein Sesambein,
das „infolge von Reizung entstünde" (s. dort Schrifttumsangaben).

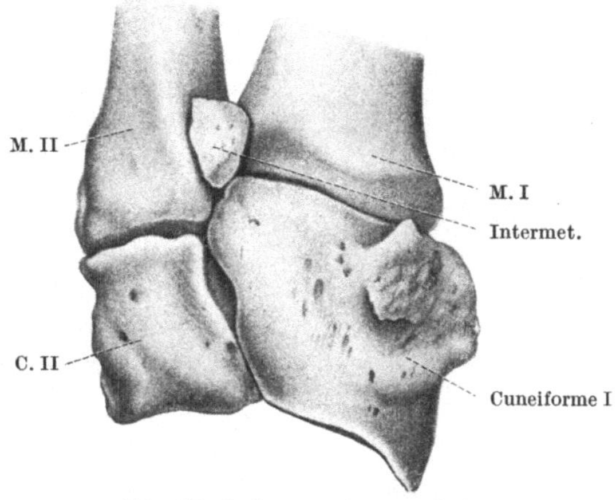

Abb. 152. Os intermetatarseum Gruberi.
(Aus W. Pfitzner: In Schwalbe, Morphologische Arbeiten,
Bd. 6, S. 245, 1896.)

A. Faber (a) berichtet 1934 über einschlägige eigene Beobachtungen, die er
in 1,2% seines Materials gefunden hat: 8mal war es doppelseitig, 4mal einseitig
vorhanden. Er weist auf die Wichtigkeit der Kenntnis seiner Formen hin, sowie
der Arteriosklerose der Arteria dorsalis pedis, um Fehldiagnosen gegenüber
Traumen zu vermeiden. Er hält den Knochen für ein basales Rudiment eines
Metatarsalknochens (gute Pausen von Röntgenbildern).

Fälle mit simultanem Vorkommen eines Os intermetatarseum und Spaltbildungen oder Anomalien der Zehen führten zur Annahme, der akzessorische
Knochen gehöre in das Gebiet der Hyperdaktylie.

Das Os intermetatarseum steht in konstanten Beziehungen zur Sehne des
Musculus interosseus dorsalis [Abbildung bei Marti (a)]. Von einem gelegentlich
ausgebildeten Metatarsus*sporn* ist das Os intermetatarseum zu unterscheiden.

Marti berichtet darüber, daß ein Os intermetatarseum auch zwischen 4. und
5. Metatarsalknochen beschrieben worden ist und zitiert ein Beispiel von Elkisek
mit familiärem Vorkommen und doppelseitigem Auftreten von simultanen Ossa
intermetatarsea im 1. und 4. Intermetatarsalraum. In seinem eigenen Material
beobachtete Marti 5 Fälle, von denen 4 röntgenologische Zufallsbefunde waren,

der 5. anläßlich einer kreisärztlichen Untersuchung wegen einer Verdickung über der Basis des 1. Mittelfußknochens entdeckt wurde. Klinische Symptome werden bisher von seiten des Os intermetatarseum nicht bezeichnet.

Os Vesalianum (vgl. Abb. 153). Es ist äußerst selten selbständig. Es liegt am fibularen Fußrand im Winkel zwischen Cuboid und Metatarsale V, mit beiden artikulierend. Meist wird es vom Metatarsale V assimiliert und setzt sich dann noch durch einen Spalt oder eine Einkerbung von der Tuberositas ossis metatarsalis V ab. S. Johansson berichtet über den Fall einer 50jährigen Patientin, welche zunehmende Beschwerden am linken Fuß bekam und feststellte, daß dieser Fuß breiter war als der rechte. Der Verfasser entschloß sich zur Operation und konnte einen würfelförmigen, 20 mm Seitenlänge aufweisenden Knochen entfernen. Die Oberfläche war mit einer dünnen Knorpelschicht bedeckt. Daneben

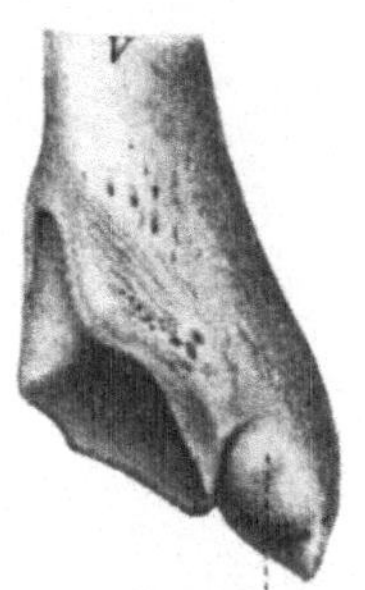

Os Vesalianum

Abb. 153. Os Vesalianum.
(Aus W. Pfitzner: In Schwalbe, Morphologische Arbeiten, Bd. 6, S. 245, 1896.)

fand sich noch ein kleineres Knöchelchen, das ebenfalls zum größeren Teil knorpelige Bekleidung besaß. Es handelte sich um einen selbständigen Knochen, bei dem gleichzeitig ein Os peronaeum vorhanden war. (Neuere Darstellung verschiedener, auch röntgenologisch nachgewiesener Typen bei Laquerrière.)

Nach Marti birgt das Schrifttum über das Os Vesalianum manche Unklarheiten. Phylogenetisch wird es als „Os tarsale V" betrachtet, das bei Reptilien und im Embryonalstadium niedriger Säugetiere vorkommt. Beim Menschen ist es äußerst selten; es kommt doppelseitig vor. Vom klinischen Standpunkt aus besitzt es differentialdiagnostische Bedeutung gegenüber Basisfrakturen und Ossifikationsstörungen an der Tuberositas ossis metatarsalis V. Leichte Verwachsungen können auch mit einer persistierenden Epiphyse und einer inkonstanten Apophyse des proximalen 5. Mittelfußköpfchens vorkommen. (Instruktive Beispiele bei Marti.)

Os peronaeum (cuboideum accessorium) (Abb. 154). Das Os peronaeum (Sesamum peronaeum) kann doppelseitig vorkommen. Es sieht aus wie ein plattgedrückter Halbkreis. Nach Pfitzner (b) kommen auch lange, drehrunde Stäbe oder dünne spindelige Gebilde vor. Wahrscheinlich kommt es nicht angeboren vor, sondern bildet sich nach Art der Sesambeine erst im Laufe des Lebens. Er ist der am längsten bekannte überzählige Knochen und 1550 von Vesalius beschrieben worden. Er liegt am hinteren und unteren Rand des Würfelbeins und wurde daher auch als Os cuboideum secundarium bezeichnet.

Da er z. B. bei Affen konstant angetroffen wird, halten ihn gewisse Autoren auch für einen echten akzessorischen Knochen. Im Embryonalstadium wurde bisher beim Menschen noch nie eine entsprechende Knochenanlage gefunden. er wird daher meist erst nach dem 20. Lebensjahr gefunden. Nach histologischen Untersuchungen von Weidenreich (zit. nach Marti) liege bei der Entstehung des Os peronaeum nur Faserknorpel vor, der sich kontinuierlich in der Sehne des Musculus peronaeus longus entwickle, in der sich dann der Schaltknochen auf die Zug- und Druckwirkung der Sehnen bilde.

Es kommt ziemlich häufig (8—9%) Ein- und Doppelseitigkeit vor, sowie Zwei- bis Mehrteilung wurde beschrieben. Nicht selten finden sich damit Kombinationen mit Hohlfuß, Plattfuß oder Großzehenveränderungen, d. h. meistens Störungen, bei denen die Peronaeussehne einer Mehrbelastung ausgesetzt ist.

Am häufigsten kommen Frakturen vor, die aber meist beschwerdefrei abheilen. [Gute Abbildungen und Schrifttumshinweise bei Marti (a).]

Als „seltenste Varietäten" des Fußskeletes beschreibt MARTI noch den

Talus secundarius. PFITZNER beschrieb dieses Gebilde als 2—3 mm Durchmesser haltendes Knöchelchen am oberen Rand der vorderen Gelenkfläche des Sprungbeins. Ein

Os intercuneiforme beschrieb DWIGHT. Es handelt sich um ein kleines knöchernes Dreieck zwischen dem 1. und 2. Keilbein und dem Kahnbein gelegen. Als

Pars peronaea metatarsalis I wurde ein zwischen dem 1. Keilbein und dem 1. Metatarsale gelegenes akzessorisches Element bezeichnet, welches Beziehungen

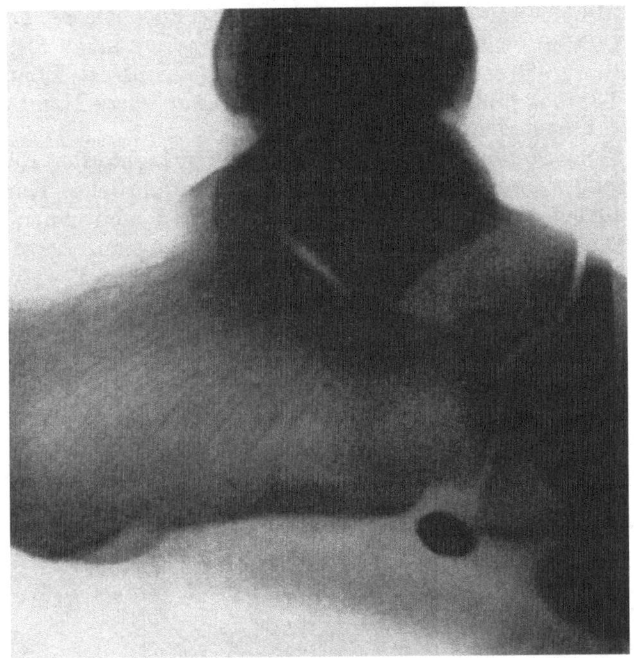

Abb. 154. Os peronaeum. (Aus MARTI: Skeletveränderungen des Fußes. 1947.)

zur Sehne des Musculus tibialis posterior hat und von KOHLBRÜGGE (zit. nach MARTI) fast konstant bei Anthropoiden gefunden und als *Praehallux* bezeichnet wurde. Das endlich von PFITZNER als

Os unci bezeichnete Tarsalelement liegt als linsen- bis erbsengroßes Knöchelchen an der fibulo-plantaren Seite des Cuneiforme III und vermag zeitweise Druckerscheinungen hervorzurufen.

c) Sesambeine.

Seit den Untersuchungen von PFITZNER werden die inkonstanten akzessorischen Hand- und Fußwurzelknochen von den *Sesambeinen* getrennt. Diese werden in die *wahren Sesambeine*, d. h. echte, hyalinartig-knorpelig präformierte, enchondral ossifizierende Skeletstücke, und in die *Sesamoidea*, d. h. funktionell bedingte, aus Bindegewebe entstehende Verdickungen und Kalkablagerungen in den Sehnen, getrennt. Unter „*Pseudosesamoiden*" wird alles verstanden, was zu Verwechslungen mit echten Sesambeinen führen kann (THEISING).

Die wahren Sesambeine finden sich in der Nähe der Gelenke in konstanter Beziehung zu den „kanonischen" Skeletstücken. Sie sind in Sehnen und Bändern eingeschlossen und somit wie die Sesamoide funktionell nicht indifferente Organe; sie spielen vielmehr bei den Fußbewegungen und bei der Statik eine wesentliche Rolle und vermeiden die direkte Reibewirkung der Sehnen auf den Gelenken.

Die echten Sesambeine, wie übrigens die akzessorischen Hand- bzw. Fuß- wurzelknochen sind embryonal, knorpelig angelegt, während die Sesamoide durch metaplastische Knochenbildung aus den Sehnen und Bändern unter dem Einfluß funktioneller Beanspruchung erst im Laufe des Lebens entstehen. Die Sesam- beine werden schon vor dem Beginn der Gelenkbildung angelegt und ihre Ver- knöcherung tritt bei Knaben im 8.—10., bei Mädchen im 7. Lebensjahre auf. Sie zeigen allerdings in ihrem Vorkommen eine gewisse Inkonstanz. KÖHLER gibt an, daß die Zahl und Verteilung der Sesamknöchelchen der Hand beim gleichen Individuum rechts und links verschieden sein könne. Alle liegen an der Volarseite und werden erst vom 13.—16. Lebensjahr ab im Röntgenbild ange- troffen. Bei KÖHLER findet sich die Röntgenskizze einer Hand mit 10 an der Volarseite der Finger gelegenen Sesambeinen.

In seiner Monographie über das Handskelet im Lichte der Röntgenstrahlen widmet GRUMBACH auch den Sesambeinen ein ausführliches Kapitel. In ver- schiedenen Tabellen gibt er die relative Häufigkeit der einzelnen Hand-Sesam- beine nach PFITZNERs und seiner eigenen Beobachtung an. Diese Knöchelchen werden wie folgt bezeichnet: Mit den römischen Zahlen I—V werden die Finger vom Daumen bis zum Kleinfinger belegt. Unter radialen und ulnaren Sesam- beinen versteht man die am Metacarpophalangealgelenk gelegenen, unter distalen diejenigen am 1. oder 2. Interphalangealgelenk.

Am häufigsten finden sich Sesambeine am Daumen (radial und ulnar vom Metacarpophalangealgelenk und distal zwischen Phalanx 1 und 2), ferner am Kleinfinger (hier ulnar etwa 12mal häufiger als radial). An allen übrigen Fingern werden Sesambeine mehr oder weniger selten beobachtet, doch gibt es keinen Finger, an dem z.B. GRUMBACH nicht mindestens einmal ein radiales oder ulnares Element gefunden hätte. Die relative Häufigkeit der einzelnen Kombinationen wird wie folgt angegeben:

Daumen 3, Zeigefinger 1 (radial), Kleinfinger 1 (ulnar) 34%,
Daumen 3, Kleinfinger 1 (ulnar) 20%,
Daumen 2, 13%,
Daumen und Mittelfinger 1 (ulnar) 11%.

Die größte Zahl von Sesambeinen an einer Hand betrug 8. Am seltensten kommen vor das Sesamum III ulnare, IV radiale, IV distale und II ulnare.

PFITZNER glaubt, daß die individuellen Schwankungen der Zahl der Sesam- beine genetisch bzw. phylogenetisch bedingt seien. Daß die Sesambeine von Daumen und Kleinfinger am konstantesten zu finden sind, versucht GRUMBACH auf deren besondere Funktion (Opponierung) zurückzuführen.

Nach der zusammenfassenden Darstellung von MARTI kommen am mensch- lichen Fuß regelmäßig 2 Sesambeine an der Kapsel des 1. Metatarsophalangeal- gelenkes vor, welche in tiefen plantaren Rinnen schleifen, ein tibiales (mediales) und ein fibulares (laterales) wird unterschieden. Nach PFITZNER kommen sodann inkonstant in der Gelenkkapsel der 5. Zehe in 6,8% ein laterales, in 5,5% ein mediales und in der Kapsel des Grundgelenkes der 2. Zehe. in 1,8% ein mediales Sesambein vor. Am Großzehengrundgelenk kann auch eine Sesamdreierbildung vorkommen, desgleichen ein Sesambein im Bereich des Interphalangealgelenkes der Großzehe. Gelegentlich können bis 8 Sesambeine beobachtet werden. Nur bei Männern auch ein Os sesamum fibulare II.

Die anatomischen Verhältnisse der beiden konstanten Sesambeine am Meta- tarsophalangealgelenk der Großzehe sind wohl bekannt. Ihr Einbau in die Sehnen der Großzehenbeuger und des Abductor verleihen ihnen eine analoge Bedeutung wie der Kniescheibe. Auf ihre physiologische Bedeutung beim Stehen und Gehen weist Igelstein hin (zit. bei Marti).

Unter den pathologischen Veränderungen der Sesambeine, auf die im einzelnen nicht eingegangen werden soll, seien zunächst die *juvenilen Osteochondropathien* genannt, die aber nicht nur im jugendlichen Alter, sondern auch jenseits des Wachstumsalters angetroffen werden: Es erkranken namentlich Frauen, die viel stehen und gehen müssen. Histologisch wird eine Osteofibrose und gelegentlich eine Totalnekrose des Sesambeines gefunden. Differentialdiagnostische Schwierigkeiten können röntgenologisch gegenüber der Arthritis deformans des 1. Metatarsophalangealgelenkes auftreten. Über eine typische Sesambeinnekrose mit Eiterung berichtet Lange.

Des weiteren ist die Zwei- bzw. Mehrfachbildung der Sesambeine als verhältnismäßig häufige Veränderung zu nennen. Diese Mehrteilung kann auf einer kongenitalen Spaltung der Anlage beruhen, sie scheint aber auch auf Grund krankhafter Prozesse entstehen zu können. Differentialdiagnostisch ist die Teilung der Sesambeine von den Frakturen derselben zu unterscheiden. Brocher berichtet über die relative Häufigkeit des Os sesamoideum bipartitum der Großzehe. Er weist darauf hin, daß die knorpelige Spaltlinie im Sesambein nicht von einem Gewalt- oder Dauerbruch herrühre, sondern er stellt sie als entwicklungsgeschichtlich bedingte Fehlbildung dar, welche gewissermaßen einen Locus minoris resistentiae bilde. Bei statischer Überlastung können im Knorpelspalt Degenerationen und Nekrosen und im angrenzenden Knochen lebhafte Umbauvorgänge entstehen.

Chirurgisch-orthopädische Bedeutung kommt den Sesambeinen bei der Beurteilung einer Hallux-valgus-Deformation zu.

Marti fand in seinem eigenen Material 16mal die Zweiteilung des medialen und 6mal eine solche beider Sesambeine der Großzehe. Meistens war die Zweiteilung doppelseitig und symmetrisch. In allen Fällen lagen Spreiz-, Knick- oder Plattfüße vor, gelegentlich wurde auch Bipartition in Kombination mit Fußvarietäten, so mit Os tibiale externum oder Os trigonum gefunden. Meistens handelte es sich um röntgenologische Zufallsbefunde. Ein latenter osteofibröser Prozeß, sowie eine doppelte Kernanlage kann durch ein Trauma zur Bipartition geführt werden.

Eine ausführliche Studie über die Entwicklung und ihre Beziehung zum geteilten medialen Sesambein der Großzehe hat F. Boeminghaus an 196 Füßen von 1 Monat bis 90 Jahre alten Individuen durchgeführt. Danach zeigt das normale Sesambein die ersten Verknöcherungszentren im 10. Lebensjahr. In diese Zeit fällt auch die erste Anlage der mehrfachen Ossifikationszentren. Diese sind am vorderen und hinteren Ende in Kugelform angeordnet. Der dazwischengelegene Knorpel geht zugrunde, weil er am stärksten beansprucht wird und dadurch kommt die Spaltung zustande. Selten kommt auch 3- und 4fache Anlage von Knochenkernen vor: Die Spaltung ist also Folge der Anlage mehrerer Knochenkerne, und weil auch beim Tier (Raubtiere) Teilung der Sesambeine vorkommt, denkt Boeminghaus dabei an einen phylogenetisch bedingten Prozeß. Daneben wird auch für bestimmte Fälle die Bedeutung traumatischer Insulte anerkannt.

d) Fabella (s. Abb. 155).

Nach Köhler kommt ein erbsen- bis haselnußgroßer Knochenschatten bei schräger Knieprojektion, scheinbar dem Gelenk angehörig, vor, der „*Fabella*" (das Böhnchen) genannt wird und als Sesambein der lateralen Gastrocnemiussehne betrachtet wird (Sesamum genu superius laterale). Es wird in etwa 10 bis 15% beobachtet und ist in etwa 3% doppelseitig. Bei Negern, bei Formosa-Wilden (M. Kitahara) kommt die Fabella fast regelmäßig vor, ebenso im Tierreich bei Ratten, Katzen, Kaninchen (Sutro, Pomeranz und Simon). Irrtümlicherweise wurde es auch schon als freier Gelenkkörper beschrieben. Beim Menschen kommt in der Regel nur eine Fabella vor. Unklar ist noch, ob auch am medialen Kopf des Gastrocnemius ein solches Sesambein existiert. Gestaltlich ist die Fabella gewöhnlich oval oder kreisrund, 3,5—13,5 mm lang, 2—9 mm breit und 1,5—10 mm dick. Bei chronischen Gelenkprozessen (Osteoarthrosis) kann sie auch größer sein. Vor dem 12.—15. Lebensjahr ist die Fabella nicht zu erkennen. Ihre Lage ist immer oberhalb einer im Gelenkspalt des stehenden Beines

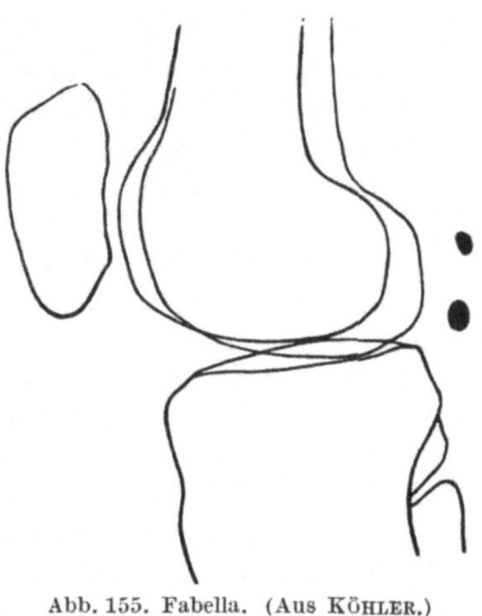

Abb. 155. Fabella. (Aus Köhler.)

suponierten Horizontalebene. Differentialdiagnostisch ist immer an Corpus liberum (K. Krömer), Knochenabsprengung (Sutro usw.), inkrustierte Synovialzotten, verkalkte Gelenkkapselplatten, Kalkablagerungen in den Weichteilen, Verkalkung von Bursae, Phlebolithen, verkalkte Finnen, zu denken. Auch Fraktur der Fabella ist beschrieben worden, so bei plötzlicher gewaltsamer Überstreckung. Ein fabellaähnliches abgesprengtes Knochenstück wurde auch beim Abriß des Ansatzes des vorderen Abschnittes des Ligamentum cruciatum posterius gefunden. Über Doppelbildung der Fabella berichtet H. Pick und K. Vogel. Weitere Veröffentlichungen stammen von J. Grossmück, N. Caprioli, B. G. Michailowski, E. Sonntag.

e) Patella partita.

Unter dieser Fehlbildung versteht man die angeborene Zwei-, Drei- oder Vierteilung der Kniescheibe, des größten Sesamknochens des menschlichen Körpers. Selbstverständlich ist dieses Vorkommnis scharf von den Brüchen zu unterscheiden. Sie wurde erstmals von Gruber (b) beschrieben. Joachimsthal (b) veröffentlichte das erste Röntgenbild.

Saupe hat 3 Formen je nach der Lage der einzelnen Teile zueinander aufgestellt. Bei der 1. Form zerfällt die Kniescheibe in ein größeres oberes und ein kleineres unteres Stück, die Trennung wird durch einen quer verlaufenden Spalt gebildet. Die 2. Form weist ein größeres inneres und ein kleineres äußeres Stück auf. Der Spalt zwischen den Teilen erscheint vertikal. Die 3., häufigste Form zeigt an Stelle des äußeren oberen Quadranten ein oder mehrere kleine Knochenteile, die durch eine halbmondförmige, nach innen konvexe Aufhellungszone vom Hauptstück getrennt sind (z. B. Fall Eichengrün). In einer monographischen Darstellung der Patella partita führt Schaer 1934 noch 2 weitere seltenere Formen an. Aus dieser Arbeit entnehmen wir auch die schematische Darstellung der verschiedenen Arten (Abb. 156).

Bei einer 4. Form befindet sich die Teilung am medialen Rand, sie wird von Schaer als Rarität bezeichnet und ist von den französischen Autoren Botreau-Roussel und Mouchet, Douarre, Moreau beschrieben worden (zit. bei Schaer).

Eine 5. Form liefert die Beobachtung von Haenisch. Bei einer an Arthropathia deformans coxae leidenden 48jährigen Frau war die Kniescheibe durch einen frontalen Spalt verdoppelt, sie bestand beidseits aus 2 flachen voreinander gelagerten konkaven Schalen. 1933 kann A. PYTEL einen weiteren derartigen Fall von *Patella duplex* beschreiben und auf eine Beobachtung von PAAS (a, b) hinweisen, der diese Form bei 2 Geschwistern einseitig gesehen hat. Endlich wurde diese seltene Form auch von SCHWARZ (zit. bei PYTEL) beschrieben. Weitere kasuistische Mitteilung und Literatur bis 1922 von H. BLENCKE.

In der Mehrzahl der Fälle kommt die Fehlbildung doppelseitig vor, wobei auf beiden Seiten die gleiche Fehlbildung oder z. B. auf der einen Seite die 2., auf der anderen Seite die 3. Form beobachtet wird. Eine Patella multipartita beschreibt ROTHENBERG.

Bei Männern ist die Unterteilung der Kniescheibe häufiger als bei Frauen. Die Frage der Pathogenese ist verschieden beantwortet worden; sie dürfte zur Zeit noch nicht restlos gelöst sein. Die mehrkernige Anlage bildet aber nach HELLMER (a) die primäre Bedingung für ihre Entstehung.

ODERMATT stellte bei der Untersuchung der Kniescheibe Jugendlicher fest, daß in 15% der Fälle mehrfache Knochenanlage bestand. Danach würde die Patella partita eine ausbleibende Verschmelzung multipler Knochenkerne darstellen. Verände-

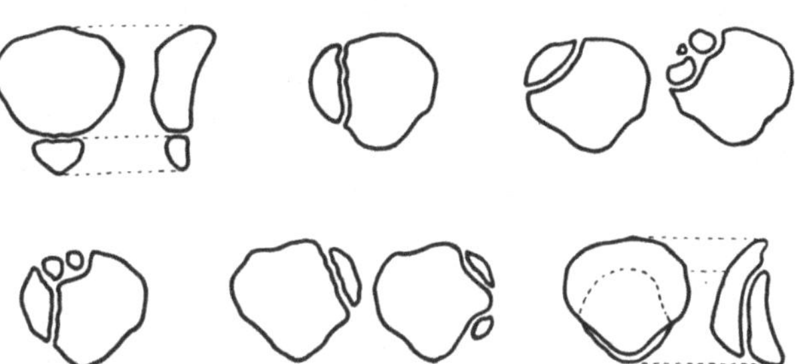

Abb. 156. Die verschiedenen Formen der Patella partita. (Bei den Flächenbildern ist der laterale Rand der Kniescheibe links, der mediale Rand rechts gedacht.) [Aus H. SCHAER: Erg. Chir. 27, 1 (1934).]

rungen der Weichteilknorpelmasse, welche die einzelnen Knochenstücke zusammenhalten, können infolge eines Traumas gedehnt oder gezerrt werden, diesen Zustand bezeichnete ODERMATT als *Distorsio patellae*. Auf 410 Knieaufnahmen fand ODERMATT 15mal eine zwei- oder mehrgeteilte Patella.

Entwicklungsgeschichtlich differenziert sich die Patella beim Menschen als herzförmige Knorpelanlage in der 9.—10. Fetalwoche, zunächst ohne Verbindung mit der Strecksehne. Die Verknöcherung erfolgt im 4.—6. Lebensjahr meist aus einem Knochenkern, nach ODERMATT in 15% jedoch aus 2 oder mehreren Kernen.

Nach BERNAYS und PFITZNER (zit. bei ASCHNER und ENGELMANN) kommt eine proximale und distale Patella normalerweise bei gewissen Nagern und Raubtieren vor. Beim Känguruh fehlt die Kniescheibe.

W. MÜLLER (c) hält namentlich für die 1. Form den quer verlaufenden Spalt für eine *Umbauzone*. Im Experiment an Ratten hat er gesehen, daß, wenn man die Extremitäten in maximaler Beugestellung fixiert, zunächst vermehrtes Längenwachstum einsetzt, von der 7. Woche an sich ein querer Spalt zwischen einem größeren oberen und einem kleineren unteren Fragment entwickelt. Beim Menschen sollen durch Kniegelenkskontrakturen in ähnlicher Weise Spaltungen der einheitlich angelegten Patella vorkommen (HACKENBROCH bei MÜLLER, 2 Fälle von spastischer Diplegie, SAUPE). LINK rechnet die Patella partita zu den „schleichenden Spaltbildungen" am Knochen als Folge von muskel- und gelenkmechanischen Beeinflussungen. BLUMENSAAT ist derselben Auffassung und betont noch die Bedeutung der Schädigung der Kniescheibe durch Druck gegen den äußeren Femurcondylus, besonders gegen den harten vorderen Grat desselben.

Kombinationen mit SCHLATTERscher Krankheit veranlassen FLEISCHNER, die Patella partita zu den juvenilen *Osteochondropathien* zu rechnen. Durch vergleichende röntgenologische und histologische Untersuchungen zeigt PICKHAN, daß allerdings solche osteochondropathische Röntgenaufnahmen auch durch die normalen Verknöcherungsprozesse der Patellakerne vorgetäuscht werden können. Er zeigt, daß die Verknöcherung der Kniescheibe von einem oder mehreren Knochenkernen ausgehen kann.

Nach der Ansicht von Feistkorn und Zwerg geht in solchen Fällen die Verknöcherung von mehreren Ossifikationspunkten aus, die Verschmelzung werde vielleicht von schmalen Knorpelzonen verhindert, so daß schon ein geringfügiges Trauma die Stücke wieder voneinander lösen könne und so das Bild einer Patella multipartita entstehe.

Nach Ansicht von Siemens reagieren gelegentlich Knie mit geteilter Kniescheibe empfindlicher auf ein Trauma, als dies in der Norm der Fall ist. Drenkhahn konnte dies auf Grund einer eigenen Beobachtung nicht bestätigen.

Meisels schließt sich nach Mitteilung eines Falles den Ansichten von Müller und Fleischner an, er meint, daß infolge eines pathologischen Verknöcherungsprozesses, der zur Patella partita führt, eine Stelle mit verminderter Widerstandsfähigkeit gegenüber krankmachenden Einflüssen entstünde. In seinem Fall soll eine Grippeinfektion eine Entzündung an der Teilungsstelle der Kniescheibe veranlaßt haben. Gegen Fleischner nimmt unter anderen Hellmer (b) Stellung.

Was die Größe der Patella bei Teilungen anlangt, so kann sie gegenüber der einheitlichen Kniescheibe vergrößert sein, dies ist aber nicht die Regel, am ehesten kommt eine Verlängerung bei der 1. Form vor.

Über familiäres Auftreten berichtet erstmals Siemens: Dieselbe Abnormität fand sich beim Vater und einem Bruder eines Patienten. In einem anderen Fall fand sie sich bei 2 Brüdern. Paas hat eine Verdoppelung der Patella (nach der 5. Form) mit anderen Skeleterkrankungen (starke Deformierung der Hüftgelenke, Genu valgum) bei 2 Geschwistern festgestellt.

Es stehen sich also auch hier wieder die Ansichten über exogene oder endogene Entstehung der Kniescheibenteilung gegenüber. Manche Autoren (z. B. Siemens) sehen die Entstehung der Patella partita in der kongenitalen Anlage mehrerer Knochenkerne, die Trennung derselben oder besser die ausbleibende Verschmelzung jedoch als Folge einer exogenen Einwirkung zwischen Geburt und 4. bis 5. Lebensjahr. Unter Druck- und Spannungskräften erlahme an der Spaltlinie die ossifizierende Kraft (Siemens). Zugwirkung durch die Oberschenkelstrecker, Druckwirkung durch den First des äußeren Oberschenkelknorrens und Biegungswirkung durch Vastusmuskeln werden als mechanische Bedingungen in Betracht gezogen (s. auch Paas).

Erwähnenswert sind die Beobachtungen von Gorzawski, der abgesehen von der Patella partita zum Teil im Sinne von Haenisch eine Abflachung der Wirbelkörper, ohne Verbreiterung, Verkürzung des Metacarpale IV, Umformungen an den distalen Epiphysen der Metacarpalia im Sinne einer starken Abflachung, Veränderungen der Hüften und endlich Schlattersche Krankheit der Kniegelenke gesehen hat. Auch Büttner berichtet über ein 11jähriges Mädchen mit multiplen Deformierungen an den Gelenken (Schlottergelenke), angeborenem Hohlfuß, Scapula scaphoides, Schlattersche Krankheit, Patella bipartita (s. dazu auch Geschwisterpaar von Paas).

Schaer hat sich in seiner mehrfach erwähnten Arbeit auch um die histologische Abklärung der Patella partita, namentlich um den „Spalt" zwischen den einzelnen Teilen bemüht. Er bezeichnet das Bild in seiner Gesamtheit als „erhalten gebliebene Epiphysenfuge". Auch Sommer veröffentlichte histologische Untersuchungen, aus denen hervorgeht, daß kein „dissezierender Prozeß" als Ursache für die Teilung in Frage kommt, vielmehr deutet er seine Bilder als „eine Art Pseudarthrosenbildung".

Unter der Bezeichnung „Emarginationen" beschreibt Schaer endlich halbmondförmige Einkerbungen am oberen äußeren Patellarquadranten, die durch Knorpelgewebe ausgefüllt sind.

Gute Schrifttumsübersichten liefern besonders die Arbeiten von Schaer, Siemens und Gorzawski, weitere kasuistische Beiträge zu dem immer noch ätiologisch umstrittenen Kapitel bei Paal, Link, Enderle, Rocco, Annechino, Zimmer (c).

f) Patella cubiti (Sesamum cubiti). Ellbogenscheibe (Os epiphyseos olecrani).

Das neuere Schrifttum über die Patella cubiti bezieht sich zumeist auf eine Beschreibung von Kienböck, der sie als seltene Knochenbildung am Ellbogengelenk 1903 beschrieben hat. Schon vorher bezeichnete Pfitzner diese Bildung als Sesambein (Sesamum cubiti). 30 Jahre später haben Kienböck und Desenfans einen weiteren Fall beschrieben, der nach einem geringfügigen Trauma untersucht wurde und bei dem doppelseitig ein kastaniengroßer, in der Tricepssehne eingebetteter Knochen gefunden wurde, der mit der Basis des Olecranon und der Streckseite des Humerus in gelenkiger Verbindung stand. Beim 60jährigen Vater des Patienten konnte am rechten Olecranon eine persistierende Epiphyse festgestellt werden. Die Anomalie ist bei Männern häufiger als bei Frauen. Bezüglich der Verteilung werden folgende Möglichkeiten angegeben: einseitige, doppelseitig ungleiche und doppelseitig gleiche Anomalie. Über sicher traumatisch entstandene Ellbogenscheibe s. bei Kremser.

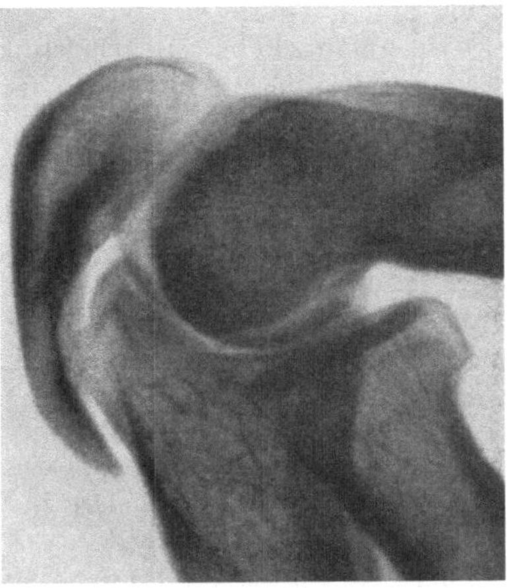

Abb. 157. Patella cubiti.
[Aus Odessky u. Melnikowa: Dtsch. Z. Chir. 235 (1932).]

Wie fast bei allen „akzessorischen Knochen" ist die Entscheidung schwierig, ob es sich um eine Anomalie oder um den Folgezustand eines im Kindesalter entstandenen Knochenbruches handelt (J. Odessky und L. Melnikowa). Infolgedessen sind auch 3 Ansichten über die Patella cubiti vertreten: a) Entstehung auf traumatischer Genese, b) Folge von Ossifikationsstörung, c) Sesambein.

Im Falle von Odessky und Melnikowa (s. Abb. 157) wird angenommen, daß durch 2 im Kindes- und Jugendalter erlittene Traumen eine Verlagerung des Olecranon infolge von Epiphysenlösung stattgefunden hat.

Pauly berichtet 1918 über einen Fall von doppelseitiger Patella cubiti und erwähnt in seiner Arbeit verschiedene weitere Beobachtungen des Schrifttums. Er vertritt die Ansicht, daß, wenn man den Knochen als Sesambein bezeichnen wollte, man das Olecranon vollkommen ausgebildet finden müßte. Mit dem oberen Ulnarende ist die Patella cubiti durch ein bindegewebiges Band hergestellt, nach oben besteht eine feste Verbindung mit der Tricepssehne.

Gelegentlich kann es vorkommen, daß 2 Kerne im Olecranon angelegt werden, einer mehr an der Basis, der andere mehr an der Spitze. Das Ausbleiben der Vereinigung oder eine Trennung der Kerne kann dann zur schlechten Entwicklung des Olecranon und zur isolierten Patella cubiti führen. Pauly glaubt, eine Epiphysenlösung durch Muskelzug führe zum Selbständigwerden des oberen Knochenkerns. Danach wäre die Patella cubiti auf eine Trennung in der Olecranonepiphyse zurückzuführen und so schließt sich auch Friedländer der

Ansicht an, die Patella cubiti sei das Endergebnis einer alten, nicht geheilten Olecranonfraktur.

1933 berichtet Ewald über einen Fall mit nachfolgender Operation und Entfernung der Patella cubiti. Er hält diesen Knochen für ein echtes Sesambein (gutes Röntgenbild!).

Weiterhin beschreibt v. Brücke bei einem 36jährigen Soldaten das doppelseitige Vorhandensein je eines großen, selbständigen Schaltknochens in der Tricepssehne beider Ellenbogengelenke. Die gleichmäßig rundliche Begrenzung und die regelmäßige Knochenstruktur und das seit Kindheit dem Patienten bekannte Bestehen des Schaltknochens sprechen für dessen kongenitale Genese.

Degenshein und Sachs teilen ebenfalls neuerdings eine Beobachtung, die operative Behandlung erforderte, mit und erinnern daran, daß Kienböck und Desenfans familiäres Vorkommen der Patella cubiti bei Vater und Sohn beschrieben hatten.

Die ausführlichste Bearbeitung aus der neueren Zeit stammt von G. Theising. Er hat 22 Fälle aus dem Schrifttum zusammengestellt und 2 eigene neue Beobachtungen mitgeteilt. Folgende Möglichkeiten, die zur Diagnose Patella cubiti führen, werden genannt: 1. angeboren, 2. Ossifikationsstörungen durch Konstitutionsanomalien, Infektions- und Vitaminmangelkrankheiten, 3. erworben. Theising faßt die Patella cubiti als auf erblicher und konstitutioneller Grundlage entstehende Anomalie auf, welche bei gut erhaltenem ulnarem Olecranon der mehr oder weniger selbständig gewordenen Apophyse des Olecranon entspricht. Je nach dem Verhalten zum Olecranon bezüglich Größe, Artikulation und Eigenbeweglichkeit unterscheidet er zwischen einer Patella cubiti 1., 2. und 3. Grades.

Anhangsweise sei hier erwähnt, daß der sog. *Olecranonsporn* die Folge einer Tricepssehnenverknöcherung durch chronische kleine Traumen (Arbeit mit Preßluftwerkzeugen) ist und daher nicht in den Rahmen dieser Abhandlung gehört (neuere Zusammenstellung bei Rostock), hingegen kann er zu Verwechslungen mit der Patella cubiti führen. Rostock weist darauf hin, daß eventuell die histologische Untersuchung, namentlich die Art und Lokalisation eines Knorpelüberzuges, die Diagnose klären könne [s. auch Esau (b), Spornbildung am Olecranon].

An Hand einer Röntgenbeobachtung mit freiem Knochenschatten unterhalb des Epicondylus medialis und 4 kleinen freien rundlichen Schatten unterhalb des Condylus lateralis und einer Bruchlinie im Epicondylus medialis bespricht Wülfing das Vorkommen weiterer akzessorischer Knochen des Ellenbogens. Er vertritt die Ansicht, daß es sich meist um Folgen eines Traumas und nicht um anlagemäßig bedingte Zustände handle (s. auch entsprechende Kapitel bei Köhler).

Bei Säugetieren findet sich nach Flower (zit. bei Gunn) lediglich bei Chiroptera regelmäßig ein selbständiger Knochen in der Tricepssehne. Gewisse Autoren (Robinson bei Gunn) setzen das Olecranon in Analogie zur Patella.

Köhler unterscheidet 2 Erscheinungsformen sog. Sesambeine in der Tricepssehne: 1. Die ausgebildete Anomalie, das isolierte, artikulierende und bewegliche Sesamum cubiti, Patella cubiti, bis kastaniengroß, eine aus der Embryonalzeit stammende, vollständige Isolierung der Epiphyse des Olecranon = Os epiphyseos olecrani. 2. Die einfache persistierende Epiphyse des Olecranon, entstanden durch ein dauerndes Bestehenbleiben der Knorpelzone. Sie ist meist doppelseitig mit ganz gleichmäßiger Ausbildung. Familiäres Auftreten wurde beobachtet.

Unter der Bezeichnung „*Ossiculum epitrochleare*" bezeichnet Benassi ein radiologisch festgestelltes überzähliges Knöchelchen am Epicondylus ulnaris humeri. Das Knochenstückchen fand sich einseitig am linken Ellbogen. Der Verfasser glaubt, es handle sich um einen akzessorischen Knochen, der sich aus einem akzessorischen Kern auf Kosten des Epicondyluskernes entwickelt habe. Eine ähnliche Mitteilung ist in der Literatur nicht vorhanden. Der 28jährige Patient erlitt 3 Tage vor der röntgenologischen Untersuchung einen Unfall, Zeichen einer Fraktur ließen sich aber nicht erkennen.

g) Os acromiale.

Über diesen erstmals von CRUVEILLHIER (1833) beschriebenen Knochen haben 1936 SCHAER und ZWEIFEL eine ausführliche Studie veröffentlicht.

Man versteht darunter jenen Knochen, der durch Selbständigwerden der Epiphyse des Acromions zustande kommt.

Die Abb. 158 entnehmen wir der Arbeit von SCHAER und ZWEIFEL. Sie stammt von einem 55jährigen Mann mit doppelseitigem Os acromiale.

Aus der Entwicklungsgeschichte des Schultergelenkes sei folgendes erwähnt: In der 9.—10. Embryonalwoche treten in der knorpeligen Grundplatte und in der Spina der Scapula Kerne auf, deren letzterer zwischen dem 40. und 50. Tag in 2 Hälften vorhanden ist. Als 3. der sog. primären Kerne tritt gegen Ende des 1. Lebensjahres ein Kern im Processus coracoideus auf. Erst nach dem 10. Lebensjahr treten die sekun-

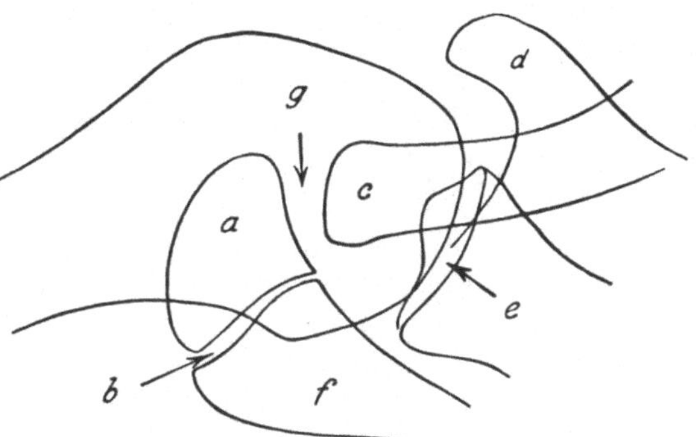

Abb. 158. Os acromiale. *a* Os acromiale; *b* Articulatio interacromialis; *c* Clavicula; *d* Proc. coracoideus; *e* Schultergelenkspfanne; *f* Spina scapulae; *g* Art. acromioclavicularis. (Aus SCHAER u. ZWEIFEL: Das Os acromiale und seine klinische Bedeutung.)

dären Knochenkerne auf, diejenigen des Acromion zwischen dem 15.—18. Lebensjahr. Die 2 bis mehreren Kerne verschmelzen zunächst untereinander und bilden ein „physiologisches Os acromiale", das dann gewöhnlich zwischen dem 22.—25. Lebensjahr mit der Spina scapulae verschmilzt. Es kann also ein Os acromiale erst jenseits des 25. Lebensjahres röntgenologisch diagnostiziert werden.

Die Verbindung zwischen dem Os acromiale und Acromion wird verschieden angegeben: GRUBER fand „wirkliche Diarthrosen", BERNARDEAU (beide zitiert nach SCHAER und ZWEIFEL) Diarthrosen und Synchondrosen. Die Verbindung wird auch als Articulatio interacromialis bezeichnet.

Neben dem beschriebenen typischen Os acromiale gibt es ein atypisches *Os acromiale secundarium*. Dieses wird als kegelförmiger Körper oberhalb des Tuberculum majus humeri beschrieben.

Das typische Os acromiale ist häufiger einseitig als doppelseitig. SCHAER und ZWEIFEL fanden es in $2^1/_2$ Jahren bei 22 Personen, darunter 6mal doppelseitig, PFITZNER fand es in 7% seiner Präparate.

Differentialdiagnostisch kommt hauptsächlich eine Acromionfraktur in Frage. In den meisten Fällen handelt es sich um eine belanglose individual-anatomische Variation ohne klinische Bedeutung. Störungen und Schmerzen in der Schulter können aber dann auftreten, wenn im Interacromialgelenk Krankheitsprozesse vorkommen. Einen eigenen Fall von doppelseitigem Os acromiale zeigen wir in Abb. 159. Es handelte sich um einen Zufallsbefund bei einem 66jährigen Mann, der an Lungenembolie nach Prostatektomie verstorben ist.

GURMIAK empfiehlt zur besseren Erkennung von Veränderungen im Schulterbereich die axiale Schultergelenkaufnahme und meint, daß dann das Os acromiale auch häufiger gefunden werde.

1947 veröffentlicht TH. MARTI (b) eine Reihe von Fällen, bei denen zufälligerweise einseitig ein Os acromiale anläßlich von Röntgenuntersuchungen wegen vorangegangenen Schultertraumen aufgefunden werden konnte. Bezüglich der Genese kommt MARTI nach Diskussion der von ihm aufgefundenen Literatur zur Annahme, es handle sich um eine Hemmungsmißbildung, zumal an ein und demselben Schultergelenk bisweilen mehrere Ossa acromialia gefunden werden können. Schon normalerweise erscheinen zwischen dem 14.—18. Lebensjahr an der äußeren Zone des Acromion 3–5 Knochenpunkte von unregelmäßiger zackiger Begrenzung, die dann miteinander verschmelzen. Die beiden medialen vereinigen sich zum

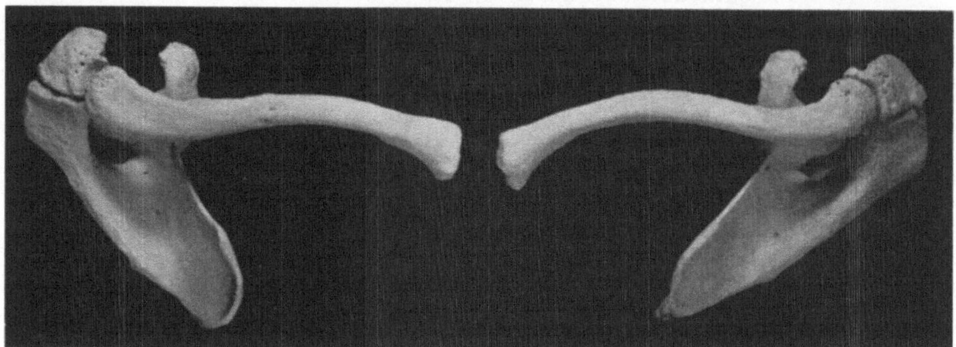

Abb. 159. Doppelseitiges Os acromiale. (Pathologisches Institut Basel, Sekt.-Nr. 635/35, 66jähriger Mann.)

Metacromion, die mittleren zum Mesacromion, während am äußersten Ende der Epiphyse ein einfacher Kern die Spitze — das Praeacromion — bildet. Störungen, namentlich auf dyshormonaler Grundlage, können die Vereinigung der Knochenkerne hindern und zu selbständigen Gebilden führen. Die Größe des Os acromiale variiert nach der Anzahl der selbständig ossifizierenden Knochenkerne. Aus diesem Grunde artikulieren auch die verschiedenartigen Bildungen in verschiedener Weise miteinander. Es gibt daher ein Zwischenacromialepiphysengelenk, eine Synchondrosis interacromialis bzw. intraacromialis und bei Verschmelzung aller Epiphysenknochenpunkte untereinander, jedoch beim Ausbleiben der Vereinigung der Epiphyse mit der Diaphyse eine Synchondrosis acromio-spinalis.

Auch MARTI betont die Wichtigkeit der Differentialdiagnose gegenüber den Acromionfrakturen. Er schließt sich der alten, heutzutage auf schwachen Füßen stehenden „atavistischen" Theorie an und glaubt, daß das Os acromiale vom unfallmedizinischen Standpunkt aus als harmlose Anomalie zu bezeichnen sei.

Nach O. NIEBER (zit. bei MARTI) stellt das Os acromiale das Homologon des Os acetabuli des Beckens dar.

h) Processus supracondyloideus humeri.

Es handelt sich um einen kongenitalen Knochenvorsprung an der Medialseite des Oberarmknochens, etwa 2 Querfinger oberhalb des Epicondylus medialis. Nach anatomischen Untersuchungen kommt er beim Menschen in etwa 1—2% der Fälle vor. Nach MARTIN (zit. bei ASCHNER und ENGELMANN) komme er bei anderen Rassen häufiger vor als bei Europäern. ASCHNER und ENGELMANN erwähnen Schrifttumshinweise, nach welchen der Processus supracondyloideus humeri heredofamiliäres Auftreten gezeigt habe (z. B. SCHINZ, bei Vater und Tochter).

i) Calcaneussporn (Fersensporn) (Abb. 160)[1].

Nach G. HOHMANN handelt es sich um eine 1900 von PLETTNER beschriebene Exostose, die mehr spitz oder stumpf am Calcaneus in Erscheinung tritt. Im Röntgenbild erkennt man bei geeigneter Aufnahme von der Unterseite des Tuber calcanei ausgehend einen mehr oder weniger spitzen, nach vorn gerichteten Knochenzacken in Form eines Dornes oder einer Kuppe. Auch an der hinteren Wand des Fersenbeines sieht man nicht selten bei älteren Leuten einen weiteren Zacken, der nach aufwärts gegen die ansetzende Achillessehne gerichtet ist.

Die Calcaneusexostose wird bei etwa 9% aller Füße beobachtet, sie kommt vorwiegend bei Männern vor, besonders im 6. Jahrzehnt namentlich dann, wenn infolge besonderer Berufsarten die Füße dauernd überlastet werden. Die typische Exostose setzt mit 1 cm breiter Basis am Processus medialis des Calcaneus an, verläuft gerade oder schräg nach vorn und lateralwärts. Form und Größe sind verschieden, sie ist dornartig ausgezogen oder stumpf endend. Nach H. VIRCHOW kommt ein solcher Sporn des Calcaneus auch bei barfußgehenden Farbigen am Tuberculum medialis des Tuber calcanei vor, wo Musculus abductor dig. V, flexor digitis communis und die Plantaraponeurose entspringen. Eine zweite Spornbildung komme auch *vor* dem Tuber an der plantaren Fläche des Calcaneus entsprechend dem Ansatz des Ligamentum calcaneo-cuboideum plantare vor. Der erste wird von VIRCHOW Aponeurose-, der zweite Ligamentsporn genannt.

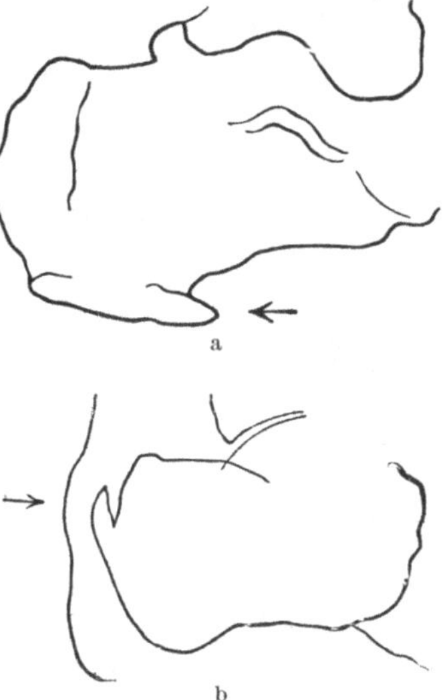

Abb. 160 a u. b. Calcaneussporn. a Fersen- oder Aponeurosensporn; b nach oben gerichteter Sporn.
(Aus HOHMANN: Fuß und Bein.)

Einige Autoren halten diese Spornbildung für angeborene, präexistente Bildung. Dem entgegen ist HOHMANN der Ansicht, es handle sich um die Folge chronischer traumatischer Reize bei übermäßiger Belastung des Fußes. Die im Zusammenhang mit den Spornbildungen auftretenden, oft sehr erheblichen Beschwerden führt er auf die im Gefolge des Sporns auftretenden Veränderungen am Periost, dem Schleimbeutel mit den an diesem vorbeiziehenden Nerven zurück. Die häufig gleichzeitig mit den Spornbildungen vergesellschafteten Knick- und Plattfußdeformitäten scheinen in Beziehung mit den Spornbildungen zu stehen. Bemerkungen über Diagnose und Differentialdiagnose sowie Behandlung s. bei HOHMANN.

Im Zusammenhang seiner Arbeit über Fersenschmerzen und Calcaneussporn geht A. SIDLER an Hand von 42 Fällen mit 30 Röntgenbildern auf die entsprechenden Probleme ein.

In Übereinstimmung mit BRAUS und BLENCKE (zit. nach SIDLER) faßt SIDLER eine bestimmte Gruppe als physiologische Varietät des zum Sporn ausgezogenen Tuberculum mediale calcanei auf. Diese Auffassung wird auch durch die Beobachtung bei einem 10jährigen Knaben belegt, bei welchem sich ein typischer Fersensporn fand, der $1^1/_2$ cm von dem zweiteiligen Calcaneusepiphysenkern entfernt war. Die Schmerzen werden als Drucksymptome des Sporns auf die Fersenweichteile erklärt. Diese echten kartilaginären Calcaneussporne sind aber selten. Häufiger ist die Gruppe der erst beim Adulten auftretenden

---

[1] Siehe auch ED. BURCKHARDT: Die pathologische Anatomie der Akrostealgien (im Druck).

epiphysären Tubercula, die dann bei eintretender Fußsenkung zu Schmerzhaftigkeit führen.

G. Wolfsohn berichtet, daß nach seinen Erfahrungen der Calcaneussporn eine konstitutionelle Ursache habe, da er sich fast immer mit allgemeinen Veränderungen wie Arteriosklerose, Arthritis urica, Arthritis deformans, Fettsucht, endokrine Störungen während des Klimakteriums vergesellschaftet finde. Entgegen Hohmann hat Wolfsohn den Sporn bei Frauen häufiger als bei Männern angetroffen. Röntgenologisch unterscheidet Wolfsohn 2 Typen: a) einen scharf konturierten mit deutlich abgesetzter Spongiosa = den unkomplizierten, nichtentzündlichen Sporn und b) einen weniger scharf begrenzten, wolkig getrübten, mit büschelförmigen periostalen Ausstrahlungen nach der Fascia plantaris = den entzündlichen Sporn.

Niemann beschreibt unter dem Titel „Seltene Neubildung am Fußskelet" eine offenbar als Folge eines Calcaneussporns vollkommen verknöcherte Bursitis mit. Beides, Calcaneussporn und 2:1 cm messender Bursaknochen führt er auf einseitige Belastung des betreffenden Fußes wegen linksseitiger Coxitis zurück.

Unter der Bezeichnung Haglunds *Exostose* mit Bursitis achillea wird nach Hohmann eine Buckelbildung an der hinteren Fläche des Calcaneus verstanden, die besonders bei älteren Individuen in einem mit der Spitze nach oben gerichteten Sporn ausläuft, welcher in Konflikt mit dem Schuhwerk kommt und sogar eine ossifizierende Periostitis und die Bursitis achillea bewirken kann. C. Sieberg hat sich in einer histologischen Bearbeitung mit dem anatomischen Bau und der Pathologie des „Fersenbeinsystems" befaßt und namentlich den Beginn von Verknöcherungsprozessen an der Ansatzstelle der Achillessehne am Calcaneus studiert.

Die sog. Haglundsche Krankheit gehört in den Formenkreis der Legg-Calvé-Perthesschen Epiphysenerkrankungen und ist an anderer Stelle dieses Handbuches abgehandelt worden (s. auch bei Hass).

Über eine dem Calcaneussporn ähnliche Veränderung am Processus trochlearis calcanei berichtet Francillon (b). Es handelte sich bei einer 32jährigen Frau um eine fortschreitende Vergrößerung des Processus trochlearis durch Ossifikation im Bereich der Peronealsehnenscheiden. Außerdem berichtet Francillon in der gleichen Arbeit über eine symmetrische Epiphysenbildung am Processus trochlearis (dort mehrere gute Abbildungen).

Literatur.

Die Störungen der Epiphysenentwicklung.

Abel, W.: Beiderseitiges Os supranaviculare. Röntgenprax. **10**, 190 (1938). — Akerlund: Entwicklungsreihen von Röntgenbildern von Hand, Fuß und Ellenbogen. Fortschr. Röntgenstr. **33** (1918). — Annechino, A.: Patella tripartita. Riforma med. **1942**, H. 4. Ref. Zbl. Chir. **1943**, 1326. — Aschner, B., u. G. Engelmann: Konstitutionspathologie in der Orthopädie. Wien u. Berlin: Springer 1928.

Bagozzi, I. C.: Anomalie scheletriche numeriche e morfologiche in sede stiloidea e parastiloidea ulnare. Radiologica med. **26**, 1104 (1939). — Barclay, M.: A case of dupplication of the internal cuneiform bone of the foot (cuneiforme bipartitum). J. of Anat. **67**, 175 (1932). Bardeleben, C. v.: Zur Entwicklung der Fußwurzel. Sitzgsber. Jenaischen Ges. Med. u. Naturwiss. **1885**. Zit. nach Pfitzner. — Bauer, B.: Eine bisher nicht beobachtete kongenitale hereditäre Anomalie des Fingerskeletes. Dtsch. Z. Chir. **86**, 252 (1907). — Bauer, K. H., u. W. Bode: Erbpathologie der Stützgewebe beim Menschen. In Handbuch der Erbpathologie des Menschen, Bd. 3. Berlin: Springer 1940. — Bauhin, C.: Zit. nach Sever u. Grumbach. 1605. — Becker, P. E.: Unterschiedliche phänotypische Ausprägung der Anlage zur Brachymesophalangie in einer Sippe. Z. Konstit.lehre **23**, 235 (1939). — Beers, C. V., and L. A. Clark: A family history showing the inheritance of haemangioma and metatarsus atavicus. J. Hered. **33**, 366 (1942). — Benassi, E.: Ossicimo sopranumerario epitrochleare. Radiologica med. **27**, 875 (1940). — Bernardeau: Zit. bei Schaer u. Zweifel. —

BERNAYS, A.: Die Entwicklungsgeschichte des Kniegelenkes des Menschen mit Bemerkungen über die Gelenke im allgemeinen. Morph. Jb. 4 (1878). — BIRCHER, E.: Neue Fälle von Varietäten der Handwurzel und des Fußgelenkes (Os subtibiale). Fortschr. Röntgenstr. 26, 85 (1918/19). — BIRKENFELD, W.: Über die Erblichkeit der Brachyphalangie. Arch. klin. Chir. 151, 611 (1928). — BIZARRO, A. H.: On sesamoid and supernumerary bones of the limbs. J. of Anat. 55, 256 (1921). — BLENCKE, H.: Beitrag zur Patella bipartita. Z. orthop. Chir. 42, 291 (1922). — BLUMENSAAT, C.: Patella bipartita, traumatische Spaltpatella, Patellarfraktur. Arch. orthop. Chir. 32, 263 (1932). — BOEHM, M.: Das menschliche Bein. Seine normale Entwicklung und die Entstehung der Wuchsfehler. Stuttgart: Ferdinand Enke 1935. — BÖKER, H., u. W. MÜLLER: Das Os cuneiforme I bipartitum, eine fortschreitende Umkonstruktion des Quergewölbes im menschlichen Fuß. Anat. Anz. 83, 193 (1936). — BOEMINGHAUS, FR.: Die Entwicklung des medialen Sesambeins der Großzehe und ihre Beziehung zum sog. geteilten Sesambein. Arch. klin. Chir. 185, 664 (1936). — BONOLA, A.: Os tibiale externum famigliare a sintomatologia dolorsa. Ortop. e traumat. Appar. mot. 7, 423 (1935). Zit. nach MARTI. — BOTREAU-ROUSSEL: Anomalies rotuliennes (patella bipartita) et fracture méconnue de la rotule. Rev. d'Orthop. 16, 511 (1929). Zit. nach SCHAER.— BOUET, O.: Symmetrische Brachydaktylie und Hyperphalangie in Hand und Fuß. Acta radiol. (Stockh.) 15, 24 (1934). — BRANDT, W.: Lehrbuch der Embryologie. Basel: S. Karger 1949. — BRAUS u. BLENCKE: Zit. bei SIDLER. — BREITENBECHER, J. K.: Hereditary shortness of thumbs. J. Hered. 14, No 1 (1923). — BROCHER, J. E. W.: Über das Os sesamoideum bipartitum der Großzehe. Schweiz. med. Wschr. 1946, 208. — BRÜCKE, H. v.: Über die Patella cubiti, eine seltene Abweichung des Ellenbogenskeletes. Z. orthop. Chir. 73, 158 (1942). — BUETTNER, G.: Arch. klin. Chir. 136, 705 (1925). Zit. nach PAAS. — BURCKHARDT, E.: Zur Klinik und zur pathologischen Histologie des Os styloideum carpi. Röntgenprax. 1944, 108. — Zur pathologischen Anatomie der Akrostealgien (im Druck). — BURGER, L.: Doppelte Epiphysenbildung des Metacarpus. Beitrag zur Physiologie des Knochenwachstums. Arch. orthop. u. Unfallchir. 26, 276 (1928). — BURMANN, M. S., u. S. SINBERG: Eine abweichende Gelenkverbindung zwischen Sprungbein und Fersenbein. Verdcppelung des Sprungbeins. Radiology 34, 239 (1940).

CAPRIOLI, N.: Contributo allo studio della fabella. Riforma med. 1929, H. 4. — CASTAY: Anomalie congénitale bilaterale des phalanges du gros orteil. Bull. Soc. Radiol. méd. France 22, 80 (1934). — COTTE, J.: Deux familles humaines à extrémités anormales. Bull. biol. France et Belg. 58, 402 (1924). — CRAMER, H.: Un cas de bradydactylie avec syndactylie osseuse et membran. Rev. méd. Suisse rom. 51, 365 (1931). — CRAVENER, E., and MACELROY: Supernumerary tarsal scaphoids. Surg. etc. 71, 218 (1940).

DEGENSHEIN, G., and J. SACHS: Patella cubiti. A new method of treatment of its avulsion. Arch. Surg. 57, 675 (1948). — DOUARRE, M.: Anomalies d'ossification de la rotule. Bull. Soc. nat. chir. Paris 10 (1921). Zit. nach SCHAER. — DRENKHAHN, R.: Patella bipartita. Med. Welt 20, 693 (1934). — DRINKWATER, H.: (a) An account of a brachydaktylous family. Proc. roy. Soc. Edinburgh 28, 35 (1907). — (b) Account of a family showing minor-brachydaktylie. J Genet. 2, 21 (1912). — DUKEN, J.: Familiäre kongenitale Aplasie der Interphalangealgelenke an Händen und Füßen mit histologischen Befunden. Verh. dtsch. path. Ges. 1921, 312. — Über die Beziehungen zwischen Assimilationshypophalangie und Aplasie der Interphalangealgelenke. Virchows Arch. 233, 204 (1921). — DWIGHT: Variations of the bones of the hand and foot. Atlas radiol. 1907. Zit. nach MARTI.

EGGIMANN, P.: Lunatum bipartitum. Radiol. clin. 18, 203 (1949). — EICHENGRÜN, W.: Die Patella bipartita und ihre Begutachtung für die Unfallversicherung. Bruns' Beitr. 148, H. 2 (1929). — ELKISEK, G.: Über intermetatarsale Knochen und ihre Herkunft. Ortop. i. Travmat. 5/6, 82 (1931). Ref. Z.org. Chir. 1933, 784. Zit. nach MARTI. — ENDERLE, W.: Über einen seltenen Fall von doppelseitiger Spaltbildung der Patella. Med. Klin. 1916, Nr 37, 979. — ESAU (a) Zur Brachyphalangie des Daumens. Fortschr. Röntgenstr. 33, 203 (1921). — (b) Die Spornbildung am Olecranon (Processus anguli olecrani). Fortschr. Röntgenstr. 34, 679 (1922). — (c) Angeborene Mißbildungen der Glieder. Arch. klin. Chir. 168, 371 (1931). — EWALD, P.: Die Ellenbogenscheibe. Münch. med. Wschr. 1933, Nr 51, 2015.

FABER, A.: (a) Über das Os intermetatarseum. Z. orthop. Chir. 61, 186 (1934). — (b) Os tibiale externum bei erbgleichen Zwillingen. Erbarzt 1937, H. 6, 83. — FAIRBANK: Zit. bei HOHMANN. — FARABEE: Inheritance of digital malformations in man. Papers of Peabodys Mus. of Amer. Archeol. and Ethnol. Harvard Univers. 1905, S. 3. Zit. nach SCHINZ. — FARGE: Gaz. hébdom. Méd. et Chir. 1886. Zit. nach STIEVE. — FEISTKORN, W.: Über Patella partita. Röntgenprax. 3, 945 (1931). — FISCHER, H.: Eine Familie mit erblichen Mißbildungen an Händen und Füßen. Inaug.-Diss. Königsberg 1939. — FLEISCHNER, F.: Gehört die Patella bipartita zum Kreis der Osteochondropathia juvenilis? Fortschr. Röntgenstr. 31, 209 (1923).— FLOWER: Osteology of the mammalia. London 1885. Zit. nach GUNN. — FRÄNKEL, B.: Über einen Fall von erblicher Deformität. Berl. klin. Wschr. 1871, 418. — FRANCILLON, M. R.: (a) Anatomische und klinische Bedeutung des Os tibiale externum. Z. orthop. Chir.

56, 61 (1932). — (b) Zur Anatomie und Klinik des Processus trochlearis calcanei. Z. orthop. Chir. 57, 544 (1932). — (c) Zur Histogenese akzessorischer Skelettelemente. Z. orthop. Chir. 59, 513 (1933). — Freese, C. de: Über angeborene Digiti vari et valgi. Z. ärztl. Fortbildg 18, 312 (1921). — Friedländer, C.: Über Knochenneubildung am Ellenbogengelenk. Röntgenprax. 3, 111 (1929). — Fürst: Ein Fall von verkürzten und zweigliedrigen Fingern usw. Z. Morph. u. Anthrop. 2 (1900). — Funston, R. H.: Relation of congenital deformities of the hand to cervical ribs. J. Amer. med. Assoc. 98, 697 (1932). Zit. nach Sachs.

Gavani, G.: Deformità del pollice. Bull. Sci. med. Bologna 5, 66 (1905). — Geelvink, P.: Über Hyperphalangie. Arch. f. Psychiatr. 52, 1015 (1913). — Gegenbaur, K.: Morph. Jb. 14 (1888). Zit. nach Müller. — Giraudi, G.: Os tibiale externum. Chir. Org.. Movim. 20, 69 (1934). — Glanzmann, E.: Arachnodaktylie und Brachydaktylie. Mschr. Kinderheilk. 85, 5 (1940). — Göcke: Kahnbeinfraktur oder überzähliger Fußwurzelknochen? Mschr. Unfallheilk. 38, 78 (1931). — Gorzawski, H.: Beitrag zur Ätiologie und Pathogenese der Patella partita, insbesondere ihre Beziehungen zu den aseptischen Nekrosen. Arch. klin. Chir. 188, 538 (1937). — Gräfenberg: Die entwicklungsgeschichtliche Bedeutung der Hyperdaktylie menschlicher Gliedmaßen. Stud. Path. Entw. 2, 565 (1914). — Grashey, R.: Zit. bei Grumbach, Marti. — Grasmann, M. J.: Zur Kenntnis des Os subtibiale. Münch. med. Wschr. 1932, 824. — Grossmück, J.: Über das Vorkommen der Fabella. Zbl. Chir. 1928, 1031. — Gruber, W.: (a) Beiträge zu den sekundären Handwurzelknochen des Menschen. Arch. Anat. usw. 1870, 470. Zit. bei Pfitzner. — (b) In Bildungsanomalie mit Bildungshemmung begründete Bipartitation beider Patellae eines jungen Subjektes. Virchows Arch. 94, 358 (1883). — Grumbach, A.: Das Handskelett im Lichte der Röntgenstrahlen. Wien u. Leipzig: Wilhelm Braumüller 1921. — Gunn, G.: Patella cubiti. Brit. J. Surg. 15, 612 (1928). — Gurmiak, H.: Ein Fall von Os acromiale. Med. Klin. 1937, 488. — Guyer: Zit. bei Grumbach. 1887.

Hackenbroch, M.: Olliersche Wachstumsstörung. Chondromatose des Skeletts. Arch. orthop. Chir. 21, 206 (1923). — Über Olliersche Wachstumsstörung und Chondromatose des Skeletts. Fortschr. Röntgenstr. 30, 432 (1932). — Haenisch, F.: Verdoppelung der Patella in sagittaler Richtung. Fortschr. Röntgenstr. 33, 678 (1925). — Haglund, P.: Über den sog. Calcaneussporn. Z. orthop. Chir. 19, 457 (1908). — Hanhart, E.: Stammbaum einer Wallisersippe mit Brachyphalangie. II. Münch. med. Wschr. 1925, 619. — Hass, J.: Über die Ossifikationsstörung der Calcaneusepiphyse nebst mikroskopischem Befund. Z. orthop. Chir. 53, 302 (1930). — Hasselwander, A.: Untersuchungen über die Ossifikation des menschlichen Fußskelettes. Z. Morph. u. Anthrop. 5 (1903). — Der Abschluß der Verknöcherungsvorgänge. Untersuchungen über die Ossifikation des menschlichen Fußskelettes. Z. Morph. u. Anthrop. 1910, H. 12. — Über 3 Fälle von Brachy- und Hypophalangien an Hand und Fuß. Z. Morph. u. Anthrop. 6 (1903). — Über die individuelle Häufung von Variationserscheinungen am Extremitätenskelett. Anat. Anz. 54 (Erg.-H.) 199 (1921). — Heidsieck, E.: Os cuneiforme I bipartitum. Röntgenprax. 8, 712 (1936). — Heimerzheim, A.: Über einige akzessorische Fußwurzelknochen. Dtsch. Z. Chir. 190, 96 (1925). — Hellmer, H.: Patella partita. Acta radiol. (Stockh.) 4, 137 (1925). — Röntgenologische Beobachtungen über die Ossifikation der Patella. Acta radiol. (Stockh.) Suppl. 27 (1935). — Hilgenreiner, H.: Über Hyperphalangie des Daumens. Bruns' Beitr. 54, 585 (1907). — Neues zur Hyperphalangie des Daumens. Bruns' Beitr. 67, 196 (1910). — Hoffmann, D.: Einige seltenere Handwurzelverschmelzungen und andere Mißbildungen des Handskelettes. Röntgenprax. 1940, 41. — Hoffmann, H.: (a) Zur Brachyphalangie des Daumens. Klin. Wschr. 1928, 2155. — (b) Über hereditäre Kolbendaumen. Klin. Wschr. 1924, 324. — Hohmann, G.: Fuß und Bein, ihre Erkrankungen und deren Behandlung. München: J. F. Bergmann 1934. — Holland, Th.: On rarer ossifications seen during Roentgenray examinations. J. of Anat. 55, 235 (1921). — Huxley: Zit. bei Boehm. — Hyrtl, J.: Lehrbuch der Anatomie des Menschen, 11. Aufl. Wien 1870.

Igelstein, L.: Über die Pseudofrakturen der Sesambeine des 1. Metatarsophalangealgelenkes. Dtsch. Z. Chir. 93, 505 (1908). — Iltis, H.: A new case of typical brachydactyly. J. Hered. 35, 145 (1944).

Joachimsthal: (a) Die abnormen Verbildungen der unteren Extremitäten. Fortschr. Röntgenstr. 8 (1902). — (b) Über Struktur, Lage und Anomalien der menschlichen Kniescheibe. Arch. klin. Chir. 67 (1902). — (c) Über Brachydaktylie und Hyperphalangie. Virchows Arch. 151, 429 (1898). — Johansson, S.: Os Vesalianum pedis. Z. orthop. Chir. 42, 301 (1922). — Joltrain et Gally: Un nouveau cas d'os tibial externe coincident avec une enforce du pied. Ann. Méd. lég. etc. 1929, 41. Ref. Zbl. Radiol. 6, 680 (1929).

Kienböck, R.: „Ellenbogenscheibe" und Olecranonfraktur. Wien. med. Presse 1903. — Fortschr. Röntgenstr. 22, 89 (1914). — Kienböck, R., u. G. Desenfans: Über Anomalien am Ellenbogengelenk. Patella cubiti. Bruns' Beitr. 165, 524 (1937). — Kiewe, L.: Zur Frage der Ätiologie der sog. „Spontanamputation". Z. orthop. Chir. 58, 20 (1932). —

Kitahara, M.: Röntgenuntersuchungen der Fabella bei Formosa-Wilden. J. med. Assoc. Formosa **34**, 533 (1935). — Klaussner: (a) Über Mißbildungen der menschlichen Gliedmaßen und ihre Entstehungsweise. Wiesbaden: J. F. Bergmann 1910. — (b) Ein Beitrag zur Kasuistik der Brachydaktylie. Beitr. klin. Chir. **70**, 236 (1910). — Kley, H.: Hypoplasie des Endgliedes beider Daumen. Med. Welt **1934**, 236. — Knote, H.: Über Brachyphalangie. Bemerkungen zu der Arbeit von Hoffmann über hereditären Kolbendaumen. Fortschr. Röntgenstr. **32**, 436 (1924). — Köhler, H.: Grenzen des Normalen und Anfänge des Pathologischen im Röntgenbilde. Stuttgart: Georg Thieme 1939. — Kohlbrügge, J. H. F.: Zit. bei Marti. — Kremser, K.: Ein weiterer Beitrag zum Kapitel der Ellenbogenscheibe. Röntgenprax. **10**, 841 (1938). — Krömer, K.: Differentialdiagnose zwischen Fabella und Corpus liberum. Röntgenprax. **8**, 312 (1936). — Kükenthal: Zit. bei Burger.

Lange, M.: Die typische Sesambeinerkrankung des I. Metatarsalknochens mit Ausgang in Eiterung. Z. orthop. Chir. **49**, 595 (1928). — Lanz, T. v., u. W. Wachsmuth: Praktische Anatomie. Bd. I/3 Arm, Bd. I/4 Bein. Berlin: Springer 1935. — Laquerrière: Les os surnuméraires du pied. J. Radiol. **17**, 663 (1933). — Latten, W.: Histologische Beziehungen zwischen Os tibiale und Kahnbein und Untersuchungen an einem operierten Fall. Dtsch. Z. Chir. **205**, 320 (1927). — Leboucq, H.: Recherches sur la morphologie du carpe chez les mamifères. Archives de Biol. **5**, 35 (1884). — Leimbach, G.: Akzessorische Fußwurzelknochen. Arch. orthop. Chir. **38**, 431 (1937). — Licht, E. de Fine: On bipartite os naviculare pedis. Acta radiol. (Stockh.) **22**, 377 (1941). — Liebenam, L.: Beitrag zum familiären Auftreten der Brachydaktylie. Z. Konstit.lehre **22**, 418 (1939). — Lindgren, E.: Das Naviculare bipartitum. Acta radiol. (Stockh.) **22**, 511 (1941). — Link, K. H.: Nichttraumatische Längsteilung der Kniescheibe. Dtsch. Z. Chir. **237**, 768 (1932). — Lossen, H.: Hyperphalangie der Mittelfinger bei beidseitiger partieller Brachydaktylie (am 1.—3. Finger). Fortschr. Röntgenstr. **56**, 428 (1937).

Marti, Th.: Ein interessanter Fall von Naviculare bipartitum und akzessorische Handwurzelknochen. Schweiz. med. Wschr. **1944**, 960. — Ein interessanter Fall einer Handwurzelsynostose. Schweiz. med. Wschr. **1945**, 700. — Die Skelettvarietäten des Fußes. Bern: Huber 1947. — Über das Os acromiale. Praxis **1947**, Nr 16. — Über das Os centrale carpi. Schweiz. med. Wschr. **1950**, 280. — Martin, R.: Lehrbuch der Anthropologie. 1914. — McNutt, C. W.: Variability in the expression of the gene for brachydactyly in man. J. Hered. **37**, 359 (1946). — Meisels, E. L.: Osteochondritis der Patella bipartita. Fortschr. Röntgenstr. **37**, 42 (1928). — Mestern, J.: Erbliche Synostosen der Hand- und Fußwurzelknochen. Erbliches Os tibiale externum. Röntgenprax. **6**, 594 (1934). — Meyer, G.: Contribution à l'étude de l'os sous-tibial. Radiol. Rdsch. **7**, 286 (1938). — Michailowski, B. G.: Die normale und pathologische Fabella im Röntgenbilde. Vestn. Chir. (russ.) **40**, 80 (1942). — Miskolczy, D.: Erbliche Verkürzung der Mittelhandknochen und Schizophrenie. Arch. f. Psychiatr. **87**, 242 (1929). — Mohr, O.: J. Hered. **1921**. Zit. nach Pol. — Mohr, O. L., and Chr. Wriedt: A new type of heredity brachyphalangy in man. Carneg. Inst. Wash. **295** (1919). — Moreau, L.: Les fractures méconnues de la rotule. Presse méd. **28**, 374 (1920). — Mouchet, A.: Anomalies d'ossification de la rotule. Paris méd. **11**, 289 (1921). — Müller, W.: (a) Die angeborenen Fehlbildungen der menschlichen Hand. Stuttgart: Georg Thieme 1937. — (b) Über eine typische Gestaltveränderung beim Os naviculare und ihre klinische Bedeutung. Fortschr. Röntgenstr. **37**, 38 (1928). — (c) Die quergespaltene Patella, eine Umbauzone. Münch. med. Wschr. **1924**, 854.

Nachtsheim, H.: Die Bezeichnung der Erbfaktoren. Vorschläge für eine internationale genetische Nomenklatur. Erbarzt **1936**, H. 3, 149. — Neurath, K.: Über hereditäre „Kolbendaumen" (Brachyphalangie). Wien. klin. Wschr. **1932**, 1210. — Nieber, O.: Röntgenologische Studien über einige Epiphysenkerne des Becken- und Schultergürtels. Fortschr. Röntgenstr. **22**, 226 (1914/15). — Niemann: Eine seltene Neubildung am Fußskelett (metaplastische Knochenbildung unter dem Calcaneus). Röntgenprax. **4**, 249 (1932).

Odermatt, W.: Zwei- und Mehrteilung der Patella. Schweiz. med. Wschr. **1921**, 1263. — Odessky, J., u. L. Melnikowa: Zur Kasuistik der Patella cubiti. Dtsch. Z. Chir. **235**, 807 (1932). — Ottendorf: Zur Frage des dreigliedrigen Daumens. Z. orthop. Chir. **17**, 507 (1906).

Paal, E.: Beiträge zur nichttraumatischen Teilung der Kniescheibe (Patella bipartita). Dtsch. Z. Chir. **237**, 626 (1932). — Paas, H. R.: (a) Zur Frage der Patella partita und ihrer Entstehung. Dtsch. Z. Chir. **230**, 261 (1931). — (b) Über eine seltene Form der Kniescheibenteilung (Patella partita) und ihre Beziehungen zu anderen Erkrankungen des Skelettsystems. Arch. klin. Chir. **165**, 322 (1931). — (c) Zweiteilung des Kahnbeins mit multiplen Cysten der Mittelhand und Handwurzelknochen. Mschr. Unfallheilk. **1939**, 577. — Paltrinieri, M.: Seltenere vererbbare Daumenmißbildung. Bull. Sci. med. **1948**, 158. — Pauly, N.: Über die Ellenbogenscheibe und ihre Entstehung. Bruns' Beitr. **111**, 750 (1918). — Pfitzner, W.: (a) Beiträge zur Kenntnis des menschlichen Extremitätenskelettes. VI. Die Variationen im Aufbau des Handskelettes. Morph. Arb. **4**, 347 (1895). — (b) Beiträge zur Kenntnis des menschlichen Extremitätenskelettes. VII. Die Variationen im Aufbau des Fußskelettes. Morph.

Arb. **6**, 245 (1896). — Pick, H.: Zur Frage der Fabella. Zbl. Chir. **1927**, 1743. — Pickhan, A.: Röntgenologische und anatomische Betrachtungen über den Verknöcherungsvorgang der Kniescheibe (Patella partita). Fortschr. Röntgenstr. **53**, 458 (1936). — Pippow, G.: Über das Zusammentreffen von Wirbelgelenkaplasien und Brachydaktylie in einer Sippe. Ref. Zbl. Path. **84**, 57 (1948). — Pirie, A. H.: Überzählige Knochen der Hand- und Fußwurzel im Röntgenbild. Amer. J. Roentgenol. **8**, H. 10 (1921). — Plettner: Zit. bei Hohmann. — Pol, R.: Hyperphalangie des Daumens usw. In Schwalbe u. Gruber, Morphologie der Mißbildungen, Teil 3, Kap. VII. Entwicklungsstörungen der menschlichen Gliedmaßen. Jena: Gustav Fischer 1909. — Politzer, G.: Über Mißbildungen des Hand- und Fußskelettes und über ihre formale Genese. Fortschr. Röntgenstr. **43**, 605 (1931). — Pryor, J. W.: Bilateral symmetry as seen in ossification. Amer. J. Anat. **58**, 87 (1936). — Pytel, A.: Über eine seltene Form der Kniescheibenteilung (in sagittaler Richtung verdoppelte Patella). Arch. klin. Chir. **172**, 718 (1933).

Reckling, F.: Eine anlagemäßig bedingte Zweiteilung des Handwurzelkahnbeines beiderseits. Mschr. Unfallheilk. **46**, 146 (1939). — Reisner, A.: 3 Fälle von Os supranaviculare. Röntgenprax. **2**, 422 (1930). — Retterer, E.: De l'ossification. C. r. Soc. biol. Paris **1898**. Zit. nach Marti. — Rieder, H.: (a) Über gleichzeitiges Vorkommen von Brachy- und Hyperphalangie der Hand. Arch. klin. Med. **66**, 330 (1899). — (b) Ein Finger mit 3-gliedrigem Daumen. Z. Anthrop. u. Morph. **2**, 177 (1900). — Riva, G.: Ein Fall von doppelseitigem Os triangulare carpi. Radiol. clin. **18**, 78 (1949). — Roberts, E.: Hereditary hyperphalangism of the thumb. J. Hered. **34**, 291 (1943). — Rocco, R.: La partizione patellare congenita. Quad. radiol. N. **6**, 334 (1941). Ref. Zbl. Radiol. **35**, 493. — Rochlin D. G., u. S. G. Simonson: Über die angeborene Fingergelenkversteifung. Fortschr. Röntgenstr. **46**, 193 (1932). — Römer, H.: Einseitige Symbrachydaktylie. Dtsch. Z. Chir. **174**, 19 (1923). — Rosenmüller, J. Chr.: Zit. bei Pfitzner. — Rostock, P.: Patella cubiti. Arch. orthop. Chir. **29**, 291 (1931). — Durch Arbeit mit Preßluftwerkzeugen hervorgerufene Veränderungen am Ellenbogengelenk. Arch. orthop. Chir. **29**, 284 (1931). — Tricepssehnenverknöcherung am Ellenbogen. Arch. orthop. Chir. **32**, 415 (1932). — Rothenberg, M.: Patella multipartita non traumatica. Med. Welt **1933**, 766. — Rüdinger: Beiträge zur Anatomie des Gehörganges. der venösen Blutbahn der Schädelhöhle sowie der überzähligen Finger. München 1876. Zit. bei Stieve.

Sachs, M. D.: Familial Brachyphalangia. Radiology **35**, 622 (1940). — Saltzman, J.: Zit. bei Pfitzner (a). — Saupe, E.: Beitrag zur Patella bipartita. Fortschr. Röntgenstr. **28**, 37 (1921). — Schaer, H.: Patella bipartita. Erg. Chir. **27**, 1 (1934). — Schaer, W., u. C. Zweifel: Das Os acromiale und seine klinische Bedeutung. Bruns' Beitr. **164**, 101 (1936). — Schinz, H. R.: Erbtypen und Formen bei Brachydaktylie. Arch. Klaus-Stiftg **18**, 361 (1943). — Schmitt, H.: Ein akzessorischer Knochen oberhalb des Calcaneus. Os accessor. supracalc. bilaterale ant. unilaterale. Röntgenprax. **10**, 137 (1938). — Schröder, F.: Über seltene Anomalien und pathologische Bildungsformen am Os naviculare pedis. Dtsch. Z. Chir. **233**, 306 (1931). — Schroeder, W.: (a) Über die überzähligen Handwurzelknochen, insbesondere das Os styloideum. Röntgenprax. **14**, 190 (1942). — (b) Das Os styloideus und seine klinische Bedeutung. Zbl. Chir. **1943**, 1371. — Schwalbe, E.: Morphologie der Mißbildungen des Menschen und Tiere. Jena: Gustav Fischer 1906. — Schwarz, G.: Generalisierte Knochen- und Gelenkerkrankung. Zbl. Chir. **1932**, 1488. — Seidlmayer, G. M.: Über kombiniertes Vorkommen von Brachydaktylie und allgemeinem Zwergwuchs. Kinderärztl. Praxis **12**, 326 (1941). — Sever, J. W.: Clinical importance of the os tibiale externum, or accessory tarsal-scaphoid. J. Amer. med. Assoc. **89**, 359 (1927). — Shore, L. R.: A case of multiple anomaly of the phalanges of the hands, in a girl aged 15. J. of Anat. **60**, 420 (1926). — Sidler, A.: Fersenschmerzen und Calcaneussporn. Schweiz. med. Wschr. **1937**, 654. — Sieberg, C.: Histologische Untersuchungen über anatomischen Bau und Pathologie des Fersenbeinsystems. Beitr. path. Anat. **98**, 178 (1936). — Siegert, F.: (a) Extremste Konkordanz des Handskeletes einer Schwester, extremste Diskordanz der anderen. Fortschr. Röntgenstr. **56**, 439 (1937). — (b) Osteogenesis chondrodysplastica mit besonderer Berücksichtigung des Pseudoepiphysenproblems. Fortschr. Röntgenstr. **48**, 666 (1933). — Siemens, W.: Patella partita. Dtsch. Z. Chir. **233**, 727 (1931). — Sitenko, M.: Das Os tibiale externum und seine Beziehung zum Plattfuß. Ortop. i. Travmat. **2** (1928). Ref. Z.org. Chir. **49**, 720. Zit. nach Marti. — Sommer, R.: Zur nichttraumatischen Teilung der Kniescheibe (Patella partita). Bruns' Beitr. **148**, 1 (1929/30). — Sonntag, E.: Ein Fall von kongenitaler radio-ulnarer Synostose. Z. orthop. Chir. **40**, 195 (1921). — Sorge, F.: Zur Frage der Fußskelettvarietäten. Arch. orthop. Chir. **38**, 511 (1937). — Spalteholz, W.: Handatlas der Anatomie des Menschen, 8. Aufl. Leipzig: S. Hirzel 1917. — Sprengell, H.: Die akzessorischen Fußwurzelknochen und ihre Bedeutung für die Begutachtung Fußverletzter. Mschr. Unfallheilk. **38**, 162 (1931). — Sutro, Ch., M. M. Pomeranz and S. Simon: Fabella (sesamoid in the lateral head of the gastrocnemius). Arch. Surg. **30**, 777 (1935). — Stefel, A.: Zur Frage des Os tibiale externum. Ortop. i. Travmat. **3**, 142 (1929). Ref. Z.org. Chir. **50**, 414 (1930).

Zit. nach MARTI. — STEGGERDA, M.: Inheritance of short metatarsals. J. Hered. **33**, 233 (1942). — STETTNER, E.: Ossifikationsstudien am Handskelett usw. Z. Kinderheilk. **51**, 435 (1931). — STIEVE, H.: Über Hyperphalangie des Daumens. Anat. Anz. **48**, 565 (1916). — STILES, K. A., and J. SCHALCH: A pedigree of curved forefingers. J. Hered. **36**, 211 (1945). — STRÖER, W. F. H.: Die Extremitätenmißbildungen und ihre Beziehungen zum Bauplan der Extremität. Z. Anat. **108**, 136 (1937). — STUCKE, K.: Über die Erscheinungsformen der Symbrachydaktylie und ihre operative Behandlung. Langenbecks Arch. u. Dtsch. Z. Chir. **261**, 215 (1948).

TAGE-HAUSEN, E.: Amelig brachydactylia. Hosp.tid. (dän.) **81**, 284 (1938). Zit. nach SACHS. — TEN-HOED: Zit. bei HOHMANN. — THEISING, G.: Zur Kenntnis der Patella cubiti. Röntgenprax. **11**, 663 (1939). — THILENIUS, G.: Untersuchungen über die morphologische Bedeutung akzessorischer Elemente am menschlichen Carpus und Tarsus. Morph. Arb. **5**, 462 (1896). — THOMSEN, O.: Kolbendaumen. Klin. Wschr. **1928**, 198. — TOKMAKOFF, A. S.: Zur Anatomie des „Os intermetatarseum Gruberii". Anat. Anz. **66**, 334 (1928).

UNTERRICHTER, L.: Beiträge zur Kenntnis der angeborenen Anomalien der Extremitäten. Z. Konstit.lehre **18**, 317 (1934).

VAGHI, A.: Zweigeteiltes Kahnbein und Nebenkahnbein an der Handwurzel. Arch. di Ortop. **55**, 50 (1939). — VALENTIN, B.: (a) Konstitution und Vererbung in der Orthopädie. Stuttgart: Ferdinand Enke 1932. — (b) Über eine eigenartige bisher unbekannte Form multipler Epiphysenstörungen. Fortschr. Röntgenstr. **29**, 120 (1922). — VESALIUS, A.: Zit. bei PFITZNER. — VIDAL, M. E.: Brachydactylie symmétrique et autres anomalies etc. Bull. Acad. Méd. Paris **63**, 632 (1910). — VIRCHOW, H.: Über den Calcaneus-Sporn. Verh. Berl. med. Ges. **47**, 1917 (1916). — VOGEL, K.: Ein Fall von doppelter Fabella. Zbl. Chir. **1927**, 2566. — VOLK, C.: Zwei Fälle von Os naviculare pedis bipartitum. Z. orthop. Chir. **66**, 396 (1937). — VOLKMANN, J.: Das Os subtibiale. Fortschr. Röntgenstr. **48**, 235 (1933). — VOLKOW: Zit. bei HOHMANN.

WALTER, M. R.: 5 generations of short digits. J. Hered. **29**, 143 (1938). Zit. nach SACHS. — WASCHULEWSKI, H.: (a) Os subtibiale I und II. Os subfibulare. Röntgenprax. **13**, 468 (1941). (b) Knöchelscheibe. Patella malleoli. Röntgenprax. **13**, 76 (1941). — WEBB, T. L.: A case of hereditary brachydactylia. J. of Anat. **35**, 487 (1901). — WEGELIN, C.: Über eine erbliche Mißbildung des Kleinfingers. Berl. klin. Wschr. **1917**, 283. — WEIDENREICH: Knochenstudien: Über Sehnenverknöcherungen und Faktoren der Knochenbildung. Z. Anat. **69**, 558 (1923). — Der Menschenfuß. Z. Morph. u. Anthrop. **1921**, 51. — Das Knochengewebe. In Handbuch der mikroskopischen Anatomie, Bd. 2. 1930. — WEINISCH, A.: Ein Fall von dreigliedrigem Daumen. Inaug.-Diss. München 1916. — WETTE, W.: Ein zweigeteiltes Os centrale carpi. Mschr. Unfallheilk. **44**, 193 (1937). — WILDERVANCK, L. S.: Erbliche Klinodaktylie. Nederl. Tijdschr. Geneesk. **92**, 3491 (1948). — WOLFSOHN, G.: Der Calcaneus-Sporn. Med. Welt **1929**, Nr 37, 1330. — WÜLFING, M.: Über akzessorische Knochen des Ellenbogens. Fortschr. Röntgenstr. **34**, 684 (1926).

ZIMMER, E. A.: (a) Krankheiten, Verletzungen und Varietäten des Os naviculare pedis. Arch. orthop. Chir. **38**, 396 (1937). — (b) Eine krankhafte Veränderung am Os styloideum. Fortschr. Röntgenstr. **61**, 187 (1940). — (c) Über einseitige Patella bipartita und die Frage ihrer traumatischen Entstehung. Dtsch. Z. Chir. **212**, 362 (1928). — ZUCKERKANDL: Zit. bei PFITZNER (a). — ZWERG: Über einseitige Patella bipartita und die Frage ihrer traumatischen Entstehung. Dtsch. Z. Chir. **212**, 362 (1928).

2. Störungen der Gelenkentwicklung.

Allgemeines über normale Gelenkentwicklung.

Im vorknorpeligen und auch noch im knorpeligen Zustand bilden die Extremitätenanlagen ein zusammenhängendes Ganzes, wobei allerdings in der Gegend der späteren Gelenke das Skleroblastem unreif bleibt und nicht eigentlich knorpelig wird. An den Seiten geht es in die Vorstufen der Kapsel und des Perichondriums über (bei GRUBER): „Der Gelenkspalt kommt dann dadurch zustande, daß die aus gallertigem Gewebe bestehende Zwischenschicht dünner und teilweise atrophisch wird. Derjenige Teil des Zwischengewebes, welcher außen die Enden der Skeletanlage verbindet, wird zu den akzessorischen Bändern und zur Capsula fibrosa, deren innere Fläche als Abschluß der Synovialis eine Überkleidung von glatten, endothelartigen Zellen erhält. Bei der Verknöcherung bleibt immer der Gelenkknorpel als Überzug der im Gelenk zusammenstoßenden

Knochen übrig. Bei denjenigen Gelenken, in welchen sich Zwischenknorpel oder Ligamenta interarticularia ausbilden, schwindet das Zwischengewebe der Anlage nicht vollständig, sondern wandelt sich zum Teil in diese Gebilde um."

Der Zeitpunkt der Gelenkhöhlenbildung ist früh: Hüftgelenk beim 20—30 mm-Embryo, Fußgelenkhöhlen beim 30—50 mm-Embryo.

Das Kniegelenk besteht bis zum 10—12 mm-Embryo aus 2 durch eine Scheidewand getrennten Hälften, die Stellung der Gelenkflächen zeigt noch beim Neugeborenen eine Retroversion, so daß das Kniegelenk nicht gerade gestreckt werden kann.

Bei den im folgenden zu besprechenden Fehlbildungen wird auf die Besonderheiten der Entwicklung bestimmter Gelenke noch weiter einzugehen sein.

Wenn wir bisher in der Lage waren, bestimmte gegensätzliche Fehlbildungen als Plus- oder Minusvarianten einer verwandten, übergeordneten Schädlichkeit der Anlage zu schildern, so läßt dieses Prinzip bei den nun folgenden Fehlbildungen zum Teil im Stich.

Bei manchen Formen der Gelenkveränderungen ist es nun besonders schwer zu unterscheiden, ob sie erworben sind oder auf angeborener Anlage beruhen. Alle auf Belastungsdeformitäten und alle sekundären, durch Leiden des Zentralnervensystems verursachten Gelenkveränderungen fallen nicht in den Rahmen unserer Besprechung. Sie finden sich zum Teil ausführlich an anderen Orten dieses Handbuches abgehandelt.

Es beschränkt sich daher in diesem Abschnitt die Besprechung auf die eigentlichen angeborenen, insbesondere „erbgenetischen Gelenkdysplasien".

Diese Leiden sind vom Standpunkt des Erbforschers aus kürzlich zusammenfassend von Bauer und Bode im Handbuch der Erbbiologie des Menschen abgehandelt worden. Es sollen daher — dem Wesen unseres Beitrages entsprechend — die speziellen pathologisch-anatomischen Probleme, insbesondere auch die formale Genese in den Vordergrund gerückt werden. Die hauptsächlichsten Formen sind gekennzeichnet als *Luxationen, Kontrakturen* und *Aplasien*.

a) Die angeborenen Luxationen.

α) Angeborene Hüftgelenksluxation.

Die „angeborene Hüftluxation" — eine der häufigsten und auch praktisch wichtigsten Fehlbildungen — gehört trotz zahlreicher, überzeugender Beweise ihrer Vererbbarkeit zu jenen Veränderungen, über deren *Ätiologie* auch heute noch starke Meinungsverschiedenheiten bestehen. Idelberger bemerkt treffend, daß, obwohl in den letzten Jahren der erbbiologischen Beweisführung zunehmend mehr Verständnis entgegengebracht werde, sich doch auch heute noch Autoren finden, die in dem Leiden ein wesentlich mechanisch bedingtes Merkmal sehen, sei es, daß sie überhaupt den erbbedingten Charakter der Luxation verneinen, sei es, daß sie dieselbe als mechanisch bewirkten Folgezustand erblicher Lageanomalien des Kindes oder erblicher Mehrlingsschwangerschaft betrachten.

Diese Unstimmigkeit beruht größtenteils darauf, daß es gar nicht die Hüftverrenkung ist, welche angeboren wird, sondern die ihr übergeordnete *Dysplasie* des Hüftgelenkes (Hilgenreiner, Faber u. a.). Nach Faber findet sich die primäre Dysplasie des Hüftgelenkes dreimal so häufig als die typische Hüftverrenkung.

Welches sind die Kennzeichen dieser angeborenen *Hüftdysplasie ohne* Luxation?

Klinisch beschränkt sich das Bild auf jene Symptome, die von der Frühdiagnose der angeborenen Hüftluxation bekannt sind, nämlich:

Differenzierung der Hautfalten sowohl der Adductorenfalten an der Innenseite des Oberschenkels, als auch der Genitocruralfalten.

Schiefstand der Vulva mit scheinbarer Verkürzung oder schwächerer Entwicklung der zugehörigen unteren Extremität.

Abduktionsbehinderung der in Knie und Hüfte gebeugten unteren Gliedmaßen.

Außerdem wird gelegentlich Schiefhals und Schädelasymmetrie gefunden.

Die mit Hilfe der Röntgenstrahlen festzustellenden Zeichen der *Dysplasie* der Hüftgelenke sind nach HILGENREINER folgende:

1. Starke Verspätung im Auftreten des Epiphysenknorpels des Schenkelkopfes oder beträchtliche Hypoplasie desselben. Eine Verspätung wird angenommen, wenn der Kern im 4. Lebensmonat noch fehlt. Andere Autoren, z. B.

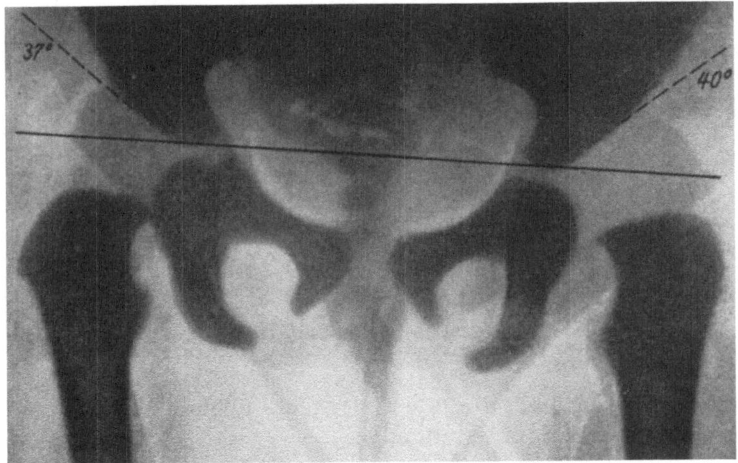

Abb. 161. Angeborene Hüftgelenksluxation. $6^{1}/_{2}$ Monate alt, flache Pfanne und Fehlen der Epiphysenkerne beiderseits. Mit 2 Jahren normaler Befund. [Aus HILGENREINER: Z. orthop. Chir. **69**, 30 (1939).]

PUTTI (zit. bei HILGENREINER) sprechen schon von verspätetem Auftreten des Kerns, wenn er im 3. oder 4. Fetalmonat erst in Erscheinung tritt.

2. *Steiles Pfannendach.* Normalerweise beträgt der ,,Pfannenwinkel'', der den schon ossifizierten Teil des Pfannendaches mit der Horizontalen durch die beiden Y-Fugen bildet beim Neugeborenen im Durchschnitt 29^{0}. Das steile Pfannendach mit Winkeln von 30—40^{0} und darüber zeigt weder eine konkave Wölbung noch einen lateral vorspringenden Dorn der Pfannendachspitze — es gleicht also der flachen Pfanne des Luxationsbeckens.

3. In einer Abbildung von HILGENREINER bei einem $6^{1}/_{2}$ Monate alten Mädchen ist verspätetes Auftreten der Epiphysenkerne im Oberschenkelkopf und steiles Pfannendach nebeneinander zu konstatieren (s. Abb. 161).

Die Zusammengehörigkeit der eben geschilderten Hüftdysplasie zur Hüftluxation geht am deutlichsten aus jenen Fällen hervor, bei welchen auf der einen Seite bereits die Luxation besteht, auf der anderen jedoch erst die Zeichen der Dysplasie entwickelt sind.

Es nimmt daher nicht wunder, daß gerade für die Klärung der Ätiologie und Pathogenese der Hüftverrenkung das Studium der Vorgänge bei der normalen Hüftgelenksbildung und bei der sog. Dysplasie in letzter Zeit besonders genau untersucht wurden (KREUZ, ROHLEDERER, Demonstration eines Trickfilms am Orthopädenkongreß in Gießen 1938).

15*

Auf die Arbeit Boehms über das menschliche Bein wurde bereits bei Besprechung der normalen Entwicklung der Epiphysen und Gelenke hingewiesen. Dort ist kurz die Entwicklung des Hüftgelenkes geschildert, namentlich die charakteristischen Umwandlungen von Pfanne und Kopf, die im Laufe des Lebens durchgemacht werden.

Die Kenntnis dieser Vorgänge ist deshalb so bedeutsam, weil nach Boehm die Luxationspfanne und der Luxationskopf einer Hüftpfanne und einem Schenkelkopf eines Fetus aus der Mitte der Schwangerschaft entspricht.

Pathologische Anatomie der Hüftluxation.

Es sei an dieser Stelle auf den Atlas von Putti verwiesen, der auf zahlreichen ausgezeichneten Tafeln die pathologische Anatomie der Hüftluxation darstellt.

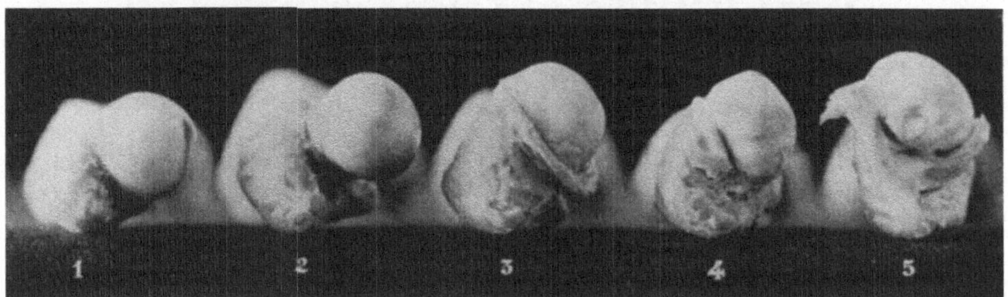

Abb. 162. Bei *1* normale Stellung des Schenkelhalses; bei *2—5* zunehmende Sagittalstellung des Schenkelhalses. (Aus Putti: Anatomia delle lussazioni dell'anca.)

Leider ist der Begleittext selbst für einen der italienischen Sprache ziemlich mächtigen Leser sehr schwer verständlich.

1. Feten und Neugeborene.

a) Gelenkpfanne: Sie ist weniger tief als normal, nicht kreisrund, sondern oval-birnenförmig, die Pfannenränder sind unentwickelt, das Dach weniger ausladend, die physiologische Steilheit des Neugeborenenpfannendaches ist exzessiv geworden. Die Verlagerung des Femurkopfes aus der Hüftpfanne erfolgt immer über den oberen Pfannenrand.

b) Oberschenkelkopf: Er ist verkleinert — als Teilerscheinung allgemeiner Atrophie der befallenen Seite. Seine Form ist nahezu normal, gelegentlich findet man eine Abplattung seiner hinteren Seite. In diesem Stadium ist der Schenkelhals gegenüber der Norm nicht verkürzt, hingegen ist beim Neugeborenen überhaupt der Schenkelhals relativ kürzer als beim Erwachsenen. Der Schenkelhalsschaftwinkel wird als vergrößert oder verkleinert angegeben. Fast allgemein wird eine sog. *Sagittalstellung* des Kopfes erwähnt (Abb. 162, vgl. bei Boehm auch die Bemerkung über die oft fälschlich angewendete Bezeichnung „Antetorsion", S. 106).

2. Kinder, Jugendliche, Erwachsene.

a) Gelenkpfanne: Sie ist (z. B. bei 1¹/₂jährigem Kind nach Ludloff) weniger breit, aber höher als normal, dabei flacher. Ovalität, Flachheit und Steilheit des Pfannendaches sind die wesentlichsten Merkmale bei Kindern. In späterem Lebensalter geht die ovale Form in eine mehr dreieckige über. Alles in allem aber ändert sich Gestalt und Form von der Fetalzeit bis ins Erwachsenenalter relativ wenig. Abzusehen ist freilich von sekundären, z. B. arthritischen Veränderungen, über die später noch kurz berichtet wird.

b) Oberschenkelkopf: Bei kindlichen Präparaten ist er stets verkleinert, der Epiphysenkern tritt verspätet auf und die medio-posteriore Abplattung, die zu einer Zuspitzung des Kopfes führt, findet sich regelmäßig; diese Veränderung bildet auch die Grundlage für spätere sekundäre Verbildungen des Kopfes.

Der Schenkelhalswinkel schwankt im allgemeinen zwischen 110⁰ und 120⁰, nie übersteigt er 122⁰, ein Collum valgum gehört demnach *nicht* zum Bild der Hüftverrenkung, eher noch trifft das Gegenteil zu (BOEHM). Was die sog. Drehstellung anlangt, so geht aus Untersuchungen von GOCHT (bei BOEHM) hervor, daß eine Retroversion des Kopfes bei „antevertiertem" — sagittal gestelltem — *Schenkelhals* zu finden ist.

Auf Grund seiner Untersuchungen erblickt demnach BOEHM den primären Keimfehler und die unvollkommene Anlage des Hüftgelenkes in folgenden Punkten:

Pfanne: 1. Ovale Gestalt, 2. geringe Tiefe und mangelhafte Ausbildung des oberen Pfannenrandes.

Femur: 1. Abplattung bzw. Zuspitzung des Kopfes, 2. Retroversion desselben, 3. Verminderung des Schenkelhalswinkels, 4. geringer Torsionsgrad.

Alle diese Momente lassen sich als ein Zurückbleiben des quantitativen und qualitativen Wachstums auf einer primitiven Entwicklungsstufe kennzeichnen.

Beim Ausbleiben der physiologischen Umformungs- und Umstellungsvorgänge von Pfanne und Kopf kommt es nicht zu jener Ausbildung eines für den aufrechten Gang stabilen Gelenkes, namentlich eines stützenden Pfannendaches, und der retrovertierte Kopf tritt über den oberen hinteren Rand aus der Pfanne aus. Je nach dem Grad der Entwicklungshemmung

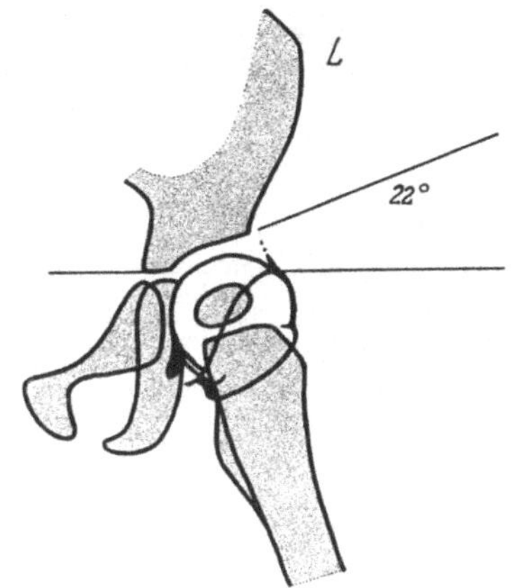

Abb. 163. Christa P., 1³/₄ Jahre. Normale Formverhältnisse der knorpeligen Gelenkanteile bei normaler Formsicherung durch die Ossifikation. Hüftkopf über die Hälfte von der knorpeligen Pfanne umschlossen. Spitze des knorpeligen Pfannendaches fast in Berührung mit der Horizontalen durch die Y-Fugen.
(Aus FABER: Untersuchungen über Ätiologie und Pathogenese der angeborenen Hüftverrenkung.)

kann diese Luxation schon im fetalen Leben oder aber erst nach der Geburt beim Gehenlernen stattfinden. Es liegt demnach bei der Geburt entweder eine Luxation bzw. Subluxation, oder aber lediglich eine *Luxationsbereitschaft* auf dem Boden eines dysplastischen Hüftgelenkes vor.

Die Erfassung gerade dieses letzterwähnten Zustandes ist sowohl für die Kenntnis der Pathogenese als besonders für die Feststellung von Merkmalträgern von ganz besonderer Bedeutung.

In einer monographischen Arbeit hat FABER zu diesem Problem einen ganz besonders wertvollen Beitrag geliefert.

Er stellte Reihenuntersuchungen an dysplastischen, luxierenden und luxierten Hüftgelenken mit Hilfe einer Röntgenkontrastfüllung der Gelenke an. Dadurch gelingt es auch, den knorpeligen Anteil des Gelenkes zu beurteilen.

Beim *dysplastischen* Hüftgelenk findet sich unabhängig vom jeweiligen Zustand der Ossifikation die Spitze des knorpeligen Pfannendaches an anatomisch normaler Stelle, d. h. nahezu in Berührung mit der Horizontalen durch die Y-Fuge. In allen Fällen ließ die Projektion des Pfannengrundes normale Dicke des knorpeligen Pfannenbodens und Kongruenz der Gelenkfläche von Hüftkopf und Hüftpfanne erkennen (s. Abbildung FABER und Abbildung HILGENREINER) (Abb. 163).

Die Analyse der Ergebnisse bei *luxierenden* und *luxierten Gelenken* ergibt, daß das wesentliche Merkmal die Ossifikationsstörung im Pfannendach, d. h. die fehlende normale knöcherne Formsicherung ist. Im Stadium des Luxierens wandert der Hüftkopf nach oben außen und das knorpelige Pfannendach wird

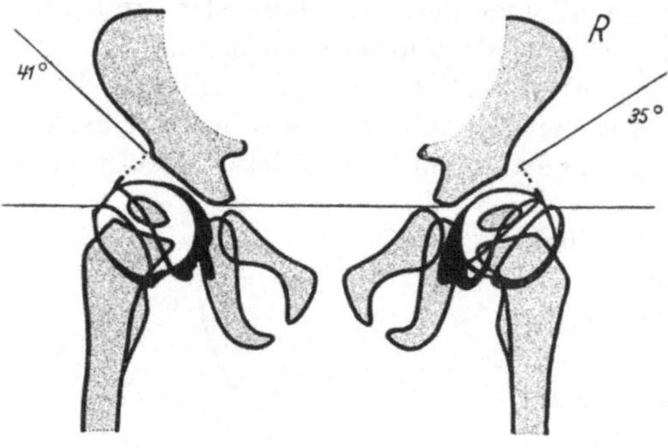

nach oben verzogen und deformiert, da das Labrum glenoidale keinen Schutz gegen ein chronisch-modellierendes Trauma bietet (Abb. 164). Wird nun durch die Einsenkung der Kopf wieder in die Pfanne gebracht, dann wird das knorpelige Pfannendach wieder normal, d.h. seine Spitze berührt wieder die Horizontale durch die Y-Fuge, der Kopf wird wieder über die Hälfte von der Pfanne umschlossen und man findet eine normale Kongruenz der Gelenkflächen (Abb. 165).

Abb. 164. J. S., 2 Jahre. Hüftgelenke im Stadium des Luxierens. Beiderseits pathologische Steilheit des knöchernen Pfannendaches. Spitze des knorpeligen Pfannendaches nach oben geschoben. Unterer Pfannenraum leer. (Gelenkdarstellung mit Uroselektan-B. Röntgenpause.) [Aus FABER: Über Ätiologie der angeborenen Hüftverrenkung und ihre Vorstufen. Erbarzt 4, 131 (1937).]

Nun zeigte aber FABER noch weiter, daß nach Reduktion des Hüftgelenkes der Verlauf der Gelenkentwicklung nicht, wie im allgemeinen angenommen wird, von der normalen *Funktion* abhängt, sondern offensichtlich von endogenen Faktoren, welche in erster Linie maßgebend für die Ossifikation und damit für die knöcherne Formsicherung des Gelenkes sind.

Aus diesem Grund äußert sich FABER auch äußerst vorsichtig in prognostischer Hinsicht. Ähnlich wie bei unbehandelten Fällen kann auch bei den selbst frühzeitig behandelten konstatiert werden, daß der Ossifikationsprozeß nicht rascher verläuft, wenn Funktion vorhanden ist, und daß überhaupt die weitere Ossifikation des Pfannendaches auch bei den behandelten Fällen ausbleiben kann. Das Auftreten von osteosklerotischen Zonen im Pfannendach deutet den Abschluß der Ossifikationsvorgänge an und wird als ungünstiges prognostisches Zeichen aufgefaßt.

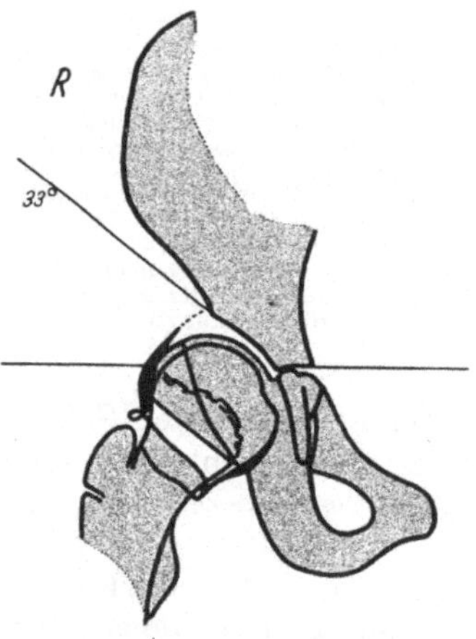

Folgende Zahlen aus der Leipziger Orthopädischen Universitätsklinik belegen die Angaben FABERs:

Bei 562 Behandelten (unblutig) ergaben die regelmäßigen röntgenologischen Nachkontrollen in 224 Fällen = 39,9% normale Gelenkentwicklung und Funktion; in 311 Fällen = 55,3% Störung der Ossifikation bei normaler Funktion;

Abb. 165. H. B., 10 Jahre. Vor 8 Jahren reponierte Hüftverrenkung. Steilstehendes knöchernes Pfannendach. Spitze des knorpeligen Pfannendaches aber an normaler Stelle. Hüftkopf in normalem Ausmaße von der Hüftpfanne umschlossen. (Gelenkdarstellung mit Uroselektan-B. Röntgenpause.) [Aus FABER: Über Ätiologie der angeborenen Hüftverrenkung und ihre Vorstufen. Erbarzt 4, 131 (1937).]

in 27 Fällen = 4,8% ungünstiges Ergebnis bezüglich Ossifikation und Funktion, sich äußernd in Subluxation oder Reluxation.

Bei der 2. Gruppe mit 311 Fällen, die zwar normale Funktion, aber Störungen der Ossifikation auch noch nach der Behandlung erkennen ließen, zeigten 102 Fälle = 32,8% noch keinen Abschluß der Ossifikation, lediglich Verlangsamung — sie konnten also noch gut werden, 209 Fälle = 67,2% trotz normaler Funktion vorzeitiges Aufhören der Ossifikation, somit Ausbleiben der knöchernen Formsicherung.

Somit betrachtet FABER bei 43% seines Untersuchungsgutes die Prognose für zweifelhaft, wenn nicht gar für ungünstig.

Der Heilungserfolg hängt demnach von der erblich bedingten Reaktionsbreite der Gelenkanlage ab und bewegt sich zwischen dem lediglich verzögerten Wachstum bis zum völligen Fehlen der Reaktion auf die normale Funktion: normale Funktion, normale Lagebeziehungen. Sämtliche Behandlungsmaßnahmen können nur dann normale Weiterentwicklung des Gelenkes bewirken, wenn es die erblich bedingte Reaktionsbreite der Gelenkanlage zuläßt. Der Ausdruck der pathologisch veränderten, erbbedingten Reaktionsfähigkeit bei angeborener Hüftluxation ist in einer Störung der Ossifikation bei normalen Formverhältnissen der knorpeligen Gelenkanteile zu sehen.

Pathologisch-anatomisch können nun nach SPITZY 3 verschiedene Luxationsstellungen unterschieden werden:

1. Anfänglich steht der Kopf vor und über der Pfanne, er ist vor und außerhalb der Arteria femoralis zu tasten = Luxatio supracotyloidea.

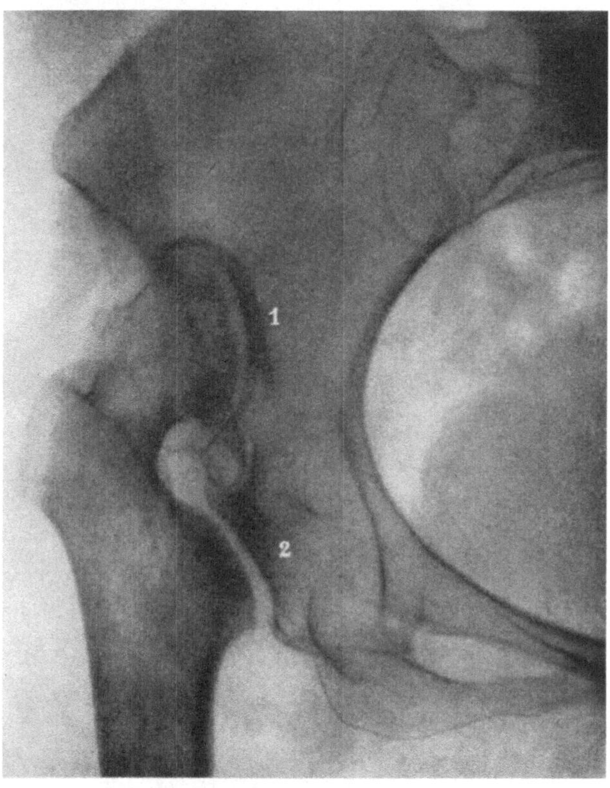

Abb. 166. Bei *1* Neubildung eines Acetabulum an der Beckenschaufel; bei *2* Nearthrose zwischen Trochanter minor und ursprünglichem Acetabulum. (Aus PUTTI.)

2. In wenigen Fällen steht der Kopf bereits bei der Geburt rückwärts von der Pfanne. Es handelt sich hier gewöhnlich um schwere Mißbildungen. In der Regel wendet sich der Kopf erst unter dem Einfluß der Funktion nach rückwärts und oben = Luxatio supracotyloidea et iliaca.

3. Bei alten Luxationen steht der Kopf hinter der Pfanne und rückt immer weiter nach oben = Luxatio iliaca.

Im Alter nimmt nun die Längsumgestaltung der Pfanne zu. Sie wird schmaldreieckig mit nach unten-innen gerichteter Basis und oben-außen stehender Spitze. Ferner läßt sich gelegentlich eine „Gleitfurche" am oberen Pfannenrand, der abgeschrägt ist und gegen den späteren Kopfort abgeschliffen erscheint, nachweisen. An der Berührungsstelle des luxierten Kopfes mit dem Darmbein kann sich eine neue Pfanne bilden (Nearthrose) (in der Abb. 166 aus dem Atlas von PUTTI fand sich bei einer 45jährigen Frau ein neugebildetes Acetabulum und eine

Nearthrose zwischen Trochanter minor und altem Acetabulum), oder man sieht am Oberschenkel, dort wo er mit der alten Pfanne in Kontakt kommt, das Auftreten von einer neuen Gelenkfläche (eigener Fall, Abb. 167a und b).

Hoffa gibt im Lehrbuch der orthopädischen Chirurgie folgende Darstellung der pathologischen Anatomie der Hüftluxation (vgl. dazu auch die Angaben

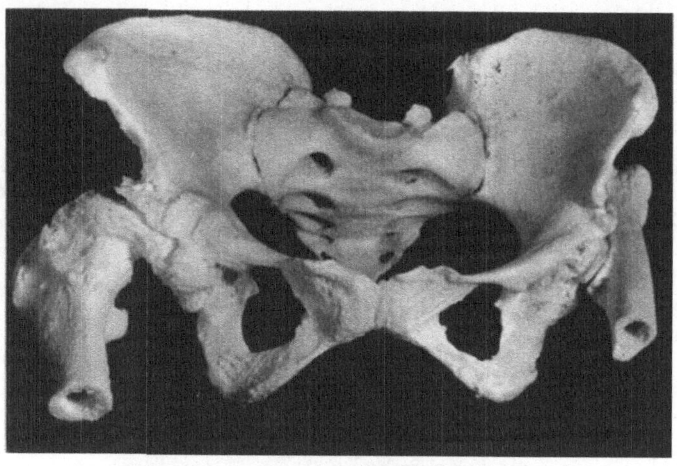

a

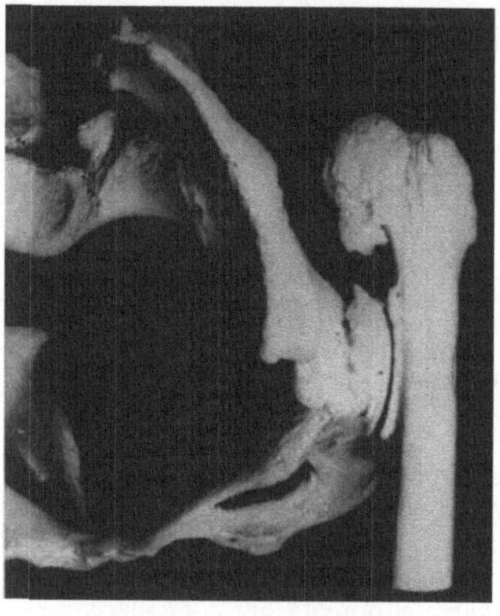

b

Abb. 167a u. b.   Alte unbehandelte Hüftluxation (66jährige Frau).   a Rechts: schwere ankylosierende Arthrosis deformans;   b links: Nearthrose zwischen Schaft des Femur und Gegend des Acetabulum. (Pathologisches Institut Basel, Sekt.-Nr. 407/37.)

und Bilder im Atlas von Putti). Die *Gelenkpfanne* des Kindes mit Hüftluxation, das zu gehen anfängt, ist kleiner, mehr dreieckförmig, das Bindegewebe *hypertrophisch*, der Pfannenboden verdickt.

Putti weist darauf hin, daß das *Verhalten* des Labrum glenoidale für den Erfolg der Reposition bedeutsam sei. In den hier wiedergegebenen Abbildungen zeigt er bei a, wie der Kopf den Rand des Limbus überschritten hat, während

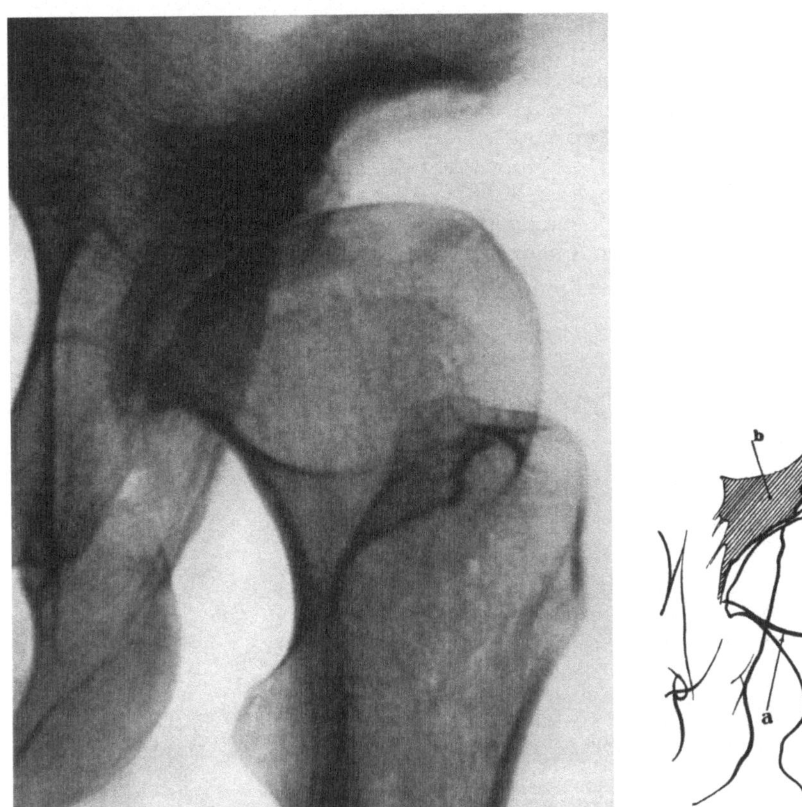

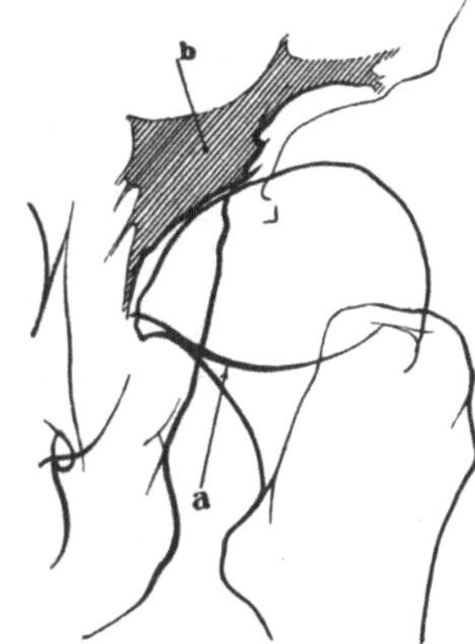

Abb. 168. Bildung des sog. Halsringes (bei a) durch Verschiebungen des Knorpelüberzuges nach außen und bei b Verbiegungen des Halses im Sinne einer Varusstellung. (Aus Putti.)

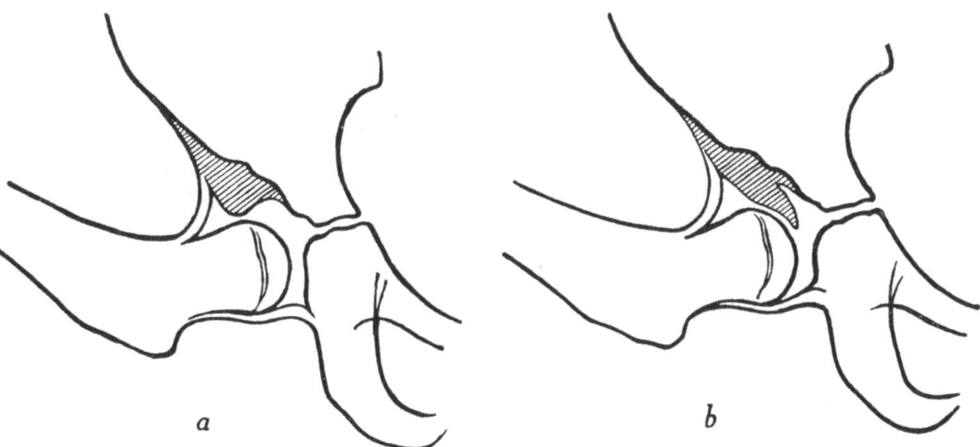

Abb. 169. Verhalten des Labrum glenoidale: a Der Kopf hat den Rand des Limbus überschritten; b Limbus wird zwischen Kopf und Acetabulum interponiert. (Aus Putti.)

bei b der Kopf den Limbus vor sich hergeschoben hat, so daß sich dieser zwischen Kopf und Acetabulum interponiert. Das aus Fett- und Bindegewebe bestehende Pulvinar liegt im Boden des Acetabulum, um den Ansatz des Ligamentum teres und rotundum herum. Es kann sich verbreitern und verdicken.

Der *Kopf* ist an der Berührungsstelle mit dem Becken abgeplattet, oberflächlich glatt, im späteren Leben kann er uneben, höckerig, auch birnenförmig werden.

Das angespannte und kurze Ligamentum teres rotundum kann den Kopf eichelförmig gestalten, die knorpelige Schicht des oberen Pols wird durch das Reiben gegen die feste Kapsel arrodiert. Nach Putti verdient unter den mannigfaltigen und durch verschiedene Momente bedingte Deformitäten die *seitliche Verschiebung* des Kopfes besondere Beachtung. Namentlich in Fällen von Subluxation kommt es zu Verschiebungen des Knorpelüberzuges nach außen und zu Verbiegungen des Halses im Sinne einer Varusstellung, dabei kann in extremen Fällen der Rand des Kopfes zum sog. *Halsring* ausgebildet werden (s. Abb. 168 und 169, Putti).

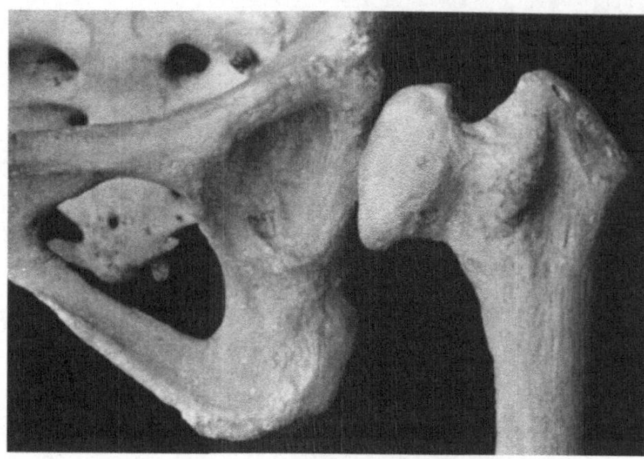

Abb. 170. Kongenitale linksseitige Hüftgelenksluxation mit Verkürzung des linken Beines um etwa 5 cm. Starke Abplattung des Kopfes, verkleinerte seichte Pfanne. 64jährige Frau, gestorben an Apoplexie. (Pathologisches Institut Basel, Sekt.-Nr. 268/25.)

Wenn der Kopf aus der Pfanne ausgetreten ist, dann kann er bei innigem und direktem Kontakt mit der Beckenschaufel abgeplattet, usuriert oder sogar resorbiert werden (s. eigene Fälle, Abb. 170 und 171). Liegt der Kopf dagegen in den Weichteilen, dann kann er in Form und Proportionen vollkommen erhalten bleiben.

Der Schenkelhals ist anfänglich gut erhalten, später kann er atrophieren und verkümmern. Nach Putti ist der Inklinationswinkel nicht von Bedeutung. Die Rolle der Anteversion ist noch umstritten, sie ist am ehesten sekundär. Das Verhalten des Ligamentum teres ist verschieden: Hoffa konstatierte sein Fehlen unter 200 Operationsfällen 54mal, 146mal war es vorhanden, mitunter stark entwickelt und in die Länge gezogen. In Fällen mit einseitiger Verrenkung fehle es seltener, als bei doppelseitigen Fällen. Ähnliche Angaben über das Ligamentum teres oder rotundum macht Putti.

Das Gesamtbecken zeigt besonders bei einseitigen Fällen starke Asymmetrien, indem die der Luxation entsprechende Hälfte deutlich gegenüber der anderen Seite im Wachstum zurückbleibt, dabei findet sich eine Scoliosis lumbalis.

Über *Muskelveränderungen* berichten unter anderen Lorenz und Putti. Alle Muskeln, die mit der Verschiebungsrichtung des Kopfes laufen, werden verkürzt, besonders die pelvio-femoralen und cruralen, die pelvio-trochanteren dagegen verlängert. Der *Musculus glutaeus maximus* ist verkürzt und zeigt gelegentlich Änderungen seines Verlaufes. Er verliert beim Emporsteigen des Trochanter major an Masse, dadurch wird eine Abflachung des Gesäßes bedingt. Funktionell dient er noch als Außenrotator, hingegen nicht mehr als Beckenstützer.

Der *Musculus glutaeus medialis* wird am wenigsten in Mitleidenschaft gezogen. Er ändert seinen Verlauf insofern, als seine vordere Position horizontal, statt nach oben vorne zieht. Die hintere Portion überbrückt den Kopf.

Der *Musculus glutaeus minimus* wandelt sich zu einer horizontal gelagerten Platte um, er kann bisweilen ganz schwinden und mit der Gelenkkapsel verschmelzen. Der *Musculus piriformis* steigt nach aufwärts statt nach abwärts. *Obturatorius, Gemelli* und *Quadratus femoris* sind aufwärts statt horizontal gerichtet, diese Muskeln sind verkürzt und wirken der Innenrotation entgegen. Der Quadratus hypertrophiert, weil er den dauernden Innenrotationsimpulsen entgegenwirken muß, wegen der Retroversion des oberen Femurendes.

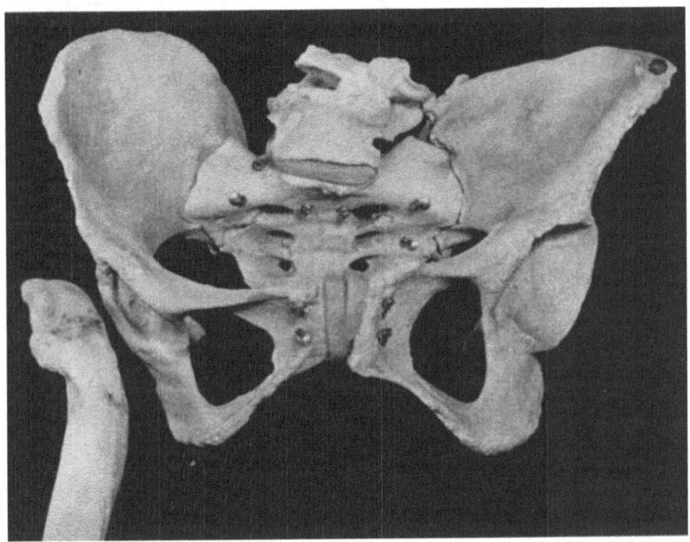

Abb. 171. Angeborene rechtsseitige Hüftgelenksluxation mit starker Hypoplasie der Pfanne und vollkommenem Schwund des Femurkopfes und Schenkelhalses. (Unbehandelter Fall.) 69jährige Frau, gestorben an Darminfarkt. (Pathologisches Institut Basel, Sekt.-Nr. 144/25.)

Der *Musculus ileopsoas* wird bei der Luxatio iliaca zum straffen Seil, bildet eine Gleitfurche in der vorderen Beckenwand und stützt das Becken in Form einer Schlinge. Seine Sehne zieht zwischen Spina iliaca anterior inferior und Eminentia ileopectinea an die Außenfläche des Beckens und drückt auf die Gelenkkapsel, welche gegen das Acetabulum eingeklemmt wird. Gelegentlich wird ein Musculus accessorius iliaco-capsulo-trochantericus CRUVEILLHIER gefunden (s. bei PUTTI, Tafel 38). Bei Subluxationen kann der Musculus ileopsoas auch verkürzt esin.

Die obere Partie des *Adductor magnus* ist verlängert, die untere verkürzt. Ähnliches Verhalten zeigen *Adductor longus* und *brevis*.

Die *Musculi rectus femoris, sartorius, tensor fasciae latae, biceps, semimembranosus* und *semitendinosus* sowie *gracilis* sind verkürzt. Im allgemeinen aber sind die großen Becken- und Beinmuskeln wenig verändert.

Von Bedeutung für die Verstärkung der Gelenkkapsel ist der bogenförmige Ansatz des *Musculus rectus femoris* oberhalb des Acetabulum. In dieser Sehne wird gelegentlich ein Sesambein gefunden. Auch kann diese Sehne eine Impression im Acetabulum erzeugen.

Nur wenn der Kopf aus der Gelenkkapsel austritt, wird eine *Nearthrose* gebildet: diese findet sich zwischen Kopf und Darmbeinschaufel oder zwischen

Schaft und Gegend des Pfannenrandes bzw. Schaft und ursprünglichem Acetabulum (s. Abb. 166 und 167b).

Die Gelenkkapsel bildet je nach der Schwere der Verlagerung Sanduhrformen, Schlauchbildungen oder auch die sog. Pfannentasche. Sie ist in der Regel

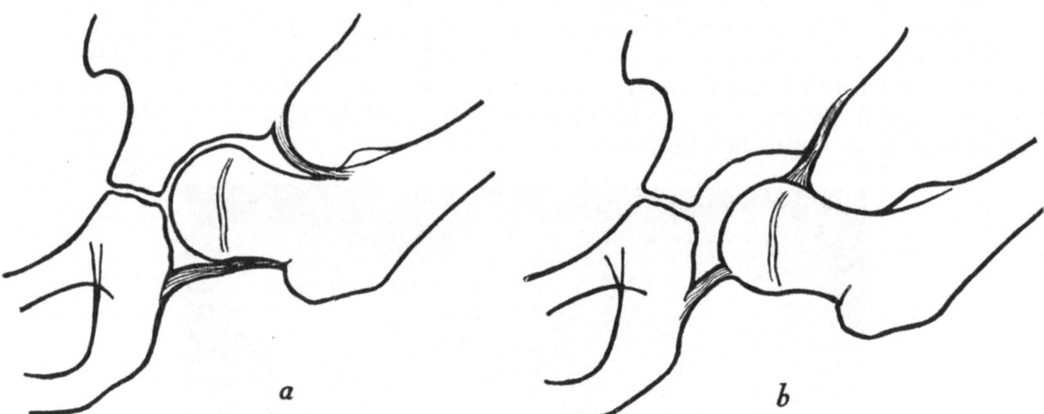

Abb. 172a u. b.   a Insertion der Kapsel an der Basis des Schenkelhalses; b pericephale Insertion der Kapsel. (Aus Putti.)

verdickt. Die Franzosen bezeichnen gewisse Kapseldeformitäten auch als „Cul de sac". Ihr Ansatz am Becken kann durch Verlagerung des Kopfes nach oben, namentlich wenn eine Nearthrose an der Außenseite der Darmbeinschaufel gebildet

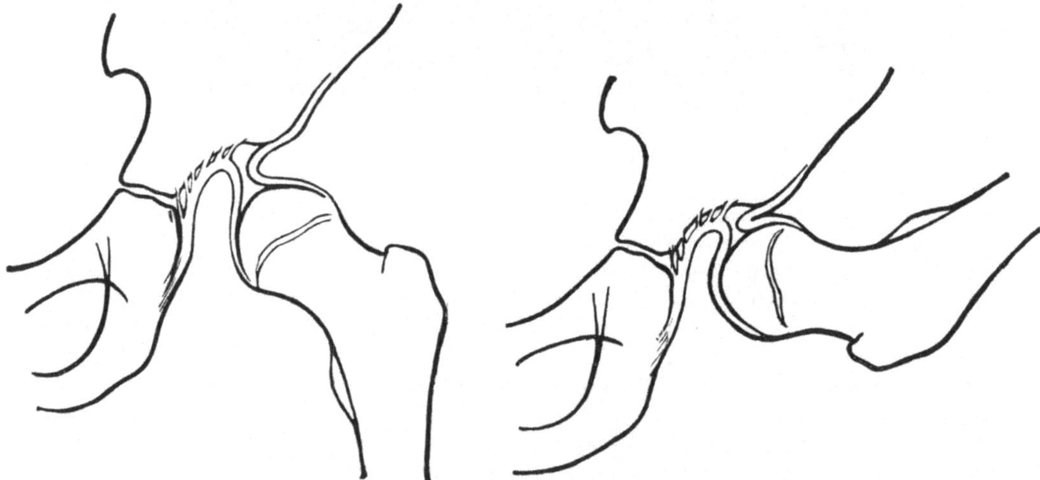

Abb. 173. Die Kapsel schmiegt sich um den nach oben abweichenden Kopf. Es bildet sich ein Isthmus, der beim Repositionsversuch das Eintreten des Kopfes ins Acetabulum verhindert. (Aus Putti.)

wird, mit dem Periost der Facies iliaca verwachsen. Ferner kann die Insertion am Femur von den Trochanteren bis zum Kopf verlagert werden (vgl. die schematischen Bilder von Putti, Abb. 172a und b). Bei a sieht man die Kapselinsertion an der Basis des Schenkelhalses, bei b die sog. pericephale Insertion. In diesem Falle gelingt es bei der Resorption nicht, den Kopf ins Acetabulum eintreten zu lassen.

Beim Abweichen des Kopfes nach oben schmiegt sich die Kapsel um den Kopf und es bildet sich ein Isthmus, der beim Repositionsversuch das Eintreten des Kopfes ins Acetabulum verhindert. Ferner kann das Ligamentum teres rotundum vollständig mit der Innenwand der Kapsel verschmelzen und die Kapsel mit dem Acetabulum verwachsen. Auch dies führt zu unsicheren Repositionsresultaten und zur Neigung zu Reluxationen (s. Abb. 173 aus PUTTI).

Im Alter treten dann schwere sekundäre Veränderungen im Sinne einer *Arthritis deformans* (Abb. 174) oder nutritive Schrumpfungen und weitgehendem Schwund von Kopf und Hals auf. Die kranke Beckenhälfte atrophiert und in Fällen doppelseitiger Luxation krümmt sich das Kreuzbein stark nach vorn: die horizontalen Schambeinäste erscheinen verlängert, der Schambogen wird

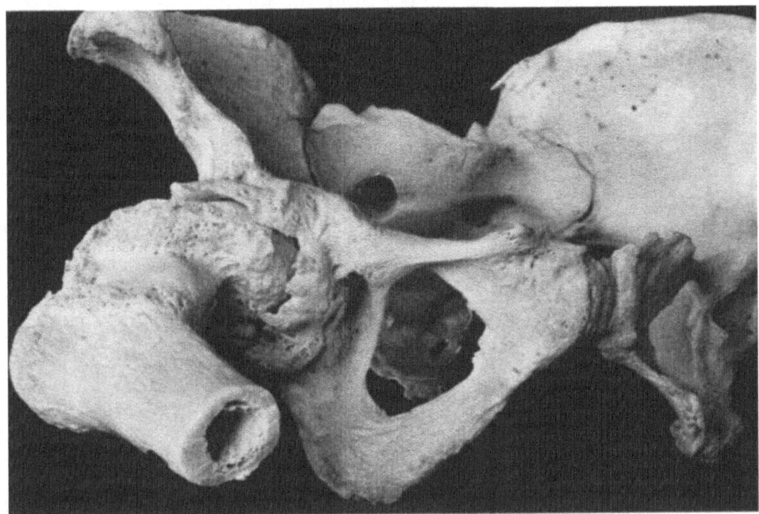

Abb. 174. Detail aus Abb. 166a. Schwere Arthritis deformans des rechten subluxierten Hüftgelenkes. (Pathologisches Institut Basel, Sekt.-Nr. 407/37.)

flach, die Sitzlöcher sind stark nach außen gedreht, der Querdurchmesser nimmt zu, der Geradedurchmesser ab.

Mikroskopische Untersuchungen. Am Knorpel konnte GRAWITZ schon 1878 bei Fällen von Hüftluxation deutliche mikroskopische Unterschiede gegenüber normalen gleich großen Becken feststellen. Die Knorpelwucherungszone ist auf allen Epiphysengrenzen dürftiger ausgebildet, die Zellen liegen in großen Zwischenräumen voneinander und die reihenförmig übereinandergestellten Zellreihen in der Nachbarschaft der Ossifikationslinie sind kaum $^1/_3$ so hoch.

Demgegenüber sind mikroskopische Veränderungen an den epiphysären Zonen am oberen Oberschenkelende viel geringer. HOLTZMANN (zit. bei MAU) konnte die GRAWITZschen Befunde nicht bestätigen, dagegen hat FRANCILLON bei der mikroskopischen Untersuchung eines Frontalschnittes durch Hüftgelenkspfanne und Knorpel eines Neugeborenen mit einer ,,hanche luxable'' deutliche Unterschiede zwischen kranker und gesunder Seite festgestellt, die Knochenwucherungszonen an der Fuge waren auf der luxierenden Seite um 50 µ schmäler als auf der normalen Seite. Auch FRANCILLON bestätigt die GRAWITZsche Feststellung, daß die obere Ossifikationszone am Femur gegenüber der gesunden Seite unverändert ist.

Geschlechtsverteilung der Hüftluxation. Ganz allgemein ist die Feststellung gemacht worden, daß das weibliche Geschlecht häufiger an Hüftgelenksluxation erkrankt als das männliche. Francillon und Bauer und Bode geben folgende Verhältniszahlen ♂:♀ an.

♂:♀

Orthopädische Anstalt Balgrist bei Zürich	1:8
Lorenz	1:6
Scaglietti	1:5,5
Isigkeit	1:5,2
Lange	1:6
Narath	1:8

Wird dagegen zum Ausgangspunkt des Vergleiches der Häufigkeit bei den Geschlechtern die *Dysplasie* genommen, dann steigt die Zahl der Merkmalsträger auf das 4fache an und das Verhältnis ♂:♀ verschiebt sich wie Faber zeigte auf die Zahlen 1:1,74. Bauer und Bode meinen, daß bei entsprechend großen Untersuchungsreihen das Geschlechtsverhältnis annähernd 1:1 werde. Hieraus darf aber nur gefolgert werden, daß beim weiblichen Geschlecht die erbbedingte Dysplasie der Hüfte leichter zur Luxation führe als beim männlichen.

Eine weitere allgemeine Feststellung ist das häufigere Befallensein der *linken Seite* als der rechten. Francillon hatte bei 196 Fällen 126mal unilaterales Vorkommen, davon 76 links und 50 rechts. Dies wird nach Bauer und Bode, auch von Engelmann, Isigkeit, Lorenz, v. Verschuer, Lange bestätigt. Unter anderem weist aber besonders Faber darauf hin, daß bei Röntgenkontrollen klinisch einseitiger Fälle, häufig auch auf der scheinbar gesunden Seite, typische Veränderungen im Sinne einer Dysplasie gefunden werden. Offenbar schwankt die Anlage in ihrer Manifestierung erheblich.

Weiteres Interesse verdient die Beobachtung **wechselnder Häufigkeit in verschiedenen Gegenden.**

Francillon zeigt z. B. für die Schweiz relativ hohe Zahlen für die Kantone Appenzell und Tessin, wobei er für letzteren auf Beziehungen mit den Luxationsgebieten in Italien (Lombardei, Emilia, Scaglietti) hinweist. Im ganzen kommt jedoch in der Schweiz mit 0,3—0,4⁰/₀₀ pro Bevölkerung die Hüftluxation seltener vor als z. B. in Sachsen (Isigkeit 2⁰/₀₀), Emilia (Scaglietti 1,92⁰/₀₀) oder Nordfrankreich (Le Damany ♀ 5⁰/₀₀, ♂ 1⁰/₀₀).

Lange berichtet über die Herkunft der Luxationsfälle aus der Münchner Klinik. Die Patienten stammen vorwiegend aus dem nördlichen Teil von Niederbayern, der Oberpfalz und Franken. Rosenfeld stellt fest, daß in Oberfranken 6mal mehr Fälle vorkommen als in Oberbayern. Bei der Nachprüfung der aus München selber stammenden Luxationskinder zeigt Zimmermann, daß nur in 6% auch die Großeltern aus München selber stammen, bei 75% stammte mindestens ein Großelter aus der Oberpfalz und in über der Hälfte der Fälle 3 bis 4 Großeltern. Bei den restlichen 19% ist ein Teil der Großeltern aus Franken gebürtig und es zeigt sich, daß das bayerische Luxationsgebiet unmittelbar an das sächsische angrenzt.

Über Luxationsgebiete in den südlichen Amtsmannschaften Sachsens berichtet Isigkeit, über solche in Hannover und Osnabrück Valentin (zitiert bei Max Lange).

Nach Bauer und Bode soll die Luxatio coxae congenita bei der gelben und schwarzen Rasse 10mal seltener sein als bei der weißen (Le Damany).

Kombinationsmißbildungen. Von Wichtigkeit für die Frage nach dem Wesen der angeborenen Hüftluxation ist die Feststellung, ob die Anlage zur Dysplasie

Kombinationsmißbildungen an anderen Körperstellen oder bei anderen Familienmitgliedern auslöst.

Unter den 196 Patienten von FRANCILLON fanden sich in 9 Fällen 4,5% konkomittierende Deformitäten des Bewegungsapparates (Klumpfüße, Kniesubluxationen, Torticollis). Rechnet man noch andere Mißbildungen, wie Iriskolobom, Palatoschisis, Dysostosis cleidocranialis hinzu, so erhöht sich die Zahl der Fälle auf 17, d. h. 8,7%, erreicht demnach nahezu Werte, wie sie von ANNOVAZZI mit 11,8% oder HAYASHI und MATSUOKA mit 10,8% angegeben wurden.

Nach den Angaben M. LANGES fand GAUGELE öfter Kombination der Hüftluxation mit Schiefhals oder mit Klumpfuß. H. STORCK weist besonders auf die Kombinationen mit *Schiefhals* hin und stellt auch dieses Vorkommen in den Arbeiten anderer Autoren zusammen: STORCK fand 10 Fälle, bei denen in der Sippe die Kombination von Hüftluxation und Schiefhals vorkam. ASCHNER und ENGELMANN fanden in ihrer Zusammenstellung 20mal diese Kombination und HILGENREINER fand Hüftluxation und Schiefhals 20mal. ISIGKEIT dagegen fand in einem Material von 1700 Fällen nur selten Kombinationsmißbildungen. FLEISCHHAUER gibt unter 1494 Fällen nur 24mal (1,6%) solche Kombinationen an und M. LANGE ist der Ansicht, daß die typische angeborene Hüftverrenkung in der Regel *nicht* mit anderen angeborenen Mißbildungen zusammen vorkomme und er betont die Gegensätzlichkeit seiner Ansicht zu derjenigen von ASCHNER und ENGELMANN (vgl. deren tabellarische Zusammenstellung von Kombinationen der Hüftluxation mit anderen angeborenen orthopädischen Deformitäten), welche ein allgemeines Luxationsgen annehmen, wodurch eine Luxationsbereitschaft in allen Körpergelenken geschaffen werde, das sich aber am häufigsten an der Hüfte auswirke. ASCHNER und ENGELMANN stützen diese Ansicht auf eine Zusammenstellung von 172 Fällen, unter welchen 34 Fälle neben der Hüftverrenkung mindestens noch eine andere Verrenkung — meistens der Knie — zeigten. LANGE glaubt aber, daß Kombinationsfälle von Hüftluxation, Kniestreckkontraktur und Klumpfuß ein Krankheitsbild für sich seien und daß es eben Hüftverrenkungen aus verschiedenen Ursachen gäbe.

F. GERLOCZY (1941) stellt in seinen eigenen 139 Fällen der Budapester Kinderklinik 6mal Kombination mit anderen Fehlbildungen fest: je 1mal Hypospadie und Pes calcaneo-valgus und 4mal Klumpfüße, davon 2 einseitig und 2 doppelseitig.

W. MÜLLER berichtet 1939 über 28 Fälle von sog. ,,Kombinationsluxationen'', d. h. Beobachtungen angeborener Hüftluxation in Verbindung mit anderen angeblichen Mißbildungen. Diese Gruppe stellt etwa 5% der Luxationsträger dar. Das Studium dieser Gruppe wird nun von MÜLLER zur Lösung der Frage herangezogen, ob es berechtigt ist, verschiedene Formen der angeborenen Hüftluxation zu unterscheiden.

Er gliedert seine Beobachtungen von Kombinationsluxationen folgendermaßen:

1. Verschiedene Einzelmißbildungen, wie Schiefhals (KLIPPEL-FEIL), partieller Armdefekt (Beobachtung 1—3); 2. Kontrakturen mit flughautartigen Hautverkürzungen (Beobachtung 4—6); 3. Wirbelsäulenverbildungen (Beobachtung 7—10); 4. Meningocelen und Bogendefekte (Beobachtung 11—15); 5. Adduktionskontrakturen der Beine (Beobachtung 16—21); 6. Fußdeformitäten (Beobachtung 22—25); 7. Arachnodaktylie (Beobachtung 26—28).

Als Gesamteindruck dieser Typen von Mißbildungen in Kombination mit angeborener Luxation ist die Tatsache festzuhalten, daß durch die Anomalien Verhältnisse geschaffen werden, welche für das Auftreten einer Hüftluxation günstige Bedingungen schaffen, obwohl an und für sich die Konstituenten des

Hüftgelenkes durchaus richtig angelegt sein können. Daraus schließt W. Müller, daß in den angeführten Kombinationsfällen die angeborene Hüftluxation als sekundäre Veränderung zu betrachten ist und daß demnach 2 Typen zu trennen seien: eine als „pfannenbedingte" — endogene — und eine dynamische, d. h. durch besondere Kräfte bedingte Luxationsform. Letztere spielt die geringere Rolle und ihr Hauptkontingent wird von den Kombinationsluxationen geliefert. W. Müller betont, daß eine Trennung der beiden Typen praktisch nicht immer leicht sei. Die „dynamischen" sind auch „teratologische" Luxationen genannt worden. H. Korvin (1938) unterscheidet außer der typischen, erst nach der Geburt sich ausbildenden Hüftluxation eine bereits intrauterin voll entwickelte, meist mit anderen Mißbildungen kombinierte und teilt 39 solche Fälle der Literatur und 8 eigene Beobachtungen mit. Auch W. Müller-Alberti liefert 1941 einen Beitrag zu diesen „teratologischen, angeborenen Hüftluxationen". Bei einem 5 Monate alten Mädchen wurden doppelseitige schwerste Klumpfüße, Kniestreck-kontraktur und linksseitige Hüftgelenksluxation festgestellt sowie eine Nabel-schnurumschlingung der Beine. Bei einer Schwester des Kindes bestand links-seitiger, muskulärer Schiefhals mit Schulterblatthochstand und Skoliose.

Demnach gibt es eine Gruppe von Autoren, welche eine dualistische Auf-fassung der angeborenen Hüftverrenkung vertreten: Das Hauptkontingent bilden die konstitutionellen — pfannenbedingten — endogenen und die kleinere Gruppe, die eben geschilderten sog. teratologischen Formen.

Sanides, der sich auf die Arbeit von Faber bezieht, vertritt die Ansicht, daß bei den Luxationen eine Dreiheit der Ursachen bestünde: Zu einem endo-genen Faktor müßte ein mechanischer und als dritter eine Ernährungsstörung hinzukommen.

Mau kritisiert eine solche, bisweilen gezwungene Trennung und bekennt sich zu einer unitaristischen Auffassung, indem er glaubt, daß bei schwersten Graden der Entwicklungsverzögerung des Hüftgelenkes mit Stehenbleiben auf dem Status eines Feten der 7. Woche gleichzeitig Kombinationshemmungsbildungen auftreten, während letztere mehr und mehr abnehmen, je geringgradiger die Ent-wicklungsstörung im Bereich der Hüfte ist. Mau sieht bei Betrachtung des ganzen Geschehens der Entwicklungsstörung eine Staffel, eine „Tendenz", die von den leichtesten Graden einer Dysplasie ohne Luxationstendenz über die leichten Grade einer Subluxation, die mittleren Grade der Luxation, die schweren Grade der Entwicklungsstörungen, die mit einem Weiterleben unvereinbar sind, führt. Aus dieser Erkenntnis wird daher von Mau auch die dualistische Auffassung einer intrauterinen — embryonalen und erst nach der Geburt auftretenden — fetalen Luxation abgelehnt. Abzutrennen sind vielleicht die Fälle von Luxation bei Defekten der langen Röhrenknochen, bei spastischen Lähmungen und Kontrak-turen (s. auch F. Bauer und Hilgenreiner).

In seiner „Erbbiologie der angeborenen Körperfehler" geht M. Lange auf die Frage ein, wieweit Beziehungen der angeborenen Luxation zu anderen Hüft-gelenkerkrankungen bestehen.

a) Beziehungen zur *Arthrosis deformans*. Calot sieht für die meisten Fälle von Arthrosis deformans der Hüfte eine versteckte angeborene Subluxation an. Nach Lange sind aber für die Verwertung dieser fraglichen Beziehungen nur die Frühfälle mit beginnenden Veränderungen maßgebend. Hierbei läßt sich zeigen, daß es eine angeborene Anlagestörung der Hüfte gibt, welche sich in folgenden Punkten äußert: verdickter Pfannenboden, abnormer Verlauf des Pfannendaches, zu hohe und ungenügend tiefe Kopfeinstellung in die Pfanne. Es gibt fließende Übergänge von angeborener Subluxationsstellung bis zu leichten Fehlbildungen in Form von Flachheit der Pfanne und übermäßiger Steilheit des

Schenkelhalses. In solchen Fällen treten Erscheinungen von Arthrosis deformans schon Ende der zwanziger oder in den dreißiger Jahren auf. Es sind gerade diese Fälle, welche als angeborene Dysplasien der Hüfte erkannt werden können und namentlich bei allen Studien des Erbganges mitberücksichtigt werden müssen (s. auch FABER und den interessanten Stammbaum von BETTMANN sowie die Dissertation von G. SCHICK 1938).

b) Beziehungen zur PERTHES*schen Krankheit* = Malum coxae juvenile, Osteochondritis deformans coxae juvenilis. Auch hier wird von M. LANGE die Auffassung CALOTs angezweifelt, es sei die Voraussetzung der PERTHESschen Krankheit jedesmal eine angeborene Subluxation. Auf Grund von zufällig kurz vor Beginn der PERTHESschen Krankheit röntgenologisch untersuchten Fällen kann gezeigt werden (M. LANGE und KARGUS), daß Pfannenform und Kopfform *keine* Zeichen angeborener Störungen aufwiesen. Die Veränderung der Pfannenform ist daher nicht Ursache, sondern Folge der PERTHESschen Krankheit, ebenso wie solche an Hüftkopf und Schenkelhals.

Dagegen glaubt aber auch M. LANGE an gewisse Zusammenhänge zwischen PERTHESscher Krankheit und angeborener Hüftluxation. Einmal gibt es Fälle, wo nach geglückter Reposition einer angeborenen Luxation sich eine PERTHESsche Krankheit entwickelt, dann sind Fälle bekannt, bei welchen auf einer Seite eine Luxation, auf der anderen Seite eine PERTHESsche Krankheit besteht, und endlich gibt es Familien, in welchen das eine Geschwister an Luxation, ein anderes an PERTHESscher Krankheit leidet (BRANDES und WALTER, nach M. LANGE).

Nach LANGE läßt sich also nur so viel aussagen, daß eine konstitutionell bedingte Minderwertigkeit, etwa wie angeborene Dysplasie der Hüfte oder *Coxa vara*, die Entstehung einer PERTHESschen Krankheit begünstige. Hingegen ist jeder Fall von PERTHESscher Krankheit, der in einer Luxationsfamilie gefunden wird, der Ausdruck für eine anlagemäßig bedingte Hüftgelenkschädigung.

Die Untersuchungen über die *Erbbedingtheit* der angeborenen Hüftluxation sind in den letzten Jahren namentlich durch M. LANGE, ASCHNER und ENGELMANN, ISIGKEIT, HOOFF und A. FABER auf breiter Basis unternommen und neuerdings im Handbuch der Erbbiologie des Menschen von BAUER und BODE zusammengestellt worden. Es sei daher hier nur kurz auf einiges Wissenswerte hingewiesen.

Die erste Mitteilung über familiäres Vorkommen stammt aus dem Jahre 1678 von AMBROISE PARÉ. Seither sind zahlreiche weitere Einzelbeobachtungen bekannt geworden, die aufzuzählen lediglich eine Wiederholung anderer zusammenfassender Darstellungen bedeutete.

Im allgemeinen geht hervor, daß 20% aller Fälle familiäres Vorkommen nachweisen lassen. Hingegen ist bisher — worauf besonders FABER, HILGENREINER, MAU u. a. hinweisen — zu wenig berücksichtigt worden, daß die Zahl der Menschen, die „latent" mit der Erbanlage in Form der Dysplasie oder Hypoplasie ohne Luxation behaftet sind, viel größer sein muß, und daß daher wohl manch sporadischer Fall sich bei röntgenologischer Durchuntersuchung seiner Sippe doch als familiär erweisen würde.

Die Tatsache, daß offenbar die Erbanlage häufig nicht zur manifesten Luxation führt, macht es verständlich, daß fast jeder bekannte Erbgang schon diskutiert worden ist. Zur Zeit hält man den dominanten Erbgang für den wahrscheinlichsten, muß dabei aber annehmen, daß die Manifestierung des die Luxation bedingenden Gens großen Schwankungen unterworfen ist. Die Bedeutung der Umwelt spielt dabei eine ganz besondere, aber noch nicht genügend geklärte Rolle.

Nach Bauer und Bode hat bisher auch die **Zwillingsforschung** die genotypische Grundlage der Mißbildung nicht eindeutig erweisen können; sowohl konkordante als diskonkordante eineiige Zwillingspaare sind bekannt geworden. Auch bei den Zwillingsuntersuchungen gilt selbstverständlich die Forderung, daß nicht nur die manifeste Luxation, sondern auch die Dysplasie der Hüfte berücksichtigt werden muß. Nach den Angaben von H. Timm sind trotz planmäßiger Zwillingsforschungen in der Literatur noch wenig Zwillinge mit angeborener Hüftverrenkung bekannt geworden. Er berichtet über zwei 6jährige Mädchen mit doppelseitiger kongenitaler Hüftluxation und führt noch einige weitere Fälle an (Hoff, Weitz, und v. Verschuer, Nitsche und Armknecht).

Die bekanntesten, für unvollständige dominante Vererbung sprechenden Stammbäume sollen auch hier angeführt werden, sie stammen von Dubreuil-Chambardel, Maissiat (zitiert nach Bauer und Bode), Roch, Faber, Isigkeit.

Demgegenüber halten Aschner und Engelmann die kongenitale Hüftluxation für ein recessiv mendelndes, höchstwahrscheinlich digenes Merkmal.

Auch F. Gerloczy (1941) kommt nach seinen Untersuchungen aus Ungarn zum Schluß, daß die Vererbung der Hüftluxation den Gesetzen des recessiven Erbganges folge. Auf 139 Fälle von kongenitaler Hüftluxation entfielen 19, bei denen die Familiarität des Leidens nachgewiesen werden konnte (13,6%). In 19 Familien kamen 43 Luxationsfälle mit folgender Verteilung vor:

3 Fälle bei Geschwistern, 4 Fälle bei Geschwisterkindern I. Grades, 2 Fälle bei Geschwisterkindern II. Grades, 4 Fälle bei Eltern, 3 Fälle bei Geschwistern der Eltern, 1 Fall bei Geschwisterkindern der Eltern, 2 Fälle bei Geschwistern der Großeltern.

Bezüglich der Quantität der Anomalie kommen Schwankungen innerhalb einer Sippe von leichter Subluxation bis vollkommener Luxation vor. Doch sind Beobachtungen bekannt, bei denen verschiedene Individuen derselben Familie große Ähnlichkeit im klinischen Bild der Luxation aufweisen. Ob das ein- oder doppelseitige Auftreten der Anomalie, d. h. der Grad der Extensität genotypisch bedingt und daher familiär konstant ist, konnten Aschner und Engelmann nicht entscheiden.

Die in den letzten 10 Jahren geleistete große Arbeit zur Klärung der Frage nach der Ätiologie der Luxation hat zweifellos wesentliche Fortschritte gebracht. Diese beruhen einmal auf der schon von Lorenz begründeten, von Faber, Hilgenreiner, Lange, Francillon, v. Verschuer, Mau u. a. bestätigten und erweiterten Tatsache, daß meist nur die *Anlage* zur Hüftverrenkung, die sog. Dysplasie der Hüfte angeboren ist und daß die eigentliche Luxation unter dem Einfluß von Umweltfaktoren, besonders der funktionellen Beanspruchung, erst im Laufe des Lebens entsteht, und ferner auf der Erkenntnis, daß diese angeborene Dysplasie als typische *Hemmungsbildung* aufgefaßt werden muß, bei welcher die knöcherne Formsicherung (Faber) als eine Ossifikationsstörung ausbleibt, während die Form der knorpeligen Gelenkanteile zunächst eine normale ist. Das Wesentliche der primären morphologischen Veränderungen beim angeborenen luxierten Hüftgelenk ist das Zurückbleiben des qualitativen und quantitativen Wachstums auf einer primitiveren Entwicklungsstufe (Boehm, auch Kreuz und Rohlederer, zit. bei Mau), dabei sind die mangelhafte Ausbildung des oberen Pfannenrandes und die Retroversion des Kopfes ausschlaggebend. Es gibt nun alle Übergänge von den schwersten Formen der Entwicklungshemmung bis zu den leichtesten Graden der Entwicklungsverzögerung, die lediglich eine leichte Dysplasie der Hüftanlage bedingen, aber keine eigentliche Luxation (Mau).

Mau u. a. weisen aber mit Nachdruck darauf hin, daß sich die Dysplasie nicht auf das Hüftgelenk beschränke, sondern daß in ausgesprochenen Fällen das gesamte Becken, das coxale Femurende, die Lendenwirbelsäule und eventuell die ganze untere Extremität betroffen sein können. Diese Auffassung der Hüftverrenkung als Folge einer das zentrale Blastem der Beckenanlage betreffenden Wachstumsstörung wurde schon von HOLTZMANN und GRAWITZ vertreten, die klassische anatomische Beschreibungen der Hüftluxation gegeben haben.

Daß für das Auftreten der Verrenkung Umweltfaktoren von ausschlaggebender Bedeutung sind, bestätigen auch alle Forscher, welche die Grundlage der Luxation — die Dysplasie der Hüfte — für keimbedingt halten. Es darf daher nicht wundernehmen, daß auch heute noch namhafte Autoren die Luxation der Hüfte im wesentlichen als Folge besonderer Umweltschäden erblicken. So erwähnen wir hier unter neueren Publikationen nur die Arbeit von GOCHT über das kongenital gefährdete Hüftgelenk und deren Kritik durch v. VERSCHUER im Erbarzt, und ferner eine solche von STORCK über die angeborene Hüftverrenkung als orthopädisch-geburtshilfliches Problem, in welcher nachzuweisen versucht wird, daß 20% von Hüftverrenkungsfällen in Steißlage geboren werden, und daß unter einer Serie von 50 Steißgeburten 5 eine angeborene Hüftverrenkung hatten. STORCK glaubt, daß die durch die Steißlage bedingte Beinstellung zur Schädigung des Hüftgelenkes führe, er weist ferner auf Beispiele hin, wo bei Lageveränderungen Hüftluxationen auftreten, z. B. bei Retroflexio uteri fixata, Fruchtwassermangel u. dgl. Im weiteren weist STORCK auf einen zusammenhängenden Weg von erblichem Vorkommen der Hüftverrenkung und des Schiefhalses, über erbliches Vorkommen der Steißlage zur erblichen Zwillingsschwangerschaft hin. Viel Anklang wird STORCK zur Zeit mit seiner Ansicht nicht finden (s. auch Besprechung von MAX LANGE).

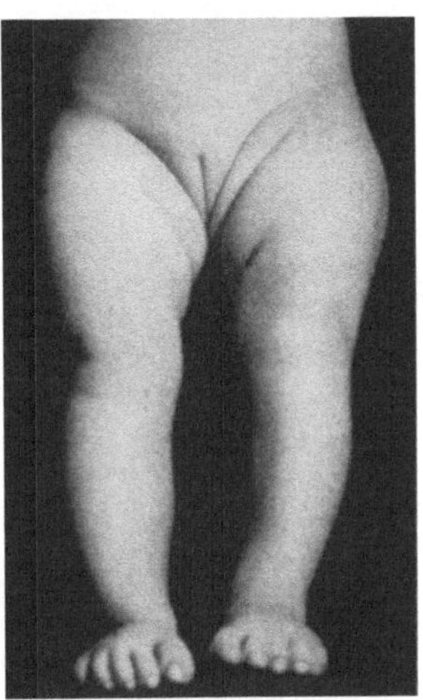

Abb. 175. Frühstadium der angeborenen Hüftverrenkung. Veränderungen der Faltenbildung im Bereiche des Oberschenkels und der Leiste. Luxatio links. (Aus K. H. BAUER und W. BODE: Handbuch der Erbbiologie des Menschen, Bd. 3.)

Dasselbe ist über die sog. NAGURAsche Theorie zu sagen. Dieser japanische Forscher hält die Luxation für das Primäre und die Veränderungen an der Pfanne — die Dysplasie — für eine sekundär mechanisch bedingte Fehlbildung. Zu dieser Ansicht ist er auf Grund von Fällen gekommen, die er als „Spontanheilungen" deutet. Es sei an dieser Stelle auf die kritischen Auseinandersetzungen von MAU und HILGENREINER mit NAGURAs Ansicht verwiesen. Eine kritische Würdigung auch anderer Fälle von sog. Spontanheilung von Hüftluxationen findet sich ebenfalls bei MAU.

Wichtige Erscheinungen und Zeichen für die Diagnosestellung. Zum Schluß sei noch eine kurze Zusammenstellung der auch für den Pathologen wichtigen Erscheinungen und Zeichen für die Diagnosestellung der Anlagestörung und Verrenkung des Hüftgelenkes gegeben:

1. Gangstörung. In den *frühesten Stadien* nur durch nachschleppenden, leicht hinkenden Gang und durch Differenzen in der Faltenbildung am Oberschenkel und in der Leiste gekennzeichnet (s. Abb. 175) (Adductoren und Genito-Cruralfalten). HILGENREINER verweist bei Mädchen auch auf den *Schiefstand der Vulva.*

Bei *voll ausgeprägter Luxation:* watschelnder Gang, relative Verkürzung des Oberschenkels infolge Hochstandes des Schenkelkopfes; bei doppelseitiger Verrenkung tiefe Lendenlordose und stark hervortretendes Gesäß (Luxationssteiß, s. Abb. 176).

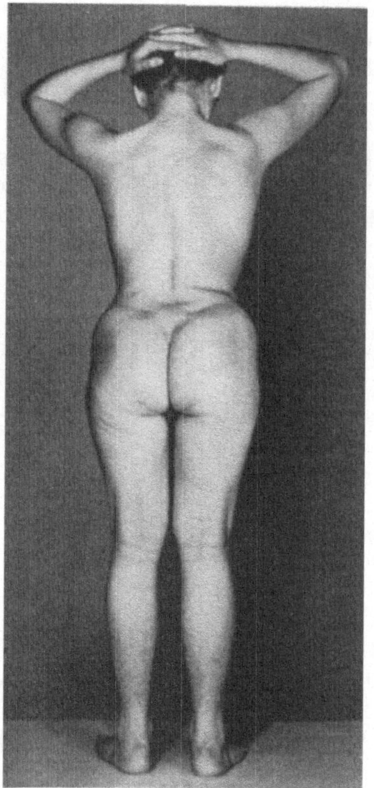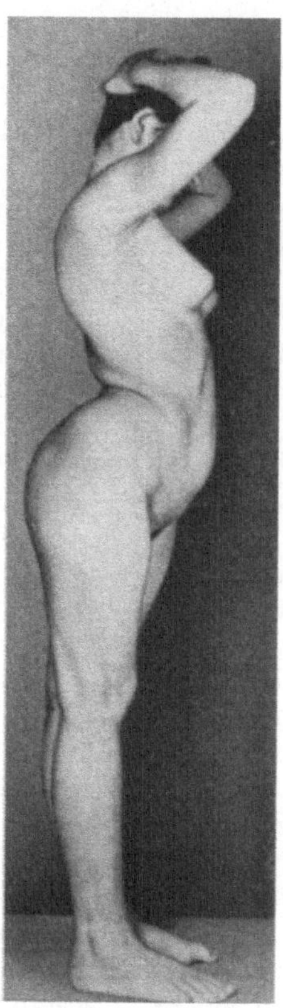

Abb. 176. Haltungsänderung bei doppelseitiger Hüftluxation (Luxationssteiß, 15jährige Frau).
(Aus K. H. Bauer u. W. Bode, Handbuch der Erbbiologie des Menschen, Bd. 3.)

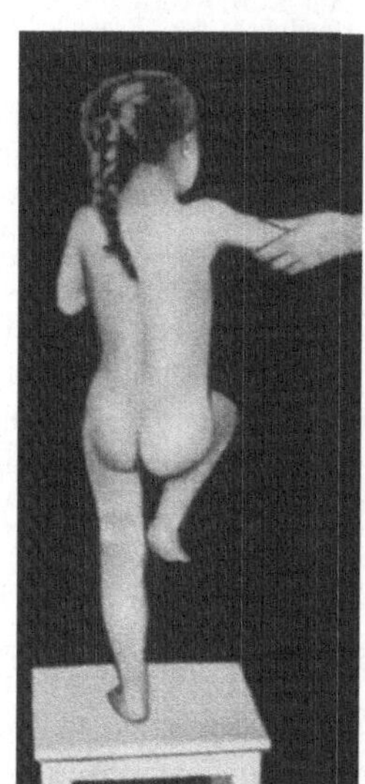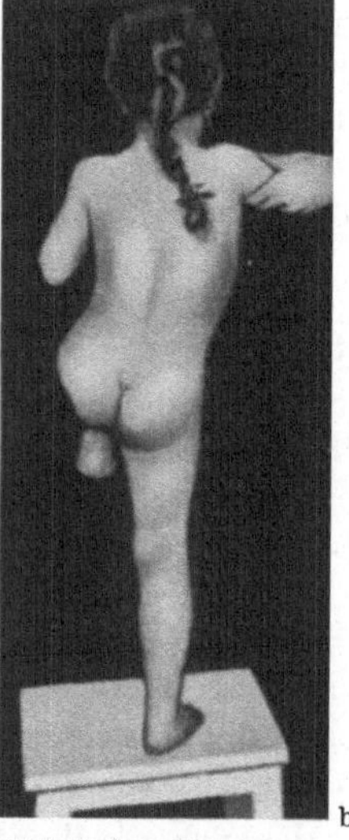

Abb 177. Duchenne-Trendelenburgsches Phänomen.
Bei Stand auf dem linken luxierten Bein sinkt das
Becken herab (a). Bei Stand auf dem rechten gesunden
Bein kann das Becken gehoben werden (b).
(Aus Spitzy: Handbuch der Kinderheilkunde, Bd. 8.)

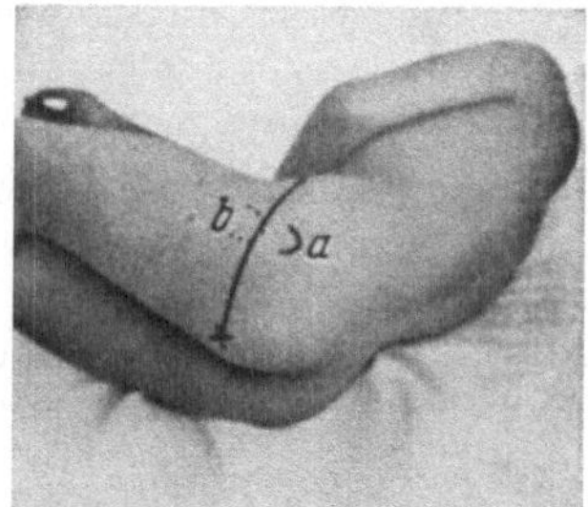

Abb.178. Roser-Nélatonsche Linie.
(Aus F. de Quervain: Spezielle
chirurgische Diagnostik.)

2. Duchenne-Trendelenburgsches Phänomen. Bei Stand auf dem luxierten Bein sinkt das Becken beim Heben des gesunden Beines herab, während bei Stand auf dem gesunden und beim Heben des kranken Beines das Becken gehoben werden kann (s. Abb. 177a und b).

3. Nachweis des Trochanterhochstandes. a) Roser-Nelatonsche *Linie.* Bei halber Beugung des Oberschenkels im Hüftgelenk liegt normalerweise der Trochanter in der Verbindungslinie von Tuber ischii—Spina iliaca anterior superior (Abb. 178).

b) Bryantsches *Dreieck* (s. bei Hoffa). Bei dem flach mit gestreckten Beinen auf dem Rücken liegenden Patienten wird die Femurachse nach oben verlängert.

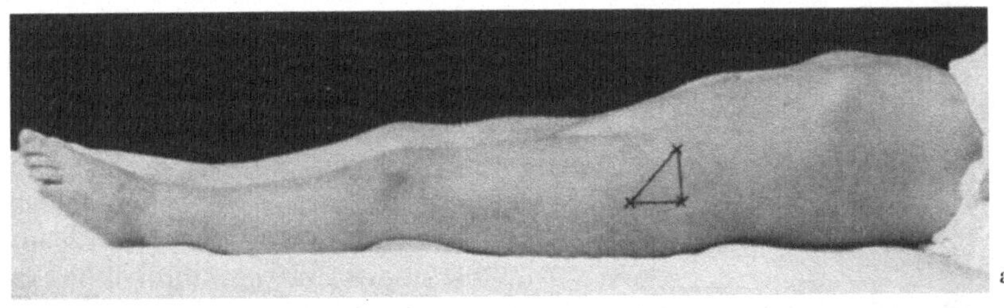

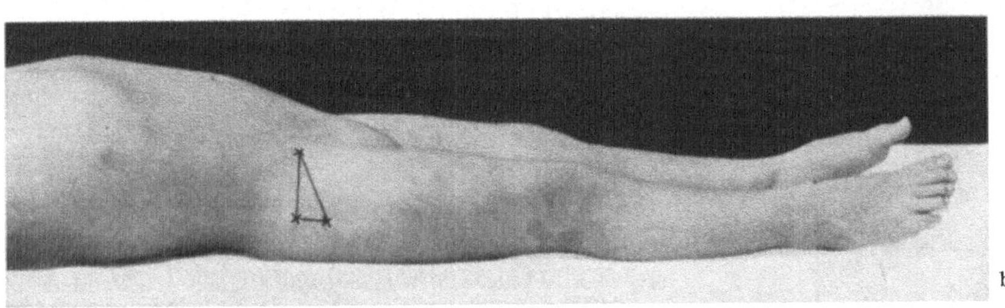

Abb. 179a u. b. Bryantsches Dreieck. a normal, b bei Hüftluxation.
(Aus F. de Quervain: Spezielle chirurgische Diagnostik.)

Von der Spina iliaca anterior superior wird 1. eine Senkrechte auf diese verlängerte Achse gezogen und 2. eine Verbindungslinie zwischen Spina iliaca anterior superior und Trochanter; normalerweise wird dadurch ein gleichschenkliges Dreieck gebildet. Beim Trochanterhochstand findet sich eine Verkürzung der zur Femurachse gehörigen Kathete (Abb. 179a und b).

c) Shoemakersche *Linie.* Wird die Verbindungslinie zwischen Trochanter und Spina iliaca anterior superior verlängert, dann trifft sie normalerweise den Nabel. Bei Trochanterhochstand endet sie *unterhalb* vom Nabel (Abb. 180).

4. Röntgenologische Kennzeichen. Nach Francillon bewähren sich praktisch in allen Fällen folgende 3 Zeichen:

a) Ménard-, Shenton- *oder* Makkasche *Linie* (Abb. 181). Sie wird dadurch gebildet, daß normalerweise im Röntgenbild die Verlängerung des medialen Femurhalskonturs einen kontinuierlichen Bogen mit der kranialen Umrandung des Foramen obturatum bildet, wenn der Oberschenkel in einer Mittelstellung zwischen Ab- und Adduktion und nicht in Außenrotation aufgenommen worden ist. Etwa vom 10. Monat an ist diese Linie zuverlässig. Bei Subluxation und Luxation im Hüftgelenk ist diese Linie gebrochen, indem der laterale Bogenteil höher steht („la rupture du cintre obturateur").

b) *Unterschied der Kopfkerngröße* zwischen luxierter und normaler Seite. Nach Francillon tritt im allgemeinen röntgenologisch der Kopfkern beim weiblichen

Geschlecht im 5.—6., beim männlichen durchschnittlich im 7. Monat auf (s. unser früheres Kapitel über die Entwicklung der Epiphysen). Beachtenswert ist, daß bei „diskreten" Subluxationen der Unterschied zwischen Kopfkerngröße auf der luxierten und subluxierten Seite auffallend klein ist. Die Kerngröße stellt einen wichtigen Anhaltspunkt über den Ossifikationsgrad dar. Das Zeichen hat nur Gültigkeit etwa zwischen dem 6.—8. Monat bis zum Ablauf des 3. Lebensjahres, deckt aber besonders leichte Störungen der Ossifikation auf der scheinbar gesunden Seite auf.

c) *Ossifikationsgrad der Synchondrosis ischio-pubica.* Nach den Untersuchungen Pratjes treten zwischen den beiden unteren Sitz- bzw. Schambeinästen Knochenbrücken im allgemeinen bei Mädchen mit 4 und bei Knaben mit 5 Jahren auf. Bei der Luxation kann dieser Fugenschluß bis ins 8. Jahr, gelegentlich noch weiter hinausgerückt werden. Francillon hat der Bewertung des Verhaltens der Schambeinsitzfuge auch bei den Subluxationen besondere Beachtung geschenkt und gefunden, daß gewöhnlich bei doppelseitiger Luxation die Synchondrose größer auf der stärker befallenen Seite ist, bei einseitigen Fällen ist dasselbe Verhältnis zwischen kranker und gesunder Seite: die Ossifikation ist also auf der kranken bzw. der stärker befallenen Seite weniger weit fortgeschritten.

Anhang: Angeborene Coxa vara.

Anhangsweise sei hier erwähnt, daß auch eine angeborene *Coxa vara* beschrieben wird. Nach Aschner und Engelmann ist sie selten, wird aber gelegentlich auch bei Geschwistern beobachtet (Francke, zit. bei Aschner und Engelmann). Meist handelt es sich um eine erworbene Stellungsanomalie des Schenkelhalses zum Oberschenkelschaft und ist besonders als Teilerscheinung der Chondrodystrophie bekannt. Auch als Folge rachitischer Erkrankung ist sie von Bedeutung. Ihr Gegenstück, die Coxa valga, mit Aufrichtung des Schenkelhalses gegen den Oberschenkelschaft kann gelegentlich angeboren vorkommen, doch wird auch diese Stellungsanomalie in der Mehrzahl der Fälle als rachitische Deformation aufgefaßt.

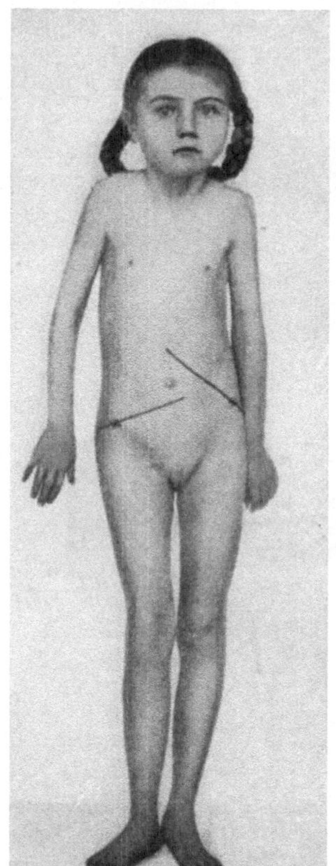

Abb. 180. Shoemakersche Linie: Trochanter-Spina-Nabellinie. (Aus F. de Quervain: Spezielle chirurgische Diagnostik.)

In einer 1938 veröffentlichten, ausführlichen Arbeit über die Ätiologie der Hüftgelenkdeformitäten setzt sich A. Stauss mit den durch die sog. Varusdeformität aufgeworfenen Problemen auseinander. Zunächst werden zwei große Hauptgruppen der Coxa vara unterschieden. 1. Eine idiopathische Form, unter welcher eine angeborene Coxa vara und eine erworbene Coxa vara angeführt werden und 2. die sog. symptomatische Coxa vara als Folge von Systemerkrankungen, wie Rachitis, Osteomalacie, Osteodystrophia fibrosa oder als Folge lokaler Schädigung wie Perthessche Krankheit, spezifische und unspezifische Osteomyelitis oder äußere Gewalteinwirkung.

Bei der erblichen Varusdeformität handelt es sich um eine angeborene Fehlstellung des Schenkelhalses in vertikalem oder horizontalem Winkel. Eine erbliche

Modifikation, die als Mutation auftritt, und die zu der alternativen morphologischen Veränderung in der Stellung des Schenkelhalses führt. Unter der Einwirkung der Beanspruchung als exogenem Faktor, dem jedes Hüftgelenk ausgesetzt ist, setzt die Stellungsumwandlung ein. Als makroskopische Gesetzmäßigkeit der angeborenen Varusdeformität wird der Verlauf der Epiphysenfuge angegeben, wobei dieselbe einen steilen, gelegentlich sogar senkrechten Verlauf durch den Schenkelhals hindurch aufweist. Bei allen anderen Formen nähert sie sich mehr oder weniger der Norm. In der Arbeit werden einige Röntgenbilder von Fällen veröffentlicht, die als angeborene Coxa-vara-Fälle gedeutet werden dürfen. Auf die Auffassung von DREHMANN, die Coxa vara sei gewissermaßen der erste Grad des Femurdefektes, haben wir in dem diesbezüglichen Kapitel

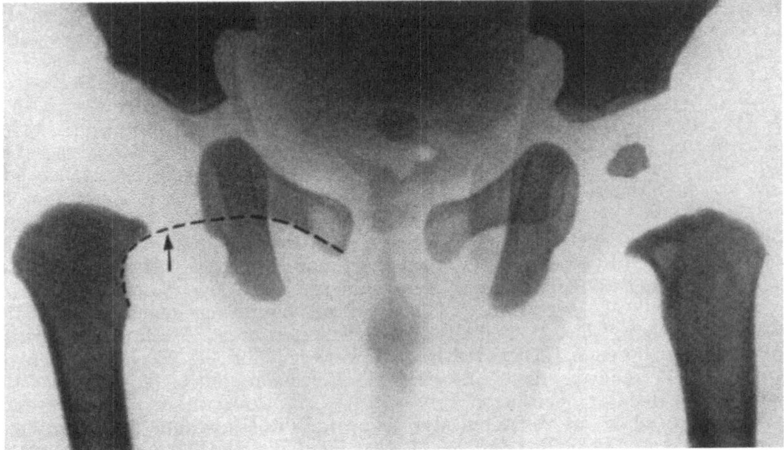

Abb. 181. Gebrochene MÉNARDsche Linie. (Aus HILGENREINER.) Richard W., 1 Jahr alt, links anscheinend E. K. doppelt angelegt, sonst normale Verhältnisse, rechts flache Pfanne und Fehlen des E. K. Kein Hoch- oder Fernstand der Diaphyse.

hingewiesen. Die Varusstellung des knorpelig deformierten Schenkelhalses und die Ossifikationsstörungen beim Umbau des Knorpels in Knochen gehören zu den wesentlichsten Erscheinungsformen der Coxa vara congenita. Die letzte Ursache dieser Varusstellung ist allerdings bisher nicht abgeklärt worden.

Literatur.

Angeborene Hüftgelenksluxation.

ANNOVAZZI: La lussazione congenita dell'anca associata a malformazioni congenite. Arch. di Ortop. 41, 53 (1925). Zit. nach ASCHNER u. ENGELMANN. — ASCHNER, B., u. G. ENGELMANN: Konstitutionspathologie in der Orthopädie. Berlin: Springer 1928.

BAUER, F.: Die Entstehung der angeborenen Hüftverrenkung durch Zwangshaltung, Schlußfolgerungen für ihre Erkennung, Verhütung und Behandlung. Z. orthop. Chir. 65, 318 (1936). — Die Hüftverrenkung — eine Erbkrankheit? Zbl. Chir. 1937, 2610. — BAUER, K. H., u. W. BODE: Erbpathologie der Stützgewebe beim Menschen. In Handbuch der Erbbiologie des Menschen, Bd. 3, S. 204ff. Berlin: Springer 1940. — BETTMANN, E.: Beobachtungen über Hüftgelenksveränderungen bei 19 Familienangehörigen. Z. orthop. Chir. 53, 327 (1931). — BOEHM, M.: Entstehung der angeborenen Hüftverrenkung. Z. orthop. Chir. 55, 566 (1931). — Weitere Untersuchungen über die Entwicklung des Hüftgelenkes und die Entstehung der angeborenen Hüftverrenkung. Z. orthop. Chir. 60, 401 (1934). — Das menschliche Bein, seine normale Entwicklung und die Entstehung von Wuchsfehlern. Stuttgart: Ferdinand Enke 1935. — BRANDES, M.: Zur Behandlung der Coxa vara. Z. orthop. Chir. 44, 266 (1923). — Die Einrenkung und Stellung des Femurkopfes bei der angeborenen Luxation. Arch. klin. Chir. 148, 691 (1927).

Calot: Über neuere Anschauungen in der Pathologie der Hüfte. Z. orthop. Chir. 51, 134 (1929). — Cruveilhier: Anat. path. du corps humain. 1800. Zit. nach Aschner u. Engelmann.

Dubreuil-Chambardel: Un cas d'hérédité de la luxation congénitale de la hanche. Province méd. 1908, Nr 42. Ref. Zbl. Chir. 1909, 698. — Le Damany, P.: Die angeborene Hüftgelenksverrenkung. Z. orthop. Chir. 21, 129 (1908). — La luxation de la hanche. Paris 1923.

Engelmann, G.: Über die angeborene Hüftgelenksverrenkung. Wien. klin. Wschr. 1919, 703. — Anteil der Konstitution an der Ätiologie und Pathogenese der Hüftverrenkung. Zbl. Chir. 1926, 3242.

Faber, A.: Über die Ätiologie der angeborenen Hüftverrenkung und ihre Vorstufen. Beil. z. Dtsch. Ärztebl. 1937, Nr 10, 131. — Erbbiologische Untersuchungen über die Anlage zur „angeborenen" Hüftverrenkung. Z. orthop. Chir. 66, 140 (1937). — Untersuchungen über die Ätiologie und Pathogenese der angeborenen Hüftverrenkung. Eine röntgenologisch-erbklinische Studie. Stuttgart: Georg Thieme 1938. — Francillon, M. R.: Beitrag zur Kenntnis der angeborenen Hüftgelenksverrenkung. Beil.-H. z. Z. orthop. Chir. 66 (1937). — Über die Entwicklung des Pfannendaches und ihre Bedeutung für die Entstehung der Luxatio coxae congenita. Schweiz. med. Wschr. 1938, 341. — Fleischhauer: Zit. bei M. Lange. — Francke: Z. orthop. Chir. 15 (1906). Zit. bei Aschner u. Engelmann, Stauss.

Gaugele, K.: Über die Behandlung der angeborenen Hüftgelenksverrenkung. Z. orthop. Chir. 34, 441 (1914). — Hüftgelenksverrenkung, eine Erbkrankheit? Zbl. Chir. 1937, 983. — Gerloczy, F.: Daten zur Vererbungslehre der orthopädischen Entwicklungsanomalien. Z. orthop. Chir. 72, 211 (1941). — Gocht, H.: Weitere pathologisch-anatomische Untersuchungen aus dem Bereich des kongenital verrenkten Hüftgelenkes. Z. orthop. Chir. 22, 252 (1908). — Das kongenital gefährdete Hüftgelenk. Erbarzt 4, 129 (1937). — Grawitz, P.: Über die Ursachen der angeborenen Hüftgelenkverrenkungen. Virchows Arch. 74, 1 (1878). — Gruber, G. B.: Die Entwicklungsstörungen der menschlichen Gliedmaßen. In Handbuch der Morphologie der Mißbildungen des Menschen und der Tiere, Kap. VII, S. 300.

Hayashi, K., u. M. Matsuoka: Über die Erblichkeit der angeborenen Hüftgelenkverrenkung. Z. orthop. Chir. 31, 369 (1913). — Hilgenreiner, H.: Zum angeborenen Charakter der sog. angeborenen Hüftverrenkung. Z. orthop. Chir. 65, 58 (1936). — Hoffa, A.: Die angeborene Verrenkung des Hüftgelenkes. Lehrbuch der orthopädischen Chirurgie, 5. Aufl., S. 536. Stuttgart: Ferdinand Enke 1905. — Holtzmann, H.: Die Entstehung der kongenitalen Luxationen der Hüfte und des Knies und die Umbildung der luxierten Gelenkteile. Virchows Arch. 140, 272 (1895). — Hooff, G.: Über die Erblichkeit der angeborenen Hüftverrenkung. Arch. Rassenbiol. 20, 369 (1928).

Idelberger, K. H.: Zur Frage der exogenen Entstehung der angeborenen Hüftverrenkung (Zwillingshäufigkeit und Geschlechtsverhältnis). Arch. Rassenbiol. 35, 314 (1941). — Angeborene Hüftluxation. Münch. med. Wschr. 1941, 857. — Isigkeit, E.: Untersuchungen über die Heredität orthopädischer Leiden. II. Die angeborene Hüftverrenkung. Arch. orthop. Chir. 26, 659 (1928).

Kargus: Zit. bei M. Lange. — Korvin, H.: Über die echte oder teratologisch angeborene Hüftluxation. Z. orthop. Chir. 68, 33 (1938). — Kreuz, L.: Kritische Betrachtungen zur Morphologie der angeborenen Coxa vara. Arch. f. Orthop. u. Unfallchir. 28, 106 (1930). — Das derzeitige Wissen vom Wesen des angeborenen Klumpfußes und der angeborenen Hüftgelenkverrenkung. Z. orthop. Chir. 69, 199 (1939).

Lange, F.: Die angeborene Hüftverrenkung. Münch. med. Wschr. 1928, 200. — Lange, M.: Erbbiologie der angeborenen Körperfehler. Stuttgart: Ferdinand Enke 1935. — Lorenz, A.: Die sog. angeborene Hüftverrenkung. In: Deutsche Orthopädie, Bd. 3. Stuttgart: Ferdinand Enke 1920. — Ludloff, K.: Die angeborene Hüftluxation mit besonderer Berücksichtigung der Luxationspfanne. Erg. Chir. 3, 529 (1911).

Maissiat: Zit. bei Bauer u. Bode. — Mau, C.: Die Hüftgelenksverrenkung — eine Erbkrankheit? Eine Erwiderung auf die Arbeit von Gaugele. Zbl. Chir. 1937, 983, 1682. — Zur Ätiologie der angeborenen Hüftverrenkung. Kritische Bemerkung zum augenblicklichen Stand der Forschung. Z. orthop. Chir. 72, 284 (1941). — Müller, Walter: Die mit anderen Mißbildungen kombinierte Hüftluxation in ihrer Bedeutung für das Hüftluxationsproblem. Z. orthop. Chir. 69, 293 (1939). — Müller-Alberti, W.: Über die teratologische angeborene Hüftluxation. Med. Klin. 1941, 609.

Nagura, S.: Angeborene Hüftverrenkung und Volksgewohnheit. (Zugleich ein Beitrag zur Kenntnis der sog. „Dysplasie" der Pfanne bei angeborener Hüftverrenkung.) Zbl. Chir. 1940, 1042. — Drei neue, für die richtige Beurteilung der Skelettveränderungen bei angeborener Hüftverrenkung grundlegende Punkte. Z. orthop. Chir. 71, 295 (1941). — Narath, A.: Beiträge zur Therapie der Luxatio coxae congenita. Z. orthop. Chir. 14, 387 (1903). — Nitsche, F., u. P. Armknecht: Orthopädische Leiden bei Zwillingen. Z. orthop. Chir. 58, 518 (1933).

Paré, A.: Zit. bei Bauer u. Bode. — Pratje, A.: Über die Veränderungen im Ablauf der Ossifikation bei der angeborenen Hüftgelenksverrenkung und die Frage nach der Entstehung dieser Krankheit. Münch. med. Wschr. 1936, 120. — Klin. Wschr. 1936, 68. — Angeborene Hüftgelenksverrenkung und Ablauf der Ossifikation. Erg.-H. z. Anat. Anz. 81, 22 (1936). — Putti, V.: Anatomia delle lussazioni cong. dell'anca. Bologna: Capelli 1935. — Die Anatomie der angeborenen Hüftverrenkung. Stuttgart: Ferdinand Enke 1937.

Roch, G.: Über die Rolle der Erblichkeit in der Ätiologie der Luxatio coxae congenita. Zbl. Chir. 1921, 1314. — Rohlederer, H.: Das derzeitige Wissen vom Wesen des angeborenen Klumpfußes und der angeborenen Hüftverrenkung. Z. orthop. Chir. 69, 221 (1939). — Rosenfeld, L.: Zur Statistik der Deformitäten. Z. orthop. Chir. 10, 405 (1902).

Sanides, Fr.: Sippenuntersuchungen bei den teratologischen angeborenen Hüftverrenkungen. Z. orthop. Chir. 70, 234 (1940). — Scaglietti, O.: Studio clinico-statistico sui cosidi lussazione cong. etc. Chir. Org. Movim. 19, 3 (1934). — Schick, G.: Ein Beitrag zur Erbbiologie von Mißbildungen im Bereich der Hüfte. Inaug.-Diss. Freiburg 1938. — Spitzy, H.: Angeborene Hüftgelenksverrenkung (Luxatio coxae congenita). In Handbuch der Kinderheilkunde, herausgeg. von Pfaundler u. Schlossmann, Bd. 8, S. 75. 1930. — Stauss, A.: Die Ätiologie der Hüftgelenksdeformitäten. Beil.-H. z. Z. orthop. Chir. 68, 1 (1938). — Storck, H.: Coxa valga, ein Beitrag zur Frage der den Knochen formenden Kräfte. Arch. f. Orthop. 32, 133 (1933). — Zur Pathogenese der Hüftluxation. Z. orthop. Chir. 68, 308 (1938).

Timm, H.: Angeborene Hüftverrenkung (Beitrag zur Zwillingsforschung). Z. orthop. Chir. 68, 196 (1938).

Valentin, B.: Beiträge zur Ätiologie der kongenitalen Mißbildungen. Verh. dtsch. orthop. Ges. 1926, 406. — Konstitution und Vererbung in der Orthopaedie. Stuttgart: Ferdinand Enke 1932. — Verschuer, O. v.: Zur Pathologie und Therapie der Luxatio coxae congenita. Dtsch. Z. Chir. 71, 222 (1904). — Zur Ätiologie und pathologischen Anatomie der Luxatio coxae congenita. Z. orthop. Chir. 14, 132 (1905).

Walter, H., u. O. Sunder-Plassmann; Zur Ätiologie der angeborenen Hüftverrenkung und deren Beziehung zu anderen Erkrankungen des coxalen Femurendes. Arch. orthop. Chir. 31, 236 (1932). — Weitz, W.: Die Vererbung innerer Krankheiten. 1926. Zit. nach Bauer u. Bode.

Zimmermann, M.: Die Heimat der Vorfahren der in München geborenen Kinder mit einer angeborenen Hüftgelenksverrenkung. Münch. med. Wschr. 1935, 745. — Untersuchungen über Krankheitsbild und Ätiologie der sog. Coxa vara congenita oder Coxa vara infantum. Z. orthop. Chir. 68, 389 (1938).

β) Die angeborene Kniegelenksverrenkung und das Genu recurvatum.

Die angeborene Kniegelenksverrenkung ist im Vergleich zur Hüftverrenkung eine seltene Mißbildung, bei deren Entstehung endogene — keimbedingte und exogene-dysamniogene — Momente maßgebend sind. Kurze zusammenfassende Darstellungen finden sich bei K. H. Bauer und W. Bode, M. Lange, H. Eckhardt und B. Ostertag.

Danach stellt die angeborene Kniegelenksverrenkung das Endbild einer Entwicklung, angefangen mit dem Genu recurvatum über Subluxationen bis zur totalen Luxation dar.

Freilich gibt es auch die, hauptsächlich von französischen Autoren (Bazert) vertretene Ansicht, nach welcher das *Genu recurvatum* auf einer primären Verkürzung der Quadricepssehne, d. h. auf einer Kontraktur oder auf einer regionären Aplasie der Strecker am Oberschenkel beruhe (s. Kapitel „Klumphand"), während die Knieluxation eine schwere Skeletmißbildung darstelle. Andererseits findet sich auch die Angabe, daß nach A. Mouchet das Genu recurvatum nichts anderes als eine angeborene Luxation der Tibia nach vorne sei.

Das Geschlechtsverhältnis beträgt nach Winter (zit. bei Bauer und Bode) $^2/_3 : ^1/_3$. Mutel (zit. bei Bazert) fand von 38 Fällen 28 Mädchen und 10 Knaben.

Klinisch findet sich eine mehr oder weniger starke Überstreckung im Kniegelenk, gelegentlich so stark, daß die Patienten auf ihren eigenen Waden stehen und gehen, die Streckseiten der Ober- und Unterschenkel können sich berühren,

es fehlt unter Umständen jede Spontanbeweglichkeit, oder es wird der Knie-
beugung ein federnder Widerstand geboten.

Das Schienbein ist nach vorne, der Oberschenkel nach hinten abgerutscht.
Dazu können sich sekundäre Verbiegungen im Sinne eines Genu valgum oder
stärkere Rotationsabweichungen gesellen: die Fußspitzen sehen dann nach hinten
und die Fersen nach vorne.

Röntgenologisch imponiert die mehr oder weniger starke Rekurvierung, wobei
die Tibia nach vorn, der Femur nach hinten abgerutscht erscheint, die Kniescheibe ist meist klein oder kann auch ganz fehlen.

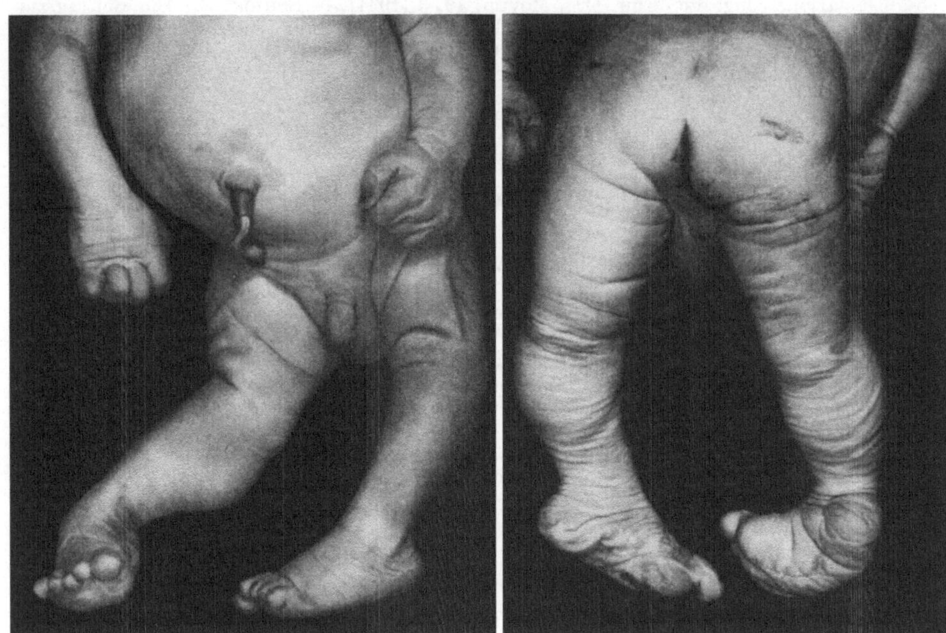

Abb. 182a. Genu recurvatum cong. (Beschreibung s. Text). (Fall Werthemann und Schindler.)

Fälle, welche offensichtlich durch Lageveränderungen oder durch den Geburts-
akt hervorgerufen oder doch ausgelöst werden, sind auch im neueren Schrifttum
aufgezeichnet: Henrard (Fruchtwassermangel), Köhler (Retroflexio fixata),
Anders (Raumbeengung bei Drillingen). Weit wichtiger sind aber die Beobachtungen, welche auch bei dieser Mißbildung die Erbbedingtheit zu zeigen
vermögen.

Es handelt sich zunächst um die *Kombinationsfälle* von Knieverrenkung mit
anderen Mißbildungen. Schon 1900 hat Drehmann (zit. nach Aschner und
Engelmann) von 127 Knieluxationsfällen 50 mit anderen Deformitäten kombiniert gefunden. Rechmann fand 1914 unter 61 weiteren Fällen 44 mit anderen
Fehlbildungen kombiniert, davon 29 mit angeborener Hüftverrenkung und 11 mit
zum Teil seltenen Verrenkungen anderer Gelenke. Tridon (zit. bei Bazert)
konstatierte, daß in 16,5% der Fälle von Genu recurvatum eine Kombination
mit der Hüftluxation vorkommt. Abels beschrieb einen Fall mit exzessiven
Genua recurvata zusammen mit Mongolismus und fehlenden Patellen.

Ich selber publizierte zusammen mit O. Schindler einen Kombinationsfall
von angeborener Kniegelenksluxation mit einseitigem Klumpfuß und angeborener

Wirbelsäulenskoliose (Abb. 182a—d) infolge sog. Halbwirbelbildung. Die Mißbildung konnte einer anatomischen Präparation unterzogen werden. Die anatomische Präparation der beiden Kniegelenke ergab folgendes (Abb. 182b und c):
Der Musculus quadriceps ist etwas verkürzt, jedoch zeigte die mikroskopische

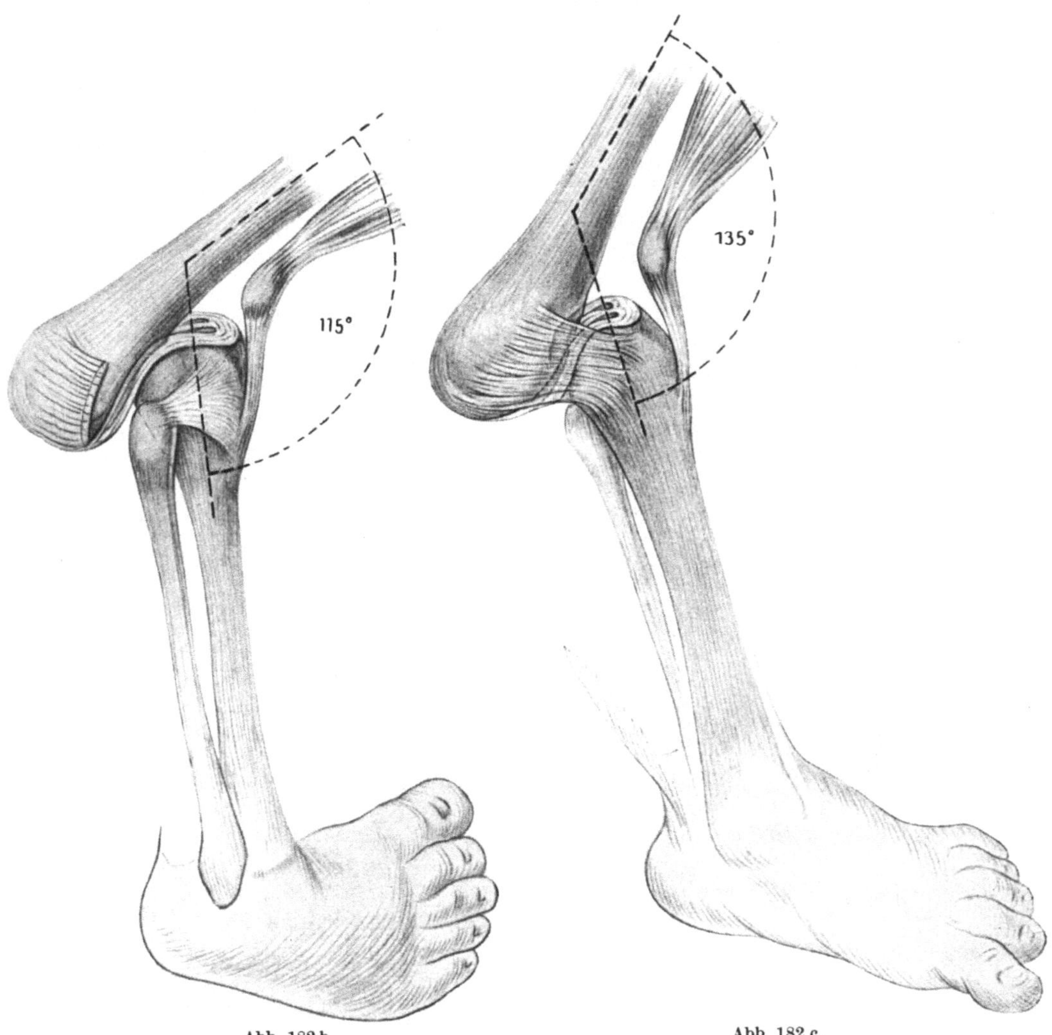

Abb. 182 b.   Abb. 182 c.

Abb. 182b u. c. Darstellung des präparierten Kniegelenkes. (Fall WERTHEMANN und SCHINDLER.)

Untersuchung der Ober- und Unterschenkelmuskulatur keine Veränderungen,
wie sie z. B. MAU beim Klumpfuß beschrieben hat. Die Beugermuskeln sind
richtig ausgebildet und die Bicepssehne verlief nicht hinter dem Epicondylus
lateralis, sondern vor ihm zu ihrem Ansatzpunkt an die Tibia. Die Patella war
beidseits vorhanden, desgleichen die Menisci. Etwas auffälliger waren die Veränderungen der Ligamenta cruciata. Sie sind entsprechend der größeren Entfernung ihrer Ansatzpunkte an Femur und Tibia stark in die Länge gezogen.
Rechts findet sich das Ligamentum cruciatum anterius als feiner, fadenförmiger
Strang, das hintere Band ist fest und derb. Auf der linken Seite fehlt das vordere

Kreuzband vollständig, während das hintere als derber und breiter Strang sichtbar ist. Die Seitenbänder sind beidseits kräftig ausgebildet und verlaufen beinahe
horizontal von hinten nach vorne. Der wichtigste Befund findet sich an den
knöchernen Teilen. Die Gelenkfläche des Femur ist von vorn oben nach hinten
unten abgeschrägt. Der hintere Teil der Femurkondylen ist nicht verändert und
der Knorpelüberzug erscheint unversehrt. Beidseits finden sich vorne am oberen

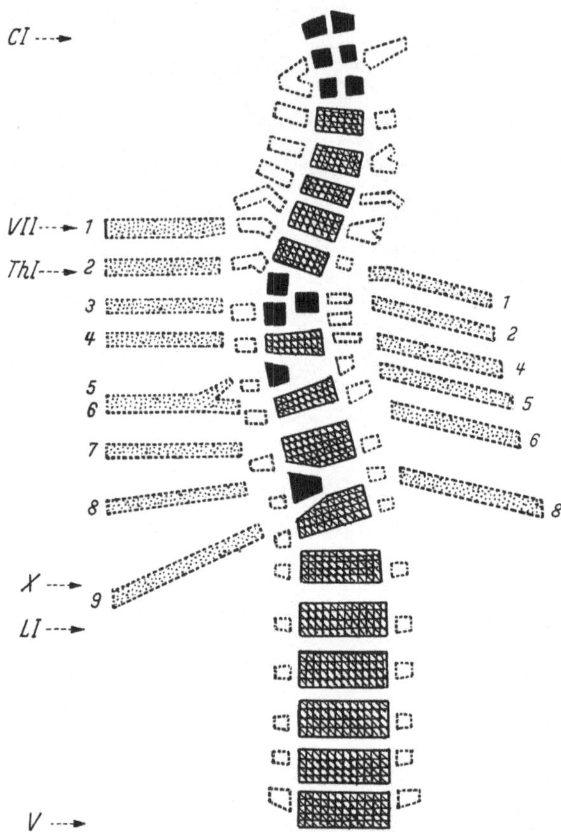

Abb. 182d. Schematische Darstellung der Wirbelsäule. Schwarz:
Halbwirbel. Schraffiert: vollständige Wirbelkörper. Punktierte
Fläche: Rippen. Punktierte Umrisse: Querfortsätze.
(Pathologisches Institut Basel, Sekt.-Nr. 168/42.)
(Fall WERTHEMANN-SCHINDLER.)

Ende der Kondylen 2 deutliche
Eindellungen von 5:5 mm,
welche den hinteren Teil der
hier anliegenden Tibiagelenkfläche entsprechen. Auch die
Tibia zeigt beidseits Veränderungen. Ihre Kondylen sind
etwas nach hinten abgebogen,
so daß die sagittale Achse der
Gelenkfläche schräg zur Längsachse der Tibia zu stehen
kommt. Die Gelenkfläche
selbst hat nicht die gewöhnliche, leicht konkave, sondern
eine etwas konvexe Form und
fällt nach hinten zu stärker
ab. Lediglich mit diesem hinteren Teil steht sie in Kontakt
mit dem Femur.

Demnach ist die Genu re-
curvatum-Stellung der beiden
Kniegelenke durch eine Luxation bedingt. Die Tibia ist
nach vorn und oben abge-
rutscht und bildet mit ihrer
Achse zur Femurachse einen
nach vorn offenen stumpfen
Winkel, rechts von 115°, links
von 135°. Die beiden Gelenkflächen stehen miteinander nur
so weit in Berührung, als der
hintere abfallende Teil der
Tibiagelenkfläche dem vorderen obersten Teil der Gelenk-

fläche des Femur anliegt. Der größte Teil der gewöhnlich funktionierenden
Gelenkflächen korrespondiert also nicht miteinander.

Bedeutsam in unserem Fall ist nun der Befund an der Wirbelsäule, welche
zunächst im Röntgenbild eine Skoliose erkennen läßt. Die genauere Analyse
ergibt, daß an der Halswirbelsäule die 3 obersten Wirbel sog. Spaltwirbel sind
(vgl. Abb. 182d). Die Querfortsätze zeigen Unregelmäßigkeiten der Form, fehlen
sogar teilweise völlig. Im Gebiet der Brustwirbelsäule lassen sich lediglich
10 Wirbel nachweisen. Davon sind der 2., 3., 5. und 8. auf der rechten Seite
nur als Halswirbel ausgebildet, während auf der linken Seite gegenüber den beiden
Halswirbeln 2 und 3 nur ein einzelner Halswirbel zu finden ist. Diese Wirbel
sind teils würfel-, teils keilförmig. Die Querfortsätze sind in entsprechender
Zahl vorhanden, auch dort, wo die halbe Wirbelkörperanlage vermißt wird,

findet sich jeweilen ein Querfortsatz. Rechts finden sich 10, links nur 6 Rippen. Die Lendenwirbelsäule besteht aus 5 richtig ausgebildeten Wirbelkörpern. Auf Grund dieser anatomischen Feststellungen glaubten wir annehmen zu dürfen, daß die angeborene Kniegelenksverrenkung ein genetisch bedingtes Leiden, bei welchem Störungen der Wirbelsäulenentwicklung und eine Dysplasie der Kniegelenkskonstituenten das kombinierte Erscheinungsbild darstelle. In unserem Falle scheint jedoch die Kniegelenksluxation nicht, wie dies für andere Fälle nachgewiesen worden ist, auf einer Verkürzung und primären Kontraktur der Kniegelenksstrecker zu beruhen.

Ferner ist *familiäres Vorkommen* nach BAUER und BODE mehrfach im Schrifttum verzeichnet. Über 3 Geschwister, bei denen gleichzeitig Kombination mit Hüftverrenkung und allgemeiner Gelenkschlaffheit vorkam, berichtet MAGNUS. PERTHES beobachtete ebenfalls 3 Geschwister, bei denen Kombination mit Hüftverrenkung und Hypotonie der Muskulatur und abnorme Schlaffheit der Gelenke vorlag. MURPHY sah über 6 Generationen 11 Mitglieder einer Familie, bei denen $1/_3$ mit Fingerkontrakturen behaftet war und 3 Mitglieder Hängeschulter, Sprachdefekt und Klumpfüße hatten.

BUNNE demonstrierte 1928 ein $6/_{12}$ Jahr altes Kind mit beiderseitiger völliger Knieluxation, kombiniert mit symmetrischer rechtwinkliger Fingerflexionskontraktur am 1. Interphalangealgelenk des 2., 4. und 5. Fingers, ferner Subluxation beider Hüftgelenke.

Das erste Kind dieser Familie hatte Wolfsrachen und gleichartige Kontraktur an beiden Mittelfingern.

Über das Vorkommen der Knieluxation bei *Zwillingen* berichtet BEUTZEN (zit. nach ASCHNER und ENGELMANN), der eine Partner hatte eine rechtsseitige angeborene Knieluxation, beim 2. Partner war sie doppelseitig.

SMILGA sah bei $5/_{12}$ Jahr alten männlichen Zwillingen doppelseitige Klumpfüße sowie beim einen Kind doppelseitiges, beim anderen lediglich linksseitiges Genu recurvatum.

Über eine anatomische Präparation berichtet KÖHLER.

ASCHNER und ENGELMANN sprechen — wie wir im Abschnitt über angeborene Klumphand weiter ausführen werden —, die Vermutung aus, es gäbe genetisch 2 verschiedene, im Endeffekt freilich sich gleichende Formen von Kniegelenksluxation bzw. Genu recurvatum, nämlich 1. eine eigentliche angeborene Luxation oder Subluxation und 2. eine seltener vorkommende, aber mit anderen Kontrakturen, z. B. Klumphand vergesellschaftete, bei denen die Anomalie auf einer primären Kontraktur der Streckmuskeln und -sehnen des Kniegelenkes. beruhe. Diese Ansicht wird besonders von BAZERT vertreten, der darauf hinweist, daß klinisch einige Fälle durch äußere Beeinflussungen reponierbar, während andere irreduktibel seien. Die ersteren werden orthopädische, die letzteren chirurgische Formen der Mißbildung genannt.

CH. MARTIN DU PAN berichtet 1937 über 2 eigene klinische Beobachtungen von Genu recurvatum. Bei einem 8 Monate alten Kind fand sich doppelseitiges Genu recurvatum, Pes equinovarus und rechtsseitige Hüftluxation. Bei einem 2. Kind zeigen beide Beine Hyperextension der Kniegelenke, Unmöglichkeit, die Schenkel zu strecken und die Knie zu beugen. Radiologisch bestand *keine* Kniegelenks- und *keine* Hüftluxation. Pathogenetisch werden von den französischen Autoren (s. bei BAZERT) 3 Möglichkeiten diskutiert: 1. Eine *ossäre Genese*, nach welcher das Genu recurvatum auf einer Anlagestörung der knorpeligen und knöchernen Kniegelenkskonstituenten beruhe analog der „konstitutionellen" Hüftluxation (s. das frühere Kapitel). 2. Eine *neuromuskuläre Genese*, grundlegend wäre hier eine vielleicht sogar zentralbedingte Schädigung des Nervensystems mit nachfolgender Kontraktur der Kniegelenksstrecker oder eventuell Lähmung der Beuger. Ähnliches wird ja auch für den angeborenen Klumpfuß angenommen. 3. *Eine kapsuläre und ligamentäre Genese*, wonach eine abnorme Schlaffheit der Bandapparate die Voraussetzung des Genu recurvatum sei. OMBRÉDANNE (zit. nach BAZERT) vermutet, daß die regionale Aplasie der Muskulatur des Quadriceps mit einer Schädigung des Rückenmarks, eventuell einer Spina bifida occulta oder einer Encephalopathie in Verbindung stehe, eine Vermutung, die durch unsere eigene weiter oben mitgeteilte Beobachtung eine gewisse Stütze erfährt.

Abschließend sei nochmals auf die Dissertation von BAZERT verwiesen, der 2 eigene Fälle ausführlich beschreibt und auch die orthopädischen und chirurgischen Behandlungsmethoden und ihre Resultate diskutiert.

Literatur.

Genu recurvatum.

ABELS: Exzessive Genua recurvata mit fehlenden Patellen bei mongoloidem Säugling. Wien. klin. Wschr. **16**, 539 (1927). — ANDERS, E.: 2 Fälle anormaler Extremitätenbildung. Jb. Kinderheilk. **16**, 435 (1881).

BAUER, K. H., u. W. BODE: In Handbuch der Erbbiologie des Menschen, Bd. 3, S. 216. Berlin: Springer 1940. — BAZERT, L.: Le „genu recurvatum" congénital. Thèse de Paris. 1924. — BEUTZEN, F.: Luxatio congenita genus hos et Tvillingspar. Hosp.tid. (dän.) **1909**, 1513. Ref. Z. orthop. Chir. **26**, 527 (1910). — BUNNE: Angeborene Knieluxation. Zbl. Chir. **1928**, 2527.

DREHMANN, G.: Die kongenitale Luxation des Kniegelenkes. Z. orthop. Chir. **7**, 459 (1900).

ECKHARDT, H., u. B. OSTERTAG: Körperliche Erbkrankheiten, S. 59. Leipzig: Johann Ambrosius Barth 1940.

HENRARD, E.: Zur Ätiologie und Prognose des Genu recurvatum congenitum beim Neugeborenen. Mschr. Geburtsh. **80**, 317 (1928).

KÖHLER, A.: Mitteilung eines Falles angeborener Luxationen der unteren Extremitäten. Z. orthop. Chir. **58**, 401 (1933).

LANGE, M.: Erbbiologie der angeborenen Körperfehler. Stuttgart: Ferdinand Enke 1935.

MAGNUS, F.: Über totale kongenitale Luxation der Kniegelenke bei 3 Geschwistern Dtsch. Z. Chir. **78**, 555 (1905). — MOUCHET, A.: Zit. bei BAZERT. — MURPHY, D. P.: Familial finger contracture and associated familial knee-joint subluxation. J. Amer. med. Assoc. **86**, 359 (1926). — MUTEL: Rev. d'Orthop. **1911**, 303. Zit. nach BAZERT.

OMBRÉDANNE, L.: Précis de clinique infantile. Zit. nach BAZERT.

DU PAN, MARTIN: Le genu recurvatum congénital. Rev. méd. Suisse rom. **57**, 604 (1937). — PERTHES: Zur Pathologie und Therapie der angeborenen Luxation des Kniegelenkes. Z. orthop. Chir. **14**, 629 (1905).

RECHMANN, L.: Beitrag zur Therapie der kongenitalen Luxation des Kniegelenkes. Arch. f. Orthop. **13**, 227 (1914).

SMILGA, G.: Über Klumpfußbildung bei einem zweieiigen Zwillingspaar. Münch. med. Wschr. **1926**, 2125.

TRIDON: Rev. d'Orthop. **1905**, 497. Zit. nach BAZERT.

WERTHEMANN, A., u. O. SCHINDLER: Zur Frage der Genese der angeborenen Kniegelenksverrenkung. Schweiz. med. Wschr. **1943**, 77. — WINTER: Zit. bei BAUER u. BODE.

γ) Die angeborene Patellarluxation.

Im Jahre 1936 haben BAUER und GÖTTIG in einer bemerkenswerten Studie über den Nachweis einer Systemerkrankung bei örtlichen körperlichen Mißbildungen das Wesen der Patellarluxation beschrieben. In den meisten Fällen handelt es sich nicht um eine dauernde Verrenkungsstellung der Kniescheibe, vielmehr tritt eine Verrenkung der Kniescheibe nach außen nur bei bestimmten Anlässen auf; diese schnappt dann auch durch eine zusätzliche Bewegung meist von selbst wieder ein, es entwickelt sich das Bild einer habituellen Luxation. Nur ganz selten besteht das Bild der dauernden Verrenkung. Dieses ist durch

Hervortreten der beiden Femurkondylen gekennzeichnet, während die Patella nach außen verschoben ist (Abb. 183).

Es gibt *örtliche Störungen* im Kniegelenk, die zur Patellarluxation führen. Besonders häufig ist das Zusammentreffen mit X-Beinen (BAUER und GÖTTIG).

Ferner wird gelegentlich eine Hypoplasie des äußeren Femurcondylus bei gleichzeitiger Subluxationsstellung der Patella nach außen und angeborener abnormer Kleinheit derselben gefunden.

Endlich kann die Patella an sich abnorm klein und ihre Form verändert sein, so daß auch hier ein Mißverhältnis zwischen der Patella und ihrer Gleitbahn resultiert.

Schlaffe Bänder des Kniegelenkes, Mißverhältnis zwischen Fossa intercondyloidea und Patella, abnorme Rotationsstellung des Schienbeins und des Femur, kongenitaler Mangel des Quadriceps, Genu recurvatum, Arthritis deformans, sind weitere angeschuldigte Momente. Alle diese regelmäßig vorkommenden Störungen beweisen aber nichts für die Ätiologie. Diese örtlichen Veränderungen decken das Wesen der Erkrankung nicht auf, dieses wird erst deutlicher, wenn die Kombinationen der Patellarluxation mit Mißbildungen im Bereiche anderer Gelenke betrachtet wird. BAUER und

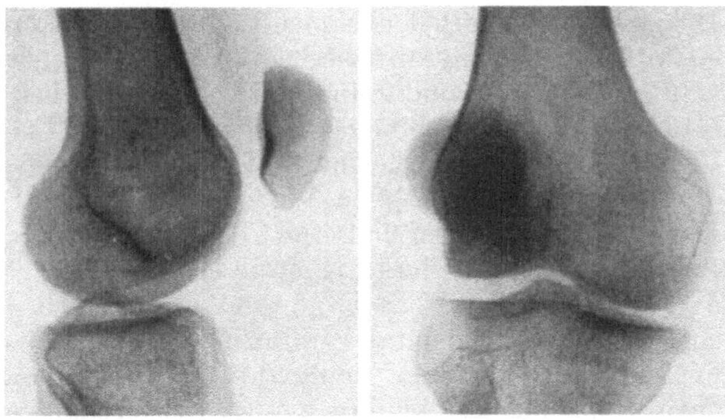

Abb. 183. Röntgenbild des Kniegelenkes bei einem Fall von sog. kongenitaler Patellarluxation (Fall L. F., ♀, 1928). Lateraler Femurcondylus ausgesprochen hypoplastisch. Patella in Subluxationsstellung nach außen. [Aus BAUER und GÖTTIG: Z. Konstit.lehre 19, 8 (1936).]

GÖTTIG zeigten, daß neben der Patellarluxation häufig Klump- und Plattfuß, Hüftluxation, schlaffer Bandapparat, Luxation des Radiusköpfchens, Gelenkkontrakturen, Subluxation der Clavicula, Schulterluxation und Cubitus valgus vorkommen.

C. BLUMENSAAT führt über Diagnose und Klinik der kongenitalen Luxationen folgendes aus: In der überwiegenden Mehrzahl findet sich eine Verschiebung nach außen und nur ausnahmsweise nach innen (DÜNKELOH). Der klinische Befund ist meist gering, Gelenkfunktion und Gang sind fast immer gut. Gewöhnlich ist sie bei der Geburt noch nicht zu bemerken, sie tritt erst beim Stehen- und Gehenlernen des Kindes in Erscheinung oder im Anschluß an leichtere, sogar belanglose Traumen. Doppelseitiges Vorkommen der angeborenen Luxation findet sich in etwa 40% der Fälle. In Zweifelsfällen werden nur solche als traumatisch bezeichnet, bei denen ein erhebliches Trauma stattgefunden hat.

Über die Entstehung der kongenitalen Patellarluxation äußert sich BLUMENSAAT folgendermaßen: Eine Reihe von Untersuchern nimmt eine primäre Bildungsanomalie an, indem der anerkanntermaßen selbständige Knochen an falscher Stelle gebildet worden oder zu klein geblieben ist. Andere Untersucher halten einen gänzlichen oder teilweisen Defekt des äußeren Femurknorrens für die primäre Ursache der Patellarluxation. Wieder andere suchen den Grund in einer neuromuskulären, möglicherweise sogar zentral bedingten Störung. Auch unvollkommene Torsion des Femur (HÜBSCHER) sind als Ursache der Luxation angeschuldigt worden. Wir verweisen auf die Arbeit von BOEHM, nach welchem die unvollständige Torsion des Femur als ein Stehenbleiben auf einer niedrigen

Entwicklungsstufe erkannt worden ist. Rein mechanische, intrauterin einwirkende Faktoren dürften heutzutage allgemein als Ursache für die kongenitale Kniescheibenverrenkung abgelehnt werden. Sehr ausgiebig ist auch die Frage diskutiert worden, ob der primäre Schaden nicht in einem fehlerhaften Zug der Quadricepssehne, etwa in einer Kontraktur dieses Muskels zu suchen sei. Ganz Ähnliches wurde bereits bei Besprechung der Genese des Genu recurvatum erwähnt.

Blumensaat nimmt als sicher an, daß es für die angeborene Kniescheibenluxation *mehrere* Entstehungsmöglichkeiten geben müsse. Für die meisten Fälle glaubt er einen fehlerhaften Zug des Quadriceps annehmen zu müssen und wird in dieser Vermutung durch den Erfolg der angewendeten Therapie bestärkt.

Für die familiär gehäuft vorkommenden Fälle dürfte die Annahme einer primären Keimschädigung der Patellaranlage zu Recht bestehen, zum mindesten eine Dysplasie der Kniegelenkskonstituenten. Die Ermittlung der Ursachen ist aber allein schon aus therapeutischen Gründen für jeden Einzelfall von Wichtigkeit.

Rezidivierende und Dauerluxationen entstehen sowohl aus angeborenen wie traumatischen Verrenkungen durch ein neues Trauma oder durch anatomische Ursachen, die im Kniegelenk selbst oder in seinem Streckapparat gelegen sind.

Bogen berichtete schon 1906 über familiäres Vorkommen der angeborenen Luxation der Patella und die Veröffentlichung von 18 Stammbäumen durch Bauer und Göttig bestätigen die erbgenetische Natur dieses Leidens und es darf angenommen werden, obwohl gelegentlich Latentbleiben der Anlage in einzelnen Generationen der untersuchten Sippen beobachtet wurde, daß es sich um eine ausgesprochen dominant vererbbare Anomalie handelt. Stock (zit. nach Blumensaat) konnte 2 Geschwisterpaare ausfindig machen, bei denen gleichzeitig noch andere Mißbildungen vorkamen.

Daß es sich bei der Patellarluxation um den Ausdruck eines Systemleidens handelt, haben ebenfalls Bauer und Göttig gezeigt; in einem größeren Teil besonders der erblich bedingten Fälle bestand ein wesentlich vergrößertes Bewegungsausmaß sämtlicher Gelenke des Organismus in Form abnormer Überstreckbarkeit der Knie- und Ellbogengelenke, abnormer Überbeweglichkeit der Schulter-, Hand- und Fingergelenke und Neigung zu willkürlichen Subluxationen und Luxationen.

Bauer und Bode halten daher die Patellarluxation für den Ausdruck einer Systemerkrankung, bei welcher die Lokalisation am Kniegelenk wegen der Schmerzhaftigkeit am sinnfälligsten wurde (Status articularis hypermobilis).

Nach Eckhardt und Ostertag stellt die Patellarluxation weniger eine Verrenkung, als vielmehr eine Dislokation der Quadricepssehne dar. Die Anomalie kommt meist doppelseitig, gelegentlich auch einseitig vor, dabei ist noch nicht sichergestellt, ob auch die Extensität erblich festgelegt ist.

Die Geschlechtsverteilung ist annähernd gleich, scheint allerdings bei der Frau etwas häufiger manifest zu werden (physiologische X-Beine).

Ausführliche Literaturzusammenstellung bei Bauer und Göttig sowie bei Blumensaat. Eine neuere (1938) Zusammenstellung mit weiteren Literaturhinweisen findet sich in der Dissertation von O. H. Zilles.

Anhang: Isolierter, angeborener Patellardefekt.

Der isolierte Defekt der Patella bei intakten Röhrenknochen und ohne Knieluxation tritt nach Aschner und Engelmann häufig hereditär auf. Der Vererbungsmodus ist meist dominant. Gewöhnlich findet sich auch meist doppelseitiger und totaler Defekt, d. h. Parallelismus zwischen Quantität, Extensität und Intensität der Anomalie (s. auch Bauer und Bode).

Der Patellardefekt kann mit Fehlen des Daumennagels vergesellschaftet sein (OESTERREICHER, WOLF), sonst ist auch Kleinwuchs der Familien mit Patellardefekt beschrieben worden.

Häufig konnte dagegen das Fehlen der Patella oder deren Hypoplasie bei isolierten oder multiplen Defekten der Röhrenknochen der unteren Extremität beobachtet werden. Wir haben in den diesbezüglichen Abschnitten schon früher darauf hinweisen können.

Über eine bisher nicht beobachtete Abweichung der Zugrichtung des Quadriceps bei Fehlen der Patella berichtet HOHMANN: Der Musculus rectus zog nach der lateralen Seite des Knies und verlor sich mit seiner verbreiterten und verdünnten Sehne im lateralen Anteil der Kniegelenkskapsel, dadurch wurde die Streckwirkung auf den Unterschenkel aufgehoben. Es kam beim Patienten zu eigenartigem Spitzfußgang.

VAN DEN BROEK beschreibt einen weiteren Fall: Bei einem 20jährigen Mann fehlten die Patellae, ohne daß die Funktion der Kniegelenke dadurch merkbar beeinflußt wird. Die Fossa patellaris ist vorhanden, die Tuberositas tibiae ist stark entwickelt, an einer Seite ist ein kleiner Knochenkern in der Quadricepssehne vorhanden. Anläßlich dieses Falles diskutiert Verfasser die Theorien über das Wesen und die Bedeutung der Patella. Er will die Patella als ein echtes Sesambein aufgefaßt haben, also nicht als ein Homologon des Olecranons. Die funktionelle Bedeutung der Patella muß darin gesucht werden, daß sie die Quadricepssehne in einem bestimmten Abstand von der Drehungsachse des Kniegelenks hält. Wichtig ist die Tatsache, daß die Patella zum Teil oder ganz operativ entfernt werden kann, ohne daß die Funktion des Gelenkes wesentlich darunter leidet. Mit dieser Erfahrung steht der obige Zufallsbefund in Einklang. Auch nach KÖHLER und SCHINZ soll das Fehlen der Patella nicht selten vorkommen und oft erblich sein (s. auch Kapitel Patella bipartita).

Literatur.

Angeborene Patellarluxation.

BAUER, H. K., u. W. BODE: Erbpathologie der Stützgewebe beim Menschen. In Handbuch der Erbbiologie des Menschen, Bd. 3, S. 105. 1940. — BAUER, K. H., u. J. GÖTTIG: Der Nachweis einer Systemerkrankung bei örtlichen körperlichen Mißbildungen als Beweismittel für deren erbgenetische Bedingtheit (kongenitale Patellarluxation). Z. Konstit.lehre 19, 8 (1935). — BLUMENSAAT, C.: Die Lageabweichungen und Verrenkungen der Kniescheibe. Erg. Chir. 31, 149 (1938). — BOEHM, M.: Das überstreckbare kindliche Knie. Dtsch. med. Wschr. 1932, Nr 47, 1835. — BOGEN, H.: Über familiäre Luxation und Kleinheit der Patella. Z. orthop. Chir. 16, 359 (1906). — BROEK, A. J. P VAN DER: Fehlen der Patella (holländ.). Ref. Zbl. Radiol. 35, 493 (1942).

DÜNKELOH, W.: Beitrag zur kongenitalen Patellarluxation. Arch. klin. Chir. 104, 1183 (1914).

ECKHARDT, H., u. B. OSTERTAG: Die Verbildungen des Stütz- und Bewegungsapparates. In: Körperliche Erbkrankheiten, S. 47. Leipzig: Johann Ambrosius Barth 1940.

HOHMANN, G.: Bemerkenswerter Befund bei angeborenem doppelseitigem Fehlen der Kniescheibe. Z. orthop. Chir. 68, 460 (1938). — HÜBSCHER, C.: Über Operationen bei habitueller Luxation der Kniescheibe. Z. orthop, Chir. 24, 1 (1909).

KÖHLER, A.: Grenzen des Normalen und Anfänge des Pathologischen im Röntgenbild, 7. Aufl. Stuttgart: Georg Thieme 1939.

OESTERREICHER, W.: Gemeinsame Vererbung von Anonychie, Patellardefekt und Luxatio radii. Z. Konstit.lehre 15, 465 (1930).

SCHINZ, H. R.: In SCHINZ, BAENSCH u. FRIEDL, Lehrbuch der Röntgendiagnostik, Bd. 1. Stuttgart: Georg Thieme 1932. — STOCK, M.: Über einige Fälle von Verlagerung der Kniescheibe nach außen. Inaug.-Diss. Berlin 1928.

WOLF: 2 Fälle von angeborenen Mißbildungen. Münch. med. Wschr. 1900 I, 766.

ZILLES, O. H.: Angeborene Verrenkung der Kniescheibe und ihre Behandlungstechnik. Inaug.-Diss. Frankfurt a. M. 1938.

δ) Die angeborene Verrenkung des Speichenköpfchens:
Luxatio capituli radii congenita (vgl. Abb. 184).

Diese Mißbildung kommt doppelseitig und einseitig vor, am häufigsten ist sie nach hinten, nach vorne und nach außen viel seltener. In den beschriebenen Fällen findet sich überall eine defekte Ausbildung des Condylus lateralis humeri, die Fovea radii wird meist flach und oval statt rund beschrieben, der Hals des Radius zeigt Verlängerung und Verbiegung. Als sekundäre mechanische Folge ist sie aufzufassen beim totalen und partiellen Ulnadefekt und der radio-ulnaren Synostose, ebenso bei kartilaginären Exostosen.

Nach Aschner und Engelmann kommt die Mißbildung häufiger bei Männern vor, weil die multiplen kartilaginären Exostosen beim Mann bei weitem

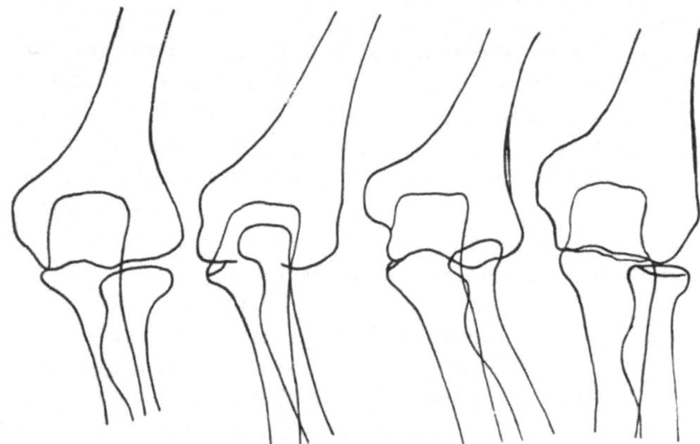

Abb. 184. 3 Skizzen von Fällen von angeborener Radiusluxation nach vorn. Cubitus valgus zwischen 27 und 15°. Zuletzt ein normales Gelenk ohne Valgusstellung. [Aus Pfeiffer: Z. Konstit.lehre **21**, 530 (1938).]

überwiegen. Diese sekundären Fälle sind daher abzutrennen von den isolierten Luxationen des Capitulum radii, welche nach Bauer und Bode beim weiblichen Geschlecht im Verhältnis 3:1 überwiegen.

Aus der Zusammenstellung heredofamiliärer Fälle greifen wir als Beispiel die Beobachtung v. Surys heraus, der 1909 bei einem 13jährigen Knaben mit kongenitaler Radiusluxation nach hinten und sonst normaler oberer Extremität auch bei dessen Mutter, Großmutter und Großtante diese Mißbildung fand, danach scheint ein dominanter Erbgang zu bestehen.

In einer zum Problem der angeborenen Luxationen prinzipiell Stellung nehmenden Arbeit von R. Pfeiffer wird am Beispiel der Verrenkung des Speichenköpfchens gezeigt, daß diese Mißbildung im Bereich des Ellbogengelenkes nur ein Teilsymptom eines großen Komplexes von Schädigungen ist, die das gesamte Gelenk- bzw. Knorpelsystem betroffen haben.

Pfeiffer bringt in 2 Tabellen eine Zusammenstellung über Kombinationen der Radiusluxation mit anderen Mißbildungen und über die teilweise Vererbbarkeit dieser Störung und zeigt damit, daß es sich um eine endogene Fehlbildung handelt. Er erwähnt besonders das regelmäßige mechanisch bedingte Vorkommen der Radiusköpfchenluxation beim Ulnadefekt und bei der radio-ulnaren Synostose (s. diese Kapitel!).

Die anatomischen Veränderungen bei angeborener Radiusköpfchenluxation am Ellbogengelenk lassen sich nach Pfeiffer wie folgt charakterisieren:

Am *radialen* Gelenkabschnitt wird eine primäre Unterentwicklung, Verlängerung und Verbiegung des Halses, Abschrägung des Köpfchens gefunden. An der *Ulna* kommen zunächst sekundäre Form- und Größenabweichungen vor, ferner eine Verbreiterung der Gelenkfläche und eine Verdickung des Ellenschaftes.

Die Veränderung der *Gelenkachse* führt zum Bild des *Cubitus valgus*, der wahrscheinlich ebenfalls auf primärer Entwicklungsstörung beruht, jedoch nicht in allen Fällen beobachtet wird.

Unter den Veränderungen am Humerus ist besonders eine fehlende oder verminderte Abknickung des distalen, die Gelenkfläche tragenden Oberarmendes nach vorn bei seitlichen Röntgenuntersuchungen zu nennen (s. Skizzen bei PFEIFFER, Abb. 184). An der Gelenkfläche des Humerus können Unebenheiten und andeutungsweise welliger Verlauf beobachtet werden.

Die *Ulnaluxation* gegen den Oberarm als angeborene Fehlbildung ist äußerst selten. In einem Falle von HEMPEL (zit. bei PFEIFFER) war sie kombiniert mit Radiusköpfchenluxation und Hüftverrenkung.

Auch auf den Hinweis PFEIFFERs auf familiär vorkommende Fälle von Osteochondritis dissecans der epiphysären Gelenkknorpel am Ellbogengelenk sei verwiesen: die angeborene Radiusluxation ist eine häufige und eindrucksvolle. aber nicht einzige Manifestierung des Merkmals „Ellbogengelenksmißbildung" (PFEIFFER).

Über das Vorkommen der Luxation des Radius bei multiplen kartilaginären Exostosen berichtet SCHOEN.

Literatur.

Angeborene Verrenkung des Speichenköpfchens.

ASCHNER, B., u. G. ENGELMANN: Konstitutionspathologie in der Orthopädie. Wien u. Berlin: Springer 1928.

BAUER, K. H., u. W. BODE: Erbpathologie der Stützgewebe beim Menschen. In Handbuch der Erbbiologie des Menschen, Bd. 3, S. 105. 1940.

HEMPEL: Zit. nach PFEIFFER. Inaug.-Diss. Freiburg i. Br. 1928.

PFEIFFER, R.: Die angeborene Verrenkung des Speichenköpfchens als Teilerscheinung anderer kongenitaler Ellenbogengelenksmißbildungen. Z. Konstit.lehre **21**, 530 (1938).

SCHOEN: Luxation des Radius bei multiplen kartilaginären Exostosen. Röntgenprax. **14**, 276 (1942). — SURY, K. v.: Beitrag zur Kenntnis der kongenitalen Radiusmißbildung mit Rücksicht auf die dadurch bedingte Erwerbseinbuße. Korresp.bl. Schweiz. Ärzte **1909**, 79.

ε) Die angeborene Verrenkung der Schulter.

Diese Mißbildung ist sehr selten und oft schwer abzugrenzen gegen geburtstraumatische Luxationen: Es wird (nach Angaben von ECKHARDT und OSTERTAG) eine Luxatio subcoracoidea und subacromialis unterschieden.

Über das Vorkommen dieser Mißbildung von 3 Fällen in einer Familie berichtet VALENTIN, wobei eine Schwester gleichzeitig noch eine angeborene Radiusluxation der gleichen Seite hatte. Er weist ganz besonders auf die Schwierigkeit hin, die kongenitale Luxation von den natalen, intra partum erworbenen bzw. postnatalen abzugrenzen. Zur habituellen Schulterluxation können Beziehungen bestehen, weil z. B. JÜNGLING Zwillinge mit dieser Anomalie, ebenso BLÜMEL und VALENTIN einen Vater und Sohn beschrieb, bei denen kein Trauma vorausgegangen war.

Die Fälle von doppelseitigem und familiärem Vorkommen schließen aber wohl Zweifel an der Existenz des Krankheitsbildes aus (GREIG, zit. nach VALENTIN, dort auch ausführliches Schrifttum).

In Analogie zur Hüftverrenkung erscheint es zweckmäßiger von kongenitaler Schultermißbildung zu sprechen, handelt es sich doch um einen primären Entwicklungsfehler der Gelenkflächen — eine Dysarthrose (s. auch ASCHNER und ENGELMANN).

Ähnlich wie bei der Hüftluxation sind hier alle Übergänge von schwersten Anomalien der Gelenkpfanne bis zu geringen Abweichungen in der Form beschrieben. Im allgemeinen ist aber nach Wolff der Befund an der Gelenkfläche gering, während häufig Wachstumsanomalien des Humeruskopfes und Schaftes in Form von verlangsamter Verknöcherung und Formveränderung der artikulierenden Flächen geschildert werden. Hingewiesen sei hier noch auf die interessante Beobachtung G. Wolffs eines $3^1/_2$ jährigen Knaben mit doppelseitiger angeborener Schulterluxation, doppelseitigem partiellem Radiusdefekt, Fehlen der Daumenanlage, starke konvexe Krümmung der Ulna nach der radialen Seite. Bei der Mutter des Kindes fehlte beiderseits, bei deren Vater einseitig der Daumen. Auch der Bruder der Mutter soll an Handverbildung gelitten haben. Ein weiteres Kind sei angeblich bei der Geburt gestorben, es soll schwere Deformitäten aufgewiesen haben.

Die röntgenologische Untersuchung der Schultern ergab, daß der Scapulaanteil des Gelenkes dem Alter entsprechend ausgebildet war, der Entwicklungszustand der Humerusköpfe dagegen entsprach demjenigen eines 1jährigen Kindes.

R. Pfeiffer weist einen 8jährigen Jungen mit einseitiger, angeborener Schulterluxation und eigenartigen Hautveränderungen an der Außenseite der Schulter vor: der Humeruskopf war nach vorn-innen verlagert, die Funktion des Gelenkes gut. Die Hautveränderung gleicht einer „intrauterinen Narbe", deren Entstehung aber ungeklärt ist.

Eine neuere Darstellung der kongenitalen Schulterluxation findet sich in der Dissertation von Drescher. Daselbst auch die Beschreibung von 2 beobachteten Fällen.

Literatur.

Angeborene Verrenkung der Schulter.

Blümel, P.: Über habituelle Luxationen. Zbl. Chir. **1932**, 9.

Drescher, B.: Über angeborene Schulterluxation. Inaug.-Diss. Frankfurt a. M. 1938.

Eckhardt, H., u. B. Ostertag: Körperliche Erbkrankheiten. Leipzig: Johann Ambrosius Barth 1940.

Greig, D. M.: On true congenital dislocation of the shoulder. Edinburgh med. J. **30**, 157 (1923).

Jüngling: Habituelle Schulterluxation nach hinten. Bruns' Beitr. **165**, 662 (1937).

Pfeiffer, R.: Beitrag zur angeborenen Schulterverrenkung. Z. orthop. Chir. **68**, 418 (1938).

Valentin, B.: Die kongenitale Schulterluxation. Z. orthop. Chir. **55**, 229 (1931).

Wolff, G.: Über einen Fall von kongenitaler Schulterluxation. Z. orthop. Chir. **51**, 199 (1929).

Anhang: Der angeborene Schulterblatthochstand (Sprengelsche Deformität).

1863 wurde das Krankheitsbild des angeborenen Schulterblatthochstandes von Eulenburg erstmals beschrieben. Sodann erfolgten 1880 und 1883 je eine Schilderung von Fällen mit anatomischen Präparationen durch Willet und Walsham und erst 1891 hat dann Sprengel seine Untersuchungen über dieses Mißbildungssyndrom veröffentlicht. Die im deutschen Sprachgebiet verwendete Bezeichnung „Sprengelsche Deformität" für den angeborenen Schulterblatthochstand ist daher jedenfalls historisch nicht begründet, ganz abgesehen davon, daß unseres Erachtens nach die Wahl von Autorennamen an Stelle der verständlichen Termini technici ein Unfug ist.

50 Fälle bildeten die Grundlage der Studie von A. Forest-Smith. Sie kamen in den Jahren 1912—1939 im New York Orthop. Dispensary and Hospital zur Untersuchung, und zwar 27 Frauen und 23 Männer, rechts wurde die Fehlbildung 23mal, links 20mal und doppelseitig 6mal beobachtet. Schwer in 27, mittelschwer in 10, leicht in 4 und ohne Angabe in 9 Fällen.

27 Fälle zeigten kombinierte Mißbildungen, am häufigsten im Bereich der cervicalen und oberen dorsalen Wirbelsäule, mit seitlichen Krümmungen und Verschmelzungen von Rippen (8mal). 6 Patienten hatten Halsrippen, 1mal Brevicollis und Torticollis. 23mal fand sich keine weitere Fehlbildung außer Schulterblatthochstand. Verbindungen zwischen der „hohen Scapula" und der Wirbelsäule fanden sich bei 14 Patienten. 36 zeigten nichts, gelegentlich ist es schwierig, diesen „*omovertebralen Knochen*" zu palpieren, wenn er von Muskeln bedeckt ist. Auch röntgenologisch kann er eventuell der Untersuchung entgehen. 11mal bestand eine rhombische Knochenstruktur und 3mal ein fibröses Band. Bei der ersten größeren Gruppe war der Knochen an der oberen Portion des Margo vertebralis der Scapula 10mal durch Knorpel und 1mal durch ein Gelenk verbunden. Die Verbindung zu einem oder mehreren unteren cervicalen Dornfortsätzen war häufiger knorpelig als knöchern.

Die Bewegung der Scapula wird dadurch gehemmt. In der Arbeit von DE FOREST-SMITH werden abschließend therapeutische Methoden besprochen und festgestellt, daß der Schulterblatthochstand eine kongenitale Fehlbildung darstellt. Das Auftreten des omovertebralen Verbindungsknochens wird phylogenetisch erklärt und in Beziehung zum Suprascapularknochen niederer Vertebraten gebracht (z. B. Frösche).

Die Mißbildung ist auch nach ASCHNER und ENGELMANN meistens einseitig. Sie führen folgende doppelseitigen Fälle an: NEUHOF, SCHMIDT, MAURER, SCHWAHN. BAUER und BODE fanden auf 8 einseitige Fälle nur einen doppelseitigen Fall.

Klinisches Bild. Die Scapula steht abnorm hoch, ihr medialer Winkel überragt häufig die Clavicula und wird von vorn sichtbar. Sie ist oft kleiner als diejenige der normalen Gegenseite und meistens deformiert: breiter und kürzer als normal. Der Hals erscheint auf der erkrankten Seite stark verkürzt, der Kopf ist nach der Seite des Schulterblatthochstandes geneigt (Schädelasymmetrien), die Wirbelsäule ist im Brustteil seitwärts verbogen. Der Arm kann nur bis zur Horizontalen erhoben werden. Der Trapezius ist verkürzt, der Musculus serratus anterior major wird atrophisch und funktionsuntüchtig gefunden.

Die älteren mechanischen Entstehungserklärungen — Fruchtwassermangel, Exostosen, intrauterine Poliomyelitis — befriedigen keineswegs und es haben ASCHNER und ENGELMANN 1928 die endogene Grundlage des angeborenen Schulterblatthochstandes zu beweisen versucht. Da in gewissem Sinne der Schulterblatthochstand einer bestimmten frühembryonalen Entwicklungsphase entspricht, wurde von einzelnen Autoren angenommen, daß der physiologischerweise während des intrauterinen Lebens stattfindende *Descensus* der Scapula ganz oder teilweise ausgeblieben sei (s. auch DE FOREST-SMITH).

Als Beweis der endogenen Grundlage der Fehlbildung können die zwar seltenen *familiären* Fälle von angeborenem Schulterblatthochstand und bestimmte mehrfach wiederkehrende *Kombinationen* mit anderen endogenen Entwicklungsstörungen angeführt werden. Es handelt sich um die von ASCHNER und ENGELMANN zusammengestellten Beobachtungen über Familiarität von SICK, NEUHOF, PERLS und GOTTESLEBEN.

SCHWARZWELLER untersuchte ferner systematisch 9 Familien und fand in 2 Familien ein mehr als einmaliges Vorkommen der SPRENGELschen Deformität, in 3 weiteren Familien konnten Teilsymptome, wie Wirbelsynostosen, Spaltbildungen der Hals- und Brustwirbelsäule, Skoliosen festgestellt werden; in allen Familien war eine deutliche Häufung von Skoliosen leichten Grades und Spaltbildungen im unteren Wirbelsäulenabschnitt vorhanden.

Unter *98 Kombinationsfällen* konnten Aschner und Engelmann nur je 1mal Klumpfuß und Hüftluxation feststellen. 18mal fanden sich dagegen seltene kongenitale Wirbelsäulenanomalien, meist der Hals- oder oberen Brustwirbelsäule. Besonders häufig war der unvollständige Schluß der Wirbelbogen röntgenologisch festzustellen (Hayashi und Matsuoka), eine Fehlbildung, die ebenfalls als Hemmungsmißbildung zu gelten hat, der der angeborene Schulterblatthochstand koordiniert ist. Außerdem wurden Wirbeldefekte und -verschmelzungen, Keilwirbel und überzählige Wirbel gefunden, ein einziges Mal auch rudimentäre Bildung des Sacrum. Zwischen den offenen oder normal geschlossenen Bogenteilen der Halswirbelsäule und dem mittleren Schulterblatthochstand finden sich spangenartige knöcherne Verbindungen. Gelegentlich wird Flughautbildung zu Thorax und Oberarm, auch Behaarungsanomalien beobachtet (Bauer und Bode, Schinz, Baensch, Friedl).

Gehäuft kommen auch Mißbildungen an den Rippen vor: Halsrippe, Verschmelzungen und Defekt von Rippen.

Das gleichzeitige gehäufte Vorkommen von kongenitalen Defekten und Hypoplasien im Bereich der Schultergürtelmuskulatur sowie die Kombination mit dem Thoraxwanddefekt (5,1% nach Aschner und Engelmann) sprechen dafür, daß es sich um eine endogene Störung bestimmter *Metameren* handelt, deren einzelne Symptome im Bereich des Skeletes und der Weichteile einander koordiniert sind (Pectoralisdefekt und Abwegigkeiten in der Lage und Gestaltung der Brusteingeweide).

Extensität und Intensität (vorwiegend einseitiges Vorkommen) sind gering, die Erbanlage scheint einem recessiven Erbgang zu folgen.

Eckhardt und Ostertag vertreten daher die Ansicht, daß die Grundstörung in der Verbildung des Achsenskeletes zu sehen sei und daher der ausbleibende Schulterdescensus nicht eine einfache Hemmungsmißbildung darstelle, sondern die Folge der Wirbelsäulenstörung sei (s. auch Bauer und Bode).

1937 hat Giordano die anatomische Aufarbeitung eines 49 cm langen Neugeborenen mit Sprengelscher Deformität mitgeteilt. Nach seinen Angaben seien erst 2mal anatomische Untersuchungen ähnlicher Vorkommnisse durchgeführt worden (Hutchinson und Scriba und Gmelin).

Eine aus dem Jahre 1941 stammende Arbeit von Rösgen und Ebert befaßt sich an Hand eines auch abgebildeten Falles mit dem Problem des Schulterblatthochstandes. Als Begleitfehlbildung wird besonders eine Spina bifida genannt. Familiarität konnte nicht erwiesen werden und die Autoren stellen die Vermutung auf, es könnte sich um einen Rückschritt zu einer früheren Entwicklungsstufe bzw. um ein Überbleibsel aus der Entwicklungsgeschichte der Vertebraten handeln. Was von solchen phylogenetischen Erklärungsversuchen zu halten ist, haben wir in der Einleitung zu diesem Handbuchbeitrag erörtert, auch de Forest-Smith diskutiert sie in seiner eingangs zitierten Arbeit.

Es sei hier erwähnt, daß das Klippel-Feilsche Syndrom, d. h. die Synostose der Halswirbel, bei der infolge der Kürze des Halses der Kopf scheinbar direkt auf den Schultern sitzt und die Bewegungen des Kopfes stark eingeschränkt sind, in der Mehrzahl der Fälle mit *Schulterblatthochstand* kombiniert ist.

H. Eckhardt und B. Ostertag beschreiben in ihrer Abhandlung über die körperlichen Erbkrankheiten den Schulterblatthochstand (Sprengelsche Deformität) und die Synostose der Halswirbel (Klippel-Feil-Syndrom) gemeinsam, weil bei beiden Affektionen gleichartige, schwere Verbildungen der Wirbelsäule angetroffen werden. Auch Bauer und Bode sehen in der Kombination der verschiedenen Störungen im Bereich der oberen Wirbelsäule und des Schultergürtels eine örtliche Segmentierungsstörung der hinteren Brustwand und führen in diesem Zusammenhang die Untersuchungen KÜHNEs an, welcher ein Erbfaktorenpaar verantwortlich macht für die gegenseitig aufeinander abgestimmte Entwicklung von Wirbeln, Rippen, Schultergürtel, Brustrückenmuskeln, Plexus brachialis und Lagebeziehung der Thoraxorgane zueinander. Ein kurzer zusammenfassender Hinweis auf das „KLIPPEL-FEIL-Syndrom" findet sich im Kapitel über die Pathologie der Wirbelsäule, das von H. JUNGHANNS 1939 verfaßt worden ist (s. dieses Handbuch IX/4, S. 280). Die Arbeit von FELLER und STERNBERG mit der Beschreibung und Abbildung mehrerer Fälle ist für die Beurteilung dieser oft auch mit Spina bifida cervicalis einhergehenden Fehlbildung beachtenswert.

In einer Studie über die Erbgenese des KLIPPEL-FEILschen Syndroms gehen HANGARTER und DIEKER von der Beobachtung bei einem 4jährigen Mädchen aus. Es fand sich röntgenologisch eine anlagemäßig bedingte Mißbildung der Hals-, Brust- und Lendenwirbelsäule mit unvollständigem Verschluß vieler Wirbelbögen und mehrfacher unvollständiger Verwachsung zweier Wirbelkörper mit Einschiebung eines vollkommenen Schaltwirbels und entsprechender Wirbelasymmetrie, dazu Klumpfuß und Spina bifida occulta der Lendenwirbelsäule. Bei der Untersuchung der Sippe, welche 19 Personen ohne die Verstorbenen umfaßte, konnten folgende Einzelbefunde erhoben werden: 5mal Skoliose oder Asymmetrie des knöchernen Schädels, 2mal Trichterbrust, 4mal hoher oder gespaltener Gaumen oder Prognathie, 7mal Spina bifida oder Spaltung der Dornfortsätze, 4mal Spondylosis deformans und Kyphosis dorsalis juvenilis (SCHEUERMANN), 12mal kleinere Abweichungen wie Asymmetrie der Querfortsätze der Wirbelsäule, am Becken, Exostosen, Entwicklungsstörungen, 1mal hohe Rechtslage der Aorta. Unter diesen zum Teil in Kombination vorkommenden Einzelformen ist für mehrere die Erblichkeit erwiesen.

Familiäre Häufung des KLIPPEL-FEILschen Syndroms beschrieben SICARD und LERMOYEZ. Mutter, 3 Söhne und 1 Tochter zeigten starke Halsverkürzung mit Halswirbelsynostose und Spina bifida cervicalis. DEMELER berichtet von 4 Kindern (1 Mädchen und 3 Knaben) aus einer blutsverwandten Ehe, bei denen 3 schwere Mißbildungen der Halswirbelsäule (Synostose, Deformierungen, Spaltbildungen, Skoliose, Halsrippe, Keilwirbel, Asymmetrie des Beckens, Verbildung der Querfortsätze, Schulterblatthochstand, rudimentäre Rippenausbildung) hatten. Beim 4. Kind fehlten nur die Querfortsätze des ersten Lendenwirbels.

Literatur.

Der angeborene Schulterblatthochstand.

ASCHNER, B., u. G. ENGELMANN: Konstitutionspathologie in der Orthopädie. Wien u. Berlin: Springer 1928.

BAUER, K. H., u. W. BODE: Erbpathologie der Stützgewebe beim Menschen. In Handbuch der Erbbiologie des Menschen. Berlin: Springer 1940.

DEMELER, W.: Über familiäre Mißbildungen der Wirbelsäule. Inaug.-Diss. Münster 1933.

ECKHARDT, H., u. B. OSTERTAG: Körperliche Erbkrankheiten. Leipzig: Johann Ambrosius Barth 1940. — EULENBURG, M.: Kasuistische Mitteilung aus dem Gebiet der Orthopädie. Arch. klin. Chir. 4, 304 (1863).

FELLER, A., u. H. STERNBERG; Zur Kenntnis der Fehlbildungen der Wirbelsäule. Virchows Arch. 285, 112 (1932).

GIORDANO, A.: Über die anatomischen Grundlagen des angeborenen Schulterblatthochstandes. Beitr. path. Anat. 101, 80 (1938). — GOTTESLEBEN, A.: Über den doppelseitigen und einseitigen Schulterblatthochstand. Arch. klin. Chir. 144, 723 (1927).

HANGARTER, W., u. W. DIEKER: Die Erbgenese des KLIPPEL-FEILschen Syndroms. Z. Konstit.lehre 21, 236 (1938). — HAYASHI, K., u. M. MATSUOKA: Über angeborenen Hochstand der Schulterblätter. Dtsch. Z. Chir. 113, 285 (1912). — HUTCHINSON, J.: Deformity of the shoulder-girdle. Trans. Path. Soc. London 1894, 22.

Junghanns, H.: Die Pathologie der Wirbelsäule. Handbuch der speziellen pathologischen Anatomie und Histologie. In Lubarsch-Henke-Rössle, Bd. IX/4, S. 280. 1939.

Klippel, M., et A. Feil: Un cas d'absence des vertèbres cervicales. Nouvelle iconogr. Salpêtrière 25, 223 (1912).

Maurer, S.: Zur Kenntnis der Sprengelschen Deformität. Wien. klin. Wschr. 1921, 473.

Neuhof, H.: Angeborener Schulterhochstand. Z. orthop. Chir. 31, 518 (1913).

Perls, W.: Beitrag zur familiären Form des angeborenen Schulterblatthochstandes. Z. orthop. Chir. 41, 428 (1921).

Rösgen u. Ebert: Beitrag zur Sprengelschen Deformität. Z. orthop. Chir. 71, 205 (1941).

Schinz-Baensch-Friedl: Lehrbuch der Röntgendiagnostik, Bd. 1. Stuttgart: Georg Thieme 1932. — Schmidt, M.: Über angeborenen, insbesondere doppelseitigen Schulterblatthochstand. Z. orthop, Chir. 35, 212 (1916). — Schwahn: Ein Fall von Wirbelsäulendeformität und doppelseitigem Schulterblatthochstand. Z. orthop. Chir. 44, 462 (1924). — Schwarzweller, F.: Der angeborene Schulterblatthochstand und seine Beziehungen zu den Mißbildungen der Wirbelsäule. Z. Konstit.lehre 20, 350 (1937). — Scriba, K., u. L. Gmelin: Über das Klippel-Feilsche Syndrom und den angeborenen Schulterblatthochstand (Sprengelsche Deformität). Frankf. Z. Path. 50, 376 (1937). — Sicard, J. A., u. J. Lermoyez: Forme fruste, évolutive, familiale, du syndrome de Klippel-Feil. Revue neur. 30, 71 (1923). — Sick, P.: Über angeborenen Schulterblatthochstand. Dtsch. Z. Chir. 67, 566 (1902). — Smith de Forest: Congenital elevation of the scapula. Arch. Surg. 42, 529 (1941). — Sprengel: Die angeborene Verschiebung des Schulterblattes nach oben. Arch. klin. Chir. 42, 545 (1891).

Willet, A., and W. J. Walsham: A second case of malformation of the left shoulder girdle, with remarks on the probable nature of the deformity. Brit. med. J. 1, 513 (1883)

Anhang: Dysostosis cleidocranialis.

Es handelt sich um eine Systemerkrankung mit Verknöcherungsstörung der Belegknochen besonders von Schlüsselbein und Schädel, die 1898 von P. Marie und Sainton eingehend beschrieben wurde, nachdem sie 1871 von Scheuthauer erkannt und nach Valentin schon 1765 von Martin beobachtet worden ist.

Schlüsselbeine können fast ganz fehlen und an Stelle der Fontanellen finden sich noch beim Erwachsenen Lücken. Auch die Symphyse bleibt offen. Ferner finden sich häufig Zahnanomalien und Verknöcherungsstörungen an der Hüftpfanne, insbesondere Ausbleiben der Verknöcherung der 4 Knorpel der Hüftpfanne und Symphysendefekt (Antonini, Delherm, Thoyer-Rozat, Crouzon, Bouttier, Blencke (zit. nach Aschner und Engelmann).

Die Mißbildung ist im allgemeinen selten, zeigt aber gewisse Häufung in bestimmten Gegenden, z. B. Hannover (Valentin).

Die Krankheit ist bedeutungsvoll wegen ihrer ausgesprochenen Vererbbarkeit. Es existieren bereits einige Dutzend Familienstammbäume, wobei der Erbgang meistens dominant ist. Ein Fall Gegenbaurs (zit. bei Lange) zeigt die große Durchschlagskraft, wobei eine Frau von 2 gesunden Männern nur kranke Kinder hatte. Meist läßt sich die Vererbung durch 3—4 Generationen verfolgen und nur selten wird eine Generation übersprungen.

In ihrem Werke über die Erbbiologie des peripheren Bewegungsapparates gehen Aschner und Engelmann auf Einzelheiten des Erbganges der Dysostosis cleidocranialis ein. Ihre Überlegungen beruhen auf der Tatsache, daß es familiäre Fälle gibt, in denen lediglich die Clavicula in ihrem Wachstum gestört ist, solche, wo die Veränderung auf den Schädel beschränkt ist und solche, bei denen Kombination von Schädel- und Schlüsselbeinentwicklung in wechselndem Ausmaße vorkommen.

Trotzdem bei Latentbleiben der Anlage bisweilen eine Generation übersprungen wird (Carpenter-Langmead) ist mit der Dominanz zu rechnen. Gegen die Auffassung sprechen Zahlen von Stocks und Barrington, welche unter den Nachkommen aus Ehen eines dysostotischen mit einem normalen Elter 48,8% Betroffene, unter den Nachkommen zweier normaler Eltern 35,5% fanden. Diese

Zahlen sind ohne Anwendung der WEINBERGschen Probandenmethode gewonnen und deshalb etwas zu hoch. Bei genauer Analyse, wie sie ASCHNER und ENGEL-MANN vornahmen, zeigt sich, daß Beispiele von Freibleiben einer Generation

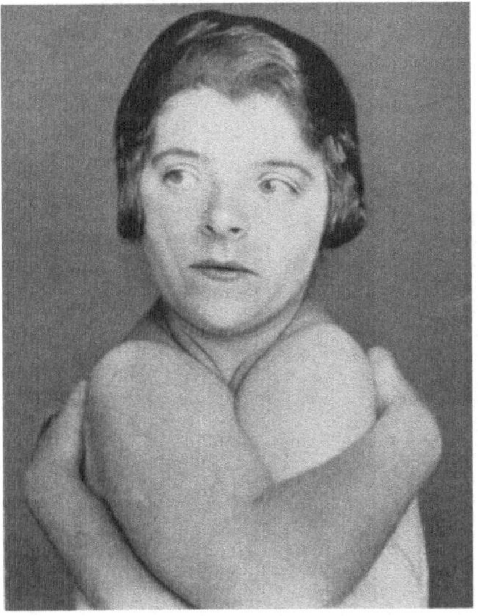

a

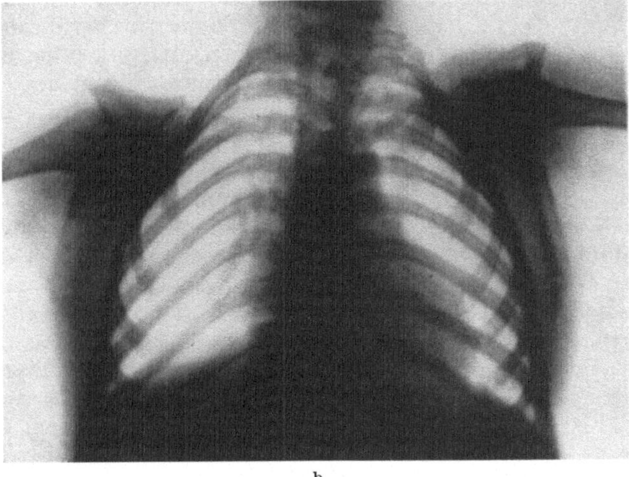

b

Abb. 185a u. b. Dysostosis cleidocranialis (neben Anodontie und Kleinwuchs).
(Beobachtung von Prof. RÖSSLE, Berlin.

selten, die kontinuierliche Vererbung durch 3—4 Generationen häufig ist, so daß für die Mehrzahl der Fälle an der *Dominanz* des pathologischen Gens festgehalten werden muß (s. auch Sippe von O. H. KAHLER weiter hinten).

Besonders erwähnenswert ist ein Fall von CARPENTER-LANGMEAD, wo neben typischen Fällen eine Reihe von Individuen beobachtet wurde, welche nur den Schlüsselbeindefekt zeigten und in der letzten Generation einen fraglichen Fall, der nur die Schädelanomalie aufwies. Dies scheint zu zeigen, daß auch eine besondere Lokaldisposition (z. B. Schlüsselbein oder Schädel) vererbbar und daher endogen bedingt ist.

SCHINZ nahm in seinem Lehrbuch 2 genetische Gruppen von Dysostosis an: Bei Fällen mit isoliertem Schlüsselbeindefekt ist die Erblichkeit häufig *nicht* nachzuweisen, bei solchen, welche das Vollbild der Dysostosis cleidocranialis zeigen, ist dagegen das familiäre Auftreten meist nachzuweisen. Daß auch die erste Gruppe genetisch bedingt ist, konnte LIEBENAM bei einem eineiigen Zwillingspaar mit konkordanter Schlüsselbeinaplasie *ohne* Schädelveränderungen nachweisen.

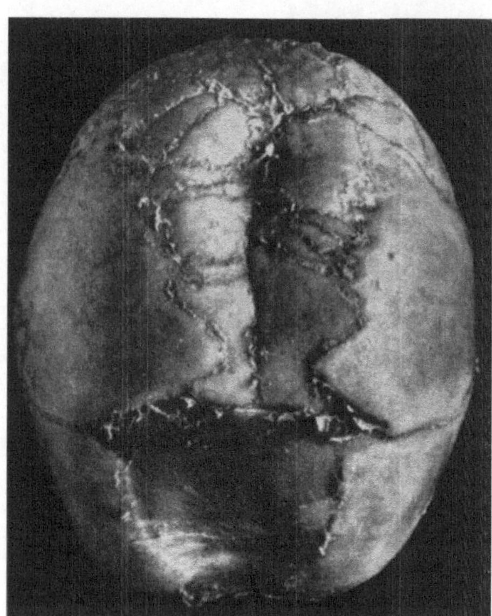

Abb. 186. Gesamtansicht des Schädeldaches bei Dysostosis cleidocranialis.
(Beobachtung von R.Rössle Berlin, publ. P.Ladewig.)

Das Krankheitsbild ist im allgemeinen folgendes (Abb. 185): Das Schlüsselbein fehlt doppelseitig ganz oder teilweise, in leichten Fällen findet sich eine sternale und akromiale Knochenspange oder lediglich eine atypische Krümmung. Häufig ist nur das Mittelstück nicht verknöchert und sternaler und akromialer Teil sind durch eine bindegewebige Brücke miteinander verbunden. Die parasternale Knochenanlage besitzt eine gewisse Konstanz, während die paraakromiale Knochenanlage durch größere Unbeständigkeit auffällt. Bei der vorhandenen abnormen Beweglichkeit können solche Individuen Schultern und Oberarme vor dem Thorax in Berührung bringen.

Nach ANTONINI ist nun die Verknöcherungsstörung an den Schlüsselbeinen nicht als definitiv zu betrachten, sondern der Defekt ist bis zu einem gewissen Grade vom Alter abhängig. So konnte bei einem Patienten festgestellt werden, daß er mit 2 Jahren eine vollkommene Aplasie zeigte, während er mit 14 Jahren wenigstens die Entwicklung der sternalen Partie aufwies; ferner fand er bei einem 51jährigen Patienten beidseits die sternale und links die akromiale Partie und bei einem 77jährigen Patienten beidseits sternale und akromiale Partie entwickelt. Die knorpelig präformierten Knochen erleiden eine Entwicklungsverzögerung, die Deckknochen dagegen eine Entwicklungshemmung. Daher sind die Träger einer Dysostosis cleidocranialis fast immer kleinwüchsig.

Am Schädel ist zunächst das Mißverhältnis zwischen kleinem Gesichts- und großem Hirnschädel auffallend (s. auch bei KAHLER), Fontanellen können noch beim Erwachsenen offen sein, die Nähte klaffen und über die Mitte der Stirn führt eine breite Furche zur verbreiterten und eingesunkenen Nasenwurzel (ASCHNER und ENGELMANN, Abb. 186).

Das Gesicht weist keine Asymmetrie auf. Jedoch ist der Schädel auffallend breit, die Tubera frontalia und parietalia sind stark ausgeprägt. Über der Ohrmuschel findet sich ein horizontal verlaufender Knochenvorsprung, der von den sog. WORMschen Nahtknochen verursacht wird.

Zwischen den durch die erhaltenen klaffenden Nähte bestehenden Hauptknochen kommt es durch Bildung von akzessorischen Ossifikationszentren zur Entstehung von zahlreichen Schaltknochen.

Die Kiefer sind besonders von der Wachstumshemmung betroffen. Gaumen meist steil, der Unterkiefer zeigt häufig Progenie, die aber wegen der Retrognathie nur scheinbar ist. Der Eindruck eines Greisenprofils wird dadurch erweckt, daß die Antagonisten des bleibenden Gebisses im Frontzahngebiet fehlen und ein tiefer Schlußbiß auf den stark abgekauten Milchmolaren besteht (ANTONINI). An den Schlüsselbeinen finden sich akzessorische Ossifikationszentren, die häufig isoliert bleiben; Zahnanomalien kommen nach HESSE häufig vor. Sie bestehen in verspätetem Auftreten und langer Persistenz des Milchgebisses, Retention des bleibenden Gebisses, verspätetem Zahndurchbruch, Lage-, Größe-, Formanomalien, mangelhafter Abschluß des Wurzelwachstums, follikuläre Cysten, Caries. Mit den Veränderungen des Zahnsystems beschäftigte sich ANTONINI.

Begleitende Weichteilanomalien sind Defekt oder Hypoplasie von Muskeln, die an der Clavicula inserieren (Subclavius, Sternocleidomastoideus, Deltoideus, Pectoralis major). Bisweilen nehmen solche Defektbildungen auch selbständigen Charakter an.

Besonders interessant sind Kombinationen mit anderen Hemmungsmißbildungen: Minderwuchs mit relativer Kürze der Oberarme und Oberschenkel, X-Beine und Beckenanomalien, Trichterbrust, Halsrippen, Plattfuß, Luxationen usw. Zweifellos sind bestimmte von diesen Kombinationen als bloße Zufälle anzusehen.

Manchmal handelt es sich wohl auch um eine Koppelung zwischen der Anlage zur Dysostosis cleidocranialis und Trichterbrust-Genuvalgum usw. In den letzten Jahren wurden durch systematische Röntgenuntersuchungen die Veränderungen am *Becken* häufiger festgestellt und sie kann deshalb als ein weiteres Symptom der Dysostosis cleidocranialis aufgefaßt werden. Infolge eines Symphysendefektes sind Sitz- und Schambein nicht miteinander verbunden. Die Verknöcherungsstörung ist als eine Verzögerung der normalen Ossifikation aufzufassen. Das Röntgenbild des Spaltbeckens entspricht etwa demjenigen eines wenige Jahre alten Kindes (ANTONINI). In der von KAHLER untersuchten Sippe zeigten 4 Individuen Spaltbecken und Coxa vara. Ferner wurden gelegentlich *Wirbelsäulenverkrümmungen* bei Dysostotikern beschrieben. KAHLER fand in seiner Sippe bei Mutter und Tochter hochgradige Kyphoskoliose. Dabei wird auch an eine Rachitisdisposition gedacht.

3mal war in der Sippe von KAHLER auch eine Spina bifida occulta nachweisbar und beim Kinde eines Dysostotikers fand sich auch eine Spina bifida aperta, eine wohl nicht rein zufällige Kombination.

Aus der Betrachtung der Dysostosis cleidocranialis geht hervor, daß der normale Genotypus einen zusammenhängenden Genkomplex enthält, welcher für die regelrechte Verknöcherung der bindegewebig angelegten Knochen sorgt. Störungen in diesem Genkomplex können zu mangelhafter Verknöcherung der betreffenden Skeletabschnitte führen und das Bild der Dysostosis cleidocranialis hereditär machen. Die einzelnen Knorpel müssen eine gesonderte Vertretung haben mit allerdings eng gekoppeltem Komplex.

Eine eingehende Besprechung des Krankheitsbildes lieferte in neuerer Zeit auch LADEWIG aus dem RÖSSLEschen Institut (vgl. Abb. 186). Von der Krankheit befallene Personen zeigen folgende Eigentümlichkeiten: sie sind klein, mehr oder weniger brachy- bzw. platycephal. Stirn- und Scheitelhöcker treten stark hervor. Fontanellen und Nähte können das ganze Leben offen bleiben. Es finden sich Schaltknochen, oft ein hoher, spitzbogenartig gewölbter Gaumen mit Prognathie und Progenie. Auch in der Bildung der Schulterblätter finden sich Eigentümlichkeiten.

Klinische Symptome fehlen oft, bisweilen rasche Ermüdbarkeit des Schultergürtels, neuralgische Schmerzen. Im Falle Ladewigs handelt es sich um eine 60jährige Frau, in deren Familie die Mißbildung nicht beobachtet wurde. Die Messungen des *Schädels* ergeben leichte Brachycephalie (Index 80,3) und Orthocephalie (70,9 Längen-Höhenindex).

Wegen Einzelheiten der Schädelveränderungen sei auf die Originalarbeit verwiesen. Als besonders auffällig sei der unausgeprägte Unterkiefer erwähnt, ferner das Fehlen der Stirnhöhlen und die Unterentwicklung der übrigen pneumatischen Räume, endlich mehrfache Zahnverhaltungen.

Die Schlüsselbeine bestanden in ungewöhnlich kurzen — 5 cm langen — symmetrischen, an sich wohlgeformten Knochen, die Schulterblätter zeigten Form- und Größenabweichungen, Dünnheit der ausgedehnten Fossa infraspinata. Am Thorax fällt besonders die Kyphoskoliose der Wirbelsäule auf.

Besonders interessant ist ein Fall von Bucksath, wo die Dysostosis cleidocranialis ohne Schädelveränderung blieb, weil gleichzeitig eine EncephaloMeningocele bestand, die als Ventil wirkte.

Nach Ladewig lassen sich die Skeletveränderungen nach folgendem Prinzip erklären: Verminderte Wachstumsenergie und ihre Folgen: vermehrter Einfluß formativer Reize und seine Folgen.

Die Erscheinungsformen sind sehr mannigfach, jedoch im wesentlichen lediglich das Ergebnis quantitativer Abstufungen des nämlichen Geschehens.

Fast immer doppelseitige Schlüsselbeinveränderung; Angaben über einseitiges Fehlen finden sich bei Villaret und Francoz, Voisin, de Lepinay und Infroit, Fitzwilliams und Carpenter (zit. bei Ladewig).

Schwerste Stufe der Schlüsselbeinerkrankung ist das vollkommene doppelseitige Fehlen (Marie und Sainton, Bucksath, Villaret-Francoz).

Rudimente von wechselnder Größe in Gelenknähe: parasternale Knorpelanlage ziemlich konstant, parakromiale dagegen unbeständig.

Parasternale Anlagen sind häufig, dagegen parakromiale alleinige Anlage gehört zu den größten Seltenheiten (Fitzwilliams zitiert 2 Fälle).

Fälle mit mehr oder weniger bindegewebsreichem Mittelstück.

Die Wachstumsenergien der knorpelig vorgebildeten Knochen reichen aus, um schwere Mißbildungen zu vermeiden, aber sie reichen nur zur Bildung ungewöhnlich kleiner Individuen. Bei Kahler variierte die Körpergröße der Dysostotiker zwischen 137 und 143 cm, wobei die Hemmung des Längenwachstums das postfetale Leben betreffe, während die Neugeborenen normale Körpergröße haben sollen.

Über die Häufigkeit vorkommender Skeletanomalien bei Dysostosis cleidocranialis unterrichtet eine Tabelle von Raubitschek:

Thoraxdeformität	21mal
Rückgratverkrümmungen	17mal
Mißbildungen des Beckens	8mal
Genu valgum	7mal
Schienbeinverbiegung	4mal
Plattfuß	3mal

In einem Fall von Kahler fand sich an den Händen eines Falles eine *Kamptodaktylie*, die aber von der von übrigen Mißbildungen freien Mutter vererbt wurde.

Bezüglich der Ätiologie ist an der erblichen — gen-gebundenen — Veränderung nicht zu zweifeln, dabei beruht die Krankheit auf einer mangelnden Expansionsfähigkeit der knochenbildenden Zentren, besonders im Bereich der Deckknochen. Nach B. Valentin, der über 10 typische Fälle berichtet, finden sich auch bestimmte Veränderungen der Ossifikation des Scham- und Sitzbeins im Sinne einer Verzögerung. Zähne stark zurückgeblieben, Finger waren in ihrem Skeletaufbau charakteristisch verbildet.

Es ist an dieser Stelle nicht der Ort, im einzelnen auf die Schädelveränderungen einzugehen. Es sollen aber zur Vervollständigung der Schilderung noch einige neuere Einzelfälle kurz angeführt werden.

Fall LADEWIG (anatomisch untersucht): 65jährige Frau, an Corpuscarcinom gestorben, Eltern und Großeltern frei von Mißbildungen. Über Alkoholabusus, Lues und Tuberkulose ist nichts bekannt. Mutter möglicherweise an multipler Sklerose gestorben. Soll von Geburt an klein gewesen sein und schon als Säugling eine „Hühnerbrust" gehabt haben. Mit 14—15 Jahren bereits starke Kyphoskoliose. Späte und unvollkommene Dentition. Merkwürdige Kopfform mit sattelförmig eingezogener Stirnmitte, war ungewöhnlich klein. Schädelbeschreibung (s. Arbeit). *Schlüsselbein* ungewöhnlich kurz (5 cm), aber absolut wohlgeformte symmetrische Knochen. Gelenkflächen sollen in regelrechter Weise mit den entsprechenden, am Manubrium sterni und den beiden Akromien in Verbindung gestanden haben. Ansatz der Muskulatur *ohne* Mißbildung, schwächlich.

Arm- und Handskelet ohne Fehlbildungen. Schulterblätter zeigen deutliche Form- und Größenabweichungen. Am Angulus inferior ist ein sog. nach medial vorspringender Processus angularis. Knochen im Bereich der Fossa infraspinata hauchdünn. Akromion und Processus coracoideus o. B.

Brustwirbelsäule zeigt fast rechtwinklige Kyphose mit Skoliose nach links, deren Scheitel im Gebiet des 6.—8. Brustwirbels liegt.

SCHIRMER: 37jährige Frau, 142 cm. Großer Hirnschädel, kleiner Gesichtsschädel, herabhängende Schultern, starke X-Beine, beidseits ein 4 cm langes, schräg nach oben stehendes, sternales Clavicularrudiment, Sternocleidomastoideus vorhanden, zog das sternale Rudiment nach oben. Clavicularteile des Pectoralis major und des Trapezius fehlten. Röntgenologisch: mittleres Drittel der Clavicula fehlt. Hirnschädel deutlich blasig von innen her aufgetrieben. Stirnhöhlen fehlen. Fontanelle geschlossen. Schlechte Zähne.

Erklärung als Atavismus: Clavicula fehlt bei Krokodilen, Chamäleonten, Carnivoren und Huftieren.

COHN: Patient an Bronchialcarcinom und Apoplexie gestorben. Röntgenologisch: Schädeldefekt von großer-kleiner Fontanelle bis hinten im Stirnbein. Auf der linken Seite Verkürzung der Clavicula, Claviculateile waren bindegewebig miteinander verbunden, der sternale Teil wich in Form und Größe nicht von der Norm ab, während akromialer Teil spitz zulief und mit dem Schulterblatt durch Bänder in Verbindung stand.

CURDY und BAER beschrieben Familie, wo in 3 Generationen 9 Fälle vorgekommen sind. Es fehlte meist das akromiale Ende. Vererbung durch Vater und Mutter.

F. BEHR beschreibt die Krankengeschichte eines 12jährigen Mädchens, dessen Eltern und Bruder nicht krank waren. Die Schlüsselbeine fehlten vollständig. Von der großen zur kleinen Fontanelle verlief eine 3 Finger breite Rinne, Fontanellen nicht mehr offen, aber nur mit dünner Platte geschlossen. Das 12jährige Kind zeigte sehr ausgesprochene Dentitionsanomalien; das Milchgebiß war persistent. Bei Röntgenuntersuchung fanden sich die Keime der bleibenden Zähne unregelmäßig gelagert, sonst war das Kind nicht auffallend klein und zeigte weder Becken- noch Beinverbiegungen, war dagegen mit einer *Spina bifida* occulta posterior an der dorso-cervicalen Übergangsstelle und den sacralen Wirbelbögen behaftet. Verfasser hält dies für ein zufälliges Zusammentreffen, möglicherweise bei Koppelung der Anlagen.

Nettesheim beschreibt den Fall einer 29jährigen graviden Frau, die aus einer Sippe stammt, in welcher die Dysostosis cleidocranialis gehäuft auftritt. Mutter und Großmutter mütterlicherseits sowie eine 18jährige Schwester und ein 22jähriger Bruder haben die gleiche Mißbildung. Die Frau zeigte typische Schädelveränderungen. Schlüsselbeine sind in der Mitte nach unten abgeknickt. Rechts ist der sternale, 6,5 cm lange Teil mit kleinem akromialem Teil durch Strang verbunden. Links ist das Schlüsselbein stärker nach unten geknickt, zeigt zwischen sternalem und akromialem Teil Beweglichkeit.

Die Frau bringt ein 52 cm großes und 2920 g schweres Kind zur Welt, welches wiederum dieselbe Mißbildung zeigt. Verfasser weist darauf hin, daß wegen der Schädeldefekte sehr leicht Geburtsschädigungen des Gehirns möglich sind.

Über die *Vererbbarkeit* des Leidens berichten im Zusammenhang Aschner und Engelmann, Bauer und Bode und auch Antonini. Die Vererbung erfolgt durch Frauen. Antonini erwähnt, daß von 172 Fällen des Schrifttums 71 männliche und 79 weibliche Individuen befallen waren. Weitere kasuistische Mitteilungen der neueren Zeit stammen von Bartou, Heep.

O. H. Kahler veröffentlicht eine Sippe von 72 Personen, darunter 39 lebende. 15 davon litten an Dysostosis cleidocranialis, von denen wiederum 9 untersucht werden konnten, während bei 6 aus Photographien und Krankengeschichten die Diagnose wahrscheinlich gemacht werden konnte. Erbmäßig konnte in dieser Sippe ein regelmäßig dominanter Erbgang nachgewiesen werden. Aus 8 Ehen zwischen einer dysostotischen und einer gesunden Person sind 26 Kinder hervorgegangen, von denen 14 dysostotisch und 12 frei von der Mißbildung sind. Demgegenüber stammten 25 dysostotisch freie Nachkommen aus 11 Ehen von gesunden Personen. Auffallend war die hohe Zahl der Todesfälle der Dysostotiker unmittelbar nach der Geburt.

Von den 9 untersuchten Dysostotikern bieten sämtliche Zeichen von Schwachsinn, 3mal sogar eigentliche Imbezillität. Doch war angeborener Schwachsinn auch in hohem Maße bei dysostosefreien Sippenangehörigen zu finden, eine Feststellung, die auch von anderen Untersuchern gemacht worden ist. Nach Antonini sollen demgegenüber unter amerikanischen Militärpatienten zufälligerweise Dysostotiker gefunden worden sein, die als vollwertige Soldaten verwendet werden konnten und welche gute körperliche Leistungsfähigkeit und gute Intelligenz hatten.

Abschließend sei nun noch über die Veränderungen des *Zahnsystems* berichtet, auf welche Antonini in seiner Arbeit besonders eingegangen ist.

1. Die Persistenz der Milchzähne gilt als das augenfälligste Symptom dieser Art, dabei ist an sich das Milchgebiß störungsfrei und es sind weder Überzahl noch Unterzahl noch Stellungsanomalien beschrieben worden.

2. Die ersten Molaren und die unteren Schneidezähne des bleibenden Gebisses zeigen die größte Neigung zum Durchbruch. Die oberen mittleren Schneidezähne bleiben sehr oft retiniert. Am Ausbleiben des Durchbruches können sich alle Zähne beteiligen, die einen Milchzahn als Vorgänger hatten. Verspäteter Durchbruch kann beobachtet werden, er wird von einzelnen Autoren auf Prothesendruck zurückgeführt, der aber nach Ansicht von Antonini lediglich unterstützenden oder beschleunigenden, aber nicht kausalen Einfluß hätte.

3. Eine *Überzahl* der bleibenden Zähne ist in der Prämolaren- und Frontzahngegend vorhanden. Solche Anlagen sind fast immer symmetrisch. Ihre Zahlen schwanken von 2—14.

4. Die überzähligen und bleibenden Zähne zeigen *Deformitäten in der Form der Krone und Wurzel.* Die Kronen sind manchmal platt gedrückt und die

Wurzeln stark gekrümmt, so daß erhebliche Extraktionsschwierigkeiten entstehen. Weitere Oberflächenanomalien sind sog. Schmelzgrübchen, resorptive Defekte an Kronen und Wurzeln.

5. Anomalien der Kiefer sind namentlich durch das Zurückbleiben des Wachstums des Oberkiefers gegeben, nur ausnahmsweise ist mangelhafter Schluß der Unterkiefersymphyse beschrieben worden (RUSHTON, zit. bei ANTONINI).

Das häufige Auftreten follikulärer Cysten steht in direktem Zusammenhang mit der Zahnretention.

In einem der Fälle von ANTONINI war die Zahnmißbildung besonders eindrucksvoll: mit der Resistenz aller Milchzähne fanden sich 11 überzählige Zähne mit der seltenen Erscheinung der Anlageverdoppelung sämtlicher Eckzähne.

Die Störungen an den Zähnen zeigen, daß bei der Dysostosis cleidocranialis nicht nur das Mesoderm, sondern auch das äußere Keimblatt in Mitleidenschaft gezogen werden kann. Über Zahnanomalien berichtet auch HAUENSTEIN.

Abschließend sei noch eine neueste Arbeit von ZELLWEGER, THEILER und LARCHER besprochen, welche bei einem isolierten Fall eines 18 Monate alten Knaben von Dysostosis cleidocranialis folgende Befunde erhoben haben: Am Schädel Zurückbleiben des Wachstums mit riesiger median gelegener Knochenlücke und Einlagerung zahlreicher Schaltknochen. Zahnanomalien ließen sich noch nicht feststellen. Von der rechten Clavicula ist nur ein dünner, 2,5 cm langer sternaler Rest vorhanden. Auf der linken Seite ist derselbe etwas größer. Am Becken zeigte sich differenzierte Ossifikation der Darmbeinschaufel, fehlende Ossifikation des Os pubis und des Ramus superior. Es bestand ausgesprochene Coxa valga. Ferner werden bisher weniger beachtete Ossifikationsstörungen am übrigen Skelet beschrieben, namentlich ein Wachstumsrückstand der Diaphysen und eine Unreife in der Verknöcherung. Sie werden in folgende 3 Punkte zusammengefaßt: 1. Störung der ersten beim Fetus in Erscheinung tretenden Ossifikation der Bindegewebsknochen. 2. Störung der perichondralen Ossifikation (dünne Corticalis, spindelförmige, zum Teil dünne Knochen, bikonvexe Form der Wirbelkörper). 3. Störung der enchondralen Ossifikation, mit Bevorzugung der Becken-, Hand- und Fußwurzelknochen. Es besteht demnach eine generalisierte, alle Ossifikationskategorien betreffende Störung.

Literatur.

Dysostosis cleidocranialis.

ANTONINI, G.: Über Dysostosis cleido-cranialis. Untersuchung von 6 hereditären und 1 sporadischem Fall mit besonderer Berücksichtigung des Zahnsystems. Arch. Klaus-Stiftg **22**, 1 (1947). — ASCHNER, B., u. G. ENGELMANN: Konstitutionspathologie in der Orthopaedie. Wien u. Berlin: Springer 1928.

BARTOU, J.: Dysostosis cleido-cranialis beim Neugeborenen. Čas. lék. česk. **1939**. Ref. Z.org. Chir. **99**, 455 (1940). — BEHR, F.: Über einen Fall von Dysostosis cleido-cranialis. Arch. f. Orthop. **31**, 246 (1932). — BLENCKE, H.: Über die angeborenen Schlüsselbeindefekte. Arch. Orthop. u. Unfallchir. **20**, 534 (1922). — BUCKSATH, A.: Cystische Exencephalomeningocele bregmatica und Dysostosis cleidocranialis. Virchows Arch. **247**, 397 (1923).

CARPENTER, G.: Lancet 1, 13 (1899). Zit. nach LADEWIG. — COHN, M.: Ein Fall von Dysostosis cleido-cranialis. Fortschr. Röntgenstr. **43**, 363 (1931). — CROUZON, O., et BOUTTIER: Sur une forme particulière de la dysostose cleidocranniene. Bull. Soc. méd. Hôp. Paris **37**, 972 (1921). Zit. nach ASCHNER u. ENGELMANN.

DELHERM et THOYER-ROZAT: Etude radiologique d'une forme particulière de dysostose cleido-cranienne. Bull. Soc. Radiol. méd. France **9**, 139 (1921). Zit. nach ASCHNER u. ENGELMANN.

FITZWILLIAMS, D. C. L.: Lancet **1910**, 1466. Zit. nach LADEWIG.

GEGENBAUR: Zit. bei M. LANGE.

HAUENSTEIN, K.: Beitrag zur Dysostosis cleido-cranialis. Dtsch. zahnärztl. Wschr. **1941**, 621. — HEEP, R.: Über Dysostosis cleido-cranialis. Z. orthop. Chir. **65**, 53 (1936). —

HESSE: Dysostosis cleido-cranialis bei 22jährigen Zwillingen. Dtsch. Mschr. Zahnheilk. 41, 86 (1923).

KAHLER, O. H.: Beitrag zur Erbpathologie der Dysostosis cleido-cranialis. Z. Konstit.-lehre 23, 216 (1939).

LADEWIG, P.: Anatomische Untersuchungen eines Falles von Dysostosis cleido-cranialis. Virchows Arch. 291, 540 (1933). — LANGE, M.: Erbbiologie der angeborenen Körperfehler. Stuttgart: Ferdinand Enke 1935. — LANGMEAD: Proc. Soc. Med., Lond. 1916. Zit. nach ASCHNER u. ENGELMANN. — LIEBENAM, L.: Zwillingspathologische Untersuchungen aus dem Gebiet der Anomalien der Körperform. Partieller Riesenwuchs, angeborener Pectoralisdefekt, Dysostosis cleidocranialis, Dysostosis craniofacialis. Z. Konstit.lehre 22, 373 (1939).

MARIE, P., et SAINTON: Bull. Soc. méd. Hôp. Paris 1897. Zit. nach ASCHNER u. ENGELMANN. — MARTIN: Journ. méd. et chir. par Roux. Paris 1765. Zit. nach VALENTIN. — McCURDY and R. W. BAER: J. Amer. med. Assoc. 81 (1923). Zit. nach LADEWIG.

NETTESHEIM, W.: Über Dysostosis cleido-cranialis. Mschr. Geburtsh. 72, 159 (1926).

RAUBITSCHEK, H.: Zur Kenntnis der Dysostosis cleido-cranialis. Beitr. path. Anat. 61, 131 (1916). — RÖSSLE, R.: Atlas der Wachstumshemmungen des Menschen. Berlin 1947. — RUSHTON: Zit. bei ANTONINI.

SCHEUTHAUER: Allg. Wien. med. Ztg 16, 293 (1871). Zit. nach ASCHNER u. ENGELMANN. — SCHINZ, H.: Lehrbuch der Röntgendiagnostik, Bd. 1. Stuttgart: Georg Thieme 1932. — SCHIRMER, H.: Zur Frage der Dysostosis cleido-cranialis. Röntgenprax. 5, 203 (1933). — STOCKS, P., and A. BARRINGTON: Dysostosis cleido-cranialis. Eugenics Laboratory Memoirs XXII, III. London: Cambridge University Press 1925.

VALENTIN, B.: Beiträge zur Ätiologie der kongenitalen Mißbildungen. 21. Verh. der Dtsch. Orthop. Ges. 1926. — VILLARET, M., et L. FRANCOZ: Nouvelle iconogr. Salpêtrière 18, 302 (1905). Zit. nach LADEWIG. — VOISIN, R., DE LEPINAY et M. INFROIT: Nouvelle iconogr. Salpêtrière 20, 227 (1907). Zit. nach LADEWIG.

ZELLWEGER, H., K. THEILER u. F. LARCHER: Über die Dysostosis cleido-cranialis. Helvet paedr. Acta 5, 264 (1950).

ζ) Die angeborene Gelenkschlaffheit.

Joint hypotonia (FINKELSTEIN), *Laxité articulaire congénitale multiple* (ROCHER).

Eine kurze zusammenfassende Darstellung findet sich von VALENTIN in SCHWALBE-GRUBERS Morphologie der Mißbildungen, Kapitel VII, S. 497. Von der abnormen Gelenkschlaffheit können alle Gelenke des Körpers befallen sein, am häufigsten sind aber diejenigen der Hände und Füße betroffen. Besonders charakteristisch ist z. B. die Berührung der Streckseite des Daumens mit der Streckseite des Vorderarmes.

VALENTIN weist darauf hin, daß diese Schlaffheit der Gelenkkapseln und -bänder meist mit abnormer Dehnbarkeit der Haut verbunden ist, ferner bemerkt STEINER, daß außerdem auch die Muskulatur besonders schlaff sein kann. Es wird die Vermutung ausgesprochen, diese Veränderungen an Haut, Gelenken und Muskelapparat in den Formenkreis des EHLERS-DANLOSschen Syndroms zu rechnen, bei welchem zu diesen Abnormitäten noch eine erhöhte Verletzlichkeit der Haut hinzukommt mit Bildung von Hämatomen, sekundären Geschwüren und Übergang derselben in atrophische Narben. Auf Beziehungen zur Hämophilie weist MIGET (zit. nach VALENTIN) hin. Alles in allem scheint eine primäre Störung der mesodermalen Entwicklung zugrunde zu liegen.

In Familien von FINKELSTEIN und von KEY wird isoliertes Vorkommen der angeborenen Gelenkschlaffheit beschrieben, bei KEY auch geschlechtsgebundene Vererbung.

Wir haben schon im Abschnitt über die *Patellarluxation* auf die Ansicht von K. H. BAUER und GÖTTIG sowie BAUER und BODE hingewiesen, daß es offenbar ein Systemleiden gebe, bei welchem ein wesentlich vergrößertes Bewegungsausmaß sämtlicher Gelenke des Organismus in Form abnormer Überstreckbarkeit der Knie- und Ellbogengelenke, abnormer Überbeweglichkeit der Schulter-, Hand- und Fingergelenke mit Neigung zu willkürlichen Subluxationen und Luxationen vorkomme. Zur Illustration mögen nebenstehende Beobachtungen von BAUER und BODE dienen (Abb. 187a und b).

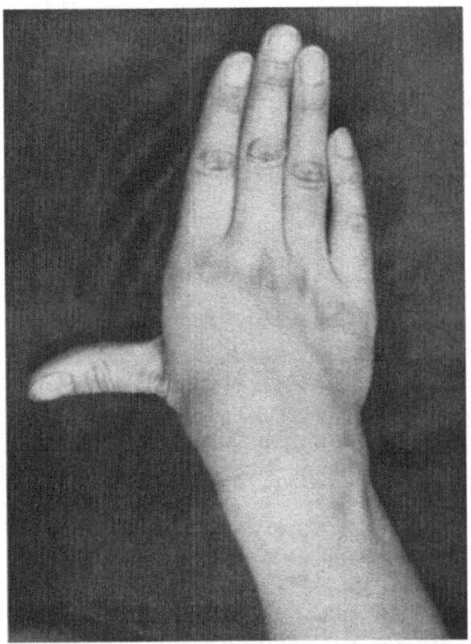

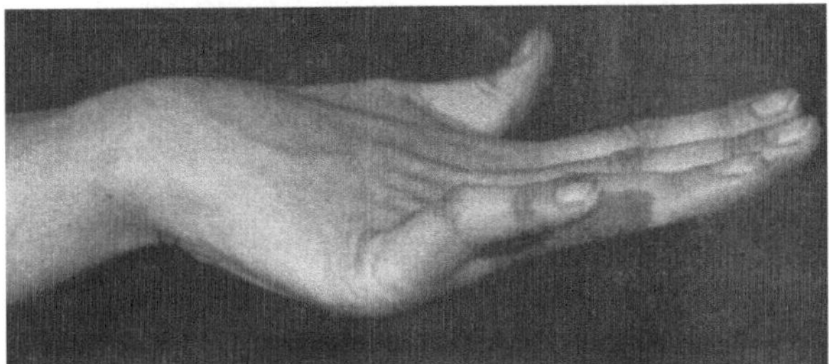

Abb. 187a. Willkürliche Überstreckbarkeit der Finger und Subluxierbarkeit des Daumens bei einem Fall von sog. Patellarluxation. (Nach BAUER und BODE.)

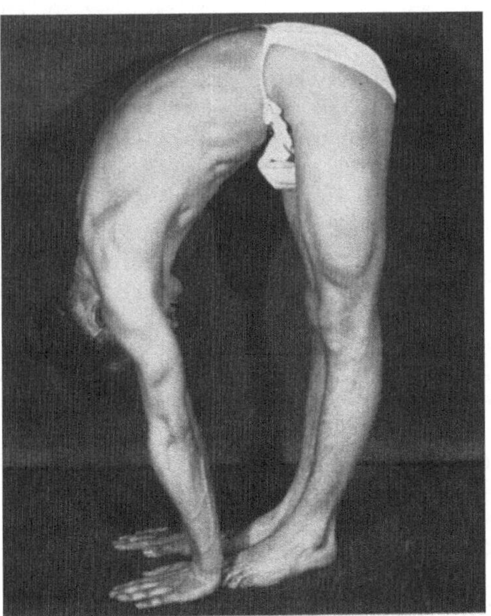

Abb. 187b. Übermäßige Beweglichkeit aller Gelenke bei sog. Patellarluxation. (Nach BAUER und BODE.)

Sturkie beschreibt 2 Stammbäume, bei welchen abnorme Beweglichkeit besonders der Hand- und Fingergelenke vorgekommen war. In der einen Sippe waren sämtliche Nachkommen betroffen. Hanhart und Ebstein (zit. nach Bauer, Fischer, Lenz) verfügen über Beobachtungen von Überstreckbarkeit der Finger, die mit Nachgiebigkeit auch anderer Gelenke einhergeht und dominanten Erbgang zeigen kann.

Literatur.

Angeborene Gelenkschlaffheit.

Bauer, E., E. Fischer u. F. Lenz: Menschliche Erblehre, S. 397. München: J. F. Lehmann 1936. — Bauer, K. H., u. W. Bode: Erbpathologie der Stützgewebe beim Menschen. In Handbuch der Erbbiologie des Menschen. Berlin: Springer 1940. — Bauer, K. H., u. J. Göttig: Der Nachweis einer Systemerkrankung bei örtlichen körperlichen Mißbildungen als Beweismittel für deren erbgenetische Bedingtheit. Z. Konstit.lehre 19, 8 (1935). Finkelstein, H.: Joint Hypotonia. N. Y. med. J. 1916. Zit. nach Valentin. Hanhart, E., u. E. Ebstein: Zit. bei Bauer, Fischer, Lenz. Key, J. A.: Hypermobility of joints as a sex linked hereditary characteristic. J. Amer. med. Assoc. 88, 1710 (1927). Zit. nach Valentin. Miget, A.: Le Syndrome d'Ehlers-Danlos. Thèse Paris. 1933. Zit. nach Valentin. Rocher, H. L.: Une nouvelle dysmorphose articulaire congénitale multiples. Livre jubilaire du Prof. Henri Hartmann. Paris 1922. Zit. nach Valentin. Steiner: Angeborene Fehlbildungen der Hand. In Handbuch der Kinderheilkunde von v. Pfaundler u. Schlossmann, Bd. 10. 1935. — Sturkie, P. D.: Hypermobilie joints in all descendents for two generations. J. Hered. 32, 232 (1941). Valentin, B.: Angeborene multiple Gelenkschlaffheit. In Schwalbe-Gruber, Morphologie der Mißbildungen, Teil 3, Kap. VII, S. 497. Jena: Gustav Fischer 1937.

η) Madelungsche Deformität.

(Maladie de Madelung-Dupuytren, radiovolare Bajonetthand Stehr.)

1879 wurde von Madelung eine „Spontanluxation" beschrieben, die gewöhnlich im 13. Lebensjahr auftritt. Sie besteht in einer bajonettförmigen Knickung des Handgelenkes.

Bauer und Bode halten sie für ein charakteristisches Sonderbeispiel einer erbgenetisch bedingten Störung einer epiphysären Knorpelfugenverknöcherung (Manus valga, Radius curvus, Carpus curvus). Klinisch äußert sich die Veränderung in einer volaren Subluxation der Hand mit gleichzeitiger, seltener radialer oder meist ulnarer Abduktion.

Die Hauptstörung betrifft die untere Radiusepiphyse, deren ulnarer Abschnitt frühzeitig verknöchert. Dadurch entsteht eine Verkrümmung des unteren Speichenendes nach volar, der die Hand folgt und eine Luxation vortäuscht.

Exogene Schädigungen, wie chronische Traumen bei bestimmten Berufsarten, Rachitis, Infektionen, auch innersekretorische Störungen während der Pubertät können als auslösende Momente eine Rolle spielen, wenn die individuelle konstitutionell bedingte Disposition vorhanden ist. Eine solche wird nahegelegt durch die Beobachtung familiären Vorkommens der Madelungschen Deformität und der Kombination mit anderen genetisch sichergestellten Mißbildungen.

Aschner und Engelmann haben schon 1928 eine Zusammenstellung von 11 Beobachtungen gemacht, bei denen familiäres Vorkommen der Madelungschen Deformität nachgewiesen worden ist. Bauer und Bode ergänzen die Zusammenstellung durch weitere Beobachtungen bis 1940 (s. dort Literatur, besonders die Arbeit von Brandes).

Das weibliche Geschlecht ist öfters befallen als das männliche. Homuth gibt eine Aufstellung von 47 Frauen und 9 Männern. Schinz berichtet 1924 über einen familiären Fall, der nur weibliche Familienmitglieder betraf.

Besonders wichtig erscheinen uns die syngenetischen Anomalien an anderen Epiphysenlinien: MELCHIOR beschreibt gleichzeitiges Vorkommen der MADE-LUNGschen Deformität mit Brachydaktylie, W. MÜLLER mit Mikromelie. Kombination mit Exostosen und Hüftluxation ist beschrieben (bei BAUER und BODE). Daß gelegentlich auch der Gesamthabitus beeinträchtigt ist, weist BAUER und BODE aus dem Schrifttum nach. Schwächliche blutarme Individuen sind nicht selten Träger der MADELUNGschen Deformität.

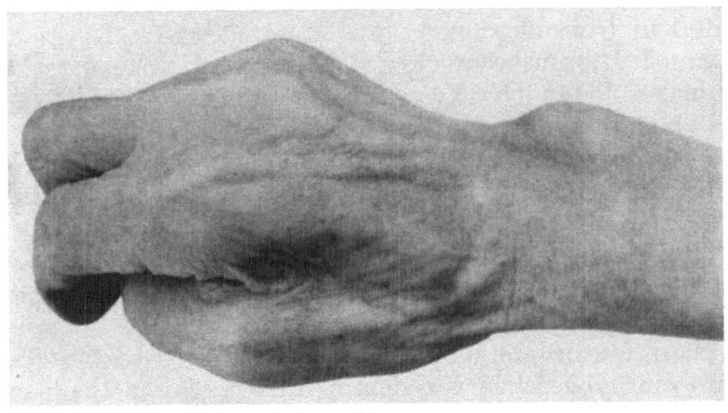
a

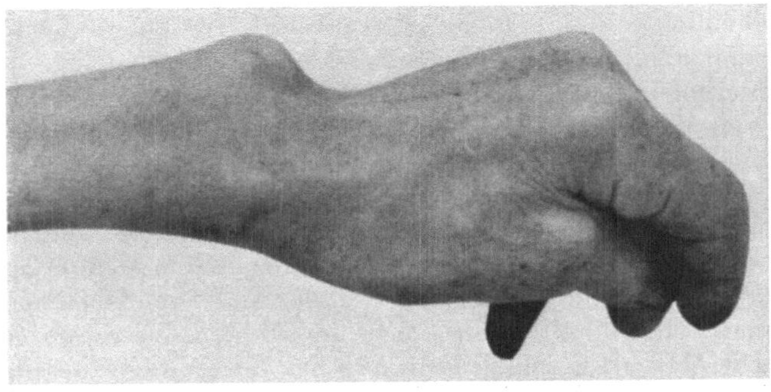
b

Abb. 188 a u. b. MADELUNGsche Deformität beider Hände.
(Pathologisches Institut Basel, Sekt.-Nr. 114/45, 80jähriger Mann.)

Eine eigene Beobachtung ohne nachweisbare Vererbung schließen wir hier an. Es handelte sich um einen 80jährigen Mann, der an einem Rectumcarcinom gestorben war. Sehr deutlich ist die volare Abbiegung im Handgelenk mit dem starken Vorspringen des distalen Ulnaendes zu erkennen (Abb. 188a und b). Eine gute Abbildung findet sich bei NÖLLER.

TH. MARTI hat 1940 eine gute Darstellung des Krankheitsbildes gegeben. Zunächst weist er nach, daß schon 1839 DUPUYTREN eine fortschreitende Deformation des Handgelenkes beschrieben hat, die er auf eine wiederholte, heftige, berufsmäßig bedingte Überstreckung zurückführte und welche einer echten Luxation sehr ähnlich sah; demgegenüber beschrieb MALGAIGNE eine sehr ähnliche, aber spontan entstandene Luxation. MADELUNG konnte sodann bei einer 23jährigen Frau das deformierte Handgelenk pathologisch-anatomisch untersuchen. Während er klinisch eine Subluxation der distalen Radiuspartie gegenüber der Carpalknochen vermutete, zeigte die Präparation, daß das Radio-Carpalgelenk sozusagen normal war, daß aber die palmare Verschiebung der Hand

18*

durch eine volare Verbiegung des distalen Radiusendes bedingt war. Delbet, der von „Carpus curvus" spricht, kommt durch weitere anatomische Untersuchungen zu ähnlichen Befunden wie Madelung, er negiert nur jegliches Vorhandensein einer Subluxation im Radio-Carpalgelenk. Durch röntgenologische Untersuchungen wurde dann festgestellt, daß häufig auch Deformationen und Verbiegungen der Diaphyse des Radius vorkommen (z. B. Springer). Eine weitere anatomische Präparation liegt bei Franke vor.

Ganz ausnahmsweise gibt es auch eine *Dorsal*verschiebung des Radius, wodurch die Hand in Dorsalflexionsstellung gerät (Kirmisson) analog dem Genu varum et valgum! Die ausgesprochenen Fälle von Madelungscher Deformität bestehen in einer vollständigen Luxation der Handwurzel im Ulnar-Triquetrumgelenk und in einer Luxation des Radius im Radio-Ulnargelenk. Diese Radio-Ulnarluxation ist durch die palmar-konkave Verbiegung des distalen oder mittleren Teiles des Radius bedingt. Die proximale Reihe der Handwurzelknochen folgt dieser volaren Biegung, während die distale Reihe eine kompensatorische Dorsalkrümmung erkennen läßt. Fast immer ist das Radio-Carpalgelenk intakt.

Marti ist der Ansicht, daß der seinerzeit von Madelung angeschuldigte mechanische Faktor bei der Ätiologie nur eine sekundäre Rolle spielen könne, während der Hauptfaktor in einer primären Erkrankung des Knochens zu suchen sei. Dabei wird nun, abgesehen von dem neuerdings besonders hervorgehobenen endogen-genetisch und sogar vererbbaren Faktor, die Rachitis angeschuldigt, ebenso dystrophische Prozesse, welche auf hormonalen Störungen von seiten der Ovarien, Nebennieren und Schilddrüse vermutet werden, und endlich zentralnervöse oder gar syphilitische osteochondritische Prozesse. Sog. Mikrotraumen, die sich wiederholen, oder außergewöhnliche funktionelle Belastungen stellen den sekundären determinierenden Faktor für das Entstehen der Fehlbildung an einem primär endogen oder exogen geschädigten Knochensystem dar. Marti schildert in seiner Arbeit den Fall einer 18jährigen Patientin, bei welcher im Alter von 13 Jahren mit dem Auftreten der Regel die ersten Handgelenkdeformitäten aufgetreten sind. In der übrigen Familie fanden sich in 2 Generationen mehrere kongenitale Fehlbildungen des Nerven- und Skeletsystems. Alle Träger waren weiblich, während die männlichen Individuen der Sippe gesund waren. Daraus schließt Marti für seinen Fall, daß bei kongenitaler Resistenzverminderung der Radiusdiaphyse, im ungünstigen Sinne hormonal beeinflußt zur Zeit der Pubertät, ausgelöst durch wiederholte Mikrotraumen bei der Arbeit infolge von stereotypen Handbewegungen die Madelungsche Deformität aufgetreten sei.

Auf die Differentialdiagnose der Madelungschen Deformität mit anderen ulnar-volaren Bajonetthandbildungen geht in einer an Hand verschiedener Beobachtungen dokumentierten Studie L. Stehr ein. Dieser Autor glaubt, daß das Vorliegen einer primären Osteochondropathia deformans juvenilis den Knochenschaden der distalen Radiusabschnitte darstelle und bemerkt, daß analoge Veränderungen an der Ulna beinahe 7mal seltener seien, jedoch regelmäßig bei sog. Systemfehlbildungen des Skeletes auf chondrodysplastischer Grundlage zu beobachten seien. Diese Form wird *ulnar-volare Bajonetthand* genannt.

ϑ) Volkmannsche Sprunggelenksdeformität (angeborene Talusluxation).

Bei dieser Fehlbildung ist der Unterschenkel meist verdünnt und vorn konvex abgebogen; bei Belastung stellt sich der Fuß in Valgität und der Malleolus internus springt vor. Mau unterscheidet 2 Gruppen: eine erste mit gleichzeitigem partiellem Defekt der Fibula und zweitens eine solche ohne Fibuladefekt. In den Volkmannschen Fällen war bei abnormer Kürze des Unterschenkels rudimentäre Entwicklung von Tibia und Fibula mit angeborener Sprunggelenksluxation nach außen vorhanden. In dem von ihm beigegebenen Stammbaum wird einfach dominante Vererbung beobachtet. Die Mißbildung war doppelseitig.

Die sog. Sprunggelenksdeformität bildet einen Beweis für die Regel, daß bei Aplasie irgendeines Röhrenknochens meist auch sonstige periphere Gliedabschnitte Störungen und Verbildungen aufweisen. Die Fälle der 2. Gruppe von Mau leiten über zu den isolierten Fibulaaplasien und den Randstrahldefekten (s. das frühere Kapitel).

Abgesehen von der Wachstumshemmung der Fibula kann auch eine angeborene Verlagerung derselben nach rückwärts zu einem Schiefstand des Sprunggelenkes führen, wobei der Talus infolge fehlenden Haltes durch die Fibula in der Malleolengabel sich in Valgusstellung verschiebt. Dadurch kommen erhebliche Form- und Funktionsstörungen zustande (HOHMANN). Den Fall eines 7jährigen Kindes und weitere Literaturangaben bringt BRANDES.

Literatur.

MADELUNG*sche Deformität,* VOLKMANN*sche Sprunggelenksdeformität.*

ASCHNER, B., u. G. ENGELMANN: Konstitutionspathologie in der Orthopädie, S. 102. Wien u. Berlin: Springer 1928.

BAUER, K. H., u. W. BODE: Erbpathologie der Stützgewebe beim Menschen. In Handbuch der Erbbiologie des Menschen, Bd. 3, S. 168. Berlin: Springer 1940. — BRANDES, M: Zur MADELUNGschen Deformität des Handgelenkes. Z. orthop. Chir. **28**, 392 (1911). — Zur MADELUNGschen Deformität des Handgelenkes. Ein Nachtrag. Z. orthop. Chir. **42**, 20 (1922). — Die VOLKMANNsche Sprunggelenksdeformität als Folge kongenitaler Luxation der Fibula nach hinten. Z. orthop. Chir. **42**, 38 (1922).

DELBET: Leçons de cliniques chirurgicale. Paris 1899. Zit. nach MARTI.

FRANKE: Zur Anatomie der MADELUNGschen Deformität der Hand. Dtsch. Z. Chir. **92**, 156 (1908).

HOHMANN, G.: Fuß und Bein. München: J. F. Bergmann 1934. — HOMUTH, O.: Die MADELUNGsche Deformität in ihrer Beziehung zur Rachitis. Beitr. klin. Chir. **74**, 562 (1911).

KIRMISSON: Les difformités acquises de l'appareil locomoteur. Paris 1902. Zit. nach MARTI.

MADELUNG: Die spontane Luxation der Hand. Arch. klin. Chir. **23**, 395 (1879). — MALGAIGNE: Zit. nach MARTI. — MARTI, TH.: De la maladie de MADELUNG-DUPUYTREN. Rev. méd. Suisse rom. **60**, 31 (1940). — MAU, C.: Beitrag zur VOLKMANNschen Sprunggelenksmißbildung. Z. orthop. Chir. **48**, 434 (1927). — MELCHIOR, E.: Über eine Kombination von symmetrischer MADELUNGscher Deformität mit doppelseitiger Brachydaktylie. Z. orthop. Chir. **30**, 532 (1912). — MÜLLER, W.: MADELUNGsche Deformität. Zbl. Chir. **1907**, 1333.

NÖLLER, F.: Chirurgisch-orthopädische Erbkrankheiten im Gesetz zur Verhütung erbkranken Nachwuchses. Jena: Gustav Fischer 1942.

SCHINZ, H. R.: Vererbung und Knochenbau. Schweiz. med. Wschr. **1924**, 1151. — SPRINGER, C.: Zur Kenntnis der MADELUNGschen Deformität des Handgelenkes. Z. orthop. Chir. **29**, 216 (1911). — STEHR, L.: Die ulnar-volare Bajonetthand als typische Fehlbildung bei Chondrodysplasien. Fortschr. Röntgenstr. **57**, 587 (1938).

b) Die vererbbaren Kontrakturen.

α) Der angeborene Klumpfuß.

Nach der angeborenen Hüftverrenkung ist der angeborene Klumpfuß das zweithäufigste Leiden. Kein Wunder, daß es schon seit Jahrzehnten ausgiebigste Bearbeitung erfahren hat. Es ist daher nicht einfach, im Rahmen eines handbuchmäßigen Beitrages der speziellen pathologischen Anatomie eine nicht zu weitschweifige und doch einigermaßen umfassende Darstellung zu geben. Unsere Aufgabe wird einmal dadurch eingeschränkt, daß alle Arbeiten, die sich mit der

Behandlung befassen, nur insoweit berücksichtigt werden, als aus ihnen Ergebnisse für die Ätiologie und Pathogenese des Leidens zu gewinnen sind. Sodann beabsichtigen wir einen Querschnitt des heutigen Standes unserer Kenntnisse zu vermitteln in der klaren Einsicht, daß jeder, der selbst auf diesem Gebiet arbeitet, nicht darum herumkommt, diejenigen Arbeiten selber genau durchzustudieren, welche unser Wissen im Laufe der Zeit gefördert haben. Es werden daher nur die Ergebnisse in großen Zügen hier festgehalten, die Einzelheiten müssen aus den meist leicht zugänglichen Originalarbeiten entnommen werden.

An erster Stelle nennen wir hier die monographische Bearbeitung „Der angeborene Klumpfuß" von Debrunner (1936), sodann die Vorträge des 20. und 33. Kongresses der Deutschen orthopädischen Gesellschaft im Beilageheft der Z. orthop. Chir. **62** (1935) und **69** (1939) über die Wissenschaft vom angeborenen Klumpfuß und über das derzeitige Wissen vom Wesen des angeborenen Klumpfußes usw. von Mau (1935), Ostertag (1939), Rohlederer (1939), Kreuz (1939), Gerloczy (1943) u. a.

Die Kenntnisse dieser Arbeiten führen jeden medias in res.

Obwohl die ätiologische Auseinandersetzung auch heute noch weitergeht, so wird festgestellt, daß die *mechanische Theorie* der Klumpfußentstehung und die rein formalgenetischen Arbeiten in den Hintergrund getreten sind gegenüber der „*mit guten Gründen arbeitenden endogen-erblichen Theorie der Klumpfußentstehung*" (Idelberger). Es nimmt daher nicht wunder, daß sowohl *Begriffsbestimmung als Bezeichnung* des Leidens auch heute noch gelegentlich umstritten werden und auf Schwierigkeiten stoßen.

Die anatomisch-morphologische Analyse von Klumpfußskeleten durch H. Virchow, gestützt durch weitere exakte Studien von Kreuz und H. v. Meyer führt zur Kenntnis zweier *Hauptkomponenten* der Klumpfußstellung:

1. Übertreibung der Supinoabduktion *im* Fuß, d. h. von Naviculare, Calcaneus, Cuboid und Cuneiformia gegenüber Talus — Außenkantung — und

2. Übertreibung der Plantarflexion *des* Fußes, d. h. des Talus — Spitzfußstellung.

Von diesen beiden Komponenten können beide, gelegentlich aber auch nur eine im Extrem vorhanden sein. Zu diesen beiden Hauptkomponenten können noch weitere Bestandteile hinzukommen.

3. Plantarflexion des Vordertarsus gegen den Hintertarsus und

4. stärkere Vorwölbung im Vordertarsus einschließlich der Metatarsalien — Gewölbevermehrung.

Kommen noch weitere Bestandteile hinzu, so muß man nach H. Virchow von atypischem Klumpfuß sprechen. Der gewöhnliche Klumpfuß schließt sich an die typische Fußbewegungsmöglichkeit an. Im Prinzip werden diese Komponenten von Debrunner und auch von Ostertag übernommen und wie folgt bezeichnet:

Am *Pes varus congenitus* (angeborener Klumpfuß) werden folgende Komponenten unterschieden:

Auswärtskantung (Supinoabduktion) = *Pes varus* sensu strictiori, Spitzfuß (Plantarflexion) = *Pes equinus*, Hohlfuß (Flexion des Vordertarsus gegen den Hintertarsus) = *Pes excavatus*, Querfuß (Adduktion des Vorderfußes zum Rückfuß) = *Pes adductus*.

Die anatomisch-morphologische Betrachtungsweise hat weiter ergeben, daß zwischen angeborenem und „erworbenem" Klumpfuß *nicht* unterschieden werden kann (Kreuz). Eckhardt und Ostertag bemühen sich daher mit Recht, die angeborenen Klumpfüße, d. h. die bei der Geburt vorhandenen, nach ihrer Ätiologie zu trennen. Damit ist gleichzeitig gesagt, daß auch in neuester Zeit angenommen wird, es gebe vereinzelte angeborene Klumpfüße, die mit großer Wahrscheinlichkeit *exogen* bedingt sind, zum Teil solche mit amniotischen Schnürfurchen an den Unterschenkeln, oder solche infolge Störung des intrauterinen Milieus (z. B. Extrauteringravidität). Unter den *endogenen* Ursachen konnten folgende Störungen, wie später noch näher auszuführen sein wird, namhaft gemacht werden:

Hypoplasie der Medullarplatte (MAU), Status dysraphicus (CURTIUS), Stehenbleiben auf embryonaler Entwicklungsstufe (BOEHM), Störung des funktionellen Gleichgewichtes der Muskeln (SCHERB).

Sog. *neurogene Klumpfüße* entwickeln sich meist erst im 10. Lebensjahr; als übergeordnete Störungen sind die Spina bifida und Defekte des Kreuzbeins anzusehen. Eigene Krankheitsbilder sind Klumpfüße bei Mißbildungen der Skeletanteile des Unterschenkels, z. B. Tibiadefekt, bei Synostosen der Fußwurzelknochen und bei Defektbildungen, z. B. des Naviculare, solche Klumpfüße können auch als sekundär aufgefaßt werden. Als Begleiterscheinung tritt Klumpfuß bei schweren übergeordneten Leiden auf, z. B. bei neuraler Muskelatrophie, FRIEDREICHscher Ataxie, Mongolismus, Idiotie u. a. (DEBRUNNER).

Der Pes adductus congenitus, der Pes excavatus und der Metatarsus varus congenitus sind ätiologisch selbständige Mißbildungen, die in gesondertem Abschnitt zur Behandlung kommen.

Das *klinische Erscheinungsbild* des angeborenen Klumpfußes ist von DEBRUNNER wie folgt charakterisiert worden: Es handelt sich um einen Fuß, dessen Gewohnheitsstellung von der Norm im Sinne einer dauernden Einwärtswendung — Supination —, begleitet von Spitzfußstellung, Übertreibung der Fußwölbung und zwangshaft fixierte Einwärtsführung des Vorfußes abweicht. Die *Standflächen* eines solchen Pes varus excavatus adductus equinus sind gekennzeichnet durch die Lage der *Gehschwielen* in der Haut über dem Os cuboides und der Tuberositas ossis metatarsalis V. Die Funktion eines Klumpfußes ist als *Kontraktur* zu charakterisieren, d. h. alle Bewegungen sind zwar ausführbar, aber nur in beschränktem, der Fehlform angepaßtem Maße. Aktive Bewegung ist in Richtung der Deformierung möglich.

In schweren Fällen ist die Wade dünn, an Stelle der Eindellung des Sinus tarsi läßt sich das lateral verschobene Keilbein, das steilgestellte Sprungbein und das Kahnbein tasten. An der Fußsohle pflegen charakteristische Furchen und Runzeln zu bestehen, namentlich eine Querfalte auf der Höhe der CHOPARTschen Spalte und eine Längsfalte zwischen 1. und 2. Metatarsalstrahl.

Im Prinzip können schon beim Neugeborenen zwei konstitutionell verschiedene Typen unterschieden werden:

a) Stummelige Form. Kräftige, knorrige, kurze, breite und umgekantete Füße mit wenig ausgebildetem. hochgezogenem Fersenbein, das von der straff gespannten Achillessehne kaum abzutrennen ist. Die Großzehe und zum Teil auch die übrigen Zehen zeigen Hammerstellung, eine Spitz-Hohlfußkomponente gehört dazu. Die Träger gehören dem pyknischen, athletischen Habitus an.

b) Schlanke Form. Schlanke, längliche Füße mit fächerförmig gespreizten Zehen, fast rechtwinklig abgeknickter Achsenstellung zwischen Vor- und Rückfuß mit hochgradiger Außenkantung. Die Träger gehören dem asthenischen Habitus an.

Besonders bedeutsam sind die beim Neugeborenen gelegentlich festzustellenden *Decubitalgeschwüre* oder *deren Narben* an vorspringenden Stellen, über denen die Haut besonders straff gespannt ist. LÜCKE und v. VOLKMANN haben sie zuerst beschrieben und lange galten sie als besonders beweiskräftig für die Wirkung raumbeengender Prozesse bei der Klumpfußgenese. Sie werden besonders über der Vorwölbung des Sprungbeinkopfes und über dem Cuboid beobachtet. Durch funktionelle Anpassungserscheinungen ändert sich dann das eben für das Neugeborene geschilderte äußere Bild beim Erwachsenen. Gehschwielen, dickwandige Schleimbeutel, Zunahme der Spannung verkürzter Sehnen, schwer kontrakte

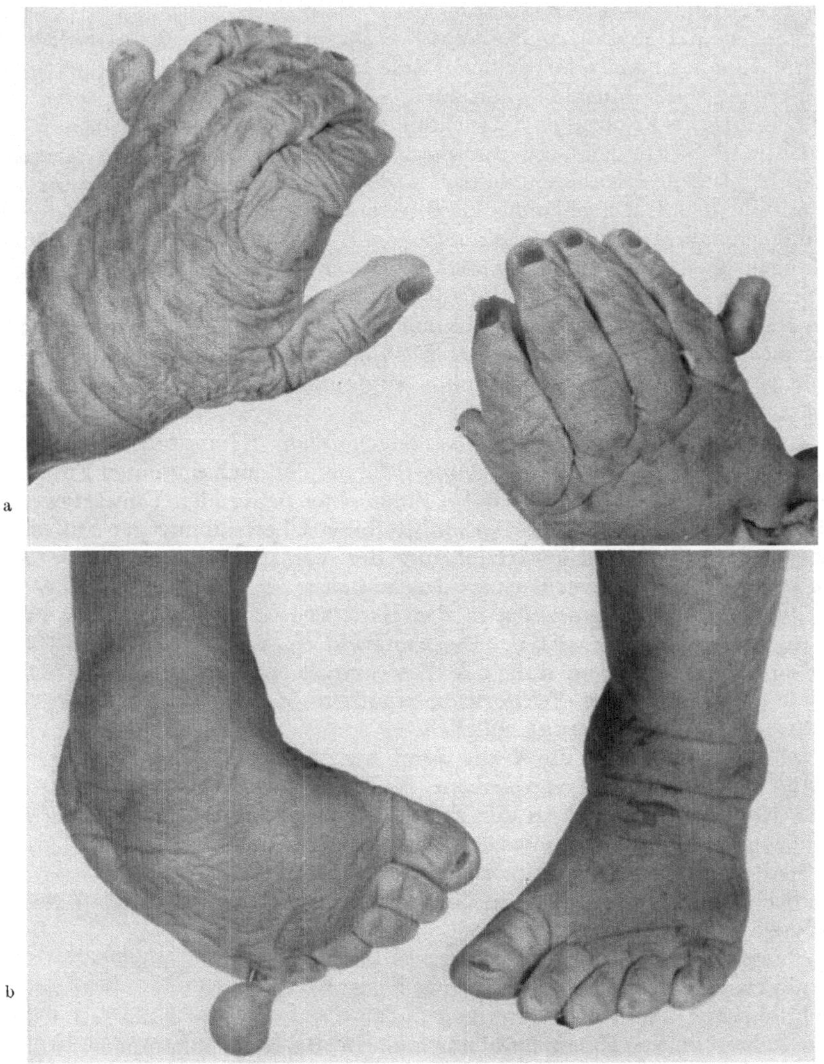

Abb. 189a u. b. Rechtsseitig angeborener Klumpfuß („stummelige Form"). Verdoppelung des Kleinfingerstrahles beider Hände sowie des Kleinzehenstrahles des rechten Fußes. (Außerdem schwere Gesichtsmißbildung: Arhinencephalie, Oberlippenspalte.) (Pathologisches Institut Basel, Sekt.-Nr. 842/41.)

Hammerzehen, gryphotische Nägel und sekundäre Deformierungen des späteren Lebens treten hinzu.

Die vorliegenden Abbildungen geben einige charakteristische Beispiele verschiedenartiger Klumpfüße in verschiedenen Lebensaltern (vgl. Abb. 189a und b, 190a und b und folgende).

Die *Anatomie* des angeborenen Klumpfußes stützt sich auf wenige, aber um so sorgfältigere Skeletpräparationen. An erster Stelle ist die Arbeit H. Virchows zu nennen, der vor allem auch eine wichtige Anleitung für die Präparation von Klumpfußskeleten gibt, die er nicht etwa nur in der Darstellung der Einzelabschnitte des Skeletes sieht, sondern in der Ganzheitsbetrachtung des nach

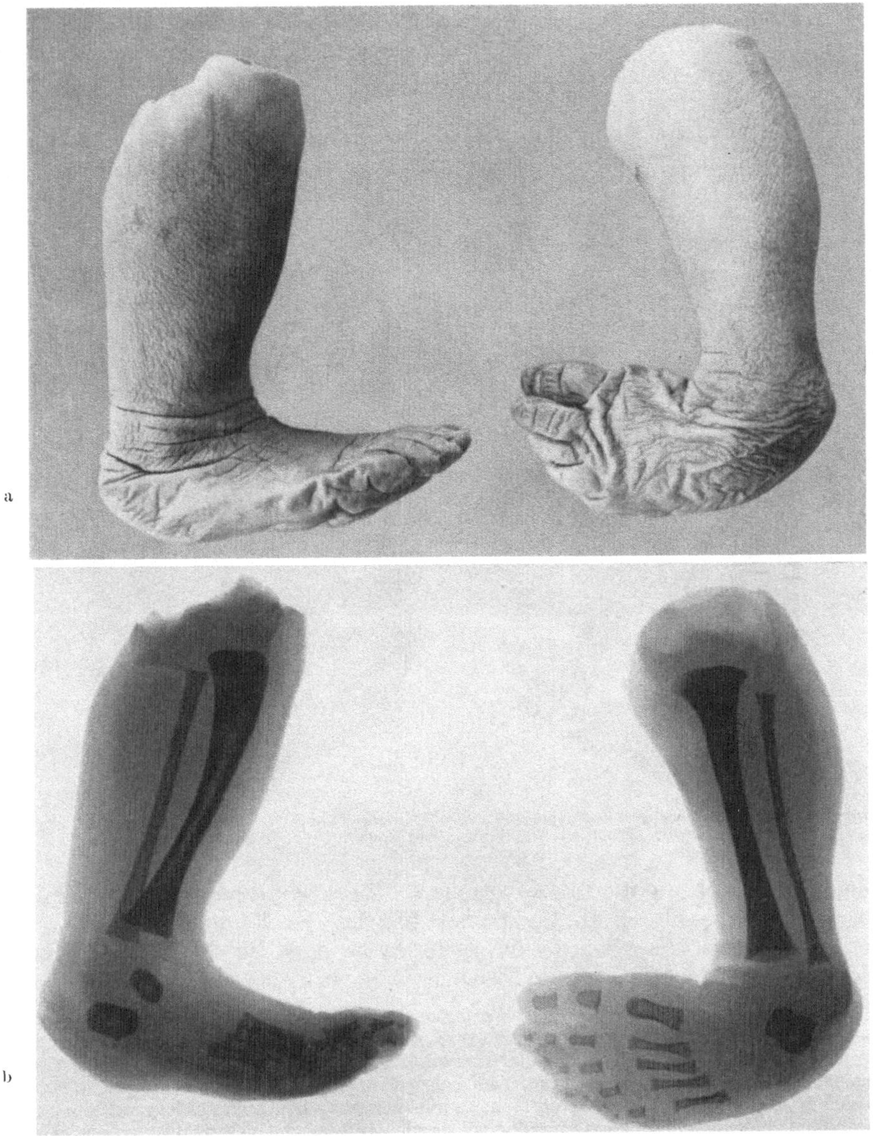

Abb. 190a u. b. Linksseitiger angeborener Klumpfuß, rechtsseitiger Plattfuß („schlanke Form"). (Pathologisches Institut Basel, Sekt.-Nr. 763/38.)

Form zusammengesetzten präparierten und macerierten Knochens. „Verstehen kann man die Knochen des Klumpfußes nur, wenn man sie mit denjenigen eines normalen Fußes vergleicht." Die Kenntnisse über die Anatomie werden von DEBRUNNER in vortrefflicher Weise wiedergegeben, besonders die Federzeichnungen von Dr. OSWALD, meist nach Photographien der VIRCHOWSCHEN Arbeit, vermitteln ein Bild, das an Klarheit nichts zu wünschen übrig läßt. Es sei hier weiter auf die zusammenfassende Darstellung von DREHMANN im HOFFA-GOCHTschen Lehrbuch der orthopädischen Chirurgie sowie auf die Präparation erworbener Klumpfüße von KREUZ verwiesen. Andere wertvolle Ergebnisse stammen von H. v. MEYER, ADAMS, HUETER und KOCHER (zit. nach DEBRUNNER).

Wir betrachten es nun nicht als unsere Aufgabe, alle Einzelheiten hier zu schildern, vielmehr soll der Nichteingeweihte eine kurze Orientierung erhalten und erfahren, wo er sich hinzuwenden hat, wenn er selber die Präparation eines Klumpfußes vorzunehmen hat.

a) Beschreibung der knöchernen Fehlform. H. VIRCHOW gibt als Orientierung für die Beschreibung an, daß diejenigen räumlichen Beziehungen festzuhalten

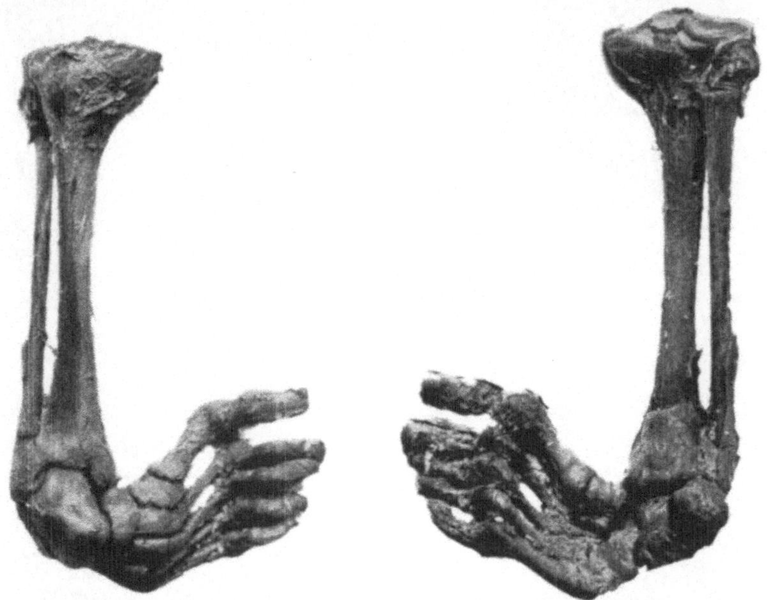

Abb. 191. Rechtsseitiger hochgradiger Klumpfuß eines 7 Monate alten Feten mit Spaltbildung der cervicalen Wirbelsäule. Einzelheiten s. Text. (Aus BOEHM: Das menschliche Bein.)

seien, welche sich aus der Betrachtung der Knochen eines nicht deformierten Fußes ergeben: sollte z. B. die dorsale Fläche des Klumpfußcuboids lateral oder gar plantarwärts gekehrt sein, so bleibt sie doch für die Beschreibung des isolierten Knochens die dorsale Fläche.

1. Neugeborenenskelet. Talus: Die Veränderungen entsprechen der abnormen Lage des Knochens in der Fußgabel im Sinne einer Verdrehung. Der Taluskörper ist abgeplattet und nach hinten zugeschärft, die Rolle verschmälert sich in ihrem hinteren Abschnitt, der Hals ist verlängert, schlanker, stark nach medial und plantarwärts verbogen, die Facies articularis medialis stark verkleinert und rückverlagert, die äußere dagegen nach vorne verschoben. *Calcaneus:* Er zeigt eine überraschende Größenentwicklung des vorderen Gelenkfortsatzes mit gleichzeitiger Einwärtswendung (Adduktionsstellung). Die oberen Gelenkflächen sind rudimentär, diejenigen gegen das Cuboid vollkommen medialwärts abgerutscht. *Cuboid:* Es ist würfelförmig, platt. *Naviculare:* Es zeigt leichte Keilform mit medialer Basis. *Cuneiformia* haben statt senkrechten schräg verlaufende hintere Gelenkflächen. An den *Metatarsalia* ist eine relative Verlängerung des 5. wahrzunehmen.

Aus der Abb. 191 eines nach Form aufgestellten Präparates von BOEHM werden die Veränderungen am Einzelknochen aus den gegenseitigen Lagebeziehungen am deutlichsten. Die *Unterschenkelknochen* lassen eine leichte Torsion nach innen erkennen (später nach außen!). Der Gesamtdefekt stellt bezüglich

des Skeletes eine Störung der Lagebeziehungen der einzelnen Knochen im Talo-
crural- und dem Talotarsal- und Calcaneotarsalgelenk dar. „Es sieht so aus,
als hätte eine gewaltsame Kraft den Vorfuß ergriffen, nach einwärts gedreht
und nach außen umgekantet" (Debrunner).

2. *Erwachsenenskelet.* Die charakteristischen Veränderungen gehen am schönsten aus den Bildern eines von H. Virchow nach Form zusammengesetzten
Klumpfußes hervor (Abb. 192). Die Formabweichungen werden um so deutlicher, je älter der Klumpfuß ist, freilich treten auch nicht selten krankhafte

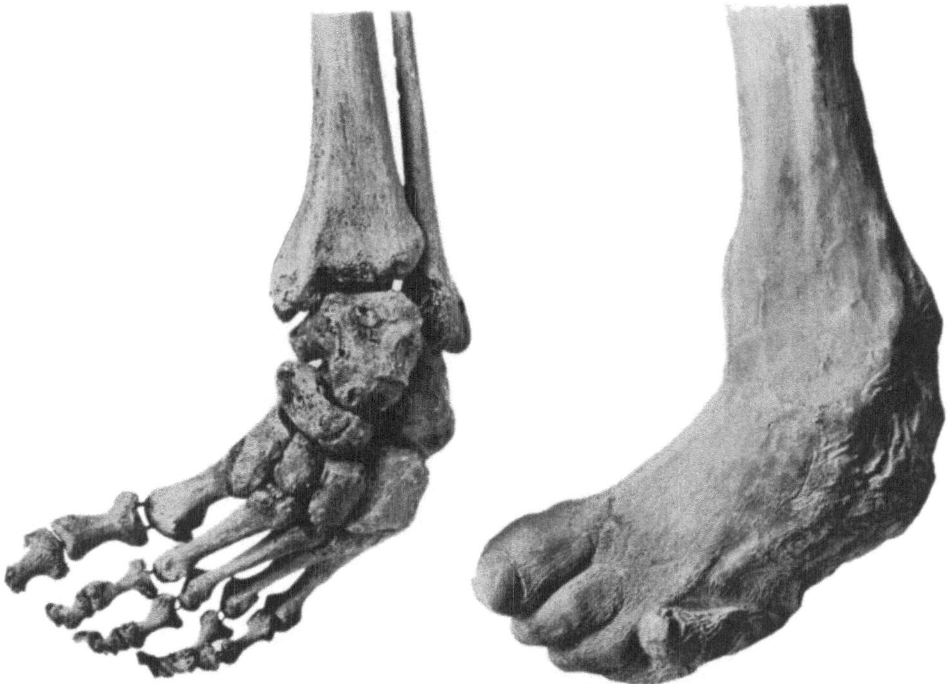

Abb. 192. Gipsabguß des Klumpfußes vor der Präparation und Skelet desselben in Form zusammengesetzt,
von vorn. Einzelheiten s. Text. (Nach H. Virchow.)

Gewebsveränderungen hinzu, welche aus dem Unvermögen genügender funktioneller Anpassung zu erklären sind (bestimmte Atrophien, Arthritis deformans),
knorpeltragende Abschnitte sind im allgemeinen stärker verändert als knorpel-
freie, die Gelenkgebiete sind der Umgestaltung besonders ausgesetzt.

Talus: Er ist meist verkümmert, abgeplattet und verkürzt. Entsprechend seiner starken
Plantarflexion im Knöchelgelenk ist die Trochlea nur so weit überknorpelt, als sie bei Gelenk-
bewegungen gebraucht wird. Die Facies articularis navicularis ist nach innen um die Kopf-
kante herumgerutscht. Der Hals ist nicht verlängert, sondern medial abgelenkt, die lateralen
und oberen Abschnitte der Kahnbeingelenkfläche sind verödet. *Calcaneus:* Er zeigt eine starke
Abflachung des Processus posterior und eine Verkürzung des Processus anterior. Das Sustentaculum tali ist stark verkümmert. Die Gelenkflächen zum Cuboid und zum Talus sind
entsprechend der Außenkantung des Fersenbeins unter dem Sprungbein gekennzeichnet.
„Die Gestaltveränderung des Gesamtknochens ergibt sich aus einer Summe einzelner Zu-
sätze und Abtragungen." Es sieht so aus, als ob Kräfte im Sinne einer Verquetschung oder
Stauchung zu einer Auftreibung und medialen Abbiegung des Knochenkörpers geführt hätten.
Naviculare: Es ist keilförmig, mit plantargerichteter Schneide, stark abgeflacht und mit
vorderer Konvexität winklig verbogen. Die Veränderungen an *Cuboid* und *Cuneiformia*
lassen sich am besten verstehen, wenn die Knochen in ihrer Lage zu ihrem Nachbarknochen

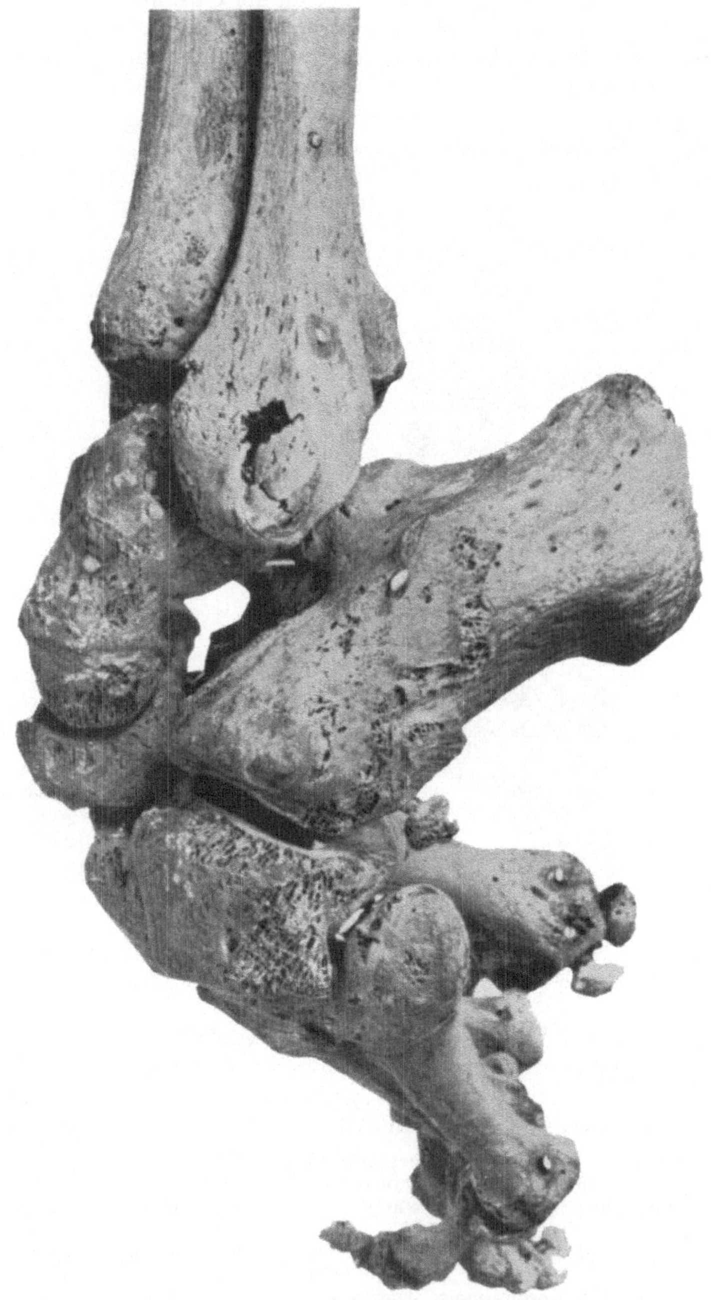

Abb. 193a. Klumpfußskelet von H. Virchow nach Form zusammengesetzt. Klumpfußskelet von der lateralen Seite, vergrößert von 10 auf 12,3. Der Abstand zwischen der hinteren Kante der Tibia und der Facies talaris des Calcaneus zeigt an, daß im Leben bei Belastung durch Stehen das hintere Ende des Calcaneus noch stärker in die Höhe gedrückt gewesen sein muß.

betrachtet werden. Es sind auch die Gelenkflächen besonders stark umgestaltet. Die *Metatarsalien* sind eher dürftig angelegt. Am 5. Metatarsale läßt sich eine erhebliche Verdickung und echte Vergrößerung nachweisen.

H. VIRCHOW zeigt namentlich auf Grund der Betrachtung von Zweiergruppen und ganzer Strahlen, daß die Formen, welche die isolierten Klumpfußknochen schließlich haben, die Resultanten zweier nebeneinander und gegeneinander wirkenden Tendenzen sind: nämlich die mißbildende Tendenz und die Tendenz zur Annahme der normalen typischen Form.

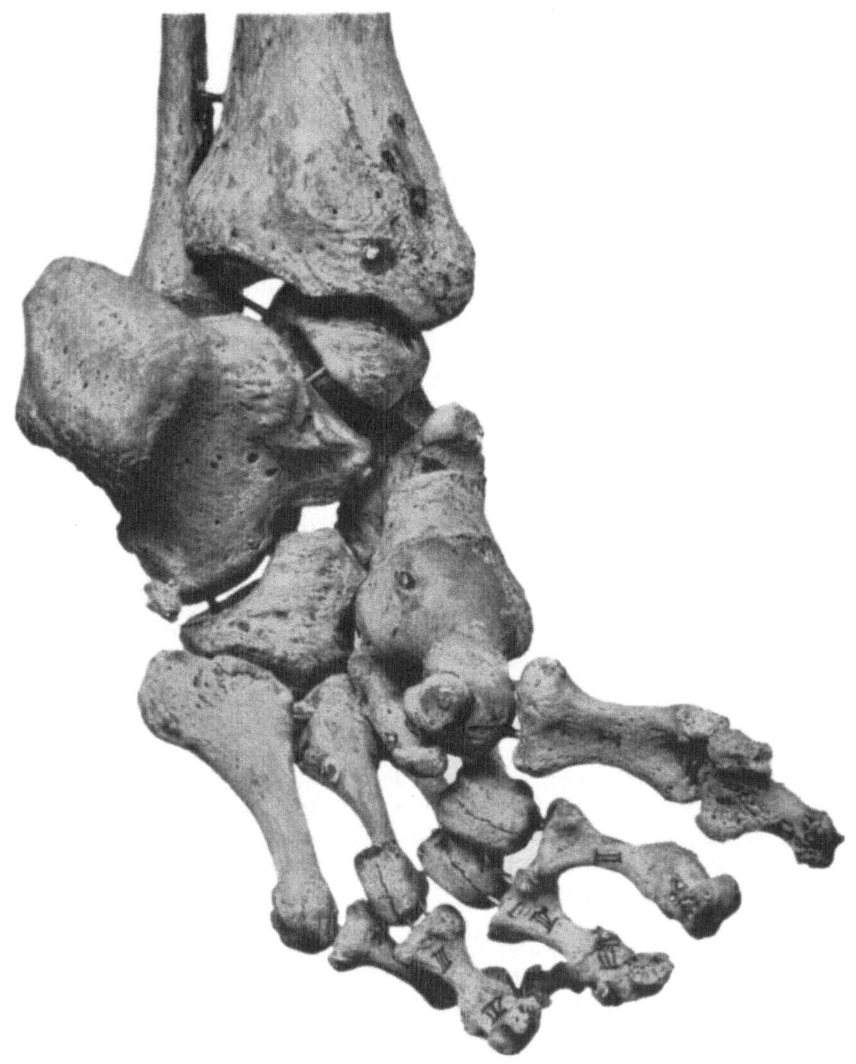

Abb. 193b. Klumpfußskelet von H. VIRCHOW nach Form zusammengesetzt. Klumpfußskelet von hinten und etwas (auf den Unterschenkel bezogen) von der medialen Seite, natürliche Größe. Die Spalten zwischen Tibia und Calcaneus, Talus und Naviculare, Sustentaculum und Zapfen des Cuboids, welche an dem Präparate klaffen, würden im Leben bei der Belastung durch Stehen geschlossen gewesen sein. Am Talus ist die keilförmige Abschrägung nicht nach hinten, sondern lateralwärts gerichtet.

An den *Gelenkverbindungen* sind folgende Veränderungen charakteristisch:

Kniegelenk: Die ,,Normalstellung“ ist eine über das Maß hinausgehende Flexion, der Fuß steht spitz und die Extension ist fast unmöglich. Die *Articulatio talo-navicularis* erhält den Charakter eines Sattelgelenkes: das Os naviculare reitet auf der überknorpelten medialen Kante des Taluskopfes. Das Naviculare gleitet nach innen und abwärts unter gleichzeitiger supinatorischer Aufrichtung ab. In der *Articulatio talo-calcanea* ist die vordere Gelenkfläche infolge der Plantarflexion entlastet und verödet, die hintere dagegen bleibt erhalten. Die *Articulatio calcaneo-cuboidea* zeigt ein medial vom Processus anterior calcanei abgerutschtes Würfelbein mit Drehung um die Längsachse, dadurch kommt die dorsale Fläche nach außen.

In Abb. 193a und b findet sich die Wiedergabe der nach Form zusammengesetzten Klumpfußbildung der Arbeit von H. VIRCHOW. Die Ergebnisse der anatomischen Untersuchungen haben wir unserer Darstellung vorangestellt.

b) Beschreibung der Weichteilveränderungen. Die verhältnismäßig spärlichen Arbeiten stammen von KREUZ, PFRANG, v. VOLKMANN, MAU, SCHERB (zit. nach DEBRUNNER).

1. Die *Bänder und Aponeurosen* des Fußes fügen sich den Knochendeformitäten ein: Auf der Innenseite des Fußes, im Sohlengebiet, in den rückwärtigen Abschnitten des Knöchelgelenkes, d. h. dort, wo die Knochenhaftstellen einander dauernd genähert sind, sind die Ligamente kurz, straff, verdickt und kräftig, auf der konvexen Außenseite und auf dem Rücken des Fußes sind sie dagegen verlängert, dünn, zart und wie ausgezogen. Die Membrana interossea ist geschrumpft. Das Ligamentum talo-naviculare dorsale ist besonders kräftig, schwach dagegen das Ligamentum calcaneo-naviculare, ebenso wie das Ligamentum bifurcatum. Die Plantaraponeurose zeigt einen zarten medialen und einen kräftigen lateralen, zur Tuberositas ossis metatarsarlis V ziehenden Zipfel.

2. Die *Gelenkkapseln* passen sich den räumlichen Umlagerungen an. Wesentlich bedeutsamer sind die Veränderungen am

3. *Muskel-Sehnenapparat.* Am Fußrücken haben sich die Extensorensehnen nach dem medialen Rand verschoben, die Musculi extensores digitorum breves sind dünn und atrophiert, die Schlinge des Ligamentum cruciatum ist nach innen verzerrt und entspringt anstatt im Sinus tarsi am Talushals oder auf dem Naviculare. Damit sind auch Verlagerungen der Ursprünge der kurzen Zehenstrecker begleitet.

Die *Achillessehne* springt als gespannter Strang vor. Sie setzt am einen Rand des Fersenhöckers an. Gelegentlich kommen überzählige Muskeln in der Wade und im Fuß vor.

Der *Peronaeus brevis* inseriert, worauf SCHERB aufmerksam gemacht hat, nicht direkt an der Tuberositas ossis metatarsalis V, sondern unter Vermittlung eines sehnigen Faserstranges, der mit der Unterlage verwachsen ist. Dieser Strang ist von einem dünnen Sehnenzug begleitet, der dem Os metatarsale V entlanggeht und sich in den Weichteilen verliert. Er stellt wahrscheinlich einen Rest der embryonalen Beziehungen zwischen Peronaeus brevis und Extensor digitorum brevis dar. Die Ursprungsflächen der Unterschenkelmuskeln sind kaum verändert. Die Muskeln zeigen in ihrem Verlauf eine Abnahme des Volumens: der untere Teil ist stabdünn, das obere Drittel enthält die kontraktile Substanz und ist kolbig. Nach MAU ist die Muskelentwicklung schon vor der Geburt mangelhaft; besonders atrophisch sind der Musculus triceps surae und der Musculus tibialis posterior (Untersuchung an Klumpfußfeten). DEBRUNNER und PETRI beschreiben Mißbildungen der Peronaeussehne beim angeborenen Klumpfuß, bei denen infolge der Fesselung der Sehnen im Bereich des Fersenbeins und der Sehnenscheide, sowie infolge der Verwachsungen der Endplatte des Musculus peronaeus brevis mit der Unterfläche des Os cuboides eine Wirkung der Peronaealmuskulatur nicht möglich war.

Zusammengefaßt ist eine gewisse Regellosigkeit der Muskelsehnenansätze und eine starke Variabilität der Bänderzüge bemerkenswert. Die Autonomie in der Wahl der Insertionsstellen — ihre weitgehende Plastizität — scheint von lokalen Einflüssen geregelt zu werden und ist der Ausdruck der besonderen Bildungs- und Anpassungsfähigkeit des prätendinösen und präligamentösen Bindegewebes.

Sie werden durch das zeitliche Vorausgehen der Bildung von Skelet und Muskulatur bestimmt.

Die Untersuchungen von MAU am Muskelapparat von Klumpfüßen sind deshalb wichtig, weil sie zu einer Deutung der Klumpfußgenese führten. Er stellt zunächst fest, daß im Unterschenkel die Muskulatur zurückgeblieben ist: die Muskelbäuche sind dürftig und wenig fleischig, der Tibialis posterior ist straff und wie eine Violinsaite gespannt. MAU vergleicht die einzeln präparierten Unterschenkelmuskeln eines Klumpfüßigen mit denjenigen eines Normalfüßigen (Abbildung bei MAU und DEBRUNNER).

Die *mikroskopische Untersuchung* ergibt besonders in der Flexor-Supinatorgruppe sehr ungleiche Größe der einzelnen Muskelfasern. In unregelmäßiger Verteilung finden sich dünne und dicke Fasern. Ähnliches beschrieb erstmals v. VOLKMANN. Die Querstreifung kann fehlen. Auch Oberschenkelmuskeln zeigen ähnliche Veränderungen. Bei der Deutung dieser Befunde lehnt MAU die Annahme einer Inaktivitätsatrophie ab. Er glaubt vielmehr, daß die Innervation eine ungenügende sei, wobei diese mangelhafte nervöse Versorgung auf einer myelo-dysplastischen Veränderung beruhe. Analoge Veränderungen finden sich beim Schiefhals. Die unterentwickelten Muskelfasern hätten keine nervöse Verbindung und könnten sich deshalb zu Bindegewebe zurückbilden. Der histologische Beweis dieser gestörten Muskelfaserinnervation ist freilich bisher noch nicht erbracht. Die Tatsache aber der häufigen Kombination von Klumpfuß und Spina bifida spricht für die Möglichkeit eines solchen Zusammenhanges. MAU erblickt in der Hypoplasie der Medullarplatte den Kernpunkt des ätiologischen Problems des kongenitalen Klumpfußes (s. auch OSTERTAG, CURTIUS und LORENZ über den Status dysraphicus).

4. Über die *Nerven- und Blutgefäßversorgung* liegen nur spärliche Angaben vor. Sie scheint im großen und ganzen normal zu sein, abgesehen von MAUs Annahme.

Ätiologie und Pathogenese des angeborenen Klumpfußes.

Die Besprechung von Ätiologie und Pathogenese des angeborenen Klumpfußes macht zunächst eine Orientierung über Vorkommen, Häufigkeit und Heredität notwendig.

Vorkommen und Häufigkeit. DEBRUNNER teilt folgende Werte über die *absolute Häufigkeit* des angeborenen Klumpfußes mit: LANNELONGUE 0,5 %/₀₀, MÜLLER 0,6 %/₀₀, BESSEL-HAGEN 0,9 %/₀₀, NILSONNE 1,0 %/₀₀.

Die angeborene Hüftverrenkung und der Klumpfuß halten sich an der Spitze der angeborenen Deformitäten. Im allgemeinen steht die Hüftverrenkung an erster Stelle. Eine Ausnahme hiervon macht die Schweiz, in welcher es mehr angeborene Klumpfüße gibt. In Japan soll der Klumpfuß sehr häufig sein, während ihn ENGEL in Shanghai nie gesehen habe.

In übereinstimmender Weise geben fast alle Autoren an, daß bezüglich der „*Verteilung auf die Seiten*" ein leichtes Überwiegen der Doppelseitigkeit gegenüber der Einseitigkeit im Verhältnis von 55:45% besteht. Bei Einseitigkeit ist die Verteilung auf den linken oder rechten Fuß ungefähr gleich.

Die statistischen Untersuchungen über die Häufigkeit des Klumpfußes haben die einwandfreie Tatsache ergeben, daß das *Geschlechtsverhältnis* männlich zu weiblich sich wie 2:1 verhält. DEBRUNNER errechnete auf 7000 Fälle der Weltliteratur ein prozentuales Verhältnis von männlich zu weiblich wie 66,2:33,8. In der Zusammenstellung von MAU figurieren gegen 28000 Fälle, davon 66,59% männliche zu 33,41% weiblichen (s. bei ASCHNER und ENGELMANN, DEBRUNNER, IDELBERGER, ASSUM u. a.). R. MÜLLER (1941) hat sich mit der Frage dieses charakteristischen Geschlechtsverhältnisses befaßt. Er machte die eigentümliche Feststellung, daß bei nicht lebensfähigen Kindern mehr Mädchen mit Klumpfuß behaftet sind als Knaben, und zwar im Verhältnis von 15 Mädchen zu 8 Knaben, erst nach Abzug der nicht Lebensfähigen nähert sich das Verhältnis 2 Knaben zu 1 Mädchen. Bei den nicht lebensfähigen Klumpfußbehafteten findet sich in 78,3% die Kombination mit Spina bifida aperta. Müller denkt daher an die Mitwirkung von Letalfaktoren. Auch J. Zimmer (1939) befaßte sich mit dem Geschlechtsverhältnis beim angeborenen Klumpfuß. An 25000 Geburten der Universitäts-Frauenklinik Leipzig fanden sich bei Einbeziehung der nicht lebensfähigen Frühgeburten ungefähr gleichviel Knaben und Mädchen. 36,7% der Klumpfußkinder waren Frühgeburten.

Kombination mit anderen Mißbildungen. Alle Forscher, welche sich mit der Frage des Vorkommens des Klumpfußes beschäftigen, erwähnen Kombinationen desselben mit anderen Fehlbildungen. Isigkeit findet sie in 12,6%, Debrunner in 11,9%, Lange gibt sie mit 5% an. Nach Isigkeit findet sich am häufigsten ein Hackenfuß. Folgende weitere Kombinationen sind beschrieben worden: Angeborene Hüftverrenkung, Klumphände (vgl. Abb. 194), Defekte einzelner Röhrenknochen, Syndaktylie, Spina bifida occulta et aperta, Zehenanomalien, Hasenscharten, Wolfsrachen, Hydrocephalus, Rückgratverbiegungen, Bauchspalte, Hydrocelen, Anomalien der Nieren.

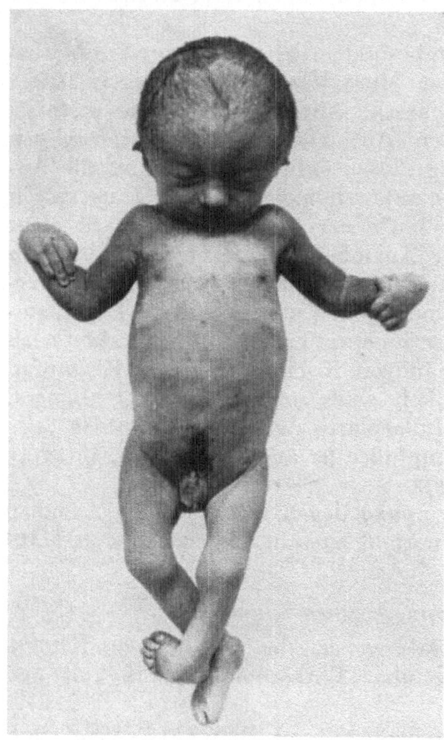

Abb. 194. Linksseitiger angeborener Klumpfuß, kombiniert mit Klumphänden und Bauchspalte. (Sammlung Prof. Rössle, Berlin.)

Ein bemerkenswertes Beispiel haben wir 1943 beobachten können (Abb. 195a—d). Bei einem an chronischer Lungentuberkulose verstorbenen 45jährigen Hausierer fanden sich doppelseitige schwerste Klumpfüße, kombiniert mit Randstrahldefekten. An beiden Händen fehlte der 5. und 4. Strahl, auch fand sich am rechten Unterarm ein partieller, distaler Ulnadefekt. Ferner fehlte der linke 5. Zehenstrahl (s. S. 89, Abb. 72a—c).

Bei Besprechung der Randstrahldefekte haben wir die Wahrscheinlichkeit der endogenen Grundlage dieser Fehlbildung eingehend behandelt (vgl. Publikation Studer, Inaugural-Dissertation Basel 1944, mit anatomischer Präparation).

Heredität. Die Angaben über Vorkommen und Häufigkeit haben eine starke Variabilität des Merkmals für den Klumpfuß feststellen lassen. Vor allem aber das konstante Geschlechtsverhältnis 2 Knaben zu 1 Mädchen und die relativ häufige Kombination mit anderen Fehlbildungen weisen auf die endogene Grundlage und den erblichen Charakter des Leidens hin. Die Heredität wurde nun durch *Familien-* und *Zwillingsforschung* weiter untersucht.

Familienforschung. Im Jahre 1922 hat Fetscher, 1927 Isigkeit an größerem Material die Heredität des Klumpfußleidens erwiesen. Seither sind durch viele

Autoren die Kenntnisse über die Familiarität der Mißbildung erhärtet worden. Isigkeit teilte sein Material in 2 Gruppen.

In der Gruppe A, in welcher die Eltern der Probanden keine Klumpfüße hatten, fanden sich unter 162 Geschwistern von 29 Probanden und Sekundärprobanden 2% Klumpfußträger. Diese Zahl steht also weit zurück hinter den bei einfacher Recessivität zu erwartenden 25%.

In der Gruppe B, in welcher ein Elter manifest krank, der andere latent ist, fand Isigkeit unter 12 Geschwistern einen Kranken = 8,3%, Fetscher unter 9 Geschwistern einen Kranken = 11,1%. Die Zahl bleibt also auch hier weit hinter der zu erwartenden von 50% zurück. Isigkeit vermutet daher eine geschlechtsgebundene, recessiv polyhybride, d. h. durch Gene im Geschlechts- und in den Autosomen gesteuerte Vererbung und gibt als mögliche Ursachen atypische Geschlechtszellenreifung, zentrale Störung, Verwandtenehen an. Seine Vermutung hält aber der Kritik, wie sie besonders durch Idelberger geübt wird, nicht stand. Auch die Analyse der Fälle von Debrunner durch J. Müller führt zu einer Ablehnung der Annahme eines recessiv geschlechtsgebundenen Erbganges; denn bei Recessivität und Geschlechtsbindung wäre die Vererbung des Leidens von einer phänotypisch kranken, d. h. homozygoten Mutter auf eine Tochter nicht möglich; im Material von Debrunner wurden aber gerade 2 derartige Fälle aufgefunden. Nach dem Vorschlag von v. Verschuer nimmt Debrunner eine recessive monogene Vererbung mit teilweiser Beeinflussung durch Umweltfaktoren, die das Geschlechtsverhältnis zu dirigieren hätten, an (s. auch Debrunners Arbeit 1949 zur Frage der Vererbung des angeborenen Klumpfußes). Die direkte Vererbung ist relativ selten, sie geschieht eher vom Vater als von der Mutter auf die Kinder. C. Voss (zit. nach Lange) fand in München auf 415 Fälle 68 heredo-familiäre, d. h. 16,3%. Nach der Zusammenstellung von Debrunner wurde Heredität wie folgt festgestellt: Debrunner (1936) 14% bei 117 Fällen, später 20% bei 169 eigenen Fällen; Fetscher (1922) 13%; M. W. Müller (1926) 15%; Frosch (1935) 16%; Assum (1936) 18% bei 50 Klumpfußausgangsfällen; H. Ernst (1938) 16%.

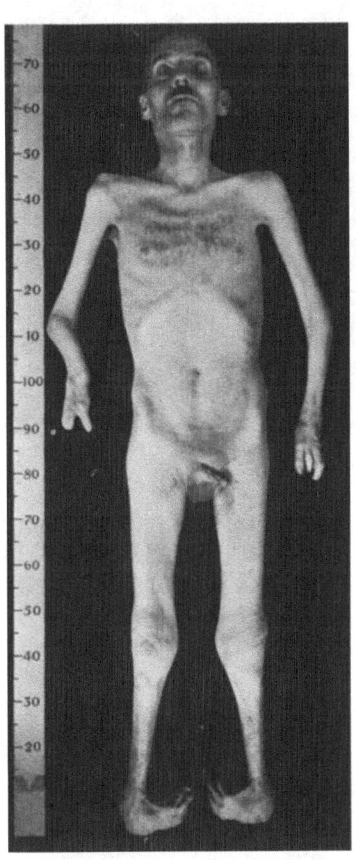

Abb. 195a.

Abb. 195a—d. Schwerste Klumpfüße, kombiniert mit Fehlen des linken Kleinzehenstrahles. (Gleichzeitig ulnare Randstrahldefekte beider Hände.) (Diss. Studer, Basel 1944.) (Pathologisches Institut Basel, Sekt.-Nr. 120/43.)

Es kann demnach einfache Recessivität nicht vorliegen; denn sonst müßten anstatt der gefundenen etwa 5% kranker Geschwister bei phänotypisch gesunden Eltern 25% vorhanden sein und die Zahl von 50% kranker Geschwister bei einem kranken Elter schrumpft auf etwa 10% zusammen.

In diese schwierig zu erklärenden Feststellungen versuchte namentlich Idelberger Licht zu bringen durch

Zwillingsforschung. In seiner 1939 erschienenen Monographie setzt sich Idelberger mit grundsätzlichen Fragen der Erbforschung und Zwillingsforschung im besonderen auseinander. Seine Studie gründet sich auf ein Ausgangsmaterial

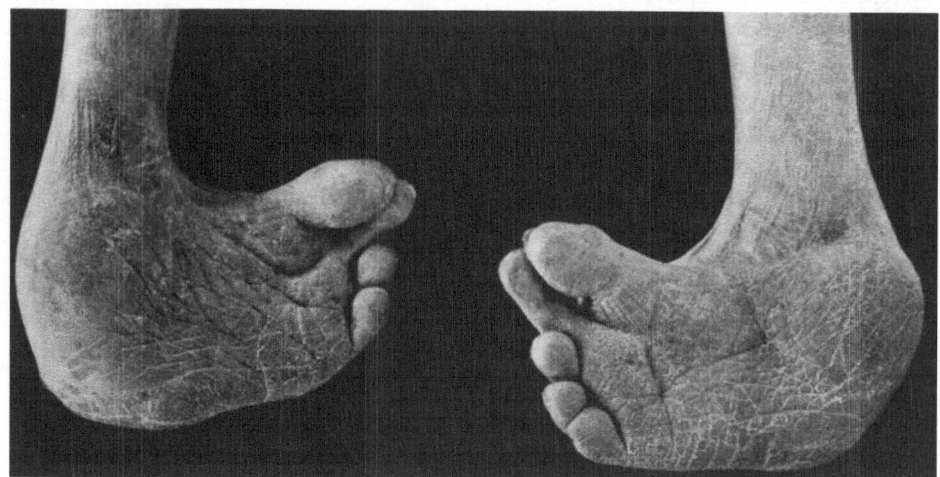

Abb. 195 b. Photo der Füße von der Fußsohle her, links nur 4 Zehen. (Fall Studer.)
(Pathologisches Institut, Basel.)

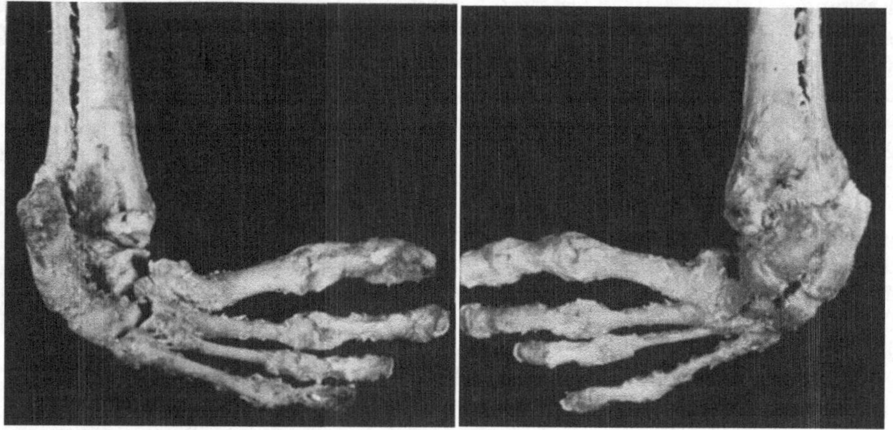

Abb. 195c. Macerationspräparat des linken Fußes,   Abb. 195d. Macerationspräparat des linken Fußes,
plantarwärts. (Fall Studer.)   dorsalwärts.

Abb. 195a—d. Schwerste Klumpfüße, kombiniert mit Fehlen des linken Kleinzehenstrahles. (Gleichzeitig ulnare Randstrahldefekte beider Hände.) (Diss. Studer, Basel 1944.) (Pathologisches Institut Basel, Sekt.-Nr. 120/43.)

von 11459 Klumpfüßigen, dabei ergab sich bei einfacher Zählung folgende Übersicht über alle Paare der Serie:

	Insgesamt	Pärchenzwillinge	Gleich-geschlechtliche Zwillinge	Eineiige Zwillinge
Lebende Paare	168	68	100	35
Paare mit 1 oder 2 verstorbenen Paarlingen	74	35	39	—
Summe	242	103	139	—

Zuerst konnte festgestellt werden, daß eine Erhöhung der Zwillingshäufigkeit unter den Klumpfüßigen wenig wahrscheinlich ist. In ländlichen Bezirken kommt der Klumpfuß etwas häufiger vor als in der Stadt (größerer Kinderreichtum, höherer Prozentsatz von Verwandtenehen). Das charakteristische Geschlechtsverhältnis 2 männliche zu 1 weiblichen sowie die Symmetrie-Asymmetrieproportion mit leichtem Überwiegen der doppelseitigen Fälle sind auch bei den Zwillingen bestätigt worden. Dieser Befund spricht nach IDELBERGER gegen eine wesentliche Beteiligung mechanischer Ursachen. Kombination mit anderen Mißbildungen fanden sich bei den Zwillingsprobanden nicht häufiger als bei den klumpfüßigen Einlingen. In den Sippen der Zwillinge konnten rund 11% weitere Klumpfußträger nachgewiesen werden, Schwangerschaft und Geburt waren ohne Besonderheiten. Unter den Probanden IDELBERGERs wurden mehr Schwachsinnige (9%) als im Durchschnitt der Bevölkerung (1—2%) gefunden.

Das Konkordanz-Diskordanzverhältnis beim angeborenen Klumpfuß ist folgendes: EZ-Konkordanz 32,5% (von 40 EZ-Paaren 13), ZZ-Konkordanz nur 3,0%, demnach ein Unterschied um mehr als das 10fache. Dies darf aber gerade als Beweis für die maßgebliche Beteiligung genotypischer Faktoren an der Entstehung des angeborenen Klumpfußes gewertet werden, wobei freilich die Unvollständigkeit der EZ-Konkordanz das Vorhandensein einer kleinen Gruppe von mechanisch bedingten Klumpfüßen nicht ganz ausschließt (auch Ansicht von DEBRUNNER) (teratologische und amniogene Klumpfüße). Diskordantes Auftreten des Klumpfußes bei eineiigen Zwillingen ist also nicht beweisend für Nichterblichkeit des betreffenden Klumpfußes, besonders wenn neben eineiigen Zwillingen weitere Merkmalsträger vorhanden sind. Ein solches Beispiel teilt REINHARD mit: Bei einem eineiigen Zwillingsbruderpaar war der eine Partner mit schweren, zu Rückfällen neigenden beidseitigen Klumpfüßen behaftet. Der andere Partner hatte normale Füße, dagegen der einzige ältere Bruder litt ebenfalls an doppelseitigen, erfolgreich behandelten Klumpfüßen. Alle 3 Brüder hatten außerdem angeborene Hernien. Die Eltern waren keine Merkmalsträger. IDELBERGER konnte unter 242 Paaren 27 Fälle mit weiterem Klumpfußvorkommen in den betreffenden Familien ermitteln. (Bei REINHARD weitere Literaturhinweise zum Kapitel „Zwillingsforschung und Klumpfuß".) Über das Vorkommen diskordanter Mißbildungen bei eineiigen Zwillingen berichtet W. STRUPLER (1947).

Zusammenfassend darf man demnach den Klumpfuß als endogen bedingtes Erbleiden bezeichnen, dessen Erbgang zwar nicht genau bekannt, wahrscheinlich aber recessiv monosomer und geschlechtsbegrenzt ist bei starken Manifestationsschwankungen. Die Schwankungen im Bereich der Art und des Grades der Erscheinungsform dürften durch endogene Einflüsse, ebenso wie durch exogene bestimmbar sein. Das abweichende Geschlechtsverhältnis dürfte nach IDELBERGER mit Wahrscheinlichkeit durch Modifikationsgene verursacht sein, die im Geschlechtschromosom lokalisiert sind.

Ätiologie und Pathogenese. Mit Recht betont DEBRUNNER, daß mit der Feststellung der Erblichkeit des angeborenen Klumpfußes noch nichts über seine Ätiologie und Pathogenese ausgesagt sei; indessen haben alle früheren, oft spitzfindigen exogenen Erklärungsversuche wesentlich an Bedeutung verloren, obwohl die meisten Forscher für einen kleinen Teil der Fälle einen mechanisch bedingten Ursprung infolge von Kontrakturen aus Zwangshaltungen noch gelten lassen. Diese Zahl beträgt nach DEBRUNNER etwa 4—5 $^0/_{00}$. Solche sind auch einer relativ einfachen Behandlung gut zugänglich. Die starken Manifestationsschwankungen der Erscheinung bezieht DEBRUNNER auf die Abhängigkeit von Umweltfaktoren. Sowohl einseitig als doppelseitig gibt es Klumpfußbildungen verschiedensten Ausmaßes. Expressivität und Spezifität, d. h. Grad der Ausprägung und Besonderheiten der Art und Lokalisation des Merkmals sind wandelbar, so daß Fälle mit deutlicher Ausprägung der Hauptkomponenten — Außenkantung, Gewölbevermehrung, Spitzfußstellung mit solchen wechseln, bei denen vorzüglich nur ein Merkmal ausgebildet ist; selbst bei doppelseitigen Fällen können solche Unterschiede des Schweregrades zwischen rechts und links bestehen. Sowohl für die leichten wie für die schweren Fälle besteht die gleiche genetische Grundlage, aus welcher heraus von Fall zu Fall „Ausdruck und Besonderheit" offenbar umweltbedingt wechseln können, wofür auch die gelegentliche Diskordanz eineiiger Zwillinge spricht (geringe Penetranz der krankhaften Anlage). Siehe auch Kopitz: Orthopädische Untersuchungen an Zwillingen.

Unter diesen *exogenen* Momenten spielen die immer wieder genannten, auch für den angeborenen Klumpfuß eine gewisse, früher stark überschätzte Rolle. Gleichzeitiges Vorkommen mit amniotischen Schnürfurchen am Unterschenkel oder auch an der oberen Extremität sprechen für amniogene Ursache; dabei ist zu berücksichtigen — worauf besonders Ostertag aufmerksam macht — daß zwischen dysamniogenen Verbildungen bei einer primären Amnionerkrankung und den amniotischen Strängen und Verklebungen, die rein symptomatisch bei endogenen Erbkrankheiten der Frucht auftreten können, zu unterscheiden ist. Auch Raumanomalien im Uterus, wie fehlerhafte Gebärmutterform, Mehrlingsschwangerschaft, kurze Nabelschnur gehören zu diesen seltensten exogenen Momenten.

Weit größere, wenn nicht die größte Bedeutung für die Ätiologie des angeborenen Klumpfußes kommt den *endogenen* Faktoren zu, deren Wirksamkeit theoretisch durch einen Anlagefehler oder durch eine Entwicklungshemmung gedacht werden kann, wobei die teratologische Terminationsperiode in die 4.—5. Embryonalwoche gelegt werden muß.

Unter den verschiedenen Theorien zur Erklärung der *formalen Genese* des angeborenen Klumpfußes sind die folgenden beachtenswert:

a) Boehm: Auf Grund von Untersuchungen mit Hilfe des Wachsplattenmodellverfahrens von embryonalen Fußskeleten 2—4 Monate alter Feten wird von Boehm gezeigt, daß die anatomische Fehlform des angeborenen Klumpfußes in wesentlichen Punkten mit den physiologischen Fußformen bestimmter Entwicklungsstadien des normalen Fußes übereinstimmt. Ein Vergleich ergibt folgende Punkte:

1. Anfang und Mitte des 2. Lebensmonates (1. Stadium der Fußentwicklung) besteht wie beim Klumpfuß eine ausgesprochene Steil- oder Pes equinus-Stellung.

2. Wie beim frühembryonalen, etwa 5 Wochen alten Fuß ist beim hochgradigen Klumpfuß ein Schrägverlauf der Längsachsen von Talus und Calcaneus vorhanden.

3. Der Calcaneus liegt nicht *unter* dem Talus, sondern findet sich im Zustand der lateralen Apposition.

4. Beim frühembryonalen Fuß sowohl wie beim Klumpfuß findet sich eine ausgeprägte *Adduktionsstellung* der Metatarsen.

5. Endlich ist in beiden Fällen das Cuboid — medial — seitlich an den Calcaneus apponiert.

Aus diesem Vergleich leitet Boehm den Satz ab, daß der schwere Klumpfuß einem physiologisch embryonalen Fuß aus dem Anfang des 2. Monats gleiche und daß als beste Erklärung für die meisten angeborenen Klumpfüße die Theorie der primären endogenen Keimstörung, d. h. der Hemmungsbildung gelte. Diese Auffassung von Boehm widerspricht der persönlichen Erfahrung von Scherb, nach welcher bei etwa der Hälfte aller angeborenen Klumpfüße das Fußskelet unbeteiligt ist und physiologische Form und Stellung mühelos passiv hergestellt werden kann.

b) OSTERTAG: Es wird zunächst auf die Schwierigkeiten der klinischen Trennung erblicher und erworbener Klumpfüße hingewiesen. Erbliche Klumpfüße, die erst nach dem 10. Lebensjahr in Erscheinung treten, stehen häufig in Beziehung zu Veränderungen des *Zentralnervensystems*. Bei den von OSTERTAG untersuchten Fällen wurde häufig eine übergeordnete Störung nachgewiesen: Spina bifida, Myelodysplasien, Status dysraphicus, Defekte des Kreuzbeins mit Aplasie am caudalen Ende des Rückenmarks und seiner Wurzeln. Beim sog. „rebellischen Klumpfuß" nimmt SELL regelmäßig eine angeborene Störung des Zentralnervensystems im Sinne einer Myelodysplasie oder Spina bifida an und konnte dies auch bei röntgenologischen Untersuchungen in den meisten Fällen nachweisen.

Bei der mikroskopischen Untersuchung des Rückenmarks fand OSTERTAG, angefangen von leichtesten Störungen der Zellgruppierung über Abweichungen im Verlauf der normalen Mesenchymation der grauen Substanz, schwere Krankheitsbilder durch Ausbildung flacher Rückenmarksrinnen und echter dysraphischer Zustände bis zur ausgebildeten Spina bifida. Bei klumpfüßigen Feten wurden derartige Störungen in gewissen Bezirken der Vorderhörner in Zusammenhang mit mangelhafter Entwicklung des Gefäßnetzes gefunden.

c) SCHERB: Dieser fand anläßlich operativer Eingriffe am vorderen Ende der Sehne des Musculus peronaeus brevis einen sehnig-bindegewebigen Strang, der mit dem Cuboid fest verwachsen zur Tuberositas ossis metatarsalis V geht und die Insertion am Knochen vermittelt. Die Länge dieses Endstückes ist verschieden und soll den Grad des Funktionsausfalles und damit die charakteristische Klumpfußstellung bedingen. Dieses Sehnenstück stelle eine Persistenz eines „Peronaeus extensorius" dar, welcher neben den 4 Zipfeln des Musculus extensor digitorum longus im 2.—3. Fetalmonat als Sehnenstrang zum Mittelfußhöcker V ziehe und dem Musculus peronaeus brevis als Leitbahn bis zum Knochen diene. Durch Persistenz dieses Sehnenstückes wird der Peronaeus brevis verlängert und damit das Muskelgleichgewicht zu den Supinatoren gestört. Das Überwiegen der Supinatoren über den zu lang gewordenen und deshalb in seiner Wirkung gehinderten Musculus peronaeus brevis legt den Fuß nach außen um und führt zu einem Klumpfuß, der als fetale Wachstumskontraktur erklärt wird. In späteren Arbeiten hat nun SCHERB in bemerkenswerter Weise seine eben wiedergegebenen Befunde kausal- und formalgenetisch zu deuten versucht und dabei Bezug auf die wichtigen Arbeiten über Extremitätenmuskelmißbildungen von W. BRANDT genommen, welche in unserer Einleitung eingehend gewürdigt worden sind. Besonderes Gewicht wird auf den Faktor Zeit gelegt, welcher im Determinationsgeschehen vor der sichtbaren Differenzierung auf dem Durchlaufen einer reversiblen, kritischen und irreversiblen Phase der Anlage beruht. Myokinesigraphische Untersuchungen durch SCHERB an unbehandelten Klumpfüßen haben das phasengerechte Agieren sämtlicher Unterschenkel- und Fußmuskeln ergeben. Lediglich der Musculus peronaeus brevis und in besonders schweren Fällen auch der Musculus extensor brevis haben keinen oder nur einen ungenügenden Funktionseffekt gezeigt, indem die Anspannung der Endsehne des Peronaeus brevis fehlte. Die anatomische Ursache des Funktionsausfalles muß daher im Bereich des Sehnenverlaufes dieses Muskels am lateralen Fußrand zu suchen sein. Bei dem als Peronaeus extensorius beschriebenen Sehnenstrang handle es sich nun nach SCHERB um ein Relikt, welches die phylogenetischen Beziehungen des Peronaeus brevis mit dem Extensor digitorum brevis dokumentiere und bis zum 3. Monat als physiologischer Befund nachzuweisen sei, dann

aber verschwinde. Das Fortbestehen dieses Reliktes sei die Folge eines genbedingten Faktors und bewirke je nach der Verschiedenheit seines Weiterwachsens
die verschiedenen Grade der Deformität. Dabei nimmt SCHERB an, daß auch
bei den klumpfußbehafteten Individuen zwar der zur Involution des Reliktes
notwendige induktive Reiz vorhanden sei, daß er aber erst wirksam würde,
wenn sich die Entwicklung des Reliktes bereits in der kritischen oder irreversiblen Phase befände. Beim Klumpfuß-Gen handle es sich demnach nicht um
einen entwicklungshemmenden Induktionsfaktor, sondern um die vererbbare
Verspätung der physiologischen Induktion zur Eliminierung des den Klumpfuß

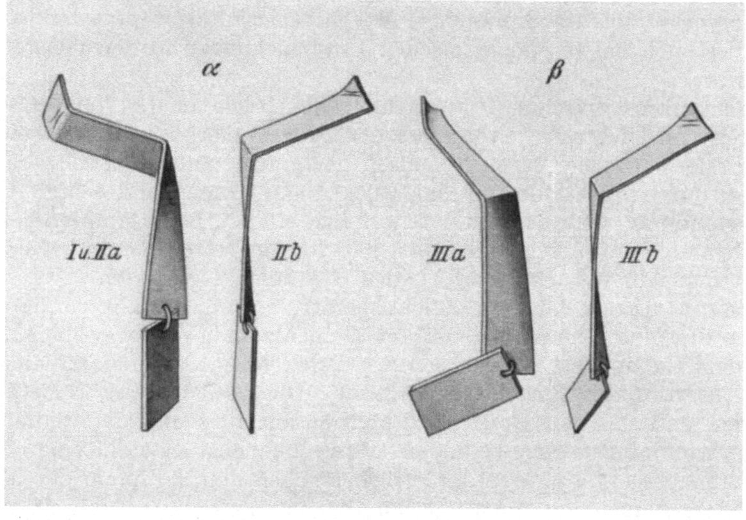

Abb. 196   α Zeichnungsskizze eines Papp-Plattenmodells, darstellend die linke untere Extremität bei der
Klumpfußentstehung. Stadum I und II: Hemmung der schraubenförmigen Einwärtstorsion des Ober- und
Unterschenkels. Knie bleibt mehr lateral, relative Einwärtstorsionsstellung der queren Knöchelachse zur queren
Knieachse. Hemmung der relativen Supination der Fußplatte, die fast in der Ebene der Unterschenkelplatte
verbleibt. a Ansicht von vorn, b Ansicht von lateral; β Zeichnungsskizze Papp-Plattenmodell linke untere
Extremität bei der Klumpfußentstehung. Stadium III: Hemmung der dorsalen Aufbiegung der nahezu in der
Ebene der Unterschenkelplatte verbliebenen Fußplatte. Ausbleiben bzw. Hemmung der Pronationstorsion der
Fußplatte: Pes equinus adductus supinatus. a Ansicht von vorn; b Ansicht von lateral.

bedingenden Reliktes. SCHERB vermutet nun, daß dieser Induktionsverspätung
eine allgemeine „Prospectio im Entwicklungspotential“ minderwertige, reduzierte
fetale Fußanlage zugrunde liege, wofür die Gesamtverkleinerung der Klumpfüße,
die nicht endgültige Ausdifferenzierung der Intratarsalgelenkflächen und des
Kapselapparates spräche.

d) MAU: Seine Untersuchungen gehen von den Vorstellungen BOEHMs aus
und halten die Feststellung für erwiesen, daß die 3 Hauptkomponenten des
kongenitalen Klumpfußes, Plantarflexion, Adduktion und Supination in einem
frühen Stadium der Entwicklung des Fußes vorgefunden werden. Besonderes
Gewicht legt MAU auf die Torsionsvorgänge, welche sich im Bereich der unteren
Extremität im Entwicklungsgange abspielen. An einem Papp-Plattenmodell veranschaulicht er zunächst die normalen Vorgänge: schraubenförmige Einwärtstorsion der unteren Extremität bis zur Knöchelgabel und gesondert davon die
„relative Supination“, dann die „dorsale Aufbiegung“ und schließlich die „Pronationstorsion der Fußplatte“.

Beim angeborenen Klumpfuß als Hemmungsbildung nach der Auffassung von
BOEHM kommen die im normalen Entwicklungsgang sich abspielenden Torsionsvorgänge nicht zum reifen Abschluß; d. h. „es erreicht die quere Knieachse

in ihrer Pronationstorsion nicht mehr völlig die im Zuge der schraubenförmigen Einwärtstorsion bereits stärker einwärts torquierte Knöchelgabel. Sodann vollzieht sich auch die relative Supinationsdrehung der Fußplatte zur Knöchelgabel, ebenfalls nur in abgeschwächtem Maße, d. h. die Fußplatte dreht sich im Sinne der relativen Supination zur Knöchelgabel nicht um 90⁰, sondern um einen weit geringeren Winkel, in hochgradigen Fällen verbleibt die Ebene der Fußplatte fast parallel der Ebene der Knöchelgabel" (s. Abb. 196).

Auf die von MAU erhobenen Befunde am Muskelapparat wurde bereits hingewiesen; seine Deutung des Klumpfußleidens als Folge mangelhafter nervöser Versorgung wegen myelodysplastischen Veränderungen ist ebenfalls bereits erwähnt worden. Auch sie wird von SCHERB abgelehnt.

Zusammenfassend kann über das Wesen des angeborenen Klumpfußes folgendes ausgesagt werden (s. bei DEBRUNNER):

1. Der angeborene Klumpfuß ist ein keimbedingtes Leiden, bei dessen Manifestierung exogene Einflüsse eine gewisse Rolle spielen.

2. Es muß seltene Formen nicht vererbter angeborener Klumpfüße geben, die am einfachsten als mechanisch entstandene Zwangskontrakturen aufzufassen sind. Neuerdings betont aber DEBRUNNER, daß die seltenen Ausnahmen, denen eine rein mechanische Genese zugebilligt wird, dem Fehlen der kleinen Zahl zuzuschreiben waren und aus größeren Statistiken mehr und mehr verschwinden werden.

3. Es erscheint wahrscheinlich, daß die im Keim verankerte Schädigung in erster Linie auf einer Störung der Frühinnervation beruht.

4. Wegen gewisser Ähnlichkeiten des ausgebildeten Klumpfußes mit frühen Stadien der physiologischen Fußentwicklung wird die Mißbildung als Hemmungsmißbildung gedeutet.

Literatur.
Der angeborene Klumpfuß.

ADAMS, W.: Club-foot. London 1866. Zit. nach DEBRUNNER. — ASSUM, H. W.: Untersuchungen über die Erblichkeit des angeborenen Klumpfußleidens. Z. Orthop. **65**, 1 (1936).

BESSEL-HAGEN: Die Therapie und Pathologie des Klumpfußes. Heidelberg 1936. Zit. nach DEBRUNNER. — BOEHM, M.: (1) Pes varus congenitus. Z. orthop. Chir. **51**, 409 (1929). — (2) Das menschliche Bein. In Deutsche Orthopädie, Bd. 9. Stuttgart: Ferdinand Enke 1935. — BRANDT, W.: Die Entstehungsursachen der Gliedmaßenmißbildungen und ihre Bedeutung für das Vererbungsproblem beim Menschen. Leipzig: Johann Ambrosius Barth 1937.

CURTIUS u. LORENZ: Über Status dysraphicus. Z. Neur. **149**, 1 (1921).

DEBRUNNER, H.: (1) Der angeborene Klumpfuß. In: Deutsche Orthopädie, Bd. 10. Stuttgart: Ferdinand Enke 1936. — (2) Zur Frage der Vererbung des angeborenen Klumpfußes. Arch. Klaus-Stiftg 15, 185 (1940). — (3) Der Klumpfuß und andere orthopädische Mißbildungen als Erbleiden. Schweiz. med. Wschr. **1945**, 981. — DEBRUNNER, H., u. CH. PETRI: Mißbildungen der Peronaeussehnen beim angeborenen Klumpfuß. Z. orthop. Chir. **70**, 340 (1940). — DREHMANN: In HOFFA-GOCHTsches Lehrbuch für orthopädische Chirurgie, 7. Aufl. 1925.

ECKHARDT, H., u. B. OSTERTAG: Körperliche Erbkrankheiten, S. 73. Leipzig: Johann Ambrosius Barth 1940. — ENGEL, D.: Orthopädische Betrachtungen in China. Z. orthop. Chir. **63**, 73 (1935). — ERNST, H.: Diss. Hamburg 1938. Zit. nach DEBRUNNER.

FETSCHER, R.: Über die Erblichkeit des angeborenen Klumpfußes. Arch. Rassenbiol. 14 (1922). — Zbl. Chir. **10** (1921). — FROSCH: Über den angeborenen Klumpfuß. Verh. dtsch. orthop. Ges. **1935**, 186. Zit. nach BAUER u. BODE.

GERLÓCZY, F.: Daten zur Vererbungslehre der orthopädischen Entwicklungsanomalien. Z. orthop. Chir. **72**, 211 (1941).

HUETER: Zit. bei DEBRUNNER.

IDELBERGER, K. H.: (1) Zur Frage der anlagemäßigen Entstehung des angeborenen Klumpfußes. Arch. Rassenbiol. **33**, 304 (1939). — (2) Die Zwillingspathologie des angeborenen Klumpfußes. 3. Beil.-H. z. Z. orthop. Chir. **69** (1939). — ISIGKEIT, E.: (1) Ist die Vererbung des angeborenen Klumpfußes geschlechtsgebunden? Zbl. Chir. **1928**, 401. — (2) Untersuchungen über die Heredität orthopädischer Leiden. 1. Über die Erblichkeit des angeborenen Klumpfußes. Arch. orthop. Chir. **25**, 535 (1927).

Kocher: Ätiologie und Therapie des Pes varus congenitus. Dtsch. Z. Chir. **9**, 349 (1878). Zit. nach Debrunner. — Kopitz, J.: Orthopädische Untersuchungen an Zwillingen. Z. Orthop. **71**, 130 (1941). — Kreuz, L.: (1) Klumpfußuntersuchungen. Ein Beitrag zur Morphologie und formalen Genese der Deformität. Arch. orthop. Chir. **25**, 1 (1927). — (2) Ist der angeborene Klumpfuß und die Hüftgelenksverrenkung ein schweres körperliches Erbleiden im Sinne des Gesetzes? Arch. klin. Chir. **193**, 204 (1938). — (3) Das derzeitige Wissen vom Wesen des angeborenen Klumpfußes und der angeborenen Hüftverrenkung. Z. orthop. Chir. **69**, 199 (1939).

Lange, M.: Erbbiologie der angeborenen Körperfehler. Stuttgart: Ferdinand Enke 1935. — Lannelongue: Zit. bei Debrunner. — Lücke u. v. Volkmann: Zit. bei Debrunner. — Mau, C.: Der Klumpfuß. Erg. Chir. **20**, 361 (1927). — Die Ätiologie des angeborenen Klumpfußleidens. Münch. med. Wschr. **1935**, 1427. — Meyer, H. v.: Der Klumpfuß und seine Folgen für das übrige Knochengerüst. Jena 1888. Zit. nach Debrunner. — Müller, J.: Untersuchungen über angeborene Klumpfüße. Diss. Zürich 1937. — Müller, M. W.: Zur Ätiologie des angeborenen Klumpfußes unter besonderer Berücksichtigung seiner Vererbung. Arch. Klaus-Stiftg **2**, 1 (1926). — Müller, R.: Über das Geschlechtsverhältnis beim angeborenen Klumpfußleiden. Z. orthop. Chir. **72**, 237 (1941).

Nilsonne, H.: Eine statistische Studie über den kongenitalen Klumpfuß. Z. orthop. Chir. **48**, 219 (1927).

Ostertag, B.: Das derzeitige Wissen vom Wesen des angeborenen Klumpfußes und der angeborenen Hüftverrenkung. Beil.-H. z. Z. orthop. Chir. **69**, 232 (1939).

Pfrang, L.: Anatomische Beschreibung des Skeletts und der Weichteile eines angeborenen Klumpfußes. Arch. orthop. u. Unfallchir. **18**, 453 (1920).

Reinhard, W. E.: Über diskordantes Auftreten des angeborenen Klumpfußes bei eineiigen Zwillingen. Dtsch. med. Rdsch. **1948**, 130. — Rohlederer: Das derzeitige Wissen vom Wesen des angeborenen Klumpfußes und der angeborenen Hüftgelenkverrenkung. Kritik und Ausblick. Beil.-H. z. Z. orthop. Chir. **69**, 221 (1939).

Scherb, R.: (1) Zur Ätiologie kongenitaler und kongenital bedingter Fußdeformitäten mit besonderer Berücksichtigung des Pes equino-varus congenitus. Acta chir. scand. (Stockh.) **67**, 717 (1930). — (2) Grundsätzliches zum Klumpfußproblem. Verh. dtsch. orthop. Ges. (27. Kongr.) **1933**, 160. — (3) Zur Frage der verschiedenen Erbfaktoren beim angeborenen Klumpfuß. Schweiz. med. Wschr. **1939**, Nr 43. — (4) Zur Frage der Entstehungsursache angeborener Gliedmaßenmißbildungen mit besonderer Berücksichtigung des angeborenen Klumpfußes. Helvet. paedr. Acta **1**, 99 (1945). — Strupler, W.: Diskordante Mißbildungen bei eineiigen Zwillingen. Arch. Klaus-Stiftg **22**, 169 (1947). — Studer, A.: Zur Frage der endogenen Genese des angeborenen Klumpfußes. Arch. Klaus-Stiftg **19**, 25 (1944).

Verschuer, O. v.: Erbpathologie. 1934. — Virchow, H.: Klumpfüße nach Form zusammengesetzt. Arch. orthop. Chir. **33**, 324 (1933). — Volkmann, R. v.: Zur Ätiologie des Klumpfußes. In Deutsche Klinik, S. 34. Berlin 1863. Zit. nach Debrunner.

Zimmer, J.: Das Geschlechtsverhältnis beim angeborenen Klumpfuß. Z. orthop. Chir. **69**, 126 (1939).

β) Die angeborene Klumphand (Manus vara).

Die reine angeborene Klumphand als Gegenstück zum angeborenen Klumpfuß ist eine seltene Fehlbildung. Wohl wird die Hand als Begleiterscheinung beim Radius- und Ulnadefekt ebenfalls in eine Klumphandstellung gebracht. Diese Form soll aber hier nicht weiter behandelt werden, wir verweisen auf unseren Abschnitt über den Radius- und Ulnadefekt (s. auch Arbeit von Stoffel und Stempel).

Wie der angeborene Klumpfuß ist die angeborene Klumphand eine angeborene Kontraktur, welche in der Mehrzahl der Fälle (M. Lange) mit anderen Kontrakturen — besonders der Ellbogen-Schulterkontraktur — verbunden ist.

Das klinische Bild wird durch eine primäre Beugekontraktur im Handgelenk gekennzeichnet (vgl. Abb. 74 in Bauer und Bode, S. 239), welche sekundär entweder durch eine Ulnar- oder Radialabweichung ergänzt wird, gleichzeitig finden sich gewöhnliche Kontrakturen und Streckkontrakturen in den Mittel- und Endgelenken. Im ganzen ist die Hand in der Regel kleiner als normal. Die mit den Kontrakturen verbundenen Funktionsstörungen sind schwere, besonders weil auch Störungen im Ellbogen- und Schultergelenk hinzukommen.

Anatomische Studien über die Klumphand stammen von Stoffel und Stempel und haben ergeben, daß nicht nur die Muskeln miteinander und mit den Fascien und den Bändern innig verwachsen sind, sondern daß auch die Gelenkkapseln unmittelbar dicht anliegen und überall derb und straff gespannt sind. Die anatomischen Studien von STOFFEL und STEMPEL betreffen aber meistens Fälle mit Hypoplasien oder gar Defekten an den Röhrenknochen des Armes.

Eine sorgfältige anatomische Studie über einen Fall von linksseitiger Klumphand beim einen Partner eines männlichen Thorakopagen, der am linken Bein nur die 1. und 2. Zehe sowie eine rudimentäre 3. Zehe ausgebildet hatte, wurde 1938 von FORBES veröffentlicht. Die Klumphand war mit Radiusdefekt und Fehlen des Daumenstrahles kombiniert. FORBES unterscheidet zwischen angeborener und erworbener Klumphand. Die erworbene entsteht im Anschluß an Störungen der distalen Radius- oder Ulnaepiphyse und die Hand weicht dann nach links oder rechts ab. Die angeborenen und gelegentlichen hereditären Fälle sind meistens mit teilweisem oder vollständigem Fehlen der Vorderarmknochen verbunden.

Wie schon eingangs bemerkt, ist die reine angeborene Klumphand meistens mit anderen Kontrakturen kombiniert und stellt somit das augenfälligste Symptom einer mehrere Gelenke betreffenden „Systemerkrankung" des paraartikulären Gleit- und Bindegewebes sowie der Kapsel- und Bänderapparate dar.

Bei der Seltenheit der Fehlbildung ist auch familiäres Auftreten nur vereinzelt beobachtet worden: BUIZARD konnte die Vererbung der seltenen doppelseitigen ulnaren Klumphand in 4 Generationen nachweisen und in einem Stammbaum von SCHROEDER ist alternierendes Vorkommen von Klumpfuß und Klumphand festgestellt worden.

ASCHNER und ENGELMANN beschäftigen sich in ihrem wichtigen Buche ebenfalls eingehend mit der Frage der Kombination der Klumphand mit anderen Kontrakturen und Fehlbildungen. Sie weisen zunächst auf eine Arbeit von ROSENKRANZ hin, der eine Literaturzusammenstellung von 48 Fällen mit verschiedenartigsten anderen Mißbildungen in tabellarischer Übersicht bringt. Dabei spielen andere Kontrakturen eine wesentliche Rolle. Wir erwähnen hier nur 34 Klumpfüße bzw. 41 mit mindestens einer anderen Kontraktur (außer Klumpfuß). HOTTINGER veröffentlicht einen 6 Wochen alten Säugling mit multiplen Mißbildungen: Klumphänden, Klumpfüßen, Stridor congenitus, Struma, Nabelhernie, Kryptorchismus und Schulterhochstand. Durch einfache orthopädische Maßnahmen konnte eine weitgehende Restitution erzielt werden.

Hierher gehört auch der bereits erwähnte und abgebildete Fall von RÖSSLE (s. Abb. 194). ASCHNER und ENGELMANN ergänzen die Zahlen von ROSENKRANZ dahin, daß unter 57 ihnen bekannt gewordenen Fällen 48 mit anderen orthopädischen Anomalien vergesellschaftet waren.

Besonders bemerkenswert ist die Tatsache der gehäuften Kombination der Klumphand mit ausgesprochen seltenen Kontrakturen wie Schulter-, Ellbogen- und Fingerkontrakturen, sowie die Beugekontraktur von Hüfte und Knie. Die Ausrechnung ergibt, daß erwartungsgemäß jeder Klumphandträger noch 1,7 weitere Kontrakturen aufweisen wird.

Besondere Aufmerksamkeit widmen ASCHNER und ENGELMANN noch der Tatsache, daß Kombination mit *Genu recurvatum* relativ häufig ist. Wir haben in unserem diesbezüglichen Abschnitt das Genu recurvatum als Luxation betrachtet, zumal gleichzeitiges Vorkommen mit anderen Luxationen, besonders der Hüftluxation, mehrfach beschrieben wurde.

Diesen scheinbaren Widerspruch suchen ASCHNER und ENGELMANN damit zu beseitigen, daß sie für das Genu recurvatum 2 Entstehungsmöglichkeiten annehmen. Einmal handle es sich um eine primäre Luxation, ein anderes Mal um eine primäre Kontraktur der Kniestrecker und Sehnen. Schwierig ist die Beurteilung von doppelseitigen Klumphänden in Fällen von nur einseitigem Radiusdefekt. Hier müssen wir annehmen, daß auf der scheinbar unveränderten Seite der Radius wahrscheinlich doch auch eine Wachstumsverzögerung oder leichtere Hypoplasie aufweist, die während der Embryonalperiode zur Klumpstellung der Hand führte.

Aschner und Engelmann betonen wohl mit Recht, daß Fälle mit primärer Kontraktur prinzipiell zu trennen sind von denjenigen bei Hypoplasie oder Defekt des Radius, obgleich gelegentlich im Einzelfall die Unterscheidung kaum zu machen ist.

Träger einer primären kongenitalen Klumphand ohne Knochendefekt gehören einem „schwer degenerativen“ Milieu an, mit besonders hochgradiger Disposition zu angeborenen Kontrakturen aller übrigen Gelenke, namentlich auch des Kniegelenkes.

Zum Falle Rösgen und Mamiers, welche unter Auswertung eines besonderen Falles zum Problem der Klumphand Stellung nehmen, ist zu sagen, daß es sich in ihrem Fall um einen partiellen Defekt des rechten Daumenstrahles handelt, wobei das Metacarpale I vollkommen fehlt, in dem häutigen Daumenanhängsel noch Knochenkerne von 2 hypoplastischen Phalangen zu finden sind. Die Klumphandstellung ist also hier als radiäre Klumphandstellung bei partiellem Daumendefekt aufzufassen. Die Deutung als amniotische Abschnürung ist nicht haltbar.

Literatur.

Angeborene Klumphand.

Aschner, B., u. G. Engelmann: Konstitutionspathologie in der Orthopädie, S. 215. Wien u. Berlin: Springer 1928.

Bauer, K. H., u. W. Bode: Handbuch der Erbbiologie des Menschen, Bd. 3, S. 239. 1940. — Buizard, Ch.: Vererbung einer schweren rechten und linken Klumphand durch mehrere Generationen. Bull. Soc. Chir. Paris 20, 711 (1928). Ref. Zbl. Chir. 1929, 3133.

Forbes, G.: A case of congenital clubhand with a review of the aetiology of the condition. Anat. Rec. 71, 181 (1938).

Hottinger, A.: Beitrag zur Klinik der angeborenen Haltungsanomalien infolge muskulärer Kontrakturen: Klumphand, Schiefhals, Kniegelenkskontrakturen. Jb. Kinderheilk. 112, 258 (1926).

Lange, M.: Erbbiologie der angeborenen Körperfehler. Stuttgart: Ferdinand Enke 1935.

Rösgen u. Mamier: Zur Frage körperlicher Mißbildungen, vor allem der Klumphand. Z. orthop. Chir. 74, 45 (1943). — Rosenkranz, E.: Über kongenitale Kontrakturen der oberen Extremitäten. Z. orthop. Chir. 14, 52 (1905).

Schroeder, C. H.: Amniogene und erbliche Klumpfußentstehung. Bruns' Beitr. 164, 619 (1936). — Stoffel, A., u. E. Stempel: Anatomische Studien über die Klumphand. Z. orthop. Chir. 23, 1 (1909).

γ) Pes adductus congenitus (Metatarsus varus congenitus).

Es handelt sich hier um eine etwa in $^3/_4$ der Fälle doppelseitige vererbbare Gelenkkontraktur, bei welcher der Vorfuß im Sinne einer Adduktionskontraktur nach einwärts gedreht ist, die Mittellinie des Fußes zeigt in Höhe des Lisfrancschen Gelenkes einen starken Knick nach innen, der äußere Fußrand weist einen stark konvexen, der innere einen entsprechend konkaven Bogen auf. Die Mittelfußknochen sind gegen die Fußwurzel nach innen geknickt. Metatarsale I—IV sind mehr oder weniger schräg gerichtet, während das V. meist geradeaus gerichtet ist. Gelegentlich sind die Metatarsalien im Varussinne gekrümmt (Metatarsus varus). Der Knick liegt meist in Höhe des Lisfrancschen Gelenkes.

Dengler, der aus den Jahren 1933—1935 32 Fälle an der Münchner Orthopädischen Klinik beobachten konnte, stellt 28mal angeborenes Bestehen der

Fehlbildung fest. Schon vor ihm wurden von GRUBER in München bis 1932 56 Fälle beobachtet. Differentialdiagnostisch wichtig ist die Feststellung, daß bei kleinen Kindern, die noch nicht gehen, das Fersenbein noch achsengerecht steht, erst durch die Belastung knickt der Calcaneus in X-Stellung ein.

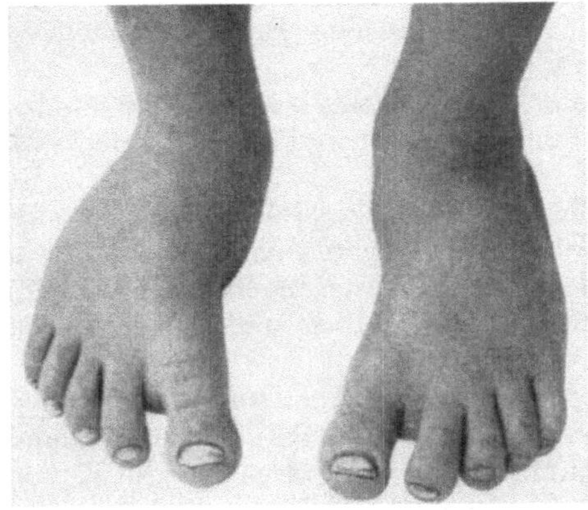

Abb. 197a—c. a Beiderseitiger Pes adductus congenitus, 5jähriges Kind; b Röntgenbild mit verspätetem Auftreten der Knochenkerne; c Röntgenbild desselben Patienten 2 Jahre später. Osteomalacische Veränderungen und mehrfache Kernanlage beiderseits an den Kahn- und Keilbeinen. (KAUFFMANN.)

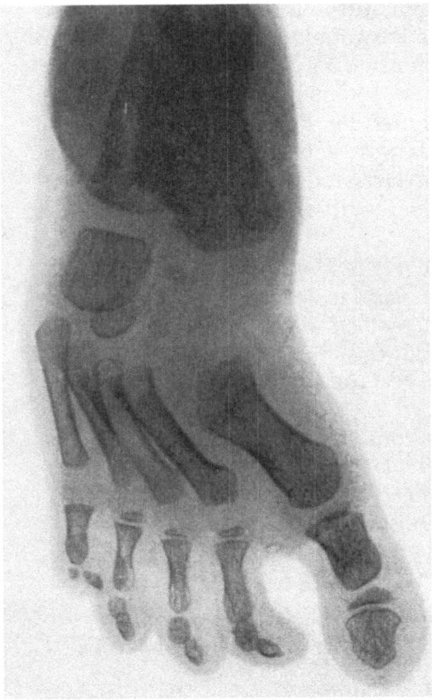

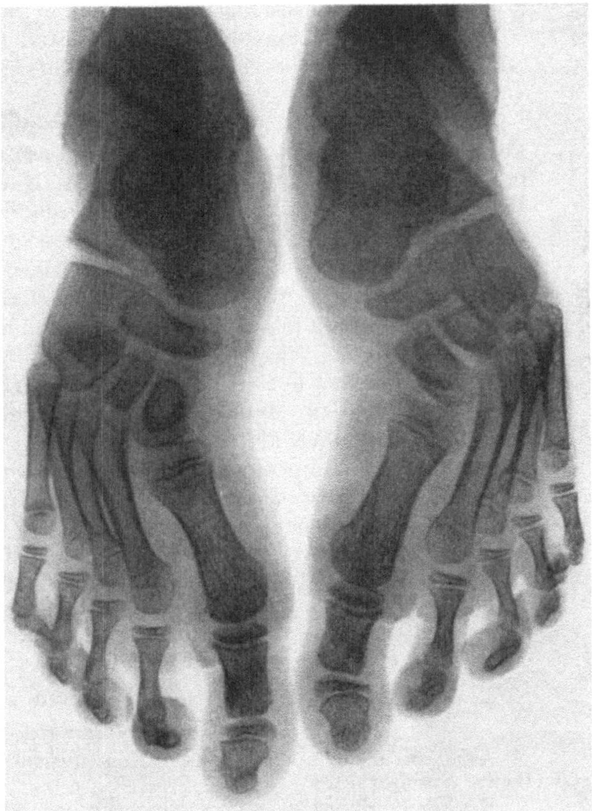

Am häufigsten sind Veränderungen am Cuneiforme I festgestellt worden. KAUFFMANN sah in $^1/_3$ der Fälle einen doppelten Kern in ihm. DENGLER bestätigt dieses Vorkommen gedoppelter und mehrfacher Kernanlagen in den Fußwurzelknochen und erwähnt ferner verspätetes Auftreten der Knochenkerne (Naviculare, Cuneiforme I und II) und deren Deformierung. Ferner weist er auf die öfters beobachtete Zweiteilung der proximalen Epiphysenscheibe am Köpfchen des 1. Mittelfußknochens hin.

Ein Teil der Fälle zeigt nach HOHMANN Abweichungen des Fersenbeins nach außen, den Talus nach innen verlagert und das Naviculare von ihm nach außen abgewichen (Abb. 197a—c.)

In anderen Fällen fehlt diese Valgusstellung des Fersenbeins.

HOHMANN spricht weiter die Vermutung aus, daß bestimmte Formen des sog. kontrakten Pes plano-valgus auf einen angeborenen Pes adductus mit primärer Verlagerung des Fersenbeins nach außen und des Talus nach innen zurückzuführen seien.

BAUER und BODE zeigen, daß die Anomalie oft mit anderen Mißbildungen kombiniert ist: beiderseitiger Hohlfuß, Polydaktylie, Klumpfuß der anderen Seite werden aus der Literatur erwähnt. 4mal ist die Kombination mit einem Cuneiforme I bipartitum beschrieben worden, endlich auch das Vorkommen bei Geschwistern.

Das männliche Geschlecht scheint im Verhältnis 2:1 häufiger befallen zu sein.

Familiäres Vorkommen ist von MADIER und MASSART, METTENLEITER und BAUER und BODE beschrieben worden, ferner von ISIGKEIT und WEIL sowie von M. LANGE.

M. LANGE vertritt wie die meisten derzeitigen Autoren die Ansicht, daß der Pes adductus congenitus endogen bedingt sei, er bezweifelt aber sein Vorkommen in Verbindung mit anderen Mißbildungen. Namentlich die Fälle mit gleichzeitiger Polydaktylie hält er nicht für echte Pedes adducti, vielmehr sei hier die abnorme Fußhaltung lediglich Folge und Begleiterscheinung der Polydaktylie. In Präzisierung zur Auffassung HOHMANNs muß nach LANGE vom echten Pes adductus congenitus verlangt werden, daß außer der Einwärtsstellung des Vorfußes auch eine Valgusstellung des Fersenbeins vorhanden sei (s. dazu weiterhin die Angabe DENGLERs).

Während früher noch ein Unterschied zwischen dem Metatarsus (Pes) adductus congenitus und dem Metatarsus varus gemacht wurde, werden heute diese Veränderungen lediglich als verschiedene Grade desselben Krankheitsprozesses betrachtet. Nach ASCHNER und ENGELMANN handelt es sich um primäre Anomalien der Fußwurzel und die falsche Stellung der Metatarsalknochen sei lediglich sekundär mechanisch.

Wichtig ist die weitere Feststellung, daß die konstitutionell abnormen Tarsalknochen des Pes adductus besonders des Naviculare und der Cuneiformia zur KÖHLERschen Osteochondritis besonders disponiert seien (ASCHNER und ENGELMANN). Diese letzte Angabe wird auch von DENGLER bestätigt.

Literatur.

Pes adductus congenitus.

ASCHNER, B., u. G. ENGELMANN: Konstitutionspathologie in der Orthopädie. Wien u. Berlin: Springer 1928.

BAUER, K. H., u. W. BODE: Handbuch der Erbbiologie des Menschen, Bd. 3, S. 240. Berlin: Springer 1940.

DENGLER: Zur Klinik und Therapie der Pedes adducti. Z. orthop. Chir. **65**, 121 (1936).

GRUBER: Häufigkeit und blutige Behandlung des Pes adductus. Inaug.-Diss. München 1933. Zit. nach DENGLER.

HOHMANN, G.: Fuß und Bein, 2. Aufl. München: J. F. Bergmann 1934.

ISIGKEIT, E.: Untersuchungen über die Heredität orthopädischer Leiden. Arch. orthop. u. Unfallchir. **25**, 535 (1927).

KAUFFMANN, H.: Der Pes adductus congenitus. Erg. Chir. **22**, 463 (1929).

LANGE, M.: Erbbiologie der angeborenen Körperfehler. Stuttgart: Ferdinand Enke 1935.

MADIER u. MASSART: Etude anatomique du métatarsus varus congénital. Bull. Soc. Anat. Paris **1923**, 119. Zit. nach BAUER u. BODE. — METTENLEITER, M.: Metatarsus varus und adductus congenitus. Dtsch. Z. Chir. **186**, 369 (1924).

WEIL, S.: Über den Pes adductus congenitus und die KÖHLERsche Krankheit. Berl. klin. Wschr. **1921 I**, 445.

δ) Die angeborene Windmühlenflügelstellung der Finger "Déviation des doigts en coup de vent" (BRISSAUD).

Bei dieser Mißbildung weichen beiderseits symmetrisch alle Finger von den Metacarpophalangealgelenken oder seltener von der Handwurzel an von der Mittellinie nach der ulnaren Seite schräg in einem Winkel von 30—40⁰ ab, während die Metacarpalknochen oder die Handwurzel die gradlinige Fortsetzung der Unterarmachse darstellen. Eine eigene Beobachtung verdanke ich Herrn Dr. W. SCHÄR. Leider sind Angaben über die Patientin nicht zu erhalten (Abb. 198). Mit dieser Abweichung der Finger ist stets eine Adduktionskontraktur des Daumens und eine auch passiv nicht ausgleichbare Beugekontraktur der Finger in den Grundgelenken kombiniert.

Diese Fehlbildung stellt also in gewissem Sinne ein Analogon zum Pes adductus congenitus her.

Nach M. DREYFUSS, der Operationsbefunde analysierte, beruhe die Stellungsanomalie der Finger auf einer „Verkürzung bzw. zu kurzen Anlagen der Ligamenta accessoria collateralia". Knochen, Gelenke und Nerven zeigen keine primäre Veränderung.

Über Kombination mit anderen Anomalien berichtet DREYFUSS. Einmal sah er Behinderung der volaren Beugung im Handgelenk, ferner beiderseitigen Hohlfuß, ein anderes Mal doppelseitigen schwersten Plattfuß in Form des sog. Schaukelfußes.

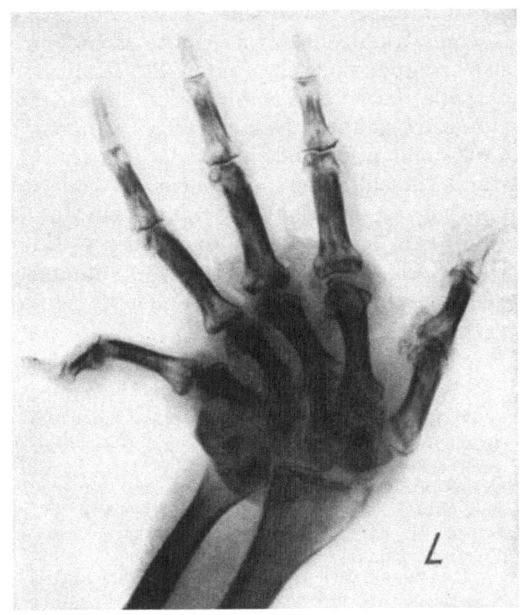

Abb. 198. Röntgenbild einer linken Hand mit typischer Windmühlenflügelstellung der Finger. (Fall SCHÄR.)

In den Fällen, die BOIX 1897 als Déviation des doigts en coup de vent publizierte, war die Mißbildung durch 3 Generationen nachzuweisen. BAUER und BODE zitieren eine Familie von LUNDBLOM mit Trägern der Mißbildung in 3 Generationen, bei DREYFUSS waren 2 Fälle Geschwister mit gleichartiger Brachydaktylie.

Daraus geht hervor, daß es sich auch bei dieser angeborenen Kontraktur um ein erbbedingtes Leiden handelt. Festzuhalten ist noch die Tatsache, daß die Ulnarabweichung der Finger nicht nur angeboren vorkommt, sondern wie DREYFUSS in Anlehnung an HASVOCEK ausführt, auch erworben sein kann in folgenden Formen:

I. Spastisch aktiv bedingt,
   a) funktionell (traumatische Hysterie),
   b) reflektorisch,
      1. bei peripheren sensitiven Störungen traumatischer oder entzünd-
         licher Genese,
      2. rheumatisch,
      3. bei zentralen organischen Läsionen,
         a) cerebral,
         b) spinal.
II. Passiv lokal bedingt,
   a) bei chronischer Gelenkaffektion,
   b) bei Affektionen der Palmaraponeurose.
III. Mechanisch professionell bedingt (z. B. Tischler).

1931 veröffentlichte Boerema einen Fall, der demjenigen von Boix sehr ähnlich war. Bei einem 13jährigen Jungen fand sich von Geburt an eine doppelseitige Ulnarabweichung sämtlicher Finger mit Ausnahme der Daumen sowie Beugestellung derselben. Außerdem zeigte der Knabe Spaltung der Uvula, Asymmetrie des Thorax, leichte rechtskonvexe Skoliose. An den Händen zeigte sich röntgenologisch eine Valgusstellung der distalen Epiphysen der Metacarpalia, ferner eine Subluxation der Finger in den Metacarpophalangealgelenken. Boerema sieht die Ursache dieser kongenitalen Fingerabweichung in einer primär auftretenden Ossifikationsänderung der distalen Metacarpusepiphysen. Der Zustand verschlimmert sich meistens von Geburt an so lange, bis die völlige Verknöcherung der Phalangenepiphysen eingetreten ist.

Boppe und Fangeron führen 2 Fälle mit entsprechenden Abbildungen und Hinweisen auf die Therapie an. Sie bemerken, daß trotz der beträchtlichen Deformierungen die Funktionen der Finger weniger eingeschränkt seien, als vermutet werden könnte.

Literatur.
Windmühlenflügelstellung der Finger.

Bauer, K. H., u. W. Bode: Handbuch der Erbbiologie des Menschen, Bd. 3. Berlin: Springer 1940. — Boerema: Über die angeborene „Windmühlenflügelstellung" der Finger. („Déviation des doigts en coup de vent".) Z. orthop. Chir. **55**, 241 (1931). — Boix, E.: Déviation des doigts en coup de vent et insuffisance de l'aponeurose palmaire d'origine congénitale. Nouvelle iconogr. Salpêtrière **10** (1897). Zit. nach Bauer und Bode. — Boppe, M., et P. Fangeron: La déviation congénitale des doigts „en coup de vent". Rev. d'Orthop. **26**, 547 (1939).

Dreyfuss, M.: Beitrag zum Bilde der angeborenen Windmühlenflügelstellung der Finger. Z. orthop. Chir. **65**, 205 (1936).

Hasvocek: Laterale Deviation der Finger der Hand. Neur. Zbl. **32**. Zit. nach Dreyfuss.

Lundblom, A.: The ulnar deviation of the fingers on familial occurence. Acta orthop. scand. (Københ.) **1932**.

ε) Kamptodaktylie, Hammerzehe, Daumenkontraktur.

(s. palmare Klinodaktylie, s. angeborene Krummfingrigkeit, doigt crochu, crooked little finger, krummer Kleinfinger, Hakenfinger, Hammerfinger, Streblomikrodaktylie.)

Es handelt sich um eine recht verbreitete, meist auf die Mittel-, seltener auf die Endgelenke der Finger beschränkte Kontraktur des kleinen Fingers, häufig auch des 4., seltener des 3. und 4. Fingers. Der Kleinfinger ist dabei gewöhnlich am stärksten befallen. Die Störung kommt ein- und doppelseitig vor. Von der Dupuytrenschen Kontraktur läßt sich die Kamptodaktylie abgrenzen wegen des Normalbleibens der Palmaraponeurose und wegen der Extension im Metacarpophalangealgelenk.

Die angeborene Fehlbildung wird meist erst im Laufe des Lebens manifest, zeigt dann gewöhnlich einen progredienten Verlauf. Anatomische Untersuchungen von LANDOUZY und KLUMKE, GRÄFENBERG (zit. nach ASCHNER und ENGEL-MANN) zeigen, daß der Gelenkspalt erhalten ist, daß es sich also nicht um eine Ankylose durch Aplasie der Interphalangealgelenke handelt. Die Finger sind weiter beugbar, nicht aber ganz zu strecken.

ADAMS beschreibt 3 Stadien der Fehlbildung. Schon einige Monate nach der Geburt wird eine Krümmung des kleinen Fingers bemerkt, die sich passiv noch ausgleichen läßt, eine Spannung der Weichteile auf der Beugeseite wird aber in diesem ersten Stadium noch vermißt. Schrumpfungsvorgänge an der Beugeseite zwischen 1. und 2. Phalanx führen dann zur Verkürzung der Haut, die sich beim Strecken als Längsfalte abhebt und damit die Beugestellung fixiert. Gleichzeitig kommt es in diesem zweiten Stadium zur Überstreckung des proximalen Fingergliedes. Im dritten Stadium endlich kommt es zur Ausbildung noch spannender Stränge zwischen 2. und 3. Phalanx und zum Übergreifen auch auf die anderen Finger.

Unter den Kombinationsmißbildungen zitiert BAUER und BODE eine Familie von MURPHY mit Kniesubluxation in 5 Generationen, von GUILLE-

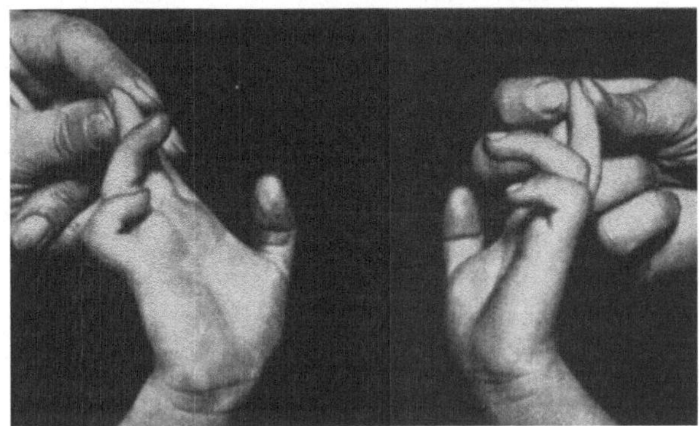

Abb. 199. Typisches Bild der Kamptodaktylie des 4. und 5. Fingers. (Fall DREYFUSS.)

MENT und LECLERC mit Hüftluxation und Ellbogenluxation in 2 Generationen.

ADAMS veröffentlicht die Vererbung der Kombination von Kamptodaktylie und Hammerzehe, desgleichen GUTMANN.

Die dominante Vererbung durch mehrere Generationen ist mehrfach bekanntgegeben worden. BAUER und BODE zitieren GOLDFLAM, GASSUL, HEFNER, RITTERSKAMP, SCHROEDER, MOORE und MESSINA. Auch DREYFUSS bringt eine Zusammenstellung von Fällen, bei denen die Vererbbarkeit der Mißbildung erwiesen wurde (s. Abb. 199).

SCHAFF und SCHAFER berichten über eine Sippe von 25 Personen, von denen 2 mit Kamptodaktylie des kleinen Fingers behaftet waren. Die Autoren betonen, daß es sich nicht um eine Gelenkmißbildung, sondern um eine Verkürzung der Flexorsehnen handelt (Abb. 200).

SPEAR veröffentlicht einen Stammbaum mit Kamptodaktylie über 6 Generationen. Er nimmt an, daß diese Anomalie durch einen dominanten Faktor ausgelöst wurde, welcher durch genetische und umweltbedingte Modifikatoren in ihrer Expressivität modifiziert wird. Gewisse Beziehungen zu einer bestimmten Haarfarbe werden vermutet, können aber wegen des zu kleinen Materials nicht bewiesen werden.

ASHLEY veröffentlicht 3 Stammbäume von sog. Streblomikrodaktylie und weist darauf hin, daß es verschiedene Grade dieser auf Sehnenverkürzung beruhenden Mißbildung gibt. Deutliche Beziehungen zu bestimmter Haarfarbe konnte er nicht erkennen (dort noch weitere Literaturhinweise).

Über selbständige Vererbung der *Hammerzehe* berichtet GUTMANN, worauf besonders ASCHNER und ENGELMANN hinweisen.

M. Fèvre berichtet über Kamptodaktylie an einem überzähligen Finger bei einem 14jährigen Knaben, dessen Vater und eine Schwester ebenfalls an Polydaktylie der Füße leiden, er selber hat doppelseitig sowohl 6 Finger als auch 6 Zehen. Zu therapeutischen und kosmetischen Zwecken wurden die überzähligen Finger entfernt und namentlich der linke, welcher eine Beugekontraktur hatte, anatomisch präpariert. Die Haut bildete einen bridenartigen Strang, ähnlich einer Narbe; die Palmaraponeurose ist nicht betroffen, dagegen behindert eine Scheide der Flexorsehne ein wesentliches Ausstrecken des Fingers, aber erst die Durchtrennung der einzigen Flexorsehne gestattete ein wesentliches Ausstrecken des Fingers. Außerdem bestand aber auch ein Streckhindernis in der Gelenkkapsel des 1. Interphalangealgelenkes. Endlich fand sich als letztes

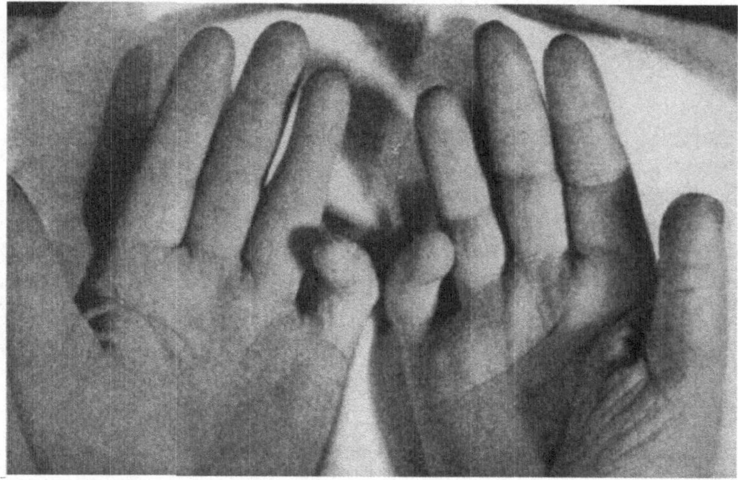

Abb. 200. Doppelseitige Kamptodaktylie des 5. Fingers. (Nach Schaff u. Schafer.)

Hindernis am distalen Ende der 1. Phalanx ein querer „eselsrückenförmiger" Höcker, der zu einer Subluxation der 2. Phalanx nach vorne führte.

Die Pathogenese der Kamptodaktylie ist auch nach neueren Untersuchungen noch umstritten. Dreyfuss vor allem hält es noch für verfrüht, von angeborener Kontraktur zu sprechen.

In der Literatur werden auch Fälle von Kamptodaktylie des *Daumens* beschrieben. So berichtete E. Ruschenberg (1938) über die Beugekontraktur des Daumens bei kleinen Kindern. Das Krankheitsbild ähnelt demjenigen der Tendovaginitis stenosans de Quervain, dürfte aber ätiologisch und pathogenetisch eine besondere Affektion darstellen. Bei den 4 Kindern waren 1mal beide Daumen, 2mal nur der linke und 1mal der rechte Daumen betroffen. Im Endstadium kommt es proximal von der Sehnenscheide zu einer Knotenbildung in der Sehne des Flexor hallucis longus. Zu Beginn besteht lediglich die Erscheinung des sog. schnellenden Fingers. Die knotenförmige Auftreibung der Sehne findet sich etwa in Höhe des Grundgelenkes; die Sehnenscheide distal vom Knoten im Bereich des Ligamentum annulare ist verengt und verdickt. Es können Verkalkungen auftreten. Der Autor erklärt die Störung durch intrauterine Zwangshaltung des Daumens, welche zur Schädigung der Sehnenscheide und deren Verengerung führe. Wir möchten in diesem Zusammenhang auf das Kapitel der Dupuytrenschen Kontraktur verweisen, bei welcher wohl endogene und exogene Faktoren zur Erkrankung der Palmaraponeurose führen, in welcher ebenfalls fibromatöse Knotenbildungen auftreten.

O. STRACKER (1931) berichtet über mehrere Beobachtungen von Daumenkontrakturen bei Kindern. Die Umfangsvergrößerung der Beugesehne des Daumens könne durch gefäßreiche Geschwulst, durch Knorpeleinlagerungen, durch Sehnenverdickungen bedingt sein und müsse auf embryonale Anlagen zurückgeführt werden, wobei die Entwicklung zu bewegungshemmenden Verdickungen aber erst im Verlauf des 1. Lebensjahres auftrete.

SORREL konnte 2 Fälle beobachten und behandeln, bei denen doppelseitige Beugekontraktur der Daumen mit Anomalie der Beugesehnen beschrieben wurde, allerdings ist dabei die Genese nicht abgeklärt und obgleich es sich beim einen Fall um ein Kind gehandelt hat, kann eine erworbene Schädigung beim Befund einer Sehnenverdickung nicht ausgeschlossen werden.

Unter der genuinen *Hammerzehe* versteht man eine Kontraktur am häufigsten der 2., manchmal auch der 3. und 4., seltener aller Zehen. Es handelt sich um eine Beugekontraktur der Interphalangeal- und eine Streckkontraktur des Metatarsophalangealgelenkes, das in einem späteren Stadium subluxiert werden kann.

Nach ADAMS handelt es sich demnach bei der Hammerzehe um eine analoge, häufig angeborene Mißbildung nach Art der Kamptodaktylie.

Literatur.

Kamptodaktylie.

ADAMS, W.: On congenital contracture of the fingers and its association with „hammer toe". Lancet 1891 I, 111. — ASCHNER, B., u. G. ENGELMANN: Konstitutionspathologie in der Orthopädie. Wien u. Berlin: Springer 1928. — ASHLEY, L. M.: The inheritance of streblomicrodactyly. J. Hered. 38, 93 (1947).

BAUER, K. H., u. W. BODE: Handbuch der Erbbiologie des Menschen, Bd. 3. Berlin: Springer 1940.

DREYFUSS, J. R.: Die Kamptodaktylie im Kindesalter. Jb. Kinderheilk. 148, 336 (1937).

FÈVRE, M.: Camptodactylie et lésions anatomiques d'un doigt surnuméraire atteint de camptodactylie. Ann. d'Anat. path. 13, 1018 (1936).

GASSUL, R.: Eine durch Generationen prävalierende symmetrische Fingerkontraktur. Dtsch. med. Wschr. 1918 I/II, 1196, 1450. — GOLDFLAM, S.: Ein Fall von kongenitaler familiärer Ankylose der Fingergelenke. Münch. med. Wschr. 1906 II, 2299. — GRAEFENBERG: Anat. H. 42, 249 (1910). Zit. nach ASCHNER u. ENGELMANN. — GUILLEMENT, D. P., et G. LECLERC: Trois cas de luxation congénitale bilaterale des coudes. Rev. d'Orthop. 24, 596 (1937). — GUTMANN, M. J.: Zur Vererbung der Hammerzehe. Arch. Rassenbiol. 17, 190 (1925).

HEFNER, R. A.: Inheritance of crooked little fingers (streblomicrodactyly). J. Hered. 20, 395 (1929). Zit. nach BAUER u. BODE.

LANDOUZY u. KLUMKE: Zit. nach ASCHNER u. ENGELMANN.

MOORE, W. G., and P. MESSINA: Camptodactylism and its variable expression. J. Hered. 27, 27 (1936). — MURPHY, D. P.: Familial finger contracture and associated familial kneejoint subluxation. J. Amer. med. Assoc. 86, 395 (1926).

RITTERSKAMP, P.: Eine Familie mit Kamptodaktylie. Münch. med. Wschr. 1936 I, 724. — RUSCHENBERG, E.: Die Beugekontraktur des Daumens bei kleinen Kindern, ein typisches Krankheitsbild. Z. orthop. Chir. 68, 172 (1938).

SCHAFF, B., and P. SCHAFER: Camptodactylie. Arch. Surg. 57, 633 (1948). — SCHROEDER, C. H.: Mißbildungsvererbung in der Chirurgie. Erg. Chir. 32, 457 (1939). — SORREL, E. M.: Un cas de camptodactylie des deux pouces. Mém. Soc. nat. Chir. 64, 628 (1938). — SPEAR, G. S.: The inheritance of flexed fingers. J. Hered. 37, 189 (1946). — STRACKER, O.: Daumenkontrakturen bei Kindern. Wien. klin. Wschr. 1931, 197.

ζ) DUPUYTRENsche Kontraktur.
(Fortschreitende Kontraktur der Finger und Zehen.)

Unter der Bezeichnung DUPUYTRENsche Kontraktur wird eine langsam progrediente, meist erst im vorgerückten Alter beginnende Beugung der ulnaren Finger, manchmal auch des Zeigefingers und des Daumens verstanden, welche ·auf einer Veränderung der Palmaraponeurose beruht. Auch das Vorkommen anderer Plantaraponeurosen ist beobachtet worden.

1614 wird das Krankheitsbild von Felix Platter erwähnt, von Dupuytren 1832 als Kontraktur der Aponeurosis palmaris beschrieben und schon 1833 wurde von Goyrand das Vorkommen bei Vater und Sohn mitgeteilt. Seither hat sich eine kaum mehr zu überblickende Literatur angehäuft, welche in Einzel- und Sammeldarstellungen zum Problem Stellung bezieht. Unter den Arbeiten, welche hauptsächlich die endogene Grundlage des Leidens nachzuweisen suchen, verweisen wir auf die Darstellungen von Aschner und Engelmann sowie von Bauer und Bode. Sehr ausführliche, auch die Therapie berücksichtigende Darstellungen finden sich 1938 von Deckner und 1948 von Skoog. Durch letztere Arbeit erhalten wir besonders auch Einblick in die angloamerikanischen Arbeiten.

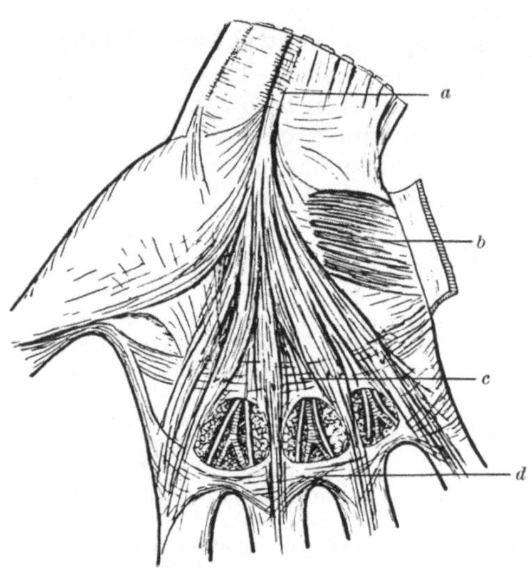

Abb. 201. Palmaraponeurose (oberflächliche Palmarfascie). (Umgezeichnet nach Pirier, Charpy 1901.) *a* palmaris longus tend.; *b* Palmaris brevis; *c* Transversalfasern; *d* Ligamenta natatoria. (Nach Skoog.)

Wir folgen in unserer Darstellung der übersichtlichen Gliederung der Materie von Skoog, als der letzten uns zugekommenen und das neueste Schrifttum berücksichtigenden Monographie.

Zur *Anatomie* und *Funktion* der Palmaraponeurose ist folgendes auszuführen:

1. Eine oberflächliche Palmarfascie — die eigentliche Palmaraponeurose — ist von der Haut der Handfläche durch ein besonders strukturiertes Fettgewebe getrennt. Sie zeigt Dreieckform, mit der Spitze gegen das Handgelenk zu gerichtet. Die Längsfasern dieser Fascie sind Fortsetzungen der Sehnen des Musculus palmaris longus, eines sehr variablen und in 10—12% der Fälle fehlenden Muskels. In solchen Fällen ist die Palmaraponeurose an der Fascia antibrachia befestigt. Seitlich ist sie begrenzt durch Thenar und Hypothenar und wird durch longitudinale, transversale und oberflächliche Fasern aufgebaut, wobei letztere die Aponeurose mit der Haut verbinden.

2. Eine tiefe Palmarfascie bedeckt das Gewölbe der Hohlhand zwischen den Sehnen der Beuger und ist an den volaren Flächen der Metacarpalknochen befestigt.

3. Die Verbindungen zwischen Palmaraponeurose und tiefer Palmarfascie ist durch Septen längs den Beugersehnen gegeben, wodurch Fascienkanäle gebildet werden. In Höhe der Metacarpophalangealgelenke tritt eine Anzahl von Fasern auf die Dorsalseite der Hand, sich in der Weise durchflechtend, daß die Metacarpalköpfchen in elastische Verbindung zueinander gebracht werden. Außerdem bilden sie Längssepten mit den Fingerfascien. Meistens bildet der mediale Rand des Thenar die seitliche Begrenzung der Aponeurose; es gibt aber Fälle, bei denen ein Band zum Daumen zieht, indem es den Musculus pollicis brevis kreuzt und selten sogar in Verbindung mit der Sehnenscheide des Musculus flexor pollicis longus tritt. Die spärliche Gefäßversorgung der Aponeurose geschieht durch feine Gefäßchen von der Oberfläche her. Innervation vollzieht sich durch Golgi-Mazzonische und Vater-Pacinische Körperchen.

Funktionell wurde die Palmaraponeurose lange Zeit hauptsächlich als Schutzeinrichtung der Gebilde der Hohlhand betrachtet. Dupuytren vertrat die

Ansicht, daß unter anderem die Palmaraponeurose durch ihre innigen Verbindungen mit der Haut den Griff der Hand zu sichern habe, ohne welche die Haut bei festem Griff wie ein Handschuh gleiten würde. Das Gerüstwerk der Palmaraponeurose mit ihren Verbindungen hält die einzelnen anatomischen Strukturen der Hohlhand in konstanten Beziehungen. Die operative Entfernung der Aponeurose führt aber beim Erwachsenen zu keinen wesentlichen Störungen.

Da in der Diskussion über die Ätiologie der DUPUYTRENschen Kontraktur die Embryologie der Palmaraponeurose eine bedeutende Rolle spielt, hat T. SKOOG systematisch Untersuchungen an 1,5—16 cm langen Feten durchgeführt: Bei 1,9 cm langem Embryo ist die Aponeurose als wohldefinierbare Platte in der Hohlhand zu erkennen. Die sie bildenden, axial gerichteten Zellmassen stellen eine Fortsetzung und Verbreiterung der Palmaris longus-Sehne dar. Auf gleicher Höhe damit erkennt man eine getrennte Mesenchymproliferation von transversalen Fasern. Fast gleichzeitig entstehen die septalen Verbindungen zwischen Aponeurose und tiefer Fascie. Bei 3—5-cm-Embryonen kann die Fortsetzung der Aponeurose in distaler Richtung auf die Finger, entlang der ersten Phalanx verfolgt werden. Das Bildungsmaterial für die Aponeurose entspricht demjenigen für Sehnen. Es ergibt sich, daß die später eine funktionelle und anatomische Einheit darstellende Palmaraponeurose ontogenetisch sich aus verschiedenen Elementen getrennt entwickelt.

Häufigkeit und Symptomatologie. Über die allgemeine Verbreitung der Kontraktur in der Bevölkerung liegen keine zuverlässigen Angaben vor. Über die Verteilung bei den Geschlechtern hat SKOOG 24 Serien von 1820 Fällen zusammengestellt und gefunden, daß 89,3 ± 1,6% Männer und 10,7 ± 1,6% Frauen erkrankt waren. Diese Zahlen ändern sich etwas, wenn Männer und Frauen aus ähnlichen sozialen Schichten oder aus gleichen Sippen miteinander verglichen werden. Für erstere fand sich dann ein Verhältnis Männer : Frauen wie 85:15%, für letztere von 87 ± 3,1:13 ± 3,1%.

Bezüglich des Alters wird allgemein festgestellt, daß die Kontrakturen in direkter Beziehung mit zunehmendem Alter steht. Dies dürfte mit den Alterungsprozessen im Bindegewebe selber und nicht mit dem Altersschwund des palmaren Fettgewebes zusammenhängen.

Die Palmarkontraktur kann doppelseitig und einseitig auftreten. Nach der Zusammenstellung von SKOOG kamen auf 2278 Patienten 54,9 ± 1% doppelseitig und 29,1 ± 1% rechtsseitig und 16,0 ± 0,8% linksseitig Erkrankte vor. Diese Zahl ist deshalb fiktiv, weil meistens die Krankheit nicht gleichzeitig an beiden Händen beginnt, ja sogar ein Intervall von mehreren Jahren zwischen der Erkrankung der beiden Hände liegen kann.

Ring- und Kleinfinger waren 63,7 ± 1,0% bzw. in 53,4 ± 1,0% befallen. Das erste Symptom stellt sich im Auftreten eines subcutanen Knötchens in der Hohlhand dar, später tritt die Kontraktur der Aponeurose hinzu.

Die Differentialdiagnose der DUPUYTRENschen Kontraktur gegenüber ähnlichen Kontrakturen ist beim Vorliegen der pathognomonischen knötchenförmigen Verdickung und Retraktion der Palmaraponeurose nicht schwierig. Besonders bei der Kamptodaktylie fehlen die der DUPUYTRENschen Kontraktur eigenen Veränderungen (s. früheres Kapitel). Sehr irreführend ist die Bezeichnung „kongenitale Form der DUPUYTRENschen Kontraktur" für die familiäre Kamptodaktylie. Durch Unfall, Immobilisation, Lähmungen u. dgl. bedingte Kontrakturen der Finger lassen sich ebenfalls meist leicht unterscheiden, ferner die verschiedenen, durch berufliche Handgriffe entstehenden Verunstaltungen der Finger.

Nach den persönlichen Erfahrungen von SKOOG beginnt die Erkrankung gewöhnlich im ulnaren Teil der Hohlhand oder an der Basis des 4. bzw. des

5. Fingers. Die anfänglich unscheinbare Verdickung der Aponeurose vergrößert sich und wird mit der Haut adhärent. Gelegentlich entwickelt sich der Prozeß in einem Teil der Aponeurose, der zu einem bestimmten Finger gehört. Dadurch wird bei der Fingerstreckung ein länglicher Strang gebildet. Nachfolgend können noch weitere Finger in ähnlicher Weise betroffen werden. Im allgemeinen erscheint die Beugung zuerst im Metacarpophalangealgelenk und später im proximalen Interphalangealgelenk. Das distale Interphalangealgelenk kann ebenfalls gebeugt, gelegentlich aber auch überstreckt sein. Bei 7 Patienten konnte Skoog feststellen, daß die Kontraktur in der Fingerverlängerung der Aponeurose entstand und deshalb war hier die Kontraktur der Interphalangealgelenke am ausgesprochensten. Seine Untersuchungen stützen sich auf 50 Fälle. Die subjektiven Beschwerden sind zu Beginn oft geringfügig, namentlich fast nie Schmerzen. Dagegen kann in schweren Fällen die Kontraktur bis zur Notwendigkeit der Aufgabe bestimmter Berufe führen (Klavierspiel, manuelle Arbeiten usw.).

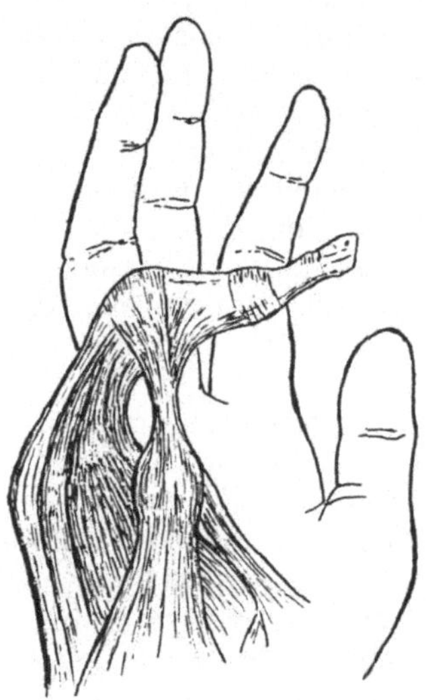

Abb. 202. Knotenförmige Verdickung an der Aponeurose, welche zu Beugungsdeformität des Kleinfingers führte. (Anatomisches Präparat des Museum of Kings College, nach Adams 1878.) (Nach Skoog.)

Pathologie. Dupuytren war der erste, der durch anatomische Präparation die Lokalisation der Fingerkontrakturen in der Palmaraponeurose nachgewiesen hat. Von anderen Untersuchern wurde aber auch noch später der primäre Sitz der Erkrankung in die Haut verlegt. Hinzu treten dann als Folge der Beugekontrakturstellung der Finger sekundäre Veränderungen an den Gelenken in Form von Knorpeldegenerationen oder auch hyperostotischer Bildungen. Mit der pathologischen Histologie haben sich zahlreiche Autoren befaßt. Skoog gibt in seiner Arbeit einen historischen Überblick. So hat z. B. Langhans 1887 eine mikroskopische Beschreibung der für die Dupuytrensche Kontraktur so typischen Bindegewebshaufen gegeben und sie als Proliferation ohne eigentliche Entzündung gedeutet, auch vermerkt er Verbreiterung der Adventitia in den benachbarten Gefäßen.

Systematische histologische Untersuchungen an 57 Fällen durch Meyerding (1936) suchten den Nachdruck auf Beginn der Veränderungen im interstitiellen Bindegewebe zu legen und deuteten den Prozeß als chronische Entzündung. Horwitz (1942) kam auf Grund des Vergleiches von 27 normalen mit 35 Fällen von Kontraktur zur Überzeugung, es liege eine gutartige Fibroplasie des Palmarbindegewebes vor und Clay spricht direkt von Neoplasma.

Demgegenüber kommt Skoog auf Grund der Untersuchung von 10 Normalfällen und 29 an Dupuytrenscher Kontraktur leidenden Patienten zum Schluß, daß es sich um einen Krankheitsprozeß der Palmaraponeurose selber handelt.

Makroskopisch kam es zur Ausbildung von festen, grauweißen Bindegewebsmassen, welche entweder knötchenförmig waren oder sich über größere Bezirke der Aponeurosen erstreckten (Abb. 202). Diese Herde fanden sich besonders in distalen Teilen der Hohlhand und an der Basis der Finger und traten in den Längsfasern oder in den paratendinösen Septen oder in den Fasciculi transversi-(natatory ligaments)-Bändern und in den Verbindungsfasern der Aponeurose mit der Haut auf. Obwohl tatsächlich diese Bindegewebsverdickungen tumorartig erscheinen können, so sieht man nie eine Infiltration der umgebenden Sehnenscheiden, Lumbricalmuskeln, Fingernerven oder Gefäße, diese letzten Gebilde können höchstens mehr oder weniger stark umwachsen werden. Ein weiteres makroskopisches Charakteristikum ist die ausgesprochene Verkürzung der befallenen Teile, welche zur Beugung der Finger führen, dabei stellen die verdickten Teile der Aponeurose sehnenartige Stränge dar, die zu den gebeugten Fingern ziehen und auf Querschnitten wie Sehnen ausschauen.

Die *mikroskopischen Befunde* von SKOOG beziehen sich zunächst auf die knötchenförmigen Verdickungen der Aponeurose. In frühen Stadien erkennt man ein junges undifferenziertes Bindegewebe, das sich vom perivasculären Bindegewebe benachbarten Gefäß aus entwickelt. Die zwischen den Zellen gelegenen Fasern sind zunächst präkollagener Natur, später zeigen sie kollagene Reaktion. In den zentralen Partien der Knötchen findet sich *Eisenpigment*, am häufigsten in den unreifen, jungen Zonen.

In den sehnenartigen Strängen fand sich kompaktes, fibröses Bindegewebe, im ganzen an dasjenige in der normalen Aponeurose erinnernd, jedoch waren die Fasern weniger acidophil und bei Toluidinblaufärbung fand sich eine ausgesprochene Metachromasie.

Sodann werden Strukturen beschrieben, welche wie Faserrupturen in der Aponeurose seitlich der hypercellulären Zonen aussahen.

In wenigen Fällen, bei welchen auch die Haut untersucht werden konnte, war eine leichte Hypertrophie der Epidermis zu erkennen, auch war das Corium fibrös umgewandelt.

In einem Fall konnte auch ein Fingergelenk untersucht werden, das Deformierungen nach fortgeschrittener Beugekontraktur zeigte. Der Gelenknorpel war dort, wo sich die Flächen berühren, intakt, während er an anderen Stellen resorbiert wurde. Untersuchungen mit dem Elektronenmikroskop zeigten, daß die mittlere Breite der kollagenen Fasern aus den strangartigen Verdickungen größer ist als aus der normalen Aponeurose, die Differenz beträgt etwa 10%.

Systematische histologische Untersuchungen mit guten Abbildungen finden sich in der Arbeit von DECKNER. Pathogenetisch kommt er aber zu einer anderen Deutung als SKOOG: Er glaubt, daß die Entwicklung der Sehnenstränge aus einem anatomischen Substrat erfolgt, welches „latent zwischen den Fasern der Längszüge in der Hohlhandaponeurose" liege. Von diesem embryonalen Grundgewebe würden „in früheren phylogenetischen Stufen" die kurzen Fingerbeuger gebildet. Die Entwicklungsprodukte des embryonalen Grundgewebes müßten auf genotypischen Gewebsanomalien mit besonderer Reaktionsbereitschaft zurückgeführt werden, peristatische Faktoren könnten nur dann in der Lage sein, die Selbstdifferenzierung des Substrates in Gang zu bringen und die Strangbildung zu realisieren, wenn das anatomische Substrat dazu vorhanden ist. Weitere gründliche makroskopische und mikroskopische Untersuchungen mit schönen Abbildungen finden sich bei OEHLECKER (Abb. 203a—d).

Pathogenese. Auf Grund seiner Untersuchungen kommt SKOOG zur Ansicht, daß die Pathogenese der Krankheit in Beziehung zu partiellen Rupturen der Aponeurose, namentlich der Längsfibrillen steht. Experimentell gelingt es, solche Rupturen durch Überstreckung der kontrakt gebeugten Finger zu erhalten. Als gute Stütze werden die Eisenpigmentbefunde in den neugebildeten Bindegewebsformationen betrachtet, die nichts anderes als Residuen kleiner Blutungen darstellen sollen. Es wird auch die Sehnenschrumpfung der DUPUYTRENschen Kontraktur mit derjenigen nach tiefen Verbrennungen verglichen.

Andere, wie z. B. VEYRASSAT, trennen 2 Gruppen von sog. DUPUYTRENscher Kontraktur: 1. eine rein exogen durch einmaliges, schweres oder durch kleine wiederholte Traumen bedingte, und 2. eine idiopathische, endogen bedingte, oft hereditäre und doppelseitige. Besonders bedeutsam ist nun die Tatsache, daß eine der Dupuytrenschen Kontraktur der Palmaraponeurose analoge Störung auch an der *Plantar*aponeurose vorkommt.

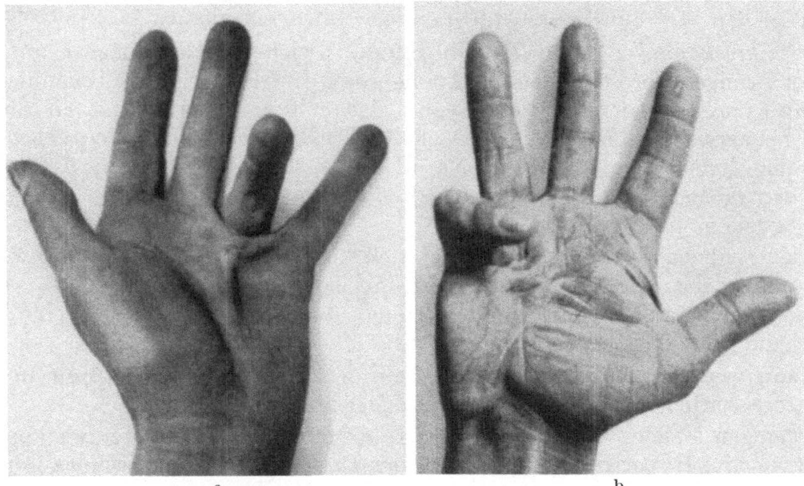

Abb. 203 a u. b. a Starke Dupuytrensche Kontraktur des 4. linken Fingers bei einem 42jährigen Arzt, langsam innerhalb von etwa 15 Jahren entstanden. b Dupuytrensche Kontraktur des 5. und 4. rechten Fingers, bei einem Blumenhändler in 8 Jahren entstanden.

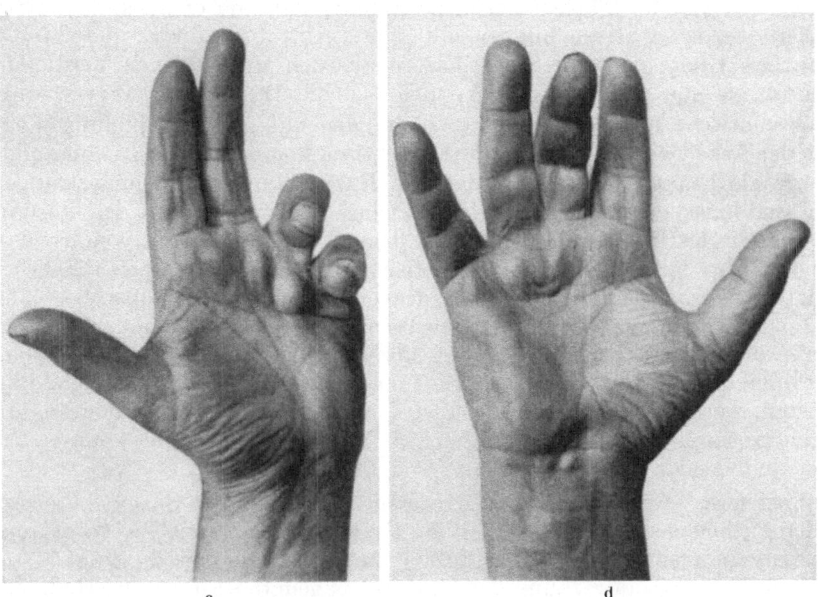

Abb. 203 c u. d. c 60 Jahre alter Mann, Dupuytrensche Kontraktur des 5. und 4. linken Fingers, Beginn vor etwa 20 Jahren. Vor einer Reihe von Jahren Diszision am 4. linken Finger, der bald ein Rezidiv folgte. Fibromartiger Knoten. d Kontraktur des rechten 3. Fingers seit 1 Jahr.

Über diese „Dupuytren*sche Kontraktur der Plantaraponeurose*" hat Skoog ebenfalls systematische Untersuchungen angestellt. Die Plantaraponeurose entspringt vom tibialen Teil der Tuberositas calcanei und besteht aus einem oberflächlichen Teil mit Bündeln zu den 4 lateralen Zehenstrahlen und einem tiefen

Abschnitt, der medianwärts zur Großzehe zieht. Eine unbedeutende Fasergruppe befestigt sich mit der Haut, inseriert in den Fasciculi transversi (natatory ligaments) und den Zehenfascien, wobei dieser Anteil sich spaltet, um die Sehnen des Flexor digitorum brevis et longus durchzulassen und sich an den Seiten der Metatarsalknochen zu befestigen.

Zwei Septen dringen vom medialen und lateralen Rand der Plantaraponeurose in die Tiefe der Fußsohle und teilen dieselbe in 3 Abschnitte. Durch die Präparation von 40 Füßen kommt Skoog noch zu folgenden Feststellungen: Die Fortsetzung der Aponeurose konnte seitlich bis zu den ersten Phalangen und bis zu den Dorsalfascien der Zehen verfolgt werden. Eine Ausnahme bildete die Großzehe, bei welcher die Aponeurose nicht auf das Metacarpophalangealgelenk überging, gegenüber analogen Verhältnissen bei der Hand waren die Fortsetzungen zu den Zehen nur dünn und unbedeutend.

Ferner konnten jeweils 2 Bänder am medialen Rand der Plantaraponeurose präpariert werden, welche oblique Verstärkungen des medialen Septums von etwa 1 cm Breite bildeten in der Gegend, wo die Sehne des Flexor hallucis longus nach medial tritt. Die Plantaraponeurose ist mit Hilfe dieser Bänder gut an das Skeletsystem befestigt, nämlich an das Cuneiforme und Metatarsale I.

Ähnlich wie bei der Hand verhält sich auch die Ontogenese der Plantaraponeurose, nur tritt sie etwas später auf, entsprechend der allgemeinen zeitlichen Verschiebung von kranial nach caudal.

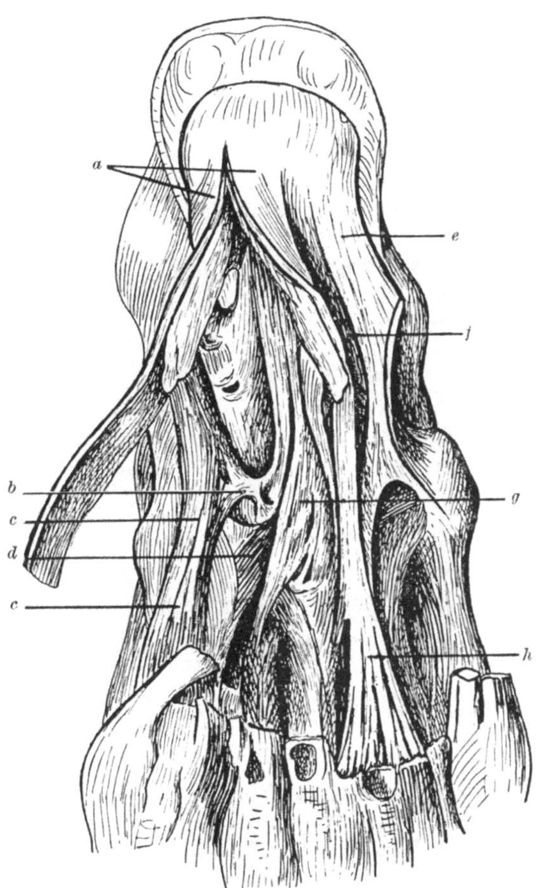

Abb. 204. Tiefe Ansatzstellen der Plantaraponeurose.
a Lateraler Anteil der Plantaraponeurose; b lateraler Teil des tiefen Cervicalbandes, abgegrenzt von seinem Ansatz am inneren Rand der Plantaraponeurose; c Flexor hallucis brevis; d Sehne des Peronaeus longus; e fibularer Anteil der Plantaraponeurose; f Furche zwischen tibialem und fibularem Anteil der Aponeurose; g langes Plantarligament; h tiefe Befestigung der Aponeurose am 4. Metatarsalknochen. (Nach Skoog.)

Skoog stellt zahlreiche Einzelarbeiten von Kontraktur der Plantaraponeurose von 1875 (Madelung) bis 1947 (Stapelmohr) zusammen und teilt selber eigene Beobachtungen mit. Dabei ist von besonderem Interesse, daß von 43 Patienten mit Dupuytrenscher Kontraktur der Palmaraponeurose 10 Männer auch Veränderungen an der Plantaraponeurose hatten.

Vier Fälle konnten pathologisch-anatomisch untersucht werden. Makroskopisch fand sich eine knötchenförmige Verdickung von festem, narbigem Bindegewebe, welches die Längsstrukturen der Aponeurose unterbrach. Mikroskopisch konnte ähnlich wie bei der Hand neugebildetes Bindegewebe mit wenig

Intercellularsubstanz bis zu zellarmem Bindegewebe gefunden werden. Auch hier entwickelt sich das neugebildete Bindegewebe aus der Gefäßumgebung, auch konnte Eisenpigment im Zentrum der zellreichen Bezirke gefunden werden.

In allen Fällen waren die Veränderungen an der medialen Fläche und in der Mitte der Fußsohle lokalisiert. Auch hier scheinen sich die knötchenförmigen narbigen Unterbrechungen der Längsstrukturen im Anschluß an kleine Rupturen zu entwickeln, zumal sich die Veränderungen an Stellen finden, welche den stärksten Beanspruchungen in statischer und funktioneller Hinsicht ausgesetzt sind und an welchen die Fußsohle die stärkste Wölbung besitzt. Nach der Ansicht von DECKNER kommt die DUPUYTRENsche Kontraktur der Fußsohle nur in Fällen doppelseitiger Fingerkontraktur vor: sie sei demnach eine quantitative Variation

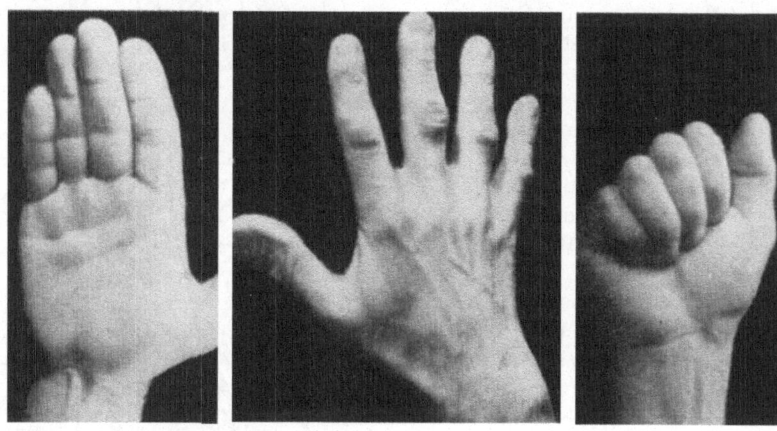

Abb. 205. 37jähriger Mann mit sog. „knuckle pads" am 2.—5. Finger über dem Mittelgelenk der rechten Hand. Volar leichtestes Stadium einer DUPUYTRENschen Kontraktur. (Links wurde der Patient wegen vorgeschrittener DUPUYTRENscher Kontraktur operiert.) (Nach SKOOG.)

der Fingerkontraktur besonders starker Ausprägung. Dies wird auch durch die schöne Beobachtung eines Falles von symmetrischem Vorkommen der Kontrakturen an Händen und Füßen durch HOHMANN belegt.

Die Beziehungen der DUPUYTRENschen Kontraktur zu anderen ähnlichen Bindegewebsveränderungen. a) Unter der Bezeichnung „*Knuckle pads*" oder „Fingerknöchelpolster" oder *coussinets des phalanges* oder symmetrische Fibromatose werden subcutane Knötchen auf der Dorsalseite des proximalen Fingergelenkes beschrieben. Sie fanden sich bei 50 von SKOOG untersuchten Fällen von DUPUYTRENscher Kontraktur in 44%, während sie sonst in Kontrollfällen nur in 2,6% angetroffen wurden. Diese Knötchen können schon vor der Entwicklung der Fingerkontraktur entstehen (z. B. bei 2 Frauen 20 Jahre vor Auftreten der DUPUYTRENschen Kontraktur; OEHLECKER). Sie fanden sich bei Patienten zwischen 25—65 Jahren. Sie sind von gleichmäßiger, ziemlich fester Konsistenz. Am Daumen kommen die Knötchen nicht vor, vom Zeige- bis zum Ringfinger in zunehmender Häufigkeit (Abb. 205).

Histologisch konnten 3 Fälle untersucht werden. Die fibrösen Verdickungen sind im Streckapparat der Finger lokalisiert und zeigen dasselbe histologische Bild wie im Bindegewebsapparat der Palmaraponeurose bei DUPUYTRENscher Kontraktur. Selbst Eisenpigmentablagerungen fanden sich in den zellreichen Zonen. SKOOG vermutet deshalb, daß auch die „Knöchelknötchen" die Folge von Rupturen im aponeurotischen Streckapparat der Finger seien. Bemerkenswert ist die Beobachtung, daß bei Epileptikern sowohl Fingerkontrakturen als Knöchelknötchen in auffallender Beziehung zueinander stehen.

b) Auch die *Induratio penis plastica* (Peyronie's Disease) steht gelegentlich in einer Beziehung zur Dupuytrenschen Kontraktur. Skoog führt eine Reihe solcher Beobachtungen aus der Literatur an, jedoch liefern seine eigenen Beobachtungen keine genügenden Ergebnisse, um zu einem bindenden Schluß zu kommen. Bei 207 Epileptikern hatten 7 (3,4%) eine Induratio penis plastica. 4 davon litten gleichzeitig an Palmarretraktion und 2 weitere hatten Kontraktur der Palmar- und Plantaraponeurose. Auch Deckner beschäftigt sich mit dem Problem des Zusammentreffens der Induratio penis fibroplastica mit der Dupuytrenschen Kontraktur. Dort finden sich zahlreiche Schrifttumshinweise.

Die Verhärtung findet sich in der Regel am Septum, der Tunica albuginea und ist auf die dorsale Seite beschränkt.

Zur allgemeinen Neigung zu Keloidbildung und zum Torticollis konnten bei Dupuytrenscher Kontraktur keine Beziehungen aufgefunden werden (s. auch die hierhergehörigen Angaben der Arbeit von Deckner). Bereits wurde auf die Tatsache verwiesen, daß bei Epilepsie eine abnorme Häufigkeit von Dupuytrenscher Kontraktur festgestellt wurde. Sie betrug bei Skoog 42%.

Ätiologie. 1. *Heredität.* Schon 1833 hat Goyrand (zit. bei Skoog) die Beobachtung des familiären Auftretens der Dupuytrenschen Kontraktur gemacht. Die Literaturzusammenstellung darüber (Skoog, Aschner und Engelmann, Bauer und Bode) ist recht beachtlich und es wurden Fälle, die für Dominanz sowohl als auch für Recessivität sprechen, veröffentlicht. Bei Skoog, der 50 Fälle untersuchte, betrug familiäres Vorkommen 44%; nach seinem Material scheint der Erbgang ein dominanter mit schwacher Durchschlagskraft zu sein. K. Deckner beschäftigt sich in seiner Habilitationsschrift eingehend mit der Dupuytrenschen Kontraktur und knüpft an seine Studien besondere Betrachtungen zur Frage des Zusammenwirkens von Erbanlage und Umwelt für die Ausbildung eines variablen Merkmals. Unter anderem erwähnt er auch das von Jentsch (1937) erstmalig festgestellte konkordante Auftreten bei eineiigen Zwillingen. Auch nach Deckner muß der Erbgang als unregelmäßig dominant bezeichnet werden. Auf Grund der Berücksichtigung der Nachuntersuchungen von Fällen der Breslauer Klinik kommt Deckner ähnlich wie Skoog zur Auffassung, daß traumatischen Einwirkungen der Umwelt die Rolle von auslösenden Faktoren bei bestehender Reaktionsbereitschaft des anatomischen Substrates zuzuerkennen sei.

C. H. Schroeder berichtet über Stammbaumuntersuchungen von 30 Patienten mit einem positiven Nachweis von Heredität in 12 Fällen (40%). Es fand sich ein Zahlenverhältnis der Kranken zu den gesunden Geschwistern wie 39:50 = 43% Merkmalsträger, so daß auf dominanten Erbgang geschlossen werden darf. Über 5 Fälle in einer Sippe, die durch 5 Generationen verfolgt werden konnte, berichtet S. J. Kartschikjan.

2. Bei der Literaturdurchsicht über die *verschiedenen Theorien* zur Ätiologie der Kontraktur kommt Skoog zu einer sehr bunten Zahl zum Teil sich widersprechender Ansichten. Es seien folgende Gruppen aufgezählt: *Traumen,* und zwar besonders wiederholte, berufsmäßig bedingte, und auch einzelne Unfallereignisse, ferner Frakturen der oberen Extremitäten (s. auch bei Niederland). *Neuropathologische Grundlage:* Läsionen des peripheren Nervensystems, des Rückenmarks, selbst des Gehirns, auch Störungen im sympathischen Nervensystem. Nach Deckner, der in seiner großen Arbeit die mögliche Bedeutung nervöser Faktoren untersucht, kommt zum Schluß, daß auch der Nerveneinfluß als peristatischer Faktor zu betrachten sei, und zwar durch Auslösung vorhandener Wachstumstendenzen.

Erwähnenswert ist hier ein Fall von Oehlecker, bei welchem neben Dupuytrenscher Kontraktur beider Hände eine ausgedehnte Neurofibromatose von Recklinghausen bestand. Ferner nahm J. Wolf in seiner unter Leitung von Bing verfaßten Dissertation an Hand einiger eigenen Beobachtungen Stellung zur Frage des Vorkommens der Dupuytrenschen Kontraktur bei Nervenkrankheiten und kommt zum Schluß, daß die Dupuytrensche Kontraktur ein Symptom verschiedener Nervenkrankheiten sei, etwa wie das Verhalten des Babinskischen Reflexes. Zeitweise spielte auch die Neurosyphilis im Schrifttum eine gewisse Rolle. Auch an Gicht und Rheumatismus wurde gedacht. Unter den endokrinen Störungen spielten Diabetes, Schilddrüsen-, Epithelkörperchen- und Hypophysenstörungen eine gewisse Rolle. Schlosser schildert z. B. einen Fall, bei welchem die Behandlung des bestehenden Diabetes auch zur Heilung einer Dupuytrenschen Kontraktur führte. Constantinescu denkt auch an Beziehungen zu Hodeninsuffizienz. Schon frühzeitig haben einzelne Autoren auch versucht, die Krankheit in Beziehung zur *Ontogenese* und selbst zur *Phylogenese* zu bringen.

In diesem Zusammenhang ist besonders die Arbeit von Ali Krogius zu nennen. Dieser hatte angenommen, daß die Grundlage der Kontraktur in entwicklungsgeschichtlichen Störungen der Flexores breves manus beruhe, Muskeln, von denen beim Menschen nur noch die Aponeurosis palmaris vorhanden sei; solches embryonales Bildungsmaterial erhalte sich in der Aponeurose und könne durch Wucherung in sehnig-narbiges Bindegewebe übergeführt werden.

Auch Coenen, der bei einer Fingerkontraktur ein abgekapseltes Myxom — Sesamoid — untersuchen konnte, huldigt den hier kurz angedeuteten phylogenetischen Gedankengängen. Vereinzelt bleiben die Angaben, die Kontraktur sei im Musculus palmaris longus lokalisiert. Gelegentlich wurde auch an lokale Infektionen, Tuberkulose und chronische Intoxikationen gedacht.

Demgegenüber kommt Skoog auf Grund seiner sorgfältigen Studien zu folgender Auffassung über das Wesen der Dupuytrenschen Kontraktur:

Überzeugende Tatsachen sprechen für einen hereditären Faktor, welcher bei bestimmten Individuen zu einer Prädisposition zur Dupuytrenschen Kontraktur führt. Daneben spielt zweifellos ein exogener Faktor in Form von partiellen Rupturen des Aponeurosengewebes eine wichtige auslösende Rolle, dafür spricht die Tatsache, daß besonders Personen befallen werden, welche Beschäftigungen ausüben, bei denen die Hände stark beansprucht werden und bei denen sich tatsächlich gelegentlich auch im Anschluß an eigentliche Traumen das Krankheitsbild entwickelt. Die Dupuytrensche Kontraktur ist die Folge allgemeiner patho-physiologischer Reaktionen des Bindegewebes, daher auch das gleichzeitige Vorkommen an der Palmar- und Plantaraponeurose, in Verbindung mit Fingerknöchelknötchen (Knuckle pads).

Darstellungen über die operative Behandlung der Krankheit finden sich bei Skoog, Oehlecker, Meyerding, L. Koch u. a. Hanke berichtet über das Auftreten von Fingerspitzennekrosen nach Operation der Dupuytrenschen Kontraktur in Lokalanästhesie und weist auf spezielle Gefahren des Suprarenins hin, nämlich dann, wenn vasoneurotische, trophoneurotische und arteriosklerotische Prozesse zu Vernarbungen führen und damit zu Störungen der Ableitung von Gewebsflüssigkeiten und der allgemeinen Blutzirkulation.

Literatur.

Dupuytren*sche Kontraktur*.

Aschner, B., u. G. Engelmann: Konstitutionspathologie in der Orthopädie. Wien u. Berlin: Springer 1928.

Bauer, K. H., u. W. Bode: Handbuch der Erbbiologie des Menschen, Bd. 3. Berlin: Springer 1940.

CLAY, R. C.: DUPUYTREN's contracture: fibroma of the palmar fascia. Ann. Surg. **120**, 224 (1944). Zit. nach SKOOG. — COENEN, H.: Die DUPUYTRENsche Fingerkontraktur. Med. Klin. **1935**, 1657. — CONSTANTINESCU, M., V. TUCHEL u. G. CORACIU: Über einen Fall von doppelseitiger DUPUYTRENscher Kontraktur. Zbl. Chir. **1938**, 191.

DECKNER, K.: Die DUPUYTRENsche Kontraktur als ein Beispiel für das Zusammenwirken von Erbanlagen und Umwelt für die Ausbildung eines variablen Merkmals. Z. Konstit.lehre **22**, 734 (1939). — DUPUYTREN, M.: Rétraction permanente des doigts. Gaz. Méd. et Chir. Paris **3**, 41 (1932). Zit. nach BAUER u. BODE.

GOYRAND: De la rétraction permanente des doigts. Gaz. méd. **3** (1835). Zit. nach BAUER u. BODE.

HANKE, H.: Fingerspitzennekrose nach in Lokalanästhesie ausgeführter Operation wegen DUPUYTRENscher Kontraktur. Chirurg **8**, 684 (1936). — HOHMANN, G.: DUPUYTRENsche Kontraktur an beiden Händen und beiden Füßen. Z. orthop. Chir. **73**, 45 (1941). — HORWITZ, T.: DUPUYTREN's contracture. Arch. Surg. **44**, 687 (1942). Zit. nach SKOOG.

JENTSCH, F.: Zur Erblichkeit der DUPUYTRENschen Kontraktur. Erbarzt **4**, 85 (1937). — KARTSCHIKJAN, S. J.: DUPUYTRENsche Kontraktur und Erblichkeit. Z. orthop. Chir. **48**, 36 (1927). — KOCH, S. L.: DUPUYTREN's contraction. J. Amer. med. Assoc. **100**, 878 (1933). — KROGIUS, A.: (1) Neue Gesichtspunkte zur Ätiologie der DUPUYTRENschen Fingerkontraktur. Zbl. Chir. **47**, 914 (1920). — (2) Studien und Betrachtungen über die Pathogenese der DUPUYTRENschen Fingerkontraktur. Acta chir. scand. (Stockh.) **54**, 33 (1922).

LANGHANS: Zit. nach ASCHNER u. ENGELMANN.

MADELUNG: Zit. nach ASCHNER u. ENGELMANN. — MEYERDING, H. W.: DUPUYTRENS contracture. Arch. Surg. **32**, 320 (1936).

NIEDERLAND, W.: (1) Die traumatische Ätiologie der DUPUYTRENschen Kontraktur. Arch. f. Orthop. **61** (1934/35). — (2) Die Ätiologie der DUPUYTRENschen Fingerkontraktur. Ärztl. Sachverst.ztg **1934**, 231.

OEHLECKER, F.: Über DUPUYTRENsche Fingerkontraktur. Bruns' Beitr. **149**, 333 (1930).

PLATTER, F.: Zit. nach BAUER u. BODE.

SCHLOSSER: DUPUYTRENsche Erkrankung begünstigt durch Diabetes mellitus. Münch. med. Wschr. **1932**, 1238. — SCHROEDER, C. H.: (1) Der Erbgang der DUPUYTRENschen Kontraktur. Zbl. Chir. **1934**, 1193. — (2) Die Vererbung der DUPUYTRENschen Fingerkontraktur. Arch. Rassenbiol. **28**, 353 (1935). — SKOOG, T.: DUPUYTRENS contraction with special reference to etiology and improved surgical treatment, its occurrence in epileptics note on knuckle-pads. Acta chir. scand. (Stockh.) **96**, Suppl. **139**, 190 (1948). — STAPELMOHR, S. v.: Om 14 ars DUPUYTREN-operationer a Norrköpings lasarett. Sv. Läkartidn. **44**, 81 (1947) (schwedisch). Zit. nach SKOOG.

VEYRASSAT, J.: La maladie de DUPUYTREN d'origine traumatique. Schweiz. med. Wschr. **1945**, 279.

WOLF, J.: Über Vorkommen und Bedeutung der DUPUYTRENschen Kontraktur bei Nervenkrankheiten. Inaug.-Diss. Basel 1935.

η) Phalanx unguicularis hallucis valga congenita.

(Angeborene laterale Deviation der Großzehenendphalanx.)

Als Phalanx unguicularis hallucis valga congenita beschreibt H. J. HOFFMANN eine laterale Deviation des Großzehenendgliedes. Es wird angenommen, diese Zehendeformität beruhe auf einer in der Keimanlage bedingten Hemmungsmißbildung an den Epiphysen der Großzehenphalangen. Nach O. STRACKER ist eine Lateralablenkung des Großzehenendgliedes bis zu 10^0 eine physiologische Erscheinung. Im späteren Leben nimmt sie nun durch Wachstumsverschiebungen zu; diese sind jedoch keineswegs etwa nur durch Einwirkungen des Schuhwerks bedingt, vielmehr liegt die Ursache der Ablenkung in einem stärkeren Höhenwachstum der medialen Hälfte des Epiphysenkerns der Endphalanx. Drei Arten des Abweichens der Großzehe werden von STRACKER angeführt: die physiologische, eine höhergradige pathologische Variation und eine als Mißbildung zu bezeichnende, welche auf Fehlformen des Köpfchens der Grundphalanx beruht. Die Schiefstellung auch schwerer Fälle ist nicht durch seitliches Abgleiten auf dem Köpfchen der Grundphalanx verursacht, wie dies beim Hallux valgus der Fall ist.

In seinem Buche „Fuß und Bein" erwähnt HOHMANN auch angeborenes Vorkommen von *Hammerzehen, Krallenzehen, Klauenzehen, Varuszehen*.

Der erste Beginn von *Hammerzehen* wird gelegentlich schon bei kleinen Kindern beobachtet, meist handelt es sich um die 2. Zehe, die über das Niveau der anderen hervortritt. Sie kann in frühem Alter noch gestreckt werden, so daß von eigentlicher Kontraktur nicht gesprochen werden kann. Durch ganze Generationen kann diese meist die 2. Zehe betreffende Hammerzehenform einseitig, gelegentlich auch symmetrisch getroffen werden.

Unter *Varus*zehen versteht HOHMANN seitliche, meist symmetrische Abweichungen gewöhnlich der 3. und 4., selten auch noch der 5. Zehe. Zum Teil ist nur das Nagelglied nach medial verbogen, teils Nagel- und Mittelglied gegenüber dem Grundglied. Das letztere steht immer gerade. Wir verweisen bei dieser Gelegenheit auch auf das Kapitel der Brachyphalangie, bei welcher leichteste Grade der Brachymesophalangie sich als *Klinodaktylien* beschreiben ließen. Die

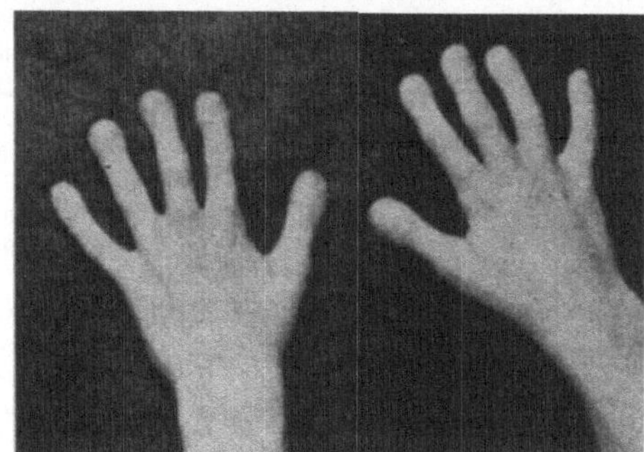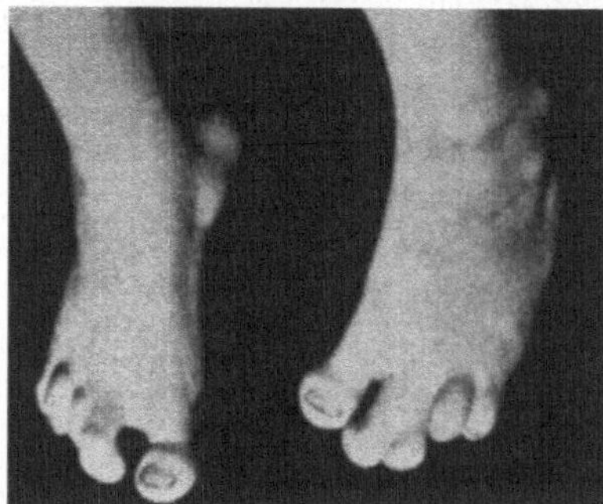

Abb. 206. Klumpfinger und Klumpzehen bei weiteren kongenitalen Mißbildungen an Händen und Füßen. (Näheres s. Text.) (Nach ELGENMARK.)

Endglieder der Varuszehen legen sich gewöhnlich unter die benachbarten medialen Zehen und heben diese empor.

Unter der Bezeichnung *Klumpfinger* und *Klumpzehen* beschreibt O. ELGENMARK eine kongenitale Mißbildung an Händen und Füßen, für welche er in der Literatur bisher kein ähnliches Vorkommnis gefunden hatte (Abb. 206).

Die Eltern eines 10jährigen finnischen Mädchens sind vollkommen gesund, ohne Fehlbildungen in der Familie. Das Kind ist das älteste von 3 Geschwistern, wobei die jüngeren zweieiige Zwillinge sind, von denen das Mädchen an schwerer rechtsseitiger Hüftluxation erkrankt war. Auch das 10jährige Mädchen hatte von Geburt an eine doppelseitige Hüftluxation mit Patellardefekt, Genu recurvatum und doppelseitigem Pes equino-varus. Von Anfang an stand das Kind in orthopädischer Behandlung. Bei der Statusaufnahme wurde eine leichte Kyphose der Lumbalregion gesehen und eine Spina bifida von L 1. An der oberen Extremität fand sich im Ellbogengelenk eine Luxation des Radiusköpfchens. An allen Fingern, mit Ausnahme des kleinen, fand sich eine klumpige Verdickung der distalen Phalanx mit breiten, flachen Nägeln; röntgenologisch war ein Defekt des Epiphysenkerns der distalen Phalanx vom 1. bis 4. Finger sowie Pseudoepiphysen an der Basis des Metacarpale II. An der unteren Extremität fand sich doppelseitige iliacale Hüftluxation, Genu recurvatum. An den Zehen war beidseits Syndaktylie zwischen 1. und 2. Zehe. Mit Ausnahme der Kleinzehe zeigten sämtliche übrigen Zehen, wie an der Hand, klumpige Verdickungen.

Mit Sicherheit konnte eine Lungenaffektion ausgeschlossen werden, wie sie für bestimmte mit Cyanose verbundenen kolbigen Fingerauftreibungen von P. MARIE und BAMBERGER gefunden worden sind. ELGENMARK faßt diese Fingeranomalie, welche in Kombination mit bekannten kongenitalen und hereditären Mißbildungen aufgetreten war, als eine angeborene Störung der Fortentwicklung von Händen und Füßen auf, wie dies von W. MÜLLER für gewisse familiärhyperostotische Verdickungen von Händen und Füßen angenommen worden ist.

Montuschi beschreibt einen Fall von kongenitalen Klumpfingern und -zehen, welche mit dem von Elgenmark beschriebenen eine gewisse Ähnlichkeit haben. Allerdings konnte Montuschi bei der Lungenuntersuchung eine kongenitale Lungencyste feststellen und so besteht zum mindesten der Verdacht, es könnte sich um sog. Trommelschlägelfinger handeln, wie sie ja auch besonders bei Bronchiektasien vorkommen.

Unter der Bezeichnung *Pollex varus* berichtet Hanhart über eine angeborene Deformität des Daumens, welche sich bei der Akrocephalosyndaktylie vorfindet. Ferner gelegentlich auch bei mit Turmschädel belasteten Schwachsinnigen. Hanhart nimmt deshalb einen genetischen Zusammenhang an. Bei der Röntgenaufnahme konnte eine Osteoporosis der beiden mißgebildeten Daumen, deren

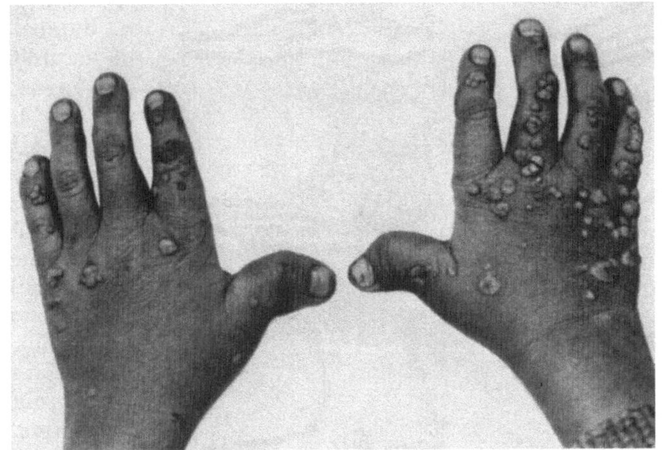

Abb. 207. Doppelseitiger Pollex varus. Multiple Verrucae vulgares. (Fall Hanhart.)

Endphalangen einen proximal endenden medialen Spalt aufweisen, festgestellt werden. Es könnte sich hier um eine Doppelanlage handeln. Ob die zahlreichen Verrucae vulgares (rechts etwa 80, links etwa 40 Stück) zufällig sind oder nicht, sei dahingestellt (Abb. 207).

Literatur.

Phalanx unguicularis.

Elgenmark, O.: Club fingers and club toes of unknown etiology. Acta paediatr. (Stockh.) **30**, 487 (1943).

Hanhart, E.: Zur Genetik einiger Deformitäten (Mikrotie, Peromelie, Pollex varus, Hydrocephalie, Mikrocephalie) und zur Genese sog. amniotischer Abschnürungen. Arch. Klaus-Stiftg **22**, H. 3/4 (1947). — Hoffmann, H. J.: Die Phalanx hallucis valga congenita. Z. orthop. Chir. **65**, 353 (1936). — Hohmann, G.: Fuß und Bein, 2. Aufl. München: J. F. Bergmann 1934.

Marie, P., u. Bamberger: Zit. bei Elgenmark. — Montuschi, E.: Clubbing of fingers and toes associated with a congenital lung cyst. Brit. med. J. **1938**, 1310. — Müller, W.: Die angeborenen Fehlbildungen der menschlichen Hand. Leipzig: Georg Thieme 1937.

ϑ) Der angeborene Spitzfuß, Hackenfuß, Plattfuß und Hohlfuß.

a) Der *angeborene Spitzfuß* kommt nach Aschner und Engelmann ungemein selten vor, heredofamiliäres Vorkommen ist bisher nicht beobachtet worden. (Sie zitieren einen Bericht von Andry aus dem 18. Jahrhundert, nach welchem es im Schwarzen Meer Inseln gäbe, deren Einwohner Spitzfüße hätten und Hippopodes genannt würden.)

b) Der *angeborene Hackenfuß* kommt nach Aschner und Engelmann als *Pes calcaneus sursum flexus* zur Beobachtung. Er kommt häufiger vor als der angeborene Hackenfuß, sowohl einseitig als doppelseitig. Gelegentlich wird auf der einen Seite Klumpfuß, auf der anderen Hackenfuß beobachtet. Ähnlich wie beim Klumpfuß wird auch beim Hackenfuß mehrfach das Vorhandensein einer Spina bifida beobachtet (vgl. dazu Kapitel „Klumpfuß").

Zur Begriffsbestimmung des angeborenen Hackenfußes und angeborenen Plattfußes äußert sich Ph. Erlacher. Er greift auf Untersuchungen Böhlers zurück, der den Plattfuß wie folgt definiert: Die Ferse steht in Pronation, der Vorfuß in Supination. Durch die Verdrehung wird der Metatarsus I gehoben und das innere Längsgewölbe abgeflacht, dadurch kommen die Knochen des ersten Keilbeins und Kahnbeins dem Boden näher und der Sprungbeinkopf muß sich senken, wodurch eine Reflexion im Chopartschen und eine Flexion im oberen Sprunggelenk mit Abduktion des Vorfußes entsteht.

Der angeborene Hackenfuß unterscheidet sich vom Plattfuß dadurch, daß Spitzfußkomponente und Abduktion

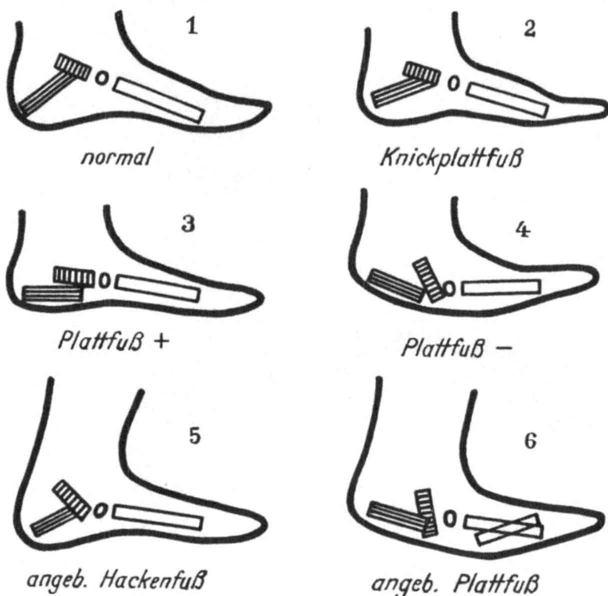

Abb. 208. Schematische Darstellung zur Differentialdiagnose verschiedener Plattfußformen und des Hackenfußes. (Nach Erlacher.)

des Vorfußes fehlt, während Pronation der Ferse und Supination des Vorfußes nur geringe Grade erreicht.

Beim angeborenen Plattfuß fehlt die Fußwölbung, die Ferse ist hochgezogen, das Fußgewölbe plantar-konvex, der Fersenbeinbodenwinkel negativ-fersenwärts offen, das Sprungbein steilgestellt, so daß die Sprungbeinachse die Fortsetzung der Unterschenkelachse bilden kann. Es kann bis zur Berührung des Fußrückens mit dem Unterschenkel kommen.

Der angeborene Hackenfuß ist schmal und lang. Die Ferse gut geformt, das Fußgewölbe deutlich erkennbar, der Fersenbeinbodenwinkel positiv fußspitzenwärts offen. Die Sprungbeinachse bildet mit der Bodenfläche und in der frontalen mit der Fersenbeinachse einen Winkel von 40—50°. Der Vorfuß ist gerade, der ganze Fuß in leichter Valgusstellung. Der Fuß kann immer bis zur Berührung des Unterschenkels hochgeklappt werden, die Plantarflexion ist vermindert. Schematische Röntgendarstellungen veranschaulichen die Befunde (Abb. 208).

c) Der *angeborene Hohlfuß* wird nicht so selten beobachtet (Aschner und Engelmann). Er kommt als Fuß mit hohem Rist erblich vor („Aristokratenfuß"). Bibergeil sah ihn kombiniert mit Spina bifida.

Literatur.

Spitzfuß, Hackenfuß, Plattfuß, Hohlfuß.

ASCHNER, B., u. G. ENGELMANN: Die Konstitutionspathologie in der Orthopädie. Wien u. Berlin: Springer 1928.

BIBERGEIL, E.: Der Klauenhohlfuß. Zit. nach ASCHNER u. ENGELMANN. — BÖHLER: Zit. bei ERLACHER.

ERLACHER, PH.: Zur Begriffsbestimmung des angeborenen Hackenfußes und angeborenen Plattfußes. Z. orthop. Chir. **74**, 93 (1943).

ι) Multiple kongenitale Kontrakturen, angeborene Gelenkstarre.

Bei der Durchsicht der einschlägigen Literatur scheint es sich zum Teil um genetisch verschiedene Fehlbildungen zu handeln. 1937 hat VALENTIN in GRUBER-SCHWALBES „Morphologie der Mißbildungen" unsere derzeitigen Kenntnisse zusammengefaßt.

Zunächst sind von verschiedenen Autoren ähnlichen, wohl zusammengehörigen Krankheitsbildern verschiedene Namen gegeben worden, wie angeborene Kontrakturen, multiple angeborene Gelenkstarre, raideur articulaire congénitale multiple, Arthrogryposis multiplex congenita, Amyoplasia congenita, Myodystrophia foetalis deformans.

Das Hauptsymptom ist durchweg die Einschränkung in der Beweglichkeit der Extremitätengelenke und eine starre Fixation derselben.

Die Entstehung ist verschieden gedeutet worden. Auf der einen Seite hat GUÉRIN als Grund eine primäre zentralnervöse Störung angenommen, auf der anderen Seite wird die Auffassung vertreten, es handle sich um eine primäre und ausschließliche Affektion der Muskulatur (MIDDLETON). Die Krankheit wird mit dem Schiefhals verglichen. MIDDLETON konnte histologisch Untersuchungen an Muskeln durchführen. Er fand fettige und fibröse Degeneration schon während des intrauterinen Lebens. Dabei soll es sich um eine Degeneration von ausgereiften und wohlausgebildeten Muskelfasern handeln und nicht um eine myoblastische Dysplasie. Nach gewissen Untersuchern sollen die Muskeln bei angeborener Starre keine Entartungsreaktion zeigen.

Auf Grund der Beobachtung eines 5 Monate alten Kindes kommt PRICE zur Auffassung, daß die Gelenkstarre Folge einer chronischen Meningitis der Rückenmarkshäute sei, er schließt sich somit den Vorstellungen GUÉRINs an, daß eine zentrale Schädigung das primäre sei, auch VALENTIN erinnert bei diesem Zitat an eine eigene frühere Mitteilung ähnlicher Art.

In Übereinstimmung mit ASCHNER und ENGELMANN teilt VALENTIN mit, daß eine Vererbung des Leidens bisher nicht bekannt geworden ist. Für das Verständnis der Pathogenese ist die Kenntnis der Kombination der Muskelstarre mit anderen Fehlbildungen von Bedeutung.

Als „zufälliges Zusammentreffen" bezeichnet VALENTIN die Kombination der Gelenkstarre mit Xeroderma pigmentosum. Ferner muß man nach VALENTIN die Kombination mit Hüftluxation, Genu recurvatum, Patellardefekt, Klumpfüßen und Klumphänden als regelmäßig und zum Krankheitsbild der Gelenkstarre gehörig bezeichnen. Freilich handelt es sich nicht um die gewöhnliche angeborene Hüftluxation, die wir in einem früheren Abschnitt als Dysplasie des Hüftgelenkes kennengelernt haben, sondern um eine „Luxation infolge Starre der Muskulatur der pelvi- und pelvitrochanteren Gruppen". Insbesondere ziehen die Gesäßmuskeln den Kopf in diesen Fällen aus der Pfanne und fixieren ihn derart, daß eine unblutige Reposition unmöglich ist.

Fast regelmäßig werden als begleitende Anomalien „Grübchen" oder Hauteinziehungen am Acromion, am Trochanter major, am äußeren Rand der

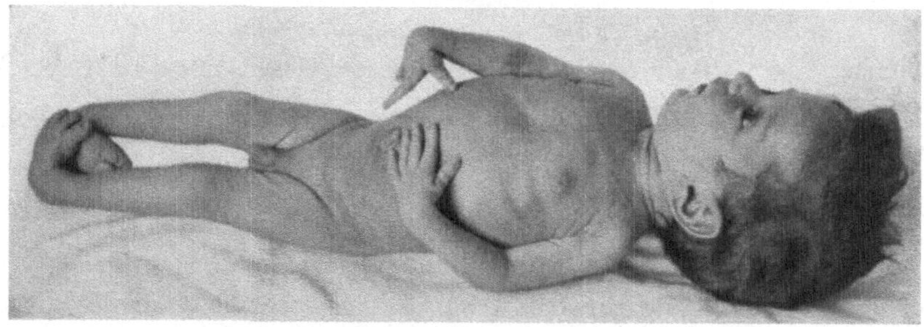

a

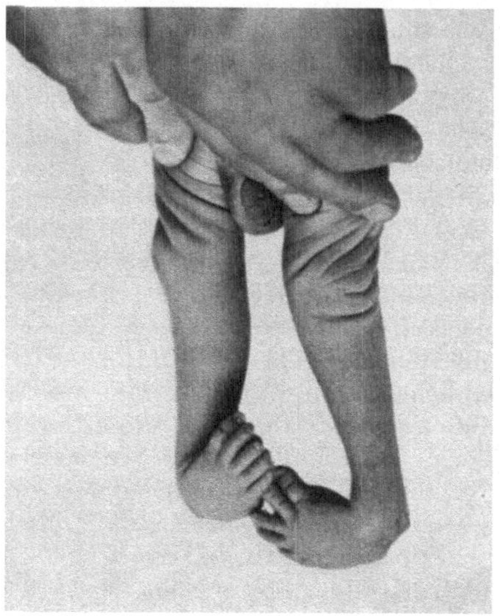

b

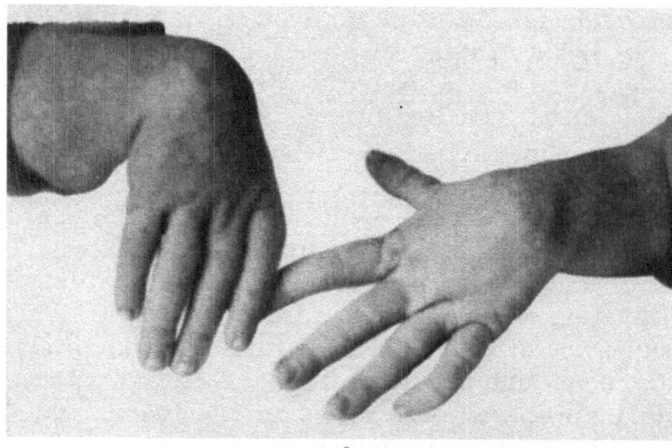

c

Abb. 209 a—c. Doppelseitige schwerste Klumpfüße, beidseitige Klumphände, Versteifung beider Kniegelenke und Hüftluxation. $^1/_{12}$ jähriger Knabe. (Kinderklinik Basel, Prof. FREUDENBERG.)

Kniescheibe beschrieben. Schwierigkeiten können differentialdiagnostisch doppelseitige Geburtslähmungen bereiten (VALENTIN).

Auch ASCHNER und ENGELMANN bestätigen, daß der Nachweis der Vererbbarkeit für die seltene multiple angeborene Gelenkstarre nicht erbracht werden konnte. Trotzdem betrachten sie aber alle Versuche, diese Störungen durch abnorme intrauterine Verhältnisse erklären zu wollen, für gescheitert. Zu einem ähnlichen Ergebnis kommen BAUER und BODE in ihrer zusammenfassenden Darstellung der multiplen Kontrakturen. Sie weisen auf die Tatsache hin, daß fast alle Fälle von Klumphand gleichzeitig mit anderen Kontrakturen an anderen Gelenken behaftet sind und daß viele Fälle von multiplen Kontrakturen gleichzeitig schwere und schwerste Klumpfüße aufweisen. Die Störung erstreckt sich in der Hauptsache auf den Bandapparat und das paraartikuläre Bindegewebe, während röntgenologisch Knochen und Gelenke intakt erscheinen. BAUER und BODE bilden einen sehr instruktiven Fall eines 3 Monate alten Knaben ab, welcher doppelseitige Ellbogen- und Schulterkontrakturen, schwerste Klumpfüße, Hüft- und Kniekontrakturen und linksseitigen Schiefhals hatte. Die Vitalität scheint bei diesen Patienten stark beeinträchtigt zu sein und sie sterben meist schon im 1. Lebensjahr.

Die von BAUER und BODE geforderte scharfe Trennung der angeborenen Gliederstarre durch vorwiegende Erkrankungen der Muskulatur in Form von fibröser Entartung von den arthrogenen

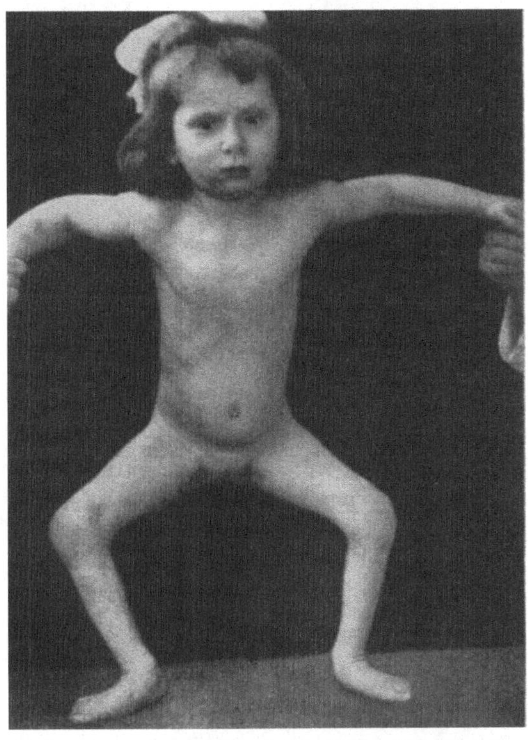

Abb. 210. Angeborene doppelseitige Kniekontraktur nach Geburt in Steißlage. Abnorm kleine Patellae. Beidseitiger Pes plano-valgus. (Fall HOTTINGER.)

Gelenkkontrakturen scheint uns nun schwer durchführbar; ist doch nach der derzeitigen Auffassung des Klumpfußes auch dieser in der Hauptsache auf einer Störung des Sehnen- und Bandapparates beruhend und nicht auf einer Gelenkmißbildung.

Herrn Prof. FREUDENBERG verdanke ich die Beobachtung eines 4 Wochen alten Knäbleins mit doppelseitigen schwersten Klumpfüßen und beidseitigen, besonders rechtsseitigen Klumphänden sowie Versteifung in den Kniegelenken und Hüftluxation (Abb. 209 a—c).

Anhangsweise sei hier noch über eine angeborene *Beugekontraktur des Kniegelenkes* berichtet, dabei aber gleichzeitig auf das Kapitel über die Kniegelenksverrenkung und das Genu recurvatum verwiesen.

HOTTINGER veröffentlicht 1926 die Beobachtung eines 5jährigen Mädchens mit angeborener doppelseitiger muskulärer Kniekontraktur nach Geburt in Steißlage mit doppeltem Knievorfall. Das Kind war eine habituelle Kniegängerin. Die Patella war beidseits abnorm klein und es bestand beidseits hochgradiger Pes valgoplanus (Abb. 210). HOTTINGER weist auf eine ähnliche Beobachtung von Nissen hin (zit. nach Hoffa). Unter den Fällen von Klumphand, die Rosenkranz zusammenstellte, fanden sich auf 55 Beobachtungen gleichzeitig 7mal Beugekontrakturen der Kniegelenke. Hottinger konnte Infektion und Trauma, ebenso Spina bifida und primäre zentralnervöse Veränderung ausschließen. Er läßt es offen, ob fehlerhafte Keimanlage oder intrauterine Zwangshaltung die Fehlstellung verursacht haben. Ferner verdanke ich Herrn Prof. Freudenberg (Kinderklinik Basel) noch folgende Beobachtung:

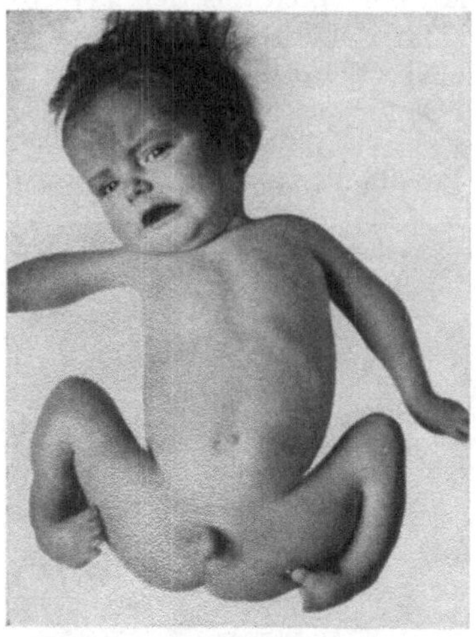

Abb. 211. 14 Monate alter Knabe. Beidseitige Kontraktur der Oberschenkel und der Kniegelenke. Klumpfußstellung. Gleichzeitige Stummelbildung der 2.—5. linken Zehe, ringförmige Schnürfurche in der Mitte des rechten Unterschenkels. Obere Extremitäten in Abduktionsstellung versteift. Weichteile an den Gelenken gespannt (Einzelheiten s. Text). (Kinderklinik Basel, Prof. Freudenberg.)

Das Kind ist im Alter von 4 Monaten und ein zweites Mal von 14 Monaten zur Untersuchung im Kinderspital. Familienanamnese o. B. Geburt in Steißlage. Ein älteres Geschwister gesund. Aus dem Status wird erwähnt, daß die Oberarme in Abduktionshaltung liegen und spontan nicht bewegt werden. Die Weichteile sind über der Beugeseite der Schultersowie der Hand- und Ellbogengelenke gespannt. Die Finger können nicht vollständig gestreckt werden. Die Hände sind in Abduktionsstellung versteift. Narben von $1^1/_2$ cm Länge finden sich an der Streckseite des Ellbogengelenkes. Beim Berühren des linken Schultergelenkes werden Schmerzen geäußert.

Untere Extremitäten: Die Oberschenkel befinden sich in Beugekontraktur und liegen den Flanken an. Ebenso findet sich eine hochgradige doppelseitige Beugekontraktur der Kniegelenke mit starker Spannung der Weichteile, so daß die Knie kaum um 15^0 gestreckt werden können. An beiden Füßen hochgradige Klumpfußstellung. Rechts sind die 5 Zehen gut ausgebildet, währenddem am linken Fuß nur die Großzehe richtig erscheint, währenddem die 4 übrigen Zehen stummelförmig sind. Ferner findet sich etwa in der Mitte des rechten Unterschenkels eine seichte ringförmige Furche. Sonst lassen sich keine Mißbildungen feststellen. Auf der Photographie fällt ferner noch das Fehlen eines Scrotum auf. Über das weitere Schicksal des Kindes ist uns nichts bekanntgeworden. Epikritisch scheint es sich um eine Beugekontraktur der Kniegelenke, der Hüftgelenke und um eine Gelenkstarre der oberen Extremitäten zu handeln mit Klumphandbildung in Adduktionsstellung und doppelseitigen schweren Klumpfüßen (Abb. 211).

Im Zusammenhang mit den übrigen Formen von „Kontrakturen", die im vorliegenden Abschnitt behandelt wurden, möchten wir auch für die Genese dieser Formen der Beugekontraktur der Kniegelenke eine endogene Grundlage vermuten, zumal bei einem Geschwister des Kindes eine Hasenscharte bestanden hat.

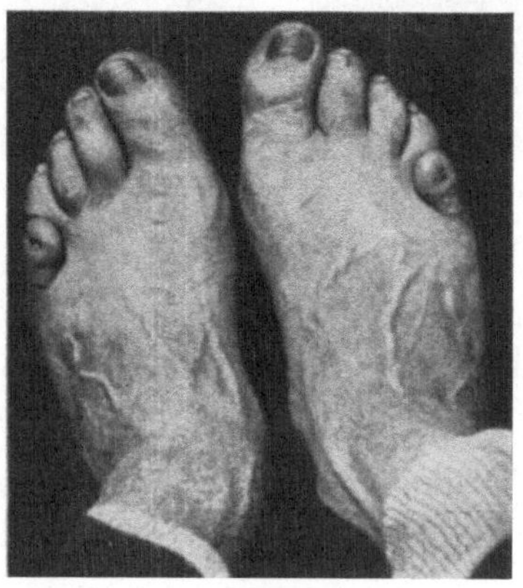

Abb. 212. Digitus quintus superductus. (Fall Hohmann.)

Die Publikation von 2 weiteren Fällen multipler angeborener Gelenkstarre verdanken wir L. Horeyseck (1938). Sie gleichen weitgehend unserer ersten eigenen, von Prof. Freudenberg überlassenen Beobachtung (vgl. Abb. 209). Auch hier waren beide Kinder in Steißlage geboren. Von den vorhandenen Veränderungen waren die Klumpfußbildungen am schwerwiegendsten. Die betroffenen Extremitätengelenke waren in Streckstellung fixiert. Beim einen Kind war zusätzlich eine linksseitige Hüftluxation. Eine familiäre Belastung bestand nicht. Die Prognose ist schlecht, weil es nahezu unmöglich ist, die Starre der Gelenke zu behandeln.

Über eine eingehende anatomische Untersuchung eines Fetus mit multipler Gelenkstarre berichtet A. GIORDANO (1937). In einer von ihm erwähnten Arbeit von PRICE konnten bei einem Fall von angeborener Gelenkstarre chronisch entzündliche Reaktionen der Rückenmarkshäute, ein Hydrocephalus und regressive Veränderungen der Vorderhornzellen festgestellt werden. Bei der histologischen

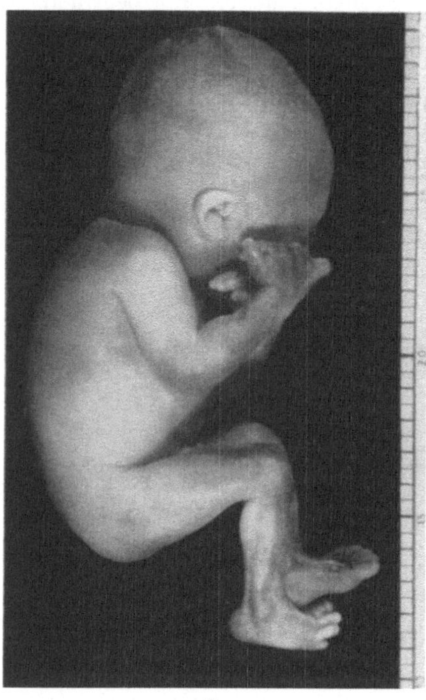

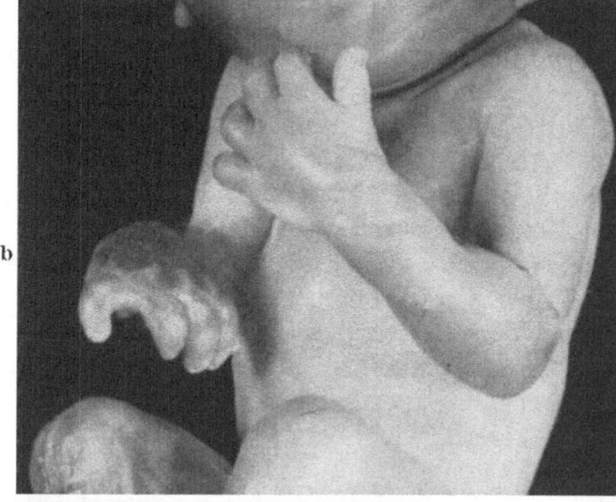

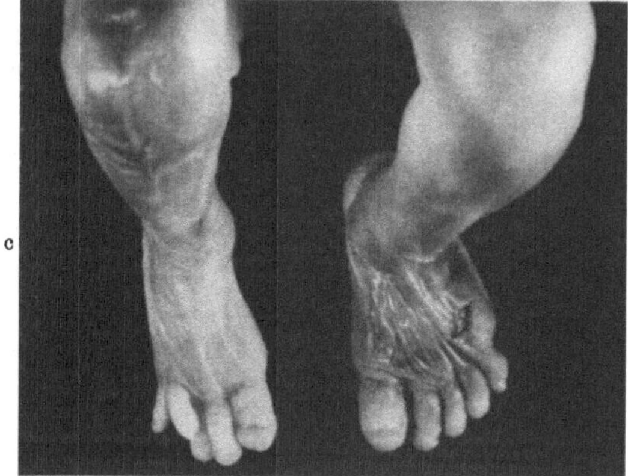

Abb. 213 a—c. Starke ulnare Abduktion des rechten Kleinfingers und radiale Abduktion des 1.—4. Fingers. Linksseitiger Pes planus, Superduktion der rechten 4. Zehe. (Pathologisches Institut Basel, E 2868/41.)

Untersuchung der Muskeln des Falles von PRICE konnte MIDDLETON fettige Degeneration und fibröse Umwandlung nachweisen. Dies führte zur Bezeichnung *Myodystrophia foetalis deformans*.

Bei GIORDANOs Fall war die um 14 Tage übertragene Frucht walzenähnlich zusammengekauert und zeigte eine Gelenkstarre aller Extremitäten (Beugestellung). Beidseits bestand Mangel der Patella, ferner Klumphände und Klumpfüße. Unter weiteren Fehlbildungen werden Kyphoskoliose, Mikro- und Bothriocephalie genannt. Die gleichzeitig vorhandene Mikroencephalie war mit starker Hyperplasie der Dura mater, der weichen Hirnhäute und der Plexus chorioidei vergesellschaftet. Inaktivitätsatrophie der Muskeln und Hypoplasie der Gelenke vervollständigte das Bild. GIORDANO hält die Muskelveränderungen für sekundär, hingegen sind die Gelenke gegenüber den Knochen in ihrem Wachstum zurückgeblieben, der Gelenkraum ist kleiner als normal und die *Hypoplasie des*

Gelenksystems wird als die wesentliche Grundlage des Krankheitsbildes der angeborenen Gelenkstarre betrachtet. Pathogenetisch wird einer intrauterinen Kompression Bedeutung beigemessen. Familiarität ist auch in Giordanos Fall nicht nachzuweisen gewesen.

Anhang: Digitus quintus superductus (Stracker) (Abb. 212).

Hohmann widmet in seinem Buch „Fuß und Bein" der Verkümmerung der 5. Zehe einen besonderen Abschnitt. Wie wir bereits bei der Brachyphalangie ausgeführt haben, ist die kleine Zehe phylogenetisch in Rückbildung begriffen. Der beweisende Ausdruck hierfür ist die häufig zu beobachtende Assimilationshypophalangie derselben. Gleichzeitig beobachtet man häufig eine Krallenstellung der 5. Zehe. Der Musculus flexor wird kümmerlich gefunden und der Extensor digiti V erreicht dann eine Hyperextension im Grundgelenk.

Als angeborene Fehlstellung der 5. Zehe sieht man eine mehr oder weniger hochgradige Adduktionsstellung dieser Zehe, die dazu führen kann, daß die 4. Zehe schräg oder quer gelagert ist. Gleichzeitig ist die 5. Zehe um ihre Längsachse nach außen rotiert, ihre Nagelfläche sieht dann nach auswärts. Doppelseitiges Vorkommen und Familiarität sind beobachtet worden. Hohmann hat eine Verkürzung des Os metatarsale V gefunden.

Anhangsweise sei hier ein eigener Fall angeführt, wo bei einem 4 Monate alten Feten eine Superduktion der rechten 4. Zehe bestand, ferner an der rechten Hand eine eigenartige ulnare Abduktion des rechten Kleinfingers (Abb. 213).

Literatur.

Kongenitale Kontrakturen. Digitus quintus superductus.

Aschner, B., u. G. Engelmann: Multiple kongenitale Kontrakturen. In: Konstitutionspathologie in der Orthopädie. Wien u. Berlin: Springer 1928.

Bauer, K. H., u. W. Bode: Erbbiologie des Menschen, Bd. 3. Berlin: Springer 1940.

Giordano, A.: Zur Frage der angeborenen Gelenkstarre. Verh. dtsch. path. Ges. **1937**, 460. — Guérin, J.: Recherches sur les difformités congénitales chez les monstres. Paris 1880.

Hohmann, G.: Fuß und Bein. München: J. F. Bergmann 1934. — Horeyseck, L.: Multiple angeborene Gelenkstarre. Z. orthop. Chir. **68**, 424 (1938). — Hottinger, A.: Beitrag zur Klinik der angeborenen Kontrakturen: Klumphand, Schiefhals, Kniegelenkskontrakturen. Jb. Kinderheilk. **112**, 258 (1926).

Middleton, St.: (1) Studies on prenatal lesions of striated muscle as a cause of congenital deformity. Edinburgh med. J. **41**, 401 (1934). — (2) The pathology of congenital genu recurvatum. Brit. J. Surg. **22**, 696 (1935).

Nissen: Zit. nach Hottinger.

Price, D. St.: A case of amyoplasia congenita with pathological report. Arch. Dis. Childh. **8**, 343 (1933).

Rosenkranz, E.: Über kongenitale Kontrakturen der oberen Extremitäten. Z. orthop. Chir. **14**, 52 (1905).

Stracker, O.: Digitus quintus superductus. Z. orthop. Chir. **51**, 339 (1929).

Valentin, B.: Die multiple angeborene Gelenkstarre. In: Morphologie der Mißbildungen, Teil 3, S. 488. 1937.

c) Die angeborenen Gelenkaplasien der Extremitätengelenke.

Vorbemerkungen. Die Entwicklung der Gelenke ist auf das innigste mit derjenigen ihrer knöchernen Konstituenten verbunden. Dies zeigt sich besonders deutlich an den Fingern und Zehen. Aus dem skeletogenen Blastem entstehen vom Beginn bis Ende des 2. Embryonalmonats in proximo-distaler Reihe die Vorknorpelkerne von Hand- und Fußwurzel, von Mittelhand- und Mittelfuß und Phalangen. Anfang des 3. Monats erscheint ein Vorknorpelkern auch im proximalen Teil der Endphalangen, während der distale, die Tuberositas unguicularis, niemals knorpelig wird.

Zwischen den Vorknorpelkernen erhält sich das indifferente zellreiche Blastem als *Zwischen-* (oder intermediäre) oder *Gelenkzone* oder als *Scheibe.* Im 3. Embryonalmonat wird der Vorknorpel zum eigentlichen Knorpel und die Zwischenzone erfährt in der mittelsten Schicht zwischen den einander zugekehrten Enden der „Knorpelkerne" zunächst in der Nähe der äußeren Kontur Auflockerungen, aus denen zu Beginn des 4. Monats als Anfänger der Gelenkhöhle Lücken entstehen, welche nach der Achse zu, d. h. nach innen zunehmen. Die Zwischenzone in unmittelbarer Nachbarschaft der Knorpelkerne wandelt sich in den Gelenkknorpel und die Gelenkkapsel um, oder in anderen Gelenken auch in Menisken und Ligamente.

In die Zeit der Gelenkentstehung fällt auch der Beginn der Diaphysenossifikation.

Es ist nun auffallend, daß *Aplasien* der Gelenke, welche zu den bezüglich ihrer Differenzierung jüngeren gehören, weitaus am häufigsten angetroffen werden, während die großen Gelenke, welche die Extremitäten mit dem Stamm verbinden (Schulter und Hüfte) kaum je betroffen werden.

Die Besprechung der Aplasie der Interphalangealgelenke und die Verschmelzungen der Hand- und Fußwurzelknochen nehmen daher in unserer Darstellung die erste Stelle ein.

Zuletzt folgt noch die Darstellung der Aplasie der Ellbogengelenke und der humero-radialen Synostose. Analoges scheint im Kniegelenk nicht beobachtet worden zu sein.

Über die radio-ulnare und tibio-fibulare Synostose, welche auch in diesem Zusammenhang abgehandelt werden könnte, haben wir bereits in früheren Abschnitten ausführlich berichtet.

α) Erbliche Aplasie der Interphalangealgelenke.

(Erbliche Phalanxsynostosen, „angeborene steife Finger", „Geradfingrigkeit", „hereditary ankylose or absence of various phalangeal joints".)

Die Aplasien der Interphalangealgelenke stellen eine besondere Gruppe von angeborenen Gelenkversteifungen dar; sie zeigen aber offenbar sehr nahe Beziehungen zu den verschiedenen Störungen der Epiphysenentwicklung, insbesondere zu den Brachyphalangien (s. das frühere Kapitel S. 168ff.), ferner ist die Aplasie der Interphalangealgelenke mit weiteren Mißbildungen des Hand- und Fußskeletes, wie Spaltbildungen, Syn-, Polydaktylien und auch Synostosen der Hand- und Fußwurzelknochen begleitet. Aus der größeren Zahl von guten zusammenfassenden Darstellungen dieses Gebietes erwähnen wir DUKEN (1921), ASCHNER und ENGELMANN (1928), MESTERN (1934), W. MÜLLER (1937), POL (1938), BAUER und BODE (1940). In diesen Arbeiten finden sich wohl auch die wichtigsten Literaturhinweise.

Im folgenden wird nach dem Vorschlag von POL das distale Interphalangealgelenk als *End*gelenk, das proximale als *Mittel*gelenk und das Metacarpo- (tarso-) Phalangealgelenk als *Grund*gelenk bezeichnet.

Für das Verständnis der pathologischen Vorgänge verweisen wir auf die Ausführungen über normale Gelenkentwicklung (S. 225).

Es handelt sich in diesem Zusammenhang darum, jene Gruppe von Versteifungen zu betrachten, welche sich einigermaßen deutlich von den Brachydaktylien und den Hypophalangien unterscheidet.

Die Finger und Zehen, deren Gelenke Aplasien aufweisen, können verkürzt sein, aber auch völlig normale Längenwerte zeigen. Äußerlich fehlen über den versteiften Gelenken die Hautfaltenbildungen, die Stelle des versteiften Gelenkes ist jedoch meist durch eine mehr oder weniger starke Ausbuchtung entsprechend einer Anschwellung des Knochens kenntlich. Im Röntgenbild sind verschiedene Stadien der Knochenverschmelzung nachweisbar. Meistens ist die Gelenkgegend durch Spongiosastruktur und leichte Verdickung der Corticalis gekennzeichnet, in anderen Fällen ist der Markraum erweitert und die Spongiosa an die Peripherie zurückgedrängt. Endlich können die zusammengeschmolzenen Glieder einen gemeinsamen Markkanal aufweisen. Neugeborene und Kinder zeigen meist noch keine Synostosierung, diese entwickelt sich gewöhnlich erst im Laufe des Wachstums.

Die erbbiologischen Untersuchungen von Mestern haben in 3 von ihm untersuchten Stammbäumen einen „klaren" dominanten Erbgang ergeben. Die Quantität der Ausprägung der Gelenkfehlbildung zeigt verschiedenste Grade der selbständig vorkommenden Formen. Eine „minimale Gelenkversteifung" besteht lediglich in einer Abplattung der Gelenkfacetten mit Bewegungseinschränkung. Diese Hypoplasie kommt sowohl selbständig als mit *Aplasie* an anderen Fingern oder Gelenken vor.

An diese Form reiht sich diejenige an, bei welcher es zu einer Knochenassimilation gekommen ist. Es gibt also auch hier eine morphologische Reihe mit fortschreitender Tendenz von leichtesten bis zu schwersten Formen, wobei beim Befallensein mehrerer Finger der Grad der Ausprägung vom 5. Finger daumenwärts abnimmt.

Einen besonders schweren Grad angeborener Gelenkaplasien veröffentlichte W. Müller. An den Händen des 40jährigen Mannes bestand Brachymesophalangie am 2., 4. und 5. Finger, die schon fast als Hypophalangie zu bezeichnen ist. Sämtliche Fingergelenke bis auf diejenigen der distalen Reihe sind synostosiert, desgleichen fast alle Handwurzelknochen. Zudem bestand Ankylose beider Ellbogengelenke. An den Füßen waren die Gelenkaplasien noch ausgesprochener und zudem bestanden noch *Enddefekte*, wie sie bereits von Walker und Drey (zit. nach W. Müller) beschrieben worden sind (s. auch Aschner und Engelmann sowie Pol).

Eine weitere Ausnahme der von Mestern aufgestellten Häufigkeitsskala stellt eine Beobachtung von Lüdtke dar: Bei einem 24jährigen Schlosser sind die Endgelenke beider Daumen und Großzehen in Streckstellung versteift; in der Haut fehlt dorsal und volar bzw. plantar jede Faltenbildung. Die Gegend des Gelenkes ist durch mäßig starke Vorwölbung des Knochens kenntlich. Heredität konnte nicht nachgewiesen werden, trotzdem dürfte kongenitale Aplasie vorliegen.

Ferner konnte gezeigt werden, daß diejenigen Gelenke, die sich am spätesten bilden, sowohl zuerst und dann auch am schwersten befallen werden. Es kann auch vorkommen, daß der Prozeß am 2. Finger, oder am 2. und 5. Finger gleichzeitig beginnt. Ähnliche Verschiedenheiten der Extensität haben wir auch bei den Brachyphalangien beschrieben und wir erwähnen hier besonders die Arbeit von Schinz, in welcher bestimmte Erbtypen der Brachyphalangie aufgeführt sind. Pol gibt in seiner Arbeit eine Typentafel der Aplasie der Interphalangealgelenke in Kombination mit Verkürzung, Fehlen oder Assimilation der Phalangen. Es werden 9 Formen mit 6 Untergruppen aufgeführt.

Weniger deutlich sind die Gesetzmäßigkeiten bezüglich des Befallenseins der einzelnen Gelenke. An den Händen sind meistens die Mittelgelenke betroffen, seltener die Endgelenke. Auch kommen Synostosen der Grundgelenke zwischen Metacarpalknochen und Grundphalangen vor.

An den Füßen scheinen dagegen die Endgelenke häufiger befallen zu sein. Hier ist die Kombination mit Brachymesophalangie besonders häufig. Auf diese Variation wurde im Kapitel über die Brachyphalangien eingegangen. Es zeigt sich nun, daß bei Trägern von Fingergelenkaplasien, an den Füßen neben der häufigen Brachymesophalangie V fast immer noch andere Zehen betroffen sind und daß es neben der Synostosierung der Endgelenke auch zur Verlötung der Mittel- und Grundgelenke kommt. Endlich zeigen auch die Fußwurzelknochen Gliederungsstörungen. Gesamthaft läßt sich aussagen, daß die Quantität der Erbanlage und der Grad der Extensität weitgehend genotypisch festgelegt sind, daß aber die *Art* der Extensität größere Variabilität erkennen läßt (MESTERN).

Lehrreich ist das Studium der Kombinationen der Fingergelenksversteifung mit anderen Mißbildungen.

MESTERN weist besonders auf das häufige Zusammentreffen mit den verschiedenen Formen der Brachydaktylien hin (Klinodaktylie, Brachymesophalangie, Assimilationshypophalangie u. dgl.). Besonders häufig ist sodann das gleichzeitige Vorkommen mit Synostosierungen der Hand- und Fußwurzelknochen (RIEDER, FISCHEL, POL, zit. nach ASCHNER und ENGELMANN). Klumpfußbildung, Hypogenitalismus sind weitere beobachtete Störungen. Einseitige Fälle sind mehrfach auch mit gleichzeitigem Defekt des Thorax bzw. Musculus pectoralis beschrieben worden (KLAUSNER, FLINKER und SILBERSTEIN, zit. nach LÜDTKE). Pectoralisdefekt kann aber z. B. auch mit Syndaktylie verbunden sein, z. B. auch mit dem „Status BONNEVIE-ULLRICH".

Entwicklungsgeschichtlich dürfte eine Hemmungsmißbildung vorliegen, indem zwar die Phalangensonderung und ihre Verknorpelung erfolgt, auch die mesenchymale Zwischenscheibe entsteht, die Gelenkbildung aber auf einer jüngeren oder reiferen Stufe abgebrochen wird. Bis ins Kindesalter hinein ist im Röntgenbild an den versteiften Fingern nichts Auffälliges festzustellen. Erst mit dem Auftreten der Epiphysen werden die bestimmten Formen der pathologischen Abweichungen feststellbar. ROCHLIN und SIMONSON sowohl wie auch W. MÜLLER weisen darauf hin, daß die Unbeweglichkeit der Gelenke schon bei der Geburt beobachtet wird, doch bilden sich die knöchernen Verbindungen nicht schon intrauterin, sondern erst im Kindes- oder Jugendalter aus. Diese fortschreitende Gelenkversteifung ist besonders schön an den Fällen von MESTERN zu erkennen (Abb. 214a und b). Dieser Autor zeigt an instruktiven Röntgenbildern die Einzelheiten dieser Vorgänge: darnach geht die Ossifikation des Gelenkraumes zeitlich derjenigen der Epiphysenfuge voraus und der endgültige Zustand der Phalanxsynostose wird gekennzeichnet 1. durch Ossifikation des Gelenkraumes durch Wachstum der Epiphyse und 2. durch Ossifikation der Epiphysenfuge.

Die verschiedenen Schweregrade der Gelenkversteifung würden nach MESTERN wie folgt zu benennen sein:

1. Gelenkhypoplasie I. Grades = minimale Gelenkversteifung,
2. Gelenkhypoplasie II. Grades = bindegewebige Ausfüllung des Gelenkraumes — *Synfibrosis* (besser *Syndesmosis* POL = rudimentäre Gelenkbildung),
3. Gelenkhypoplasie III. Grades = knöcherne Ausfüllung des Gelenkraumes = Phalanxsynostose,
4. Gelenkaplasie (Agenesie) = „ideale" Assimilation.

POL stellt fest, daß die ausgeprägte Gelenkaplasie (Synostose) durch Abschluß der Ossifikation aus dem regelmäßigen Übergangsstadium der *Synchondrose* entstehe und da während der Zeit des frühen Kindesalters röntgenologisch nicht unterschieden werden kann, ob Synchondrose, Syndesmose oder rudimentäre Gelenkbildung vorliegt, vereinfacht POL die Namengebung in „*Aplasie der Interphalangealgelenke*".

Die Bezeichnung Ankylose sollte für Endzustände entzündlicher oder degenerativer Gelenkleiden mit Versteifung reserviert werden und nicht synonym für die hier erwähnten angeborenen Hypo- und Aplasien der Gelenke Verwendung finden.

Aschner und Engelmann widmen der Aplasie der Interphalangealgelenke in ihrer Monographie ebenfalls einen Abschnitt. An Hand zahlreicher Literaturangaben belegen sie den ausgesprochen heredo-familiären, „anscheinend meist dominanten" Charakter dieser Mißbildung. Besonders erwähnenswert ist die Angabe bei Aschner und Engelmann, daß die endogenen *Enddefekte* an Phalangen mit Brachydaktylien und gleichzeitig oder alternierend auch mit Interphalangealgelenkversteifung vorkommen können. Es wird die Vermutung ausgesprochen, daß hauptsächlich quantitative Differenzen zwischen der Anlage

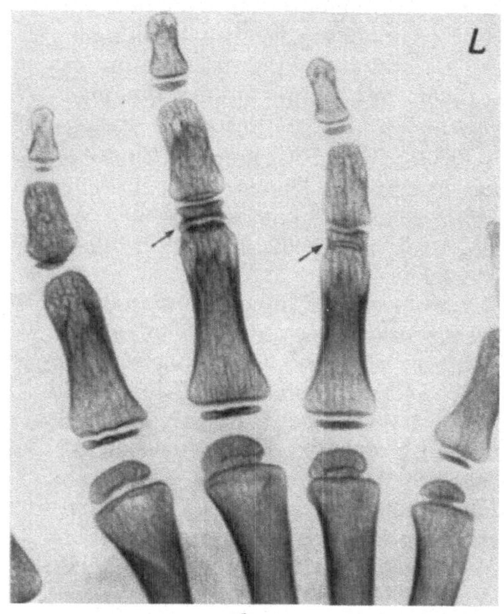

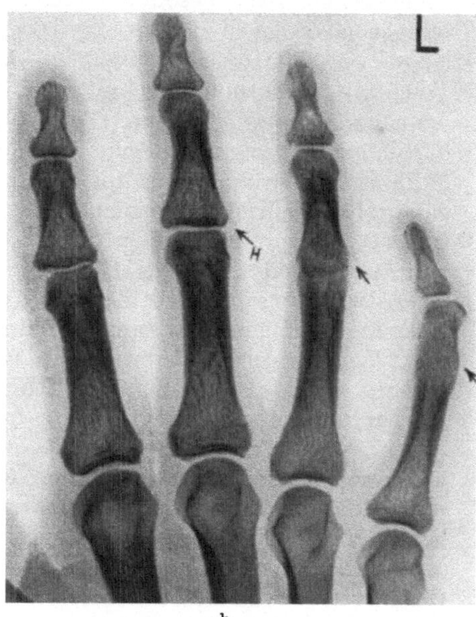

Abb. 214 a u. b. a Jugendliche Hand mit erblicher Aplasie von Interphalangealgelenken. b Erbliche Aplasie von Interphalangealgelenken. Man erkennt die verschiedenen Grade fortschreitend vom 3. zum 5. Finger. (Nach Mestern.)

zur Verkürzung zum totalen Defekt bestehen (s. Walker bei Aschner und Engelmann).

Duncan (zit. nach Aschner und Engelmann) berichtet über 4 Generationen mit 150 Familienmitgliedern. 78 = 52% der Kinder von den betreffenden Eltern zeigen wieder Gelenkaplasien, während die Nichtbetroffenen keine kranken Nachkommen aufweisen. Interessant ist das historische Beispiel von Drinkwater (1917), wonach der englische Heerführer John Talbott, gestorben 1453, eine bei der Exhumierung 1874 bestätigte Aplasie des Mittelgelenkes am 4. und 5. Finger hatte. Genau dieselbe Mißbildung konnte 1917 bei einem direkten Nachkommen aufgezeigt werden und damit die Vererbung über 14 Generationen in über 500 Jahren erwiesen werden (zit. nach Rochlin und Pol).

Mit der Frage über die Beziehungen zwischen Assimilationshypophalangie (Brachydaktylie) und Aplasie der Interphalangealgelenke beschäftigt sich eingehend Duken. Ein Unterschied zwischen diesen beiden Fehlbildungen besteht namentlich in bezug auf die Lokalisation. Von Aplasie bzw. Hypoplasie ist das Mittelgelenk am häufigsten betroffen, das Endglied ist dagegen nur selten allein betroffen, meist nur dann, wenn auch Mittel- und Grundgelenk versteift sind. Bei der Assimilationshypophalangie ist dagegen gerade das Mittel- und Endglied verschmolzen. Von den 3 besonders häufig miteinander kombiniert auftretenden Fingermißbildungen, nämlich Gelenkaplasie, Brachymesophalangie („einfache Hypophalangie") und Assimilationshypophalangie hat die erstere die späteste, die letztere die früheste teratologische Terminationsperiode. DUKEN glaubt nun namentlich auf Grund entwicklungsgeschichtlicher Überlegungen, daß die drei erwähnten Mißbildungsformen eine gewisse direkte Beziehung zueinander haben. Ausgehend von der Tatsache, daß ontogenetisch für die Gelenkbildung das Zwischengewebe — die intermediäre Zone — bestimmend ist, und daß aus dieser Zone Teile des Gelenkknorpels, die Gelenkkapsel und die Gelenkhöhle hervorgehen, können die in Frage stehenden Mißbildungen letzten Endes auf Störungen der Metaplasie des Vorknorpelgewebes, aus dem sich sowohl Knorpel- wie Zwischengewebe entwickeln, zurückgeführt werden.

Bleibt die normale Differenzierung aus und schreitet die Verknorpelung über die Zwischenzone hinaus, dann bildet sich ein durchgehendes Knorpelstück (Assimilationshypophalangie).

Bleibt die Verknorpelung der Zwischenzone aus, dann unterbleibt der Wachstumszuwachs der Phalangen und es entstehen verkürzte, aber getrennte Phalangen. Bei der Brachymesophalangie z. B. ist die Mittel- und Endphalanx verkürzt und die Gelenkflächen sind mangelhaft. Die Endphalanx wächst dann sekundär noch mit Hilfe ihres distalen Anteiles (Brachymesophalangie).

Bleibt endlich die Spaltbildung nach vorausgegangener Verknorpelung der Zwischenzone aus, dann entsteht ein Ausfall der Gelenkbildung zunächst ohne Verkürzung der Phalangen. Letztere kann sich dann im Laufe des Wachstums noch geltend machen durch eine erst im Laufe der Entwicklung sich auswirkende Wachstumshemmung (Gelenkaplasie).

Wenn demnach zwischen den 3 erwähnten Fingermißbildungen die Unterschiede auf bestimmte Phasen der Ontogenese zurückgeführt werden können, so wundert es nicht, daß sie auch als einzelne, für sich allein vorkommende heredofamiliäre Mißbildungen auftreten. Andererseits sind ihre Beziehungen aber so innige, daß immer wieder gleichzeitiges oder wenigstens alternierendes Vorkommen in einzelnen Sippen beschrieben worden ist: z. B. bei Assimilationshypophalangie gleichzeitige Störung der Gelenkbildung und umgekehrt bei Aplasie der Gelenke gleichzeitig auch Assimilationshypophalangie. Die von DUKEN durchgeführten histologischen Untersuchungen führen ihn vollends zur Überzeugung, daß Assimilationshypophalangien und Aplasie der Phalangealgelenke grundsätzlich nicht zu trennen seien; beide gehen aus mangelhafter Differenzierung der Zwischenzonen hervor und beruhen auf gestörter Metaplasie des Vorknorpelgewebes. An den Füßen liegt diese allgemeine Reduktionsstörung innerhalb gewisser physiologischer Grenzen (phylogenetische Bedeutung der Biphalangie der Kleinzehe s. früheres Kapitel). An den Händen hat sie bei stärkeren Graden Mißbildungscharakter.

Ältere Literaturzusammenstellung und Mitteilung von 2 einschlägigen Fällen finden sich bei HILGENREINER.

Auch W. MÜLLER stellt in seiner vorzüglichen Monographie fest, daß die Gelenkaplasien „in der überwiegenden Mehrzahl" mit Brachydaktylien verbunden zu sein pflegen und er führt diese Störungen daher auch bei den rückläufigen Formen der Abweichungen an der Skeletanlage an.

Über das *Verhalten der Beugesehne* äußert sich FISCHEL (zit. nach POL) wie folgt: Die Sehnen des Musculus flexor digitorum communis sublimis heften sich stark an der Mittel- und der Grundphalanx an. Die Präparation bezieht sich auf die Hand einer 23jährigen Frau mit Synostosis der Mittelgelenke des 2. bis 4. und Assimilationshypophalangie des 5. Fingers.

Abschließend sei noch die Arbeit von Rochlin und Simonson erwähnt. Es sind hier eine Reihe besonders lehrreicher Beispiele von angeborener Fingerversteifung beschrieben. Ganz abgesehen von der röntgenologischen Darstellung der fortschreitenden Versteifung durch Veröffentlichung von Röntgenbildern eines Mädchens mit 11 und $15^1/_4$ Jahren, dessen Vater Träger der gleichen Mißbildung war, und welcher beidseits eine Synostose zwischen Multangulum majus

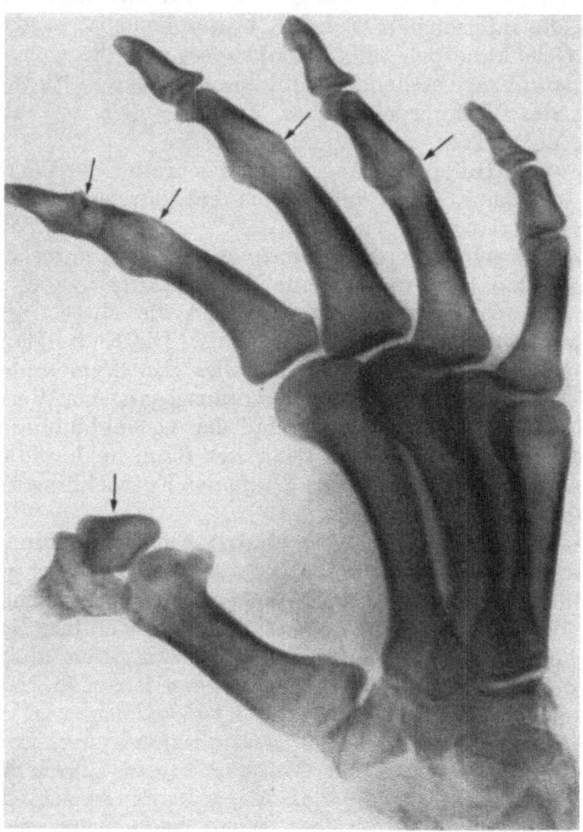

Abb. 215. 25jähriger Mann. Rechte Hand: Konkreszenzen in beiden Interphalangealräumen des 2. Fingers und im proximalen Interphalangealraum des 3. und 4. Fingers. Brachybasophalangie des Daumens. (Nach Rochlin uud Simonson.)

und der Epiphyse des 1. Metacarpale aufwies, wird hier auch ein Kombinationsfall mit Brachymesophalangie und Fingergelenksversteifung in Kombination mit einem akzessorischen Handwurzelknochen, einem Os trapezoides secundarium angeführt (Abb. 215). Der Fall eines 25jährigen Mannes mit Fingerversteifung aus der Arbeit von Rochlin und Simonson ist wegen der Kombination der Brachybasophalangie des Daumens mit der Aplasie mehrerer Fingergelenke bedeutsam. Besonders der Vergleich dieses Bildes mit der Abb. 131 trägt zur Deutung der „Deformität des Daumens" bei.

Endlich berichten Rochiln und Simonson über eine „neue Form minimaler" Gelenkversteifung an den beiden mittleren Strahlen der Hände eines Mädchens, bei welchem in den Mittelgelenken überzählige Epiphysen am distalen Köpfchen der Grundphalanx beobachtet wurden. Dadurch werden die Interphalangealräume verengt, das distale Ende der Grundphalanx stellt keine Trochlea, sondern eine abgeplattete „Gelenkfläche" dar, die jegliche Bewegung ausschließt. Später verknöchert diese deformierte distale Epiphyse der Grundphalanx auf Kosten eines überzähligen Knochenkerns (Abb. 216a und b). In der betreffenden Familie kamen 2 Fälle vor. Es handelt sich um Gelenkversteifung *ohne* Knochenassimilation.

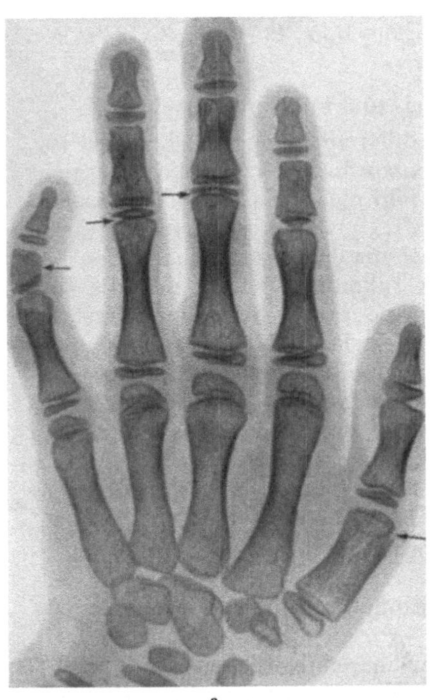
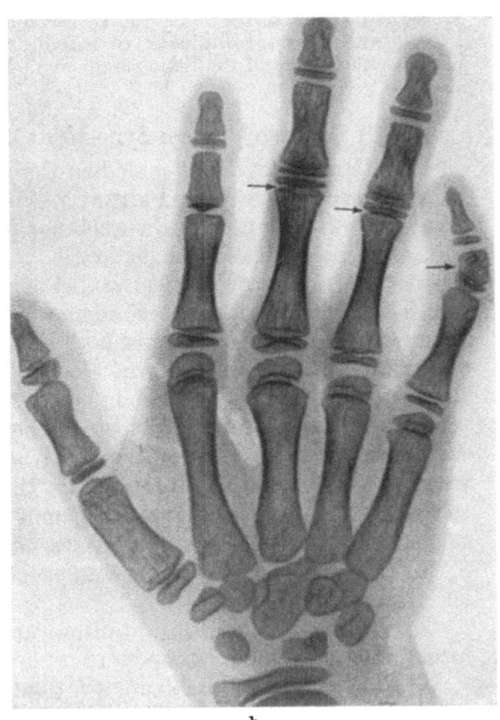

a   b

Abb. 216a u. b. Verengung des Interphalangealraumes am 3. und 4. Finger. Klinodaktylie des 5. Fingers. Verkürzung des 2. Fingers durch Brachymesophalangie. Köpfchen des 2.—5. Metacarpalknochens sind abgeflacht. Selbständige überzählige Epiphysen an den distalen Enden der Grundphalangen am 3. und 4. Finger. Pseudoepiphyse an der Mittelphalanx des 5. Fingers. (Nach ROCHLIN und SIMONSON.)

Literatur.

Gelenkaplasien.

ASCHNER, B., u. G. ENGELMANN: Konstitutionspathologie in der Orthopädie. Wien u. Berlin: Springer 1928.

BAUER, K. H., u. W. BODE: Erbpathologie des Stützgewebes usw. In Handbuch der Erbbiologie des Menschen, Bd. 3. Berlin: Springer 1940.

DREY, H.: Hereditäre Brachydaktylie, kombiniert mit Ankylose einzelner Fingergelenke. Z. Kinderheilk. 4, 553 (1912). — DRINKWATER, H.: Zit. bei POL. — DUKEN, J.: Über die Beziehungen zwischen Assimilationshypophalangie und Aplasie der Interphalangealgelenke. Virchows Arch. 233, 204 (1921). — DUNCAN: Zit. nach ASCHNER u. ENGELMANN.

FISCHEL: Über Anomalien des Knochensystems, insbesondere des Extremitätenskeletts. Anat. H. 40 (1909). Zit. nach POL. — FLINKER: Wien. klin. Wschr. 1906. Zit. nach LÜDTKE.

HILGENREINER, H.: 2 Fälle von angeborener Fingergelenksankylose, zugleich ein Beitrag zur Kenntnis der seltenen Spaltbildungen der Hand. Z. orthop. Chir. 24, 23 (1909).

KLAUSNER: Zit. nach LÜDTKE.

LÜDTKE, H.: Über kongenitale bilateralsymmetrische Aplasie von Interphalangealgelenken. Med. Klin. 1937, 208.

MESTERN, J.: Erbliche Aplasie der Interphalangealgelenke (erbliche Phalanxsynostosen). Z. orthop. Chir. 61, 421 (1934). — MÜLLER, W.: Die angeborenen Fehlbildungen der menschlichen Hand. Stuttgart: Georg Thieme 1937.

POL, R.: Aplasie der Finger- und Zehengelenke. In GRUBER-SCHWALBE, Morphologie der Mißbildungen, Bd. 3, S. 655. 1938.

RIEDER, H.: Über gleichzeitiges Vorkommen von Brachy- und Hyperphalangie der Hand. Dtsch. Arch. klin. Med. **66**, 330 (1899). Zit. nach ASCHNER u. ENGELMANN. — ROCHLIN, D. G.: Über hereditäre symmetrische Gelenkhypoplasie. Z. Konstit.lehre **13**, 654 (1928). — ROCHLIN, D. G., u. S. G. SIMONSON: Über die angeborene Fingergelenksversteifung. Fortschr. Röntgenstr. **46**, 193 (1932).

SILBERSTEIN: Z. orthop. Chir. **15** (1906). Zit. nach LÜDTKE.

WALKER: Remarkable cases of hereditary ankylose or absence of various phalangealjoints, with defects of the little ringfingers. Bull. Hopkins Hosp. **12** (1921). Zit. nach POL.

β) **Die angeborenen Synostosen der Hand- und Fußwurzelknochen.**

Der Grund für das Ausbleiben der Gelenkdifferenzierung zwischen den sog. „kanonischen" — wie sie PFITZNER nennt —, ursprünglich einheitlich knorpelig angelegten Hand- und Fußwurzelknochen ist wohl nicht in allen Fällen derselbe und auch nicht restlos abgeklärt.

PFITZNER, dem auch hier wie bei der Erforschung der akzessorischen Knochen von Hand und Fuß ein besonderes Verdienst zukommt, betont, daß die Verschmelzung zweier „kanonischer" Knochen eine große Seltenheit darstelle, während es in Gegenwart von akzessorischen Knochen relativ häufig zu Konkreszenzen komme. Es wurde in einem früheren Abschnitt gezeigt, daß akzessorische Skeletstücke unter Verlust eigener Gelenkflächen ein- oder beidseitig mit dem benachbarten „kanonischen" Knochen ganz oder teilweise synostosieren können, wodurch es zur Bildung von Blöcken kommt, welche in der Regel aus 2, seltener auch aus 3 und mehr Elementen zusammengesetzt sind. PFITZNER hat folgende Reihenfolge in der Konkreszenz zweier knöcherner Gebilde angegeben:

1. Koaleszenz = Verschmelzungserscheinungen bei fortbestehender Diskontinuität.

2. Synostose = Knochenkontinuität ohne Einfluß auf die spezifische Außenform jeder einzelnen Komponente.

3. Fusion = Verschmelzung (Vereinigung zu einer einheitlichen Gesamtform).

4. Assimilation = Verschwinden des einen Komponenten zugunsten einer weitergehenden Ausbildung des anderen.

Recht häufig kommt es sodann zu Verschmelzung bei numerischen Schwankungen der Strahlzahl von Hand und Fuß, namentlich bei Reduktionen an den Rändern. In den früheren Kapiteln wurde jeweils darauf aufmerksam gemacht, daß neben Reduktion der Finger- bzw. Zehenstrahlen auch Verschmelzungen von Hand- und Fußwurzelknochen als Ausdruck eines Reduktionsprozesses beobachtet werden.

E. A. ZIMMER (1936) beschreibt einen hierhergehörigen Fall, bei welchem eine Synostose zwischen Lunatum und Triquetrum sowie zwischen Hamatum und Capitatum bei gleichzeitiger radialer Klumphand bestand. Es fehlten Radius, Naviculare, Multangulum majus und Daumenstrahl.

Nach LANGE und BEHR (zit. nach MARTI) handle es sich bei den sog. Blockbildungen um rein endogen bedingte Hemmungsstörungen, die auch ohne das Dazwischentreten eines Schaltelementes entstehen und die vererbt sein können. Die teratogenetische Terminationsperiode für diese Synostosen, welche nach POLITZER eigentlich Agenesien der Gelenke sind, komme das Ende des 2. Embryonalmonats in Frage.

Endlich können Synostosen auch das Endstadium in der Jugend durchgemachter Knochen- oder Gelenkkrankheiten sein und differentialdiagnostische Schwierigkeiten gegenüber den keimbedingten Synostosen bereiten; diese Formen fallen außerhalb unserer Bearbeitung.

An der Hand sowohl wie am Fuß gibt es Prädilektionsstellen für Verschmelzungen und Stellen, die nur ausnahmsweise oder überhaupt nicht miteinander verwachsen sind.

MESTERN hat in einer schematischen Zeichnung die röntgenologischen Koalitionen von Hand- und Fußwurzelknochen dargestellt und MEVES hat für die Hand die Anzahl der von ihm im Schrifttum gefundenen Fälle der einzelnen Synostosen eingesetzt (Abb. 217 a und b).

Die endogene, keimbedingte Grundlage dieser Synostosen konnte durch familiäres Vorkommen einzelner Fälle sichergestellt werden; die mir bekannt gewordenen Beobachtungen sollen bei der Aufzählung der einzelenn Formen kurz angeführt werden.

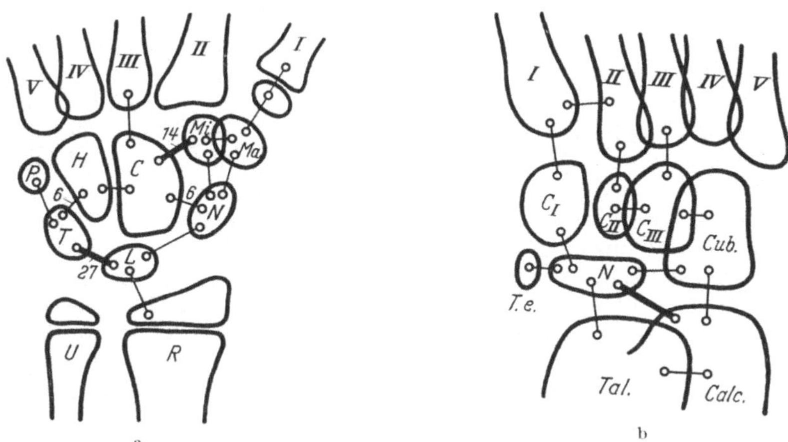

Abb. 217a u. b. Schema von Synostosen der Hand- und Fußwurzel. (Nach MESTERN.)

Während bis zur Entwicklung der Röntgendiagnostik dem zufälligerweise im Präpariersaal festgestellten Befund verschiedenartiger Synostosen mehr theoretischer Wert zukam, hat heute ihre Kenntnis zur Beurteilung von Röntgenbildern größere praktische Bedeutung erlangt und so mehren sich auch Mitteilungen über Einzelbeobachtungen im Schrifttum ständig und MARTI hat wenigstens für den Fuß auch zusammenhängend darüber berichtet. Ganz allgemein kann gesagt werden, daß diese angeborenen Synostosen am Fuß eher zu klinischen Erscheinungen führen als an der Hand.

Unter den **angeborenen Synostosen der Handwurzelknochen (Synkarpie)** zählt PFITZNER folgende Beobachtungen auf:

Concrescentia lunato-triquetra, Vermittler wahrscheinlich Epipyramoid,
     ,,   piso-triquetra (wegen Hinfälligkeit des Pisiforme),
     ,,   trapezio (Multangulum majus) navicularis, Vermittler Parascaphoid (Radiale externum),
     ,,   trapezoideo- (Multangulum minus) capitata, Vermittler Epitrapezoid,
     ,,   capitato-hamata, Vermittler Capitatum secundarium,
     ,,   trapezoideo-metacarpea II,
     ,,   trapezoideo-metacarpea III,
     ,,   capitato-metacarpea III, Vermittler Styloid und Metastyloid,
     ,,   hamato-metacarpea V, Vermittler Os Vesalianum.

Unter diesen Formen nimmt die *Synostose von Lunatum und Triquetrum* die erste Stelle ein. 1935 konnte LÖNNERBLAD einschließlich seiner 3 eigenen Beobachtungen 28 Fälle aus der Literatur tabellarisch zusammenstellen und HINDENACH (1947) ergänzte diese Zusammenstellung um einige weitere Beobachtungen aus dem englischen Schrifttum. Dieser Autor gibt auch eine weitere originelle Erklärung der Lunatum-Triquetrum-(semilunar-cuneiforme) Synostose, indem er, zurückgreifend auf Vorstellungen von Jones Wood, diese Synostose vom phylogenetischen Standpunkt aus betrachtet. Der ursprüngliche Bauplan der Handwurzel bestünde aus 2 Reihen von 5 Elementen. Eine erste Reduktion bilde das Hamatum, welches bereits das Resultat einer Verschmelzung eines in der distalen Reihe gelegenen 4. und 5. Elementes darstelle. In der proximalen Reihe sei das Naviculare das Ergebnis einer phylogenetisch bedingten Verschmelzung eines Os centrale mit einem „Os radiale". Ein Os intermedium bilde das Lunatum und das „ulnare" sei der Vorläufer des Triquetrum. Demzufolge sei die Verschmelzung von Lunatum und Triquetrum ein weiterer Schritt einer Reduktions- und Stabilisierungstendenz. Als Stütze hierfür dient die Feststellung, daß die Lunatum-Triquetrum-Synostose relativ häufig bei Negern angetroffen werde (Lönnerblad, Hindenach). Weitere Einzelfälle dieser häufigsten Form beschreiben Michaelis (1931), Reiss (doppelseitig bei einem 22jährigen Tischler, 1936), Esau (1933) bei einem 15jährigen Knaben doppelseitig. Unter den beiden Fällen von Kniepkamp (zit. nach Zimmer) verdient der eine Beachtung: Die Synostose bestand nur linksseitig, während rechts ein auffallend schmaler Gelenkspalt war, der entsprechend den Angaben von Pfitzner als Koaleszenz zu deuten wäre. Außerdem zeigten beide Hände ein Os capitatum secundarium zwischen Capitatum und Hamatum. Für die Synostose von Triquetrum und Lunatum kann als vermittelnder akzessorischer Knochen die „Epipyramis" in Betracht kommen.

Marti (1947) schildert den Fall eines 38jährigen Mannes, bei dem sich nach einem Sturz vom Fahrrad mit Kontusion und Distorsion der Handgelenke der Heilungsverlauf über Gebühr verzögerte. Als Grund hierfür nahm er eine doppelseitige kongenitale Verschmelzung zwischen Lunatum und Triquetrum an.

E. A. Zimmer (1936) beschrieb einen 74jährigen Patienten, bei welchem rechts eine *Synostosis lunato-triquetra* bestand, links lediglich eine festere Verbindung zwischen den beiden Knochen (histologische Untersuchung!). Ferner veröffentlichte er die Röntgenbilder eines 19jährigen Mannes mit links vollständiger und rechts annähernd vollständiger Verschmelzung von Lunatum und Triquetrum. Auf Grund der eigenen Erfahrung und der Literaturkenntnis unterscheidet Zimmer folgende 4 Zustandsbilder der Synostosis lunato-triquetra:

1. Klaffender Gelenkspalt mit proximalwärts beginnender Verschmelzung.
2. Verschmelzung mit erkennbarer Leiste (den Gelenkspalt andeutend) und distaler Einkerbung.
3. Vollständige Verschmelzung ohne Leiste, mit distaler Einkerbung.
4. Vollständige Verschmelzung ohne Leiste, ohne distale Einkerbung.

Danach fände der Grad der Mißbildung ihren Ausdruck in der distalwärts zunehmenden Verschmelzung. Dafür spricht das Auftreten der Einkerbung immer am distalen, nie am proximalen Abschnitt.

Weiter sah Hoffmann (1940) bei einem Patienten mit schwerer Brachydaktylie auf der linken Seite gleichzeitig eine Synostose zwischen Lunatum-Triquetrum und zwischen Multangulum majus und minus. Außerdem waren am Daumenstrahl einschließlich des Naviculare Rückbildungserscheinungen zu konstatieren.

An zweiter Stelle der Häufigkeit nach figuriert die Synostose zwischen *Capitatum und Multangulum minus*. Meves gibt die von ihm in der Literatur gefundene Zahl dieser Verschmelzung mit 14 an und Hoffmann (1940) berichtet über eine teilweise Synostose dieser beiden Knochen, besonders auf der rechten Seite eines Patienten.

Auch E. A. Zimmer sah bei einer 19jährigen Patientin mit Schmerzen im Handgelenk eine knöcherne-verbindende Brücke zwischen Multangulum minus und Capitatum der linken Hand, ferner dieselbe Synostose an der rechten Hand einer Patientin, welche sich beim Heben einer schweren Last etwa 3 Wochen vor der Untersuchung die Hand „verrenkte".

Diese Form wird nach LÖNNERBLAD, von ANDERSON (1883), SMITH (1907/08), CAVE (1926), WETTE (1926/27), LINOW, BOGART erwähnt.

Etwa an gleicher Häufigkeitsstelle stehen die Synostose zwischen *Naviculare und Capitatum* sowie zwischen *Hamatum und Capitatum* (je 6 Fälle von MEVES). Schon PFITZNER hat in seinem Material unter 1333 Fällen 3mal die Synostose zwischen Capitatum-Hamatum gesehen (zit. nach BAUER und BODE). Weitere Beispiele bei DWIGHT, LINOW, BOGART.

MARTI berichtet 1945 über einen Fall von doppelseitiger Blockbildung zwischen Capitatum und Hamatum, bei einem 33jährigen Unfallpatienten zufällig entdeckt. Daneben bestand ein persistierendes Os centrale carpi, welches zu einer rundlichen Aussparung am Capitatum geführt hatte. Die Blockbildung zwischen Capitatum und Hamatum werde noch dadurch begünstigt, daß ihre Knorpelanlagen fast gleichzeitig im 4.—10. Lebensmonat verknöchern. Auch ZIMMER erwähnt das Vorkommen dieser Synostose in seinem Material (bei gleichzeitigem partiellem Riesenwuchs und bei Brachydaktylie des Daumens).

Unter den seltenen Synkarpien zählen wir folgende weiter auf (s. bei LÖNNER-BLAD): Synostose zwischen

Naviculare-Lunatum (DWIGHT, zit. nach BOGART). HOFFMANN teilt einen Fall mit, bei welchem an der linken Hand eine teilweise Verschmelzung zwischen Lunatum und Naviculare im Anschluß an Naviculare-Pseudarthrose bestand.

Naviculare-Multangulum majus (KAUTZ, TURNER 1883).
Naviculare-Multangulum minus (BOGART).
Naviculare-Capitatum (WEDDING, RUCKENSTEINER).
Triquetrum-Pisiforme (WEDDING, BOGART).
Multangulum majus-Multangulum minus (RUCKENSTEINER, BOGART).

Unbekannt geblieben ist bisher die Verschmelzung zwischen Lunatum und Capitatum sowie zwischen Lunatum und Hamatum (MESTERN, LÖNNERBLAD).

Eine „ungewöhnliche Handgelenksverbildung" stellt die erstmals von BECKER (1935) beschriebene angeborene *Radius-Lunatum-Synostose* dar. Einen weiteren, fast analogen Fall publizierte MEVES (1937). Bei BECKERs Fall handelte es sich um einen 45jährigen Mann, der 2 Tage vor der Untersuchung auf die Hände stürzte und sich eine Fraktur des linken 5. Metacarpale zuzog. Auf der linken Seite ergab das Röntgenbild eine völlige Synostose des leicht aplastischen Os lunatum mit dem Radius, ferner eine unregelmäßige Radius-Naviculare-Verbindung, atypische Lage des Triquetrum, Verkürzung der Ulna. Die Funktion war beeinträchtigt: die völlige Dorsal- und Volarflexion nicht möglich, die Radial- und Ulnarabduktion infolge der Radius-Lunatum-Synostose und der Einkeilung des Naviculare behindert. BECKER hält die Deformität höchstwahrscheinlich für angeboren, kann aber eine frühkindliche Entzündung nicht ganz sicher aus-schließen. In seiner Vermutung wird er bestätigt durch die Publikation von MEVES, der bei einem 51jährigen Manne ebenfalls mit einem frischen Bruch des 5. Mittelhandknochens eine Synostose zwischen proximaler Gelenkfläche des Os lunatum mit dem ulnaren Teil der Radiusgelenkfläche beobachtete. Dadurch entstand im mittleren Handwurzelbereich ein radiocarpales Gelenk, radial und ulnarwärts ein normales intercarpales Gelenk.

Endlich konnten auch Synostosen zwischen Handwurzelknochen und Meta-carpalien beobachtet werden.

Hilgenreiner und Rochlin (zit. bei Hohmann) beschrieben die *Synostose* zwischen *Metacarpale I und Multangulum majus*. Endlich wird im Schema von Mestern auch die *Synostose* zwischen *Metacarpale III und Capitatum* erwähnt.

Synostosenblöcke, aus 3 und mehr Elementen bestehend, sind ebenfalls vereinzelt beschrieben worden.

Bei Bauer und Bode wird auf die weiter unten genauer erwähnten Arbeiten von Mestern und Kewesch verwiesen, welche Blöcke von Multangulum minus-Capitatum-Hamatum bzw. Multangulum minus-Naviculare-Capitatum beschrieben haben, und Hohmann weist auf ein Röntgenbild von Grashey hin, der bei einem 11jährigen Mädchen eine doppelseitige Synostose von Lunatum-Triquetrum-Hamatum und eines Teiles des Capitatum feststellte.

Einen schwierig zu deutenden Fall veröffentlicht Marti (1947). Bei einem 43jährigen Mann traten Spontanschmerzen in den Handgelenken auf. Röntgenologisch ließ sich folgendes erheben: Rechts sind die distalen Radius- und Ulnaepiphysen plump vergrößert, es besteht nur eine Handwurzelknochenseite. Das Naviculare fehlt oder ist eventuell in die Radiusepiphyse aufgegangen, radial sind 2 Knochen, die dem Multangulum majus und minus entsprechen. Das Lunatum ist nach ulnar verbreitert und mit dem Triquetrum verschmolzen. An Stelle des Capitatum findet sich ein proximaler Fortsatz des Metacarpale III. Ulnar liegen 2 große Knochen, die dem Hamatum und dem Pisiforme entsprechen, die Basis der Metacarpalia II—V ist plump. Links: die distale Ulnaepiphyse sendet einen Gelenkfortsatz gegen das distale Radiusende, die Radiusepiphyse ist eventuell durch Verschmelzung mit dem Naviculare stark verlängert. Lunatum annähernd normal. Es findet sich nur eine Handwurzelseite: ulnar liegen das Triquetrum und das Pisiforme, das Hamatum ist mit der Basis der Metacarpalia IV und V und das Capitatum mit derjenigen des Metacarpale II verschmolzen. Multangulum minus auffallend klein. Die Basis der Metacarpalia III bis V ist partiell verschmolzen.

Zweifellos liegen hier tiefergreifende Reduktionsvorgänge zugrunde, die als Mißbildung bezeichnet werden müssen, dabei finden sich aber auch Verschmelzungen, die in das hier behandelte Kapitel gehören dürften.

Die Fußwurzelsynostosen (Syntarsie). Als erster hat wiederum Pfitzner einige Formen der Verschmelzung von Fußwurzelknochen beschrieben. Ursächlich handelt es sich um endogene Faktoren, welche eine Hemmung der Ausbildung des Fußwurzelskeletes zur Folge haben. Pfitzner glaubt, daß die Anwesenheit von akzessorischen Elementen zu den Verschmelzungen führe und erwähnt als Beispiel die Synostose des Fersen- und Würfelbeins durch ein Os cuboides secundarium oder des Fersen- und Kahnbeins mit Hilfe eines Calcaneus secundarius.

Andere Autoren fassen die Synostosen als Hemmungsbildungen auf, welche auf dem Fehlen der Gelenkanlage beruhen, sie verlegen die Störung auf das Ende des 2. Embryonalmonats.

Das Vorkommen ist im allgemeinen selten. Pfitzner gibt ihre Häufigkeit mit 2% an. Marti glaubt, daß diese Zahl zu hoch gegriffen sei, er selber hat im Krankengut der Schweizerischen Unfallversicherungsanstalt nie eine Synostose gesehen. Im allgemeinen werden 3 Hauptgruppen unterschieden: Verschmelzung zwischen Fersen- und Kahnbein (S. calcaneo-navicularis), zwischen Fersen- und Würfelbein (S. calcaneo-cuboidea) (Rey), zwischen Sprung- und Kahnbein (S. talo-navicularis).

Am häufigsten scheint die „*Coalitio calcaneo-navicularis*" zu sein. Die Verschmelzung ist zwischen dem hinteren Gelenk des Kahnbeins und dem vorderen Ende des Calcaneus (Processus anterior). Die Verbindung kann knorpelig fibrös oder knöchern sein (Seddon). Meist findet sich dabei ein kontrakter Plattfuß

(Beziehungen zu Spasmen der Musculi peronei). Diese Synostose dürfte auf der Assimilation eines Calcaneus secundarius beruhen.

BENTZON berichtete am Orthopädenkongreß in Prag 1928 über die Coalitio calcaneo-navicularis mit besonderer Bezugnahme auf die operative Behandlung des durch die Anomalie bedingten Plattfußes.

Zu den Raritäten gehört die Coalitio talo-navicularis (BULLIT-LAPIDUS). Auch die Coalitio calcaneo-cuboidea ist seltener als diejenige zwischen Calcaneus und Naviculare. Die beiden Knochen können zu einem festen Block synostosieren.

Die klinische Symptomatologie ist verschieden, Beschwerdefreiheit und Schmerzhaftigkeit werden beschrieben. Der Fuß kann verkürzt werden, Pronation und Supination sind gehemmt.

Differentialdiagnostisch sind die sekundären Gelenksverödungen durch Entzündungen oder arthrotische Veränderungen von den angeborenen Koalitionen zu trennen. Doppelseitigkeit spricht für die kongenitale Anlage.

MARTI berichtet über Beobachtungen aus Basel und Zürich.

Von Prof. LÜDIN stammen 2 Beobachtungen von Männern mit Brückenbildungen zwischen den Cuneiformia und dem Cuboid, und von Prof. FRANCILLON (Zürich) stammt die Beobachtung einer Coalitio calcaneo-navicularis bei gleichzeitigem rechtsseitigem Os intermetatarseum.

Eine eingehende Darstellung von verschiedenen Formen der angeborenen intertarsalen Ankylosen bringt D. M. GREIG (1935). Es stehen ihm aus der Sammlung des Royal College of Surgeons of Edinburgh folgende Präparate zur Verfügung: 2 Talo-calcaneus-Ankylosen, 1 Calcaneo-navicular- und 1 Cuneiforme-Metatarsal-Ankylose (dort finden sich Abbildungen der Macerationspräparate).

Ganz allgemein bemerkt GREIG, daß die Calcaneo-navicular-Ankylose mit Pes valgus oder wenigstens mit gewissen Graden von funktionellen Störungen kombiniert vorkomme. Fälle, die keinerlei Störungen zeigen, dürften die Versteifung infolge von Ankylosen durch stärkere Beweglichkeit in anderen Gelenken kompensieren.

Bei der *Calcaneus-naviculare-Synostose* ist klinisch häufig ein „spastischer Plattfuß" zu finden.

In der Literatur sind auch Fälle von Talo-calcaneus- und Calcaneo-naviculare-Synostosen gleichzeitig und symmetrisch beschrieben (CHAPUT, zit. bei GREIG).

Das zuletzt von GREIG beschriebene Präparat betrifft eine Koaleszenz des mittleren Cuneiforme mit dem 2. Metatarsale. Die Ankylose fand sich nur auf der plantaren Hälfte.

Im folgenden seien noch einige weitere Mitteilungen angeführt, aus welchen die verschiedenen Möglichkeiten der Syntarsie hervorgehen soll und nach welchen auch weitere Schrifttumshinweise zu gewinnen sind.

Über die *Coalitio talo-calcanea* berichtet KORVIN (1934). Nach ihm wurde diese Form von ZUCKERKANDL erstmals 1877 beschrieben. PFITZNER bringt sie mit dem Vorhandensein eines akzessorischen Os sustentaculi in Beziehung.

Bei einem 11jährigen Mädchen mit Knickfußstellung ohne Beschwerden wurde röntgenologisch eine Koalition im Bereich des Sustentaculum festgestellt. Der hierdurch bedingte Bewegungsausfall wurde durch erhebliche Supinationsmöglichkeiten in der Malleolengabel kompensiert. Eine weitere Beobachtung von KORVIN betraf einen 11jährigen Jungen, der wegen „Fußschwäche" in Behandlung kam, bei dem die Röntgenkontrolle eine Bewegungsaufhebung im oberen Sprunggelenk in Form einer *Coalitio talo-calcanea* ergab. Auch hier war die Gelenkverödung im Bereich des Sustentaculum.

HOHMANN beobachtete bei einem 3jährigen Kind mit über 3 Generationen hindurch vererbter Brachydaktylie der Zehen und Versteifung der Finger in den

Zwischengelenken eine Verschmelzung von *Talus* und *Naviculare* der einen und *Calcaneus und Cuboid* der anderen Seite.

Über die *Coalitio talo-navicularis* in Verbindung mit anderen Synostosen berichtet auch Borggreve (1934). Bei einem 47jährigen Mann fanden sich am linken Fuß Synostosen zwischen *Talus und Naviculare* sowie zwsichen *Calcaneus und Cuboid.* Am rechten Fuß war das *Naviculare* mit dem *Cuboid* und den Cuneiformia nebst Metatarsale II und III verschmolzen. Beschwerden zeigte der Patient nur links wegen einer Überbelastung infolge alter rechtsseitiger schwerer Kniegelenksverletzung.

H. Blencke beschreibt einen 25jährigen Schmied, bei welchem beidseits ein Pes plano-valgus bestand, wobei das Röntgenbild eine einseitige *Synostosis talo-navicularis* aufdeckte.

Bei einer 32jährigen Frau fand Politzer beidseits eine Verschmelzung zwischen Metatarsale I und Cuneiforme I unter gleichzeitiger Verkürzung des Metatarsale I.

Synostose zwischen Naviculare und Cuneiforme I wird von Esau erwähnt.

Rey demonstrierte an der Breslauer chirurgischen Gesellschaft 1932 das Röntgenbild eines 18jährigen Mannes mit vollkommener *Coalitio calcaneo-cuboidea* des linken, gegenüber rechts im ganzen verkleinerten Fußes. Auch Esau erwähnt diese Form.

Im Schrifttum finden sich auch Fälle mit gleichzeitiger hereditärer Verschmelzung der Hand- und Fußwurzelknochen.

Kewesch berichtet über den Fall eines 42jährigen Mannes, der an den Händen eine symmetrische Verschmelzung des Os capitatum und des Os multangulum minus mit dem 2. Metacarpalknochen aufwies. Gleichzeitig bestand eine vollkommene Verschmelzung des Os hamatum und triquetrum nebst einer Hypoplasie der Interphalangealgelenke. An der Fußwurzel zeigte der gleiche Mann eine völlige Verschmelzung sämtlicher Knochen mit Ausnahme des 1. Keilbeines.

Weiterhin berichtet Kewesch über familiäres Vorkommen symmetrischer Verschmelzung mehrerer Hand- und Fußwurzelknochen bei 3 Gliedern einer Familie (Mutter, Sohn und Tochter).

Sohn (Proband) zeigte vollkommene Verschmelzung des Os lunatum und triquetrum, des Os naviculare, Os capitatum und Multangulum minus, letzteres war teilweise mit dem Multangulum majus verwachsen. An den Füßen zeigte der Patient Pes plano-varus. Talus, Naviculare, Cuneiforme I und III sind zu einheitlichen Gebilden verschmolzen.

Mutter: Völlige Verschmelzung des Os lunatum, Os triquetrum und hamatum, ferner Verschmelzung des Os naviculare, Os capitatum, Os multangulum minus, letzteres teilweise mit Multangulum majus verwachsen, Verengerung des Gelenkspaltes zwischen Metacarpale II und Multangulum majus und minus. An den Füßen völlige Verschmelzung von Talus und Naviculare, Verwachsung von Cuneiforme II und III mit 2. und 3. Metatarsale, am linken Fuß fand sich Os trigonum.

Schwester: Symmetrische Verschmelzung des Lunatum und Triquetrum, Capitatum und Multangulum minus, letzteres teilweise mit dem Naviculare verschmolzen; an den Füßen völlige Verschmelzung des Talus, Naviculare und Cuneiforme I und III.

Zwischen den einzelnen Familienmitgliedern bestanden Intensitätsschwankungen, wobei neben völliger Verschmelzung der Knochen auch nur partielle Synostosen vorhanden waren. Die größte Anzahl von verschmolzenen Knochen fand sich bei der Mutter. Der Verfasser weist auf Analogien zur Verschmelzung der Fingerknochen hin. Als Folge der Konkreszenz von Fußwurzelknochen kommt es häufig zu statischen Deformierungen und sekundären deformierenden Arthritiden. Verschmelzungen der Handwurzelknochen dagegen haben keine Wirkung auf die Funktionsfähigkeit der Hand.

Besonders lehrreich ist die bereits erwähnte Arbeit von Mestern über erbliche Synostosen der Hand- und Fußwurzelknochen bei gleichzeitiger Erblichkeit eines *Os tibiale externum.*

In einer Familie O. zeigten sich folgende Veränderungen:

Vater: Synostose zwischen Multangulum minus, Capitatum, Hamatum. Am Fuße symmetrische Coalitio talo-navicularis und Synostose zwischen Metatarsale II und Cuneiforme II.

12jähriger Knabe: An der Hand Lunatum-Triquetrum-Synostose, brückenförmige Koalition zwischen Multangulum minus, Capitatum, Synostose zwischen Metacarpale I und Multangulum majus. Füße o. B.

7jähriges Mädchen: Hand = Hamatum-Triquetrum-, rechts Hamatum-Capitatum-Synostose. Am Fuß = Koalition zwischen Cuboid-Cuneiforme II—III, zwischen Naviculare-Talus, zwischen Talus und Cuboid mit Calcaneus.

5jähriger Knabe: Hand = Hamatum-Triquetrum-Synostose. Fuß = Coalitio talo-navicularis, Synostose zwischen Cuneiforme II und III mit Cuboid.

In einer weiteren Familie H. zeigte die *Mutter:* Hand = Synostose zwischen Multangulum minus-Capitatum und Lunatum-Triquetrum, am Fuß = Coalitio talo-navicularis und Verbindung zwischen Os tibiale externum mit Naviculare.

1. Tochter: Hand = Synostose zwischen Triquetrum-Lunatum, Multangulum majus-Naviculare. Fuß = Synostosis talo-navicularis, links gesondertes, rechts mit Naviculare verbundenes Os tibiale externum. Ferner links Os peronaeum und Coalitio cuboideo-calcanea.

2. Tochter: Hand o. B. Fuß = beidseits gesondertes Os tibiale externum und Synostosis talo-navicularis.

Genetisch liegt in beiden Fällen eine allgemeine Tendenz zur Synostosierung vor, wobei jedoch stärkere Variationen innerhalb der einzelnen Glieder vorkommen.

Mestern mißt dem Os tibiale externum der Familie H. besondere Bedeutung bei; bald kommt es völlig frei, bald mit dem Naviculare koalesziert vor. Er nimmt an, daß die Kerne zunächst getrennt angelegt werden und erst später verschmelzen. Diese Verschmelzungsgebilde erscheinen wie aus einzelnen Teilen zusammengesetzt. Auf Grund einer Hemmungsmißbildung würden die Gelenkräume nicht richtig gebildet und so fände die peripher fortschreitende Ossifikation keinen Abschluß und überwuchere die ihr normalerweise gezogene Grenze.

Hayek (1934) schildert folgende Familie:

Ein 11jähriges Kind mit Senkfüßen zeigte links Hexadaktylie in Form von Verdoppelung des 2. Zehenstrahles mit Gabelform des Metatarsale II. Röntgenologisch fand sich beidseits Plattfuß und links eine vollständige Ankylose zwischen Talus und Naviculare. Das Cuneiforme II war längs verkürzt und das Cuneiforme III etwas vergrößert.

Vater zeigte an beiden Füßen knöcherne Ankylose zwischen Metatarsale I und Cuneiforme I sowie auch der übrigen Metatarsalien und der ersten Reihe der Tarsalien. Beidseits bestand ein geteiltes Os tibiale externum. Ferner fanden sich Hallux valgus und Exostosen an beiden 1. Metatarsalien.

Mutter: Wahrscheinlich beidseits ankylosierende Ossa tibialia externa.

Über eine vollständige, jedoch durch Abheilung einer in frühester Kindheit durchgemachten Tuberkulose entstandene Coalitio talo-navicularis berichtete Haglund.

Eine von Kienböck und Ehalt beschriebene „Mißbildung der Füße im tarsalen Abschnitt" betrifft eine plantar gerichtete, sehr kräftige *Exostose des Calcaneus.*

Literatur.

Synostosen der Hand- und Fußwurzelknochen.

Anderson: J. Anat. a. Physiol. 17 (1883). Zit. nach Lönnerblad.

Bauer, K. H., u. W. Bode: Erbpathologie des Stützgewebes beim Menschen. In Handbuch der Erbbiologie des Menschen, Bd. 3. Berlin: Springer 1940. — Becker, F.: Über eine ungewöhnliche Handgelenksverbildung (angeborene Radius-Lunatum-Synostose). Fortschr. Röntgenstr. 52, 245 (1935). — Bentzon: Coalitio calcaneo-navicularis mit besonderer Bezugnahme auf die operative Behandlung des durch die e Anomalie bedingten Plattfußes. Münch. med. Wschr. 1928, 1945. — Blencke, H.: Ein seltener Fall von Synostosis talo-navicularis. Z. orthop. Chir. 47, 594 (1936). — Bogart: Amer. J. Roentgenol. 28 (1932). Zit. nach Lönnerblad. — Borggreve: Synostosis talonavicularis in Verbindung mit anderen Synostosen. Z. orthop. Chir. 61, 383 (1934). — Bullit, J.: Variations of the bones of the foot, fusion of the talus and navicular, bilateral-congenital. Amer. J. Roentgenol. 20, 548 (1928). Zit. nach Müller.

Cave: J. of Anat. 60 (1926). Zit. nach Lönnerblad. — Chaput: Zit. bei Greig.

Dwight: Variations of the bones of the hand and foot. London 1907.

Esau: Angeborene Synostosen im Bereich des Carpus und Tarsus. Röntgenprax. 5, 235 (1933).

Grashey: Atlas typischer Röntgenbilder von normalen Menschen. München 1917. Zit. nach Hohmann. — Greig, D. M.: Intertarsal developmental ankylosis. Edinburgh med. J. 42, 21 (1935).

Haglund, P.: Ein Fall von vollständiger Coalitio talo-navicularis. Z. orthop. Chir. 51, 93 (1929). — Hayek, W.: Synostosis talo-navicularis. Z. orthop. Chir. 60, 231 (1934). — Hilgenreiner u. Rochlin: Zit. bei Hohmann. — Hindenach, J. C. R.: Bilateral-congenital fusion of the semilunar and cuneiform bones. Brit. J. Surg. 35, 104 (1947). — Hoffmann, D.: Einige seltenere Handwurzelverschmelzungen und andere Mißbildungen des Handskelettes. Röntgenprax. 1940, 41. — Hohmann, G.: Fuß und Bein. München: J. F. Bergmann 1934.

Kautz: Zit. bei Hohmann. — Kewesch, E. L.: Über hereditäre Verschmelzung der Hand- und Fußwurzelknochen. Fortschr. Röntgenstr. 50, 550 (1934). — Kienböck, R., u. W. Ehalt: Angeborene Mißbildung der Füße im tarsalen Abschnitt. Röntgenprax. 1935, 401. — Korvin, H.: Coalitio talo-calcanea. Z. orthop. Chir. 60, 105 (1934).

Lange, M.: Erbbiologie der angeborenen Körperfehler. Stuttgart: Ferdinand Enke 1935. — Lapidus, W.: Congenital fusion of the bones of the foot. J. Bone Surg. 14, 888 (1932). — Linow, F.: Beiderseitige Verschmelzung des Kopf- und Nackenbeins. Röntgenprax. 1932, 537. — Lönnerblad, L.: Über zwei seltene Anomalien (?) im Carpus („Verschmelzung" von Os lunatum und Os triquetrum sowie von Os multangulum minus und Os capitatum). Acta radiol. (Stockh.) 16, 682 (1935).

Marti, Th.: (1) Ein interessanter Fall einer Handwurzelsynostose. Schweiz. med. Wschr. 1945, 700. — (2) Die Skelettvarietäten des Fußes. Ihre klinische und unfallmedizinische Bedeutung. Bern: Huber 1947. — (3) Weiterer Beitrag zum Studium der Handwurzelvarietäten. Schweiz. med. Wschr. 1947, 890. — Mestern, J.: Erbliche Synostosen der Hand-und Fußwurzelknochen. Erbliches Os tibiale externum. Röntgenprax. 1934, 594. — Meves, F.: Über die Synostosen der Handwurzelknochen. Z. orthop. Chir. 67, 17 (1937). — Michaelis: Doppelseitige kongenitale Synostose von Lunatum und Triquetrum. Klin. Wschr. 1931, 765.

Pfitzner, W.: Beiträge zur Kenntnis des menschlichen Extremitätenskelettes. VIII. Die morphologischen Elemente des menschlichen Handskelettes. Z. Morph. u. Anthrop. 2, 77, 365 (1900). — Politzer, G.: Über Mißbildungen des Hand- und Fußskelettes usw. Fortschr. Röntgenstr. 43, 605 (1931).

Reiss, J.: Über angeborene Synostosen zwischen Lunatum und Triquetrum. Röntgenprax. 1936, 716. — Rey: Angeborene Verschmelzung von Calcaneus und Cuboid. Zbl. Chir. 1932, 2666. — Ruckensteiner: Die normale Entwicklung des Knochensystems im Röntgenbild. Leipzig 1931. Zit. nach Mestern.

Smith, S. A.: J. Anat. a. Physiol. 42 (1907). Zit. nach Lönnerblad. — Seddon, H. J.: Calcaneo-scaphoid coalition. Proc. roy. Soc. Med. 26, 419 (1923). Zit. nach Marti.

Turner, W.: Some variations in the bones of the human carpus. J. of Anat. 17, 244 (1883). Zit. nach Marti.

Wedding: Zit. bei Pfitzner. — Wette: Arch. orthop. Chir. 29, (1931). Zit. nach Lönnerblad. — Wood, J. F.: The principles of anatomy as seen in the hand. London. Zit. nach Hindenach.

Zimmer, E. A.: Über Verschmelzungen von Handwurzelknochen (mit einem Beitrag zur radialen Klumphand). Röntgenol. Rdsch. 5, 244 (1936). — Zuckerkandl: Zit. nach Korvin 1877.

γ) Die erbliche Aplasie der Ellbogen- und anderer Gelenke.

Die wichtigste Arbeit zu diesem Abschnitt stammt von Siwon 1928. Dieser weist darauf hin, daß das Vorkommen der Versteifung der Ellbogengelenke äußerst selten sei. Er zählt aus der Literatur 10 Arbeiten auf und beschreibt selber eine Familie, in welcher in 4 Generationen Mutter, Tochter, Tante und Großtante väterlicherseits eine gleichartige, doppelseitige, angeborene Versteifung hatten. Durch Exhumation konnten die Ellbogengelenke der Tante und Großtante der Untersuchung zugeführt werden. Es bestand bei diesen *keine* knöcherne Ankylose; die Fossa coronoidea war bei beiden lateralwärts und auffallend klein. An Stelle des Capitulum fand sich eine ausgehöhlte Gelenkpfanne in der Größe einer Dattel. Es dürfte sich um ein ausgehöhltes Bett für das Radiusköpfchen gehandelt haben. Bei der Großtante ist die Trochlea humeri medial von dieser Pfanne noch vorhanden, während bei der Tante nur ein kleiner Teil davon angedeutet war. Die Knochen der Unterarme erscheinen unverändert.

Bei der Mutter konnte röntgenologisch eine knöcherne Verbindung beider Unterarmknochen mit dem Humerus festgestellt werden. Die Corticalis des Humerus geht bogenförmig in die des Radius in einem Winkel von 130⁰ über.

Das Kind endlich, welches im Alter von 4 Wochen und 5 Monaten röntgenologisch untersucht werden konnte, zeigt bei klinisch fast völliger Versteifung beider Ellbogengelenke in einer Winkelstellung von 150⁰ ein fast völliges Fehlen der Epiphysenknorpel, so daß die Knochenschatten von Humerus, Ulna und Radius fast ohne Spalt aufeinander saßen.

Es handelt sich also um eine kongenitale Versteifung bis zur Synostose beider Ellbogengelenke, wobei in 3 Generationen 4 weibliche Mitglieder der Familie betroffen wurden.

Siwon bemerkt dazu, daß in allen übrigen von ihm in der Literatur gefundenen Fällen dies die einzige Beobachtung gewesen sei, bei welcher nicht auch noch andere Anomalien, namentlich der Hände vorhanden gewesen waren.

Nach Hohmann kann Versteifung im Ellbogengelenk alle 3 Knochen betreffen. Gelegentlich ist sie aber auch nur partiell, indem allein Humerus und Ulna miteinander knöchern verbunden sind, während der Radius seine Beweglichkeit beibehalten kann. 1933 konnte Romanus 24 Fälle aus der Literatur zusammenstellen, bei welchen häufig noch weitere Aplasien und Hypoplasien mit hochgradiger Armverkürzung zu finden waren (s. auch Abb. 81): humero-ulnare Synostose bei partieller Unterentwicklung des Humerus (Nigst). In 2 Fällen konnte Heredität nachgewiesen werden. Desgleichen betraf die symmetrische kongenitale Ellbogenversteifung in der Beobachtung von Mouchet und Saint Pierre Vater und Sohn.

1937 endlich stellte A. Frank 17 Fälle aus der Literatur zusammen, bei denen eine humero-radiale Synostose offenbar als Teilerscheinung anderer Extremitätenmißbildungen vorgekommen ist. Die meisten Fälle waren mit Fehlen der Ulna oder ulnarem Handdefekt vergesellschaftet (s. das frühere Kapitel). In 2 der 3 eigenen Beobachtungen von Frank fanden sich noch zusätzliche Mißbildungen anderer Organsysteme.

Über die Versteifung noch anderer Extremitätengelenke ist, wie bereits einleitend bemerkt wurde, sehr wenig bekannt. P. Siwon erwähnt je einen Fall von einseitiger kongenitaler Schultergelenksversteifung von Cramer und Codet-Boisse und Feutelais.

Literatur.

Aplasie des Ellbogengelenkes.

Codet-Boisse et Feutelais: J. Méd. Bordeaux **28**, 445 (1912). Zit. nach Siwon. — Cramer: Arch. f. Orthop. **11**. Zit. nach Siwon.

Frank, A.: Über Humero-Radialsynostose. Beitr. path. Anat. **99**, 242 (1937).

Hohmann, G.: Hand und Arm. München: J. F. Bergmann 1949.

Mouchet, A., et L. Saint Pierre: Ankylose congénitale héréditaire et symmétrique des 2 coudes. Rev. d'Orthop. **18**, 210 (1931).

Romanus, R.: Fall von angeborener Ankylose im Ellbogengelenk. Acta orthop. scand. (København.) **4** (1933). Zit. nach Hohmann.

Siwon, P.: Kongenitale hereditäre doppelseitige Ankylose des Ellenbogengelenkes. Dtsch. Z. Chir. **209**, 338 (1928).

II. Die Mißbildungen auf Grund von Störungen der primitiven Weichteilplatte.

Einleitung.

Wie schon in der Einleitung unseres Beitrages ausgeführt wurde, ist es das Verdienst von W. Müller (1937), eindrücklich betont zu haben, daß keine Formanomalie im Bilde der Mißbildungen der Extremitäten zustande kommt, die nicht irgendwie mit bestimmten Entwicklungsstadien, d. h. mit der Ontogenese in Einklang gebracht oder wenigstens aus ihnen heraus abgeleitet werden könnte.

So ist es nun grundsätzlich bedeutsam, daß bei Hand und Fuß zunächst ein äußerlich nicht gegliedertes plattenförmiges Blastemgewebe vorhanden ist, welches bei der späteren Entwicklung für die subcutanen *Weichteile* und die Hautgebilde entscheidend ist und welches gleichzeitig als Matrix für das sog. Skleroblastem, aus dem die Skeletanteile hervorgehen, bestimmend ist. Der Vergleich dieses Zustandes mit einem Handschuh ohne jegliche äußere Gliederung, in welchem frühzeitig im Innern die Anordnung der späteren Strahlen vor sich geht, vermittelt uns eine primitive Vorstellung dieser frühesten Entwicklungsvorgänge. Dabei ist nun, wie aus unseren früheren Kapiteln hervorgeht, die Differenzierung und Gliederung des Skeletblastems bis zu einem gewissen Grade vom äußeren Weichteilblastem unabhängig und wird offenbar von anderen Genen gesteuert als jenes. Erst bei der Weiterentwicklung und Differenzierung dieser beiden Anlagen zeigt sich dann ein Parallelismus und eine gegenseitige Abhängigkeit. Diese führt dann auch zu Diskrepanzen der beiden Anlagen, die ihren Ausdruck in Fragen der Raumbeschränkung und des Mangels an genügendem Aufbaumaterial finden (vgl. auch Einleitung und Versuche von Bretscher).

Die Sonderung der Skeletanlage in die einzelnen Strahlen der Finger und Zehen geht zeitlich der entsprechenden Differenzierung der gemeinsamen Weichteile voraus, und diese entwicklungsgeschichtliche Tatsache liefert das Verständnis für die große Gruppe der *Syndaktylien.*

Andererseits müssen Defekte des gemeinsamen Weichteilblastems mit dem Ektoderm der Differenzierung und Gliederung der Skeletanlage Schwierigkeiten bereiten, indem die an sich zunächst zahlenmäßig richtig angelegten Skeletteile in der zu engen Hauthülle nicht richtig Platz haben und deshalb, wie bei den sog. *Spalthänden* und *Spaltfüßen* verunstaltet oder sekundär unterdrückt, oder mangelhaft angelegt werden. Die knöchernen Fehlbildungen und Defekte sind bei den Mißbildungen auf Grund von Störungen des primitiven Weichteilblastems *sekundärer Natur!* Die beiden Haupttypen der Störungen des äußeren Weichteilblastems und des Ektoderms sind gegeben in den sog. *Syndaktylien,* bei denen die Ausdehnung in transversaler Richtung und die Ausbreitung der primitiven Anlage gehemmt ist und in den *Spalthand- und Spaltfußbildungen,* bei denen eigentliche Defekte der Peripherie oft keilförmig bis gegen das Handgelenk fortschreitend die Grundlage bilden. Hierher gehören auch Formen sog. peripherer querer Stummelbildungen und einzelne Fingerenddefekte (s. die entsprechenden Kapitel).

A. Die Syndaktylien.

Zur Nomenklatur sei eingangs folgendes erwähnt: Die sog. häutige oder cutane Syndaktylie, auch Schwimmhautbildung genannt, wird im Anschluß an die phylogenetische Deutung dieser Fehlbildung durch Weidenreich häufig *Zygodaktylie* genannt. Die knöcherne Verbindung benachbarter Finger oder

Zehen wird von gewissen Autoren als *Syndaktylie* bezeichnet (z. B. SCHULTZ).
Wir ziehen die Bezeichnung knöcherne bzw. cutane Syndaktylie vor; denn so
wie wir WEIDENREICH verstehen, hat er die Bezeichnung *Zygodaktylie* nur für
die hohe Teilung der 2. und 3. Zehe gewählt.

Mit Recht weist W. MÜLLER darauf hin, daß zunächst der Begriff der Syndaktylie ein rein morphologischer ist; denn Syndaktylien können an sich aus den
verschiedensten Anlässen hervorgehen. In den früheren Abschnitten wurde dar-
gelegt, daß sowohl die rückläufigen als auch die Überschußformen unter dem Bild
der Gabel und der knöchernen Syndaktylie vorkommen, sie ist dann der Ausdruck der „fortschreitenden Verdoppelung oder der rückläufigen Verschmelzung"
(s. Abb. 5).

Primär ist ferner die Weichteilverschmelzung, wenn die Differenzierung der
Weichteilmäntel um die Knochenstrahlen infolge einer Hemmungsbildung auf-
gehalten wird oder durch Hypoplasie der primitiven Handplatte unterblieben ist.

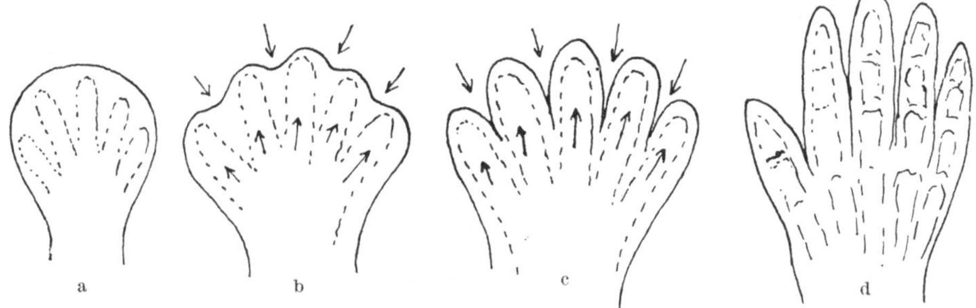

Abb. 218 a—d. Die Verhältnisse bei der Differenzierung der Fingerweichteile. (Nach W. MÜLLER.)

Sekundär dagegen ist die Syndaktylie bei der Polydaktylie, bei welcher eine
Diskrepanz von ursprünglichem Weichteilmaterial und einer vermehrten Knochen-
strahlbildung vorhanden ist.

Endlich gibt es auch Syndaktylieformen bei exogenen Schädigungen aus
placentarer Beeinträchtigung.

Die verschiedenen Grade der Differenzierung der Weichteilplatte hat W. MÜL-
LER in folgender schematischer Zeichnung der Verhältnisse bei der Differenzierung
der Fingerweichteile zu veranschaulichen versucht (Abb. 218). Bei *a* ist jene Hand-
plattenform dargestellt, die einem Kochlöffel gleicht, wobei im äußeren, noch
ungegliederten Weichteilblastem bereits die einzelnen Strahlen des Skleroblastems
vorhanden sind. Im weiteren kerbt sich die Weichteilplatte zwischen den peripherwärts dem Rande zustrebenden knöchernen Fingern ein, bis jeder einzelne
Strahl seine eigene Weichteilhülle erhalten hat. Dementsprechend läßt sich auch
für die Syndaktylien eine Staffel von den schwersten löffelartigen Formen über
die Syndaktylien nur einzelner Finger bis zu den leichtesten Formen mit sog.
hoher Teilung mit allen Übergängen untereinander aufstellen.

Auch STRÖER äußert sich grundsätzlich zum Problem der Syndaktylie.
Zunächst seien 2 Typen zu unterscheiden: Finger oder Zehen können nur durch
ihre Weichteile verbunden sein *(cutane Syndaktylie)* oder aber auch das Skelet
kann mehr oder weniger vollständig verschmelzen *(knöcherne Syndaktylie)*.
Letztere beruhe auf sekundärer Verschmelzung von Strahlenanlagen. In der
Handanlage bestehe ein gewisses Gleichgewicht, das entweder durch Verschmelzung der Anlagen von 2 Strahlen oder durch Verdoppelung gestört werde. Das
Zuwenig lasse sich durch ein Zuviel ausgleichen und umgekehrt: Die Syndaktylie
bevorzugt den 3. und 4. Finger, die Polydaktylie des ulnaren Teiles den 5. Finger.

Zwischen diesen Stellen bestehe also eine gewisse Rivalität. Die Ergebnisse über die Syndaktylie sind wie folgt zusammenzufassen: Als Einzelabweichung bevorzugt sie den 2.—5. Finger, besonders aber den 3. und 4. Sie kann im Zusammenhang mit Polydaktylie auftreten, wobei sich das Zuviel und das Zuwenig auszugleichen vermögen. Tritt sie als Folge eines anderweitigen Störungsprozesses auf, dann verliert sie ihren Eigencharakter und wird zur Nebenerscheinung.

W. MACCOLLUM schätzt die Häufigkeit der Syndaktylie auf 1:2000—2500 Geburten.

1. Totale Syndaktylien. Löffelhand, Löffelfuß.

W. MÜLLER veröffentlicht in seiner Arbeit die linke Hand eines 7jährigen Knaben, bei welcher äußerlich keinerlei Gliederung in einzelne Finger zu konstatieren war. Die Nägel waren als queres, breites, fortlaufendes Nagelband ausgebildet. In der Handwurzel sind die Knochen normal entwickelt und der Daumenstrahl annähernd normal ausgebildet; vom 2. Strahl ist Metacarpus und Grundphalanx normal und von den weiteren Phalangen nur ein kurzes Rudiment vorhanden. Ähnlich steht es mit dem 4. und 5. Finger. Beim Mittelfinger ist der Metacarpus auffallend schmal, die Grundphalanx ist als langes schmales Knochengebilde vorhanden, an welches sich ein kurzes, weiteres Knochenrudiment anschließt. Sämtliche peripheren Strahlenenden hören distal in einer etwas bogenförmig verlaufenden Linie auf und zeigen eine nur sehr dünne Weichteilbedeckung.

Die rechte Hand dieses Kindes war völlig normal gebildet. Die große Ähnlichkeit mit den im Abschnitt „Symbrachydaktylie" beschriebenen Formen ist augenfällig.

Von den beiden eigenen, sehr ähnlichen doppelseitigen, hierhergehörigen Fehlbildungen verdanke ich die erste Herrn Prof. RÖSSLE (Berlin) (Abb. 219a und b).

Beidseits ist der Daumen von der übrigen „Löffelhand" durch eine Furche abgesetzt. Im Röntgenbild ist nur ein kleiner Handwurzelknochenkern vorhanden. Beidseits sind je 5 Metacarpalia ausgebildet. An den Phalangen zeigen sich ähnliche Rückbildungserscheinungen wie im Falle von W. MÜLLER. Auf der linken Seite findet sich distal von der Mitte eine knöcherne Syndaktylie, die mit einem Transversalknochen vergleichbar ist. Auffallend ist ferner die besondere Dicke der Grundphalanx des rechten Mittelfingers.

Auch die zweite Beobachtung (Abb. 220a) wurde mir von Herrn Prof. RÖSSLE (Berlin) zur Verfügung gestellt. Sie gleicht der eben geschilderten bis auf kleine Einzelheiten. Beim selben Kind fanden sich gleichmäßige Entwicklungsstörungen der Füße (Abb. 220b und c).

Äußerlich sind die Nägel getrennt und beidseits das Großzehengrundglied stark verbreitert (Andeutung von Verdoppelung?). Knöcherne Syndaktylien finden sich beidseits zwischen 1. und 2. Metatarsale. Im übrigen zeigen die Zehenphalangen besonders rechts starke Rückbildungserscheinungen. Diese Beobachtung erinnert an eine ähnliche Handreduktion, von JOACHIMSTHAL beschrieben, bei welcher Verschmelzungen der Metacarpalia vorkommen. Ein Fall eines 11jährigen Mädchens mit vollständiger Syndaktylie beider Hände und Füße beschreibt ebenfalls J. LICEAGA.

Nach MÜLLER handelt es sich bei diesen totalen Syndaktylien um einen Zustand von Entwicklungshemmung mit folgenden Merkmalen: Äußerlich sind

Hand und Fuß noch der primitiven Form der ursprünglichen Hand- bzw. Fußplatte angenähert und sind kleiner als normal. Die an sich normal angelegten
knöchernen Strahlen zeigen die Folgen der Raumbeengung bis zur völligen
Unterdrückung besonders der äußersten peripheren Randpartien.

In einer Reihe von Röntgenpausen zeigt W. MÜLLER fortlaufend die Tendenz
dieses Mißbildungssyndroms von den leichtesten bis zu den schwersten Graden.

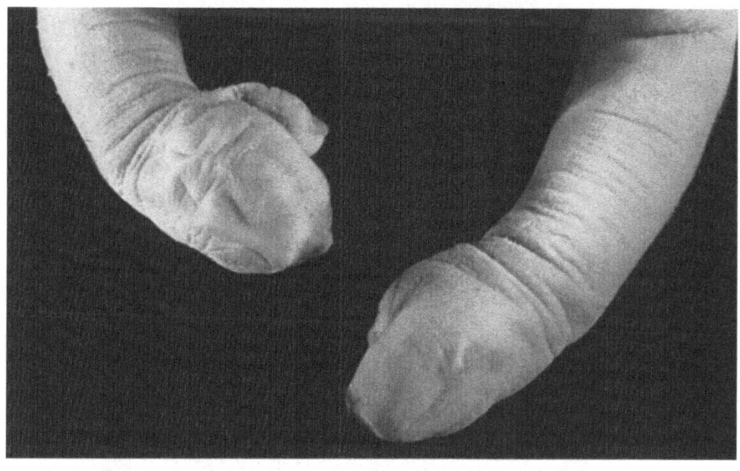

a

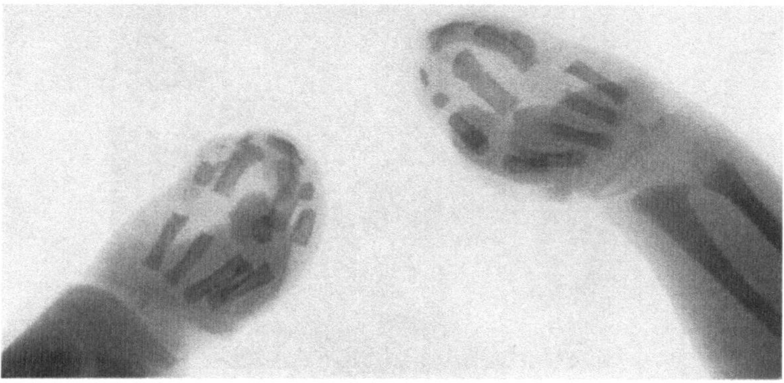

b

Abb. 219a u. b. Doppelseitige, fast totale Syndaktylie mit den Zeichen der Löffelhand (Neonatus).
(Beobachtung von Prof. RÖSSLE, Berlin.)

Endlich zeigt W. MÜLLER an Hand einer Beobachtung von NIGST, daß offenbar zwischen der totalen Syndaktylie und gewissen Armdefekten Beziehungen
bestehen müssen. Bei einem Patienten fand sich links eine Löffelhand, während
der rechte Arm das Bild eines völligen Armdefektes etwa an der Grenze von
mittlerem und oberem Drittel aufwies, wie wir ihn in einem früheren Kapitel
geschildert haben (s. Rückbildungen höheren und höchsten Grades, Abb. 96).

ESAU (zit. bei W. MÜLLER) berichtet über familiäre Extremitätenentwicklungs-
störungen in einem Fall von Löffelhand. Gewöhnlich sind aber die schwersten
Formen von Weichteilverschmelzungen nur einseitig vorhanden und meistens
kommen sie sporadisch vor.

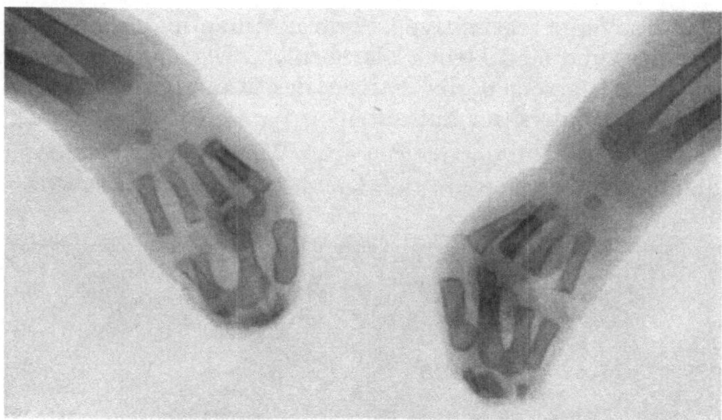

Abb. 220a. Beidseitige Löffelhand mit knöcherner Syndaktylie (Neugeborenes).
(Beobachtung von Prof. Rössle, Berlin.)

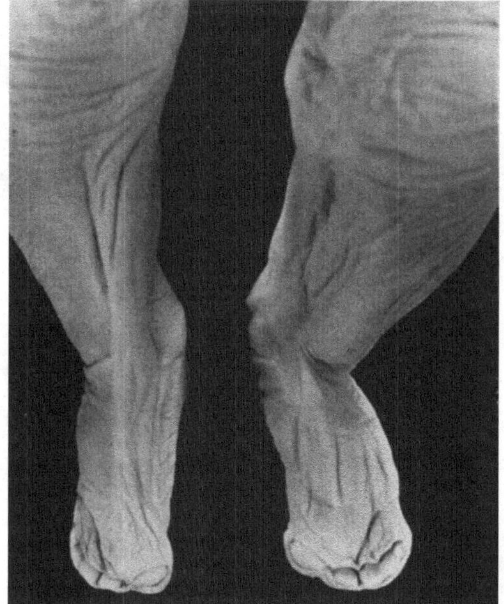

Abb. 220b.

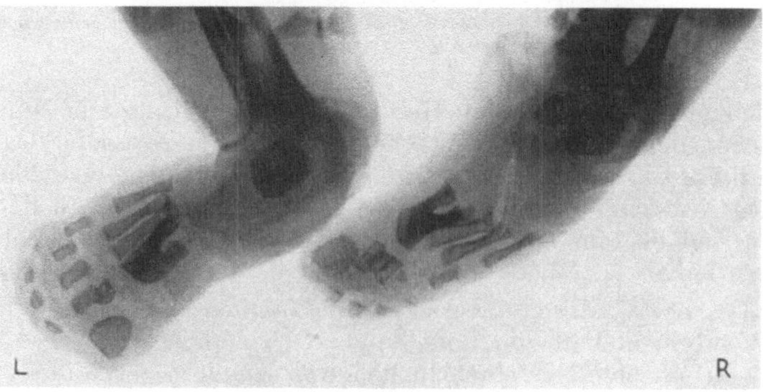

Abb. 220 c.
Abb. 220 b u. c. Syndaktylie der Füße (Neugeborenes). (Beobachtung von Prof. Rössle, Berlin.)

Auch aus dem eigenen Beobachtungsgut seien noch einige Beispiele angefügt. Am rechten Fuß eines Patienten (Abb. 221a und b) fand sich knöcherne Syndaktylie der 1.—3. und Weichteilsyndaktylie auch noch der 4. Zehe.

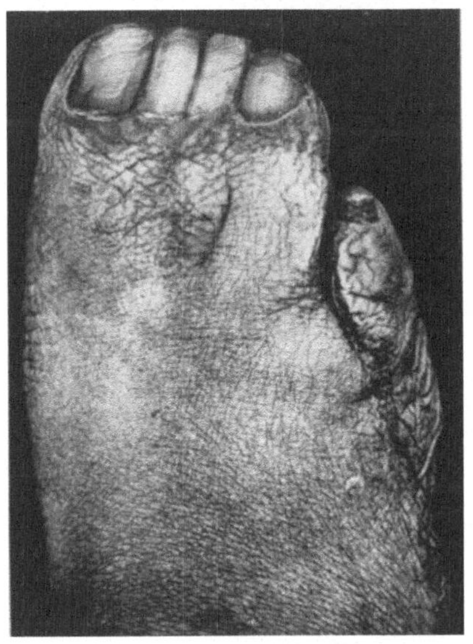
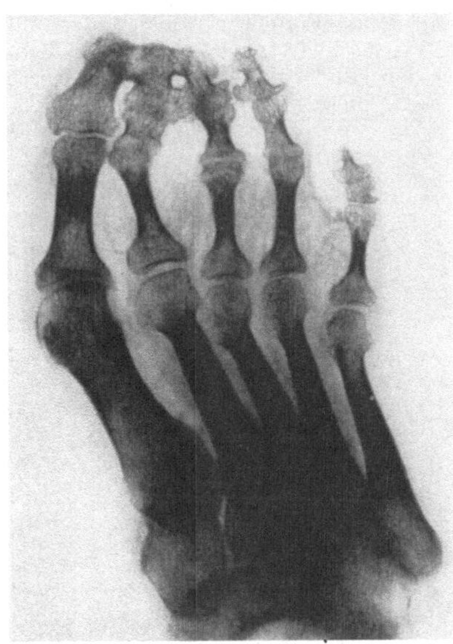

a   b

Abb. 221a u. b. Knöcherne und Weichteilsyndaktylie der rechten 1.—3. bzw. 4. Zehe. Brachymesophalangie V. (Präparat Pathologisches Institut Basel, Sekt.-Nr. 560/24.)

Herrn Prof. Rössle verdanke ich sodann das Bild (Abb. 222) Syndaktylie des linken 3.—5. und des rechten 3. und 4. Fingers, beiderseits mit Kamptodaktylie kombiniert.

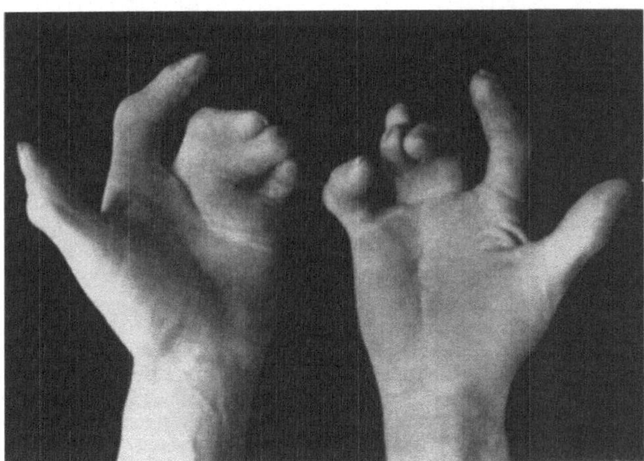

Abb. 222. Kamptodaktylie und Syndaktylie des linken 3.—5. Fingers und des rechten 3. und 4. Fingers. (Sammlung Prof. Rössle, Berlin.)

Herr Prof. Rössle hatte unter den Mitgliedern einer von ihm untersuchten Liliputanertruppe einen Fall von wahrscheinlich hypophysärem Zwergwuchs gefunden, dessen Vater, ein intelligenter Arbeiter, bemerkenswerte Angaben über den Stammbaum der Familie geben konnte. In der vorletzten Generation erschienen 5 Fälle von infantilistischem Zwergwuchs, nachdem schon in den 3 vorhergehenden Generationen Verkrüppelung und Sechsfingrigkeit von Händen und Füßen beobachtet worden war. Die in Abb. 222 wiedergegebenen Hände stammen von einem 59jährigen, etwa 170 cm großen Bauhandlanger, der an beiden Füßen Syndaktylie der 2. und 3., am linken Fuß auch der 4. und 5. Zehe hatte. Die rechte Hand zeigt Syndaktylie der Grundphalange des 3. und 4. Fingers, Spaltung der 2. Grundphalange und der Endphalange des 4., Kontrakturen der mißgebildeten und des 5. Fingers. Die linke Hand zeigt dieselben Verwachsungen, Spaltbildungen und Kontrakturen. Muskulatur ohne Anomalien. Seine Frau war wohlgebildet und stammte aus ebensolcher Familie. Dieser Mann hatte 11 Geschwister. Von diesen 12 Kindern waren 6 normal, 6 an den Händen verbildet. Unter den Kindern aller dieser Geschwister sollen sich keine Mißbildungen gefunden haben. Der Vater dieser 12 Kinder war normal, starb mit 77 Jahren. Die Mutter mit 56 Jahren

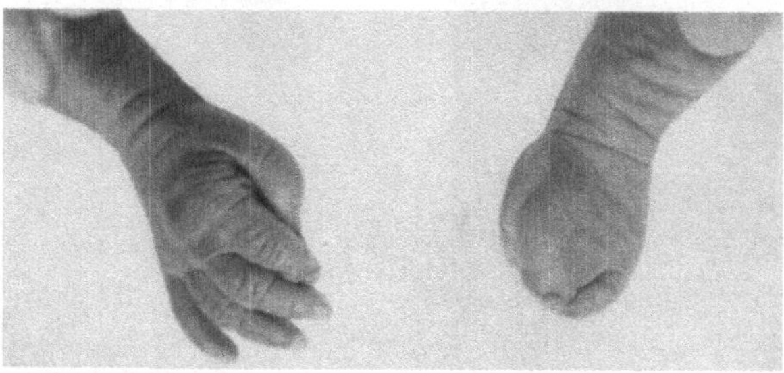

Abb. 223a.

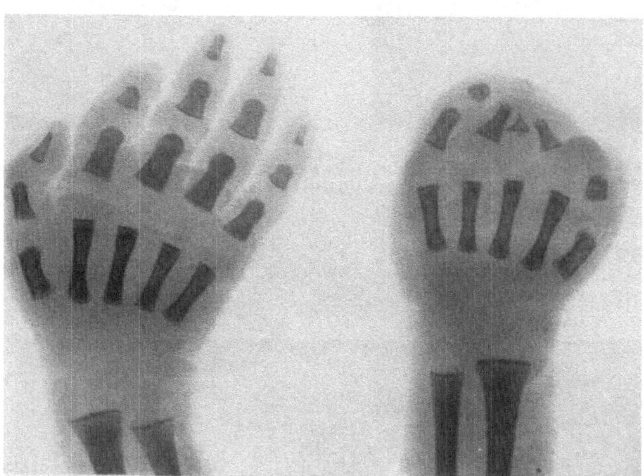

Abb. 223b.

Abb. 223a—d. Syndaktylie und Fingerenddefekte der Hände. Zehenenddefekte des linken Fußes, wahrscheinlich amniogene Schnürung des rechten Unterschenkels mit schräger Stummelbildung der Zehen nach Art von Enddefekten (Näheres s. Text). (Kinderklinik Basel, Prof. Freudenberg.)

gestorben, war an Händen und Füßen mißgebildet, desgleichen ihr Vater und seine 2 Brüder. Die Kinder des Probanden, dessen Hände in Abb. 222 wiedergegeben sind, sind die ersten Zwerge in dieser Familie. Sie werden von Rössle in seiner „Pathologischen Anatomie der Familie" abgebildet und die Zahlen der anthropologischen Messung wiedergegeben. Im Zusammenhang mit der Veröffentlichung dieser interessanten Familie bemerkt Rössle, daß es sich wohl um jene in der menschlichen Erblehre schon häufiger gemachte Beobachtung einer Steigerung der erblichen Abweichungen in den nachfolgenden Generationen handle. Diese als „progressive Vererbung" bezeichnete Erscheinung ist von Genetikern skeptisch beurteilt worden. Sie wird aber in der menschlichen Pathologie, z. B. auch bei der Vererbung des Diabetes mellitus, immer wieder beobachtet.

Wir verweisen bei dieser Gelegenheit auf den bereits im Kapitel (S. 58) über Oligodaktylie der Hand abgebildeten Fall von Rückbildungen an der linken Hand und am linken Fuß. E. A. Zimmer beschäftigte sich ebenfalls mit dieser linken Hand, welche er als Löffelhand bezeichnete. Ich glaube, es ist richtig, diesen Fall als primäre Strahlenreduktion am ulnaren und radialen Rand mit sekundärer Syndaktylie aufzufassen, denn dafür spricht die in ihrem Ausmaß geringere gabelförmige Reduktion des 3. und 4. Zehenstrahles im Bereich des Metatarsale III und IV (Abb. 38a—e). Es sei dazu noch erwähnt, daß bei der Patientin 1936 eine operative Durchtrennung der Schwimmhautbildungen der linken Hand gemacht worden ist.

Besonders interessant, aber schwierig eindeutig zu erklären ist die Beobachtung einer Frühgeburt, deren Bilder ich Herrn Prof. FREUDENBERG (Basler Kinderklinik) verdanke (Abb. 223a—d).

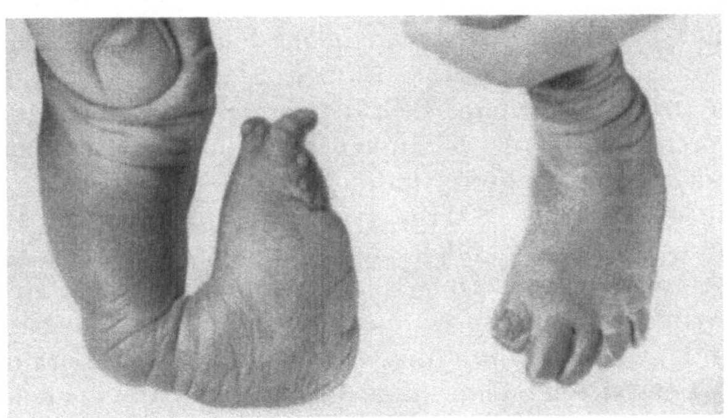

Abb. 223 c.

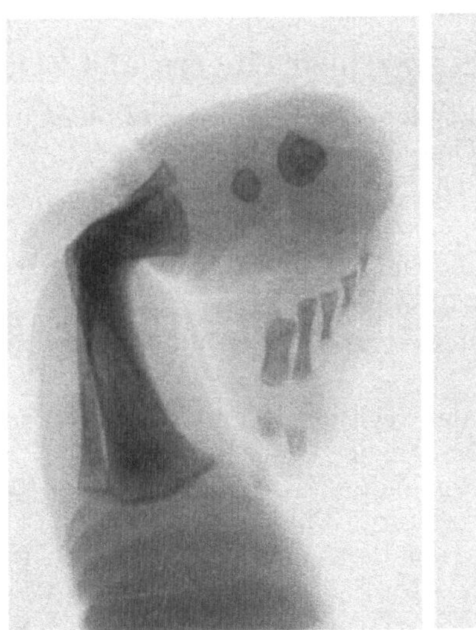
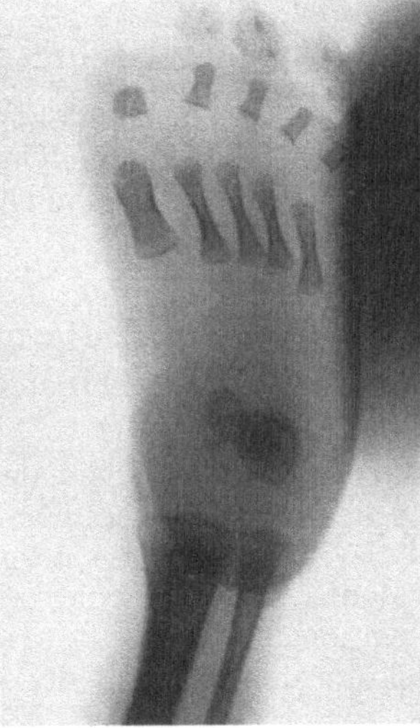

Abb. 223 d.

Zunächst zeigt die linke Hand sowohl äußerlich als röntgenologisch das klassische Bild der Löffelhand: Die 5 Metacarpalknochen sind vorhanden. Alle 5 Finger jedoch verkümmert und syndaktyl häutig miteinander verbunden. Die Grundphalangen sind bei allen 5 Fingern erhalten, nur am 3. Finger ist sie hypoplastisch, dreieckförmig. Nur der kleine Finger hat noch eine zweite Phalanx. Alle Endphalangen fehlen. Demgegenüber ist die rechte Hand bis auf das Fehlen der Endphalanx des Zeigefingers normal entwickelt. Man wird wohl nicht fehlgehen diese Verkürzung des Zeigefingers in Beziehung zur Störung des Weichteilblastems der linken Hand zu setzen. Wie hat man sich aber die Mißbildungen der Füße zu erklären? Am linken Fuß findet sich, ähnlich wie an der rechten

Hand, nur das Fehlen einer Endphalanx, und zwar der Großzehe. Am rechten Unterschenkel findet sich abgesehen von der Abknickung der Tibia und der Verbiegung der Fibula eine schräg vom tibialen zum fibularen Rand zunehmende Reduktion der Zehenstrahlen. Dabei zeigt die Großzehe die beste Entwicklung des Metatarsale I, hingegen besitzt sie nur eine Grundphalanx. Die 2. Zehe zeigt etwas schmalen, aber fast gleich gut entwickelten Metatarsalknochen wie auf der linken Seite. Ferner läßt sich eine Grundphalanx und ein feinster Schatten einer Mittelphalanx erkennen. Die 2. Zehe ist die längste dieses Fußes. Vom 3. bis 5. Strahl lassen sich nur noch die zunehmend stärker reduzierten Metatarsalknochen erkennen, während alle Zehenglieder fehlen. Äußerlich lassen sich an dem Stummelfuß noch 3 zehenartige Bürzel erkennen. Wir möchten glauben, daß es sich hier um eine primäre Störung des Weichteilblastems handelt, mit besonders schwerer Schädigung der linken Hand und des rechten Fußes. Unter diesem Gesichtswinkel betrachtet erhalten die in einem früheren Kapitel bereits behandelten Finger*enddefekte* (S. 119), wie sie bei unserem Fall an der rechten Hand und am linken Fuß vorhanden waren, eine besondere Erklärung, als offenbar leichteste Formen von Störungen der Randpartien der Hand- bzw. Fußplatte. Am abgeknickten rechten Unterschenkel läßt sich außerdem eine Schnürfurche erkennen. Damit gewinnt dieser Fall auch noch Beziehungen zu denjenigen, die unter den Schlußbemerkungen (Abb. 266, 267) bei den Entwicklungsstörungen aus amniotischer oder placentarer Beeinträchtigung abgehandelt werden.

2. Syndaktylie zwischen einzelnen Fingern und Zehen.

Weichteil- und Knochensyndaktylien, auch *Schwimmhautbildung* genannt, einzelner Finger und Zehen kommen häufig vor. Dabei sind auch hier verschiedene Grade zwischen mehreren oder auch nur zwischen 2 Strahlen zu beobachten.

Herrn Prof. Lüdin verdanke ich den auf Abb. 224 dargestellten Fall mit knöcherner und Weichteilsyndaktalie des rechten 3. und 4. Fingers.

Bei einem weiteren Beispiel des Röntgeninstitutes Basel fand sich eine sehr ähnliche Syndaktylie der rechten 2. und 3. Zehe mit gleichzeitiger Brachymesophalangie (Abb. 225).

Einfache Weichteilsyndaktylie der rechten 4. und 5. Zehe fand sich beim Neugeborenen der Abb. 226a und b. An den Zehenstrahlen waren die Metatarsalien und die Grundphalangen ausgebildet. Nur die 2.—5. Zehe zeigen mehr oder weniger deutliche Kerne einer weiteren Phalanx, alle Endphalangen fehlen. Auch in diesem Beispiel besteht wieder die Kombination von Syndaktylie und Zehenenddefekten als Ausdruck der Störung am Weichteil- und ektodermalen Blastem.

Der leichteste Grad dieser Hemmungsbildung stellt das Bild der *hohen Teilung* der 2. und 3. Zehe dar, wie wir sie in der Abb. 227, die wir Herrn Prof. Rössle verdanken, wiedergeben können. Solche rein cutanen Bildungen werden auch *Schwimmhautbildungen* genannt.

Nach Bauer und Bode hat Weidenreich (1923) dieser häufigsten Syndaktylie der 2. und 3. Zehe (an der Hand ist diejenige des 3. und 4. Fingers am häufigsten) phylogenetische Bedeutung als „Klettermerkmal" beigemessen und deshalb diese spezielle Form *Zygodaktylie* genannt, wird doch z. B. bei kletternden Affen (Marsupialier) die vereinigte 2. und 3. Zehe beim Klettern wie ein Klammerhaken verwendet. Warum wir solche phylogenetische Erklärungen ablehnen, haben wir in der Einleitung dargetan.

In einer größeren Arbeit, die hauptsächlich der Therapie gewidmet ist, bestätigen STUCKE und GANSMÜLLER die Angaben, nach welchen an der Hand vorwiegend der 3. und 4. Finger und am Fuß die 2. und 3. Zehe syndaktyl sind. Nach ihrem Material ist die linke Seite häufiger befallen als die rechte und das

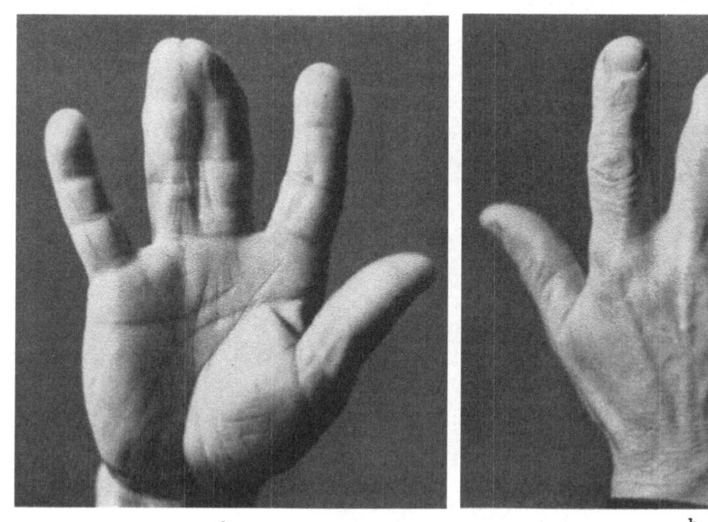
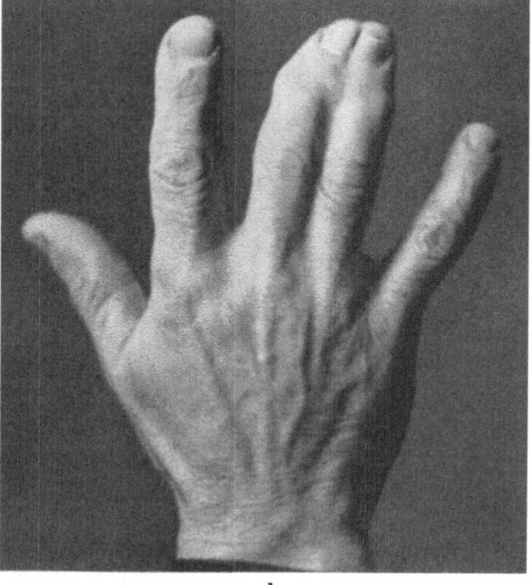

a   b

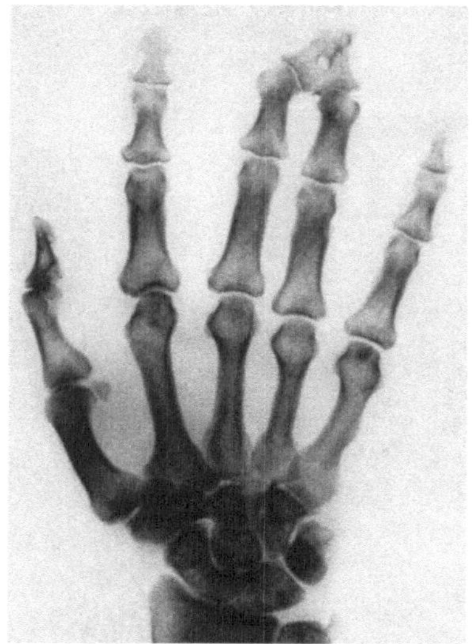

c

Abb. 224a—c. Weichteilsyndaktylie des 3. und 4. rechten Fingers mit knöcherner Syndaktylie der Endphalangen. (Röntgeninstitut Basel, Prof. LÜDIN.)

männliche Geschlecht häufiger als das weibliche. Die Weichteilsyndaktylie ist häufiger als die knöcherne.

MACCOLLUM zitiert eine Arbeit von DAVIS und GERMAN, nach welcher 63% männliche und 37% weibliche Individuen der Literaturfälle befallen würden.

Über die *Erblichkeit* und somit die endogene Entstehung der primären Syndaktylie bestehen zusammenfassende Darstellungen bei BAUER und BODE,

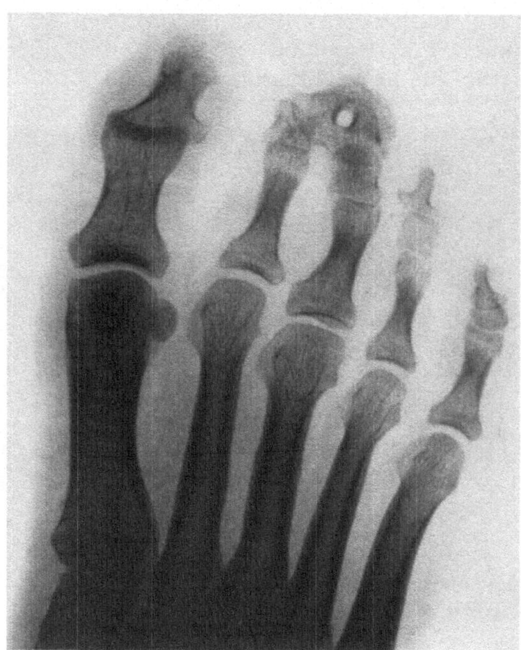

Abb. 225. Syndaktylie zwischen 2. und 3. Zehe rechts, gleichzeitige knöcherne Syndaktylie der Endphalangen, Brachymesophalangie II—V. (Röntgeninstitut Basel, Prof. LÜDIN.)

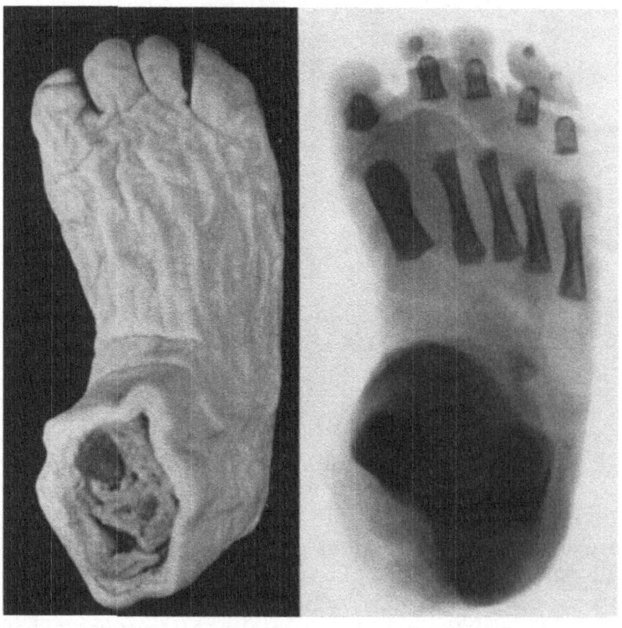

a   b

Abb. 226 a u. b. Syndaktylie der 4.—5. Zehe bei Zehenenddefekten. (Pathologisches Institut Würzburg.)

ASCHNER und ENGELMANN und auch W. MÜLLER. Auch das Vorkommen bei eineiigen Zwillingen ist beschrieben worden, z. B. von D. M. KOENNER. In derselben Arbeit wird auch über „Zygodaktylie" in Kombination mit Verdoppelung des Nagels der 2. Zehe berichtet. Besonders schön ist der Fall von BAUER und

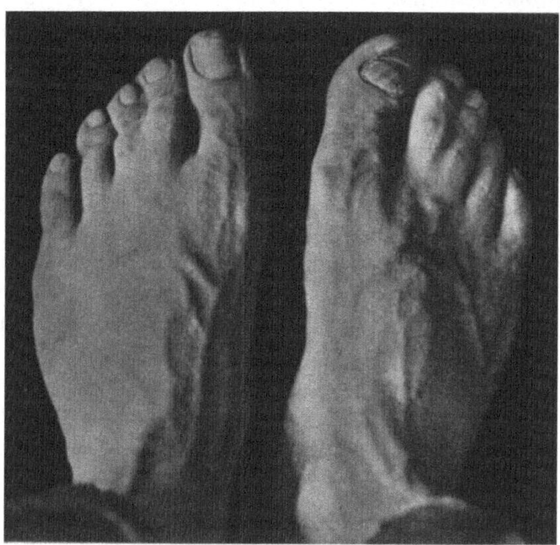

Abb. 227. Hohe Teilung der 2. und 3. Zehe (Schwimmhautbildung). (Sammlung Prof. RÖSSLE, Berlin.)

BODE mit teils cutaner, teils ossaler, völlig identischer Syndaktylie, kombiniert mit symmetrischer Fingerkontraktur bei eineiigen Zwillingen. Rein äußerlich stimmt das Bild bis in kleine Einzelheiten mit der in Abb. 228 wiedergegebenen Fehlbildung überein, die ich dem Oscar-Helene-Heim verdanke.

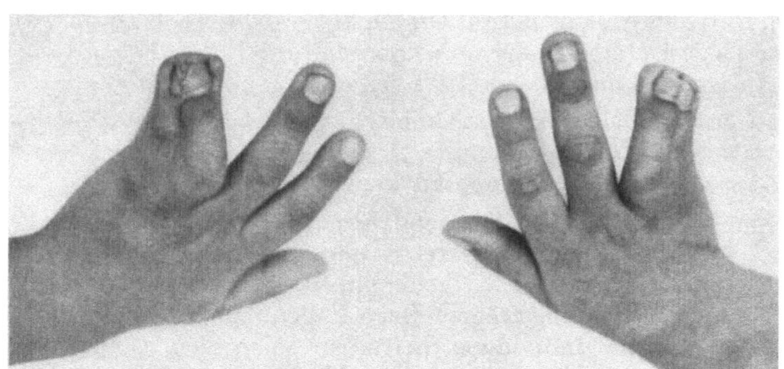

Abb. 228. Syndaktylie des 4. und 5. Fingers. (Oscar-Helene-Heim, Berlin.)

Wie bei anderen endogenen Fehlbildungen kann auch bei Syndaktylie die intrafamiliäre Variabilität sehr beträchtlich sein (BAUER und BODE). Schöne Beispiele für dominanten Erbgang mit Stammbäumen bringt JAKOBSOHN und NEWSHOLME. Interessant sind Beobachtungen von SCHOFIELD (zit. nach BAUER und BODE), bei welchen über mehrere Generationen hindurch die Söhne betroffen wurden, so daß die Vererbung einer im Y-Chromosom gelegenen Anlage vermutet wurde. Dasselbe nahm auch SIEMENS (zit. nach KIRCHMAIR) an. Umgekehrt fand sich bei CASTLEs Stammbaum in 3 Generationen die Syndaktylie nur bei den weiblichen Familiengliedern.

Den dominanten Erbgang veranschaulichen 2 Stammbäume von W. Heim. Beide reichen über 4 Generationen und zeigen in den verschiedenen Geschlechtern Übereinstimmung auch bezüglich der Lokalisation. Weiterer guter Stammbaum über 4 Generationen mit Lokalisation der meist symmetrischen Syndaktylie des 3. und 4. Fingers bei Kirchmair. Über dominante Vererbung bei sog. Zygodaktylie (Syndaktylien der 2. und 3. Zehe) mit reduzierter Penetranz berichten K. A. Stiles und A. Hawkins. Zwei Stammbäume mit Angaben über partielles Geschlechtsgebundensein veröffentlichen A. C. Pipkin und S. B. Pipkin. K. G. Lucken veröffentlichte 1938 eine Sippschaftstafel, die sich über 6 Generationen erstreckt, wobei er 184 Personen zu erfassen vermochte. Von 97 Merkmalsträgern hatten 47 (18 männliche und 29 weibliche) eine Syndaktylie. Die intrafamiliäre Manifestationsschwankung war derartig, daß von der leichtesten Schwimmhautbildung zweier Zehen bis zur vollständigen Syndaktylie aller Finger und Zehen sämtliche Zwischenstufen beobachtet werden konnten. Lucken erklärt sich dies folgendermaßen: 1. Abgesehen von möglicherweise wirksamen Umweltfaktoren spielen die Einwirkungen des allelen Gens und der übrigen Gene auf den an sich dominanten Erbfaktor eine Rolle für die Ausprägungsgrade und 2. wirkt sich die Stärke des für die Entfaltung verantwortlichen Gens gegenüber dem Hemmungsfaktor zeitlich aus, wobei die Hemmung früher wirksam geworden ist, wenn Finger und Zehen betroffen sind, später dagegen, wenn nur die Füße Syndaktylie zeigten.

Über ein Material von 50 Fällen mit 18% nachgewiesener Heredität veröffentlichten Davis und German (68% männliche, 32% weibliche). Das Material wurde in folgende Gruppen geteilt: 1. Syndaktylie nur von Fingern, 2. Syndaktylie nur von Zehen und 3. Verbindung von Fingern und Zehen. Es werden auch Fälle von typischen Spalthänden und Spaltfüßen abgebildet.

Penrose beschäftigt sich mit der schwierigen Frage der immer wieder angegebenen stärkeren Belastung des männlichen Geschlechtes bei der *Zygodaktylie*. Er stellt in seiner Arbeit zur Diskussion, ob nicht die Zygodaktylie auf einer schwachen Antigeninkompatibilität der Mutter und des Fetus beruhe, wobei dieses Phänomen als Folge einer zwar unbekannten, durch den Feten vom Vater her ererbten Antigenwirkung interpretiert wird.

Alvord beschreibt die Stammbäume von 2 Familien mit Zygodaktylie und deren Variationen. In einer Familie A zeigte sich die Syndaktylie an beiden Händen oder nur rechts oder nur an den Füßen.

Bei 6 doppelseitig an Händen befallenen Individuen waren 49 Frauen und 2 Männer. Zwei der Frauen heirateten und von 20 Nachkommen waren alle gesund, dagegen war von den 3 Nachkommen eines mißgebildeten Mannes der Knabe wiederum Mißbildungsträger. Bei 5 Fällen mit Mißbildungen beider Füße waren nur männliche Individuen betroffen. Von den beiden verheirateten Männern dieser Gruppe hatten unter 52 Nachkommen 9 wiederum die Mißbildung und 2 konnten als Merkmalsträger erkannt werden. Die mißgebildete Frau hatte 69 Nachkommen ohne Mißbildungen. In einem Fall wurde ein Doppelnagel bei Verdoppelung der 5. Zehe gefunden. Vier weitere Fälle hatten an jedem Fuß 6 normale Nägel. Die „Zygodaktylie" fand sich an den Füßen zwischen 4. und 5. und einer verdoppelten 5. Zehe. An den Händen fand sich die Schwimmhaut zwischen 3. und 4. Finger.

In der Familie B war an den Füßen die Verschmelzung zwischen 2. und 3. Zehe. Nur 2 Mitglieder waren betroffen. Zwischen Familie A und B fand einmal eheliche Verbindung statt. Der einzige männliche Nachkomme hatte an beiden Füßen Zygodaktylie zwischen 2. und 3. Zehe.

Exogene Syndaktylien aus amniogener und placentarer Beeinträchtigung spielen sicher mengenmäßig eine untergeordnete Rolle. Die Verschmelzung der Finger ist peripher und sehr oft läßt sich ein Hautkanal an der Basis der Finger noch sondieren; dies ist bei den endogenen Syndaktylien nicht der Fall. Eine gute Abbildung findet sich bei W. MÜLLER. UNTERRICHTER sieht als Beweis für das ausnahmsweise amniogene Vorkommen der Syndaktylie das Bestehenbleiben von Narben oder das Fehlen von Nägeln an. Im übrigen beschreibt er 10 Einzelbeispiele von endogener Syndaktylie (s. auch Schlußbemerkungen).

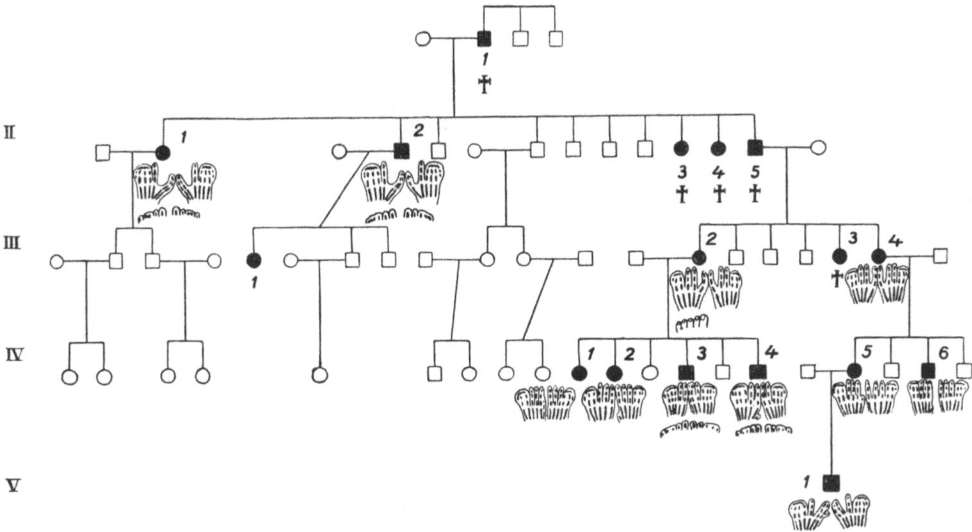

Abb. 229. Familiäre Kombination von Poly- und Syndaktylie. Stammbaum der Familie G. Soweit bekannt, wurde bei jeder mißgebildeten Person die Art der Abweichungen angegeben. (Aus STRÖER.)

Sehr interessant ist die Beobachtung von STRÖER bei einer Familie, welche in 5 Generationen Abweichungen an Händen und Füßen in Form von erblicher Syndaktylie und Polydaktylie zeigte. Aus dem hier wiedergegebenen Stammbaum ist die Verteilung und auch der Schweregrad ersichtlich (Abb. 229). Den stärksten Grad fand STRÖER bei V 1: Es zeigte sich ein normaler Zeigefinger und beiderseits ein spaltförmiges Gebilde, das ulnarwärts aus 3 Fingern bestand, deren Endphalangen miteinander und derjenigen eines überzähligen Fingers verwachsen waren, und das radialwärts eine Daumenverdoppelung mit je 3 Phalangen aufwies; der periphere Daumen zeigte außerdem eine weitere Spaltung der beiden Endphalangen.

Die Hände der anderen Mißbildungsträger zeigten deutliche intrafamiliäre Variationen im Grade der Fehlbildung. Immer war eine ulnare Syndaktylie vorhanden, allerdings in mehreren Fällen nur Verwachsung von 2 anstatt von 3 Fingern. Am radialen Rand war zum mindesten ein 3gliedriger Daumen vorhanden, eventuell auch Daumenverdoppelung mit allen möglichen Übergängen entsprechend der Abb. 230.

An den Füßen war lediglich Syndaktylie der 3. und 4. oder 3., 4. und 5. Zehe zu konstatieren. Eine Verbreiterung der Endphalanx bei II 2 konnte als leichtester Grad von Verdoppelung gedeutet werden. Bezüglich der genetischen Deutung verweisen wir auf die Originalarbeit in „Genetica". Dort auch weitere Literaturhinweise.

23*

Über die Vergesellschaftung der Syndaktylie mit anderen erblich bedingten Fehlbildungen berichten Stücke und Gansmüller. Sie fanden folgende

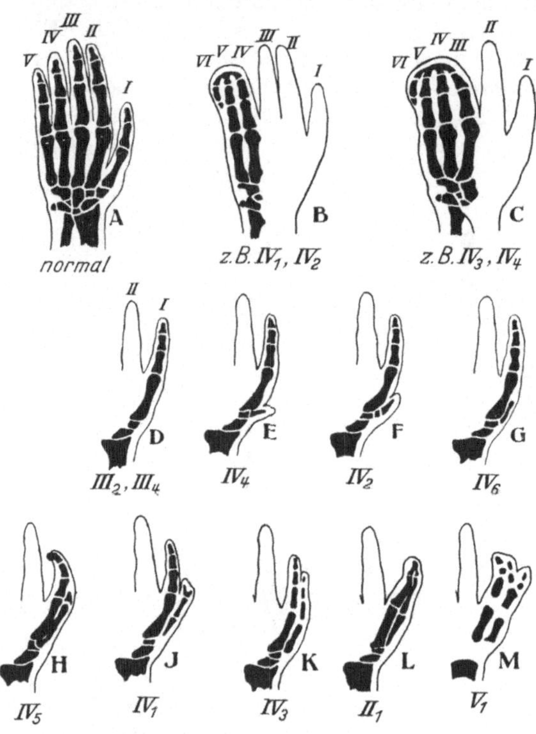

Abb. 230. Zeichnungen der Handabweichungen der Familie G. In der oberen Reihe sind die ulnaren, in den 2 unteren Reihen die radialen Abweichungen gezeichnet. (Aus Ströer.)

Kombinationen: Brachyphalangie, Hypophalangie, Aplasie des Musculus pectoralis, Hypoplasie des linken Armes und der linken Körperseite, partieller Riesenwuchs, Klumpfuß, Oligodaktylie, Ektrodaktylie, Mikrostomie, Debilität. Polydaktylie, Leistenhoden, Phimose. In diesem Zusammenhang sei einer Veröffentlichung von Liebenam gedacht, welche bei einem 27jährigen Mann Defekt des linken Unterarmes und der linken Hand, angeborene Hüftluxation, Subluxation der Kniescheiben, Hypoplasie des Wadenbeines, Volkmannsche Sprunggelenksdeformität und Syndaktylie der Zehen gefunden hat.

Wohl am bekanntesten unter den hierhergehörigen Kombinationsmißbildungen ist das Krankheitsbild der **Akrocephalosyndaktylie**, das in einem besonderen Abschnitt hier anhangsweise behandelt wird (Apert, Gruber); eine Systemerkrankung mit folgendem, charakteristischem Erscheinungsbild: Der Schädel läuft oben spitz oder kahnförmig zu und an den Fingern und Zehen finden sich Syndaktylien bis zur Löffelhand. Häufig finden sich auch Deformierungen der großen Gelenke; ferner Kombinationen mit Palatoschisis, Augenmißbildungen und Entwicklungshemmung der Geschlechtsorgane. Eigentliches familiäres Auftreten ist noch nicht beobachtet, doch konnte bei Verwandten Poly- oder Syndaktylie, Ellbogenankylose. Atresia ani oder Häufung von Tot- und Mißgeburten gefunden werden.

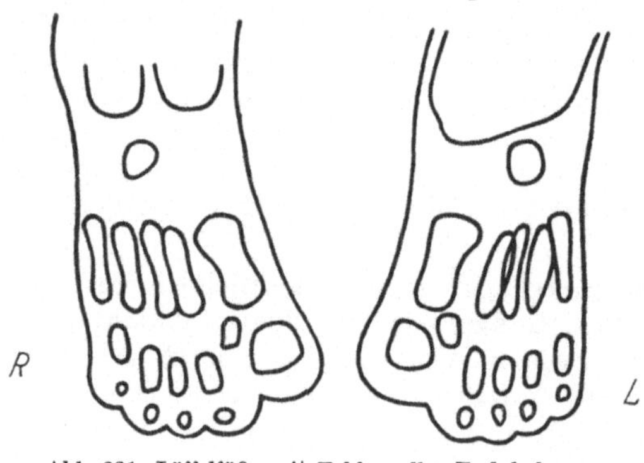

Abb. 231. Löffelfüße mit Fehlen aller Endphalangen. (Fall Gray und Dickey.)

In einem von Schwarzweller veröffentlichten Fall typischer Akrocephalosyndaktylie entsprechen die Hand- und Fußmißbildungen weitgehend denjenigen, wie wir sie in dem uns von Herrn Rössle zur Verfügung gestellten Kind mit Löffelhänden und Löffelfüßen in Abb. 219a—c dokumentiert finden. Daß es sich um ein erbliches Leiden handle, belegt SCHWARZWELLER durch folgende Feststellungen: 1. das Vorkommen von Erblichkeit, 2. das Auftreten einzelner Teilsymptome der Mißbildung in bestimmten Sippen und 3. die häufige Kombination dieser Mißbildung mit anderen erblich bedingten Hemmungsmißbildungen.

Sehr instruktiv und durch Bilder gut dokumentiert ist auch ein von B. N. E. COHN unter dem Titel: Oxycephaly with syndactylism publizierter Fall mit verschiedenen Hinweisen auf die anglo-amerikanische Literatur.

GRAY und DICKEY beschreiben einen weiteren Einzelfall eines 1944 geborenen Kindes, wobei sie namentlich den Schädel genauer ausmessen. Die Hände zeigen

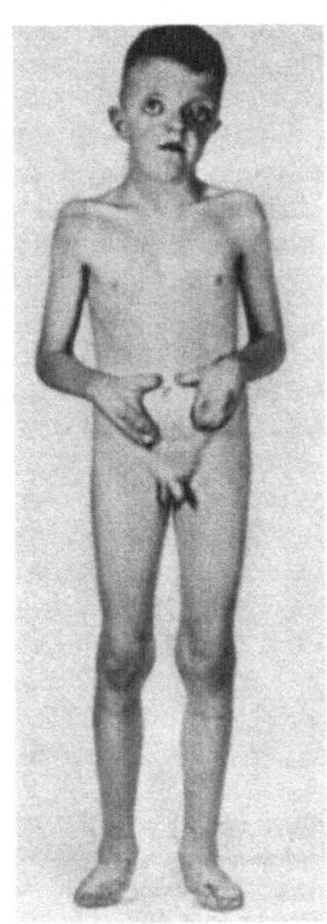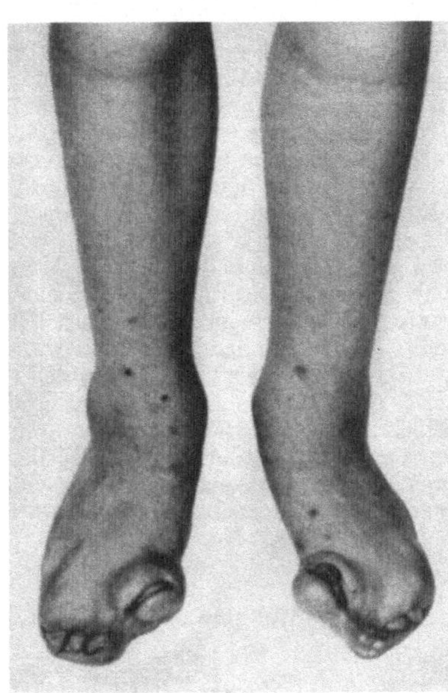

a   b

Abb. 232a u. b. Akrocephalosyndaktylie bei 1935 geborenem Knaben. a Ausgesprochene Syndaktylien der Hände (linksseitige Löffelhand); b sog. Löffelfüße. (Fall HANHART, Zürich.)

vollkommene Löffelhandbildung. Aus dem Röntgenbild der Füße läßt sich erkennen, daß auch sog. Löffelfüße bestanden mit Fehlen aller Endphalangen. Die starke Verbreiterung der Großzehengrundphalanx und des Metacarpale I sowie ein weiterer Knochenschatten lassen sich als partielle Verdoppelung der Großzehe auffassen (Abb. 231).

Herrn Prof. HANHART verdanke ich die Bilder eines Falles von Akrocephalosyndaktylie mit gleichzeitigen Polluces und Halluces vari. Der 1935 geborene Knabe zeigte Exophthalmus, leichte Idiotie, Gaumenspalte, doppelte Zahnreihe, Löffelhände und sog. Löffelfüße (Abb. 232a und b).

Literatur.

Syndaktylie.

ALVORD, R. M.: Zygodactyly and associated variations in a utah-family. J. Hered. **38**, 49 (1947). — APERT, E.: De l'acrocéphalosyndactylie. Bull. Soc. méd. Hôp. Paris **23**, 130 (1906). Zit. nach GRUBER, GRAY u. DICKEY. — ASCHNER, B., u. G. ENGELMANN: Konstitutionspathologie in der Orthopädie. Wien u. Berlin: Springer 1928.

BAUER, K. H., u. W. BODE: Erbbiologie des Menschen, Bd. 3, S. 105. Berlin: Springer 1940.

CASTLE: Zit. nach ASCHNER u. ENGELMANN. — COHN, B. N. E.: True oxycephaly with syndactylism. Amer. J. Surg. **68**, 93 (1945).

Davis, St. J., and W. J. German: Syndactylism. Arch. Surg. **21**, 32 (1930).
Esau: Angeborene Mißbildungen der Glieder. Arch. klin. Chir. **168**, 371 (1931).
Gray, H., and L. B. Dickey: Acrocephalosyndactyly. Amer. J. Dis. Childr. **74**, 213 (1947). — Gruber, G. B.: Beiträge zur Frage gekoppelter Mißbildungen (Akrocephalo-Syndaktylie und Dysencephalia splanchnocystica). Feitr. path. Anat. **93**, 459 (1934).
Heim, W.: Neuere Ansichten über die Entstehung und Behandlung der Syndaktylie. Med. Welt **1940**, 481.
Jakobsohn: Über kombinierte Syn- und Polydaktylie. Beitr. klin. Chir. **61**, 332 (1909). Zit. nach W. Müller. — Joachimsthal, G.: Eine ungewöhnliche Form von Syndaktylie. Arch. klin. Chir. **50**, 495 (1895).
Kirchmayr, H.: Ein Syndaktylie-Stammbaum. Münch. med. Wschr. **1936**, 605. — Koenner, D. M.: Häufigkeiten von Extremitätendefekten. Erbarzt **5**, 53 (1938).
Liceaga, F. J.: Un cas de syndactylie complète des mains et des pieds et autres déformations. Arch. Méd. Enf. **40**, 448 (1937). — Lucken, K. G.: Über eine Familie mit Syndaktylie. Z. Konstit.lehre **22**, 152 (1939).
Maccollum, W.: Webbed fingers. Surg. etc. **71**, 782 (1940). — Müller, W.: Die angeborenen Fehlbildungen der menschlichen Hand. Stuttgart: Georg Thieme 1937.
Newsholme, A.: A pedigree showing bi-parenteral inheritance of webbed toes. Lancet **1910**, 1690. — Nigst, P. F.: Über kongenitale Mißbildungen des menschlichen Extremitätenskeletts mit Röntgenstrahlen. Schweiz. med. Wschr. **1927**, 7, 81, 97.
Penrose, L. S.: Zygodactyly. J. Hered. **37**, 285 (1946). — Pipkin, A. C., and S. B. Pipkin: Two new pedigrees of zygodactyly. J. Hered. **36**, 313 (1945).
Schofield: J. Hered. **12**, 400 (1922). Zit. nach Aschner u. Engelmann. — Schultz, A. H.: Zygodactyly and its inheritance. J. Hered. **13** (1922). — Schwarzweller, F.: Akrocephalosyndaktylie. Z. Konstit.lehre **20**, 341 (1937). — Siemens: Zit. nach Kirchmayr. — Stiles, K. A., and D. A. Hawkins: The inheritance of zygodactyly. J. Hered. **37**, 16 (1946). — Stroer, W. F. H.: (1) Familiäres Auftreten von Reihen erblicher Hand- und Fußabweichungen. Erbarzt **1936**, 22. — (2) Die Extremitätenmißbildungen und ihre Bezeihungen zum Bauplan der Extremität. Z. Anat. **108**, 136 (1937). — Stucke, K., u. O. Gansmüller: Zur Klassifizierung, Klinik und Behandlung der Syndaktylie. Arch. klin. Chir. **260**, 77 (1947).
Unterrichter, L.: Beitrag zur Kenntnis der angeborenen Anomalien der Extremitäten. Z. Konstit.lehre **18**, 317 (1933).
Weidenreich, F.: Die Zygodaktylie und ihre Vererbung. Z. Abstammgslehre **32**, 309 (1923).
Zimmer, E. A.: Einige Mißbildungsformen besonderer Art. Radiol. clin. **8**, 169 (1939).

B. Spalthände und Spaltfüße.

„Crab-clow", „lobster-clow", split-hand-foot, cleft-hand-foot.

Nach W. Müller handelt es sich hier um angeborene Störungen des Weichteilblastems und des Ektoderms (der Verfasser) von Hand und Fuß, welche in Defekten bestehen, die keilförmig von der Peripherie als Basis mit der Spitze gegen das Hand- oder Fußgelenk gerichtet sind. Die dadurch entstehenden Mißbildungen gleichen krebs- oder hummerscherenartigen („lobster-clow") Bildungen, wobei in ganz schweren Fällen an der Hand die radiale Schere zum völligen Schwund kommen kann. Auch für diese Mißbildungsform wird von W. Müller ein primärer Defekt des primitiven Weichteilblastems angenommen, wobei zunächst die Anlage der knöchernen Strahlen des Skleroblastems nicht gestört ist. Infolge des durch die Defekte gesetzten Raummangels werden dann die knöchernen Anteile verlagert, an benachbarte Strahlen angelagert, mit diesen mehr oder weniger verschmolzen und schließlich ganz unterdrückt (unveröffentlichte Experimente von Bretscher).

Eine von W. Müller entworfene schematische Skizze (Abb. 233) veranschaulicht, wie aus der primitiven Handplatte der Defekt keilförmig gegen die Mittelhand vorrückt und sich sekundär auf die Skeletanlage auswirkt. Der Krebsscherenform schließt sich dann durch fortschreitenden Defekt der radialen Anteile die einstrahlige Hand mit ulnarem Randstrahl an.

Es sei hier erwähnt, daß zunächst die Erscheinung des Fehlens von Fingern *Ektrodaktylie* bezeichnet wird. Wie aus den früheren Kapiteln hervorgeht, ist aber

die Genese dieser sog. Ektrodaktylien eine sehr verschiedene, obwohl in ihrem
Phänotypus unter Umständen große Ähnlichkeiten bestehen können. Wir verweisen auf die Kapitel der Strahldefekte und der Brachyphalangien, bei welchen
es sich um eine primäre Schädigung des Skleroblastems handelt, währenddem bei den sog. Spalthänden und -füßen ein mehr oder weniger schwerer
Defekt des Weichteilblastems das Primäre bildet, wie dies für bestimmte Formen
der Fingerenddefekte und der Löffelhände wohl auch der Fall ist.

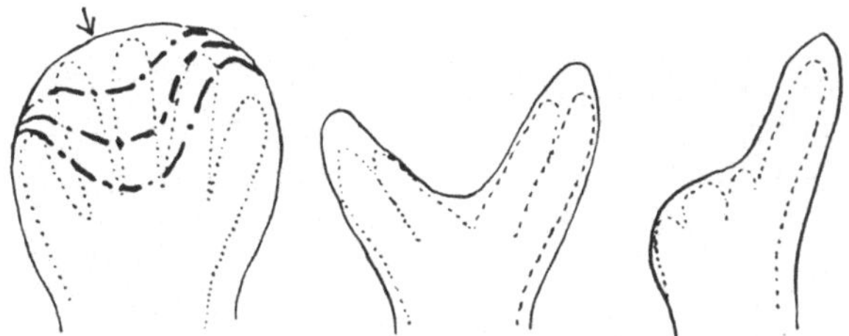

Abb. 233. Schematische Darstellung der fortschreitenden Stadien des zur Spalthand führenden angeborenen
Defektes der Handplatte. (Nach W. MÜLLER.)

In seiner Arbeit über die Extremitätenmißbildungen und ihre Beziehungen
zum Bauplan der Extremität geht W. F. H. STRÖER auch auf die im sog. Grenzgebiet angreifenden Störungen ein, welche zum Bild der Spalthände oder Spaltfüße führen. An Hand einer übersichtlichen Reihe zeigt er, daß der Störungs-
prozeß mehr oder weniger stark ausgebreitet sein kann, wobei die ursprüngliche

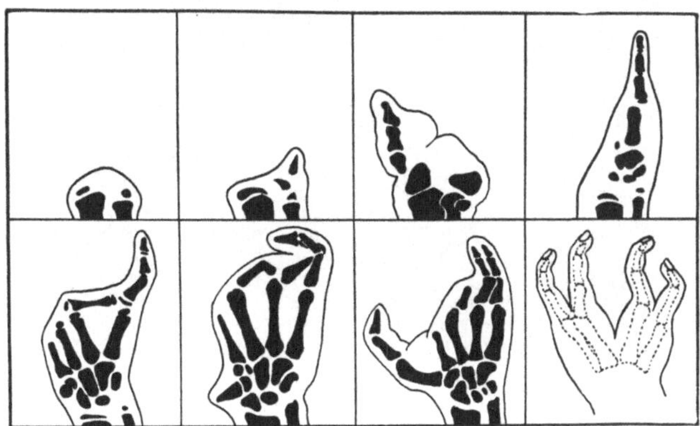

Abb. 234. Übersicht einer Reihe von Spalthänden als Beispiel einer Störung im Grenzgebiet. (Nach STRÖER.)

Spalte gewissermaßen einen Focus bildet, von welchem sich der Zerstörungs-
prozeß nach beiden Seiten hin ausbreiten kann, dadurch kommt es ausgehend
von einer einfachen Spalte schließlich zu einem Fehlen der ganzen Hand bis auf
einige Carpuselemente (Abb. 234).

1. Keilförmige Defekte in Form von Spalthänden und Spaltfüßen.

Als Beispiel für diese charakteristische Fehlbildung mit keilförmigem Defekt
diene die Beobachtung eines Neugeborenen, dessen Bilder mir von Prof. WEGELIN
(Bern) zur Verfügung gestellt wurden (Abb. 235a—c).
Die Hände zeigen beiderseits annähernd gleiche Entwicklungsstörung. Median
findet sich an Stelle des vollkommen fehlenden 3. Strahles eine Kerbe, die bis

zur Handwurzel reicht. Daumen und Zeigefinger, 4. und 5. Finger bilden die krebsscherenartigen Klauen. Am Zeigefinger findet sich beiderseits eine Brachymesophalangie. In den Handwurzeln sind noch keine Knochenkerne entwickelt.

An den Füßen sind die Spaltbildungen und sekundären Knochendefekte ausgesprochener und rechts schwerer als links. Am rechten Fuß bestehen die Scherenbranchen aus der Großzehe und der teilweise verschmolzenen 4. und 5. Zehe. Der 2. und 3. Zehenstrahl fehlt gänzlich und der mediane Keil reicht bis an die Basis der Metatarsalien. Beim linken Fuß sind 5 Metatarsalknochen angelegt,

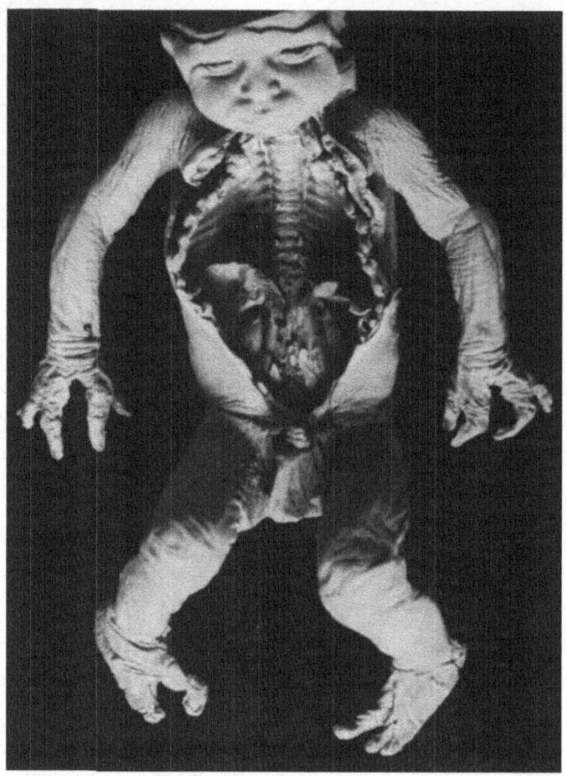

Abb. 235a. Spalthände und Spaltfüße (Näheres s. Text). (Fall Prof. Wegelin, Bern.)

der 2. und 3. allerdings deutlich hypoplastisch. Die Krebsscheren werden einerseits von der Großzehe, andererseits von der 4. und 5. voneinander teilweise getrennten Zehe (sog. hohe Teilung) gebildet. Mehrere Phalangen fehlen auch auf dieser Seite. In der Fußwurzel sind je 2 Knochenkerne vorhanden.

Das zweite Beispiel, das ich ebenfalls Herrn Wegelin (Bern) verdanke, zeigt an Händen und Füßen sehr ähnliche mediane Spaltbildungen (Abb. 236 a—d). An den Händen findet sich die Kerbe zwischen Daumen einerseits und den ulnaren Randstrahlen andererseits. Dabei zeigt die linke Hand eine gabelförmige, fast transversal liegende Bildung des 2. Metacarpale. Das 3. Metacarpale ist hypoplastisch und an das 4. angelehnt; dem 3. fehlt der distale Knochenkern; 4. und 5. Finger weisen je 3 Phalangen auf. Auf der rechten Seite ist die Defektbildung noch tiefgreifender, indem 2. und 3. Metacarpale ganz fehlen. In der Handwurzel sind 3 Knochenkerne zu erkennen. An den Füßen sind die Verlagerungen von Skeletteilen und sekundären Verschmelzungen infolge des Defektes

im Weichteilblastem in bemerkenswert ähnlicher Weise ausgebildet wie an den
Händen. Auf der linken Seite betrifft die Kerbe den Bereich der 2. Zehe; ihre
Phalangen fehlen, das Metatarsale II zeigt eine gabelförmige Teilung des distalen
Endes. Wiederum wird der tibiale Scherenanteil durch die Großzehe gebildet,
während am fibularen Rand eine Syndaktylie der 3.—5. Zehe besteht, wobei
anstatt 9 Phalangen höchstens deren 4 im Röntgenbild sichtbar sind. Am rechten
Fuß ist Metatarsale I und II distal synostotisch verbunden (keine Gabel!) und
das Metatarsale III stark fibularwärts an das IV. herangeschoben. Von der

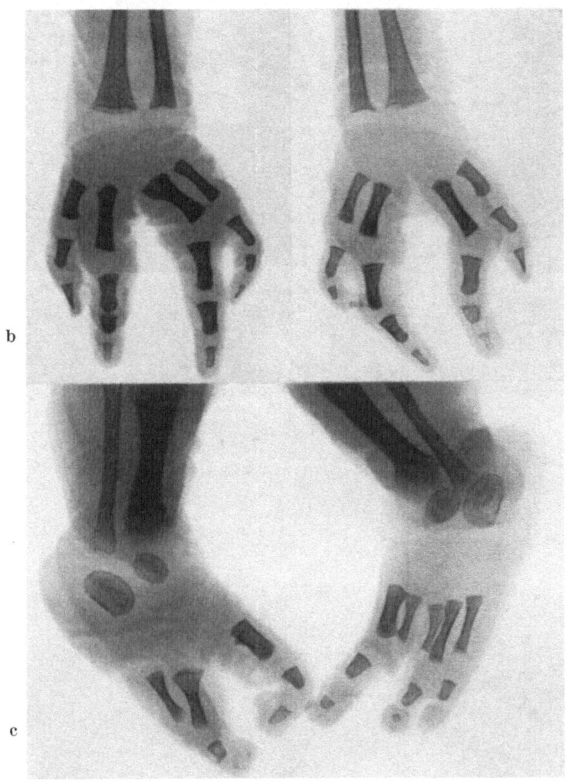

Abb. 235 b u. c. Spalthände und Spaltfüße (Näheres s. Text). (Fall Prof. WEGELIN, Bern.)

4. Zehe sind 3 und von der 5. nur 2 Phalangen röntgenologisch feststellbar. In
der Fußwurzel sind beiderseits 2 große und 3 kleinere Knochenkerne vorhanden.

Der Fall von SCHOLTZ zeigt nun Spalthand- und Spaltfußbildung in Kombination mit einer Vervielfältigung, die wir im Kapitel der Verdoppelungen der
Binnenstrahlen abgehandelt haben.

Die linke Hand zeigt normale Metacarpalia. Der 3. Strahl teilt sich im Bereich
des Grundgliedes gabelförmig zu einer Verdoppelung, wobei der radiale 3. Finger
mit dem Zeigefinger und der ulnare mit dem 4. Finger cutan verbunden ist. Die
rechte Hand zeigt typische Spalthand mit völligem Fehlen des ganzen 3. Strahles.

Der linke Fuß zeigt Spaltfußbildung mit Fehlen der 2. Zehe und Hypoplasie
des 2. Metacarpale. Der 3. Metatarsalknochen ist um das 2fache verlängert.
Die Phalangen der 2. und 3. Zehe fehlen (Grundphalanx der 3. wahrscheinlich
mit Metatarsale III synostosiert. Der Verfasser!). 4. und 5. Zehe zeigen eine
Grundphalanx und nur die 4. eine hypoplastische Endphalanx. Der rechte Fuß

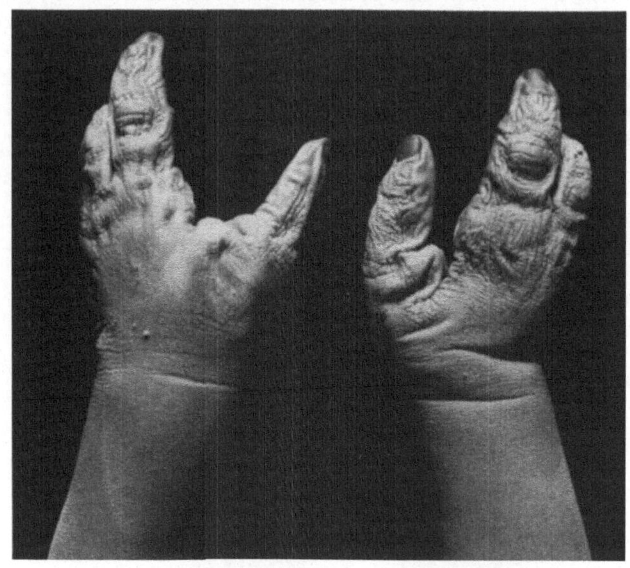

a

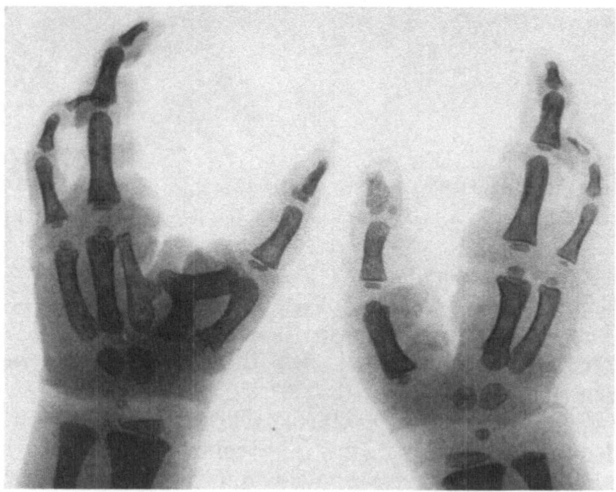

b

Abb. 236 a u. b. Spalthände und Spaltfüße mit auffallender Übereinstimmung von Lokalisation und Schweregrad (Einzelheiten s. Text). (Fall Prof. WEGELIN, Bern.)

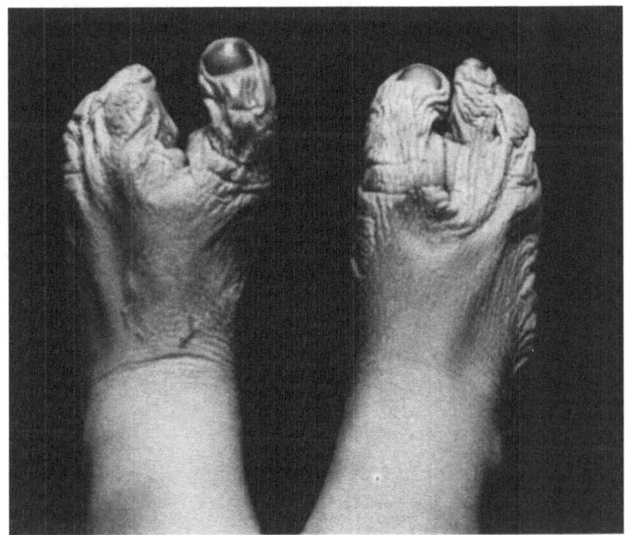

c

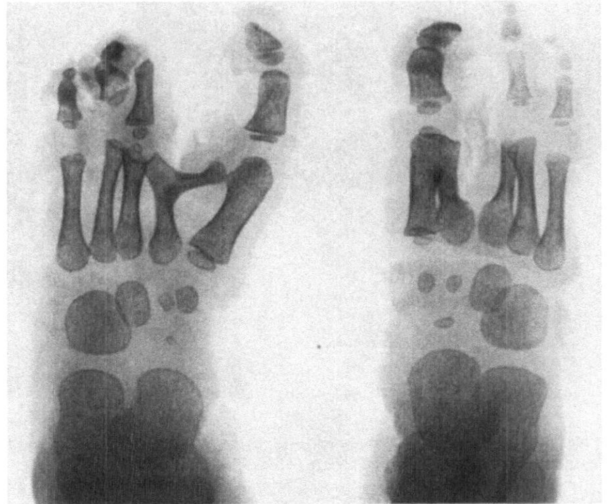

d

Abb. 236 c u. d. Spalthände und Spaltfüße mit auffallender Übereinstimmung von Lokalisation und Schweregrad (Einzelheiten s. Text). (Fall Prof. WEGELIN, Bern.)

weist Spaltbildung in Form von Fehlen des ganzen 2. Zehenstrahles auf. 3. bis
5. Metatarsale sind vorhanden, das 3. hypoplastisch. Nur die 5. Zehe zeigt
3 Phalangen, davon ist die Grundphalanx verbreitert und offenbar ein Verschmelzungsprodukt aus Resten der Phalangen der 4. Zehe. Es handelt sich um

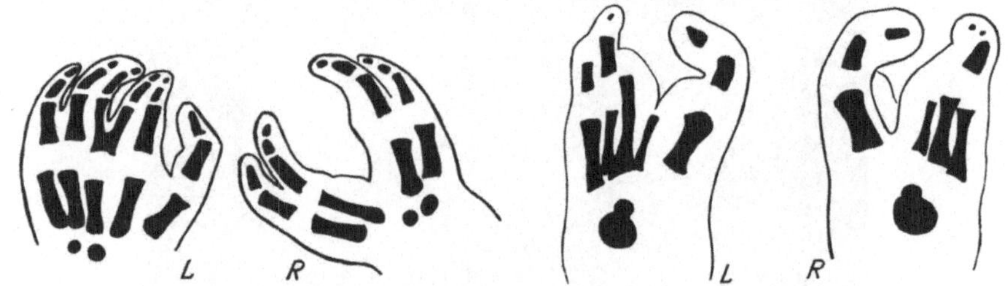

Abb. 237. Spalthände und Spaltfüße. Links Verdoppelung des 3. Strahles mit gleichzeitigen Syndaktylien
(Einzelheiten s. Text). (Fall Scholtz.)

ein schönes Beispiel von Plus- und Minusvariationen beim gleichen Individuum
(Abb. 237).

Die zunehmende Reduktion des Skeletanteils bei schweren Graden von Spaltbildungen ist aus folgenden Beobachtungen zu entnehmen.

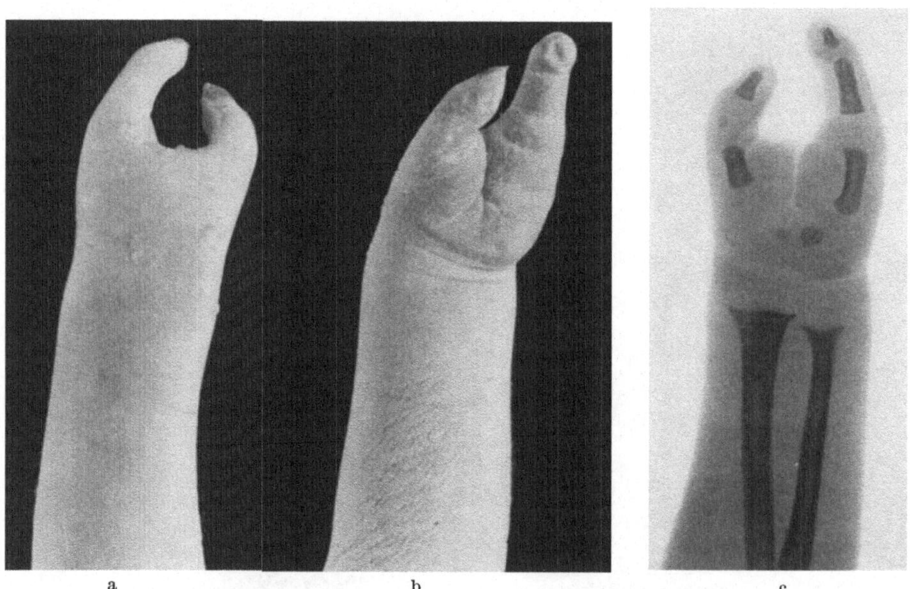

Abb. 238a—c. Hoher Grad medianer Spalthandbildung, sämtliche Binnenstrahlen fehlen und die beiden
Randstrahlen zeigen Enddefekte. (Pathologisches Institut München.)

Bei einem Neugeborenen fand sich eine Spalthand, deren radialer Rand vom
Daumen mit einer Phalanx und deren ulnarer Rand vom Kleinfinger mit 2 Phalangen gebildet wird. 2.—4. Fingerstrahl fehlen vollkommen. In der Handwurzel
sind 2 ungleich große Knochenkerne nachweisbar (Abb. 238 a—c).

Den schwersten Grad dieser Gruppe stellen die Spalthände und Spaltfüße
mit radialem bzw. tibialem Defekt dar.

2. Die Spalthände und Spaltfüße mit radialem bzw. tibialem Defekt.

W. Müller legt überzeugend dar, daß bei weiteren Rückbildungsvorgängen aus den Spaltbildungen mit 2 krebsscherenartigen Randstrahlen in der Regel der radiale bzw. der tibiale Rand zurückgebildet wird und dann einstrahlige Hände bzw. Füße resultieren können (sog. *Monodactylos!*). Daß diese Formen dennoch zu den typischen Spaltbildungen der Hände oder Füße gehören, konnte durch alternierendes familiäres Vorkommen dieser Mißbildungen erwiesen werden.

Ein besonders schönes, hierhergehöriges Beispiel von Einstrahligkeit dieser Art verdanke ich wiederum Herrn Rössle (Abb. 239 a—d).

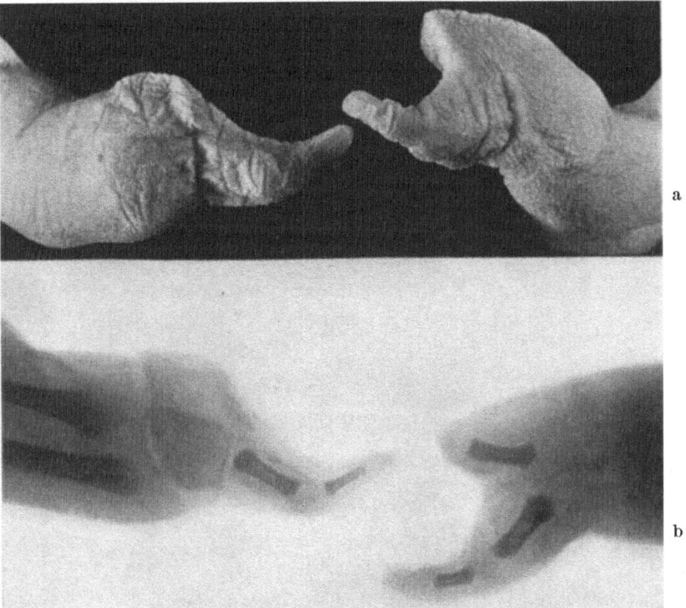

Abb. 239a u. b. Monodaktylie an Händen und Füßen, sog. Spalthände und Spaltfüße mit fast vollkommenem radialem und tibialem Finger- bzw. Zehendefekt. (Sammlung Prof. Rössle, Berlin.)

Bei einem Neugeborenen zeigte die rechte Hand einen 2gliedrigen ulnaren Randstrahl, wahrscheinlich Metacarpale V und Grundphalanx. An der linken Hand ist noch das Metacarpale I als Rest der radialen Krebsschere ausgebildet (Andeutung einer typischen Spalthand wie in Abb. 238).

Beide Füße lassen am fibularen Rand einen einzelnen Zehenstrahl erkennen. Das leider nicht sehr günstige Röntgenbild läßt in dieser fibularen Randzehe je 2 Knochen, wahrscheinlich das Metatarsale V und die Grundphalanx erkennen.

W. Bindseil beschreibt ein Neugeborenes, dessen Vater mit der gleichen schweren Hand- und Fußmißbildung behaftet war, die große Ähnlichkeit mit dem eben beschriebenen Falle zeigt (Abb. 240 a—f).

Beim Vater bereitete die Deutung des Röntgenbildes zunächst große Schwierigkeiten und es gelang erst mit Hilfe der Untersuchung der Hautpapillarmuster die verbliebenen Finger eindeutig zu bestimmen: Für die rechte Hand des Vaters konnte nachgewiesen und für die linke Hand wahrscheinlich gemacht werden, daß es sich bei den noch vorhandenen Fingern und Fingerstummeln jeweils um die Reste des 4. und 5. Fingers handelte. Es liegt also eine Spalthand mit völligem radialem Defekt vor. An den Füßen sind beiderseits die einwärts gerollten, nur

2gliedrigen 5. Zehen mit ihren Mittelfußknochen erhalten, ferner ein Stummel des 1. Mittelfußknochens.

Beim Kind fand sich an jeder Extremität nur 1 Finger bzw. 1 Zehe, wahrscheinlich an beiden Händen und Füßen der 5. Strahl. Ein großer Teil der Mittelhand- und Mittelfußknochen, sowie der Hand- und Fußwurzelknochen fehlt. Bindseil bestätigt somit die Müllersche Auffassung, daß bei weiterer Ausdehnung einer Spaltmißbildung immer der radiale bzw. tibiale Anteil betroffen wird.

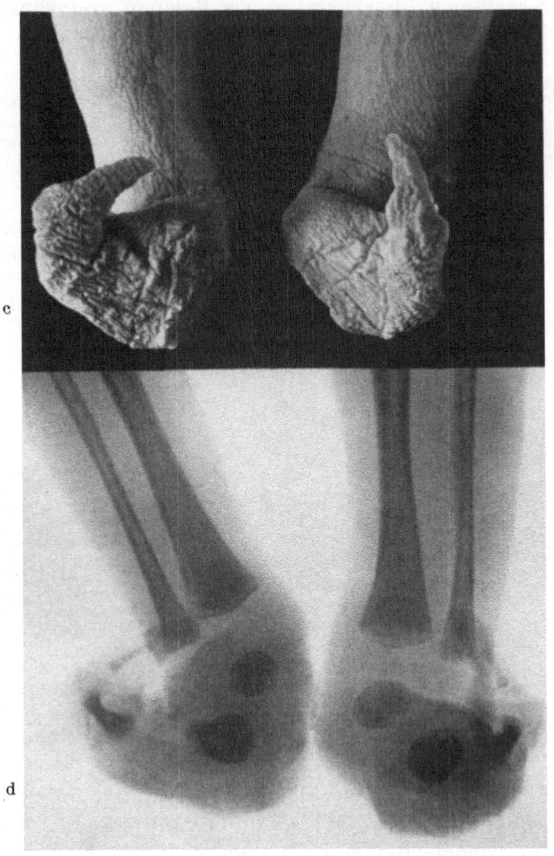

Abb. 239 c u. d. Monodaktylie an Händen und Füßen, sog. Spalthände und Spaltfüße mit fast vollkommenem radialem und tibialem Finger- bzw. Zehendefekt. (Sammlung Prof. Rössle, Berlin.)

Schon Aschner und Engelmann sowie W. Müller u. a. ist aufgefallen, daß Spaltbildungen an Hand und Fuß relativ häufig mit *Polydaktylie kombiniert* sein können. Im Kapitel über die numerischen Schwankungen konnte ausgeführt werden, daß sich gelegentlich Plus- und Minusvariationen vergesellschaften können und daß dafür die Entwicklungsphase von Bedeutung ist, ob Defekte oder Überschußbildungen auf eine bestimmte, eventuell gleichartige Schädlichkeit hin entstehen.

Auch das Beispiel einer solchen Kombination von Spalthand mit linksseitiger Polydaktylie II und Dreigliedrigkeit des Daumens, mit typischer Transversalknochenbildung der rechten Hand verdanke ich Herrn Rössle (Berlin) (Abb. 241 a und b).

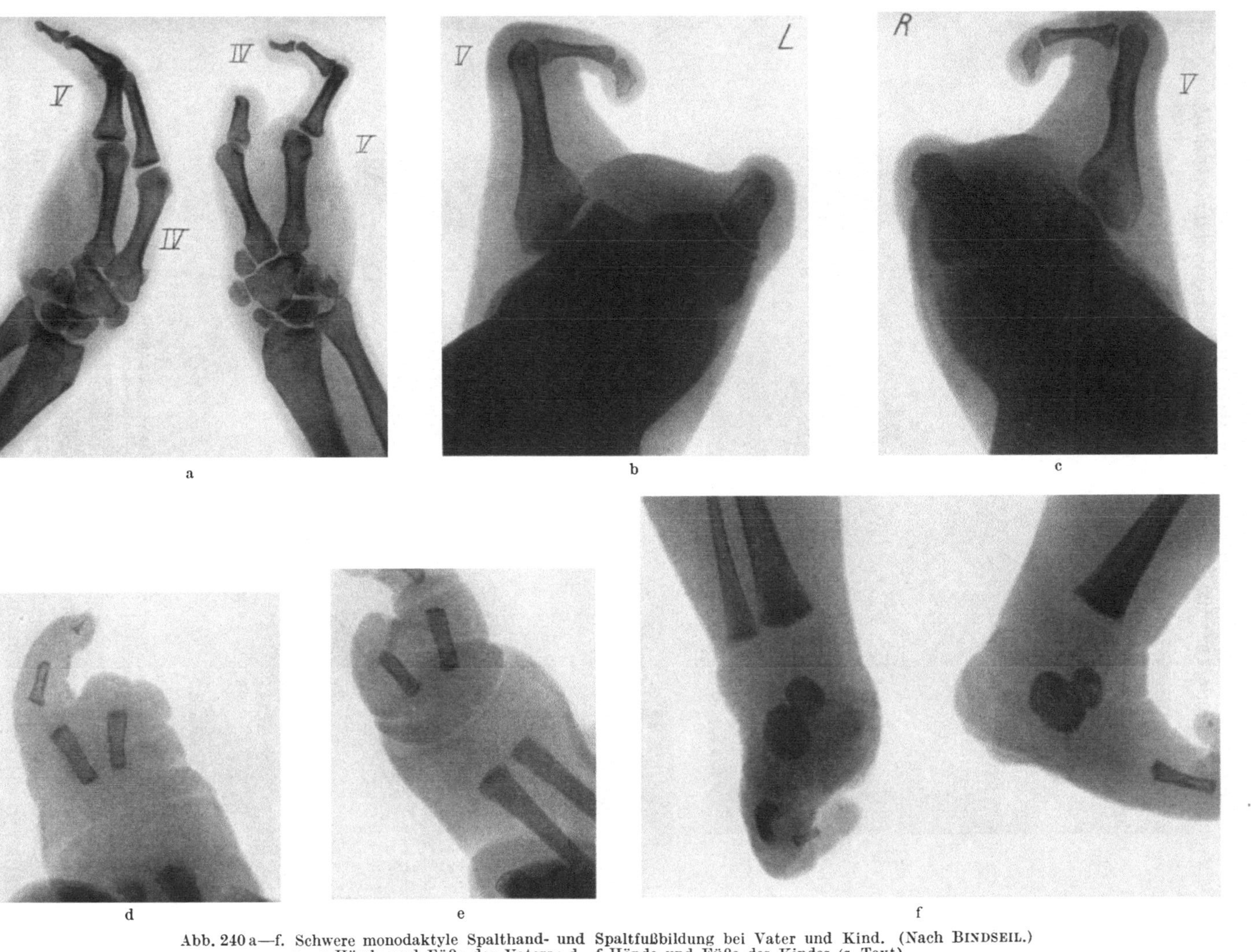

Abb. 240 a—f. Schwere monodaktyle Spalthand- und Spaltfußbildung bei Vater und Kind. (Nach BINDSEIL.) a—c Hände und Füße des Vaters; d—f Hände und Füße des Kindes (s. Text).

Die Durchuntersuchung zahlreicher Röntgenbilder läßt bei diesen verschiedenartigen Spalthandbildungen immer wieder das Vorkommen von transversal
liegenden Knochen erkennen. *Triangelbildung oder Transversalknochenbildung*

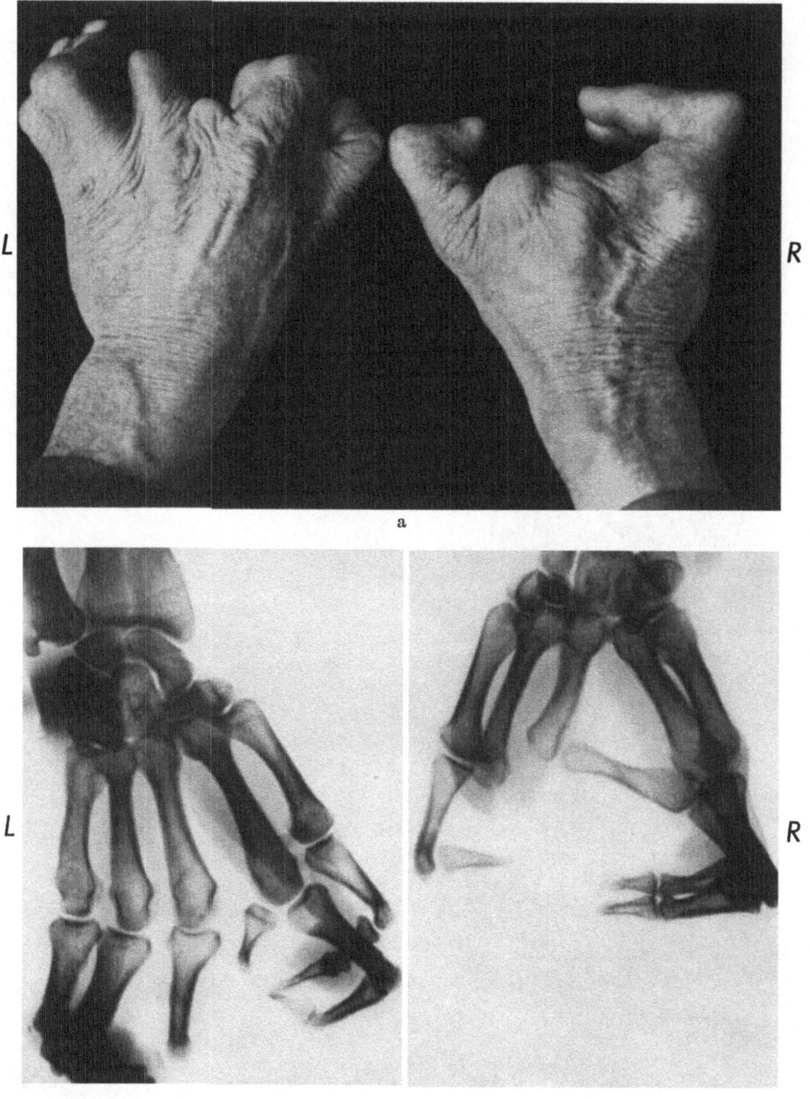

Abb. 241 a u. b. Spalthände. Links: mit Verdoppelung des Zeigefingers und Dreigliedrigkeit des Daumens.
Rechts: Triangelbildung, wahrscheinlich beidseits Syndaktylie des 4. und 5. Fingers mit Kamptodaktylie.
(Sammlung Prof. RÖSSLE, Berlin.)

sind die hierfür üblichen Bezeichnungen. Meist handelt es sich um Grundphalangen, welche quer gelagert sind, wobei die Enden entweder artikulieren
oder synostosieren können. Auch bei Fällen von Syndaktylie kann es zur Trans-
versalstellung von Knochen kommen und W. MÜLLER betont mit Recht, daß
dies lediglich der Ausdruck von Verlagerungen bestimmter Knochenanlagen sei
und nicht etwa für eine bestimmte Mißbildungsform pathognomonisch.

Bei Verdoppelungen von Binnenstrahlen (s. besonderes Kapitel) kann äußerlich das Bild der typischen Spalthand vorgetäuscht werden.

In der Literatur existieren zahlreiche einzelne kasuistische Mitteilungen, die aus den bereits zitierten Übersichten leicht ermittelt werden können, die hier jedoch nicht weiter aufgeführt werden sollen (z. B. HILGERS, MEYERDING und UPSTOW 1947).

Zur Frage der *Erbbedingtheit* der Spaltbildungen an Händen und Füßen liegen zahlreiche Arbeiten vor. Besonders instruktiv ist die von STRÖER veröffentlichte

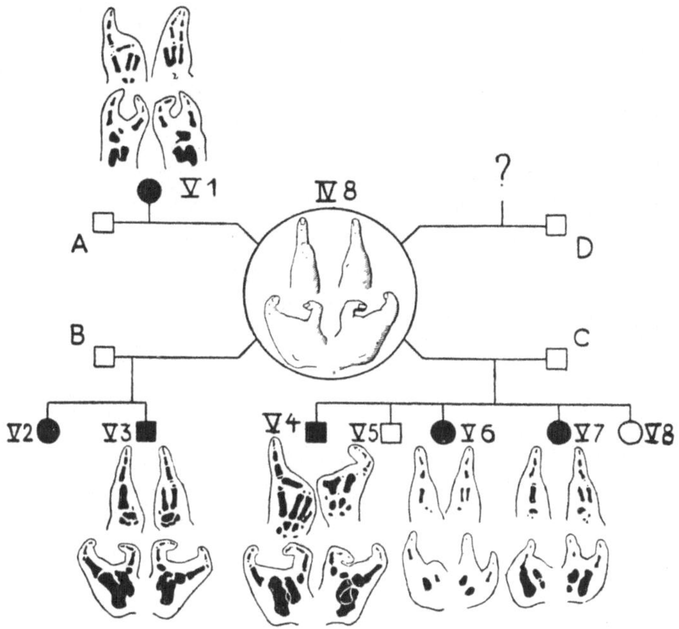

Abb. 242. Spalthandformen, welche eine Spalthandträgerin mit 4 verschiedenen normalen Männern erzeugte (s. Text). (Nach STRÖER.)

Familie aus der niederländischen Provinz Friesland (genannt F.). Über 5 Generationen fanden sich 24 normale und 22 mißgebildete Individuen, bei denen die Hände nur einen, höchstens 2 syndaktyle Finger besitzen und die Füße 2 Zehen nach Art von Krebscherenfüßen aufweisen. In der 4. Generation dieser Sippe findet sich eine Frau, die 4mal mit normalen Männern verheiratet war. Sie selber hatte Hände mit je nur einem Finger und Spaltfüße mit 2 randständigen Zehen. Von den 3 ersten Männern hatte die Frau 8 Kinder, von denen nur 2 normal waren: Das beigegebene Detailbild des Stammbaumes aus der Arbeit von STRÖER veranschaulicht die Übereinstimmung der Einzelheiten des Skeletbaues der befallenen Kinder, wobei anscheinend der Einfluß des normalen Mannes bedeutungslos ist (Abb. 242).

Das anatomische Bild dieser gehäuften Fehlbildungen wird von STRÖER wie folgt geschildert: Die Hände von V 3, V 6 und V 7 enthalten vom Carpus nur ein Element, welches aus Os capitatum und Os hamatum besteht, außerdem die Anlagen des Os triquetrum und Os lunatum, welche bei V 6 (1jährig) noch nicht angelegt sind. Vom Metacarpus sind rechts 2 und links ein Element vorhanden (Metacarpale IV und V). Von den Fingern ist nur der 5. erhalten. Große Übereinstimmung zeigen die linken Hände von V 1 und V 4. Die rechte Hand von V 4 zeigt Ähnlichkeit mit den sehr einheitlichen Veränderungen der Füße. Diese sind als sog. Krebsscherenfüße mit erhaltener 1. und 5. Zehe ausgebildet. Nur bei V 6 links fehlt

auch die große Zehe und dieser Fuß gleicht somit dem Bild der Hände! Im Tarsus ist der
Calcaneus und das Naviculare links bei V 3, V 4 und beidseits bei V 7 verwachsen. Von den
Metatarsalia finden sich nur die zehentragenden Strahlen ausgebildet.

Auch HOFMANN veröffentlicht in seiner Dissertation 2 Familien mit erblichen
Spaltbildungen und Strahldefekten. Wir erwähnen daraus nur, daß im 1. Fall
eine Frau, die selbst keine Mißbildung zeigte, in 2 Ehen mit normalen Männern
je ein mißgebildetes Kind hatte: das 12jährige Mädchen aus erster Ehe zeigte
beiderseits Fehlen des Daumens und leichte Beugekontraktur des Zeigefingers.
An beiden Füßen typische Spaltfußbildung mit Fehlen des 2. und 3. Zehenstrahles.

Der $^1/_2$jährige Sohn aus 2. Ehe zeigte weit schwerere Deformierung der
Hände, namentlich der rechten, an welcher Daumen und Zeigefinger vollkommen

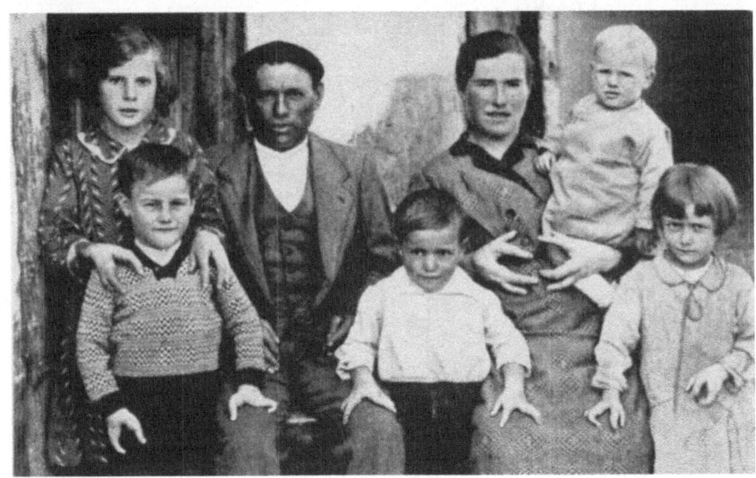

Abb. 243. Spalthand: Erbliche Mißbildungen der Hände und Füße. Spanische Familie, in der erbliche Handmißbildungen auftraten: Die Mutter und 4 der Kinder zeigen den Erbfehler, der Vater und das jüngste Kind haben
normale Hände. (Fall STEINIGER.)

fehlte. Zwischen 3. und 4. Finger bestand knöcherne Syndaktylie, der 5. Finger
war normal. Beide Füße zeigten typische Spaltfußbildung wie beim Stiefschwesterchen. Die Durchschlagskraft ist also beim Knaben stärker als beim
Mädchen.

Der 2. Stammbaum ist gekennzeichnet durch eine Kombination mehrerer
Anomalien, wie sie z. B. auch von KLAGES und JACOB mitgeteilt worden sind.

Berühmt geworden ist auch eine spanische Familie aus Pedraza mit erblichen
Spalthänden: Der Vater und das jüngste Kind sind normal, die Mutter und
2 Knaben sowie 2 Mädchen zeigen etwas verschiedene Grade von typischen
Spalthänden (Abb. 243). Zudem weist der größere der beiden Knaben auch noch
doppelseitige Spaltfüße auf. Die Tatsache des Vorhandenseins eines gesunden
Kindes spricht erbbiologisch dafür, daß der Mann reinerbig die Anlage für normale
Handausbildung besitzt, die kranke Mutter dagegen mischerbig, in ihren Keimzellen zu 50% die Anlage für Handmißbildung und zu 50% eine solche für Normalhändigkeit besitzt. Diese Ehe würde also nach den Regeln der Vererbungslehre
einer Rückkreuzung entsprechen, wobei das bei den Kindern realisierte Zahlenverhältnis krank : gesund wie 4:1 anstatt dem zu erwartenden Verhältnisse 1:1
lediglich auf die zu kleine Zahl der Nachkommen zu beziehen ist (F. STEINIGER).

Sehr lehrreich ist die ausgezeichnete Darstellung einer Sippe mit familiärem
Vorkommen von Spalthänden und Spaltfüßen nach L. LIEBENAM. Aus der
Stammtafel geht hervor, daß die Verunstaltungen der Hände und Füße seit

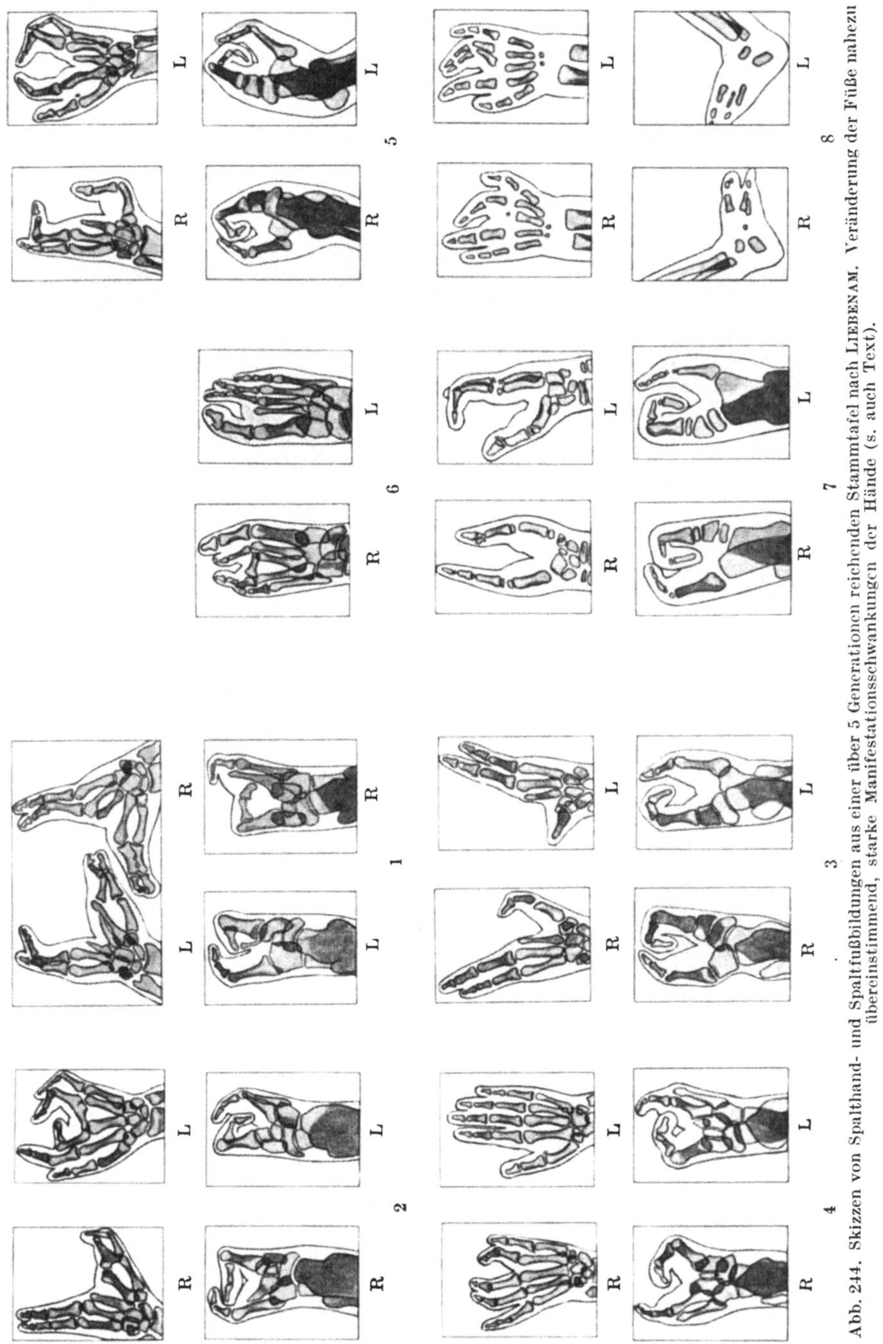

Abb. 244. Skizzen von Spalthand- und Spaltfußbildungen aus einer über 5 Generationen reichenden Stammtafel nach LIEBENAM. Veränderung der Füße nahezu übereinstimmend, starke Manifestationsschwankungen der Hände (s. auch Text).

5 Generationen beobachtet worden ist. Der Erbgang ist einfach dominant. Bei den Merkmalsträgern sind meistens Hände und Füße befallen. Nur einmal war lediglich die rechte Hand und beide Füße und einmal nur die Füße betroffen. Während ähnlich wie in der Sippe STRÖER die Füße der Merkmalsträger nahezu

24*

übereinstimmend mit nur leichten graduellen Verschiedenheiten befallen waren, zeigten die Hände ein unterschiedliches Aussehen mit dem Bilde der typischen Spalthand bis zum weitgehenden radialen Handdefekt, neben Syndaktylie, Kamptodaktylie und Neigung zu Überschußbildungen. Die beigegebenen Skizzen der Röntgenaufnahmen der 8 untersuchten Fälle vermitteln ein anschauliches Bild (Abb. 244). Diese intrafamiliäre Variabilität wird von LIEBENAM als Manifestationsschwankung einer einzigen Erbanlage gedeutet.

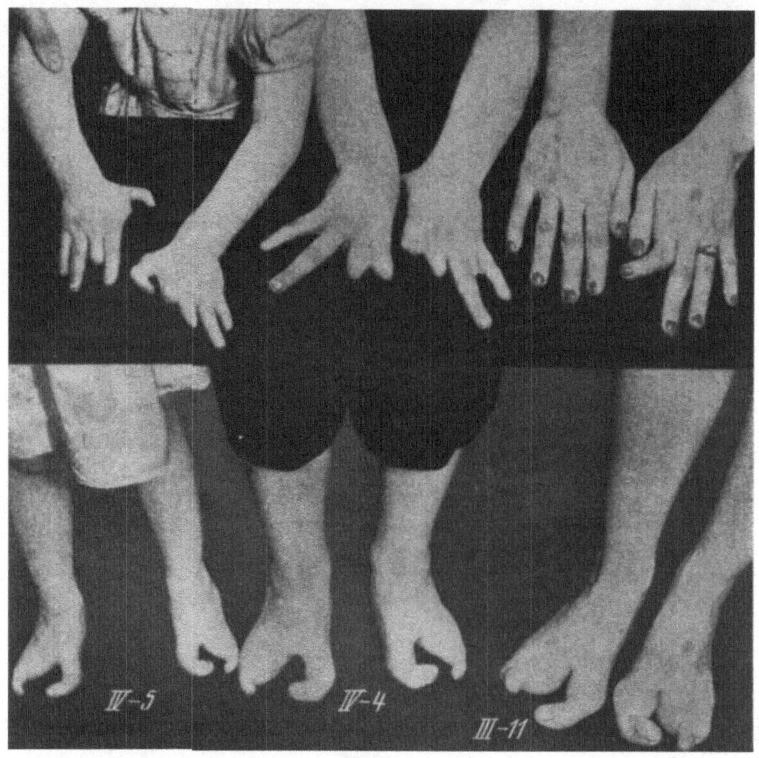

Abb. 245 a.

Abb. 245a—c. a Erbliche Spaltfüße und Handmißbildungen bei einer Mutter und 2 Kindern. IV—5 = 3jähriges Mädchen; IV—4 = 6jähriger Knabe; III—11 = Mutter. (Beobachtung von POTTER und NADELHOFER.) b Obere Reihe: Röntgenbilder von Händen und Füßen der Mutter. Untere Reihe: Röntgenbilder von Händen und Füßen des 3jährigen Mädchens. c Röntgenbilder von Händen und Füßen des 6jährigen Knaben (Einzelheiten s. Text). (Beobachtung von POTTER und NADELHOFER.)

HANHART veröffentlichte 1945 eine Abstammungstafel von 3 Fällen von rechtsseitiger Spalthand, von welcher 2, Vater und Sohn, der 3. (eigentlicher Proband) das Kind einer 2 Generationen weiter zurück abzweigenden Seitenlinie betraf. Es handelte sich um mediane Strahldefekte, zweimal mit Defekt von Mittel- und Ringfinger und einmal mit knöcherner Syndaktylie von Mittel- und Zeigefinger sowie häutiger Verwachsung von Daumen und Zeigefinger. Anzeichen von Überschußbildung oder Reduktion in Form von Brachymesophalangie oder Hypophalangie fehlten. Wichtig ist, daß HANHART bei seinen systematischen Untersuchungen dieser Sippe (500 Personen in 7 Generationen) noch einen Mann fand, der als wahrscheinliches „Mikrosymptom" der Spaltanlage eine starke Verkümmerung und Verkrümmung des linken Kleinfingers aufwies und dessen Schwester linkerseits eine angeborene Verkümmerung ihrer Kleinzehe hatte, die sich in Richtung nach der Großzehe über die übrigen Zehen gelegt hatte.

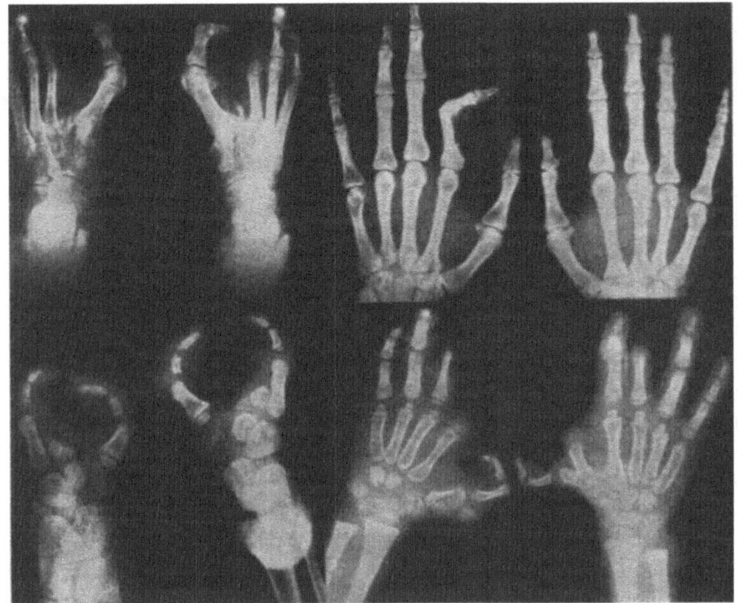

Abb. 245 b.

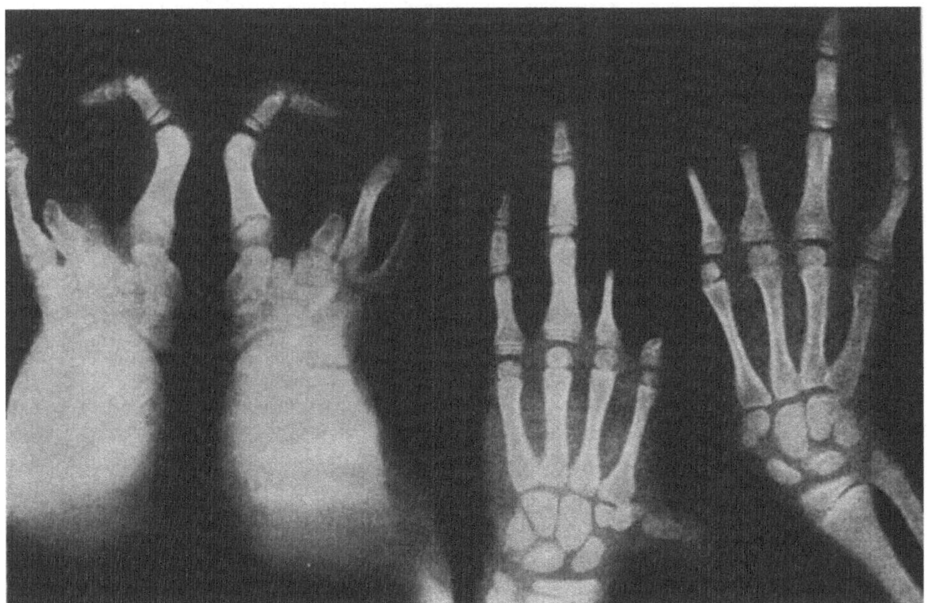

Abb. 245 c.

　　Bei der Diskussion des Erbganges der von HANHART beschriebenen Mißbildung, wobei Überspringen merkmalsfreier Überträger von mindestens 5, wahrscheinlich sogar 6 Generationen festgestellt worden ist, kommt nur ein unregel-
mäßig-dominanter Erbgang in Betracht, wobei HANHART diese eigenartig schwache
Dominanz zu erläutern versucht. Zunächst finden wir in seiner Arbeit eine

tabellarische Übersicht über 40 familiäre Fälle von Spalthand aus der Literatur.
Danach ergibt sich eine *regelmäßige Dominanz* in 27 von 39 Beobachtungen; wir
zitieren hier nur die 12 größeren, bis 6 Generationen umfassenden Sippen von
ANDERSON, ANDRESEN (dort noch weitere Zitate), FOTHERBY, PARKER und
ROBINSON, TUBBY, LEWIS und EMBLETON, PEARSON, MAYER, SCHROEDER, GROTE,
GORIAINOWA und M. J. H. GRAND und DOLAN (1936) sowie die von uns bereits
ausführlich erwähnten Mitteilungen von LIEBENAM und STRÖER. Unregelmäßige
Dominanz wie in seinem eigenen Beispiel nimmt HANHART für eine Sippe von
F. FETSCHER (1922) an und lehnt dessen Deutung, es liege Recessivität vor, ab.
Die unregelmäßige Dominanz beruhe auf einem schwachen, entwicklungslabilen
Gen, dessen Penetranz und Expressivität wohl durch die genotypische Umwelt
beeinflußt würde.

Auch im neuerem amerikanischen Schrifttum sind Sippentafeln von erblichen
Spaltbildungen veröffentlicht. K. A. STILES und IRENE SCH. PICKARD verfügen
über eine solche, die sich über 7 Generationen erstreckt, wobei an den Füßen
ziemlich gleichartige erhebliche Spaltbildungen zu finden waren, während der
Befund an den Händen ziemlich stark wechselte. Es kamen unter anderem Spalthände vor, aber auch lediglich Fehlen des Daumenstrahles, oder auch eine Klinodaktylie des Daumens! (Pollex varus?)

E. L. POTTER und L. NADELHOFER beschrieben Spaltbildungen der Füße und
wechselnde Mißbildungen der Hände bei einer Mutter und 2 Kindern (Abb. 245a
bis c). Bei der Mutter bestanden beiderseits Spaltfüße mit doppelseitigem Rudiment des 2. Metatarsale. Die Phalangen der 2. und 3. Zehe fehlten ebenfalls.
An der linken Hand fand sich eine radialwärts gerichtete Abknickung des
2. Fingers im Bereich des distalen Endes der Grundphalanx. Sonst waren die
Hände normal.

Die Füße der Kinder waren schwerer verändert als bei der Mutter. Beim
3jährigen Mädchen fehlte beiderseits der 2. und 3. Metatarsalknochen mit
zugehörigen Zehen. Der 4. war kurz und rudimentär. Beim 6jährigen Knaben
sind die Füße ähnlich, nur ist rechts der 4. Metatarsalknochen ausgebildet und
vom 3. noch ein Rudiment vorhanden. Phalangen fanden sich aber wie beim
anderen Kind nur an der 1. und 5. Zehe.

An den Händen ist der Unterschied der Kinder gegenüber der Mutter noch
augenfälliger. Beim Sohn bestand eine Reduktion der Zahl der Phalangen des
1. und 2. Fingers beider Hände und ein völliges Fehlen des rechten Daumens,
links findet sich ein Rudiment des Metacarpale I.

An den Händen der Tochter fehlen die Zeigefingerphalangen. Hingegen zeigte
sie partielle Verdoppelung des 1. Strahles und Phalangenvermehrung (links
wurden solche vor der Aufnahme chirurgisch entfernt). Es finden sich also in derselben Sippe bei gleichsinniger Mißbildung der Füße am Daumenstrahl bei den
Geschwistern die Erscheinungen der Plus- und Minusvariation. Es sei beigefügt,
daß ein kleineres Geschwister der Mutter ebenfalls Spaltfüße hatte.

F. KLAGES und R. JACOB berichten über eine Sippe von 62 Mitgliedern über
4 Generationen, bei denen die Probandin Spaltfüße, 3gliedrigen Daumen, Ektrodaktylie und Polydaktylie hatte. Die Mißbildungen der Füße der 6 röntgenologisch untersuchten kranken Sippenglieder zeigen das Bild *typischer Spaltfüße*,
die röntgenologisch ebenfalls sehr ähnlich sind: Die Spaltung reicht bei allen
Füßen bis zum Mittelfuß, dessen mittlere Strahlen verkümmert oder in Fortfall
geraten sind, zum Teil scheint der 3. Strahl im 4. aufgegangen zu sein. Am tibialen
Rand findet sich eine 2gliedrige, zum Teil verdickte Großzehe, in welcher
der 2. Strahl offenbar mehr oder weniger aufgegangen ist. In der fibularen

„Krebsschere" ist der 4. und 5. Metatarsalknochen getrennt, aber nur 3mal sind die dazugehörigen Zehen einzeln ausgebildet.

An den Händen waren die Mißbildungen mannigfaltiger: Es fand sich 1mal Polydaktylie, 5mal Dreigliedrigkeit des Daumens, dazu 1mal abnorme Größe des Daumengrundgliedes, 1mal Verdoppelung des Daumens, 5mal häutige und 1mal knöcherne Syndaktalie zwischen 3. und 4. Finger, 5mal Ektrodaktylie und je 1mal Klino- und Kamptodaktylie. An den Händen finden sich somit sowohl Störungen der Skeletanlage als auch des primären Weichteilblastems.

Die Betrachtung des Stammbaumes ergibt, daß phänotypisch gesunde Individuen keine mißgebildeten Nachkommen haben. Das Verhältnis kranker zu gesunden Individuen in der Deszendenz von Mißbildungsträgern betrug 12:15. Es handelt sich um dominanten Erbmodus.

Abschließend sei noch auf einige kombinierte Mißbildungen mit Spaltbildungen an Händen oder Füßen eingegangen.

ANDRESEN berichtet über das Vorkommen von Spalthand bei Mutter und Tochter, wobei letztere gleichzeitig eine schwere Mißbildung der unteren Extremität hatte: Bei der Mutter fand sich eine rechtsseitige Spalthand mit Fehlen des Mittelfingers und Syndaktylie des Daumens und Zeigefingers. Leichte Hypoplasie des Metacarpale III.

Bei der 5jährigen Tochter fanden sich doppelseitige Spalthände: rechts in ähnlichem Ausmaß, wie bei der Mutter, nur ohne Syndaktylie, links dagegen war die mediane

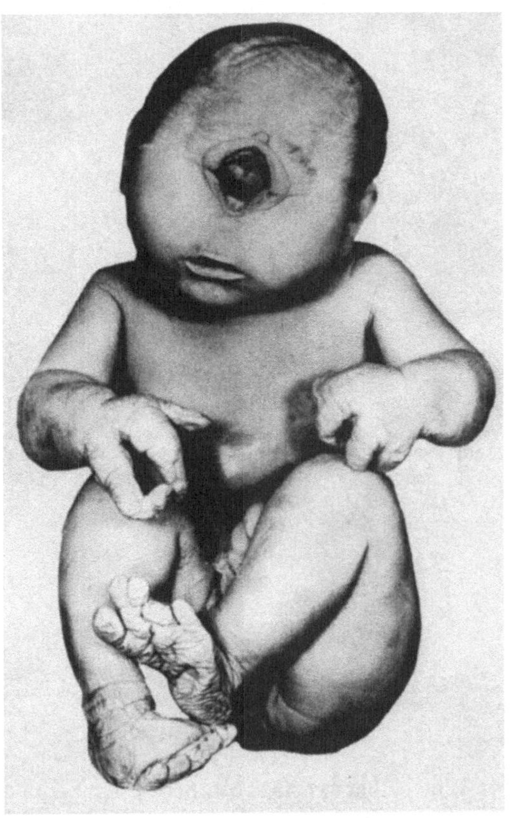

Abb. 246. Schwere Gesichtsmißbildung: Cyclopie, Fehlen der Nase, Spalthände. (Pathologisches Institut Würzburg.)

Spaltbildung hochgradiger.Es fehlte der ganze Mittelfingerstrahl, Phalangen, einschließlich Metacarpale III und zwischen 4. und 5. Finger bestand eine Syndaktylie. An den Beinen konnte nun ein doppelseitiger *Tibiadefekt* nachgewiesen werden mit dadurch bedingtem sekundärem Pes equino-varus. Auf der rechten Seite ist der Großzehenstrahl etwas hypoplastisch, sonst sind alle Fußelemente der Norm entsprechend vorhanden. Das Interessante dieser Beobachtung ist die Kombination von keilförmigem erblichem Defekt der Hände mit Tibiastrahldefekt an beiden Füßen. ANDRESEN deutet diese Kombination als Manifestationsschwankung einer einheitlich übergeordneten Schädlichkeit.

Diskordantes Verhalten von eineiigen Zwillingen bei Spalthand beschreiben GOLL und KOENNER (s. a. Fall HOFMANN).

Kombination von Spalthand und Spaltfuß mit *Augenmißbildungen* beschreibt KARSCH. Es handelte sich um Vater und Tochter. Der Vater zeigte rechtsseitige

Spalthand mit Fehlen des 3. Fingers und Hypoplasie des Metacarpale III, dazu ossale Syndaktylie der linken 3. und 4. Zehe. Bei der Tochter waren schwere Spaltbildungen an Händen und Füßen. Vater und Tochter zeigten außerdem horizontalen Pendelnystagmus, tapeto-retinale Degeneration, Katarakta complicata. Es wird noch auf weitere Beziehungen zwischen Extremitätenmißbildungen und Augenveränderungen aufmerksam gemacht, so die angeborene Linsenluxation und Arachnodaktylie und Dystrophia adiposo-genitalis, Retinitis pigmentosa und Polysyndaktylie (Bardet, Laurence-Biedlsches Syndrom).

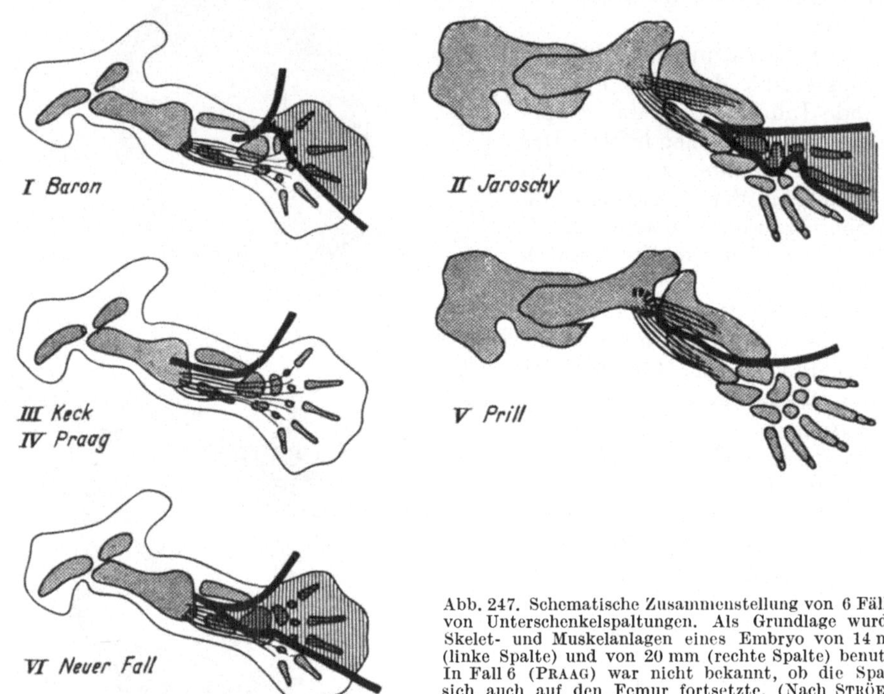

Abb. 247. Schematische Zusammenstellung von 6 Fällen von Unterschenkelspaltungen. Als Grundlage wurden Skelet- und Muskelanlagen eines Embryo von 14 mm (linke Spalte) und von 20 mm (rechte Spalte) benutzt. In Fall 6 (Praag) war nicht bekannt, ob die Spalte sich auch auf den Femur fortsetzte. (Nach Ströer.)

Wir selber verfügen über eine Beobachtung des Pathologischen Instituts Würzburg, bei welcher Spalthandbildung mit Cyclopie kombiniert war (Abb. 246).

Über die Kombination von rechtsseitiger Spalthand mit kongenitaler Herzmißbildung, Transposition, Atresia ani, Kloakenpersistenz, linksseitige Hydronephrose und Hydroureter berichtet Unterrichter.

Abschließend erwähnen wir noch eine Arbeit von Ströer, in welcher ein Fall von scheinbarer Extremitätenverpflanzung veröffentlicht wird; wobei jedoch Ströer zur Annahme kommt, es handle sich um eine tiefe Spaltung der Extremitätenanlage bis in den Unterschenkel hinein. In einer schematischen Darstellung bringt er 6 der Literatur entnommene Fälle verschiedener Grade der Unterschenkelspaltung (Cruri-schisis). Dabei werde die Tibia von der Fibula und dem Fuß durch eine Spalte getrennt. Letztere kann mehr oder weniger tief eindringen, wie Ströer auf seinem Schema zu zeigen versucht. Wie weit dabei nicht doch auch Strahldefekte (vgl. z. B. die „intercalary hemimelia") eine Rolle spielen könnten, möchten wir lediglich zur Diskussion stellen (Abb. 247). Zu diesem Problem äußert sich auch Jaroschy und weist sehr interessante Abbildungen vor (vgl. auch hiezu unsere Abb. 84).

Literatur.

Spalthand, Spaltfuß.

ANDRESEN, J.: Über einen Fall von Spalthand in Kombination mit schwerer Mißbildung der unteren Extremitäten in der Deszendenz. Z. Konstit.lehre **25**, 545 (1942). — ASCHNER, B., u. G. ENGELMANN: Konstitutionspathologie in der Orthopädie. Wien u. Berlin: Springer 1928.

BINDSEIL, W.: Bericht über einen Fall von erblicher Spaltbildung an Händen und Füßen. Z. Konstit.lehre **26**, 357 (1942).

FETSCHER, F.: Ein Stammbaum mit Spalthand. Arch. Rassenbiol. 14, 2, 176 (1922). Zit. nach HANHART. — FOTHERBY, H.: The history of a family in which a similiar hereditary deformity appeared in five generations. Brit. med. J. 1886, 915. Zit. nach HANHART.

GOLL, H., u. D. M. KAHLICH-KOENNER: Akrocephalosyndaktylie mit Spalthand bei einem Partner eines eineiigen Zwillingspaares. Z. Konstit.lehre **24**, 516 (1940). — GOLL, H., u. D. KOENNER: Ein Fall von diskordantem Verhalten von eineiigen Zwillingen bei Spalthand. Wien. klin. Wschr. 1941, 321. — GORINAIOVA, R. W.: Zur Frage der Heredität der Ektrodaktylie. Fortschr. Röntgenstr. **50**, 289 (1934). — GRAND, M. J. H., and D. J. DOLAN: Heredofamilial cleft foot. Amer. J. Dis. Childr. **51**, 338 (1936). — GROTE, L. R.: Über vererbliche Polydaktylie. Z. Konstit.lehre **9**, 47 (1924).

HANHART, E.: Stark unregelmäßige Dominanz einer Anlage zu Spalthand auf Grund eines schwachen, entwicklungslabilen Gens. Arch. Klaus-Stiftg **20**, 96 (1945). — HILGERS, J.: Ein Beitrag zur Erbbiologie der seltenen angeborenen Körperfehler an den Gliedmaßen. Z. orthop. Chir. **64**, 288 (1936). — HOFMANN, M.: Vererbung von Spalthand und Spaltfuß (Beobachtung an 2 Familien). Diss. München 1936.

JAROSCHY, W.: Eigenartige Spaltbildung mit Strahlenreduktion des Armes. Arch. f. orthop. Chir. **25**, 482 (1927).

KARSCH, J.: Erbliche Augenmißbildung in Verbindung mit Spalthand und Spaltfuß. Z. Augenheilk. **89**, 274 (1936). — KLAGES, F., u. R. JACOB: Anatomische und erbbiologische Untersuchungen an einer mit Spaltfüßen und Mißbildungen der Hände behafteter Sippe. Z. orthop. Chir. **70**, 265 (1940). — KOENNER, D. M.: Häufigkeiten von Extremitätendefekten. Erbarzt **5**, 53 (1938).

LEWIS, T., u. D. EMBLETON: Split-hand and split-foot deformities, their type, origin and transmission. Biometrika (Lond.) **6**, 26 (1908). Zit. nach HANHART. — LIEBENAM, L.: Beitrag zum familiären Vorkommen von Spalthänden und Spaltfüßen. Z. Konstit.lehre **22**, 136 (1938).

MAYER, C.: Zur Kasuistik der Spalthand und des Spaltfußes. Beitr. path. Anat. **23**, 20 (1898). — MEYERDING, H. W., and J. E. UPSTOW: Heredofamilial cleft foot deformity. Amer. J. Surg. **74**, 889 (1947). — MÜLLER, W.: Die angeborenen Fehlbildungen der menschlichen Hand. Stuttgart: Georg Thieme 1937.

PARKER u. ROBINSON: Zit. bei HANHART. — PEARSON, K.: On inheritance of the deformity known as split foot or lobster claw. Biometrika (Lond.) **6**, 69 (1908). Zit. nach HANHART. — POTTER, E., and L. NADELHOFER: A familial lobster claw. J. Hered. **38**, 331 (1947).

SCHOLTZ, A.: Über mannigfache Fehlbildungen an Händen und Füßen. Z. orthop. Chir. **72**, 231 (1941). — SCHROEDER, J.: Entstehung und Vererbung von Mißbildungen an Hand eines Hypodaktyliestammbaumes. Mschr. Geburtsh. **48**, 210 (1918). — STEINIGER, F.: Erbliche Mißbildungen der Hände und Füße. Umsch. **38**, 512 (1934). — STILES, K. A., and J. S. PICKARD: Hereditary malformations of the hands and feet. J. Hered. **34**, 341 (1943). — STRÖER, W. F. H.: Über einen Fall von scheinbarer Extremitätenverpflanzung, zugleich ein Beitrag zur Frage der Unterschenkelspaltung. Beitr. path. Anat. **106**, 322 (1942).

TUBBY, A. H.: A case of „lobster claw" deformity of the feet and partial suppression of the fingers, with remarkable hereditary history. Lancet 1894 I, 396. Zit. nach HANHART.

UNTERRICHTER, L.: Beiträge zur Kenntnis der angeborenen Anomalien der Extremitäten. Z. Konstit.lehre **18**, 317 (1934).

C. Der angeborene umschriebene Riesenwuchs.

(„Örtlicher Riesenwuchs", Hyperplasia partialis congenita, Gigantomelie, Halbseitenriesenwuchs, Hypergenesia partialis, Riesengliedrigkeit u. a.)

In diesem Kapitel werden Veränderungen beschrieben, die wohl genetisch nicht einheitlich sind. Die Einteilung und Eingliederung dieser Fehlbildungen bereitete je und je große Schwierigkeiten und eine allgemein anerkannte Auffassung ist noch nicht gefunden worden.

Zunächst glauben wir, daß der Halbseitenriesenwuchs vom umschriebenen Riesenwuchs einzelner Gliedmaßenabschnitte, meistens bestimmter Finger oder Zehen getrennt behandelt werden muß. Zwischen diesen beiden extremen Formen scheint es aber mannigfaltige Übergänge zu geben, welche durch folgende Vorkommnisse gekennzeichnet sind: sog. *gekreuzte Hyperplasie* mit Ergriffensein eines Armes und des entgegengesetzten Beines mit oder ohne Gesichtsbeteiligung, ferner durch *bilaterale symmetrische Hyperplasie* entweder beider Arme oder beider Beine und endlich durch *Monohyperplasie* nur einer Gliedmaße oder nur einer Gesichtshälfte.

Neben dieser hauptsächlich die Lokalisation und damit auch die Ausdehnung berücksichtigenden Einteilungsversuche wurde der umschriebene Riesenwuchs in einen angeborenen und erworbenen geschieden. Demgemäß spricht z. B. Feriz von einer *Makrodaktylia simplex congenita*, welche wahrscheinlich ätiologisch uneinheitlich ist, und einer *Makrodystrophia lipomatosa progressiva*, die sich erst im extrauterinen Leben ausbildet und einen sekundären Symptomenkomplex darstelle. Von einem anderen Standpunkt unter Berücksichtigung der Beteiligung aller Gewebsschichten ausgehend unterscheidet Windholz zwischen 1. *einfachem*, proportional dem Körperwachstum gelegentlich schubweise verlaufendem, kongenitalem und 2. *unproportioniertem* Riesenwuchs, bei letzterem handle es sich um erworbene Formen mit heterologem geschwulstartigem Wachstum einzelner Gewebe.

Wieland unterscheidet ebenfalls 2 Gruppen von Hypertrophien. Bei einer ersten sind die Knochen vergrößert, die Weichteile zwar ebenfalls, aber nur entsprechend der Skeletvergrößerung. Es handelt sich bei diesen Fällen um ein stationäres Leiden, welches dem betreffenden Träger, abgesehen von gelegentlichen Entstellungen und mechanischen Behinderungen, keine nennenswerte Schädigung verursacht. Die meisten Fälle von partiellem Riesenwuchs gehören hierher.

In einer 2. Gruppe von Fällen bestehen neben den Skeletvergrößerungen geschwulstartige, hauptsächlich das Fettgewebe betreffende Vergrößerungen, und zwar kommt es zu bald allmählicher, bald plötzlicher schubweise einsetzender Wachstumssteigerung der kongenital zu großen Partie. Dadurch entstehen tumorartige Verbildungen oder es tritt zur Vergrößerung eines einzelnen Gliedes eine allmähliche Zunahme der ganzen zugehörigen Extremität hinzu. In solchen Fällen kann man von fortschreitendem umschriebenem Riesenwuchs sprechen. Man spricht demnach am besten von einfachem umschriebenem Riesenwuchs einerseits und von „dystrophischer Proliferation" andererseits (Wieland) in der Erkenntnis, daß gerade bei den mit Lipomatose kombinierten Fällen neben den proliferativen auch regressive Prozesse zu beobachten sind, wie aus histologischen Untersuchungen operativ entfernter hyperplastischer Zehen ersehen werden konnte (Peiser, Uebelin). Anatomische Untersuchungen lehren (s. bei Wieland), daß bei den meisten — stationären — Fällen von partiellem Riesenwuchs die Wachstumsstörungen rein quantitativer Natur sind: „Wo alle Gewebe des hypertrophischen Körperteils gleichmäßig beteiligt sind und ein Glied entsteht. welches in sich wohl proportioniert, in einen größeren Organismus hineinpassen würde" (M. B. Schmidt).

Bei den fortschreitenden dystrophischen Formen finden sich abgesehen von den rein quantitativen Wachstumsstörungen auch qualitative und namentlich regressive Veränderungen (Verdünnung, abnorme Brüchigkeit, Formveränderungen des Knochens und Knorpels, Osteoporose, Osteopsathyrose, Verfettung und Verödung des Knochenmarkes (Wieland).

Ob diese beiden Formen scharf voneinander zu trennen sind, wird die Zukunft noch lehren müssen. Wieland empfiehlt an Stelle des Ausdruckes Hypertrophie denjenigen von Dystrophie zu wählen.

Die Ätiologie dieser partiellen Riesenwuchsbildungen ist durchaus noch unklar. Es handelt sich aber nach neueren Untersuchungen wohl sicher um eine anlagebedingte Entwicklungsstörung.

Die Kombination des partiellen Riesenwuchses mit der Neurofibromatosis v. RECKLINGHAUSEN und mit Gefäßanomalien, wie Angiomen, Naevi oder erweiterten Arterien, gab Veranlassung, eine tropho-neurotische bzw. vasculäre Störung als Ursache des umschriebenen Riesenwuchses anzunehmen. Nur ganz vereinzelte Fälle (ASCHNER und ENGELMANN) halten aber einer Kritik stand. Beim größten Teil der Beobachtungen handelt es sich um eine Koordination zweier verschiedener kongenitaler Mißbildungen.

In seinem 1948 erschienenen Buche setzt sich KEHRER mit Recht sehr kritisch mit den häufig sehr willkürlich gebrauchten Termini technici „jener allein oder ausschließlich und unmittelbar aus fehlerhafter Anlage erwachsenden Umfangsvergrößerungen von Körperabschnitten auseinander, welche auf der krankhaften, dauernden Massenzunahme mehrerer oder aller Gewebe beruhen und partieller oder Teilriesenwuchs" genannt werden. Vor allem betont er, daß die allgemein pathologisch-anatomisch sehr wohl definierten Begriffe der Hypertrophie oder Hyperplasie in diesem Zusammenhang nicht verwendet werden sollten. KEHRER ist der Ansicht — wir schließen uns ihr an — die beste Bezeichnung dieser Mißbildungsgruppe laute: „*der umschriebene Riesenwuchs*". Geltung darf auch noch die von WIELAND vorgeschlagene Bezeichnung *dystrophischer* [richtiger „dysplastischer" (KEHRER)] Riesenwuchs beanspruchen, weil in zahlreichen Fällen neben der Massenvermehrung der verschiedenen Gewebe auch eine Massenverminderung solcher oder Mißbildungen anderer Art bestehen können. Zu solchen unproportionierten Riesenwuchsformen möchten wir unter anderem den von W. BORST veröffentlichten Fall einer 63jährigen Frau rechnen, welche „eine geradezu groteske" Deformierung des rechten Fußes zeigt. Die Weichteile sind am ganzen Bein elephantiastisch verdickt und am äußeren Fußrand findet sich ein Geschwür. Am Skelet des rechten Hüft- und Kniegelenkes finden sich enorme dystrophische Veränderungen. Das Zustandsbild entwickelte sich erst im Laufe der Jahre zu dieser grotesken Form. Anamnestisch wird allerdings angegeben, daß man ihr im Alter von 6 Wochen in der Frauenklinik Bonn die Zehen des rechten Fußes amputiert habe. Familienanamnese o. B.

Ebenfalls hierher scheint mir der von O. HOCHE geschilderte Fall zu gehören. Es handelte sich um eine 26jährige Frau, deren linkes Bein vom Knie abwärts besonders an der Wadenseite eine mächtige Verdickung der Weichteile von Geburt an aufwies. Neben den Erscheinungen der Makrodystrophia lipomatosa progressiva zeigte das Skeletsystem eine schwere Form von Knochendystrophie mit Exostosenbildung, und besonders mächtigem Calcaneussporn.

Sehr einleuchtend, aber vielleicht zu hypothetisch ist folgende von W. MÜLLER begründete Ansicht über den — *umschriebenen* — *Riesenwuchs*. Entsprechend seiner auch in unserer Darstellung vielfach erwiesenen Auffassung, daß zahlreiche Gliedmaßenmißbildungen den Ausdruck von „oscillatorischen Schwankungen" um den Normalzustand darstellen, z. B. Polydaktylie — Oligodaktylie als Plus- oder Minusvarianten des Skeletblastems. Nun entwickelt er in seinem Buche über die Fehlbildungen der menschlichen Hand die These, daß den Ektrodaktylien als negativer Phase der Störungen des Weichteilblastems mit den verschiedenen Bildern von Spalthänden und Spaltfüßen eine positive Phase gegenüberstünde, welche er in den mannigfaltigen Formen des umschriebenen Riesenwuchses der Hände und Füße erblickt. In der Tat zeigt es sich, daß gerade beim umschriebenen Riesenwuchs einzelner Gliedmaßenabschnitte meist nur ganz bestimmte, regionär begrenzte Gebilde von Hand und Fuß betroffen werden. Hierin erblickt

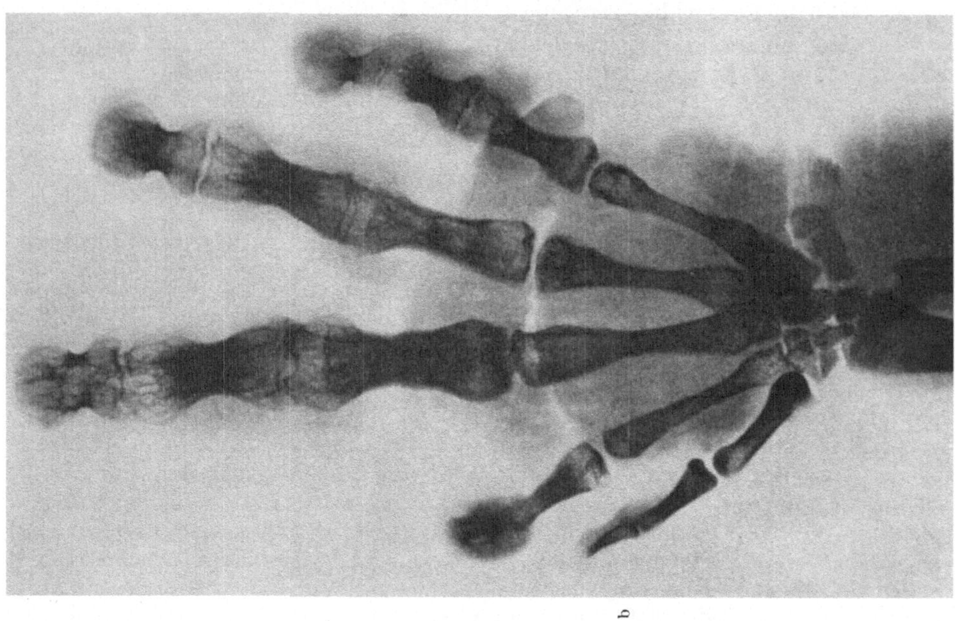

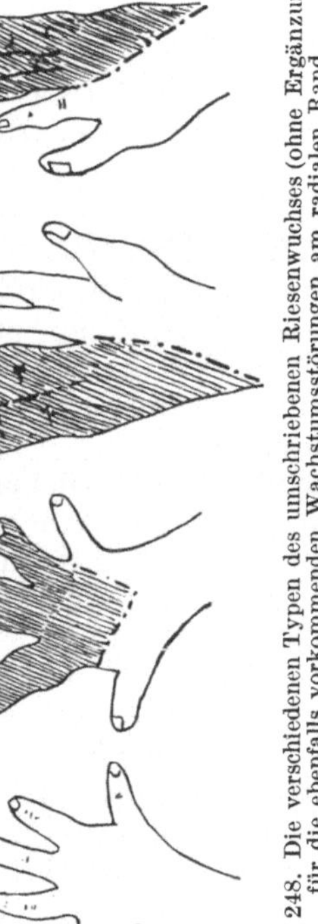

Abb. 248. Die verschiedenen Typen des umschriebenen Riesenwuchses (ohne Ergänzung für die ebenfalls vorkommenden Wachstumsstörungen am radialen Rand, s. auch Text). (Nach W. MÜLLER.)

Abb. 249a—c. Partieller Riesenwuchs des 2.—5. Fingers (18jähriges Negermädchen). (Pathologisches Institut Basel, Veröffentlichung ZIMMER.)

W. Müller die auffallende Übereinstimmung mit den entsprechenden Defektbildungen: An der Vergrößerung seien nun nach W. Müller in erster Linie
die Weichteile beteiligt und die Knochenvergrößerung, die sich nicht an bestimmte ganze Strahlenabschnitte hält, sei von der Vergrößerung der Weichteil-
anlage erst induziert. Des weiteren ist sowohl für Spaltbildungen als auch umschriebenen Riesenwuchs die *Keilform* mit vorwiegender Beteiligung der mittleren
Strahlen charakteristisch. Während allerdings bei den Spalthandbildungen schwersten Grades ein völliger Ausfall des radialen Handteiles beobachtet wurde,
so können die Riesenwuchsformen sich ebenfalls auf die Randbezirke beschränken,

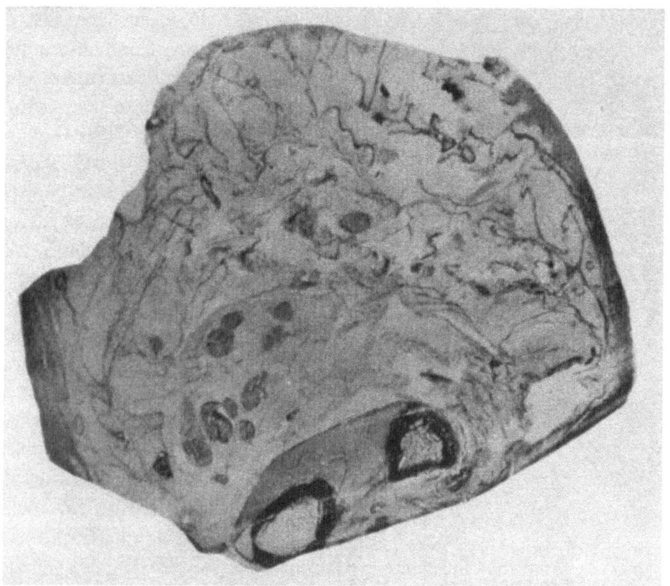

Abb. 249c. Querschnitt durch den Unterarm, Radius und Ulna normal. Lipomatose der Weichteile.
(Präparat Pathologisches Institut Basel, Veröffentlichung Zimmer.)

wobei aber nicht nur der ulnare bzw. fibulare Anteil, wie W. Müller feststellt,
betroffen werden kann, sondern auch der radiale und tibiale, wie wir an eigenen
Beobachtungen mehrfach nachweisen können. Das Schema von W. Müller
sollte daher, wie auch Kehrer bemerkt, noch in dieser Richtung ergänzt werden
(Abb. 248). Wir möchten in diesem Zusammenhang an den in Abb. 245 von Potter
und Nadelhofer gezeigten Fall des 6jährigen Knaben erinnern, der Spaltfüße
und Fingerdefekte neben Riesenwuchs des 4. Fingers aufwies. P. Bernoulli, der
sich kritisch mit der Müllerschen These auseinandersetzt, möchte annehmen,
daß beim umschriebenen Riesenwuchs in der entsprechenden frühen Entwicklungsphase die unbekannte Störung Weichteil- und Skeletanlage miteinander
in Mitleidenschaft ziehe, und zwar scheine diese in auffällig gleichmäßigem
Grade geschehen zu können. Festzuhalten ist auch die Tatsache, daß an Extremitäten mit umschriebenen Riesenwuchsbildungen verbleibende Finger oder
Zehen verkleinert sein können. Politzer vermutet, daß dies auf einer „atypischen"
Unterteilung der Hand- bzw. Fußplatte beruhe, wobei bei ungleichmäßiger Einteilung einer gegebenen Menge des Anlagematerials ein örtlicher Mehrverbrauch
für den Rest der Anlage sich als Substanzmangel auswirken müsse. Andererseits
können aber auch bei offensichtlich gestörten Entwicklungskorrelationen die

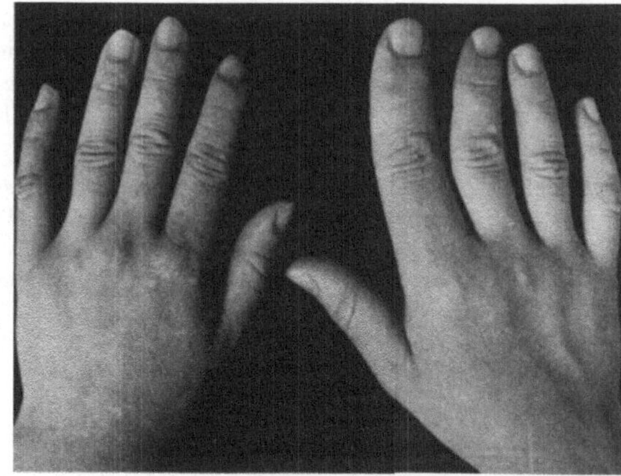

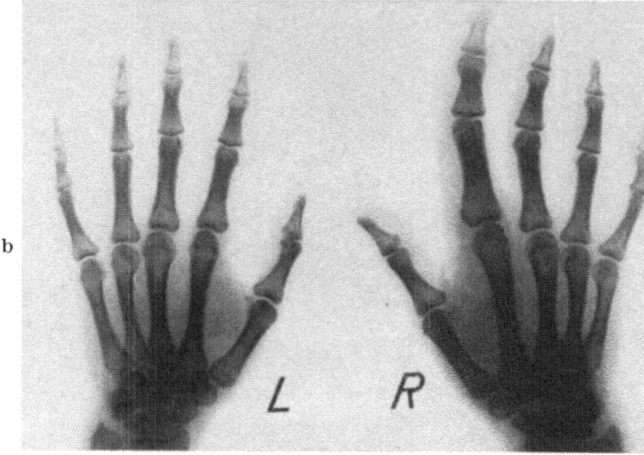

Abb. 250a u. b. a Partieller Riesenwuchs des rechten Zeigefingers sowie auch von Daumen, Mittel- und Ringfinger. b Röntgenbilder. (Fall P. Bernoulli.)

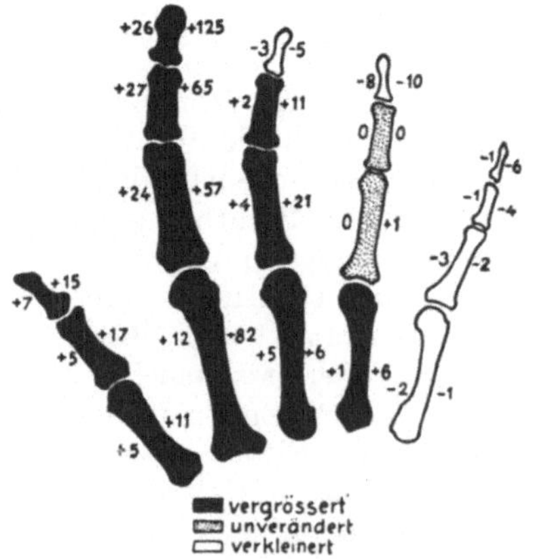

Abb. 250c. Schematische Darstellung der rechtsseitigen Fingerknochen im Vergleich zur linken Hand nach dem Röntgenbild. Längendifferenzen (links) und Flächendifferenzen (rechts) sind in Prozentwerten ausgedrückt. (Fall P. Bernoulli.)

einzelnen Finger- oder Zehenstrahlen mit starker Wachstumstendenz, unabhängig von der Umgebung, übermäßig groß werden.

Folgende im Laufe der Jahre gesammelten Beispiele mögen die Ausdrucksformen des umschriebenen Riesenwuchses veranschaulichen.

Aus der alten Sammlung des Pathologischen Institutes Basel stammt der von E. A. Zimmer veröffentlichte Fall (Abb. 249a—c). Der unterhalb des Ellbogengelenkes amputierte rechte Arm eines 18 jährigen Negermädchens zeigte partiellen Riesenwuchs des 2.—5. Fingers bei eher zu grazilen Daumen. Zwischen 3. und 4. Finger findet sich eine mäßige Schwimmhautbildung. An den vergrößerten Fingern sind die Nägel proportional vergrößert. Röntgenologisch sind Metacarpale I, Multangulum majus und Naviculare hypoplastisch, auch der Radius ist etwas unterentwickelt.

Der Zeigefingerstrahl nimmt eine Sonderstellung ein: Metacarpale II sowie Multangulum minus sind bedeutend kleiner als die folgenden Skeletteile. Die 3 Phalangen des Zeigefingers sind überdimensioniert. Die 3 ulnaren Strahlen sowie Hamatum, Triquetrum und Pisiforme lassen enorme Vergrößerung erkennen, während Lunatum und Capitatum normal groß erscheinen. Das Weichteilpolster der ulnaren Seite ist umfangreich, das der radialen dagegen schmächtig. Die Keilform der Mißbildung ist sehr deutlich. In Höhe der Endglieder sind 4, in Höhe der

Metacarpalien nur 3 Strahlen betroffen. Der frühzeitige Epiphysenschluß an den riesenwüchsigen Fingern wird nach W. Müller als Zunahme der Wachstumsintensität in räumlicher und zeitlicher Hinsicht erklärt. Auf Querschnitten durch den distalen Teil des Vorderarmes fand sich als Grund für die Vergrößerung eine Fettgewebswucherung bei annähernd normalen Größenverhältnissen von Radius und Ulna. Die Gefäße zeigen durchweg eine gewisse Sklerose. Die Muskulatur ist wohl infolge von Inaktivität eher unterentwickelt.

Die Röntgenbilder des nächsten Falles verdanke ich Herrn Prof. Lüdin. Die Mißbildung mit partiellem Riesenwuchs fand sich hauptsächlich am Zeigefinger der rechten Hand. Doch sind auch der Daumenstrahl ganz, der Mittelfinger mit Ausnahme der Endphalanx und vom 4. Finger das Metacarpale in die

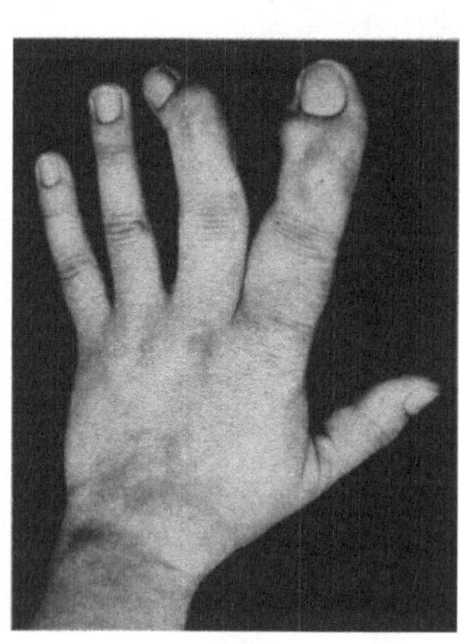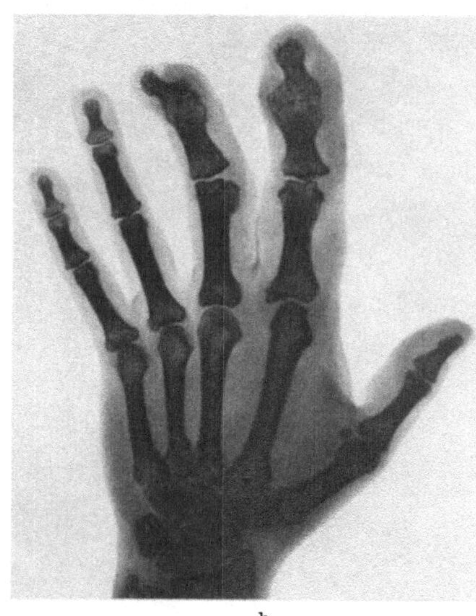

a   b

Abb. 251a u. b. a Riesenwuchs des linken Zeige- und Mittelfingers bei einer 23jährigen Kinderpflegerin. b Röntgenbild. (Fall Prof. C. Henschen.)

Vergrößerung einbezogen. In einer sorgfältigen Studie wurde dieser Fall von P. Bernoulli veröffentlicht. Die schematische Darstellung der Längen- und Flächendifferenzen gegenüber der normalen linken Hand gibt ein anschauliches Bild von der keilförmigen Anordnung auch dieser Exzeßbildung (Abb. 250a—c).

Besonders anschaulich ist auch der von Henschen veröffentlichte Fall einer 23jährigen Kinderpflegerin, bei welcher schon seit der Geburt die abnorme Größe des linken Zeige- und Mittelfingers konstatiert worden ist. Das Endglied des Zeigefingers ist vollkommen versteift, der Nagel dieses Fingers ist mehr als doppelt so groß. Im Röntgenbild ist das Metacarpale II und III verlängert und verbreitert. Ein abnormes Sesambein findet sich in Höhe des Grundgelenkes des Zeigefingers. Außer der ossären Makrodaktylie ist auch eine sehr starke Weichteilvermehrung vorhanden (Abb. 251a und b). Der Fall von Henschen scheint eine besonders typische Lokalisationsform zu sein, haben wir doch in der Arbeit von Chandler an der linken Hand fast genau dasselbe Bild gefunden, vielleicht noch mit Einbezug des Daumens, und einen spiegelbildlichen Fall der rechten Hand in der Arbeit von Kanavel. Der von Kratochvil veröffentlichte Fall betrifft den rechten 2. und 3. Finger, wie bei Kanavel, kombiniert mit lipomatöser Makrodystrophie, im Augenhintergrund auf Entwicklungsstörung beruhende Pigmentanomalien. Die histologische Untersuchung des amputierten Fingers zeigt besonders an den Venen Wandverdickung mit in Organisation begriffener Thrombose.

Familiär bei einem Vetter Gaumenspalte, sonst in der direkten Verwandtschaft keine Anomalien.

Die Hände des nächsten Falles (Abb. 252a und b), auf den wir weiter unten noch zurückkommen werden, stammen von einem 7jährigen Knaben, der außer den

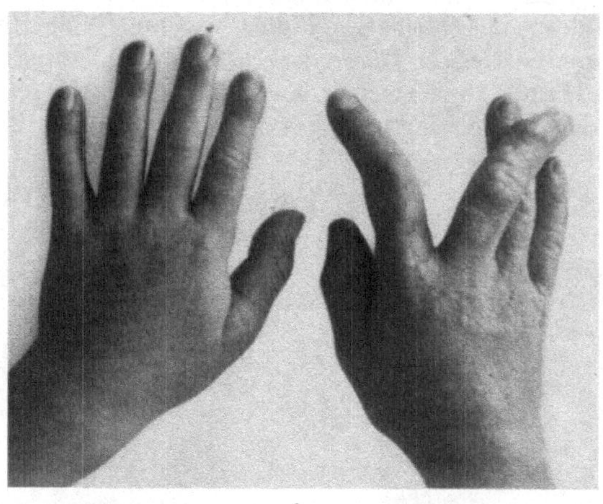

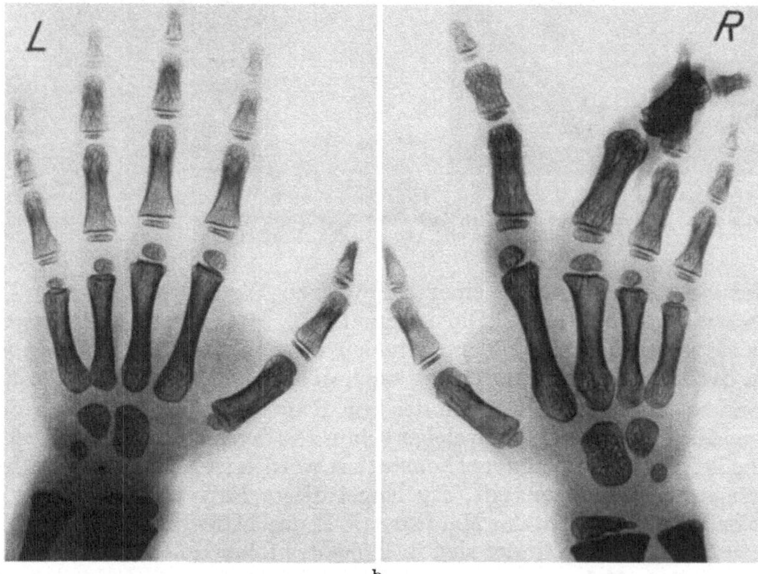

Abb. 252a u. b. Riesenwuchs des rechten 2. und 3. Fingers eines 7jährigen Knaben. (Beobachtung Sidler.)

Erscheinungen des partiellen Riesenwuchses des rechten 2. und 3. Fingers eine rechtsseitige Halbseitenriesenwuchsbildung des Armes und Beines aufwies. An der rechten Hand sind gegenüber links der 2. Fingerstrahl vergrößert und vom Mittelfinger das Metacarpale verbreitert, Grund- und Mittelphalanx vergrößert und verbreitert und ulnarwärts verlagert. Der 4. und 5. Finger ist annähernd normal.

Aus der Sammlung des Pathologischen Institutes München erhielt ich die Bilder des rechten Fußes eines älteren Individuums mit partiellem Riesenwuchs namentlich der 2. sowie der angrenzenden 1. und 3. Zehe, auch die 4. und 5. Zehe sind noch etwas größer als normal. Die kleine Zehe zeigt Assimilationshypophalangie (Abb. 253a und b).

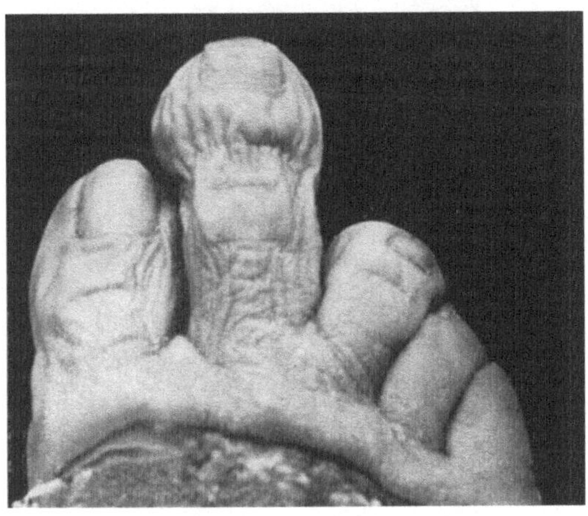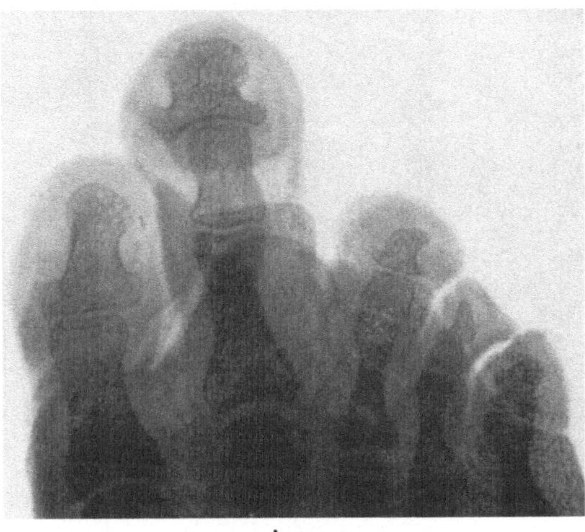

a
b

Abb. 253a u. b. Partieller Riesenwuchs der 2. Zehe, leichteren Grades auch der 1. und 3. Zehe.
Assimilationshypophalangie V, Brachymesophalangie III und IV. (Pathologisches Institut München.)

Ähnlich ist die von HEMPEL veröffentlichte Riesenwuchsbildung am linken Fuß eines 33jährigen Bergmannes und diejenige am rechten Fuß eines 54jährigen Mannes, publiziert von POLITZER. Es fand sich ein partieller Riesenwuchs der

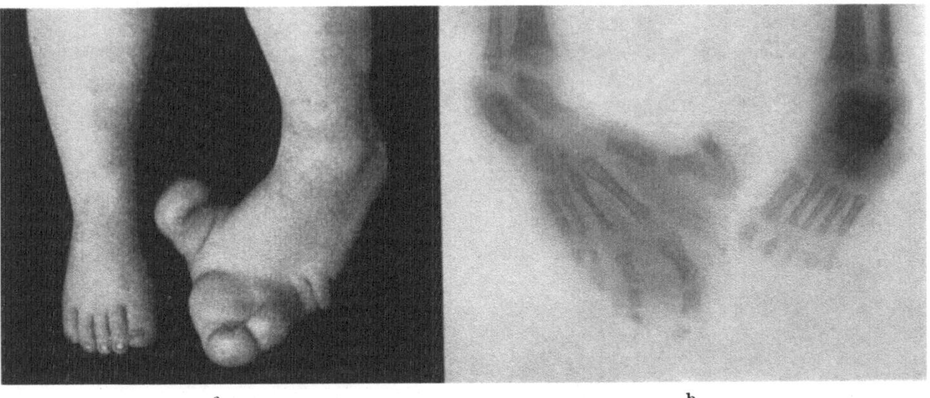

a
b

Abb. 254a u. b. Partieller Riesenwuchs der 1.—3. Zehe. (Sammlung KUPPER, Solothurn.)

2. und 3. Zehe mit sekundärer, mechanisch bedingter Arthrosis deformans der Zehengelenke.

POLITZER nimmt an, daß die Aufteilung der Hand- bzw. Fußplatte in atypischer Weise stattgefunden hat, so daß einzelne Fingeranlagen größer oder kleiner als die anderen ausgefallen sind.

Den tibialen Fußrand betreffend ist sodann der partielle Riesenwuchs der 1.—3. linken Zehe eines kleinen Knaben. Von den Metacarpalien ist namentlich I und II betroffen, während die Phalangen auch der 3. Zehe hyperplastisch sind.

Durch axiale Abweichungen und starke Weichteilhyperplasie sind 1. und 2. Zehe gabelartig voneinander getrennt. Diesen Fall verdanke ich Herrn Dr. KUPPER in Solothurn (Abb. 254a und b).

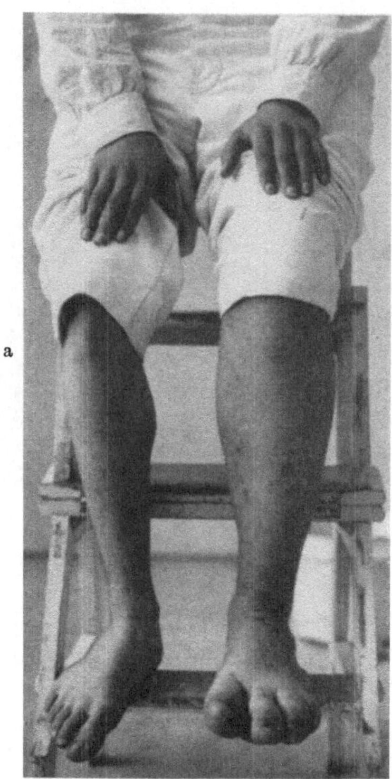

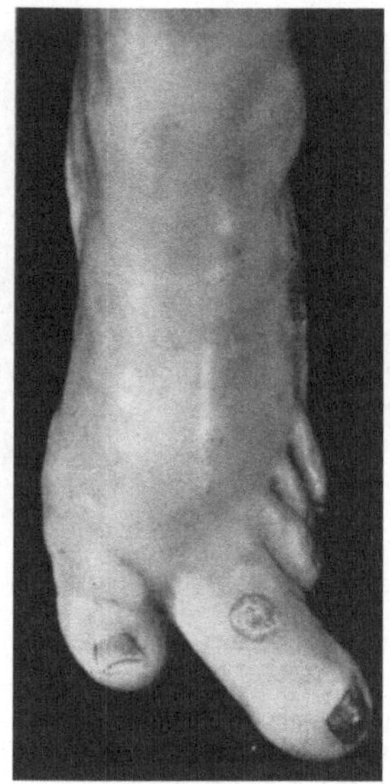

Abb. 256. Partieller Riesenwuchs der 1.—3., namentlich der 2. Zehe. 26jähriger Mann. (Pathologisches Institut Berlin.)

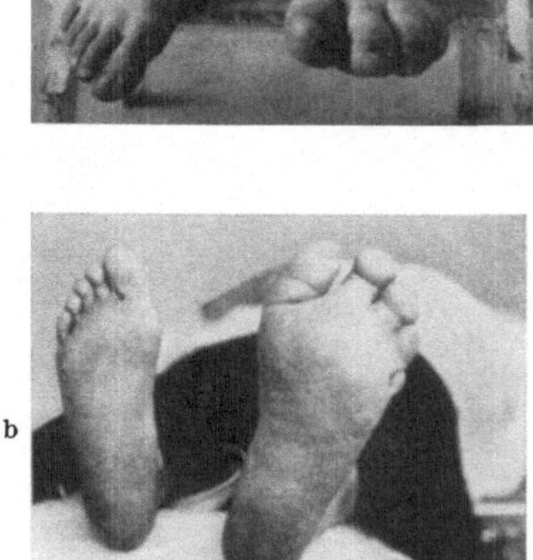

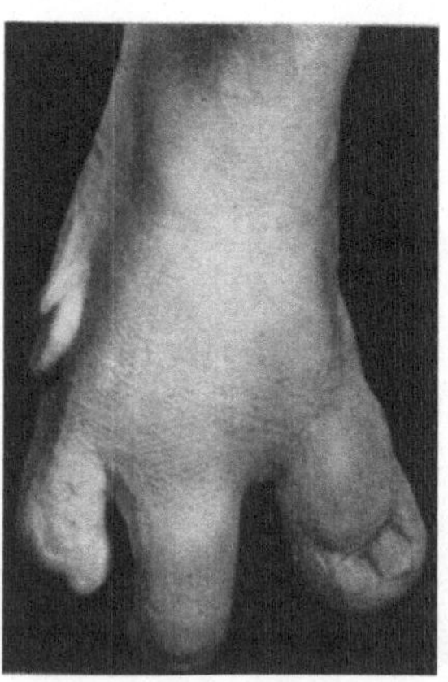

Abb. 255a u. b. Partieller Riesenwuchs der linken 1.—4. Zehe. (Sammlung Prof. RÖSSLE, Berlin.)

Abb. 257. Partieller Riesenwuchs der 1.—3. Zehe. (Pathologisches Institut Berlin.)

Herr Prof. RÖSSLE hat mir die Bilder eines Mannes zur Verfügung gestellt, der einen Riesenwuchs der 1.—4. linken Zehe mit starker Vergrößerung des ganzen linken Unterschenkels und Knies hatte, also eine teilweise Halbseitenvergrößerung (Abb. 255a und b).

Endlich stammen die beiden letzten Bilder ebenfalls von Präparaten aus der Sammlung des Pathologischen Institutes der Charité (Berlin). Im einen Fall eines 26jährigen Mannes war wiederum die linke 1.—3. Zehe, namentlich aber die 2. von dem partiellen Riesenwuchs betroffen (Abb. 256) und in einem weiteren Fall,

von dem ein Gipsmodell aufgehoben wurde, betraf die Riesenwüchsigkeit die
1.—3. Zehe in fibularwärts etwas abnehmender Intensität. Es mag ein Zufall
sein, daß unsere eigenen Beobachtungen an den Füßen die vorwiegende Beteiligung
der tibialen Zehenstrahlen aufwies (Abb. 257).

Nach den Angaben von W. MÜLLER sollen hauptsächlich 2 Typen von Riesenwuchsformen vorkommen, nämlich die *keilförmigen*, welche die *mittleren* Finger-
und Zehenstrahlen betreffen und die Fälle von umschriebenem Riesenwuchs
der ulnaren bzw. fibularen Randstrahlen. Wie wir schon eingangs betont haben,
gibt es aber auch analoge Vergrößerungen am radialen Rand und wie eigene
Beispiele besonders deutlich gezeigt haben, auch solche des tibialen Fußrandes.

Seltener sind Beobachtungen etwa nach Art der von FÈVRE und BRICAGE
veröffentlichten: hier wurde bei einem 18 Monate alten Kind hauptsächlich der
4. und 5. Finger der rechten Hand durch eine tumorartige Weichteilhyperplasie
vom Riesenwuchs betroffen.

Die Literatur über den partiellen Riesenwuchs ist außerordentlich groß und
G. B. GRUBER und O. E. KUSS haben in ihrem 1937 erschienenen Beitrag eine
geordnete Zusammenstellung gebracht, welcher das Prinzip der Lokalisation
und Ausdehnung zugrunde gelegt wurde. Folgende Klassifizierung wurde verwendet und durch zahlreiche Literaturhinweise belegt:

1. Halbseitenriesenwuchs der ganzen Körperhälfte links, rechts und ohne
Seitenangabe.

2. Hyperplasie der Gesichtshälfte links und rechts.

3. Riesenwuchs der oberen Extremität links, rechts und ohne Seitenangabe.

4. Riesenwuchs der unteren Extremität links, rechts und ohne Seitenangabe.

5. Makrodystrophia lipomatosa halbseitig, rechts, links, im Bereich des Gesichtes, des linken, rechten Armes, der linken, rechten unteren Extremität,
ohne Seitenangabe und partieller Riesenwuchs im Bereich beider Körperhälften.

Im Gegensatz zu den Spaltbildungen an Händen und Füßen sind Angaben
über die *Vererbung* des partiellen Riesenwuchses äußerst dürftig. So berichtet
A. NOLDA vom Falle eines Schreiners, der partiellen Riesenwuchs des rechten
Daumens hatte. Anamnestisch wird angegeben, daß die Schwester des Vaters
einen angeborenen Riesenwuchs der rechten Großzehe gehabt habe und das einzige
Kind des Probanden kam mit doppeltem Wolfsrachen zur Welt und starb 14 Tage
nach der Geburt (lesenswerte Geschichte über angebliches „Versehen" der Mutter
des Probanden!).

Die nachfolgenden Angaben erbbiologisch positiver Fälle haben wir dem
Buche von F. A. KEHRER „Die konstitutionellen Vergrößerungen umschriebener
Körperabschnitte" entnommen: CURLING (1845) Riesenwuchs eines Mittelfingers;
ähnliche Mißbildungen bei anderen Familienmitgliedern. WINCKLER (1892)
Riesenwuchs des rechten Ringfingers; dasselbe bei einem Vatersbruder. WITT-
POTH (1922) Riesenwuchs linker Fuß, Mutter: linkes Becken und Oberschenkel.
RUSSJAJEW (1924) Riesenwuchs des linken Beines auch bei 2 Familienmitgliedern.

Über die syn- und metatropen Verknüpfungen des partiellen Riesenwuchses
finden sich Zusammenstellungen bei GRUBER und KUSS sowie bei HENSCHEN.

1. Zusammenkommen der Großfingrigkeit mit Syndaktylie, Polydaktylie,
Ektro- und Klinodaktylie, Nagelveränderungen der gleichen oder einer anderen
Extremität, Chondromatosis und Exostosis.

2. Zusammenkommen mit multiplen Lipomen (UEBELIN, BUSCH u. a.),
Teleangiektasien und angeborene Phlebektasien, Naevi, abnorme Pigmentationen
und Pigmentflecken, Hypertrichosen, Ichthyosis, elephantiastische Verdickungen
der Haut, Ulcera neurotrophica, angeborene Bronchiektasien, isolierter Fettriesen-

wuchs des Dickdarms mit multiplen Lipombildungen, mit Hirschsprungscher Krankheit, mit Hemihypertrophia faciei.

3. Zusammenvorkommen mit Spina bifida cervico-thoracalis, thoracalis oder lumbalis occulta.

4. Zusammentreffen mit Narben- und Spontankeloiden.

5. Verknüpfung mit Hautverkalkungen.

6. Metatropes Auftreten von Osteophytbildungen, Osteoarthrosis deformans, sog. chronische Verschiebungsluxationen, Exostosen an Ansatzstellen von Muskeln und Sehnen, Calcaneussporn.

Gelegentlich ist auch *familiäre Alternanz* solcher Syntropien beschrieben worden. Kehrer zählt unter anderen folgende Vorkommnisse auf: Hörmann (1923) Riesenwuchs beider Füße bei Hochwuchs des Unterkörpers, Lipom der Brust, Vater und seine Geschwister Hochwuchs, eine Vatersschwester 2 Lipome. Bonhoeffer-Zondek (1923) hochgradiger Riesenwuchs der Füße und mehrerer Zehen und geringer des rechten Beines; eine Tante Polydaktylie und Lipomatose.

Kitaigorodskaja (1926) Fall 15: Riesenwuchs des rechten Fußes mit Syndaktylie der 2.—3. Zehe; ein Vatersbruder nur letzteres. Janson (1938) Längsriesenwuchs beider Zehen einschließlich Metatarsi.

Kastein beschreibt einen Fall mit Riesenwuchs beider Beine, dessen Schwester Riesenwuchs einer Gesichtshälfte hatte. Im Gegensatz ebenfalls zu den Spaltbildungen an Händen und Füßen ist bilaterales symmetrisches Vorkommen des umschriebenen Riesenwuchses offenbar sehr selten: Unter den verschiedenen, sehr schönen Abbildungen von umschriebenem Riesenwuchs (local overgrowth), welche F. A. Chandler veröffentlicht, ist zunächst einer mit keilförmigem Riesenwuchs der rechten 3. und 4. Zehe sowie der linken 1., namentlich 2. und 3. Zehe, zu nennen. Ferner wurde ein Mädchen beschrieben, welches an Riesenwuchs beider Füße und Beine, kombiniert mit großen Naevi, Lymph- und Hämangiomen der beiderseitigen Brust- und Bauchwand und doppelseitiger kongenitaler Hüftluxation litt.

Janson beobachtete ein Neugeborenes, welches symmetrische Hyperplasie beider 2. Zehen hatte. Anamnestisch gab die Mutter des Kindes an, eine Großmutter gehabt zu haben, deren einer Fuß viel stärker als der andere gewesen sei.

Kehrer erwähnt noch einen Fall von Schaeffer, bei welchem ganz ausnahmsweise die oberen Extremitäten ergriffen waren, jedoch die rechte Seite stärker als die linke.

Andere unter der Bezeichnung „Paraform" des umschriebenen Riesenwuchses veröffentlichte Fälle gehören wohl eher in das Gebiet der Akromegalie oder, wie W. Müller sich ausdrückt, in die *angeborenen Störungen der Fortentwicklung* der Hände bzw. Füße: der von Kehrer abgebildete Fall Riml und das von W. Müller abgebildete Brüderpaar gehören wohl hierher. Der Fall von Riml ist allerdings noch kompliziert durch zahlreiche pigmentierte Erhebungen in der Haut und er wird in Beziehung zur Neurofibromatose v. Recklinghausen gebracht.

In anderen Fällen ist, wie Kehrer betont, die bilaterale umschriebene Riesenwüchsigkeit *asymmetrisch*. Solche Beispiele finden sich bei Langsteiner und Stiefler, ferner bei Liebenam, in letzterem Fall diskonkordantes Auftreten bei eineiigem Zwillingspaar.

Grundsätzlich ist zum umschriebenen Riesenwuchs von Gliedmaßen und Teilen von solchen zusammenfassend folgendes festzuhalten (Kehrer):

1. In manchen Fällen, bei denen der Riesenwuchs auf ein einziges Glied beschränkt erscheint, zeigt sich bei genauem Zusehen, daß auch an anderen Körperteilen entweder Anzeichen von Riesenwüchsigkeit oder andere Fehlbildungen, wie Naevi, Teleangiektasien, Defektbildungen u. a. m. vorkommen können.

2. In der Regel ist bei Riesenwuchs der Extremitäten das Ausmaß der Veränderung in den distalen Abschnitten stärker als in den proximalen.

3. Die dabei vorkommenden monströsen Bilder beruhen auf besonderer Verunstaltung und Vermehrung bald des Knochens, bald des Fettgewebes, bald auf gleichmäßiger Beteiligung des Knochen- und Weichteilblastems.

Obwohl an sich die Ätiologie dieser „Monohyperplasien" völlig dunkel ist, so sprechen doch die wenigen familiären Fälle und die Kombination mit anderen Fehlbildungen für den endogen-anlagebedingten Charakter der Entwicklungsstörung.

Von ganz besonderer Art und im Wesen wohl von den bisher beschriebenen Formen verschieden, ist nun der sog.

Halbseitenriesenwuchs.

Definitionsgemäß dürften nach der Formulierung von M. B. Schmidt nur solche Fälle als Halbseitenriesenwuchs sensu strictiori bezeichnet werden, bei denen *die ganze eine Körperhälfte* in jeder Beziehung so erscheinen und wirken müßte wie diejenige des gleichen Individuums, wenn es unter gleichen Lebensbedingungen Monate oder Jahre älter geworden wäre. Übersieht man nun die Literatur, wie dies besonders in bezug auf dieses Problem von Kehrer unternommen worden ist, so entsprechen die wenigsten Fälle dieser Forderung. In der ganz überwiegenden Mehrzahl betrifft die Vergrößerung nur *Teile* einer Körperhälfte, und zwar in immer wieder wechselnder Art, so daß auch hier eine Reihe aufgestellt werden kann, an deren einem Ende der Idealfall eines vollkommenen Halbseitenriesenwuchses, am anderen ein Idealfall von „Monohyperplasie" oder unvollkommenem Halbseitenwuchs stünde. In Wirklichkeit sind am häufigsten die Gliedmaßen und das Gesicht einer Seite betroffen und Kehrer betont, daß sich die Gruppe des Halbseitenriesenwuchses am engsten an die häufigste Gruppe des „Monogigantismus" anschlösse.

In ihrer Arbeit über die kongenitalen Hypertrophien berichten Langsteiner und Stiefler bis 1935 über etwa 76 Fälle mit einem Geschlechtsverhältnis von nahezu 1:1 männlich: weiblich. Das Verhältnis von rechts: links betrug 60:40%. Relativ häufig findet sich beim Halbseitenriesenwuchs gleichzeitig leichter angeborener Schwachsinn. Bei den unvollkommenen „Monohyperplasien" ist die untere Extremität häufiger betroffen als die obere (z. B. Fall Brücke).

Wenn wir bereits betont haben, daß der umschriebene Riesenwuchs vom sog. Halbseitenriesenwuchs zu trennen sei, so werden wir in dieser Ansicht bestärkt, wenn wir die Verschiedenartigkeit der Hypothesen ihrer Genese betrachten. Wenn W. Müller Spaltbildungen einerseits und umschriebenen Riesenwuchs andererseits als die Minus- oder Plusvariationen am Weichteilblastem der Extremitätenknospen betrachtet, so wird der Halbseitenriesenwuchs mit der Entstehung zusammenhängender Doppelbildungen in Beziehung gebracht.

Den Versuch der entstehungsgeschichtlichen Klärung des halbseitigen Riesenwuchses haben Gesell und Hueck unternommen. Hueck weist in seinen Publikationen zunächst darauf hin, daß es bei der Abgrenzung des halbseitigen Riesenwuchses gegenüber ähnlichen Erscheinungen darauf ankomme, Fälle zu betrachten, bei denen sich der Größenunterschied auf die gesamte eine Körperhälfte erstrecken müsse, also auch auf die gleichsinnige Gehirnhälfte.

In solchen Fällen von halbseitigem Riesenwuchs nun nimmt Hueck an, es handle sich um eine Seit-zu-Seit stehende Doppelbildung mit je einer völlig verschmolzenen Körperhälfte. In ähnlicher Weise wie die Halbseitenzwitter des Tierreiches müsse der Vorgang der Verschmelzung in die Keimzelle vor der

Befruchtung gelegt werden, wobei vielleicht lediglich eine Verdoppelung des die Dimensionierung des quantitativen Wachstums des Körpers beeinflussenden Apparates vorkomme, der dann seinen Einfluß auf nur je eine Körperhälfte ausübe, etwa in der Weise, daß durch Verschmelzung zweier Eizellen Zweikernigkeit der Keimzelle sich ergebe und damit der das quantitative Wachstum des späteren Individuums bedingende Faktor in doppelter Anlage vorhanden wäre. Man müßte sich dann weiter vorstellen, daß nach Ausfall der medialen Kernabschnitte sich die doppelte Anlage nur an einer Hälfte des zu einem Individuum sich entwickelnden Embryos auswirke. Diese Vorstellungen Huecks finden eine Stütze im Tierreich, wo in Fällen von sog. Halbseitenzwitter (Gynandromorphismus) die Verschiedenheit der beiden Körperhälften auf Anomalien im Geschlechtschromosomenmechanismus zurückzuführen ist.

Eine gewisse Stütze erhält die Ansicht Huecks durch folgende Beobachtung von S. Liebe. In der Familie eines 2jährigen Knäbleins mit unvollkommenem

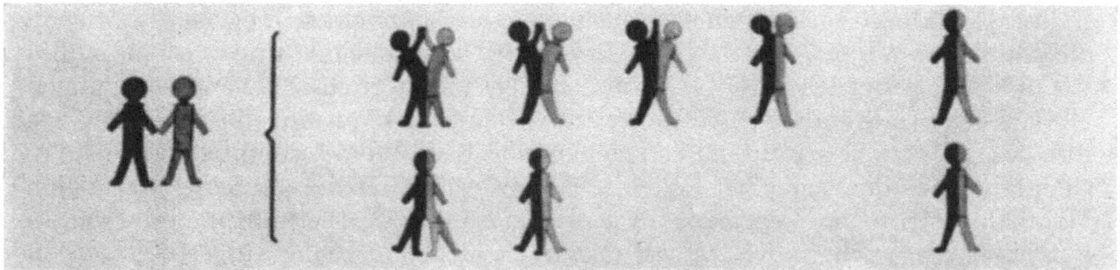

Abb. 258. Schematische Darstellung zusammenhängender Doppelbildungen. (Nach Wilder.)

Halbseitenriesenwuchs des rechten Armes und Beines fand sich bei einem Vetter eine Riesenwüchsigkeit des rechten Armes und eine Kusine der Mutter hatte bei 21 Kindern 1mal Drillinge, 3mal Zwillinge und 3mal Einzelkinder, allerdings ohne Mißbildungen. Keinesfalls ist aber anzunehmen, daß die Halbseitenverschiedenheit durch Verwachsung zweier bereits in Entwicklung begriffener Embryonen zustande käme. Die Vorstellung dieser Verschmelzung zweier Anlagen zu einer Einfachbildung wird am besten durch die schematischen Reihen von Wilder veranschaulicht (Abb. 258). Hueck selber berichtet über einen 8jährigen Knaben, bei welchem die Verschiedenheit der beiden Körperhälften offensichtlich ist: die rechte Hälfte ist in allen Dimensionen größer als die linke, die Verschiedenheit ist auch an Kopf, Gesicht und Zunge deutlich. Ferner berichtet er über einen 40jährigen Mann, dessen linke Körperseite größer und kräftiger war als die rechte und übereinstimmend war auch die linke Gehirnhälfte größer als die rechte

Erwähnenswert ist sodann die Tatsache, daß schon 1927 Gesell für das Zustandekommen des halbseitigen Riesenwuchses auf die Möglichkeit einer minimalen Form von Zwillingsbildung hingewiesen hat und dabei auf die von Wilder rein theoretisch aufgestellten Beziehungen der Hemihypertrophie zur bilateralen Doppelbildung und den gedoppelten Monstrositäten verwies (s. auch bei Liebenam, Langsteiner und Stiefler). Gesell stützt seine Arbeit auf 2 eigene Beobachtungen und hat aus der Literatur bis 1921 Kenntnis von 53 Fällen erhalten, von denen 23 männlich und 30 weiblich, 35 rechtsseitig und 18 linksseitig waren.

An dieser Stelle möchte ich einen mir von Herrn Dr. Sidler zur Verfügung gestellten Fall kurz erwähnen. Nach dem bereits Gesagten handelt es sich allerdings auch nicht um einen Idealfall (Abb. 259). Besonders deutlich ist die Vergrößerung, namentlich die Verlängerung des rechten Beines zu erkennen, worüber auch das Röntgenbild des Beckens Aufschluß gibt, ferner finden sich rechts Hautveränderungen nach Art von Teleangiektasien. Aber auch der rechte Arm und die Schultergegend sind vergrößert, wobei nun an der Hand noch die bereits früher abgebildete Riesenwüchsigkeit des 2. und 3. Fingers hinzukommt. Der Fall stellt also gewissermaßen ein Bindeglied zwischen umschriebenem und Halbseitenriesenwuchs dar.

Aus der Krankengeschichte entnehmen wir noch folgende Angaben: Bei dem 1938 geborenen Knaben wurde anläßlich einer Konsultation am 8. 1. 43 eine angeborene Verlängerung des rechten Beines um 6 cm festgestellt. Ferner eine starke Lumbalkyphose und eine Pectoraliskontraktur. Auch der partielle Riesenwuchs der Finger der rechten Hand war festzustellen. Ferner ist auch der rechte Arm um 1 cm länger als der linke und es fand sich eine Hautverdickung im Bereich des Gesichtes, die scharf mit der Raphe über der Nasenmittellinie abgegrenzt war. Schon in den ersten Lebenswochen wurde die Beinverlängerung beobachtet. 4 Geschwister sind gesund und normal, zum Teil die Familienangehörigen sehr groß, z. B. der Bruder des Vaters 190 cm. In der weiteren Verwandtschaft sind einzelne Fälle von Hasenscharten, Klumpfüßen und angeborenen Herzfehlern zur Beobachtung gekommen.

In der Arbeit von KEHRER findet sich eine Literaturzusammenstellung mit Berücksichtigung der wichtigsten Fälle.

Wir zitieren hier zunächst die wenigen Fälle, bei denen eine gewisse Heredität nachzuweisen war. So fand REED bei 2 debilen Geschwistern (einem Knaben und einem Mädchen) totale rechtsseitige Hypertrophie. BABONEIX und BUIGARD erwähnen einen Fall von Teil-Halbseitenriesenwuchs besonders des rechten Beines, geringer des rechten Armes und der rechten Gesichtshälfte, ferner ausgedehnte Naevusbildung am linken Bein im Bereich des 1., 2. und 5. Lumbal- und 1. Sacralsegmentes. Ein Onkel zeigte die gleiche Mißbildung. LIEBENAM vermutet, daß es sich nicht um echten Halbseitenriesenwuchs gehandelt habe, sondern um kongenitale Elephantiasis.

KITAIGORODSKAJA beschreibt ein 13 Monate altes Kind mit starker Asymmetrie des Gesichtes, des Rumpfes, der Extremitäten und Pigmentanomalien am Rücken. Die linke Körperhälfte war stärker entwickelt als die rechte. Beim Vater des Kindes soll der linke Oberschenkel länger und dicker gewesen sein als der rechte. Auf sehr lehrreiche weitere Fälle in der Arbeit von KITAIGORODSKAJA sei hier lediglich verwiesen.

Weitere kasuistische Fälle von nahezu vollkommenem Halbseitenriesenwuchs bringen LANGSTEINER und STIEFLER: 34jähriger (rechtshändiger!) Fischer mit harmonischer Vergrößerung der linken Körperhälfte einschließlich des Kopfes (hatte immer Schwierigkeiten mit Handschuhen, Schuhen und Hüten!). Auch die linke Zungenhälfte war größer als die rechte.

25jährige Hausgehilfin (Rechtshänderin) mit rechtsseitigem Halbseitenriesenwuchs besonders des Gesichtes und des Armes, in geringerem Grade des Beines. Sie wird als zwar totale, aber ungleichmäßige harmonische Halbseitenriesenwuchsbildung bezeichnet.

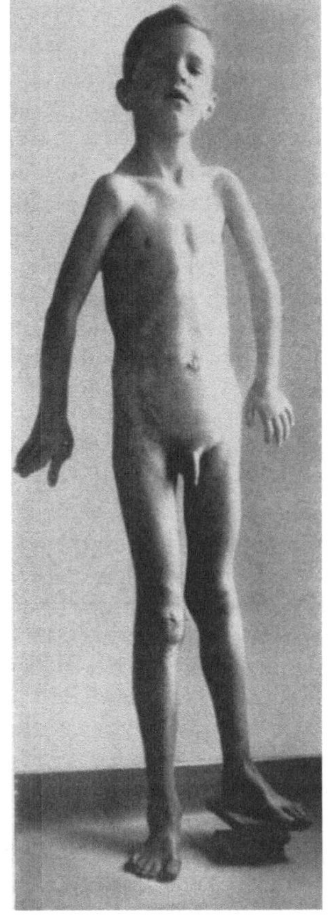

Abb. 259. Rechts halbseitiger Riesenwuchs mit partiellem Riesenwuchs des 2. und 3. Fingers (s. auch Abb. 252). (Fall SIDLER.)

S. Liebe demonstriert einen 4 Monate alten männlichen Säugling, bei dem rechter Arm, rechtes Bein, rechte Kopf- und Zungenseite sowie der rechte Testikel in allen Dimensionen vergrößert sind. Er schließt sich der Ansicht von Hueck an, es könne sich bei solchen „vollkommenen Halbseitenriesenwuchsbildungen" um Doppelbildungen handeln, und liefert durch Mitteilung eines Stammbaumes mit Vorkommen von Mehrlingsschwangerschaften und halbseitigem Riesenwuchs eine Stütze dieser Hypothese.

St. J. Rugel berichtet 1946 über den klinischen und pathologisch-anatomischen Befund bei einem 2jährigen Mädchen mit rechtsseitigem angeborenem Halbseitenriesenwuchs. Die ganze rechte Seite war größer als die linke. An paarigen inneren Organen wog die rechte Niere 50 g, die linke 45 g. Die Nebennieren boten jedoch keinen Gewichtsunterschied, desgleichen die Eierstöcke. Am auffallendsten war der Gehirnbefund. Beide Hälften des Gehirns, besonders aber die rechte, waren vergrößert (1670 g). Die Windungen waren abgeplattet, rechts stärker als links. Histologisch war die Haut auf der vergrößerten Seite dicker als links. Das Gehirn zeigte starke Ödembildung mit Demyelinisationsherden und perivasculären Entzündungsherden. Das Kind starb an Infektion der Luftwege mit obstruktiver Laryngitis. Sehr interessant ist das Bild in der Arbeit, welches den viel üppigeren Haarwuchs der rechten Kopfschwarte zeigt als auf der linken Seite. Bei der Besprechung seines Falles kommt Rugel zur Ablehnung der „Zwillingstheorie" von Gesell und Hueck, weil beim Gehirn beide Hemisphären vergrößert waren. Per exclusionem glaubt er, daß ein embryonaler Defekt des vegetativen Nervensystems die Ursache der bizarren Formen des Halbseitenriesenwuchses sei. Demgegenüber ist aber gerade bei autoptisch verifizierten Fällen das Gehirn gleichseitig mit den übrigen Seitenvergrößerungen riesenwüchsig befunden worden, so in 3 Fällen von Gesell, im Falle von Hueck und von Gordinei. Mir scheint, daß im Falle von Rugel eine diffuse infektiöse Hirnschwellung bei Hypertrophie der rechten (also gleichsinnigen) Hemisphäre bestanden hat und daß gerade sein Fall ein nahezu „idealer" ist.

Erwähnenswert ist auch der von Kneer veröffentlichte Fall eines Halbseitenriesenwuchses. Es werden die Bilder des betreffenden Mädchens als Säugling und mit $1^1/_4$ Jahren gezeigt. Ein 2 Jahre älteres Schwesterchen hatte bei sonst völlig normalem Äußeren auf der Außenseite des rechten Ellbogengelenkes einen kleinhandtellergroßen teleangiektatischen Naevus. Besonders auffallend ist die Vergrößerung der linken Gesichtshälfte und des gleichseitigen Armes und Beines. Augen und Zähne sind beidseits gleich groß, dagegen war das linke Labium majus ebenfalls deutlich vergrößert, ferner auch das Becken. Bei der Besprechung der Ätiologie hält Kneer den Halbseitenriesenwuchs für eine echte keimbedingte Mißbildung, lehnt aber die Zwillingstheorie von Gesell und Hueck ab.

Nun gibt es auch Fälle, bei denen nur eine Extremität vergrößert ist (Monohyperplasien). Sehr eindrücklich ist der von Brücke veröffentlichte Fall eines 21jährigen Mannes mit Riesenwuchs des ganzen linken Beines einschließlich des Beckens. Auch hier fand sich ein großer Naevus flammeus des gleichen Beines, der vorn bis in die Schenkelbeuge und hinten in die untere Lendengegend reichte. Eine weitere Sonderform, welche nun kaum in Einklang mit der Halbseitentheorie von Gesell und von Hueck gebracht werden kann, stellt der *gekreuzte umschriebene Riesenwuchs* dar.

Einen Übergangsfall zwischen bilateral asymmetrischem und gekreuztem Riesenwuchs bildet die Beobachtung von Steffes. Es handelte sich um eine 32jährige Frau mit Asymmetrie der beiden Körperhälften. Beide Beine sind gegenüber der Norm erheblich größer und weisen zahlreiche Narben auf. Beidseits bestand Syndaktylie zwischen 2. und 3. Zehe. Röntgenologisch ist eine Verbreiterung des linken Oberschenkelschaftes im oberen Drittel zu erkennen. Am vermehrten Umfang ist hauptsächlich das Fettgewebe und eventuell auch die Muskulatur betroffen. An den oberen Extremitäten fällt die Vergrößerung des linken Armes gegenüber dem rechten auf. Röntgenologisch beruht die Vergrößerung der linken Hand auf einer Vergrößerung des linken Mittelhandknochens und der Metacarpalia und Phalangen III, IV und V, während die Metacarpalia und Phalangen II und VI an Größe der rechten Hand entsprechen.

Über den ganzen Körper verteilt finden sich flächenhafte bläulich-rötliche Verfärbungen der Haut. Endlich zeigt die linke Mamma starke Vergrößerung gegenüber rechts. Über große Abschnitte des ganzen Körpers verteilt lag ein großflächiger Naevus vor.

Nach der Literaturübersicht von KEHRER, der 10 sichere und einen 11. unsicheren Fall berücksichtigt, war 9- bzw. 10mal die eine Gesichtshälfte und eine obere und eine untere Gliedmaße, einmal auch die große Schamlippe vom Riesenwuchs betroffen. Dreimal war außer dem Gesicht, Arm und Bein der entgegengesetzten Seite, 3mal Gesicht und Arm, 2mal Gesicht und Bein der gleichen, aber Bein bzw. Oberschenkel und Arm der Gegenseite, 2mal Gesicht und Arm der einen, Arm und Rumpf der Gegenseite, je einmal Gesicht, Hand und Bein des rechten Ober- und Unterarmes der linken Seite und Gesicht, Arm, große Schamlippe, Fuß des rechten Beines mit Fuß der linken Seite betroffen. Nach KEHRER ist es auffallend, daß mit Ausnahme eines Falles immer Gesicht, Arm und Bein riesenwüchsig waren, nicht aber nur Gesicht und Arm, oder nur Gesicht und Bein, oder nur Arm und Bein der Gegenseite.

Für solche Fälle und weitere, die mit umschriebenem Riesenwuchs und mit an neurale Segmente gebundenen Naevi, Teleangiektasien und Angiomen kombiniert sind, wird an eine übergeordnete Störung besonders des vegetativen Nervensystems gedacht. KASTEIN hat solche Kombinationsfälle von kongenitaler Hypertrophie und medullären vegetativen Störungen veröffentlicht, er erwähnt, daß bei Syringomyelie und Neuro-

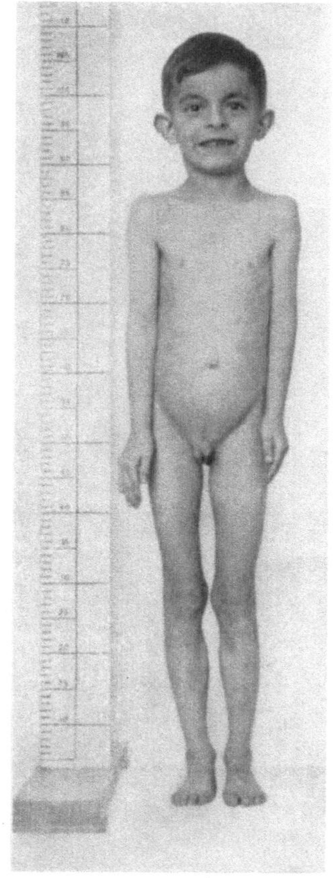

Abb. 260 a. Links halbseitiger Zwergwuchs des Armes. (Beobachtung von Prof. HOTTINGER.)

fibromatose wohl die Störungen in den medullären vegetativen Zentren bestimmte Hypertrophien von Körperteilen entstehen lassen könnten.

Nicht mehr in den Rahmen unseres Artikels, aber in engster Verbindung mit dem Problem des umschriebenen Riesenwuchses stehen die Vorkommnisse von isoliertem Befallensein einer Gesichtshälfte, der Lippen, der Zunge, eines Ohres, der Nase, des Schädels oder Gehirns, der Mamma. Wir verweisen hierfür auf die entsprechenden Abschnitte in der Monographie von KEHRER.

Über extreme Asymmetrie der beiden Körperseiten beim Huhn berichtet WARREN.

Halbseitiger Zwergwuchs.

Abschließend sei erwähnt, daß es auch einen *halbseitigen Zwergwuchs* gibt. KEHRER betont mit Recht, daß jede Täuschung ausgeschlossen werden müsse,

eine als riesenwüchsig erachtete Körperhälfte sei auch wirklich pathologisch
vergrößert und nicht etwa, die als normal angesehene im Wachstum zurückgeblieben. In solchen Fällen ist dann besonders danach zu fahnden, ob die

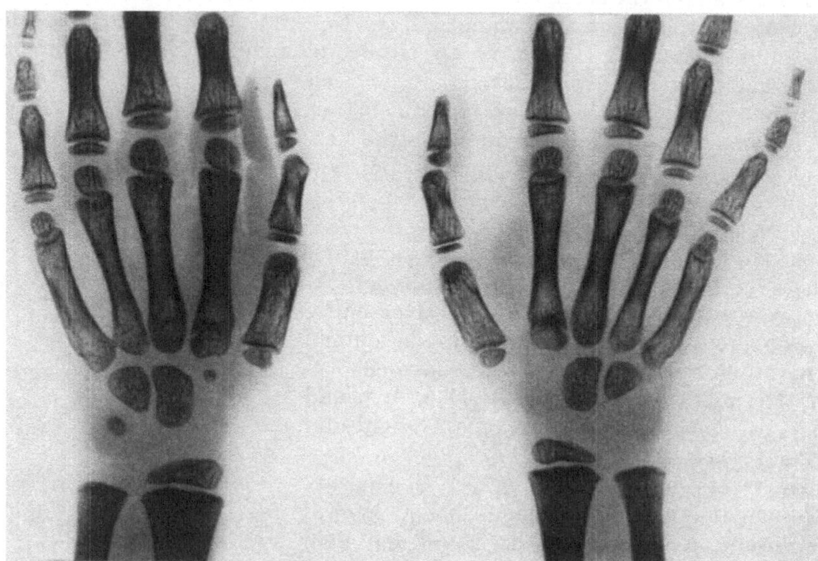

Abb. 260b. Röntgenbilder der Hände im Alter von 7 Jahren. Das Zurückbleiben links deutlich zu erkennen.
(Beobachtung von Prof. Hottinger.)

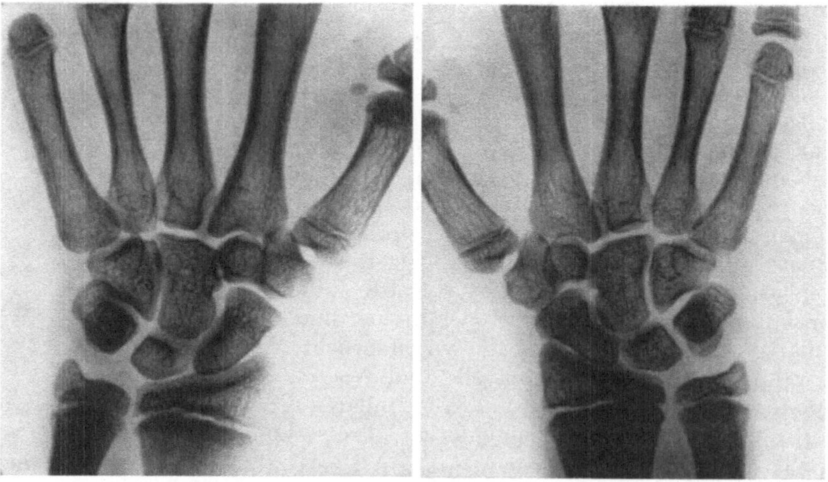

Abb. 260c. Röntgenbilder mit 15 Jahren. Auch jetzt noch ein deutlicher Unterschied zwischen links und rechts
festzustellen. (Beobachtung von Prof. Hottinger.)

Unterentwicklung nicht auf einer Wachstumshemmung infolge von Hemiparesis
spastica infantilis beruhe.

Herrn Prof. Hottinger verdanke ich folgende hierhergehörige Beobachtung:
Der 1935 geborene Knabe hatte ein Geburtsgewicht von 2000 g. Er wurde 1942
erstmals untersucht. Er war damals 107 cm groß und hatte ein Gewicht von
14 kg. Es wurde eine linksseitige Armverkürzung um 4 cm festgestellt. Im

Röntgenbild sind die Knochenkerne der linken Handwurzel gegenüber rechts etwas zurückgeblieben und beidseits besteht eine Retardation.

Im April 1950 konnte das Kind durch Prof. HOTTINGER nachuntersucht werden. Der Knabe, jetzt 15jährig, ist in die Pubertät eingetreten, zeigt eine Länge von 153 cm und ein Gewicht von 36,5 kg. Er ist also noch jetzt in toto zu klein und zu leicht. Die Maße der Extremitäten betragen:

Ferner besteht eine deutliche Asymmetrie des Gesichtes mit Kleinheit des linken Ober- und Unterkiefers und Unterentwicklung der linksseitigen Gesichtsmuskulatur. Die Reflexe beidseits in Ordnung, desgleichen Sensibilität. Die grobe Kraft ist in der ganzen linken Körperhälfte um wenig gegenüber rechts

	Links cm	Rechts cm
Unterschenkellänge	35,5	36,5
Wadenumfang	25,5	27,5
Oberschenkelumfang . . .	34,0	35,0
Beinlänge	77,5	79,5
Armlänge	62,5	66,5
Oberarmumfang	17,5	20,5

herabgesetzt. Auch im Röntgenbild der Hände aus dem Jahre 1950 ist die linksseitige Verkleinerung deutlich zu erkennen. Das Kind war nie ernstlich krank. Eine Wachstumshemmung infolge einer linksseitigen Parese kann mit Sicherheit ausgeschlossen werden (Abb. 260a—c).

Literatur.

Partieller Riesenwuchs.

ASCHNER, B., u. G. ENGELMANN: Konstitutionspathologie in der Orthopädie. Wien u. Berlin: Springer 1928.

BABONEIX u. BUIGARD: Zit. nach KEHRER. — BERNOULLI, P.: Ein Fall von partiellem Riesenwuchs. Anat. Anz. 95, 372 (1944/45). — BONHOEFFER-ZONDEK: Zit. nach KEHRER. — BORST, W.: Über partiellen Riesenwuchs. Fortschr. Röntgenstr. 58, 121 (1938). — BRÜCKE, H. v.: (1) Über angeborenen muskulären Riesenwuchs einer oberen Extremität. Virchows Arch. 296, 681 (1936). — (2) Über angeborenen Riesenwuchs einer unteren Extremität. Zbl. Chir. 1938, 349. — BUSCH: Beitrag zur Kenntnis der angeborenen Hypertrophien der Extremitäten. Arch. klin. Chir. 7, 174 (1865).

CHANDLER, FR. A.: Local overgrowth. J. Amer. med. Assoc. 109, 144 (1937). — CURLING: Med.-chir. Trans. 28, 337 (1845). Zit. nach KEHRER.

FERIZ, H.: Makrodystrophia lipomatosa progressiva. Virchows Arch. 260, 308 (1926). — FÈVRE, M., et R. BRICAGE: Hypertrophie congénitale irrégulière des doigts. Ann. d'Anat. path. 13, 337 (1936).

GESELL, A.: Hemihypertrophy and twinning. Amer. J. med. Sci. 173, 542 (1927). — GORDINEI, H. C.: Case of unilateral hypertrophy. Albany med. Assoc. 39, 47 (1918). — GRUBER, G. B., u. O. E. KUSS: Der angeborene örtliche Riesenwuchs. In E. SCHWALBE: Morphologie der Mißbildungen, Teil 3, S. 423. 1937.

HEMPEL, C.: Angeborener Riesenwuchs der linken 2. Zehe. Münch. med. Wschr. 1938, 331. — HENSCHEN, C.: Plastische Wiederherstellung riesenwüchsiger Finger durch phalangeale Umkipp-Plastik, Verkürzungsexcision und Weichteilexcision. Helvet. med. Acta 3, 166 (1936). — HOCHE, O.: Partieller Riesenwuchs von seltener Form bei gleichzeitiger Erkrankung der Weichteile und des Knochensystems. Arch. klin. Chir. 185, 633 (1936). — HÖRMANN: Zit. nach KEHRER. — HUECK, W.: Halbseitiger Riesenwuchs als Doppelbildung. Ein Versuch einer entstehungsgeschichtlichen Klärung. Sächs. Akad. Wiss. Leipzig 83, 19 (1931).

JANSON: Angeborener partieller Riesenwuchs der beiden zweiten Zehen. Erbarzt 1938, 120.

KANAVEL, A. B.: Congenital malformations of the hands. Arch. Surg. 25, 282 (1932). — KASTEIN, W.: Kongenitale Hypertrophie. Münch. med. Wschr. 1941, 273. — KEHRER, F. A.: Die konstitutionellen Vergrößerungen umschriebener Körperabschnitte. Stuttgart: Georg Thieme 1948. — KITAIGORODSKAJA, O. D.: Angeborene Hypertrophie im Kindesalter. Jb. Kinderheilk. 125, 38 (1929). — KNEER, M.: Halbseitiger Riesenwuchs. Zbl. Gynäk. 1939, 2409. — KRATOCHVIL, K.: Über partiellen Riesenwuchs vereint mit degenerativen Veränderungen am Augenhintergrund. Arch. klin. Chir. 190, 802 (1937).

LANGSTEINER, F., u. G. STIEFLER: Über die kongenitalen Hypertrophien (Hyperplasien).
Z. Nervenheilk. 138/139, 274 (1935/36). — LIEBE, S.: Angeborener halbseitiger Riesenwuchs.
Kinderärztl. Prax. 1935, 102. — LIEBENAM, L.: Zwillingspathologische Untersuchungen
aus dem Gebiet der Anomalien der Körperform: Partieller Riesenwuchs, angeborener Pectoralisdefekt, Dysostosis cleido-cranialis usw. Z. Konstit.lehre 22, 373 (1939).

MÜLLER, W.: Die angeborenen Fehlbildungen der menschlichen Hand. Stuttgart: Georg
Thieme 1937.

NOLDA, A.: Zit. nach KEHRER.

PEISER, E.: Über angeborenen partiellen Riesenwuchs. Dtsch. Z. Chir. 137, 189 (1916). —
POLITZER, G.: Zur Theorie des partiellen Riesenwuchses. Beitr. path. Anat. 100, 273 (1938).

REED, E. A.: Congenital total hemihypertrophy. Arch. of Neur. 14, 824 (1925). —
RIML, O.: Echter partieller Riesenwuchs bei Morbus Recklinghausen. Z. klin. Med. 132,
183 (1937). — RUGEL, ST. J.: Congenital hemihypertrophy. Amer. J. Dis. Childr. 71, 530
(1946). — RUSSJAJEW: Zit. nach KEHRER.

SCHAEFFER: Zit. nach KEHRER. — SCHMIDT, M. B.: Allgemeine Pathologie und pathologische Anatomie der Knochen. In Ergebnisse von LUBARSCH-OSTERTAG, S. 895. 1900. —
STEFFES, W.: Über echten partiellen Riesenwuchs. Z. Konstit.lehre 20, 246 (1937).

UEBELIN, F.: Beitrag zur Kasuistik des angeborenen partiellen Riesenwuchses. Jb.
Kinderheilk. 41, 134 (1920).

WARREN, F. D. C.: A case of lateral asymmetry in the fowl. J. Hered. 36, 227 (1945). —
WIELAND, E.: Zur Pathologie der dystrophischen Form des angeborenen partiellen Riesen-
wuchses. Jb. Kinderheilk. 1907, 519. — WILDER: Amer. J. Anat. 1904. Zit. nach HUECK. —
WINCKLER: Zit. nach KEHRER. — WINDHOLZ: Riesenwuchs der Zehen und des Dickdarms.
Dtsch. Z. Chir. 232, 635 (1931). — WITTPOTH: Zit. nach KEHRER.

ZIMMER, E. A.: Einige Mißbildungen besonderer Art. Radiol. clin. 8, 169 (1939).

Schlußbemerkungen.

Überblicken wir die im Vorausgegangenen einigermaßen systematisch geschilderten Entwicklungsstörungen und Anomalien der Extremitäten, so müssen
wir uns bewußt sein, daß es zunächst darauf ankam, möglichst alle diese Störungen
der menschlichen Extremitäten zu erfassen und zu versuchen sie einzugliedern.
Es galt durch Aufstellung teratologischer Reihen Gruppen von ihrer Tendenz
nach zusammengehörigen Störungen zu bilden und sie von anderen nach Möglichkeit zu sondern, um auf diese Weise auch Einblicke in die Pathogenese zu
erhalten.

Ohne die genetischen Untersuchungen über das hereditäre Vorkommen zahlreicher der beschriebenen Mißbildungen und ohne die Kenntnisse entwicklungsphysiologischer Experimente bei Tieren wäre die Unsicherheit über die Ätiologie
dieser Störungen noch wesentlich größer.

Wohl die größte Schwierigkeit bereitet das Verständnis der so überaus typischen, durch ihre fast regelmäßige Heredität ausgezeichneten Einzelfehlbildungen,
wie Brachymesophalangie, Aplasie von Fingergelenken, Synostose bestimmter
Hand- oder Fußwurzelknochen und dergleichen, bei denen die Schädigung
mosaikartig nur auf einen kleinen, bestimmten Sektor während einer beschränkten
Zeit wirksam sein kann, während die übrigen Extremitätenanteile offenbar normale
Entwicklung aufweisen. Die genaue Analyse dieser Fälle läßt aber häufig erkennen,
daß die von der Einzelstörung ergriffene Extremität im ganzen z. B. etwas verkleinert erscheint, oder daß auch noch an anderen Körperstellen gleichzeitig
Entwicklungsstörungen vorkommen, die auf eine polyphän wirkende, übergeordnete Schädlichkeit hinweisen. Besonders eindrücklich sind in diesem Zusammenhang die *Colchicinexperimente* von A. BRETSCHER. Wir haben uns im speziellen
Teil bemüht, die bei den einzelnen Formen von Extremitätenmißbildungen gleichzeitig beobachteten anderen Entwicklungsstörungen aufzuführen. Auch sind in

der Literatur einzelne Kombinationsbilder beschrieben worden, so die *Akrocephalosyndaktylie* (s. S. 356), oder jenes unter der Bezeichnung *Status Bonnevie-Ullrich* bekannte Kombinationsbild von multiplen Fehlbildungen des Kopfes und der Extremitäten (s. auch WERTHEMANN und REINIGER). Ferner wurde von verschiedenen Untersuchern die Aufmerksamkeit auf das Zusammentreffen von Lippen-Gaumen-Kieferspalten mit Extremitätenmißbildungen gelenkt (STRÖER 1939, LYONS 1939, VEIT 1941, VERSCHUER 1941, G. B. GRUBER 1941, GERKE 1943). ELLIS und CREFELD beschrieben ein durch ektodermale Dysplasie, Polydaktylie, Chondrodysplasie und Herzmißbildung charakterisiertes Syndrom (1940).

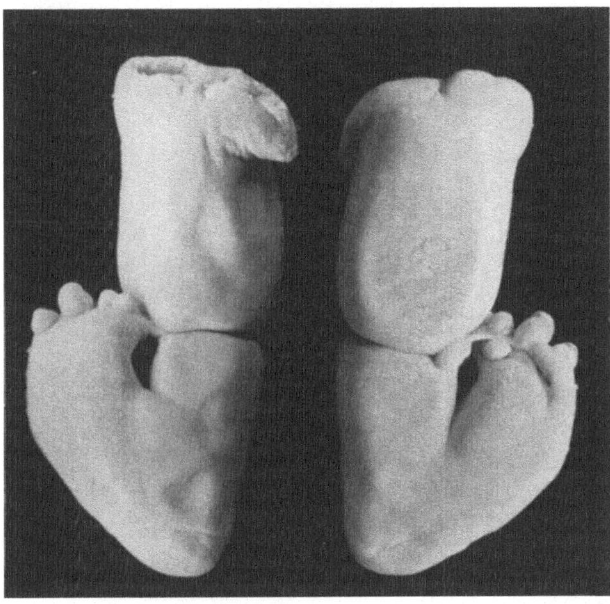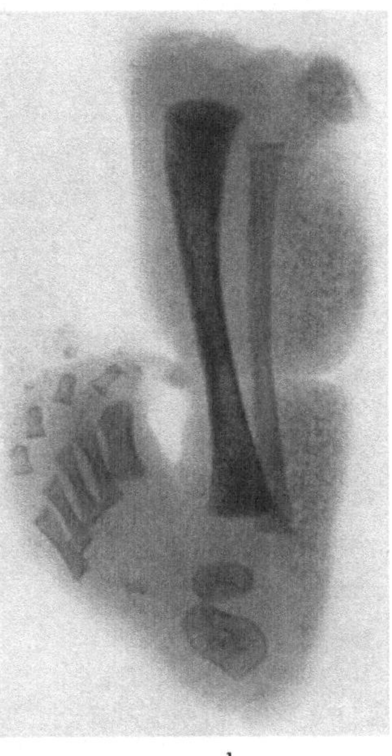

Abb. 261 a u. b. Mißbildung durch amniogene Strangbildung. Hochgradige Deformierung des rechten Fußes mit Schnürfurche am Unterschenkel und strangförmiger Verbindung zwischen dieser Schnürfurche und der Großzehe. Zehenenddefekt. (Präparat Pathologisches Institut München.)

Die Aufzählung solcher Arbeiten ließe sich leicht vermehren; ihre handbuchmäßige Darstellung würde aber den Rahmen vorliegender Monographie sprengen, obwohl sich dadurch weitere Einblicke in die Zusammenhänge ätiologischer Bedingungen für die Extremitätenmißbildungen gewinnen ließen.

Die Arbeit darf aber nicht abgeschlossen werden, ohne auf jene zahlenmäßig zwar stark zurücktretende, aber einwandfrei erwiesene Gruppe von Extremitätenmißbildungen hingewiesen zu haben, welche durch mechanische placentare, uterine, extrauterine Beeinträchtigung bedingt sind.

Wir verzichten darauf, im einzelnen dieses große Gebiet, das zeitweise alles Mißbildungsgeschehen beherrschte, nun abzuhandeln. Einige selbstbeobachtete typische Fälle mögen zeigen, was als **sog. amniogene oder sonstwie mechanisch bedingte Extremitätenfehlbildungen** angesprochen werden darf und wenige Literaturhinweise mögen dem dafür sich Interessierenden wegweisend sein.

Nach den strengen Maßstäben, die angelegt werden müssen, um gewisse Entwicklungsstörungen als mechanisch placentare, amniogene oder sonstwie durch räumliche Beeinträchtigung bedingt entstanden annehmen zu dürfen, verbleiben nach GRUBER von allen Mißbildungen der äußeren Körperform etwa noch 2—6%.

Unter den „äußeren Momenten", welche für die Entstehung von Fehlbildungen auch der Extremitäten in Frage kommen, sind namentlich die verschiedenen Arten von Amnionverbildungen zu nennen, wobei den Abfaltungsstörungen (CUSTER), namentlich aber den mit dem Amnion zusammenhängenden Strängen und Falten (GROSSER) zweifellose Bedeutung zukommen. Auch die mangelhafte Bildung der Nabelschnur oder Nabelschnurumschlingungen können zu umschriebenen oder allgemein wirksamen Zirkulationsstörungen führen. Auch die verschiedenen Formen ektopischer Gravidität, die Extrachorialgravidität, bei welcher der Fetus zufolge Zerreißens der Eihäute und Abfließens des Fruchtwassers frei in die Uterushöhle zu liegen kommt, und endlich die Gravidität in einem Uterushorn bei Uterus bicornis sind Störungen, die unter anderen auch zu Extremitätenverbildungen Anlaß geben können.

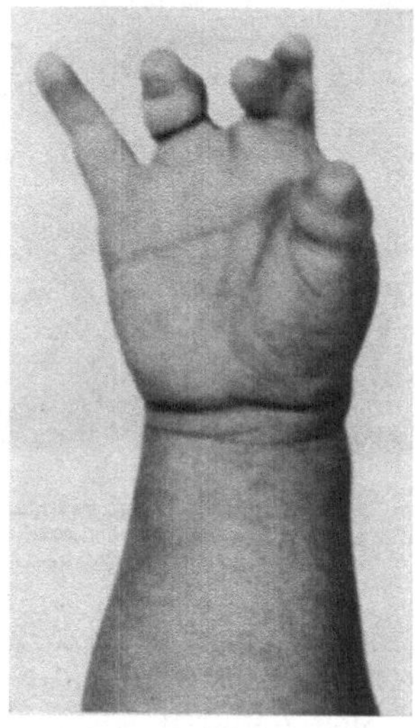

a   b

Abb. 262 a u. b. Tiefe Strangulationsfurche am linken Unterschenkel. Deformation der Zehen. An der rechten Hand durch mechanische Beeinträchtigung entstandene Deformierungen. (Oscar-Helene-Heim Berlin.)

Am wichtigsten dürften die mit dem Amnion zusammenhängenden Störungen sein, welche zu strangartigen oder faltenförmigen Bildungen führen. So dürfte es epitheliale Stränge geben, welche durch ungleichmäßige Lösung des Amnion vom Embryonalschild zustande kommen. Diese Form ist allerdings beim Menschen direkt nicht beobachtet worden. Nach GROSSER dürften Strangbildungen bedeutsamer sein, die durch Kombination von Cölom- oder Entodermepithel mit dem Mesoderm des Magma reticulare entstehen. Auch Stränge im Haftstiel müssen der Ausdehnung der Amnionhöhle hinderlich sein. Solche Magmastränge dürften bei der sog. Abfaltung des Amnion in Falten desselben hineingelangen und infolge des Wachstums der Amnionhöhle und des Embryo würden dann solche

Stränge gespannt und sie können in Teile des Embryo einschneiden oder zu Schlingenbildungen Anlaß geben, durch welche es zu Strangulationen im Bereich der Gliedmaßen kommen kann. Die Wirkung solcher Stränge, die auch SIMONART-sche Bänder genannt werden, läßt sich zum Teil in Form von Verwachsungen, von Extremitätenverpflanzungen oder von vollständigen Abschnürungen, sog. angeborenen Amputationen, nachweisen. Häufig sind dabei Strangreste noch erhalten oder es lassen sich tiefe Strangulationsfurchen feststellen.

Folgende selbstgesammelten Fälle mögen diese Störungen illustrieren.

In Abb. 261 a und b findet sich das Sammlungspräparat eines rechten Fußes und Unterschenkels des Pathologischen Institutes München. Der Fuß ist hacken-

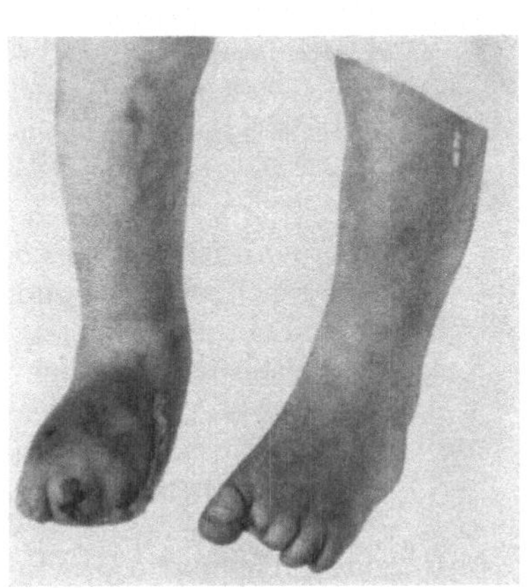
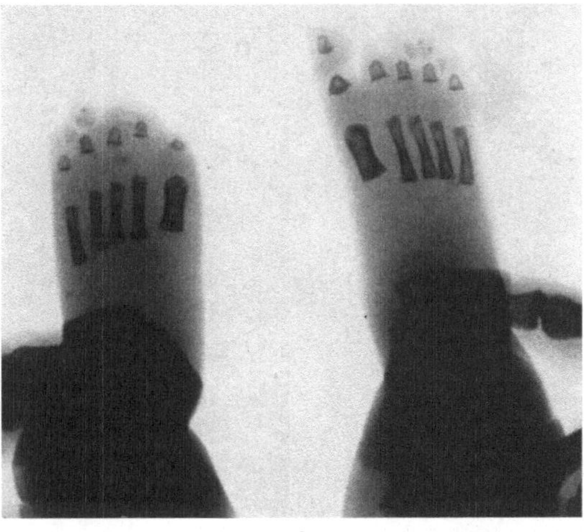

a   b

Abb. 263 a u. b. Amniotischer Faden am rechten Fuß mit Enddefekten der rechten Zehen. Enddefekte auch der linken 2. Zehe. Kleines fadenförmiges Gebilde der linken 2. Zehe. (Pathologisches Institut Basel, Sekt.-Nr. 240/41.)

förmig gegen den Unterschenkel herangezogen. Im Unterschenkel findet sich eine tiefe Strangulationsfurche sowie eine strangförmige Verbindung zwischen den Zehen und dieser Furche. An den Zehen finden sich Enddefekte.

Vom Oscar-Helene-Heim in Berlin erhielt ich die Photographie eines linken Unterschenkels mit tiefer Strangulationsfurche (Abb. 262 a und b). Der Fuß ist in Equinusstellung und läßt einige plumpe, deformierte Zehen erkennen; an der rechten Hand zeigt das gleiche Kind Verunstaltungen der Finger, wie sie ebenfalls nur durch „mechanische Beeinträchtigung" zu erklären sind.

In einer weiteren eigenen Beobachtung (Abb. 263 a und b) findet sich am rechten Fuß innen ein strangförmiges Gebilde und Enddefekte an sämtlichen Zehen. Auch der linke Fuß zeigt Enddefekte der 2.—5. Zehe.

Solche Enddefekte können tatsächlich das Ergebnis amniotischer Abschnürungen sein (Abb. 264 a und b). Ein Präparat des Pathologischen Institutes Basel zeigt vollkommene Amputation des 5. und teilweise auch des 4. Fingers. An Stelle des kleinen Fingers findet sich ein fadenförmiger Rest. Im übrigen handelte es sich um eine schwere Mißgeburt mit Encephalocele, linksseitiger Hasenscharte und rechtsseitiger schräger Gesichtsspalte.

Wir möchten hier betonen, daß Enddefekte der Finger aber auch auf endogener Grundlage unabhängig von amniotischen Abschnürungen vorkommen können und jedenfalls nicht schlechthin als amniogen bezeichnet werden dürfen. Wir verweisen auf das Kapitel der Syndaktylien, bei denen ebenfalls Fingerenddefekte vorkommen können (s. S. 342 sowie auf S. 119).

Das durch amniotische Abschnürung ganz abgesetzte Gliedmaßenstück kann
noch in utero völliger Resorption anheimfallen, oder es läßt sich bei der Geburt
ganz oder teilweise auffinden.

Bei der in Abb. 265a und b dargestellten Frühgeburt vom 7.—8. Monat konnte
bei linksseitiger Stummelbildung des Unterschenkels ein völlig isolierter linker
Fuß mit Unterschenkelfragment in den Eihäuten gefunden werden. Beim Vergleich
des linken mit dem rechten Fuß zeigt sich, daß der linke auf einer Stufe der
Entwicklung stehengeblieben ist, die einem
Embryo des 2.—3. Monates entspricht. Es
dürfte demnach die „Amputation" dieses Unterschenkels in diesem Zeitpunkt stattgefunden haben.

Auch am rechten Fuß
finden sich an der 1. und
2. Zehe Veränderungen,
die am ehesten als Druckwirkungen zu erklären
sind. Ferner läßt sich
an der Innenseite des
rechten Unterschenkels
eine flächenhafte Druckmarke erkennen.

Einschnürungsfurchen können das ganze
Leben bestehenbleiben
und noch weiterwirken,
so daß sich Zirkulations

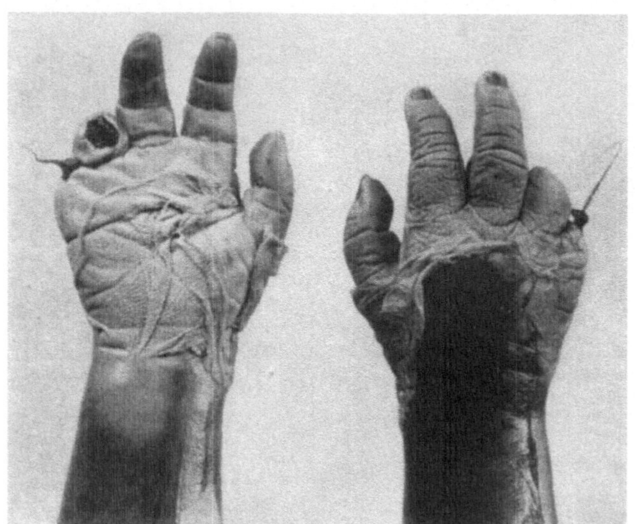

Abb. 264a. Amniogene Abschnürung. Amniogene Amputation des rechten
5. und teilweise auch des 4. Fingers. Fadenförmiger Rest an Stelle des
kleinen Fingers. Im übrigen multiple Mißbildungen: Encephalocele, linksseitige Hasenscharte, rechtsseitige schräge Gesichtsspalte.
(Präparat Pathologisches Institut Basel, Sekt.-Nr. 839/38.)

störungen auch im späteren Leben noch geltend machen können. In der Dissertation Stingelin ließ ich eine solche eigene Beobachtung veröffentlichen
(Abb. 266a—c). An beiden Unterschenkeln fanden sich Schnürringe und die
Zehen fehlten teilweise infolge von Gangrän durch spätwirksame Zirkulationsstörungen. Gleichzeitig fanden sich amniotische Abschnürungen mit ausgedehnten Defekten des 2.—4. Fingers der linken Hand.

Seit dieser Veröffentlichung wurde mir durch das Röntgeninstitut der Universität Basel (Prof. Lüdin) folgender, weitgehend gleichartiger Fall zur Verfügung gestellt (Abb. 267a—c). Die Patientin war wegen einer Polyarthritis
rheumatica in klinischer Behandlung. Gleichzeitig litt sie an einer akuten Glomerulonephritis und Mitralinsuffizienz (wie wir nachträglich erfahren konnten, ist
sie im Dezember 1942 gestorben). Während ihres Klinikaufenthaltes wurden
ihre Extremitäten untersucht und die beigegebenen Bilder zeigen, daß an beiden
Beinen etwa 10 cm oberhalb des Sprunggelenkes tiefe Einschnürungen bestanden.
Auch die rechte 3. Zehe zeigte eine tiefe Einschnürungsfurche. Am linken Fuß
waren alle Zehen verunstaltet, die 2. Zehe ist mit der 3. fast ganz verwachsen.
Leider wurde von den Füßen kein Röntgenbild angefertigt. An der linken Hand
fehlen die letzten Glieder des 4. und 5. Fingers. Röntgenologisch läßt sich am
5. Finger eine stark verkürzte Mittelphalanx und eine vollkommen verkümmerte

und in Klinodaktylie befindliche Endphalanx feststellen. Der 4. Finger zeigt eine normale Grundphalanx wie der 5., an die sich ein Rudiment einer Endphalanx anschließt, offenbar fehlt hier die Mittelphalanx vollständig. Es handelt sich offenbar um sog. Enddefekte der Finger. Äußerlich sind an dieser Hand keine Verbildungen zu kennen, die wie im Falle der Dissertation STINGELIN mit Sicherheit als Folgen einer amniotischen Abschnürung gewertet werden könnten. Enddefekte der Finger brauchen wie gesagt sicherlich nicht immer die Folge von amniotischer oder placentarer Beeinträchtigung zu sein. Sie können auch auf einer Schädigung des Weichteil- oder Skleroblastems beruhen.

Mit amniotischen Abschnürungen kann sich relativ häufig auch eine Stellungsanomalie oder eine Kontraktur, z. B. Klumpfuß, kombinieren. Auch heute noch gelten die bereits von SCHWALBE aufgestellten Kriterien, welche erfüllt sein müssen, um eine Mißbildung als amniogen entstanden zu betrachten: 1. Die Amnionfäden oder -adhäsionen sollten am Ort der „Verletzung" nachweisbar sein. 2. Die betreffende Mißbildung muß aus Strängen oder Verklebungen mechanisch verständlich sein.

Im Experiment hat z. B. DEBRUNNER Strangulationsschäden erhalten können, wenn bei trächtigen Kaninchen und Hunden nach Eröffnung des Uterus an den Extremitäten der Feten teils feste, teils lose Abschnürungen vorgenommen werden. Es gelang dadurch

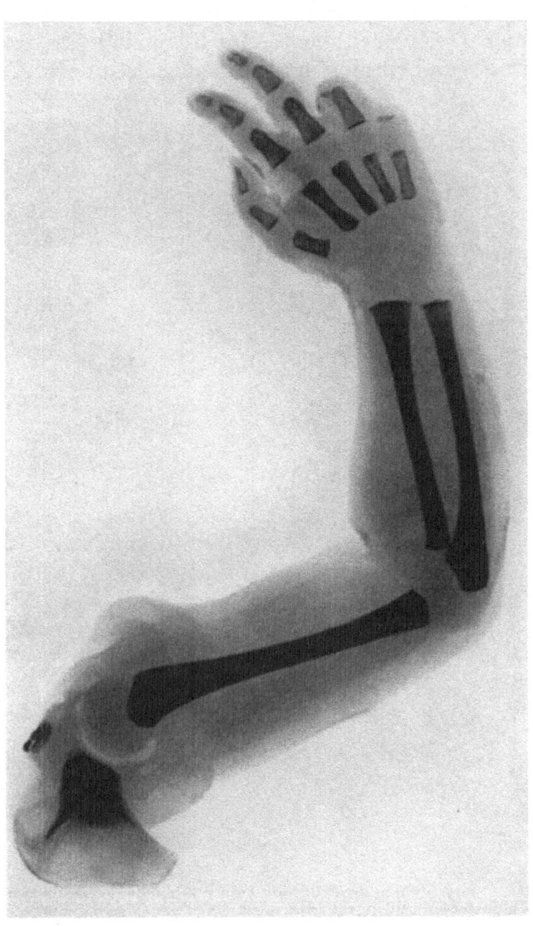

Abb. 264b. Röntgenbild mit Enddefekt des 4. und 5. Fingers durch amniotische Amputation.
(Präparat Pathologisches Institut Basel, Sekt.-Nr. 839/38.)

entweder vollständige Abstoßung und Resorption der abgeschnürten Extremität oder Verkleinerung derselben zu beobachten. Schon die anfänglich lockere Umschnürung kann genügen, um nach und nach starke Zirkulationsstörungen zu setzen.

Nun gibt es aber sicher auch Fälle, bei denen sich endogene oder „idiopathische" Mißbildungen mit Amnionadhäsionen kombinieren, wobei letztere sekundärer Natur sind. P. GRUENWALD (1950) schreibt, daß manche sog. amniotische Amputationen oder andere Defekte durch primäre inhärierte Eigenschaften der Gewebe bedingt seien, welche zu Geschwürsbildungen führen, und daß gewebsschädigende Prozesse fast in jedem Stadium der Entwicklung zunächst richtig angelegte Organe treffen können.

In diesem Zusammenhang sei auf die besonders schweren Mißbildungen hingewiesen, welche CUSTER (1943) (ein Schüler von TÖNDURY) auf Abfaltungsstörungen des Amnions bezieht.

An Hand der schematischen Zeichnungen auf Abb. 268a—h soll die *abnorme Faltenbildung* des Amnion erläutert werden. Bei a der Abb. 268 ist jenes erste Stadium dargestellt, bei welchem der Embryonalknoten zwischen Aminonhöhle und Dottersack liegt. Im folgenden Stadium b rückt der gemeinsame Ansatzring von Amnion und Dottersack an der Circumferenz der Embryonalscheibe

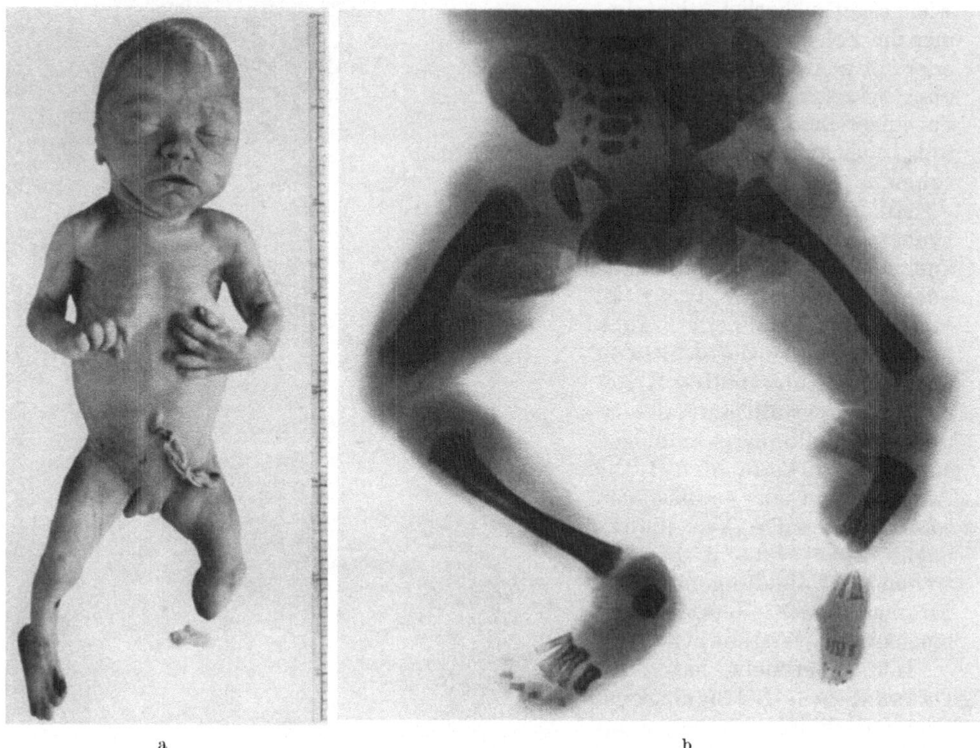

a   b

Abb. 265a u. b. Frühgeburt im 7.—8. Monat mit linksseitiger Stummelbildung des Unterschenkels. Amputierter Fuß in den Eihäuten gefunden (weitere Angaben s. Text). (Frauenklinik Basel, Prof. KOLLER.)

gegen die Ventralfläche des Embryos, wobei er enger wird, um die Weite des Haftstieles zu erreichen. An dieser „Schnürstelle" werden nun *Falten im Amnion* gebildet (c), bei welchen die Faltenblätter miteinander verwachsen können und durch Einschluß von Magmamesoderm zu zähen Segeln werden, die besonders am Kopf- und Schwanzende gehäuft sind (d). Durch das bedeutende Wachstum der Hirnanlage bildet sich nun ein *Faltenring* (e) aus einem solchen links- und rechtsseitigen Segel, der sich enger und enger um den Kopf legen und die Kopfblase auch von dorsal her einschneiden muß. Im weiteren verwächst die Schnürfalte mit der Unterlage, welche in der Weiterdifferenzierung und Volumenzunahme behindert wird. Je nach der weiteren Entwicklung kann dann der rostral vom Schnürring gelegene Amnionteil sich als Haube (g) vom Kopf abheben oder eng anschließend als Kappe (h) dem Kopf anliegen. In ähnlicher Weise können solche Schlingenbildungen auch an anderen Körperstellen zur Auswirkung kommen. Auf die große Bedeutung dieser Vorgänge bei der Entstehung der schrägen Gesichtsspalten wird besonders hingewiesen.

Abb. 269a und b zeigt eine solche Frucht, die im wesentlichen durch Störungen der Amnionabfaltung entstanden ist. Auch diese Störungen müssen bezüglich

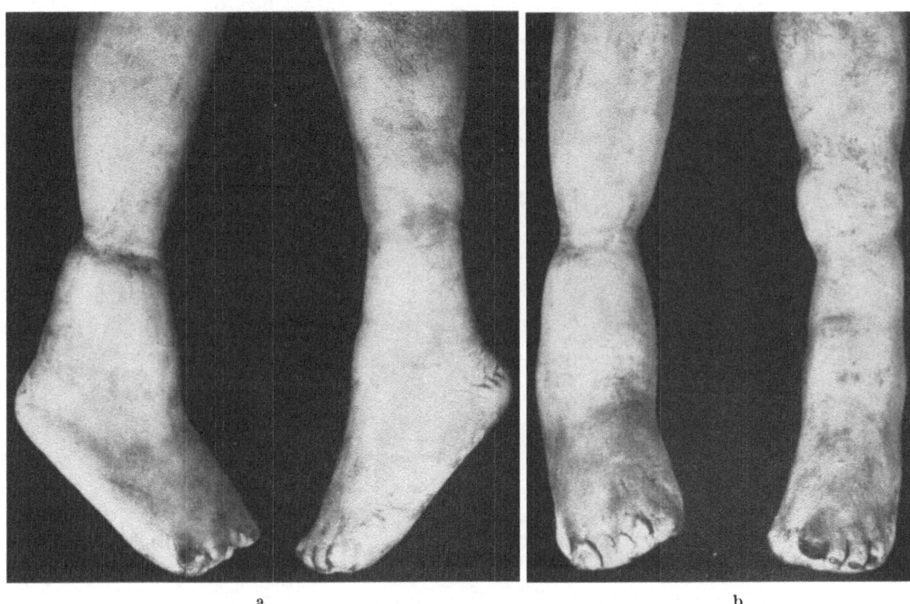

a   b

Abb. 266a u. b. Amniotische Schnürringe an beiden Unterschenkeln, partieller Verlust der Zehen durch Gangrän infolge spät wirksamer Zirkulationsstörung. (Pathologisches Institut Basel, Sekt.-Nr. 930/36. Arbeit STINGELIN.)

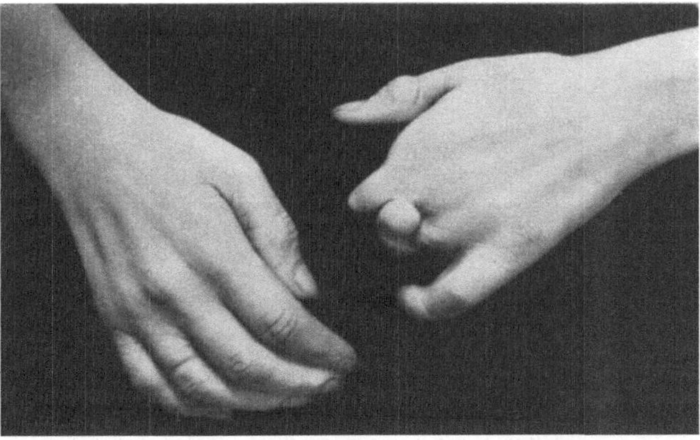

Abb. 266c. Multiple amniotische Abschnürungen mit Amputationen am 2.—4. Finger der linken Hand (Diss. STINGELIN 1937). (Pathologisches Institut Basel, Sekt.-Nr. 930/36.)

der teratogenetischen Terminationsperiode auf ein frühes Stadium angesetzt werden. Daß auch allgemein wirksame Zirkulationsstörungen zu schweren Mißbildungen führen können, geht, worauf GRUBER besonders aufmerksam machte, aus der Analyse der *Akardier* hervor. So konnten bei eineiiger Zwillingsschwangerschaft mit Akardiusbildung der einen Frucht auch amniotische Unregelmäßigkeiten wahrgenommen werden, die lediglich die verbildete Frucht betrafen.

26*

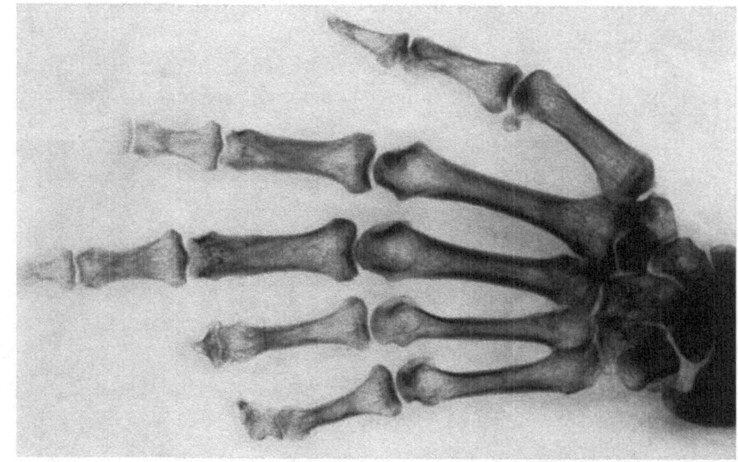

c

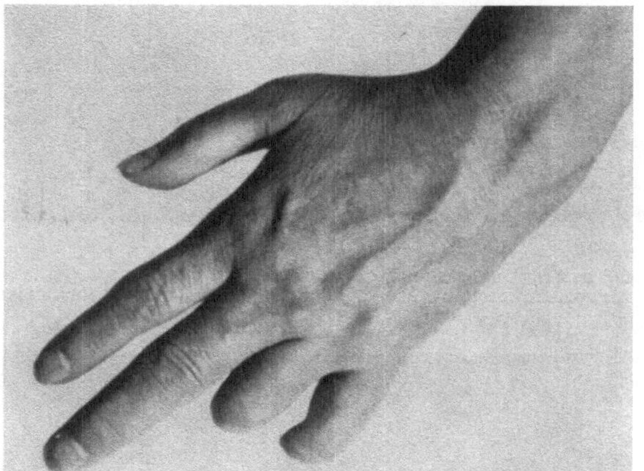

b

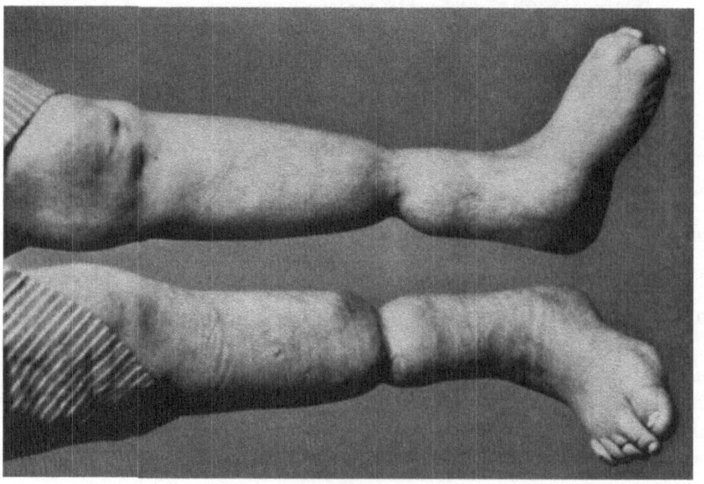

a

Abb. 267a—c. a Amniotische Schnürringe beider Unterschenkel mit trophischen Störungen der Zehen des linken Fußes. b Enddefekte am linken 4. und 5. Finger. Starke Verkürzung der Mittelphalangen IV und V. c Röntgenbild zu b. (Röntgeninstitut Basel, Prof. LÜDIN.)

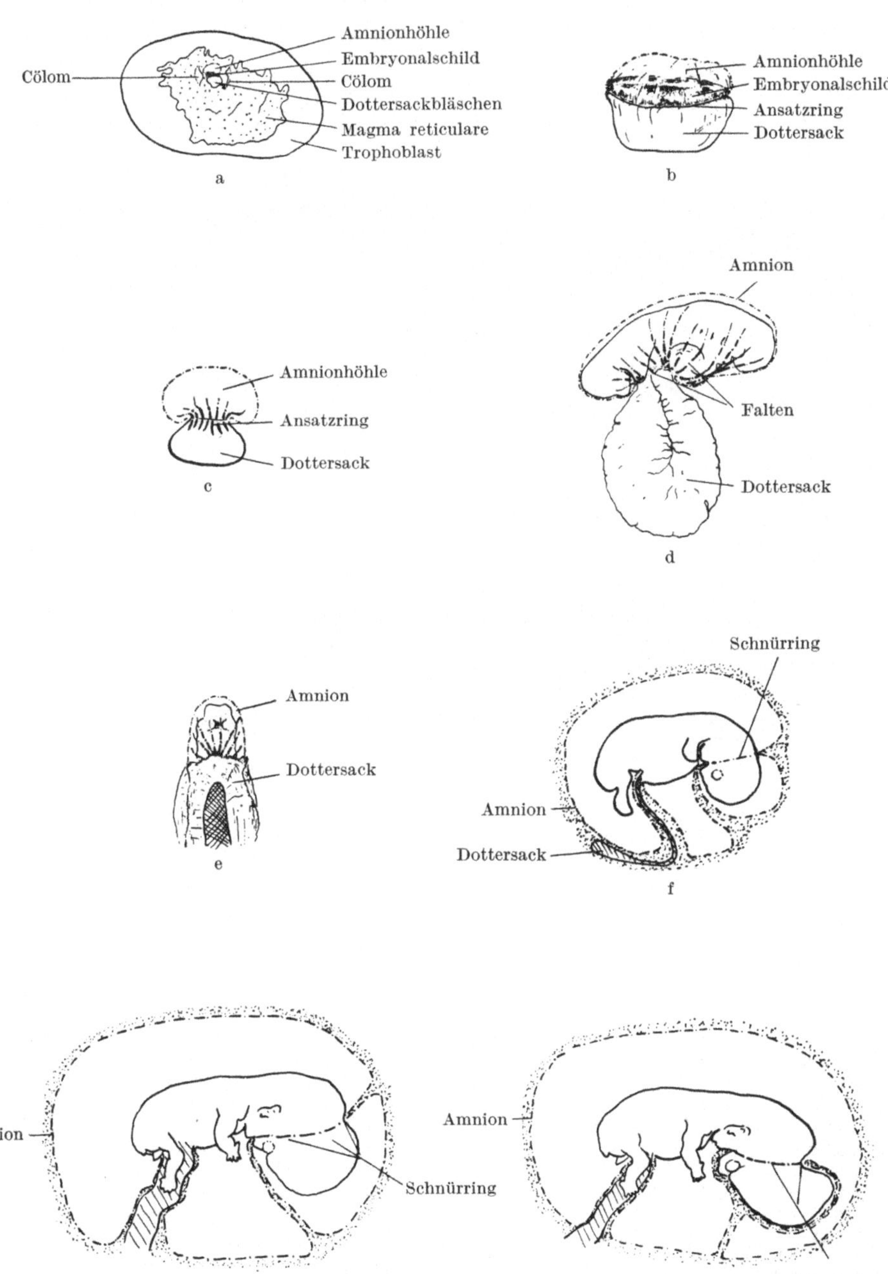

Abb. 268a—h. Schematische Darstellung der „Abfaltungsstörungen" des Amnion (Erklärungen s. Text). (Nach M. CUSTER, Diss. Zürich 1943.)

Zu welch schwerwiegenden Nabelschnurumschlingungen es kommen kann, haben wir bei einem Kind mit Bauchspalte und Klumpfüßen beobachtet. Wir veröffentlichten den Fall zusammen mit Reiniger im Zusammenhang mit Vorkommnissen beim Status Bonnevie-Ullrich.

Endlich verfügen wir auch über eine Beobachtung, bei welcher Verunstaltungen der äußeren Form auf extrauterine Entwicklung der Frucht bezogen werden darf. Wir verdanken den Fall Herrn Prof. Koller, Direktor der Frauenklinik Basel (Abb. 270a und b).

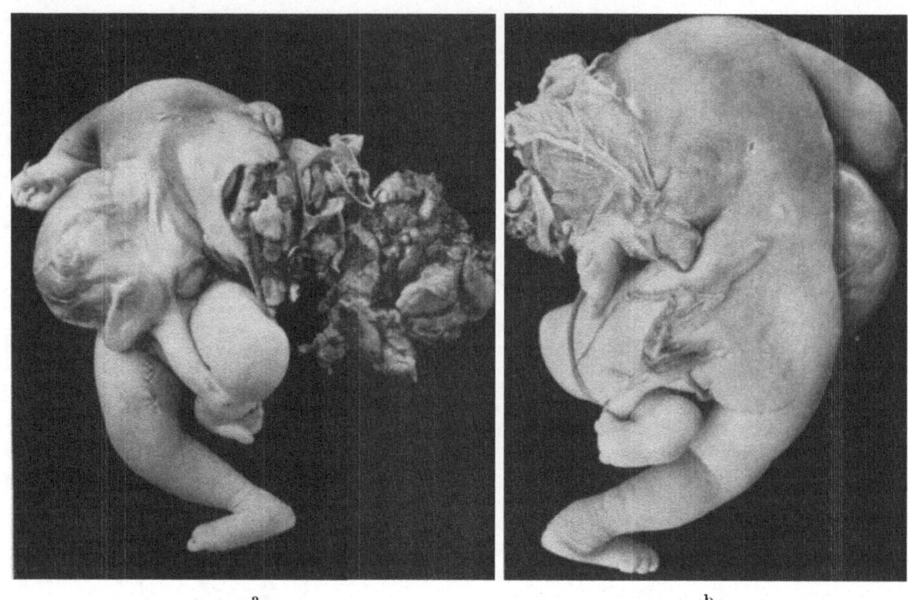

a   b

Abb. 269a u. b. a Von vorne; b von hinten. E. 55/39 Frühgeburt im 7.—8. Monat (seit 3 Wochen Hydrorrhoea amnialis). Schwere, teils amniotische Verbildung, teils strangförmige Verwachsungen und Umschlingungen zwischen Nabelschnur und Kopf. Hirnbruch. Acranie, starke Verbildung der linken oberen Extremität infolge schwerer Linksskoliose. (Patholog. Institut Basel.)

Eine 21jährige Frau wurde mit Zwillingsdiagnose 6 Wochen vor Termin sub partu ins Frauenspital eingewiesen. Zu Beginn der Gravidität war die Patientin wegen Verdacht auf Extrauteringravidität vorübergehend auf der gynäkologischen Station. Dort wurde ein Adnexbefund bei intrauteriner Schwangerschaft festgestellt, jedoch von einer Laparotomie abgesehen. Die weitere Gravidität verlief, abgesehen von rezidivierenden Schmerzen im Abdomen und Hyperemesis, ohne wesentliche Störungen. Im 7. Monat wurde vom behandelnden Arzt eine Zwillingsschwangerschaft vermutet und röntgenologisch verifiziert. Der erste Zwilling wurde kurz nach der Aufnahme ins Frauenspital spontan geboren, nachfolgend wenig später die entsprechende Placenta. Trotz Wehenmittelapplikation konnte bezüglich Nr. 2 kein Geburtsfortschritt mehr festgestellt werden. Die Geburt sollte deshalb durch Wendung und Extraktion beendet werden. Bei dieser Gelegenheit wurde erkannt, daß das Cavum uteri leer war, bei überall intakten Wandungen. Der zweite Zwilling lag somit im freien Abdomen. Entbindung durch Laparotomie. Die Frucht wurde lebend entwickelt, starb wenig später. Es besteht ein beträchtlicher Hydrocephalus und Hand- und Fußdeformitäten. Der Fetus lag nur partiell in Eihüllen, wenigstens hatte man beim Eröffnen des Abdomens diesen Eindruck. Die Placenta imponierte als herzförmiges, kugeliges Gebilde und inserierte an den linken Adnexen. Das linke Ovar war nicht mit einbezogen, jedoch konnte die Tube nur an ihrem uterinen Abschnitt erkannt werden. Sie verlor sich lateralwärts in den Hüllen der Placenta. Über die Placenta hatte sich eine breite Netzkappe gesenkt mit stark gefüllten venösen und arteriellen Gefäßen, offensichtlich Anastomosen zum mütterlichen Placentarkreislauf. Die Placenta wurde mitsamt den linken Adnexen exstirpiert.

Bei der *Sektion* fand sich ein schwerer Hydrocephalus internus sowie Stellungsanomalien der Hände und Kontrakturstellungen der Füße. Beide Hände waren in ulnare Abduktion und gleichzeitige starke Extension gedrängt. Die Füße zeigten starke Valgusstellung, wobei die rechte Ferse nach außen gewendet und etwas abgeflacht ist. Zudem zeigen die Füße Hackenfußstellung und die zweite rechte Zehe ist superduziert. Die Sektion der inneren Organe ergab keinerlei Fehlbildungen.

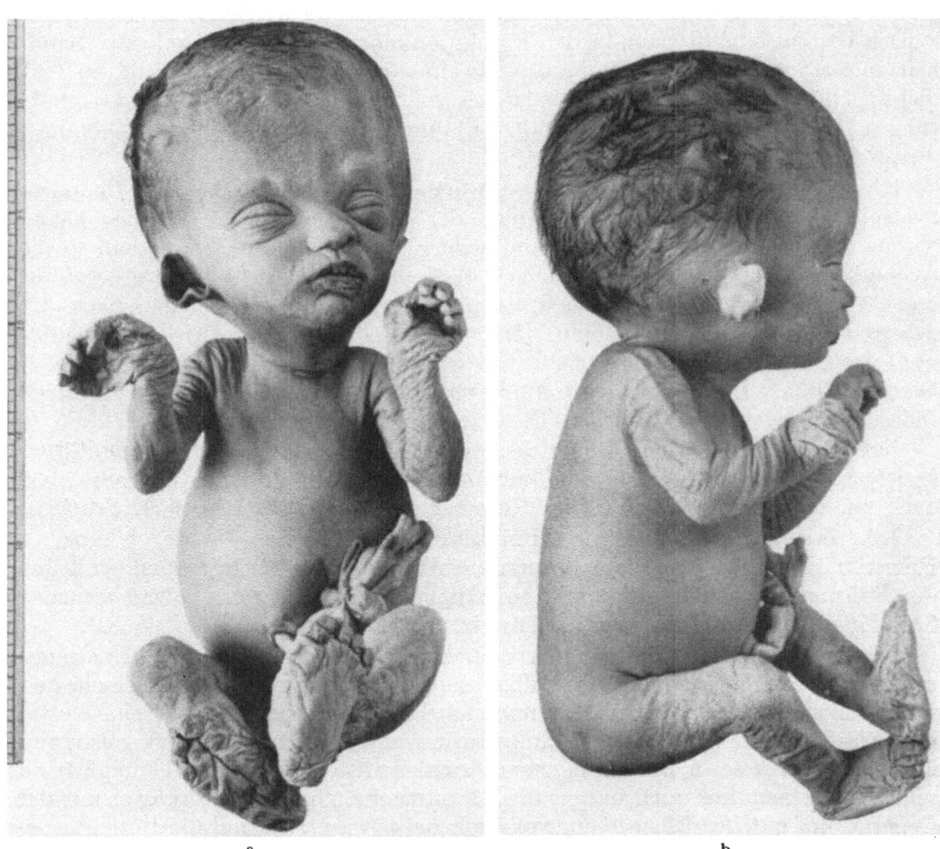

a   b

Abb. 270a u. b. Extrauterin entwickeltes Zwillingskind mit Deformitäten der Extremitäten infolge von Zwangshaltungen durch Kompression. Hydrocephalus internus (normal im Uterus implantierter Zwilling gesund). (Frauenklinik Basel, Prof. KOLLER.)

Die im Vorausgehenden geschilderten Beispiele sollen veranschaulichen, inwieweit Mißbildungen bzw. Formanomalien der Extremitäten aus amniotischer bzw. placentarer Beeinträchtigung entstehen können.

In dem für uns so aufschlußreichen Buche von W. MÜLLER ist ein 3. Hauptabschnitt jenen Störungen gewidmet, welche sich erst in der Fortentwicklung, d. h. im späteren Leben geltend machen, die aber offenbar dennoch auf angeborene Störungen zurückgeführt werden können.

Wir planten ursprünglich auch diese Kapitel handbuchmäßig darzustellen, es hat sich aber gezeigt, daß dies den Rahmen der vorliegenden Arbeit sprengen und daß ihr Abschluß um weitere Monate verzögert würde.

Wir denken hier an die von W. MÜLLER geschilderte familiäre hyperostotische Verdickung von Händen und Füßen und an die Arachnodaktylie oder den sog. MARFANschen Symptomenkomplex (Dolichostenomelie), wie er u. a. von

M. Jèquier 1944 in einer Monographie geschildert und von Valentin in Gruber-Schwalbes Handbuch der Morphologie der Mißbildungen bereits zusammenfassend dargestellt worden ist.

Ferner denken wir an die von Thiemann beschriebene *idiopathische Erkrankung der Epiphysenknorpel* der Fingerphalangen, bei welcher Auftreibungen am 4. und 3. Finger im Bereich der Mittelgelenke beobachtet worden sind. Röntgenologisch besteht eine Störung in den Epiphysenknorpeln, die am Ende der Kindheit einsetzt und gegen die Pubertätszeit einen stärkeren Grad erreicht, zu Verdickung der Gelenkenden der Phalangen sowie zu Längenwachstumsverhinderung und sekundär zu Gelenkveränderung führt. Das sippenmäßige Vorkommen dieser Affektion beschrieb Trippel.

Hier müßten aber auch die verschiedenartigen Formen der sog. Chondrodystrophien behandelt werden. Einige der hierhergehörenden Formen haben bereits an anderer Stelle dieses Handbuches ihre Bearbeitung gefunden, so die Achondroplasie (Parrot, Kaufmann) oder ihr Gegenstück, die Osteogenesis imperfecta und die lokalisierten dystrophischen Epiphysenstörungen nach Art der juvenilen Osteochondritiden. Des weiteren denken wir an die von Morquio beschriebene familiäre ossäre Dystrophie und an die von R. Clément beschriebenen „dystrophies poly-épiphysaires". Auch die Dysostosis multiplex Hurler (Gargoylism d'Ellis) müßte hier wohl eingereiht werden.

Bei allen diesen Formen kommt es zweifellos zu Störungen der Extremitätenknochen, aber diese sind doch wohl nur Ausdruck und Symptome übergeordneter, auch an anderen Skeletteilen und Geweben sich manifestierender Affektionen.

Mit diesen unvollständigen Hinweisen auf allgemeine — angeborene — Erkrankungen oder wenigstens krankhafte Anlagen des Skeletsystems, bei denen die Störungen an den Extremitäten lediglich Teilerscheinung übergeordneter Schädigungen darstellen, beschließen wir unsere Aufgabe.

Ich unternahm in 15jähriger Arbeit durch Beobachtung zahlreicher eigener und von vielen Seiten mir bereitwilligst zur Verfügung gestellter Beispiele und durch möglichst gründliches Studium der Literatur den Versuch, eine systematische Darstellung der Entwicklungsstörungen der Extremitäten zu geben und ihre *formale Genese* in Beziehung zur normalen Ontogenese der Gliedmaßen zu setzen. Ich bemühte mich ferner, die Zusammenhänge dieser Störungen mit der Genetik und mit der Entwicklungsphysiologie aufzuspüren und die Beziehungen zur vergleichenden Teratologie bei niederen und höheren Tieren zu finden, um damit die Kenntnisse über die *kausale Genese* zu fördern. Alle diese Bemühungen führten zu einer einheitlichen Betrachtung der Vielgestaltigkeit der Fehlbildungen; sie gestatteten aber auch die geheimnisvollen Kräfte zu ahnen, welche die geordnete Entwicklung leiten und das Wunder des Werdens des Lebendigen voll Ehrfurcht erleben zu lassen.

Literatur.

Schlußbemerkungen.

Bretscher, A.: Die Hinterbeinentwicklung von Xenopus laevis Daud. und ihre Beeinflussung durch Colchicin. Rev. Suisse Zool. **56**, 33 (1949).

Clément, R.: Dystrophie polyépiphysaire. Exposition sixième congrès international de Pédiatrie Zürich 1950, Guide 203. — Custer, E. M.: Über das Wesen der schrägen Gesichtsspalte. Inaug.-Diss. Zürich 1943.

Debrunner, H.: Einige Ergebnisse aus experimentellen Untersuchungen über Mißbildungsentstehungen. Z. orthop. Chir. **52**, 370 (1930).

Ellis, R. N. B., and S. van Crefeld: A syndrome characterized by ectodermal dysplasia, polydactyly, chondrodysplasia and congenital morbus cordis. Arch. Dis. Childh. **15**, 65 (1940).

GERKE, J.: Spaltbildungshäufung im Gesichtskieferbereiche und Kombinationen mit anderen körperlichen Mißbildungen. Münch. med. Wschr. **1943**, 712. — GROSSER, O.: Entwicklungsgeschichtliche Grundlagen amniotischer Mißbildungen. Verh. dtsch. path. Ges. **1938**, 213. — GRUBER, G. B.: Gliedmaßenfehler aus plazentarer Beeinträchtigung. Morphologie der Mißbildungen, Kap. VII, S. 278. — GRUENWALD, P.: The role of degeneration in abnormal development. Amer. J. Path. **26**, 744 (1950).

JÉQUIER, M.: Le syndrome de Marfan. Radiol. clin. **13**, 3 (1944).

KAUFMANN, E.: Über die sog. foetale Rachitis (Chondrodystrophia foetalis). Berlin: G. Reiner 1892.

LYONS, C. v.: Skeletal anomalies associated with cleft palate and harelip. Amer. J. Orthodont. a. Surg. **25**, 895 (1939).

MORQUIO, L.: Sur une forme de dystrophie osseuse familiale. Arch. Méd. Enf. **32**, 129 (1929). — MÜLLER, W.: Die angeborenen Fehlbildungen der menschlichen Hand. Stuttgart: Georg Thieme 1937.

PARROT: Zit. bei CLÉMENT.

SCHWALBE, E.: Allgemeine Mißbildungslehre (Teratologie). In SCHWALBE, Morphologie der Mißbildungen, Bd. I/II. 1906. — STINGELIN, W.: Über Abschnürungsdefekte an den unteren Extremitäten. Inaug.-Diss. Basel 1937. — STRÖER, W. F. H.: Über das Zusammentreffen von Hasenscharte mit ernsten Extremitätenmißbildungen. Erbarzt 7 (1939).

THIEMANN, H.: Juvenile Epiphysenstörungen. Fortschr. Röntgenstr. **14**, 79 (1909). — TRIPPEL, J. G.: Eine Sippe mit THIEMANNscher Erkrankung. Helvet. med. Acta **17**, 59 (1950).

VALENTIN, B.: Arachnodaktylie (Dystrophia mesodermalis congenita (Typus MARFAN). In SCHWALBE, Morphologie der Mißbildungen, Bd. III/1, S. 455. — VEIT, G.: Über eine Familie mit Vorkommen von Lippen-Kiefer-Gaumenspalte und doppelseitiger asymmetrischer Gliedmaßenbildung. Z. Konstit.lehre **25**, 398 (1941). — VERSCHUER, O. v.: Woran erkennt man die Erblichkeit körperlicher Mißbildungen? Erbarzt **5**, 57 (1938). — Über das Zusammentreffen von Lippen-Kiefer-Gaumenspalte mit Mißbildungen der Gliedmaßen. Erbarzt **9**, 1 (1941).

WERTHEMANN, A.: Die Mißbildungen des Feten. In Lehrbuch für Geburtshilfe und Gynäkologie, herausgeg. von Prof. KOLLER. Basel: S. Karger 1947. — WERTHEMANN, A., u. M. REINIGER: Der angeborene Status Bonnevie-Ullrich. Odonto-Stomat. **2**, 267 (1949).

Namenverzeichnis.

Die *kursiv* gedruckten Ziffern beziehen sich auf die Literaturhinweise.

Abel, W. 2, *22*, 201, *220*.
Abels 250, *254*.
Abbott 91, *145*.
Adams, F. H. 136.
— u. C. P. Oliver *145*.
Adams, W. 282, *295*, 303, 305, *305*, 308.
Adrian, C. 106, *145*.
Akerlund 201, 220.
Albert 100, *145*.
Aletter, C. 95, 96, 97, *145*.
Algyogyi, H. 69, *145*.
Alvord, R. M. 354, *357*.
Anders 250, *254*.
Anderson, J. 335, *339*, 374.
Andresen 374, 375, *377*.
Andry 317.
Annechino, A. 215, *220*.
Annovazzi 239, *247*.
Antonelli, J. 80, 93, *145*.
Antonini, G. 264, 266, 267, 270, 271, *271*.
Apert, E. 356, *357*.
Apfelthaler, M. 65, 67, *145*.
Appelrath 39, 40, 47, *54*.
Armknecht, P. 59, 242.
— s. Nitsche, F. *148*, *248*.
Aschner, B. 12, 17, 53, 79, 85, 90, 91, 93, 98, 99, 109, 117, *145*, 218, 239, 253, 256, 258, 259, *259*, 261, 262, *263*, 264, 265, 266, 270, *271*, 274, *277*, 287, 297, 298, 300, 303, 306, 313, 317, 318, 319, 321, 325, 326, 328, 353, 366, 379.
— u. G. Engelmann *22*, *54*, *145*, *220*, *247*, *259*, *263*, *271*, *277*, *298*, *300*, *305*, *314*, *319*, *324*, *331*, *357*, *377*, *395*.
Ashley, L. M. 303, *305*.
Assum, H. W. 287, 289, *295*.
Atwood, E. S. 28.
— u. C. P. Pond *54*.

Baboneix 391.
— u. Buigard *395*.
Baensch, W. E. 11, 262.
— s. Schinz, H. R. *22*, *54*, *264*.
Baer, R. W. 269.
— s. McCurdy *272*.
Bagg, H. J. 15, 16, 22.
— u. C. C. Little *22*.
Bagozzi, J. C. 195, *220*.

Baisch, A. 91, *145*.
Ballantyn 48, *54*.
Ballowitz, E. *32*, *54*.
Bamberger 316.
— s. Marie, P. *317*.
Barclay, M. 206, *220*.
Bardeleben, C. v. 199, 204, *220*.
Barrington, A. 264.
— s. Stocks, P. *272*.
Bartou, J. 270, *271*.
Bateson, W. 50, *54*.
Bauer, B. *220*.
Bauer, E., E. Fischer u. F. Lenz 274.
Bauer, F. 240, *247*.
Bauer, J. 12 *22*.
Bauer, K. H. 167, 168, 183, 249, 253, *254*, 254, 255, 256, 258, *259*, 261, 262, *263*, 270, 272, 273, *274*, 274, 275, 277, 296, 300, 301, 303, 306, 313, 321, 325, 336, 350, 351, 353.
— u. W. Bode *220*, 226, 238, 241, 242, 243, 244, *247*, *254*, *257*, *259*, *298*, *300*, *302*, *305*, *314*, *324*, *331*, *339*, *357*.
— u. J. Göttig *257*.
Bauhin, C. 198, *220*.
Bazert 249, 253, 254, *254*.
Becker, F. 335, *339*.
Becker, P. E. 183, *220*.
Beers, C. V. 184.
— u. L. A. Clark *220*.
Behr, F. 269, *271*, 332.
Benassi, E. 216, *220*.
Bentzon 337, *339*.
Bergeret 37, *54*.
Bergerhoff, W. 83, *145*.
Bernardeau 217, *220*.
Bernays, A. 213, *221*.
Bernoulli, P. 381, 382, 383, *395*.
Bertaux, M. A. 96, 97, 98, *145*.
Bessel-Hagen 100, *145*, 287, *295*.
Bettmann, E. H. 43, 45, 241, *247*.
— s. Stein, H. C. *55*.
Beutzen 253, *254*.
Bibergeil, E. 318, *319*.
Bindseil, W. 1, 365, 366, 367, *377*.
— u. H. Grimm *22*.
Bing, R. 83, *145*.
Bircher, E. 70, 71, *145*, 188, 201, *221*.

Birkenfeld, W. 182, *221*.
Birnbacher 86, *145*.
Bishop, D. W. 26, *54*.
Bizarro, A. H. 187, 197, 200, *221*.
Blencke, H. 85, *145*, 213, 219, *221*, 264, *271*, 338, *339*.
— s. Braus *221*.
Blümel, P. 259, *260*.
Blume, W. 138, *145*.
Blumensaat, C. 213, *221*, 255, 256, *257*.
Bode, W. 167, 168, 183, 226, 238, 241, 242, 243, 244, 249, 253, *254*, 256, 258, *259*, 261, 262, *263*, 270, 272, 273, *274*, 274, 275, *277*, 296, 300, 301, 303, 306, 313, 321, 325, 336, 350, 351, 353.
— s. Bauer, K. H. *220*, *247*, *254*, *257*, *259*, *263* 274, *298*, *300*, *302*, *305*, *314*, *324*, *331*, *339*, *357*.
Böhler 318, *319*.
Boehm, M. 153, 158, 159, *221*, 228, 229, 242, *247*, 255, *257*, 279, 282, 292, 294, *295*.
Böker, H. 205, 206, 207.
— u. W. Müller *221*.
Boeminghaus, F. 211, *221*.
Boerema 302, *302*.
Boetticher 98, *145*.
Bogart 335, *339*.
Bogen, H. 256, *257*.
Boix, E. 301, 302, *302*.
Bonhoeffer-Zondek 388, *395*.
Bonnevie, K. 15, 16, *22*.
Bonola, A. 200, *221*.
Boppe, M. 302.
— u. P. Fangeron *302*.
Borggreve 338, *339*.
Borst, W. 379, *395*.
Botreau-Roussel 212, *221*.
Bouet, O. 174, *221*.
Bouttier 264.
— s. Crouzon, O. 271.
Bouvier 85, *145*.
Brandenberg, F. 104, *145*.
Brandes, M. 241, *247*, 274, 277, *277*.
Brandt, W. 2, 4, 5, 6, 7, 8, 15, 17, 19, 21, *22*, 26, 38, 41, 43, 46, 54, *54*, 119, *145*, 150, 151, 152, 153, *221*, 293, *295*.

Sachverzeichnis.